U0887152

马大正中医妇科书系

◎ 妇科用药400品历验心得

◎ 中医妇产科辞典

◎ 中医妇产科发展史

◎ 实用中医妇科药物通览

◎ 马大正中医妇科药对

◎ 妇科治疗圆机活法集

◎ 中医临床师徒对话录——马大正妇科传薪

◎ 马大正妇科医案选（经方卷）

◎ **马大正妇科医案选（时方卷）**

◎ 马大正医论医话集

◎ 妇科《金匮》方发挥

◎ 中医妇科水血学说

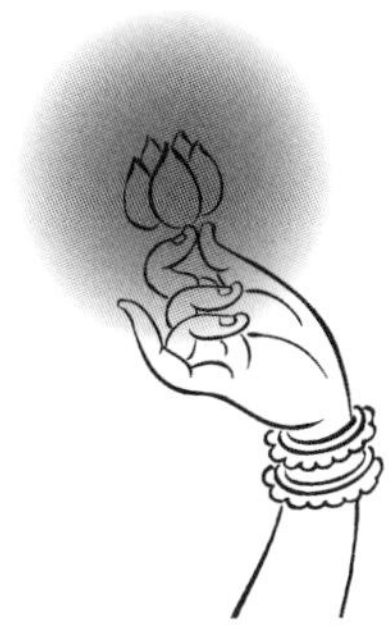

马大正妇科医案选（时方卷）

马大正 著

人民卫生出版社
·北 京·

图书在版编目（CIP）数据

马大正妇科医案选．时方卷 / 马大正著．-- 北京 ：人民卫生出版社，2025. 11. -- ISBN 978-7-117-37548-1

Ⅰ. R271. 1

中国国家版本馆 CIP 数据核字第 2025BJ8630 号

人卫智网	www.ipmph.com	医学教育、学术、考试、健康，购书智慧智能综合服务平台
人卫官网	www.pmph.com	人卫官方资讯发布平台

马大正妇科医案选（时方卷）
Ma Dazheng Fuke Yi'an Xuan（Shifang Juan）

著　　者：马大正
出版发行：人民卫生出版社（中继线 010-59780011）
地　　址：北京市朝阳区潘家园南里 19 号
邮　　编：100021
E - mail：pmph @ pmph.com
购书热线：010-59787592　010-59787584　010-65264830
印　　刷：北京汇林印务有限公司
经　　销：新华书店
开　　本：787 × 1092　1/16　　印张：27　　插页：2
字　　数：591 千字
版　　次：2025 年 11 月第 1 版
印　　次：2025 年 11 月第 1 次印刷
标准书号：ISBN 978-7-117-37548-1
定　　价：109.00 元
打击盗版举报电话：010-59787491　E-mail：WQ @ pmph.com
质量问题联系电话：010-59787234　E-mail：zhiliang @ pmph.com
数字融合服务电话：4001118166　E-mail：zengzhi @ pmph.com

作者简介

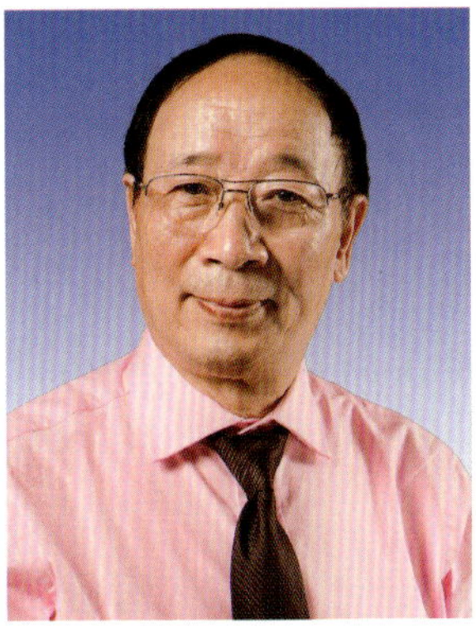

马大正，享受国务院特殊津贴专家，浙江中医药大学博士研究生导师，上海中医药大学硕士研究生导师。毕业于浙江中医学院（现浙江中医药大学），第三、第五、第六、第七批全国老中医药专家学术经验继承工作指导老师，浙江省国医名师，中华中医药学会全国中医妇科名师，浙江省中医药学会优秀科技工作者，中医妇科主任医师（专业技术二级岗位）。国家中医药管理局"十一五"重点专科学术带头人和不孕不育协作组专家。曾任中华中医药学会妇科分会常务委员，浙江省中医药学会妇科分会副主任委员，温州市中医药学会妇科专业委员会主任委员。

迄今出版著作有《中国妇产科发展史》《中医妇科临床药物手册》《疑难病症中西医攻略丛书——子宫肌瘤诊治》《马大正中医妇科医论医案集》《妇科证治经方心裁——206首仲景方剂新用广验集》《中医1000问——妇人篇》《妇科用药400品历验心得》《中医妇产科辞典》《中医妇科水血学说》《马大正中医妇科外治法验案选》等。担任《中医古籍珍本集成·妇科卷》的主编。发表医学论文112篇。获中华中医药学会学术著作奖二等奖2部、三等奖2部等多项奖励。我国医读文化的首倡者。马氏中医妇科入选浙江省"第六批省级非物质文化遗产代表性项目"。国家中医药管理局批准成立马大正全国名老中医药专家传承工作室。

序

太史公《扁鹊仓公列传》载西汉名医淳于意诊籍二十有五，治带下者二，此乃妇人医案之滥觞。

迄后，《三国志》《后汉书》有华佗妇人医事，魏晋叔和《脉经》、《北史·王显传》、《南史·张邵传》均略有所及。医兴于唐而盛于宋，彼时重医药而轻医籍，未得改观。

迨金张从正《儒门事亲》出，开妇人医籍先风，病者、时间、地址、病情、辨治、结果一一悉明，多用汗、吐、下三法起病，读来惊心动魄。曾记：一妇人临产，召村妪数人侍焉。先产一臂出，妪不测轻重拽之，臂为之断，子死于腹，其母面青身冷，汗水漐漐不绝，时微喘。呜呼！病家甘于死。忽有人曰：张戴人有奇见，试问之。戴人曰：命在须臾，针药无及。急取秤钩，续以壮绳，以膏涂其钩，令其母分两足，向外偃坐，左右各一人，脚上立足，次以钩其死胎，命一壮力妇，倒身拽出死胎，下败血五七升，其母昏困不省，待少顷，以冰水灌之，渐咽二口，大醒食进。次日四物汤调血，数日方愈。

医案之功，非仅记事，全在启示后学耳。近代医家章太炎云："中医之成绩，医案最著，名家工巧，悉萃于是。学者欲求前人之经验心得，医案最有线索可寻，循此钻研，事半功倍。"

余积学五十余载，虽略有所得，然自知谫陋，敢于陈献者，以求引玉耳。

是为序。

马大正　於听涛斋

壬寅年二月廿九日

目录

第一篇
月经病医案

痛　经

医案1　初诊:2010年8月3日。廖某,25岁。痛经14年,腹痛持续半天,喜温喜按,伴经行腹泻,腰及两腿酸。平素月经延后7~60天不等。月经6月8日来潮,子宫内膜厚度8mm,子宫三径之和11.7cm。腰痛,小腹胀,带下不多。舌淡红,苔薄白,脉细。

治法:**活血**止痛。

方药:**五草汤**(自拟方)。透骨草30g　积雪草30g　益母草30g　马鞭草30g　鹿衔草20g　川牛膝30g　7剂。

二诊:2010年8月10日。月经8月8日来潮,痛经消失。

医案2　初诊:2013年12月18日。姚某,18岁,学生。13岁初潮,痛经5年,月经周期28~30天,经期7天。月经11月28日来潮,经量少,色暗红,偶有血块或痛经,第1~2天痛甚,喜温喜按,全身乏力,需卧床休息,无乳胀,无腰酸,带下量多,色白,无异味,寐可,纳呆,二便调。B超:子宫内膜厚度10mm,子宫三径之和11.8cm。舌淡红,苔薄白,脉细。

治法:**补益气血**,理气调经。

方药:**八珍汤加味**。

党参15g　茯苓10g　炒白术10g　炙甘草6g　熟地黄12g　川芎6g　当归9g　炒白芍10g　生姜3片　红枣10个　鸡血藤45g　益母草30g　香附10g　枸杞子15g　7剂。

二诊:2013年12月25日。经期将近,舌脉如上。

方药:**痛经汤**(自拟方)**加炒栀子**。

丹参15g　延胡索10g　鹿衔草15g　川楝子10g　当归9g　五灵脂10g　香附10g　炒蒲黄(包)10g　九香虫10g　鸡血藤20g　益母草20g　川芎9g　炒栀子20g　7剂。

三诊:2014年1月8日。月经2013年12月27日来潮,无痛经,4天净。

方药:八珍汤加香附10g、益母草15g、鸡血藤12g。7剂。

医案3　初诊:2012年11月14日。项某,29岁。月经周期30天,经期6天,痛经10余年,逐年加剧。月经10月24日来潮,经量少,色暗,有血块,痛经剧烈,以胀痛为主,出冷汗。经期前后常腹胀明显。平素四肢凉,腰酸,带下量中,色偏黄,无异味,右下腹不适,寐纳佳,二便调。4月因输卵管积水行腹腔镜手术。有乙肝病史。生育史:1-1-2-1,2012年8月引产1次,2次药物流产,现工具避孕。妇科检查:外阴无殊,阴道通畅,分泌物量中等。宫颈轻度柱状上皮外移,子宫前位,正常大小,质地中等,无压痛,活动,右侧附件轻压痛。B超:子宫肌层回声改变,右侧附件区见40mm×26mm囊性包块。舌淡红,苔薄白,脉细。

治法:**疏肝理气**,活血止痛。

方药:荔枝核12g　橘核12g　乌药12g　青皮10g　川楝子10g　延胡索10g　香附10g　厚朴10g　制乳香5g　制没药5g　7剂。

二诊:2012年11月22日。经未转。舌脉如上。

方药:中药守上方加益母草30g、䗪虫10g。7剂。

龙血竭胶囊每次5粒,一日3次。

三诊:2012年12月1日。月经11月24日来潮,无痛经,今已净。舌脉如上。

方药:**荔橘调气汤**(自拟方)。

荔枝核10g　橘核10g　乌药9g　青皮10g　川楝子10g　延胡索10g　香附10g　小茴香4g　大腹皮10g　大血藤20g　枳壳10g　蒲公英15g　鸡血藤20g　7剂。

四诊:2012年12月11日。无不适。舌脉如上。

方药:**四逆清带汤**(自拟方)。

柴胡10g　枳壳10g　白芍10g　败酱草10g　大血藤15g　樗白皮15g　半枝莲15g　土茯苓15g　蒲公英15g　大蓟15g　小蓟15g　萆薢15g　生甘草6g　7剂。

配合清利湿热中药灌肠。

五诊:2013年3月28日。月经3月19日来潮,痛经消失。

方药:荔橘调气汤,14剂。

医案4　初诊:2016年1月12日。李某,35岁。近半年无明显诱因下出现经后脐周及剖宫产瘢痕处隐隐疼痛,发胀,偶有腰酸痛。月经2015年12月24日来潮,7天净。纳可,便调,寐安。妇科检查:外阴无殊,阴道通畅,分泌物量中等,宫颈光滑,子宫前位,偏大,质地中等,无压痛,两侧附件无压痛。B超发现子宫肌瘤17mm×14mm×15mm。舌淡红,苔薄白,脉细。

治法:**益肾**和血,理气止痛。

方药:**五肾汤**(温州民间药方)**加味**。

野荞麦根20g　仙鹤草20g　湖广草15g　石血15g　络石藤15g　当归9g　炒白芍20g　炙甘草9g　乌药10g　7剂。

二诊:2016年1月21日。进药1剂,腹痛即除,舌脉如前。

方药:野荞麦根20g　仙鹤草20g　湖广草15g　石血15g　络石藤15g　熟地黄12g　当归9g　炒白芍12g　川芎9g　益母草15g　香附6g　7剂。

医案5 初诊:2009年12月11日。解某,22岁。痛经3年,首日腹痛剧烈,大汗淋漓,四肢冰冷,服止痛药不能缓解。月经周期37~60天,6天净。经水方转。妇科检查:外阴无殊,阴道通畅,宫颈光滑,宫体前位,偏小,活动,质地中等,压痛,右侧附件压痛,左侧无压痛。舌淡红,苔薄白,脉细。

治法:温经化瘀。

方药:桂枝6g 山楂20g 红糖(冲)50g 益母草30g 7剂。

二诊:2009年12月14日。痛经轻微,无须服用止痛药,舌脉如上。

中药守上方续进14剂。

医案6 初诊:2020年7月28日。陈某,18岁,未婚。痛经年余,月经周期30天,经期4~5天,经行第1天痛剧,出冷汗,疼痛程度逐月加重,伴发呕吐,热敷后好转,服用止痛药(德国Dolormin痛经片)无效。本月因高考原因服用黄体酮推迟月经,月经7月17日来潮,经量偏少,偶见血凝块,经色暗,腰酸,无乳胀,带下无殊,纳寐可,二便调。舌淡红,苔薄白,脉细。

治法:**补益肝肾**,调和气血。

方药:**调冲汤**(自拟方)。

菟丝子15g 枸杞子15g 覆盆子15g 巴戟天12g 淫羊藿10g 何首乌10g 续断10g 当归10g 鸡血藤15g 茺蔚子10g 路路通10g 香附12g 丹参15g 7剂。

二诊:2020年8月12日。月经今日来潮,腹痛程度仍剧,经量中等,行走时视物黑蒙,耳鸣,不时以手按压腹部,面色苍白,恶心呕吐,四肢厥冷。舌淡红,苔薄白,脉伏。

指针治疗:嘱患者卧于妇检床上,双手拇指同时用力点掐关元,另由两人点按双腿足三里、三阴交。当治疗持续点按5分钟后,患者腹痛明显缓解,恶心呕吐消失,面色逐渐红润,最终痛经消失。

医案7 初诊:2022年10月22日。汪某,17岁。因痛经年余,经行呕吐就诊。

平素月经周期24~25天,色鲜,经量多,夹血块,6~7天净。经前1日小腹疼痛,伴面唇发白,恶心呕吐,不欲食,发作时需卧床,热敷无效。服用止痛药,次日症状方减轻。平素喜冷饮,寐安,纳可,二便调。月经9月27日来潮。舌淡红,苔薄白,脉细。

中医诊断:痛经,经行呕吐。

治法:温经活血止痛。

方药:**敷脐方**。

肉桂5g 三七5g 细辛5g 延胡索10g 制乳香5g 制没药5g 血竭5g 半夏10g 7剂。

用颗粒制剂研末,和黄酒调匀,加热敷脐。

鲜益母草胶囊,每日3次,每次3粒,口服。

二诊:2022年10月29日。月经10月27日来潮,经量中等,血块较前明显减少,未服用止痛药,痛经程度十减其七,伴恶心,无呕吐,纳可,能进食,二便调。舌脉如上。

方药:中药守上方,巩固疗效。

医案 8　初诊:2008 年 7 月 7 日。倪某,20 岁,未婚。近 4 年来每月来潮第 1 天小腹疼痛难忍,四肢冰冷,面色苍白,乏力出汗,腰部下坠,便意频仍,小腹热敷之后疼痛不解,每每需要注射止痛药。月经周期基本规则,痛经时经量少,经量转多时腹痛稍减,4~5 天净。纳欠佳,寐不安,二便正常。月经 6 月 16 日来潮。舌淡红,苔薄白,脉细。

治法:活血化瘀。

食疗方:益母草 40g　延胡索 20g　鸡蛋 2 个

同煮,鸡蛋熟后去壳再煮,去药滓。月经前每天 1 次,喝药吃蛋,连服 7 天。

二诊:2008 年 7 月 21 日。月经 7 月 14 日来潮,经量较多,无痛经,6 天净。

医案 9　膜样痛经　初诊:2008 年 12 月 25 日。王某,35 岁。经行腹痛 5 年,面色苍白,恶心,经血夹有大量子宫内膜,需卧床休息 1 天方,热敷之后腹痛可以缓解,月经先多后少,8~14 天方净。月经 11 月 27 日来潮。生育史:2-0-0-2,两侧输卵管已结扎。妇科检查无殊。舌淡红,苔薄白,脉细。

治法:行气活血。

方药:制乳香 5g　制没药 5g　石见穿 20g　鹿衔草 20g　益母草 30g　小茴香 10g　香附 10g　延胡索 10g　7 剂。

二诊:2009 年 1 月 5 日。月经 12 月 27 日来潮,痛经消失,无内膜排出。

医案 10　子宫内膜异位症痛经　初诊:2008 年 8 月 23 日。金某,23 岁,未婚。月经周期 40 天,经期 5~6 天,经量中等,经前 5~6 天出现腹痛已 4 年,疼痛剧烈,每次持续 2 小时。B 超检查提示多发性子宫肌瘤,最大肌瘤 12mm × 8mm。肛诊检查:宫颈和宫体交界处触及绿豆大小痛性结节。舌淡红,苔薄白,脉细。

诊断:多发性子宫肌瘤,子宫内膜异位症。

治法:活血化瘀。

治疗经过:从 2008 年 5 月 9 日开始以**消癥汤**(自拟方:三棱 10g,莪术 10g,半枝莲 15g,白花蛇舌草 15g,皂角刺 12g,石见穿 20g,牡蛎 30g,海藻 20g,荔枝核 12g,橘核 12g,制乳香 4g,制没药 4g)为基本方服用 70 剂,经前腹痛未减或略有减轻,此后改为**腺肌汤**(自拟方:三七片 5g,肉桂粉 4g,三棱 10g,莪术 10g,制乳香 4g,制没药 4g,䗪虫 10g,水蛭 9g,半枝莲 15g,白花蛇舌草 20g,皂角刺 10g,海藻 15g,续断 15g,野荞麦根 20g)服用 28 剂,再以此方加马鞭草 30g,连服 21 剂。

共计服药 119 剂,经前腹痛未再发生。

医案 11　子宫腺肌病痛经　初诊:2014 年 4 月 18 日,赵某,42 岁。因“痛经 20 年”就诊。

月经周期 24~28 天,经期 7 天。月经 3 月 26 日来潮,经量多,色鲜红,有血块,痛经较剧,痛剧时影响工作,乳胀,腰酸,带下量多,色偏黄,有异味,头晕 4 年余。生育史:1-0-3-1,3 次为无痛人工流产,1 次为剖宫产。2 月 12 日 B 超:子宫三径 18cm,子宫内膜厚度 7mm,子宫小肌瘤 8mm × 6mm × 8mm,子宫底部肌层异常回声 37mm × 23mm × 38mm,提示子宫腺肌瘤可能。妇科检查:外阴无殊,阴道通畅,分泌物量多,色偏黄,宫颈光滑,子宫后位,偏大,质地中等,无压痛,两侧附件无压痛。舌淡红,苔薄白，脉细。

诊断：子宫腺肌瘤，子宫肌瘤。

治法：解毒散结，清热消瘀。

方药：**腺肌汤**（自拟方）。

半枝莲 15g　白花蛇舌草 20g　三棱 10g　莪术 10g　制乳香 4g　制没药 4g　皂角刺 10g　海藻 15g　三七 5g　肉桂粉（吞服）4g　䗪虫 10g　水蛭 9g　续断 15g　野荞麦根 20g　7 剂。

散结镇痛胶囊 1 盒，每次 3 粒，每天 3 次，经期口服。

二诊：2014 年 4 月 29 日。月经 4 月 22 日来潮，第 1 天腹痛仍剧，后经量增多，疼痛缓解，今量已少，色暗。舌脉如上。

方药：**清带汤加味**（自拟方）。

败酱草 10g　大血藤 15g　樗根皮 15g　半枝莲 15g　土茯苓 15g　蒲公英 15g　大蓟 15g　小蓟 15g　萆薢 10g　地榆 15g　槐花 20g　贯众炭 15g　阿胶（烊冲）10g　5 剂。

三诊：2014 年 5 月 5 日。月经周期第 14 天，小腹胀，乳胀，舌脉如上。

方药：**消癥汤**（自拟方）**加味**。

半枝莲 15g　白花蛇舌草 15g　三棱 10g　莪术 10g　制没药 4g　制乳香 4g　皂角刺 15g　海藻 30g　橘核 10g　牡蛎 30g　石见穿 15g　荔枝核 10g　枳壳 10g　赤小豆 15g　7 剂。

四诊：2014 年 5 月 12 日。经期将近。舌脉如上。

方药：消癥汤加鬼箭羽 15g、刘寄奴 15g。7 剂。

五诊：2014 年 5 月 26 日。月经 5 月 19 日来潮，无痛经，今净。

此后，依照上方继续治疗，月经分别于 6 月 15 日、7 月 12 日、8 月 6 日来潮，均无痛经发生。

医案 12　子宫腺肌病痛经　子宫内膜异位症痛经　初诊：2012 年 12 月 12 日。沈某，36 岁。患者以"痛经 20 年"就诊。月经周期 24~25 天，经期 5~6 天。月经 12 月 1 日来潮，经量中等，经色鲜红，夹血块，小腹冷痛，第 3 天尤甚。乳房发胀，纳寐正常，大便不成形，小便无殊。B 超检查提示子宫腺肌病，子宫多发肌瘤，最大肌瘤 16mm × 12mm，左侧输卵管积水可能。妇科检查：外阴无殊，阴道通畅，分泌物量中等，右侧穹窿可触及一颗绿豆大小痛性结节，宫颈光滑，宫体后位，质地偏硬，正常大小，活动，压痛，两侧附件无压痛。三合诊子宫后壁触及数颗绿豆大小痛性结节。舌淡红，苔薄白，脉细。

诊断：子宫腺肌病，子宫内膜异位症，子宫多发性肌瘤，子宫内膜炎，左侧输卵管积水？

治法：活血消癥。

方药：**消癥汤**（自拟方）。

半枝莲 15g　白花蛇舌草 15g　三棱 10g　莪术 10g　制没药 4g　橘核 10g　皂角刺 15g　海藻 30g　牡蛎 30g　石见穿 15g　荔枝核 10g　制乳香 4g　7 剂。

二诊:2012 年 12 月 19 日。经期将近。舌脉如上。

方药:消癥汤,7 剂。

散结镇痛胶囊 1 盒,每次 3 粒,每天 3 次,经期口服。

三诊:2012 年 12 月 25 日。经期将近。舌脉如上。

方药:**腺肌汤**(自拟方)。

三七片 5g　肉桂粉(吞服)4g　三棱 10g　莪术 10g　制乳香 4g　制没药 4g　䗪虫 10g　水蛭 9g　半枝莲 15g　白花蛇舌草 20g　皂角刺 10g　海藻 15g　续断 15g　野荞麦根 20g　7 剂。

四诊:2013 年 1 月 3 日。月经 12 月 28 日 ~1 月 1 日,痛经减轻,便秘。舌脉如上。

方药:消癥汤加菝葜 20g,7 剂。

五诊:2013 年 1 月 10 日。大便已正常。舌脉如上。

方药:消癥汤,7 剂。

六诊:2013 年 1 月 17 日。无不适。舌脉如上。

方药:消癥汤,7 剂。

七诊:2013 年 1 月 30 日。月经 1 月 26 日来潮,无明显痛经。舌脉如上。

方药:消癥汤,7 剂。

医案 13　盆腔炎性疾病后遗症痛经　初诊:2012 年 11 月 22 日。叶某,40 岁。患者因“痛经 20 余年”就诊。13 岁初潮,月经周期 25~30 天,经期 7 天。月经 11 月 1 日来潮,经量中等,色暗红,有大量血块,经期腹痛较剧,汗出,面色苍白,恶心,伴有腿部抽痛,需服止痛片缓解。平时乳房时常胀痛,经前加剧,胃纳尚可,夜寐欠安,二便无殊。妇科检查:外阴无殊,阴道通畅,见少量分泌物,宫颈中度柱状上皮外移,宫体平位,压痛,右侧附件压痛。辅助检查:10 月 24 日乳腺 B 超:双侧乳腺腺体多发性囊肿,左侧最大 4mm×2mm,右侧 5mm×3mm。3 月 21 日经阴道 B 超:子宫内膜厚度 6mm,子宫三径之和 15.2cm。舌淡红,苔薄白,脉细。

诊断:痛经,慢性盆腔炎性疾病后遗症。

治法:清热化瘀,行气止痛。

方药:败酱草 20g　炒栀子 20g　大血藤 30g　延胡索 10g　威灵仙 15g　徐长卿 20g　制乳香 5g　制没药 5g　益母草 30g　䗪虫 10g　鸡血藤 30g　九香虫 10g　白芥子 10g　7 剂。

二诊:2012 年 12 月 20 日。月经 11 月 28 日来潮,经量中等,血块减少,7 天净,痛经较前明显缓解,不需服止痛药,大腿抽痛减轻,纳寐可,二便正常,舌脉如上。

方药:中药守上方,7 剂。

三诊:2013 年 1 月 3 日。月经 12 月 23 日来潮,1 周净,痛经继续减轻,舌脉如上。

方药:中药守 11 月 22 日方,14 剂。

四诊:2013 年 1 月 24 日。1 月 17 日—23 日行经,痛经如上,舌脉如上。

方药:**仙方活命饮**。

金银花 12g　防风 10g　白芷 10g　当归 6g　陈皮 10g　白芍 10g　制乳香 4g　制

没药4g　皂角刺12g　天花粉12g　生甘草5g　14剂。

五诊:2013年2月21日。月经2月11日,痛经轻微,舌脉如上。

方药:中药守上方,14剂。

六诊:2013年4月25日。前次月经3月11日来潮,月经4月7日来潮,均无痛经,舌脉如上。

方药:中药守上方,14剂。

医案14　子宫发育不良痛经　初诊:2014年5月5日。董某,26岁,未婚。因"痛经9年"就诊。月经周期35~37天,经期6~7天。月经4月28日来潮,量中等,色深暗红色,血块时有时无,经前腹痛3天,不影响工作,经期腹痛较剧,影响工作,热敷后缓解,经前乳胀、腰酸,白带偶有偏黄,无异味,偶有头痛欲寐,睡醒后头痛缓解。寐纳可,小便正常,便秘。舌淡红,苔薄白,脉细。

治法:调气理血,温阳止痛。

经前予**助孕汤**(菟丝子12g,枸杞子15g,覆盆子15g,巴戟天12g,淫羊藿10g,鹿角10g,续断10g,杜仲12g,桑椹子15g,何首乌10g,紫石英30g,当归6g);经期**痛经汤**(鹿衔草15g,丹参20g,当归10g,川芎10g,蒲黄10g,五灵脂10g,延胡索10g,川楝子10g,香附10g,益母草20g)、小建中汤加益母草20g、香附10g、鹿衔草15g、丹参12g治疗。月经6月1日—6月7日,有痛经。舌脉如上。

二诊:2014年6月经前予助孕汤;经期用温经汤去牡丹皮、麦门冬,加益母草30g、延胡索30g;月经7月5日来潮,痛经稍减,夹块。舌脉如上。

三诊:2014年7月。经前予八珍汤加菟丝子15g、枸杞子15g、续断10g、杜仲10g;经期用温经汤加减;月经7月28日来潮,痛经减轻。舌脉如上。

四诊:2014年8月。经前予助孕汤治疗;经迟不至。舌脉如上。

五诊:2014年9月。9月26日B超:子宫内膜厚度4mm,宫体三径之和9.9cm。月经未至。予八珍汤加菟丝子15g、枸杞子15g、巴戟天12g、淫羊藿12g、**葛根黑苏汤**(自拟方:葛根30g,黑大豆60g,苏梗20g,菟丝子30g,当归9g,淫羊藿15g,巴戟天15g)加减治疗。

六诊:2014年10月。10月27日B超:子宫内膜厚度5mm,子宫三径之和10.4cm。月经未至。予**补胞汤**(自拟方:熟地黄20g,紫河车10g,何首乌30g,菟丝子30g,巴戟天12g,淫羊藿15g,鹿角胶20g,龟甲胶20g,当归15g,槲寄生30g,黄精30g,鸡血藤30g)、八珍汤加减治疗。

七诊:2014年11月。11月27日B超:子宫内膜厚度7mm,宫体三径之和10.9cm。予补胞汤、**调冲汤**(自拟方:急性子15g,茺蔚子12g,丹参15g,三棱12g,莪术12g,王不留行15g,刘寄奴12g,当归8g,路路通10g,香附10g,大腹皮15g,䗪虫10g)治疗。月经11月30日—12月5日,量中,无痛经。舌脉如上。

八诊:2014年12月。予助孕汤、补胞汤、八珍汤加味、调冲汤治疗。月经12月28日来潮,无痛经。舌脉如上。

九诊:2015年1月。1月27日B超:子宫内膜厚度7mm,子宫三径之和12.6cm。

予助孕汤、薯蓣丸、调冲汤治疗。月经 1 月 30 日来潮，无痛经。舌脉如上。

十诊：2015 年 2—3 月，继续助孕治疗，痛经消失。

月 经 先 期

医案 1　初诊：2004 年 10 月 30 日。林某，43 岁。1998 年因子宫肌瘤行子宫次切术，术后月经周期尚定，近 1 年来月经周期 20~23 天，经期 10 余天，量稍多，经期伴下腹胀坠。平时带少有异味。月经 10 月 22 日来潮。生育史 3-0-0-3，已行两侧输卵管结扎。妇科检查提示两侧附件炎。舌稍红，苔薄白，脉细。

治法：**凉血固冲**。

方药：**加味清经散**（自拟方）。

生地黄 15g　牡丹皮 10g　地骨皮 12g　生白芍 12g　茯苓 12g　黄柏 8g　青蒿 10g　紫草 10g　白薇 12g　枇杷叶 15g　26 剂。

月经按期于 11 月 22 日来潮。

医案 2　初诊：2008 年 8 月 28 日。吴某，37 岁。平素月经正常，现月经提早 10 天已 2 个周期，经量减少，色淡，夹块，无痛经。小腹胀满，晨起腰酸痛，目干。月经 8 月 10 日来潮。妇科检查：外阴无殊，阴道通畅，宫颈轻度柱状上皮外移，宫体后位，大小正常，质地中等，活动，压痛，两侧附件无压痛。舌淡红，苔薄白，脉细。

治法：**养阴清热**。

方药：**保阴煎合扁鹊三豆饮**。

生地黄 15g　熟地黄 10g　生白芍 10g　炒黄芩 10g　炒黄柏 5g　山药 20g　炒白术 10g　续断 15g　绿豆 30g　赤小豆 30g　黑大豆 30g　金银花 12g　甘草 6g　7 剂。

二诊：2008 年 9 月 20 日。月经 9 月 3 日来潮，经量仍少，舌脉如上。

中药守上方，7 剂。

三诊：2008 年 9 月 27 日。寐差，便溏，舌脉如上。

中药守上方加夜交藤 15g、神曲 10g、炒谷芽 10g、炒麦芽 10g。14 剂。

四诊：2008 年 10 月 14 日。月经 10 月 1 日来潮，经量中等，经色鲜红，5 天净，寐馨，纳便正常，乳房胀痛，舌脉如上。

中药守上方加白芷 10g、刺蒺藜 10g。14 剂。

医案 3　初诊：2008 年 1 月 18 日。林某，20 岁，未婚。月经先期 8 个月，周期 20~24 天，经期 3~4 天净，经量正常，色鲜红，或夹血块。平时常觉无力，带下不多，纳便正常。月经 1 月 10 日来潮。舌淡红，苔薄白，脉细。

治法：**调冲**。

方药：**延经期方**。

蒲黄（包）10g　枳壳 6g　续断 12g　滑石 12g　瓜蒌仁 10g　檀香（后入）4g　7 剂。

二诊：2008 年 1 月 26 日。无不适，舌脉如上。

中药守上方续进 7 剂。

三诊:2008 年 2 月 5 日。无不适,舌脉如上。

中药守上方续进 7 剂。

四诊:2008 年 2 月 14 日。月经 2 月 12 日来潮,经量中等,舌脉如上。

方药:**九味调经汤**(自拟方)。

熟地黄 15g　当归 6g　白芍 10g　川芎 6g　续断 10g　菟丝子 15g　延胡索 10g　小茴香 5g　淫羊藿 15g　茺蔚子 10g　巴戟天 12g　5 剂。

五诊:2008 年 2 月 21 日。经行 4 天净,腰微酸,舌脉如上。

中药守 1 月 18 日方加墨旱莲 15g,续进 7 剂。

六诊:2008 年 2 月 28 日。胃脘不适,舌脉如上。

中药守 1 月 18 日方加砂仁(杵冲)5g、半夏 10g,续进 7 剂。

七诊:2008 年 3 月 8 日。经期近期,无不适,舌脉如上。

中药守 1 月 18 日方续进 7 剂。

八诊:2008 年 3 月 18 日。月经 3 月 10 日转,5 天净。

医案 4　卵巢储备功能下降月经先期　初诊:2015 年 1 月 26 日。叶某,26 岁,未婚。平素月经多提前,周期 15~17 天,经期 2 天,量少。近 2 年月经周期 18~34 天,经量、经色、经质同前,无腹痛,无乳胀。月经提前 10 多天于 1 月 6 日来潮。经期第 4 天性激素检查:黄体生成素 3.40U/L,卵泡刺激素 20.45U/L,雌二醇<73pmol/L,孕酮 1.60nmol/L,睾酮 1.63nmol/L,催乳素 170.91mU/L,甲状腺功能正常。B 超:子宫内膜厚度 13mm,宫体三径之和 14.9cm,两侧卵巢大小正常。舌淡红,苔薄白,脉细。

治法:补肾调冲。

方药:**调冲汤**(自拟方)。

菟丝子 15g　枸杞子 15g　覆盆子 15g　巴戟天 12g　淫羊藿 10g　续断 10g　当归 9g　鸡血藤 15g　茺蔚子 10g　何首乌 10g　路路通 10g　香附 12g　丹参 15g　7 剂。

二诊:2015 年 2 月 2 日。月经 1 月 29 日来潮,经量多,无血块,今未净,无腹痛。经期第 3 天测黄体生成素 3.16U/L,卵泡刺激素 18.44U/L,睾酮 1.61nmol/L。舌脉如上。

治法:**补肾益冲**。

方药:**补胞汤**(自拟方)。

熟地黄 20g　紫河车(研粉吞)10g　何首乌 30g　菟丝子 30g　巴戟天 12g　淫羊藿 15g　鹿角胶(烊冲)20g　龟甲胶(烊冲)20g　当归 15g　桑寄生 30g　黄精 30g　鸡血藤 30g　7 剂。

定坤丹每日 2 次,每次 1 丸。

三诊:2015 年 2 月 9 日。症如上,舌脉如上。

方药:**薯蓣丸加味**。

山药 15g　当归 9g　桂枝 6g　神曲 10g　熟地黄 15g　甘草 5g　党参 12g　川芎 9g　芍药 12g　白术 12g　麦门冬 12g　杏仁 10g　柴胡 10g　桔梗 5g　茯苓 10g　阿胶(烊冲)10g　干姜 5g　大枣 6 个　14 剂。

四诊:2015 年 3 月 5 日。月经 3 月 2 日来潮,经量正常,经期第 3 天测黄体生成素 2.88U/L,卵泡刺激素 12.91U/L,雌二醇 107pmol/L,孕酮 3.19nmol/L,睾酮 1.75nmol/L,催乳素 295.58mU/L。舌脉如上。

中药守上方,加黑大豆 50g、苏梗 20g。7 剂。

五诊:2015 年 3 月 12 日。经行 6 天净,舌脉如上。

方药:中药守上方,14 剂。

六诊:2015 年 3 月 30 日。经未转,舌脉如上。

方药:**调冲汤**。

菟丝子 15g　枸杞子 15g　覆盆子 15g　巴戟天 12g　淫羊藿 10g　续断 10g　当归 10g　鸡血藤 30g　茺蔚子 10g　何首乌 10g　路路通 10g　香附 12g　丹参 15g　7 剂。

七诊:2015 年 4 月 15 日。月经 4 月 6 日来潮,经期第 4 天测黄体生成素 2.22U/L,卵泡刺激素 3.88U/L,睾酮 1.94nmol/L。卵巢功能已经恢复正常。舌脉如上。

方药:薯蓣丸加黑豆 1 把,苏梗 20g　7 剂。

月经后期

医案 1　初诊:2008 年 5 月 21 日。张某,43 岁。近 1 年来月经周期经常延后,最长 2 个多月来潮,经量、经色正常,5~6 天净。月经 3 月 25 日来潮,至今未转。B 超检查子宫内膜厚度 5mm。白带不多,纳便正常。因异位妊娠行右侧输卵管切除术。生育史:0-0-1-0。妇科检查:外阴无殊,阴道通畅,宫颈光滑,宫体后位,偏小,活动,质地中等,无压痛,两侧附件无压痛。舌淡红,苔薄白,脉细。

治法:**补益肝肾**。

方药:桑螵蛸 20g　桑寄生 20g　熟地黄 12g　黑大豆 30g　当归 10g　巴戟天 12g　淫羊藿 12g　枸杞子 15g　何首乌 15g　7 剂。

二诊:2008 年 6 月 11 日。月经未转,乳房胀痛。性激素检测:雌二醇、孕酮、催乳素、黄体生成素、卵泡刺激素、睾酮均在正常范围。舌脉如上。

中药守上方加苏梗 20g,7 剂。

三诊:2008 年 6 月 19 日。月经 6 月 15 日来潮,经量多,夹小血块,无痛经,今天将净,舌脉如上。

中药守 5 月 21 日方续进 7 剂。

医案 2　初诊:2008 年 1 月 18 日。洪某,28 岁。因继发不孕 6 年就诊。月经 11 月 24 日来潮,至今 56 天未转,小腹发胀 2 天。B 超:子宫三径之和 10.5cm,子宫内膜厚度 5mm。平素月经周期正常,近 4 个月来月经周期延后,经量不多,经色暗红,4 天净,经前、经期无不适,带下不多,纳便正常。生育史:0-0-1-0。妇科检查:外阴无殊,阴道通畅,宫颈光滑,子宫后位,偏小,质地中等,活动,无压痛,右侧附件压痛,左侧无压痛。舌淡红,苔薄白,脉细。

治法：**补益气血**。

方药：党参 10g　炒白术 10g　茯苓 10g　炙甘草 5g　熟地黄 15g　炒白芍 12g　当归 6g　川芎 6g　菟丝子 12g　枸杞子 15g　覆盆子 12g　桑椹 15g　7 剂。

二诊：2008 年 1 月 26 日。下腹胀气，隐痛。雌二醇 90.0pmol/L，孕酮 0.5nmol/L，催乳素 234.26mU/L。舌脉如上。

中药守上方去桑椹，加槟榔 10g，7 剂。

三诊：2008 年 2 月 4 日。月经 2 月 4 日来潮，经量不多，色暗，舌脉如上。

方药：**九味调经汤**（自拟方）。

熟地黄 15g　当归 6g　白芍 10g　川芎 6g　续断 10g　菟丝子 15g　延胡索 10g　小茴香 5g　淫羊藿 15g　茺蔚子 10g　巴戟天 12g　7 剂。

医案 3　初诊：2007 年 12 月 1 日。李某，29 岁。平时月经周期 23~37 天。月经 10 月 24 日来潮，至今未转，尿妊娠试验阴性。两侧乳房发胀触痛，小腹坠胀。妇科检查：外阴无殊，阴道通畅，宫颈轻度柱状上皮外移，子宫后位，大小正常，质地中等，活动，压痛，两侧附件压痛。舌淡红，苔薄白，脉细。

治法：**疏肝理气**。

方药：娑罗子 10g　刺蒺藜 10g　预知子 10g　木蝴蝶 4g　佛手 10g　甘松 10g　香附 6g　玫瑰花 6g　4 剂。

二诊：2007 年 12 月 10 日。月经 12 月 5 日来潮，经量正常，夹有血块，无痛经。

医案 4　初诊：2013 年 1 月 11 日。郑某，37 岁。月经紊乱 10 年。平素月经周期 30~60 天，月经 2012 年 12 月 6 日来潮。胃脘不适，嗳气。B 超：子宫内膜 13mm，子宫三径 17.1cm。舌淡红，苔薄白，脉细。

治法：**平冲降逆**。

方药：沉香（后入）6g　降香（后入）6g　乌药 10g　代赭石 20g　当归 9g　川芎 9g　檀香（后入）6g　益母草 20g　川牛膝 30g　丹参 20g　7 剂。

二诊：2013 年 1 月 18 日。进药 1 剂，月经即转，量稍多，今未净，小腹隐痛，腰痛，胃脘饱馁，隐痛，泛酸，便秘。舌淡红，苔薄白，脉细。

治法：清肝理气。

方药：**小陷胸汤加味**。

黄连 3g　半夏 10g　瓜蒌实 15g　乌药 10g　百合 20g　甘松 10g　九香虫 10g　佛手 10g　娑罗子 10g　炒白芍 15g　瓦楞子 30g　7 剂。

医案 5　初诊：2008 年 4 月 28 日。叶某，46 岁。月经 2 月 26 日来潮，至今未转，B 超检查子宫内膜厚度 7mm，子宫肌瘤 6mm × 5mm × 6mm，偶有潮热，乳胀轻微，纳便正常，寐安。生育史：2-0-2-2，两侧输卵管已结扎。舌淡红，苔薄白，脉细。

中医诊断：月经后期，癥瘕（血瘀癥积型）。西医诊断：月经稀发，子宫肌瘤，围绝经期？

治法：**散结消癥**。

方药：海藻 20g　三棱 20g　鳖甲 20g　浙贝母 10g　郁金 15g　路路通 10g　平地

木 20g　7 剂。

二诊:2008 年 5 月 15 日。月经 5 月 3 日来潮,经量较少,5 天净。性激素测定:黄体生成素 20.9mU/ml,卵泡刺激素 26.37mU/ml,雌二醇 36pmol/L。舌脉如上。

治法:补益肝肾。

方药:**固冲汤**(自拟方)。

菟丝子 12g　枸杞子 12g　覆盆子 12g　巴戟天 12g　淫羊藿 10g　鹿角片 10g　墨旱莲 20g　女贞子 10g　杜仲 10g　续断 12g　山药 15g　7 剂。

医案 6　初诊:2008 年 10 月 21 日。周某,32 岁。平素月经稀发,周期 35 天至 4 个月不等。月经 9 月 12 日来潮,B 超检查子宫内膜厚度 7mm,带下稍多,色白,小腹冷。舌淡红,苔薄白,脉细。

治法:**温经活血**。

方药:丁香 2g　肉桂 4g　香附 10g　鹿衔草 20g　益母草 20g　川牛膝 30g　丹参 15g　桃仁 15g　7 剂。

二诊:2008 年 10 月 25 日。月经 10 月 23 日来潮,经量稍多。

医案 7　初诊:2008 年 5 月 21 日。董某,28 岁。月经 3 月 10 日来潮,至今未转,尿妊娠试验阴性。平时月经周期 1~2 个月,经期 1 周,经量中等,经色正常。纳便正常,身体偏胖,身高 1.62m,体重 70kg,下肢出现凹陷性水肿 10 天,乳房胀触痛。B 超:子宫三径之和 11cm,子宫内膜厚度 8mm。生育史:0-0-1-0。妇科检查:外阴无殊,阴道通畅,宫颈轻度柱状上皮外移,子宫前位,偏小,活动,质地中等,压痛,两侧附件压痛。舌淡红,苔薄白,脉细。

中医诊断:月经后期(水湿阻滞型)。西医诊断:月经稀发,体重指数过重。

治法:**利水通经**。

方药:通草 5g　葶苈子 10g　车前子(包)20g　冬葵子 30g　滑石 30g　丹参 12g　川牛膝 15g　平地木 30g　5 剂。

二诊:2008 年 5 月 28 日。月经未转,小腹胀,腰酸。性激素测定:雌二醇 755.0pmol/L,孕酮 36.5nmol/L,催乳素 536.57mU/L,卵泡刺激素 3.29mU/ml,黄体生成素 3.45mU/ml,睾酮 3.2nmol/L,舌脉如上。

治法:行气利水活血。

方药:槟榔 20g　益母草 50g　通草 5g　葶苈子 12g　车前子(包)20g　川芎 30g　地龙 10g　7 剂。

三诊:2008 年 6 月 9 日。月经 6 月 1 日来潮,经量中等,6 天净,乳房胀痛,下肢水肿均已消除。

方药:路路通 20g　茯苓皮 20g　葶苈子 10g　车前子(包)20g　益母草 15g　滑石 15g　槟榔 10g　7 剂。

2008 年 8 月 22 日随访,下肢水肿未再发生。

医案 8　初诊:2008 年 1 月 31 日。侯某,25 岁。15 岁初潮,月经后期 1 年多,周期 30~120 天,经期 3~4 天。月经 2007 年 11 月 27 日转,至今 2 个多月未潮,尿妊娠试验阴性。纳可，大便秘结，3 天一行，经前乳房胀痛已经 2 年。身高 1.6m，体重 65kg，根据体重指数计算，属于过重。生育史：0-0-2-0。妇科检查：外阴无殊，阴道通畅，宫颈光滑，子宫前位，大小正常，质地中等，活动，压痛，右侧附件压痛，左侧无压痛。B 超：子宫三径之和 13.1cm，子宫内膜厚度 10mm。舌稍红，苔薄白，脉细。

治法：**化痰行经**。

方药：苍术 10g　香附 9g　半夏 10g　青皮 9g　胆南星 12g　石菖蒲 10g　茯苓 12g　青礞石 15g　炒黄芩 9g　制大黄 10g　沉香（后入）4g　丹参 12g　4 剂。

二诊：2008 年 2 月 4 日。大便已顺，乳房胀痛减轻，性激素测定结果：雌二醇 474.0pmol/L，孕酮 48.3nmol/L，催乳素 247.35mU/L，舌脉如上。

中药守上方丹参改为 20g，加桃仁 10g　7 剂。

三诊：2008 年 2 月 14 日。月经 2 月 10 日来潮，经量中等，无痛经，3 天净，大便每天一行。舌淡红，苔薄白，脉细。

中药守 1 月 31 日方，加荷叶 15g　7 剂。

经量过少

医案 1　初诊：2008 年 5 月 17 日。胡某，33 岁。经量过少 3 个周期，经量较以往减少一半，经色变暗，周期、经期正常，月经前后无不适，白带不多，纳寐正常，大便偏干、3~4 天一行。月经 4 月 23 日来潮。B 超：子宫内膜厚度 8mm，子宫肌瘤 9mm × 11mm × 12mm。妇科检查：外阴无殊，阴道通畅，宫颈光滑，子宫后位，大小正常，质地中等，活动，压痛，两侧附件压痛。舌淡红，苔薄白，脉细。

治法：**活血破血**。

方药：当归 30g　急性子 20g　丹参 20g　水蛭 10g　䗪虫 10g　茺蔚子 10g　平地木 30g　川牛膝 30g　7 剂。

服药之后，经量转为正常。

医案 2　林某，39 岁。月经失调 4 个周期，量涩少，经期长，10 多天方净。现经行 2 天仍涩少色暗。舌淡红，苔薄白，脉细。

治法：**行气活血**。

方药：**乌陈汤加味**。

乌药 9g　陈皮 9g　当归 9g　川芎 9g　香附 10g　益母草 20g　丹参 15g　王不留行 12g　刘寄奴 12g　泽兰 10g　4 剂。

药后经量正常。

医案 3　初诊：2008 年 10 月 29 日。叶某，28 岁。停经 40 天阴道极少量出血 3 天未净，如淡红色血水状，时有时无，近 1 周来腰部酸痛明显，两侧少腹刺痛，今日疼痛连及小腹。近 1 个月白带全无，伴明显阴痒，寐欠多梦，醒后神疲，平素大便秘结，6~7 天一行。曾行左侧卵巢囊肿剥除术。生育史：0-0-5-0。舌淡红，苔薄白，脉细涩。

中医诊断：经量过少（寒凝血瘀型）。

治法：**温经活血**。

方药：丁香 2g 川芎 25g 黄酒 50ml 三七粉（调冲）5g 益母草 20g 桃仁 10g 3 剂。

二诊：2008 年 11 月 3 日。10 月 30 日阴道出血转多，今天已净。

医案 4 李某，31 岁。自然流产后经量减至极少 6 年，经期缩短为 3 天，色鲜红，夹血块，腰痛腹坠，白带不多。子宫略小，子宫内膜厚度 5mm。舌淡红，苔薄白，脉细。

治法：**补益肝肾**。

方药：**固冲汤**（自拟方）**加味**。

菟丝子 15g 枸杞子 15g 覆盆子 15g 巴戟天 12g 淫羊藿 10g 鹿角 10g 墨旱莲 20g 女贞子 10g 杜仲 10g 续断 12g 山药 15g 黑大豆 60g 苏梗 20g 14 剂。

药后月经来潮，经量明显增多。

医案 5 初诊：2010 年 5 月 12 日。杨某，32 岁。经量减少 1 年，为正常经量的 1/4，质稀，色紫，头晕目花，四肢无力。舌稍嫩淡红，苔薄白，脉细。

治法：**补益气血**。

方药：**八珍汤加味**。

熟地黄 12g 当归 9g 炒白芍 10g 川芎 6g 党参 12g 白术 10g 茯苓 10g 炙甘草 6g 菟丝子 15g 枸杞子 15g 炙黄芪 15g 鸡血藤 30g 7 剂。

二诊：2010 年 5 月 27 日。月经 5 月 26 日来潮，经量正常。

医案 6 初诊：2008 年 7 月 5 日。陈某，27 岁。经量过少 3 个月经周期，是以往正常经量的一半。月经 7 月 5 日来潮，经量仍少。舌淡红，苔薄白，脉细。

治法：活血调经。

方药：**九味调经汤**（自拟方）。

熟地黄 15g 当归 6g 白芍 10g 川芎 6g 续断 10g 菟丝子 15g 延胡索 10g 小茴香 5g 淫羊藿 15g 茺蔚子 10g 巴戟天 12g 7 剂。

食疗方：黑木耳 15g，凉开水浸泡胀开，分 2 次吃。

二诊：2008 年 7 月 12 日。服黑木耳 1 天，次日经量即明显转多，达到正常经量，经水昨天净。

经量过多

医案 1 吴某，46 岁。患慢性盆腔炎性疾病后遗症。经潮 6 天量少，转多 19 天不减，色鲜红夹块，右侧少腹及腰痛，倦怠。舌淡红，苔薄白，脉细。

治法：**益气凉血**。

方药：高丽参（调冲）10g 生地黄（切细，黄酒浸）30g 水牛角（先煎）30g 重楼 30g 阿胶（烊冲）10g 仙鹤草 30g 荆芥炭 10g

进药 3 剂，经净神爽。

医案 2 初诊：2008 年 5 月 13 日。叶某，27 岁。月经从 5 月 8 日来潮至今经量一直仍多，经色鲜红，下肢酸楚，纳便正常。有多发性子宫肌瘤病史，最大肌瘤 40mm × 30mm × 38mm。舌淡红，苔薄腻，脉细。

治法：**益肾凉血**。

方药：墨旱莲 60g　龟甲胶（烊冲）20g　生地黄 20g　白茅根 30g　生白芍 15g　北沙参 20g　3 剂。

食疗方：黑木耳 15g，用开水浸泡，待完全泡开之后洗净，加冰糖拌后分 2 次食用。

二诊：2008 年 5 月 16 日。经水将净，血色鲜红，大便溏软，舌脉如上。

中药守上方改生地黄为生地黄炭，加荆芥炭 10g。3 剂。

三诊：2008 年 5 月 21 日。药后经水即净。

医案 3　初诊：2011 年 11 月 24 日。金某，28 岁。月经提前 7 天，行 2 个月未净，量多 6 天，色暗红，无血块，无腹痛，已服用断血流片，妇血康片、八珍益母胶囊无效。舌稍红，苔薄白，脉细。

治法：**活血化瘀**。

方药：**震灵丹加味**。

紫石英 10g　赤石脂 10g　代赭石 10g　制乳香 4g　五灵脂 10g　制没药 4g　禹余粮 10g　党参 45g　仙鹤草 30g　荆芥炭 10g　阿胶（烊冲）10g　4 剂。

二诊：2011 年 11 月 28。经量减半，腰坠，舌脉如上。

中药守上方加山茱萸 30g、贯众炭 30g。4 剂。

三诊：2011 年 12 月 1 日。月经 11 月 29 日净。

医案 4　初诊：2008 年 12 月 4 日。郑某，39 岁。经行 3 天，量甚多，夹血块，色紫，小腹隐痛，倦怠，后尻下坠。舌淡红，苔薄白，脉细涩。

治法：**活血益气**。

方药：川芎 20g　白酒 20ml　制没药 5g　代赭石 20g　赤石脂 20g　紫石英 15g　阿胶（烊冲）10g　蒲黄炭 10g　党参 20g　2 剂。

二诊：2008 年 12 月 8 日。经量减少至原先的 1/10，腰痛，精神转佳，舌脉如上。

归脾汤加味，5 剂。

三诊：2008 年 12 月 13 日。经水已净。

经期过长

医案 1　初诊：2008 年 9 月 8 日。邹某，38 岁。月经淋漓不尽 2 年，原发不孕 18 年。月经 8 月 16 日来潮，至今 24 天未净，血量不多，色暗，无腹痛。B 超检查子宫内膜厚度 7mm，两侧卵巢增大，左侧 42mm × 22mm，右侧 33mm × 24mm，两侧卵巢一个切面可见直径 5~6mm 小卵泡 10 个以上。舌淡红，苔薄白，脉细。

诊断：多囊卵巢综合征？功能失调性子宫出血。

治法：**破血化瘀**。

方药：鼠妇 6g　丹参 15g　益母草 20g　当归 9g　川芎 9g　鹿衔草 20g　蒲黄

(包)10g 五灵脂 10g 3 剂。

二诊:2008 年 9 月 12 日。药毕经水净,妇科检查未见异常。

医案 2 初诊:2007 年 8 月 9 日。陈某,32 岁。月经周期 23~25 天,月经 7 月 20 日来潮,至今 21 天未净,今经量已少,淡红色,四肢酸痛乏力。纳可,寐安,二便正常。2006 年 7 月剖宫产,现仍为哺乳期间。生育史:1-0-0-1,两侧输卵管已结扎。舌淡红,苔薄白,脉细。

治法:**收敛固涩**。

方药:石榴皮 20g 诃子 10g 乌梅炭 10g 贯众炭 10g 4 剂。

二诊:2007 年 8 月 16 日。进药 1 剂,月经即净。

医案 3 初诊:2016 年 12 月 1 日。患者,王某,28 岁。因“经期延长 2 年余”就诊。月经周期 30~40 天,经期 10~15 天。月经 11 月 23 日来潮至今未净。14 年前因剖宫产术后经期延长,前 7 天量同月经,后淋漓不尽 7~8 天,量少,色淡,伴腰酸如折,乏力。纳寐可,二便调。妇科检查:未见明显阳性体征。B 超:未见器质性病变。生育史:1-0-0-1。舌淡红,苔薄白,脉细数。

治法:**补肾填冲**。

方药:枸杞子 20g 山茱萸 20g 甜苁蓉 20g 锁阳 20g 熟地黄 15g 仙鹤草 30g 阿胶(烊冲)10g 胡桃肉 30g 猪肾(代水)1 只 4 剂。

二诊:2016 年 12 月 5 日。经水已停。

医案 4 初诊:2008 年 8 月 7 日。周某,34 岁。月经淋漓不尽 3 年,经色先鲜渐暗,经量由多变少。从今年 2 月至 5 月一直行人工月经周期疗法。月经 7 月 22 日来潮,至今 17 天未净,月经咖啡色,偶觉腰酸。生育史:2-0-1-2,两侧输卵管已经结扎。舌尖稍红,苔薄白,脉细。

治法:**益气升阳**。

方药:**调经升阳除湿汤**。

黄芪 10g 甘草 5g 升麻 6g 柴胡 5g 当归 5g 苍术 10g 羌活 6g 防风 10g 藁本 10g 蔓荆子 10g 独活 5g 4 剂。

二诊:2008 年 8 月 12 日。进药 2 剂,月经即净。妇科检查:外阴无殊,阴道通畅,宫颈光滑,子宫前位,偏小,质地中等,活动,压痛,两侧附件无压痛。

当归芍药散加味,7 剂。

医案 5 初诊:2007 年 11 月 12 日。李某,24 岁。原有慢性盆腔炎性疾病病史,月经 10 月 14 日来潮,至今 30 天未净,有血块,色紫。舌淡红,苔薄白,脉细。

治法:**清热解毒**。

方药:**黄连解毒汤**。

炒栀子 20g 黄连 5g 炒黄柏 10g 黄芩炭 10g 3 剂。

二诊:2007 年 11 月 16 日。经水已净。

医案 6 初诊:2007 年 11 月 16 日。麻某,19 岁,未婚。停经近 2 个月,子宫内膜厚度 5mm,周身乏力,汗出身凉,带多色白如豆腐渣,大便 2 天一解,身体肥胖,面色不华,身高 1.58m,体重 88kg,体重指数提示非常肥胖。舌淡红,苔薄白,脉细。

治法:豁痰通经。

方药:**礞石滚痰丸加味**。

青礞石 12g　炒黄芩 10g　沉香(后入)5g　炙大黄 6g　石菖蒲 10g　陈皮 10g　半夏 10g　苍术 10g　荷叶 10g　当归 9g　川芎 10g　21 剂。

二诊:药后月经来潮,量不多,色暗红,至今 13 天未净。舌淡红,苔薄白,脉细。

治法:**豁痰止血**。

方药:**三子养亲汤加味**。

炒莱菔子 10g　苏子 5g　白芥子 6g　半夏 10g　炮姜 5g　茯苓 12g　荆芥炭 10g　仙鹤草 20g　海螵蛸 20g　4 剂。

进药 1 剂,经水即净。

医案 7　初诊:2014 年 6 月 10 日。翁某,30 岁。月经周期 30~60 多天,经期 12~19 天。月经 5 月 23 日来潮,至今未净,量少,鲜红色,无血块,无痛经。6 月 6 日在当地就诊曾予中药调理,经量增多同经血已 4 天,色鲜红,夹血块,乏力。B 超:子宫内膜回声不均匀,厚度 6mm,子宫三径之和 14.5cm。平时白带正常,夜寐欠安,纳便正常。生育史 1-0-0-1。舌淡红稍嫩,苔薄白,脉无力。

治法:**益气凉血**。

方药:红参(调冲)10g　生黄芪 15g　生地黄 30g　水牛角(先煎)30g　墨旱莲 50g　阿胶(烊冲)10g　侧柏 10g　银镯(煎,代水)1 枚　木贼 10g　荆芥炭 10g　3 剂。

二诊:2014 年 6 月 13 日。经量减少 4/5,呈暗红色,精神转佳。舌脉如上。

中药守上方去生黄芪,加贯众炭 20g、桑叶 15g,3 剂。

药后血止人安。

医案 8　初诊:2007 年 8 月 6 日。叶某,45 岁。经期过长 10 多年,10~15 天净。月经周期 20~25 天,经量先多后少,经前、经期腰部酸痛,纳寐正常,二便调。月经 7 月 26 日来潮,12 天未净,经量不多,色暗红,倦怠。B 超:宫体偏大,三径之和 18cm。生育史:2-0-0-2,两侧输卵管已经结扎。舌淡红,苔薄白,脉细。

治法:清湿热止血。

方剂:**地榆苦酒汤加味**。

地榆 60g　醋 100ml　槐花 20g　贯众炭 30g　3 剂。

先用醋浸地榆半小时,再加其余药物及水共煎。

二诊:2007 年 8 月 11 日。服药完毕,经水即净。妇科检查:外阴无殊,阴道通畅,宫颈中度柱状上皮外移,宫体前位,偏大,质地中等,活动,压痛,两侧附件无压痛。

清带汤加味,6 剂。

医案 9　初诊:2008 年 5 月 6 日。李某,30 岁。月经周期 28~60 天一潮,经期 7 天。月经 4 月 25 日来潮,至今 12 天未净,经量已少,色暗,夹血块。倦怠无力,腰背酸坠,短气胸闷,咽痛,纳差恶心,下腹胀满,大便干结,2 天一行。生育史:2-0-0-2。舌淡红,苔薄白,脉沉细无力。

食疗方：乌骨鸡肉 90g，海螵蛸（打碎）15g，加水 500ml，少许盐，蒸熟之后，每日 2 次服用，3 剂。

方药：熟地黄 12g　当归 5g　川芎 5g　炒白芍 10g　阿胶（烊冲）10g　仙鹤草 30g　龙眼肉 10 个　荆芥炭 10g　3 剂。

二诊：2008 年 5 月 12 日。3 剂药毕，阴道出血即净。

医案 10　初诊：2011 年 9 月 9 日。范某，39 岁。2010 年 4 月行宫颈激光术后出现经期延长，月经周期 26~28 天，经期 13~18 天。月经 8 月 25 日来潮，至今未净。经期第 5~8 天经量增多，色鲜，有小血块，伴小腹痛，腰酸，乳胀，持续 3 天后量减少，咖啡色，无腹痛，白带无殊。精神可，纳可，多梦，二便调。舌淡红，苔薄白，脉细。

治法：温经止血。

食疗方：艾叶 10g　鸡蛋 2 枚　5 剂。

艾叶煎汤，加入鸡蛋煮熟，敲裂蛋壳再煮 15 分钟，分两次吃蛋。

二诊：2011 年 9 月 14 日。月经 9 月 11 日净。妇科常规检查：外阴无殊，阴道通畅，宫颈轻度柱状上皮外移，宫体前位，正常大小，质地中等，活动，无压痛，两侧附件无压痛。

崩　漏

医案 1　崩中　初诊：2012 年 3 月 30 日。陈某，22 岁，未婚。月经失调 1 年半，需靠药物维持。月经周期 37~90 天，经期 7~32 天。月经 2 月 23 日来潮，量多，色鲜，有血块，头晕，乏力。今经量减少，色稍淡。精神软，手足冷，面色少华。2011 年因经多失血有输血史，血型 O 型。血常规检查红细胞计数 2.65×10^{12}/L，血红蛋白 64g/L。舌淡红，苔薄白，脉细。

治法：**益气温经**。

方药：党参 50g　淡附片 5g　炮姜 3g　鹿角片 20g　仙鹤草 50g　山茱萸 30g　荆芥炭 10g　3 剂。

二诊：2012 年 4 月 3 日。进药 1 剂，出血即净，纳欠。舌淡红，苔薄白，脉细。

归脾汤加阿胶（烊冲）10g、炒谷芽 10g、炒麦芽 10g。7 剂。

医案 2　崩中　初诊：2007 年 11 月 29 日。王某，44 岁。月经失调 4 个月。停经 3 个多月之后，于 11 月 11 日来潮，量多如冲，经色暗红，夹大血块，11 月 24 日小腹疼痛难耐，经量更多，血红蛋白 122g/L。今经量减少，经色暗红，无血块，无腹痛，头晕，耳鸣，目花，腰痛，自汗。平时月经 4~5 天净。生育史：2-0-0-2，两侧输卵管已经结扎。舌淡红，苔薄白，脉细软。

治法：**益肾固冲**。

方药：胡桃肉 30g　巴戟天 20g　枸杞子 15g　熟地黄 20g　山药 20g　鹿角胶（烊冲）20g　4 剂。

二诊：2007 年 12 月 13 日。进药 1 剂，经水即净，余候均轻。妇科检查：外阴无殊，阴道通畅，宫颈轻度柱状上皮外移，子宫前位，大小正常，质地中等，活动，无压痛，两侧附件压痛。舌脉如上。

治法：调气清湿热。

方药：**四逆清带汤**（自拟方）。

柴胡 10g　枳壳 10g　白芍 10g　败酱草 10g　大血藤 15g　椿根皮 15g　半枝莲 15g　土茯苓 15g　蒲公英 15g　大蓟 15g　小蓟 15g　萆薢 15g　生甘草 6g　7 剂。

医案 3　崩中　初诊：2008 年 3 月 3 日。黄某，52 岁。停经 2 个多月后经水来潮，至今 15 天未净，量先多夹块，逐渐减少已经 7 天，经色已暗，伴小腹坠胀，腰部酸痛明显，纳差，大便软，泛酸。生育史：4-0-1-4。舌稍红，苔薄白，脉细。

治法：**活血止血**。

方药：**震灵丹加味**。

制乳香 4g　制没药 4g　紫石英 20g　禹余粮 20g　代赭石 20g　五灵脂 10g　赤石脂 20g　阿胶（烊冲）10g　仙鹤草 30g　侧柏叶 10g　3 剂。

二诊：2008 年 3 月 12 日。服药之后经水即净。

医案 4　崩中　初诊：1984 年 4 月 4 日。吴某，47 岁。月经提早 10 多天于昨天来潮，量多如注，色鲜，夹小块，头晕，不能步履，卧床不起，稍一转身，出血增多，小腹隐痛，腰痛，上门诊视，床上污染。近来经期不定，1~3 个月一潮，量不多。5 个月前阴道出血来势甚猛，曾在他院服用加味逍遥散、清经汤等中药，口服甲基异噁唑，肌内注射丙酸睾酮、速血宁（日本产）、庆大霉素、催产素等，并行刮宫，历经 45 天出血方止。当时诊刮组织送检，诊断为围绝经期功血。唇红，舌稍红，苔薄白，脉右滑细。

治法：**益气凉血化瘀**。

方药：**桑地三七汤**（自拟方）**加味**。

桑叶 30g　生地黄 20g　三七（调冲）1.5g　生黄芪 10g　阿胶（烊冲）10g　生白芍 20g　墨旱莲 30g　山茱萸 20g　黄芩炭 6g

2 剂后出血显减，4 剂后出血甚少，腹痛消失，已能步行来诊，续以滋阴凉血，益气止血药调理而愈。

医案 5　漏下　初诊：2011 年 9 月 22 日。胡某，11 岁。月经淋漓不尽 6 个月余就诊。2011 年 2 月初潮，月经 2011 年 3 月来潮，至今经水未净，量少，点滴而出，色鲜红。服用雌激素无效，已停服 10 天。纳少，夜寐安，二便调。舌质淡红，苔薄白，脉细。

中医诊断：崩漏（血虚有热）；西医诊断：青春期功能性出血。

治法：**滋阴清热**。

方药：川石斛 15g　生地黄炭 10g　天冬 12g　桑叶 15g　阿胶（烊冲）10g　墨旱莲 30g　黄芩炭 10g　荆芥炭 10g　5 剂。

二诊：2011 年 9 月 27 日。经水净，带黄。舌稍红，苔薄白，脉细。

方药：保阴煎，14 剂，口服。

医案 6　漏下　初诊：2018 年 3 月 26 日。金某，39 岁。顺产后 9^+ 月，产后胎盘人工剥离，恶露3个月净，半年后来潮。月经周期30天，经期5天。近1个多月反复阴道出血，3月16日出血量增多如正常经量，今出血鲜红量极少，夹带，纳可，便溏，夜寐欠安。3月6日B超：子宫内膜厚度4mm。前医用填补冲任法14剂无效。生育史：2-0-1-2。舌淡红，苔薄白，脉细。

治法：**缩宫止血**。

方药：重楼30g　贯众炭30g　枳壳15g　马齿苋30g　生黄芪15g　党参15g　升麻6g　荆芥炭10g　海螵蛸30g　藁本10g　炮姜6g　3剂。

二诊：2018年3月27日。阴道出血已净，偶见白带咖啡色，今带下色白，腰酸，舌脉如上。

方药：中药守上方加墨旱莲30g。5剂。

三诊：2018年4月16日。药后阴道出血已净。

医案7　漏下　初诊：2010年9月20日。郑某，19岁。8月1日阴道出血至今51天未净，血量中等，量减色暗已2周，小腹隐痛。面色萎黄，倦怠无力，纳便正常。B超检查子宫内膜厚度5mm。舌淡红，苔薄白，脉细软。

治法：**益气升阳**。

方药：**调经升阳除湿汤加味**。

黄芪15g　苍术9g　羌活5g　防风10g　藁本9g　升麻5g　柴胡5g　独活5g　蔓荆子10g　党参20g　海螵蛸30g　5剂。

2010年9月25日。进药1剂，阴道出血即净。

医案8　漏下　初诊：2007年9月3日。伍某，16岁。月经8月3日来潮，至今淋漓不尽1个月，经量少，经色暗，咖啡色，无血块，无腹痛。自2006年初潮至今，月经周期均延后不定，最长为60天左右。带下无殊，纳便正常，寐安。舌淡红，苔薄白，脉细。

治法：**活血行气**。

方药：红花3g　当归6g　川芎6g　柴胡6g　香附6g　益母草10g　3剂。

二诊：2007年9月8日。进药1剂，阴道出血即净。

医案9　崩漏　初诊：2008年5月15日。刘某，47岁。上次月经2007年9月19日来潮，此次月经5月1日来潮，经量正常，至今半月未净，经量已少，色淡红，伴有潮热，足跟疼痛。2007年6月13日性激素测定：黄体生成素63.54mU/ml，卵泡刺激素59.20mU/ml，雌二醇426.0pmol/L。舌淡红，苔薄白，脉细。

西医诊断：围绝经期功能失调性子宫出血。

治法：**填补冲任**。

方药：淡菜（煮熟，取汤入药）10个　紫河车20g　龟甲胶（烊冲）20g　墨旱莲20g　仙鹤草20g　血余10g　4剂。

二诊：2008年5月20日。进药3剂，经水即净。

医案10　漏下　初诊：2010年8月23日。吴某，34岁。平素月经周期27~28天，周期7天。月经2010年7月15日至今月余未净，经量中等，色红，夹血块，行经时或腹痛，白带无殊，腰酸，纳可，寐安，二便调，全身乏力，心烦易怒。有糖尿病史。生育史：

0-0-2-0(无痛人工流产1次,已放节育环)。舌淡红,苔薄白,脉细。

中医诊断:崩漏(肝经郁热)。

治法:**清热疏肝**。

方药:**逍遥散加味**。

丹皮炭10g　柴胡10g　炒白芍10g　当归6g　茯苓10g　白术10g　炙甘草5g　薄荷3g　益母草12g　3剂。

二诊:2010年8月27日。进药1剂即净。

医案11　漏下　避孕药:初诊:2007年8月23日。王某,19岁。月经7月15日来潮,7月30日服用紧急避孕药后,8月6日阴道出血,至今18天未净,血量少,咖啡色,腰痛。舌淡红,苔薄白,脉细。

治法:**清理湿热**。

方药:马齿苋30g　地榆20g　贯众炭20g　土茯苓20g　忍冬藤15g　仙鹤草30g　4剂。

二诊:2007年8月27日。进药1剂,阴道出血即净。妇科检查:外阴无殊,阴道通畅,宫颈轻度柱状上皮外移,子宫前位,大小正常,质地中等,活动,压痛,两侧附件压痛。

方药:**四逆清带汤**(自拟方)。

柴胡10g　枳壳10g　白芍10g　败酱草10g　大血藤15g　樗白皮15g　半枝莲15g　土茯苓15g　蒲公英15g　大蓟15g　小蓟15g　萆薢15g　生甘草6g　7剂。

闭　经

医案1　初诊:2008年8月22日。高某,22岁,未婚。月经5月11日—5月18日,现停经3个多月未转,期间服用多种中药和中成药均未见效。B超:子宫大小正常,内膜厚度8mm。大便秘结,3~4天一行,纳寐正常,疲惫。舌稍红,苔薄白,脉细。

治法:**活血通经**。

方药:鼠妇6g　凌霄花15g　炙大黄10g　川牛膝30g　益母草30g　丹参20g　威灵仙15g　泽兰10g　5剂。

二诊:2008年8月25日。月经未转,大便已顺,舌脉如上。

中药守上方鼠妇加至9g,加桃仁10,4剂。

药后月经9月2日来潮,9月7日净。

医案2　初诊:2011年9月22日。李某,25岁,未婚。月经不调9年,周期1~3个月,经期7天,经量多,色鲜红,夹血块,有痛经,经前乳胀。月经6月10日来潮。纳可,寐安,二便调。B超:子宫内膜厚度17mm,子宫三径之和146mm。舌淡红,苔薄白,脉细。

治法:**疏肝理气**。

方药:**柴胡疏肝散加味**。

柴胡10g　炒白芍10g　枳壳9g　甘草6g　香附9g　川芎6g　陈皮10g　玫瑰花

12g　郁金 15g　鸡内金 15g　5 剂。

二诊:2011 年 9 月 28 日。月经 9 月 27 日来潮。雌二醇 921pmol/L,孕酮 40.26nmol/L,睾酮 1.40nmol/L,催乳素 336.46mU/L。

医案 3　初诊:2007 年 10 月 23 日。麻某,19 岁,未婚。13 岁初潮,周期 15~45 天,经期 7~8 天,量少,色紫暗,偶夹血块,无痛经。月经 2006 年 12 月 15 日来潮,周身乏力,自汗,汗出身凉,带下量多,色白,豆腐渣样,无外阴瘙痒,大便 2 天 1 次,身体肥胖,面色不华,身高 1.58m,体重 87.5kg,体重指数 35,属于非常肥胖。B 超检查子宫内膜厚度 5mm。舌淡红,苔薄白,脉细。

治法:**豁痰通经**。

方药:**礞石滚痰丸加味**。

青礞石 15g　炙大黄 10g　炒黄芩 9g　沉香(后入)3g　石菖蒲 9g　陈皮 10g　半夏 10g　苍术 10g　荷叶 10g　当归 15g　川芎 10g　7 剂。

二诊:2007 年 10 月 31 日。症如上,性激素检测:雌二醇 120.0pmol/L,孕酮 0.5nmol/L,催乳素 271.98mU/L,睾酮 2.6nmol/L。舌脉如上。

中药守上方加海螵蛸 30g　7 剂。

三诊:2007 年 11 月 7 日。大便频,易饥,倦怠,舌脉如上。

中药守上方去炙大黄,加薏苡仁 30g、太子参 10g。7 剂。

四诊:2007 年 11 月 16 日。月经 11 月 15 日来潮,经量不多,经色暗红,腰微痛,舌脉如上。

方药:青礞石 15g　炙大黄 10g　炒黄芩 9g　沉香(后入)3g　当归 15g　川芎 15g　益母草 30g　川牛膝 30g　丹参 20g　7 剂。

五诊:2007 年 11 月 27 日。经水未净,量少色暗。舌淡红,苔薄白,脉细。

方药:炒莱菔子 10g　苏子 5g　白芥子 6g　半夏 10g　炮姜 5g　茯苓 12g　荆芥炭 10g　仙鹤草 20g　海螵蛸 20g　4 剂。

六诊:2007 年 12 月 1 日。进药 1 剂,经水即净,舌脉如上。

中药守 10 月 23 日方续进 7 剂。

医案 4　初诊:2009 年 7 月 21 日。包某,31 岁。月经周期 1~3 个月,量少,色红。月经 4 月 2 日来潮,乳房胀痛明显,纳少,乏力腰痛,白带多,大便正常。B 超检查子宫内膜厚度 7mm。生育史:0-0-1-0。妇科检查:外阴无殊,阴道通畅,宫颈中度炎性上皮外移,宫体后位,正常大小,活动,质地中等,压痛,两侧附件压痛。舌淡红,苔薄白,脉细。

治法:**利水活血**。

方药:**车萹通瞿汤**(自拟方)。

车前子(包)20g　萹蓄 20g　木通 10g　瞿麦 12g　白茅根 20g　滑石 30g　赤芍 20g　牡丹皮 12g　川牛膝 30g　琥珀 5g　7 剂。

二诊:2009 年 7 月 28 日。月经 7 月 22 日来潮,量不多,4 天净。

医案 5　初诊:2022 年 10 月 10 日。马某,29 岁。因“停经 5 个月”就诊。

患者2021年12月人工流产后月经欠规律，周期2个月，经期2天，量少，色暗，无血块，无痛经，无乳胀，稍腰酸。带下无殊。近10个月体重增加5kg有余。胃纳一般，寐浅，大便2~3日一解。2020年有妊娠高血压病史，对麻醉药及螃蟹过敏。生育史：2-0-4-2，剖宫产2胎，现避孕。身高168cm，体重85kg，体重指数30，属于肥胖。妇科检查：外阴、阴道无殊，分泌物量中等，色白，质地中等，宫颈轻度柱状上皮外移，宫体正常大小，质地中等，活动，轻压痛，左附件轻压痛，右附件无压痛。尿妊娠试验阴性。B超：子宫55mm×43mm×59mm，子宫内膜厚度10mm，回声不均，左卵巢囊肿，大约33mm×31mm×37mm。舌淡红，苔薄白，脉细。

中医诊断：闭经。

治法：**养血活血，通腑行经**。

方药：**玉烛散加味**。

熟地黄10g　当归9g　川芎9g　炒白芍10g　制大黄6g　玄明粉(冲服)5g　炙甘草6g　益母草20g　香附10g　川牛膝30g　丹参15g　桃仁15g　茜草15g　7剂。

二诊：2022年10月17日。经未转，乳胀，舌脉如上。

方药：中药守上方，加青皮10g。7剂。

三诊：2022年10月24日。月经10月21日来潮，量可，今稍减。

医案6　初诊：2007年8月2日。陈某，19岁，未婚。14岁初潮，月经周期30~120天不等，经期7天，量中等，色鲜红，夹血块，伴小腹胀痛明显。现停经半年未转，倦怠，胃痛，纳差，大便偏软。B超：子宫三径之和11.2cm，子宫内膜厚度4mm，左侧卵巢30mm×21mm，右侧卵巢26mm×25mm。舌淡红，苔薄白，脉细。

治法：**补气血，理脾胃**。

方药：**八珍汤加味**。

熟地黄12g　炒白芍10g　当归6g　川芎5g　党参12g　炒白术12g　茯苓10g　炙甘草5g　砂仁(杵冲)5g　甘松10g　丹参10g　檀香(后入)3g　5剂。

二诊：2007年8月8日。诸症已除。性激素测定：雌二醇378.0pmol/L，孕酮0.6nmol/L，催乳素287.54mU/L，舌脉如上。

治法：补气血，益冲任。

方药：熟地黄12g　炒白芍10g　当归6g　川芎5g　党参12g　炒白术12g　茯苓10g　炙甘草5g　菟丝子12g　淫羊藿12g　巴戟天12g　山药15g　7剂。

三诊：2007年8月25日。无不适，舌脉如上。

中药守上方，续进7剂。

河车大造丸，每次3粒，每日3次，吞服。

四诊：2007年9月25日。月经9月3日来潮，经量中等，7天净，无不适，舌脉如上。

中药守上方，续进7剂。

河车大造丸，每次3粒，每日3次，吞服。

五诊：2007年10月27日。月经10月3日来潮，经量中等，7天净，无不适，舌脉如上。

方药：熟地黄 12g　炒白芍 10g　当归 6g　川芎 5g　党参 12g　炒白术 12g　茯苓 10g　炙甘草 5g　益母草 20g　香附 10g　丹参 10g　鸡血藤 30g　7 剂。

医案 7　桥本甲状腺炎闭经　初诊：2015 年 6 月 12 日。林某，17 岁，未婚。初潮 13 岁，周期 27~28 天，经期 5~6 天。月经 2014 年 8 月来潮，量中等，色暗，夹血块，经来下腹隐痛，经前乳胀。带下正常，纳寐可，大便结，易生气。患桥本甲状腺炎，长期服用优甲乐片。B 超：子宫三径之和 10.3cm，子宫内膜厚度 6mm，左侧卵巢 23mm × 17mm，右侧卵巢 25mm × 14mm。舌淡红，苔薄白，脉细。

西医诊断：继发性闭经，子宫偏小，桥本甲状腺炎。

治法：**温肾滋阴**。

方药：鹿茸（调冲）1g　鹿角胶（烊冲）10g　淡附片 6g　淫羊藿 15g　甜苁蓉 12g　枸杞子 12g　菟丝子 20g　仙茅 10g　巴戟天 12g　杜仲 10g　桑椹 15g　7 剂。

二诊：2015 年 6 月 26 日。促甲状腺素 1.305μU/ml，游离甲状腺素 10.45pmol/L，抗甲状腺球蛋白抗体 168.5U/ml，抗甲状腺过氧化物酶抗体 43.24U/ml。舌脉如上。

方药：中药守上方加当归 9g。7 剂。

三诊：2015 年 6 月 29 日。月经 6 月 27 日来潮，量中等，色暗黑。舌脉如上。

方药：熟地黄 12g　当归 9g　炒白芍 10g　川芎 9g　艾叶 6g　益母草 15g　香附 10g　鹿衔草 12g　淫羊藿 12g　7 剂。

四诊：2015 年 7 月 14 日。经行 5 天净，无不适。舌脉如上。

方药：中药守 6 月 12 日方，7 剂。

五诊：2015 年 7 月 31 日。月经 7 月 25 日来潮，量中等，痛经轻微，5 天净。舌脉如上。

中药守上方，7 剂。

医案 8　子宫内膜损伤闭经　初诊：2011 年 6 月 8 日。胡某，24 岁。2010 年 7 月 25 日孕 4 个多月引产后行清宫术，至今停经 10 月。平素月经周期 30 天至半年，经期 7 天，经量中等，色深红，白带无殊。经前、经期腹部坠胀，休息后缓解。2011 年 2 月 15 日于宫腔镜下行宫腔粘连分解术及放环术，术后良好。生育史：1-1-0-1。妇科检查：外阴无殊，阴道通畅，宫颈轻度柱状上皮外移，毛细血管扩张，宫体前位，正常大小，质软，居中，活动，无压痛，左侧附件压痛，右附件无压痛。B 超：子宫内膜厚度 4mm。舌淡红，苔薄白，脉细。

治法：**填补冲任**。

方药：**补胞汤**（自拟方）。

熟地黄 20g　紫河车（研粉吞）10g　何首乌 30g　菟丝子 30g　巴戟天 12g　淫羊藿 15g　鹿角胶（烊冲）20g　龟甲胶（烊冲）20g　当归 15g　桑寄生 30g　黄精 30g　鸡血藤 30g　黑大豆 30g　7 剂。

二诊：2011 年 6 月 15 日。B 超示子宫内膜厚度 7mm。舌脉如上。

再行活血调经药 28 剂，月经 7 月 1 日来潮，5 天净。

医案9 镇静药物引起闭经 初诊:1990年10月18日。林某,37岁。因产后精神病服用镇静药物,回乳3个半月月经未潮,尿妊娠试验阴性。体型肥胖,意识尚清,白带不多,倦怠,嗳气。妇科检查未发现异常。舌淡红,苔薄白,脉细。

治法:**化痰活血**。

方药:半夏10g 茯苓10g 海浮石15g 佛手10g 炒莱菔子10g 丹参15g 山楂15g 莪术10g 槟榔10g 桃仁10g 牡丹皮10g 5剂。

二诊:1990年12月10日。月经10月25日来潮,经量一般,3天净。舌稍红,苔薄白,脉细。

方药:半夏10g 陈皮10g 黄芩8g 山楂20g 牡丹皮10g 槟榔10g 海浮石15g 炒莱菔子10g 丹参20g 川牛膝15g 桃仁10g 保和丸(吞)20g 5剂。

三诊:1991年1月15日。胸闷痰多色白,带下不多,头重,纳可,口淡。舌淡红,苔薄白,脉沉。

方药:半夏10g 茯苓皮20g 远志9g 胆南星8g 石菖蒲8g 丹参15g 陈皮10g 海浮石20g 桃仁10g 山楂30g 炒莱菔子10g 礞石滚痰丸(吞)10g 3剂。

四诊:1991年3月2日。月经1月20日来潮,量不多,色红,2天净,下腹隐痛。舌脉如上。

中药守上方,续进5剂。

医案10 放化疗引起闭经 初诊:2002年8月29日。朱某,37岁。霍奇金淋巴瘤化疗、放疗缓解后2年,经闭不行,阴道干燥,潮热出汗,面色萎黄,虚胖,纳可,二便正常。月经7月6日来潮。8月23日性激素检测:黄体生成素58.43U/L,卵泡生成素97.43U/L,雌二醇23pg/ml,催乳素6.58ng/ml,孕酮0.49ng/ml。B超:子宫三径62mm×47mm×47mm,内膜厚度4mm,左侧卵巢20mm×11mm,右侧卵巢20mm×12mm。舌淡红,苔薄白,脉细。

西医诊断:卵巢功能早衰。

治法:**补冲任,益肝肾**。

方药:鹿角片10g 龟甲胶(烊冲)10g 熟地黄12g 山茱萸12g 淫羊藿12g 桑椹子15g 续断12g 杜仲12g 巴戟天12g 何首乌12g 野海棠15g 当归8g 9剂。

定坤丹,每次1丸,每日1次,吞服。

倍美力片+安宫黄体酮片人工月经周期疗法,连续3个月。

二诊:2002年9月16日。无明显不适,舌脉如上。

方药:菟丝子15g 续断12g 鹿角片12g 何首乌20g 巴戟天15g 淫羊藿12g 当归8g 鳖甲15g 桑椹子30g 熟地黄12g 野海棠20g 墨旱莲20g 山茱萸20g 7剂。

定坤丹,每次1丸,每日1次,吞服。

三诊:2002年9月23日。月经9月22日来潮,经量不多,乳胀,舌脉如上。

治法:和血疏肝调经。

方药:熟地黄12g 当归8g 川芎6g 白芍10g 续断12g 杜仲12g 鸡血藤

20g　路路通 10g　香附 10g　预知子 12g　刺蒺藜 10g　7 剂。

四诊：2002 年 9 月 28 日。经行 7 天未净，量不多，色红，乳痛。舌脉如上。

方药：夏枯草 15g　天门冬 12g　生地黄 15g　预知子 10g　香附 6g　刺蒺藜 10g　龟甲胶（烊冲）10g　贯众 15g　地榆 15g　槐花 15g　侧柏 10g　水牛角（先入）20g　3 剂。

五诊：2002 年 10 月 1 日。经水已净，乳仍胀，舌脉如上。

方药：夏枯草 15g　浙贝母 10g　郁金 10g　刺蒺藜 10g　路路通 10g　预知子 10g　香附 10g　山慈菇 12g　漏芦 12g　鳖甲 15g　天门冬 15g　5 剂。

定坤丹，每次 1 丸，每日 1 次，吞服。

六诊：2002 年 10 月 22 日。月经 10 月 16 日来潮，经量中等，4 天净，舌脉如上。

治法：补益肝肾，调理冲任。

方药：菟丝子 12g　枸杞子 15g　覆盆子 15g　续断 12g　巴戟天 12g　淫羊藿 12g　野海棠 15g　鸡血藤 15g　杜仲 12g　桑椹子 15g　何首乌 12g　当归 8g，10 剂。

定坤丹，每次 1 丸，每日 1 次，吞服。

七诊：2002 年 11 月 1 日。阴道干燥，舌脉如上。

方药：鹿角片 10g　龟甲胶（烊冲）10g　菟丝子 15g　熟地黄 12g　枸杞子 15g　覆盆子 15g　桑椹子 30g　续断 12g　巴戟天 12g　杜仲 12g　何首乌 30g　野海棠 15g　10 剂。

定坤丹，每次 1 丸，每日 1 次，吞服。

八诊：2003 年 9 月 8 日。自觉身体恢复健康，返回上海工作，月经分别于 4 月 10 日、6 月 5 日、7 月 15 日、9 月 4 日来潮。因阴道出血，曾于 4 月 25 日子宫内膜诊断性刮宫，病理报告为少量子宫内膜呈增生反应。8 月 28 日检测卵泡生成素 4.62mU/ml，黄体生成素 4.60mU/ml，催乳素 4.45ng/ml，雌二醇 100pg/ml，睾酮 0.51ng/ml。B 超：子宫体积 58mm × 52mm × 51mm，形态饱满，回声均匀，肌层彩色星点状，内膜厚度 12mm，左侧卵巢见 44mm × 41mm × 33mm 多房性囊肿。阴道干燥现象明显减轻，潮热出汗消失，倦怠，纳可，二便正常。舌脉如上。

中药守 11 月 1 日方去野海棠，加淫羊藿 12g、当归 8g。14 剂。

经间期身体肿胀

初诊：2009 年 5 月 11 日。胡某，32 岁。因原发不孕 8 年就诊，今为经期第 13 天，全身肿胀 3 天，乳房尤胀。B 超检测子宫内膜厚度 13mm，右侧卵巢卵泡 20mm × 18mm，20mm × 16mm。舌淡红，苔薄白，脉细。

治法：活血利水。

方药：**排卵汤**（自拟方）**加味**。

急性子 15g　茺蔚子 12g　丹参 15g　三棱 12g　莪术 12g　王不留行 15g　刘寄奴 12g　当归 8g　路路通 10g　香附 10g　大腹皮 15g　䗪虫 10g　商陆 12g　葶苈子 12g　2 剂。

二诊：2009 年 5 月 12 日。全身发胀已除，乳房胀痛减轻，B 超检查宫内膜厚度 17mm，右侧卵泡 21mm×18mm，20mm×16mm。

继续服用上药。

经间期腹痛

医案 1　初诊：2014 年 2 月 20 日。黄某，29 岁。排卵期少腹刺痛近 1 年，以右侧为著，痛连腰骶。月经周期 30 天，经期 7 天。月经 1 月 22 日来潮。近 2 年月经量中，色暗红，血块多，无痛经，有乳胀。白带量多呈糊状，无异味。纳佳，寐安，二便调。生育史：1-0-2-1。妇科检查：外阴无殊，阴道通畅，带少，色白，宫颈见多个纳氏囊肿，宫体平位，正常大小，活动，质地中等，无压痛，两侧附件无压痛。B 超：子宫内膜厚度 6mm，宫体三径之和 14.9cm。舌稍红，苔薄白，脉细。

诊断：排卵期腹痛。

治法：**疏肝理气**。

方药：**柴胡疏肝散加味**。

柴胡 10g　陈皮 6g　川芎 9g　枳壳 10g　炒白芍 10g　香附 10g　炙甘草 6g　路路通 10g　预知子 10g　郁金 10g　7 剂。

二诊：2014 年 2 月 27 日。血块减少。舌淡红，苔薄白，脉细。

方药：**加味逍遥散加味**。

牡丹皮 9g　炒栀子 10g　柴胡 10g　炒白芍 15g　茯苓 10g　炒白术 10g　当归 9g　炙薄荷（后入）6g　甘草 6g　生姜 4 片　珠儿参 12g　玄参 12g　7 剂。

三诊：2014 年 3 月 6 日。月经 2 月 22 日至 2 月 28 日。舌脉如上。

方药：柴胡疏肝散加预知子 10g、郁金 10g、路路通 10g。7 剂。

四诊：2014 年 3 月 13 日。无乳胀，排卵期腹痛消失。

医案 2　初诊：2008 年 10 月 16 日。周某，20 岁，未婚。月经 9 月 23 日来潮，1 周净，10 月 6 日—10 月 10 日阴道出血，小腹连续疼痛 3 天，带多色白有异味。舌淡红，苔薄白，脉细。

诊断：排卵期腹痛。

治法：**活血化瘀**。

方药：鸡血藤 30g　三七粉（吞）3g　川芎 6g　制乳香 5g　制没药 5g　延胡索 10g　益母草 15g　鹿衔草 20g　7 剂。

二诊：2008 年 10 月 23 日。服药 1 剂，腹痛即止，带下减少。

经间期腹泻

初诊：2012 年 9 月 27 日。黄某，38 岁。经前口渴欲饮 4 年，经间期大便偏稀，日解 1~2 次。月经周期 28 天，经期 8~9 天，月经 9 月 1 日来潮，经量适中，色偏暗，偶有血块，偶有痛经。纳可，泛酸，二便无殊。舌淡红，苔薄白，脉细。

治法：健脾养阴生津。

方药：**参苓白术散加味**。

党参 12g　茯苓 10g　白术 10g　扁豆 15g　陈皮 10g　怀山药 15g　莲子 15g　砂仁（杵冲）4g　炙甘草 5g　石斛 15g　天花粉 12g　牡蛎 30g　7 剂。

二诊：2012 年 10 月 19 日。月经 10 月 1 日来潮，经前口渴、经间期腹泻消失，泛酸。舌尖红，苔薄白，脉细弦。

方药：茯苓 12g　薏苡仁 20g　左金丸（吞）6g　瓦楞子 50g　海螵蛸 30g　半夏 10g　槟榔 10g　7 剂。

三诊：2012 年 11 月 29 日。月经 11 月 26 日来潮，经前口渴、经间期腹泻未再发生。

经间期腰痛

初诊：2007 年 12 月 26 日。叶某，29 岁。4 个月来，每于月经净后 6~7 天起右侧腰部疼痛如折，劳累后加剧，难以忍耐，伴发小腹疼痛，两下肢酸软无力，带下量多，夹有紫红色血丝，4 天后血丝方消失。经前 1 周右侧乳房胀痛，针刺感。现腰部疼痛发作 4 天，带中夹血，小腹疼痛显著，痛处固定不移，喜按。月经 12 月 11 日来潮。生育史：1-0-5-1，放置宫内节育环。妇科检查：外阴无殊，阴道通畅，宫颈轻度柱状上皮外移，宫体后位，大小正常，质地中等，活动，压痛，两侧附件压痛。舌暗红，有瘀斑，苔薄白，脉细。

治法：活血清热。

方药：丝瓜络 15g　䗪虫 10g　九香虫 10g　络石藤 20g　忍冬藤 20g　大血藤 30g　桑寄生 15g　五加皮 12g　败酱草 15g　3 剂。

二诊：2007 年 12 月 31 日。腰部疼痛消除，右侧少腹隐痛，口淡，恶心，倦怠，舌脉如上。

治法：调气清湿热。

方药：**荔橘调气汤**（自拟方）**加味**。

荔枝核 10g　橘核 10g　乌药 9g　青皮 10g　小茴香 4g　大腹皮 10g　枳壳 10g　香附 10g　鸡血藤 20g　延胡索 10g　大血藤 20g　蒲公英 15g　半夏 12g　生黄芪 12g　4 剂。

经间期子宫出血

医案 1　初诊：2009 年 10 月 9 日。陈某，25 岁。经间期阴道出血 4 年，出血持续 3~4 天，量中等，色暗，质稠，偶有腰骶疼痛，下腹稍胀，下坠。平时月经正常，月经 9 月 25 日来潮。B 超：左侧卵巢畸胎瘤约 12mm×9mm×12mm。妇科检查：外阴无殊，阴道通畅，宫颈中度柱状上皮外移，宫体后位，正常大小，活动，质地中等，无压痛，两侧附件无压痛。舌淡红,苔薄白,脉细。

治法:**滋肾清热**。

方药:**知柏地黄汤加味**。

知母 10g　炒黄柏 6g　生地黄 15g　山药 15g　山茱萸 10g　茯苓 10g　泽泻 10g　牡丹皮 10g　地榆 15g　槐花 15g　贯众 15g　28 剂。

药后随访 3 个月经周期,经间期子宫出血已愈。

医案 2　初诊:2017 年 3 月 20 日。陈某,41 岁。近 1 年月经不规则,经间期出血可持续至下一次正式月经来潮为止,量稍多,色鲜红转为暗红。月经 3 月 5 日来潮,现阴道不规则出血 16 天未净,淡咖啡色,腹部隐痛,神疲乏力,无明显腰酸,纳寐可,二便调。今日 B 超:子宫内膜厚度 3mm,宫腔内节育环位置正常。2016 年 10 月 10 日性激素检测:卵泡生成素 10.5U/L,黄体生成素 5.5U/L,雌二醇 144pmol/L,孕酮 1.1nmol/L。生育史:2-0-4-2,顺产 2 次,药物流产 1 次,清宫 1 次。舌淡红,苔薄白,脉细。

中医诊断:经间期出血;西医诊断:排卵期出血。

治法:**补益肝肾**。

方药:枸杞子 15g　山茱萸 20g　熟地黄 15g　肉苁蓉 15g　巴戟天 12g　仙鹤草 30g　阿胶(烊冲)10g　何首乌 15g　荆芥炭 10g　墨旱莲 15g　3 剂。

二诊:2017 年 3 月 23 日。服药 2 天阴道出血净,无腹痛,久坐后感腰背酸痛,大便黏。

妇科检查:外阴无殊,阴道通畅,分泌物量中,色白,宫颈光滑,宫体后位,质地中等,正常大小,活动,无压痛,两侧双附件无压痛。

医案 3　初诊:2015 年 12 月 12 日。张某,15 岁。月经周期 26~32 天,经期 7 天,量中等,色鲜红,偶有痛经,经间期少量出血 1 年,色鲜,3~4 天净。月经 11 月 10 日来潮,无经前乳胀,胃纳一般,夜寐可,小便调,大便结,2 日 1 解,带下黄浊水样,有痔疮。舌淡红,苔薄白,脉细。

治法:**疏肝清热**,健脾养血。

方药:**加味逍遥散加味**。

牡丹皮 10g　炒栀子 10g　柴胡 10g　当归 9g　炒白芍 10g　茯苓 10g　白术 10g　甘草 5g　薄荷(后入)3g　茵陈 10g　槐花 10g　决明子 20g　7 剂。

二诊:2015 年 12 月 19 日。月经未转,舌脉如上。

治法:清热利湿,活血调经。

方药:**车萹通瞿汤**(自拟方)。

车前子(包)15g　萹蓄 20g　木通 9g　白茅根 30g　滑石粉(包煎)30g　川牛膝 30g　琥珀 5g　赤芍 20g　7 剂。

三诊:　2015 年 12 月 26 日。月经 12 月 25 日来潮,量中等。无经间期子宫出血。舌脉如上。

治法:疏肝清热,滋肾养阴。

处方:**加味逍遥散加味**。

牡丹皮 10g　炒栀子 10g　柴胡 10g　当归 9g　炒白芍 10g　茯苓 10g　白术 10g　甘草 5g　薄荷(后入)3g　生地黄 12g　墨旱莲 15g　女贞子 10g　7 剂。

经 行 失 寐

医案 1　初诊:2004 年 2 月 24 日。郑某,42 岁。经前 1 周出现失寐已半年,每晚仅睡 2~3 小时,伴乳房发胀,心情烦躁,大便秘结,下腹胀痛。月经周期常延后 1 周,经量少,色红有块。平时带多色黄,纳呆。月经 1 月 28 日来潮。放置节育环。妇科检查:外阴无殊,阴道通畅,宫颈轻度柱状上皮外移,宫体后位,大小正常,活动,质地中等,压痛,两侧附件压痛。舌淡红,苔薄白,脉细。

治法:**疏肝清热安神**。

方药:**加味逍遥散加味**。

牡丹皮 10g　炒栀子 10g　柴胡 10g　白芍 10g　当归 6g　白术 10g　茯苓 10g　薄荷(后入)4g　酸枣仁 30g　夜交藤 20g　合欢皮 12g　远志 10g　石菖蒲 8g　生甘草 5g　6 剂。

二诊:2004 年 2 月 27 日。经水今潮,夜寐已安,能睡 7~8 小时,大便稍结,舌脉如上。

中药守上方加菝葜 15g、决明子 12g。7 剂。

医案 2　初诊:2016 年 3 月 28 日。陶某,36 岁。经前失眠近半年,月经周期 30 天,经期 5 天,经量中等,色鲜红,无血块,无痛经,无经前乳胀,无腰酸,带下无殊。游走性背痛,易腹泻,纳可,小便畅。月经 3 月 10 日来潮。生育史:0-0-2-0,曾孕 2 月胎停行无痛人工流产 1 次,于外院行体外受精胚胎移植术 6 次,其中未着床 5 次,生化妊娠 1 次。舌淡红,苔薄白,脉细。

治法:**养血安神**。

方药:熟地黄 10g　炒白芍 10g　当归 9g　川芎 6g　夜交藤 20g　合欢皮 15g　琥珀(吞服)5g　柏子仁 10g　羌活 10g　鸡血藤 15g　磁石 15g　丹参 15g　7 剂。

二诊:2016 年 4 月 7 日。月经未至,仍有背部游走性疼痛,睡眠已经正常,舌脉如上。

方药:熟地黄 12g　炒白芍 10g　当归 9g　川芎 6g　夜交藤 15g　琥珀(吞服)5g　柏子仁 10g　磁石 15g　丝瓜络 10g　桑寄生 15g　桑枝 10g　威灵仙 10g　7 剂。

三诊:2016 年 4 月 14 日。月经 4 月 8 日来潮,经前失眠消失。

经行情志异常

医案 1　初诊:2016 年 10 月 26 日。黄某,37 岁。因“经前抑郁 4 年”求治。

平素月经周期 30 天,经期 4~7 天。月经 2016 年 10 月 21 日来潮,经量正常,经前乳胀,无痛经,无腰酸。4 年前因生活琐事,劳伤后出现每次行经前或行经期精神抑郁,对任何事情均反感，厌倦，心情烦躁，失眠，有绝望感，不欲言语及工作，不欲饮食，懒于梳洗，易长痤疮，月经后情绪好转。平时胃纳可，二便调。舌淡红，苔薄黄，脉弦数。

治法：**疏肝解郁**。

方药：**黛玉解郁汤**（自拟方）。

绿梅花 6g　合欢花 10g　佛手 9g　木蝴蝶 5g　刺蒺藜 10g　甘松 10g　预知子 10g　厚朴 5g　14 剂。

二诊：2016 年 11 月 8 日。无不适，口糜。舌脉如上。

方药：守上方合百合地黄汤。

绿梅花 6g　合欢花 10g　佛手 9g　木蝴蝶 5g　刺蒺藜 10g　甘松 10g　预知子 10g　厚朴 5g　百合 30g　生地黄 12g　7 剂。

三诊：2016 年 11 月 15 日。患者就诊时情绪极佳，誉上药为神药，称经前精神忧郁已愈，经前乳胀，舌脉如上。

方药：逍遥散加预知子 10g、刺蒺藜 10g、路路通 10g，7 剂。

医案 2　初诊：2001 年 4 月 19 日。陈某，40 岁。经期前后心烦 2 年，经量先少咖啡色，以后转多，无痛经，6 天净，月经 4 月 8 日来潮。舌淡红，苔薄白，脉细。

治法：**清热疏肝**，健脾调经。

方药：**加味逍遥散加味**。

牡丹皮 10g　炒栀子 10g　柴胡 8g　茯苓 10g　白术 10g　当归 6g　白芍 10g　薄荷（后入）5g　生甘草 5g　预知子 12g　香附 6g　路路通 10g　贯众 12g　3 剂。

二诊：2001 年 4 月 24 日。外感咽痛，舌脉如上。

治法：解表清咽，疏调肝气。

方药：牛蒡子 12g　木蝴蝶 4g　浙贝母 10g　炒栀子 10g　牡丹皮 8g　桔梗 4g　射干 4g　刺蒺藜 10g　绿梅花 4g　白僵蚕 10g　佛手 10g　生甘草 5g　3 剂。

三诊：2001 年 4 月 27 日。咳痰流涕，舌脉如上。

治法：辛凉解表，化痰止咳。

方药：桑菊饮加前胡 10g、瓜蒌皮 10g、浙贝母 10g，6 剂。

羚羊感冒片每日 2 次，每次 5 片。

四诊：2001 年 5 月 4 日。经期将近，无心烦现象，舌脉如上。

治法：**清热疏肝，健脾开郁**。

方药：**加味逍遥散合栀子豉汤加味**。

牡丹皮 10g　炒栀子 10g　柴胡 8g　茯苓 10g　白术 10g　当归 6g　白芍 10g　生地黄 12g　木蝴蝶 4g　绿梅花 5g　淡豆豉 8g　薄荷（后入）5g　生甘草 5g　3 剂。

五诊：2001 年 5 月 7 日。月经 5 月 5 日来潮，经量可，色暗，舌脉如上。

牡丹皮 10g　炒栀子 10g　柴胡 8g　茯苓 10g　白术 10g　薄荷（后入）5g　当归 6g　白芍 10g　木蝴蝶 4g　绿梅花 4g　玫瑰花 4g　生甘草 5g　3 剂。

医案 3　初诊：2008 年 5 月 27 日。刘某，46 岁。经前情绪波动大，烦躁，喜哭，饭量猛增 1 倍，乳房胀痛，每逢经期第 2、3 天全身关节疼痛，四肢酸软无力，经后症状消失将近4年。月经周期23~25天，经期3~4天，经量正常，色鲜红，夹血块，无痛经。失眠6年，带下不多，二便正常。月经5月12日来潮。多年前有肺部肿瘤手术切除史，现有子宫肌瘤病史。妇科检查：外阴无殊，阴道通畅，宫颈光滑，宫体后位，大小正常，质地中等，活动，无压痛，右侧附件压痛，左侧无压痛。舌淡红，苔薄腻，脉涩。

治法：**芳香开郁**，疏肝宁心。

方药：佩兰 10g 月季花 10g 玫瑰花 10g 刺蒺藜 10g 郁金 10g 路路通 20g 夜交藤 30g 鸡血藤 30g 茯苓皮 15g 4剂。

二诊：2008年6月3日。经期将近，情绪稳定，无明显不适，舌脉如上。

方药：佩兰 10g 玫瑰花 10g 刺蒺藜 10g 路路通 20g 夜交藤 30g 鸡血藤 30g 络石藤 15g 丝瓜络 20g 竹茹 10g 5剂。

三诊：2008年6月11日。月经6月11日来潮，经量中等，4天净，月经前后一切症状均未再发生。舌淡红，苔薄白，脉细。

方药：佩兰 10g 玫瑰花 10g 合欢花 10g 绿萼梅 6g 郁金 10g 刺蒺藜 10g 路路通 20g 木蝴蝶 4g 橘核 5g 5剂。

医案4 初诊：2018年3月5日。林某，27岁。经前1周开始出现烦躁易怒已3年，常出现喜哭，摔物，吵架等行为。月经周期23~25天，经期7天。经期易便溏，平素二便调。月经2月24日来潮，经量中等，无血块，有痛经，可以忍受，经前乳胀，腰酸，白带正常，下颌痤疮，寐可。有抽烟史。生育史：0-0-0-0。舌稍红，苔薄白，脉细弦。

治法：**清心平肝**。

方药：连翘心 10g 玄参心 10g 莲子心 3g 钩藤 10g 水牛角(先入)10g 炒栀子 10g 刺蒺藜 10g 佛手 10g 茯苓 10g 龙胆 3g 甘松 10g 7剂。

二诊：2018年3月12日。症如上，倦怠，舌脉如上。

方药：守上方加北沙参 12g。7剂。

三诊 2018年4月2日。月经3月23日来潮，量中等，5天净，心情舒畅，胃脘不适，舌脉如上。

方药：中药守3月5日方，去水牛角，加苏梗 10g 7剂。

医案5 周期性精神病经行情志异常 初诊：2013年7月17日。蔡某，23岁。平素月经规则，7年前因经行情志异常开始服用精神类药物，之后月经紊乱，5年前开始依赖激素维持月经。月经5月30日来潮，经量中等，色暗红，无夹血块，无痛经。近10天患者自觉烦躁加重，行为异常，说粗话，伴幻觉幻听明显，纳可寐安，小便调，大便结，靠药物通便。现每日服用精神类药物卓乐定2片，氯氮平0.5片，盐酸苯海索(安坦)2片，托吡酯(妥泰)3片，上述症状控制仍欠理想。生育史：0-0-0-0(2012年6月至今否认性生活史)。舌稍红，苔薄白，脉细滑。

诊断：周期性精神病。

治法：**清心化痰，重镇安神**。

方药：**黄连温胆汤加味**。

黄连 5g 半夏 10g 竹茹 10g 枳壳 9g 陈皮 10g 茯苓 10g 甘草 6g 石菖蒲

10g　龙齿(先煎)20g　生铁落(先煎,代水)30g　莲子心 5g　7 剂。

二诊:2013 年 7 月 24 日。口服上述西药不变,进中药 2 剂,一夜沉睡,幻觉消失,情绪良好,笑容可掬。月经 7 月 23 日来潮。舌脉如上。

中药守上方去生铁落,加太子参 12g、瓜蒌皮 12g、合欢皮 10g。7 剂。

经行乳胀

医案 1　初诊:2013 年 1 月 3 日。周某,26 岁。经前乳房胀痛 5 个月。平素月经尚规则,月经 12 月 11 日来潮,经量中等,色红,平素性急躁,经前乳房胀痛,痛经较轻。胃纳尚可,夜寐安,二便调。未避孕 5 个月未孕,丈夫检查正常。检测催乳素 1 316.6mU/L(升高)。生育史:0-0-0-0。妇科检查:外阴无殊,阴道通畅,宫颈轻度柱状上皮外移,宫体后位,质地中等,正常大小,活动,无压痛,两侧附件无压痛。B 超:子宫、附件无殊。舌淡红,苔薄白,脉细。

西医诊断:经前紧张征,高催乳素血症。

治法:**清热疏肝**。

方药:**消乳饮**(自拟方)**加味**。

龙葵 15g　郁金 10g　刺蒺藜 10g　预知子 15g　枇杷叶 15g　蝉蜕 6g　蒲公英 15g　山慈菇 15g　麦芽 30g　苍术 10g　厚朴 6g　7 剂。

二诊:2013 年 1 月 10 日。月经 1 月 7 日来潮,经量稍增。辅助检查:黄体生成素 7.6U/L,促卵泡刺激素 7.64U/L,睾酮 0.89nmol/L。舌脉如上。

方药:消乳饮,7 剂。

三诊:2013 年 1 月 17 日。无不适,舌脉如上。

方药:消乳饮,4 剂。

四诊:2013 年 1 月 21 日。2013 年 1 月 21 日辅助检查:催乳素 400.85mU/L。

随着催乳素的正常,经前乳房胀痛症状消失。

医案 2　初诊:2008 年 9 月 17 日。瞿某,42 岁。经前半月乳房胀痛明显 1 年多,经行症状缓解。B 超检查提示两侧乳腺腺病。既往曾发现乳头内陷,无乳头溢液、溢血现象。舌淡红,苔薄白,脉细。

西医诊断:乳腺腺病。

治法:**疏肝散结**。

方药:露蜂房 12g　刺蒺藜 12g　郁金 10g　预知子 10g　路路通 10g　夏枯草 10g　山慈菇 12g　漏芦 12g　全蝎 6g　浙贝母 10g　麦芽 20g　青皮 10g　28 剂。

药后乳房疼痛消失,随访半年未见发作。

医案 3　初诊:2009 年 3 月 31 日。王某,45 岁。月经后期 2 年,周期 2~4 个月,经期 3~4 天,经量减少,色先红后紫,无血块。现停经 40 多天未转,乳房胀痛明显 1 周,带下质稀,色白。生育史:1-0-4-1。妇科检查:外阴无殊,阴道通畅,宫颈光滑,宫体后位,大小正常,质地中等,活动,无压痛,两侧附件无压痛。B 超:多发性子宫肌瘤,最大肌瘤约 17mm×13mm×15mm。舌淡红，苔薄白，脉细。

治法：**疏肝利水活血**。

方药：麦芽 30g　郁金 10g　刺蒺藜 10g　冬瓜子 30g　通草 5g　车前子（包）10g　葶苈子 10g　商陆 6g　王不留行 15g　7 剂。

二诊：2009 年 4 月 30 日。药后乳房胀痛消失，至今未发。

医案 4　初诊：2010 年 9 月 25 日。夏某，22 岁。经净 1 周，乳房抽痛 3 天。舌微红，苔薄白，脉细。

治法：**养肝疏肝**。

方药：枸杞子 10g　龟甲胶（烊冲）15g　天门冬 10g　陈皮 10g　预知子 10g　红糖 1 匙　5 剂。

二诊：2010 年 9 月 29 日。进药 1 剂，乳房抽痛消失。

医案 5　初诊：2009 年 2 月 14 日。罗某，30 岁。月经 1 月 20 日来潮，乳房胀痛 1 周。舌淡红，苔薄白，脉细。

治法：滋养肝阴。

食疗方：北沙参 10g　麦门冬 10g　枸杞子 10g　鸡蛋 1 个　5 剂。

喝汤吃蛋。

二诊：2009 年 2 月 20 日。月经未转，乳房胀痛已除。

医案 6　初诊：2010 年 2 月 12 日。杨某，34 岁。经前乳头疼痛常作，伴心烦。体检发现乳腺小叶增生，子宫小肌瘤 6mm×4mm。平时月经周期规则，月经 1 月 18 日来潮。舌稍红，苔薄白，脉细。

治法：清热疏肝。

食疗方：芹菜 250g　益母草 30g　佛手 9g　鸡蛋 1 只　7 剂。

芹菜煎汤代水（芹菜仍可作蔬菜吃），再煎益母草、佛手，去滓入鸡蛋文火煎至半小时后，将鸡蛋壳敲碎再煮 15 分钟，吃蛋喝汤。

二诊：2010 年 2 月 23 日。月经未转，乳头疼痛和心烦均未发生。

医案 7　初诊：2010 年 2 月 11 日。姜某，40 岁。乳房抽痛 2 个月。舌淡红，苔薄白，脉细。

治法：疏肝健脾。

食疗方：佛手 12g　小麦 15g　大枣 10 个　玉竹 10g　粳米 60g　7 剂。

先将玉竹、佛手煎汤代水，加入小麦、大枣、粳米煮粥吃。

二诊：2010 年 2 月 17 日。乳房抽痛消失，有触痛，舌脉如上。

中药守上方加山海螺 15g。7 剂。

经期乳衄

初诊：2014 年 2 月 21 日。金某，26 岁。平素月经规则，月经 2 月 5 日来潮。1 月月经来潮前 2 天及经期第 1 天右侧乳头溢血，量多，深褐色，伴小腹剧痛。平素经期面部易生痤疮。舌淡红，苔薄白，脉细。

西医诊断：乳腺导管内乳头状瘤？

治法：疏肝泻火，凉血止血。

方药：**加味逍遥散加味**。

牡丹皮 9g　炒栀子 10g　柴胡 10g　炒白芍 10g　茯苓 10g　炒白术 10g　当归 6g　炙甘草 6g　薄荷(后入)5g　紫草 10g　藕节 10g　7 剂。

二诊：2014 年 3 月 4 日。经期将近，乳衄，舌脉如上。

治法：清热疏肝止血。

方药：**消乳饮**(自拟方)**加味**。

龙葵 15g　郁金 10g　刺蒺藜 10g　预知子 15g　枇杷叶 15g　蝉蜕 6g　蒲公英 15g　山慈菇 15g　麦芽 30g　藕节 10g　7 剂。

三诊：2014 年 3 月 15 日。月经 2014 年 3 月 11 日来潮，经量少，腹痛，乳衄消失。舌淡红，苔薄白，脉细。

方药：中药守上方，7 剂。

经行头痛

医案 1　初诊：1990 年 5 月 30 日。童某，34 岁。经前 5 天头额疼痛，或偏头痛或后脑痛，经期加重，伴视物模糊变色已 5 年，同时伴畏风恶心。月经周期定，7~8 天净，无痛经。月经 5 月 14 日—5 月 21 日，前额箍痛，性情急躁，口臭。舌稍红，苔薄白，脉细弦。

治法：**清肝疏风**，引血下行。

方药：夏枯草 15g　决明子 20g　珍珠母(先入)30g　菊花 10g　地龙 12g　白僵蚕 10g　生白芍 15g　蔓荆子 12g　刺蒺藜 10g　荆芥 10g　防风 10g　白芷 10g　牛膝 15g　3 剂。

二诊：1990 年 7 月 27 日。服药后 6 月经行 1 次，头痛消失，现经期将近，左侧眉棱骨及颞部微痛，鼻塞，舌脉如上。

中药守上方加蝉蜕 6g，6 剂。

三诊：1990 年 12 月 10 日。经前、经期头痛连续 3 个月未发作，近 3 个月经期第 2~3 天前额疼痛，以左侧尤甚。今经期将近，无不适。舌稍红，苔薄白，脉细。

方药：蔓荆子 12g　全蝎 4g　蝉蜕 6g　地龙 12g　刺蒺藜 10g　决明子 20g　白芷 10g　牛膝 15g　珍珠母(先入)30g　白僵蚕 10g　生白芍 15g　夏枯草 15g　荆芥 10g　防风 10g　3 剂。

月经 12 月 13 日来潮，头痛未再发生。

医案 2　初诊：2012 年 10 月 17 日。廖某，40 岁。经前头痛 10 余年，由前额连及后项，牵引作痛，疼痛剧烈时伴呕吐，胃脘不适。月经周期 28 日，月经 10 月 2 日来潮，经量少，咖啡色，经前乳胀，寐纳欠佳，便秘。舌淡红，苔薄白，脉细。

治法：**化瘀疏风**。

方药：**温胆汤加味**。

半夏 9g　竹茹 10g　枳实 10g　陈皮 9g　茯苓 15g　甘草 6g　乌药 10g　石菖蒲 10g　白僵蚕 10g　蔓荆子 10g　白芷 10g　7 剂。

二诊：2012 年 10 月 31 日。月经 10 月 29 日来潮，经量少，无头痛，舌脉如上。

方药：中药守上方加川芎 15g。7 剂。

三诊：2012 年 11 月 9 日。月经 11 月 6 日净，此次经期无头痛，舌脉如上。

方药：温胆汤加太子参 12g、菖蒲 6g、远志 9g、蔓荆子 10g。7 剂。

医案 3　初诊：2019 年 10 月 20 日。李某，34 岁。因经来前后头痛 10 年，经量减半 2 月就诊。月经 9 月 30 日来潮，夹血块不畅，伴月经前后两侧头部明显抽掣胀痛感，伴恶心，5 天净。有时便秘，3 天一解，呈羊屎状，寐欠佳，纳可。B 超：宫体 52mm×40mm×52mm，子宫内膜厚度 9mm，右侧卵巢黄体囊肿 16mm×12mm。生育史：1-0-1-1。舌红，苔白，脉细滑。

治法：**活血清肝**。

方药：川芎 15g　乌药 10g　茺蔚子 12g　水蛭 10g　制大黄 10g　川连 3g　吴茱萸 1g　炒白芍 10g　蔓荆子 10g　决明子 15g　僵蚕 10g　7 剂。

二诊：2019 年 10 月 26 日。大便正常，舌脉如上。

方药：中药守上方加味。

川芎 15g　乌药 10g　茺蔚子 12g　水蛭 10g　制大黄 10g　川连 3g　吴茱萸 1g　炒白芍 10g　蔓荆子 10g　决明子 15g　僵蚕 10g　菊花 10g　7 剂。

三诊：2019 年 11 月 2 日。月经 10 月 30 日来潮，月经前后头痛消失，经量不多，3 天净。大便正常，舌脉如上。

方药：中药守上方，7 剂。

医案 4　初诊：2002 年 1 月 4 日。杨某，49 岁。经期第 1~2 天头顶疼痛近 1 年，月经周期 25 天，经期 7 天，经量多，有血块，面部多痤疮，带下色黄。放置宫内节育器。原有高血压病史，现血压维持临界状态。舌淡红，苔薄白，脉细。

治法：**清肝泻火**。

方药：**羚角钩藤汤加减**。

羚羊角（调冲）3g　钩藤（后入）12g　冬桑叶 12g　菊花 10g　生地黄 15g　决明子 12g　蔓荆子 10g　5 剂。

二诊：2002 年 2 月 18 日。月经 1 月 26 日来潮，头痛症状减轻，舌脉如上。

中药守上方加夏枯草 12g。5 剂

三诊：2002 年 3 月 2 日。月经 2 月 20 日来潮，经行头痛消失，口苦，龈肿。舌稍红，苔薄白，脉细。

治法：清泻肝胃之火。

中药守上方去蔓荆子，加珍珠母（先入）15g、炒栀子 10g、珠儿参 12g、茵陈 10g、白芷 10g、蔓荆子 12g。5 剂。

医案 5　初诊：1998 年 8 月 26 日。项某，34 岁。经行前额抽痛 2 年，双目无神，腰痛。月经 7 月 30 日来潮。舌淡红,苔薄白,脉细。

治法:**滋肾清肝**。

方药:生地黄 12g　山茱萸 12g　山药 15g　墨旱莲 20g　女贞子 10g　菊花 12g　珍珠母(先入)20g　钩藤(后入)15g　生白芍 15g　白僵蚕 10g　羚羊角(先煎)2g　茺蔚子 10g　3 剂。

天舒胶囊,一次 4 粒,一日 3 次。

二诊:1998 年 8 月 29 日。大便秘结,舌脉同上。

中药守上方改女贞子为 30g,加决明子 12g。3 剂。

天舒胶囊,一次 4 粒,一日 3 次。

三诊:1998 年 9 月 2 日。月经 9 月 2 日来潮,经量不多,经行头痛消失,双目无神,腰痛,舌脉如上。

方药:熟地黄 12g　山茱萸 12g　山药 15g　桑椹子 12g　枸杞子 12g　潼蒺藜 10g　刺蒺藜 12g　白僵蚕 10g　珍珠母(先入)15g　菊花 12g　墨旱莲 12g　女贞子 10g　3 剂。

天舒胶囊,一次 4 粒,一日 3 次。

后以杞菊地黄汤之类加减以巩固疗效。

医案 6　初诊:2014 年 1 月 25 日。冯某,35 岁。因复发性流产就诊。经行左侧颞部抽痛 10 年,持续 3~4 天,卧床不起,伴恶心呕吐,按压头部疼痛缓减。月经 12 月 29 日来潮。舌淡红,苔薄腻,脉细软。

治法:**健脾益气**。

方药:**补中益气汤加味**。

生黄芪 15g　党参 12g　当归 6g　陈皮 9g　升麻 6g　柴胡 6g　炒白术 10g　炙甘草 6g　沉香(后入)5g　7 剂。

二诊:2014 年 1 月 31 日。月经 1 月 26 日来潮,今经量已减,头痛未再发生,舌脉如上。

方药:生黄芪 20g　党参 15g　当归 9g　陈皮 9g　升麻 6g　柴胡 9g　炒白术 10g　炙甘草 6g　沉香(后入)5g　蔓荆子 10g　14 剂。

医案 7　初诊:2018 年 1 月 2 日。王某,48 岁。因"月经量多 10 余年"就诊。月经周期 25 天,经期 7 天。月经 2017 年 12 月 30 日来潮,今未净,量多,血块多,最多时一天需用 10 余片卫生巾,夜间使用尿不湿,无痛经,经前乳房胀痛。月经第 2~4 天头痛,右侧为主,头痛时欲撞墙。夜寐安,胃纳可,大便偏干,小便调。既往有贫血史。生育史:1-0-2-1,顺产 1 子。舌淡,苔薄白,脉细。

治法:**益气养血**,固冲止血。

方药:**归脾汤加减**。

党参 15g　炒白术 10g　炙黄芪 10g　当归 6g　木香 5g　茯苓 10g　远志 10g　炒酸枣仁 10g　桂圆 15 个　阿胶(烊冲)10g　仙鹤草 30g　荆芥炭 10g　海螵蛸 30g　炙甘草 5g　3 剂。

二诊:2018 年 1 月 5 日。经水将净。

方药:**归脾汤加减**。

党参 15g　炒白术 10g　炙黄芪 10g　当归 6g　木香 5g　茯苓 10g　远志 10g　炒酸枣仁 10g　桂圆 15 个　阿胶(烊冲)10g　仙鹤草 30g　炙甘草 5g　7 剂。

三诊:2018 年 1 月 12 日。症如上。

方药:**八珍汤加味**。

党参 15g　炒白术 10g　茯苓 10g　熟地黄 15g　当归 6g　川芎 6g　炒白芍 10g　枸杞子 12g　桑椹 12g　覆盆子 15g　仙鹤草 20g　炙甘草 5g　7 剂。

四诊:2018 年 1 月 19 日。症如上,舌脉如上。

方药:**归脾汤加减**。

党参 15g　炒白术 10g　炙黄芪 10g　当归 6g　木香 5g　茯苓 10g　远志 10g　炒枣仁 10g　桂圆 15 个　白芷 10g　仙鹤草 10g　炙甘草 5g　7 剂。

五诊:2018 年 1 月 26 日。无不适。

方药:**圣愈汤加减**。

熟地黄 10g　当归 6g　炒白芍 10g　川芎 6g　炙黄芪 15g　党参 10g　蔓荆子 10g　白芷 10g　刺蒺藜 10g　僵蚕 10g　全蝎 5g　细辛 3g　7 剂。

六诊:2018 年 2 月 2 日。月经 1 月 26 日来潮,量多,1 月 28 日量减,1 月 31 日净,无头痛。

方药:**归脾汤**。

党参 15g　炒白术 10g　炙黄芪 10g　当归 6g　木香 5g　茯苓 10g　远志 10g　炒枣仁 10g　桂圆 15 个　炙甘草 5g　7 剂。

医案 8　初诊:2020 年 12 月 23 日。王某,41 岁。无明显诱因下出现月经前后头痛 8 年多,以右侧头部疼痛为主,呈抽掣样痛,持续 2 天左右,伴右侧牙痛,肩痛,头晕,手足不温,冒冷汗,需服用止痛药,严重时恶心呕吐,吐出胃内容物或酸水,吐后头痛可以稍缓解。头痛时出现癃闭,服用止痛药后尿频。月经 12 月 12 日—12 月 22 日,近 2 天因头痛无法进食,平素脾气易急躁。刻下患者头痛甚剧,伏案闭目,表情痛苦。舌淡红,苔薄白,脉细。

治法:祛风通络止痛。

外治法:取压舌板 1 根,让患者刺激咽喉深部,诱发呕吐 5~6 次,呕吐后患者头痛立马缓解,头痛十去其六,可以睁开眼睛继续就诊。

方药:僵蚕 10g　蜈蚣 3 条　地龙 10g　全虫 6g　蔓荆子 10g　白芷 10g　半夏 10g　川芎 12g　乌药 10g　刺蒺藜 10g　丝瓜络 10g　胡桃壳 5 个,7 剂。

医案 9　初诊:2002 年 10 月 24 日。胡某,50 岁。1991 年 6 月 20 日即月经周期第 3 天受风之后头痛呕吐,胸闷身上冷,失寐,虽次日就诊,但如此每月发作十载有余。每次用川芎茶调散合半夏白术天麻汤加蔓荆子、刺蒺藜、藁本、菊花、全蝎、地龙、白芍、珍珠母、决明子等药物治疗,只能去除一时之苦,极度影响工作生活。月经 10 月 22 日来潮,经量正常,头颞疼痛连及目眶,漾漾欲吐,舌淡红,苔薄白,脉细。

诊断：经期紧张综合征。

治法：疏风平肝止痛。

方剂：**川芎茶调散加味**。

川芎 6g 荆芥 10g 防风 10g 细辛 4g 白芷 10g 羌活 9g 全蝎 4g 僵蚕 10g 刺蒺藜 10g 珍珠母（先入）15g 菊花 10g 地龙 10g 蔓荆子 10g 茺蔚子 10g 天麻 10g 半夏 10g 6 剂。

二诊：2002 年 11 月 21 日。经期 11 月 21 日来潮，头痛未作，舌脉如上。由于长期服药已经厌倦，改用他法治疗。

外治法：菊花 1 000g、决明子 1 000g、磁石（杵细）2 000g，混合后做成药枕当枕头使用。

三诊：2003 年 1 月 6 日。经期 12 月 20 日来潮，经期头痛明显减轻，无须服药。今因背重腰坠痳差脱肛前来就诊。舌脉如上。

治法：益肾收涩。

方剂：**都气丸加味**。

五味子 4g 熟地黄 12g 山茱萸 12g 怀山药 15g 牡丹皮 10g 茯苓 10g 泽泻 10g 杜仲 10g 墨旱莲 20g 桑寄生 15g 夜交藤 30g 生黄芪 15g 3 剂。

四诊：2003 年 5 月 29 日。自从使用药枕之后，头痛症状控制，经期无须再服药物。

经 行 项 痛

初诊：2009 年 9 月 15 日。傅某，37 岁。月经 8 月 19 日—9 月 11 日，倦怠乏力，动辄汗出，颈部活动极其不利，疼痛 1 周。舌淡红，苔薄白，脉细。

治法：益气收敛，佐以活络。

方药：党参 20g 生黄芪 15g 葛根 15g 仙鹤草 20g 五味子 5g 醋（冲）30ml 金樱子 20g 薏苡仁 30g 桑寄生 15g 5 剂。

二诊：2009 年 9 月 21 日。自汗已止，颈部活动已正常。

经 行 感 冒

初诊：2010 年 7 月 1 日。陈某，32 岁。每逢经期感冒怕冷、恶心已经 2 年。刻下经期将近，乳房胀痛。舌淡红，苔薄白，脉细。

治法：益气疏风。

方药：**人参败毒散加味**。

党参 12g 茯苓 10g 川芎 5g 羌活 6g 独活 6g 柴胡 9g 前胡 10g 枳壳 6g 桔梗 5g 甘草 5g 预知子 10g 防风 10g 7 剂。

二诊：2010 年 7 月 8 日。月经 7 月 6 日来潮，经期感冒未再发生。

经行发热

医案1 初诊:2016年3月15日。郑某,33岁。月经周期规则,月经2016年2月14日来潮。今经水未至,微热1周。舌淡红,苔薄白,脉细。

治法:**疏肝清热**。

方药:**加味逍遥散加味**。

牡丹皮9g 炒栀子10g 柴胡10g 当归6g 炒白芍10g 茯苓10g 炒白术10g 甘草5g 薄荷(后入)5g 佛手10g 甘松10g 7剂。

二诊:2016年3月22日。月经3月16日来潮,微热即退。

医案2 初诊:1998年8月3日。杨某,20岁。经前7~10天发热已3个周期,每晚8时后体温上升,高达37.7~39.3℃,伴出汗,脊椎及肩关节疼痛。每次均用抗生素点滴,直至经潮,发热消退。经量较多,色鲜红。现经前1周就诊。舌淡红,苔薄白,脉细。

治法:**养阴清热**。

方药:**凉血清海汤**(自拟方)**合青蒿鳖甲汤加味**。

生地黄15g 牡丹皮12g 生白芍12g 水牛角(先浸、先煎)15g 青蒿10g 鳖甲(先煎)12g 知母12g 白薇12g 地骨皮12g 柴胡10g 荆芥10g 紫草15g 5剂。

服药之后,经前发热未再发生。

医案3 初诊:2013年8月23日。冯某,32岁。月经周期规则,月经8月13日—8月22日,伴痛经,自经行起每日下午发热,体温37.5℃,伴恶心、出汗、乏力。B超:子宫内膜厚度5.5mm,子宫三径之和18.4cm。提示子宫腺肌病合并肌壁间小结节(13mm×10mm,14mm×9mm)。舌淡红,苔薄白,脉细软。

治法:**益气升阳**,祛风除热。

方药:**调经升阳除湿汤**。

生黄芪12g 党参12g 柴胡9g 升麻6g 葛根15g 羌活6g 蔓荆子10g 白芷5g 炙甘草5g 藁本10g 防风6g 3剂。

二诊:2013年8月26日。药后发热消失。

经行咽痛

医案1 初诊:2010年1月25日。李某,29岁。经行3天,咽喉疼痛5天。舌淡红,苔薄白,脉细。

治法:**滋阴清火**。

方药:菜头肾10g 野荞麦根20g 玄参10g 桔梗6g 生甘草5g 炒栀子10g 薄荷(后入)5g 3剂。

二诊:2010年1月28日。咽喉疼痛已除。

医案2 初诊:2016年8月15日。文某,23岁,未婚。经前咽痛4个月,每次服用抗生素及清火中成药治疗，暑假期间咽痛发热2次，最高39.3℃。月经8月10日来潮，今无发热，无咽痛。平素月经周期28天，经期4~5天，经量中等，经色鲜红，经期第一天下腹微痛。纳寐可，二便调。舌淡红，苔薄白，脉细。

治法：**滋阴补肾，清热泻火**。

方药：**归芍地黄汤加味**。

当归5g 炒白芍10g 山药15g 牡丹皮9g 茯苓10g 熟地黄15g 山茱萸10g 泽泻10g 墨旱莲15g 桔梗5g 木蝴蝶5g 7剂。

二诊：2016年8月22日。无不适，舌脉如上。

方药：**六味地黄汤加味**。

熟地黄15g 山茱萸10g 山药15g 牡丹皮9g 茯苓10g 泽泻10g 麦门冬10g 知母10g 玄参10g 桔梗6g 木蝴蝶5g 怀牛膝12g 12剂。

三诊：2016年9月2日。近日晚上睡前咽干，但无咽痛，大便2日一解，经期将近，舌脉如上。

治法：清热调经。

方药：**四物汤加味**。

生地黄10g 当归5g 川芎5g 生白芍10g 益母草10g 玄参10g 麦门冬10g 天门冬10g 天花粉10g 桔梗6g 木蝴蝶5g 白僵蚕10g 7剂。

四诊：2016年9月9日。月经2016年9月5日来潮，经前咽痛现象消失。

经行咳嗽

初诊：2009年7月2日。梁某，15岁。经水方净，咳嗽有痰14天未愈。舌稍红，苔薄白，脉细。

治法：清肺化痰。

方药：**泻白散加减**。

桑白皮10g 地骨皮10g 生甘草5g 川贝母粉(吞)5g 杏仁10g 芦根15g 枇杷叶10g 前胡10g 5剂。

二诊：2009年7月7日。咳嗽已愈。

经行咳血

医案1 初诊：2003年8月9日。郑某，37岁。经行咳血持续10^{+}年。人工流产后月经先期3个月经周期，周期18~20天，经期7天，经量少。B超：子宫肌层回声改变。妇科检查：外阴无殊，阴道通畅，宫颈光滑，分泌物黄色，宫体后位，正常大小，活动，质地中等，压痛，两侧附件压痛。舌淡红，苔薄白，脉细。

治法：疏肝清肺，清理湿热。

方药：**四逆清带汤**（自拟方）**合泻白散**。

柴胡 10g　枳壳 10g　白芍 10g　败酱草 12g　大血藤 15g　椿根皮 15g　半枝莲 15g　牛膝 15g　萆薢 15g　蒲公英 15g　大蓟 15g　小蓟 15g　土茯苓 15g　桑白皮 12g　地骨皮 12g　生地黄 12g　生甘草 5g　7 剂。

清热解毒灌肠液每日 100ml,每日 1 次保留灌肠。

二诊:2003 年 9 月 6 日。月经 8 月 30 日来潮,经量中等,来潮第 1 天咳嗽痰中带血 1 次,血量较以前已经明显减少。月经之后一直给予对症治疗慢性盆腔炎性疾病。

月经来潮之前予以百合固金汤合泻白散加减,以**滋阴清肺**。

方药:百合 15g　麦门冬 12g　生地黄 15g　熟地黄 12g　玄参 12g　生白芍 12g　桔梗 5g　川贝粉(吞)4g　藕节 12g　川牛膝 15g　桑白皮 10g　地骨皮 12g　生甘草 5g　7 剂。

三诊:2003 年 10 月 8 日。月经按期来潮,经行咳血消失。

医案 2　初诊:2020 年 4 月 20 日。林某,34 岁。因“经期咳血 7 个月”就诊。

月经周期 26~27 天,经期 3~5 天,痛经轻微,无血块,无腰酸,乳胀轻微。通常经期第 2 天出现咳血,血色鲜红,生气或劳累后经量增多。月经 4 月 12 日来潮,经量偏少,经色鲜红,4 月 15 日咳血 1 次,血量少;4 月 18 日提重物后咳血 1 次,血量多,咳血前会咽部不适,恶心欲吐,平时无咳嗽。2 月 28 日—4 月 13 日服用优思明(屈螺酮炔雌醇片),未能控制经行咳血现象。寐可,纳一般,二便无殊。2019 年当地医院行支气管镜检查:提示支气管炎性改变。2019 年 10 月 12 日检测:肺炎支原体免疫球蛋白 G(IgG)阳性,肺炎支原体免疫球蛋白 G(IgM)阴性。2020 年 2 月 28 日检测糖类抗原 125(CA125)25.7U/ml,糖类抗原 15-3(CA15-3)96kU/L,糖类抗原 191(CA191)20.7U/ml,癌胚抗原 1.4ng/ml。2020 年 4 月 10 日某医院肺部 CT:右肺上叶磨玻璃样,两肺上叶炎性小结节考虑。舌淡红,苔薄白,脉细。

治法:养肺阴,宁血络。

方药:百合 50g　生地黄 15g　麦门冬 15g　藕节 30g　白茅根 20g　川牛膝 15g　杏仁 10g　白芍 10g　桑白皮 10g　地骨皮 10g　侧柏炭 10g　7 剂。

食疗方:嫩鲜藕 50g,生食。

二诊:2020 年 4 月 27 日。症如上,舌脉如上。

方药:中药守上方白茅根加至 30g,加荆芥炭 10g。14 剂。

嫩鲜藕 50g,生食。

三诊:2020 年 5 月 13 日。月经 5 月 11 日来潮,经量增多 1/3,经色红,偶有咳嗽,未咳血,易饥,舌脉如上。

方药:中药守上方侧柏加至 15g,加生薏仁 30g。14 剂。

嫩鲜藕 50g,生食。

四诊:2020 年 5 月 27 日。5 月 14 日咳嗽夹血,余无不适,舌脉如上。

方药:中药守 4 月 20 日方,7 剂。

五诊:2020 年 6 月 11 日。月经 6 月 5 日来潮,有咳嗽,无咳血,舌脉如上。

方药:中药守 5 月 27 日方,加川贝粉(吞)3g。7 剂。

经行鼻衄

医案1 初诊：1991年5月18日。薛某，43岁。月经提前4~5天来潮，经量减少，伴流鼻血已5个月。现经期将近，口苦，大便秘结。舌红，苔薄腻，脉细。

治法：**凉血通腑，引血下行**。

方药：水牛角（先浸、先煎）15g 生地黄20g 牡丹皮12g 生白芍10g 川牛膝15g 大黄10g 炒栀子10g 白茅根20g 藕节15g 荆芥穗8g 3剂。

二诊：1991年5月21日。大便已顺，月经5月19日来潮，经行鼻衄消失，经量较前增多，3天净，口苦。舌淡红，苔薄腻，根部微黄，脉细。

治法：清热利湿化浊。

方药：**甘露消毒丹加味**。

茵陈12g 蔻仁（杵冲）3g 藿香6g 滑石15g 木通4g 石菖蒲5g 黄芩9g 连翘10g 浙贝母10g 射干4g 薄荷（后入）4g 茯苓10g 苦参5g 5剂。

医案2 初诊：2010年1月26日。张某，33岁。经行7天未净，量不多，鼻衄9天不止。舌淡红，苔薄白，脉细。

治法：**凉血清热**。

方药：马勃10g 生地黄15g 炒栀子10g 大蓟15g 白茅根20g 荆芥炭10g 生白芍12g 7剂。

二诊：2010年2月2日。进药4剂，鼻衄止。

医案3 初诊：2008年5月15日。姜某，44岁。经行鼻衄1周，血量不多，色鲜红，腰痛，乳房胀痛。B超：子宫内膜厚度8mm，子宫肌瘤11mm×8mm×15mm。舌淡红，苔薄白，脉细。

治法：**凉血活血，引血下行**。

方药：代赭石30g 白茅根30g 牡丹皮12g 瓦楞子45g 茜草30g 川牛膝30g 泽兰10g 7剂。

二诊：2008年5月19日。进药2剂，鼻衄消失。

经行齿衄

初诊：2009年12月11日。沈某，44岁。经行4天未净，牙龈出血2天，大便秘结。舌淡红，苔薄白，脉细。

治法：清热凉血。

方药：白茅根30g 地骨皮10g 生地黄15g 炒栀子10g 珠儿参10g 玄参12g 4剂。

二诊：2009年12月18日。牙龈出血已止。

经行龈肿

初诊:2004年7月26日。张某,32岁。经前性情急躁欲哭,经来头痛,牙龈肿痛,经后症状消失已1年多。带下较多,色黄有异味。经期6月24日来潮。舌稍红,苔薄白,脉弦。

治法:清胃泻肝,引火下行。

方药:**清胃散加味**。

升麻6g 黄连3g 当归5g 生地黄12g 牡丹皮10g 川牛膝12g 蔓荆子10g 白僵蚕10g 刺蒺藜10g 菊花10g 决明子12g 珍珠母20g 石膏(先入)10g 7剂。

二诊:2004年8月9日。月经7月29日来潮,7天净,上述所有症状均未发生,口苦,带下,舌脉如上。

方药:生地黄12g 牡丹皮10g 炒栀子12g 菊花10g 珍珠母(先入)15g 蔓荆子10g 生白芍12g 白僵蚕10g 淡豆豉12g 石膏(先入)12g 刺蒺藜10g 椿根皮12g 7剂。

经行口糜

初诊:2013年5月6日。薛某,37岁。经行口腔糜烂15天未愈,影响进食,现月经将近,乳房胀感。舌淡红,苔薄白,脉细。

治法:引火下行。

方药:细辛20g,研粉敷脐。

二诊:2013年5月25日。月经5月8日—5月21日,用药5天,口腔糜烂痊愈。

经行烦渴

医案1 初诊:2012年9月27日。黄某,38岁。经前口渴多饮4年,经间期大便偏稀,日解1~2次。月经周期28天,经期8~9天。月经9月1日来潮,经量适中,色偏暗,偶有血块,偶有痛经。纳可,泛酸,二便无殊。舌淡红,苔薄白,脉细。

治法:**养脾阴生津**。

方药:**参苓白术散加味**。

党参12g 茯苓10g 白术10g 扁豆15g 陈皮10g 怀山药15g 莲子15g 砂仁(杵冲)4g 炙甘草5g 石斛15g 天花粉12g 牡蛎30g 7剂。

二诊:2012年10月19日。月经10月1日来潮,经前口渴多饮、经间期腹泻消失,泛酸。舌尖红,苔薄白,脉细弦。

方药:茯苓12g 薏苡仁20g 左金丸(吞)6g 瓦楞子50g 海螵蛸30g 半夏

10g 槟榔 10g 7 剂。

三诊：2012 年 11 月 29 日。月经 11 月 26 日来潮，经前口渴多饮、经间期腹泻未再发生。

医案 2 初诊：2010 年 12 月 16 日。李某，24 岁。经行口渴多饮数月，月经 12 月 11 日来潮，至今未净，口仍渴。1 周前 B 超：子宫内膜厚度 6mm，连续口服**葛根黑苏汤**（自拟方：葛根 30g，黑大豆 60g，苏梗 20g，菟丝子 30g，当归 9g，淫羊藿 15g，巴戟天 15g）7 剂，以增内膜。舌淡红，苔薄白，脉细。

中药守上方加蜂蜜（冲）2 匙，6 剂。

二诊：2010 年 12 月 23 日。口渴已除。

经行恶心呕吐

医案 1 初诊：2004 年 8 月 31 日。梅某，31 岁。婚后未避孕未孕 1 年多，经前及行经时恶心欲吐 7 个月，食后加重。月经周期 25~26 天，经量正常，无乳胀无痛经，白带不多。月经 8 月 26 日来潮，今将净。舌淡红，苔薄白，脉细。

治法：理气和胃。

方药：**香苏散加减**。

陈皮 10g 香附 10g 苏叶 6g 砂仁（杵冲）4g 半夏 15g 益母草 12g 炙甘草 6g 3 剂。

二诊：2004 年 9 月 2 日。月经已净，妇科检查：外阴无殊，阴道通畅，宫颈光滑，宫体后位，正常大小，活动，质地中等，无压痛，两侧附件压痛，三合诊右侧子宫骶韧带触及片状痛性结节。舌脉如上。

西医诊断：子宫内膜异位症。

治法：活血理气，清热散结。

方药：**消癥汤**（自拟方）**加味**。

三棱 12g 莪术 12g 制乳香 5g 制没药 5g 白花蛇舌草 15g 半枝莲 15g 海藻 15g 牡蛎（先入）15g 荔枝核 12g 橘核 12g 皂角刺 15g 石见穿 15g 蒲公英 15g 大血藤 15g 4 剂。

三诊：2004 年 9 月 6 日。咽痛，舌脉如上。

中药守上方去蒲公英、大血藤，加桔梗 8g、野荞麦根 20g。7 剂。

四诊：2004 年 9 月 16 日。经期将近，右侧腰痛，乳房发胀，舌脉如上。

治法：**理气降逆**，和血调经。

方药：**香苏散合四物汤加减**。

香附 10g 苏叶 6g 陈皮 10g 代赭石 20g 檀香（后入）4g 乌药 6g 当归 6g 川芎 6g 炒白芍 10g 炙甘草 6g 7 剂。

五诊：2004 年 9 月 23 日。月经未潮，无恶心感觉，舌脉如上。

中药守上方加半夏 15g、沉香（后入）4g。7 剂。

六诊:2004 年 9 月 29 日。月经 9 月 26 日来潮,恶心欲吐症状消失。

医案 2　初诊:2010 年 9 月 8 日。徐某,25 岁,未婚。自初潮起痛经至今已 10 年,明显加剧 2 年,经期下腹胀痛伴恶心呕吐持续 2~3 天,腰酸,需要服止痛药,经量少,色紫,无血块,白带不多,经前乳房胀痛,乏力。月经 8 月 15 日来潮。舌淡红,苔薄白,脉细。

治法:**理气活血**。

方药:青皮 10g　荔枝核 12g　厚朴 10g　香附 10g　娑罗子 10g　当归 12g　川芎 12g　益母草 30g　鹿衔草 30g　半夏 10g　延胡索 10g　沉香(后入)5g　6 剂。

二诊:2010 年 9 月 14 日。月经 9 月 13 日来潮,痛经轻微,无呕吐,经量正常,舌脉如上。

四物汤加益母草 20g、香附 10g、沉香(后入)5g、青皮 10g。5 剂。

医案 3　初诊:2010 年 8 月 11 日。徐某,19 岁。痛经呕吐 3 年,经期 1~2 天小腹冷痛,经量中等,色红,偶夹血块,腰酸,手足冰冷,恶心不食,食入呕吐,带白质稀,二便正常,夜寐不安。月经 7 月 15 日来潮。舌淡红,苔薄白,脉细。

治法:**温经和胃**。

方药:肉桂 5g　细辛 5g　小茴香 5g　降香(后入)6g　半夏 10g　益母草 20g　延胡索 10g　蒲黄 10g　五灵脂 10g　九香虫 10g　7 剂。

二诊:2010 年 8 月 21 日。月经 8 月 19 日来潮,痛经明显减轻,呕吐消失,今经量已少,舌脉如上。

圣愈汤加益母草 10g、香附 10g。4 剂。

医案 4　初诊:2022 年 10 月 22 日。汪某,17 岁,未婚。因痛经年余,经行呕吐就诊。平素月经周期 24~25 天,色鲜,经量多,夹血块,经期 6~7 天。经前 1 日小腹疼痛,伴面唇发白,恶心呕吐,不欲食,发作时需卧床,热敷无效。服用止痛药,次日症状方减轻。平素喜冷饮,寐安,纳可,二便调。月经 2022 年 9 月 27 日来潮。舌淡红,苔薄白,脉细。

治法:温经活血止痛。

外治方:肉桂 5g　三七 5g　细辛 5g　延胡索 10g　制乳香 5g　制没药 5g　血竭 5g　半夏 10g　7 剂。

上为颗粒制剂,研末和黄酒调匀,加热敷脐。

鲜益母草胶囊,每日 3 次,每次 3 粒,口服。

二诊:2022 年 10 月 29 日。月经 10 月 27 日来潮,经量中等,血块较前明显减少,未服用止痛药,痛经程度十减其七,伴恶心,无呕吐,纳可,能进食,二便调。舌脉如上。

方药:中药守上方,巩固疗效。

经行便频

初诊:2013 年 3 月 19 日。王某,41 岁。平素大便 4~6 日一解,近 4 个月来经期大便次数明显增多，成形，日解 3~4 次。月经周期 30 天，经期 4~5 天。月经 3 月 18 日来潮，经量中等，色偏暗，夹大血凝块，腰酸背痛，乳胀，伴下肢酸胀，白带正常，纳可，寐安，二便调。生育史：1-0-3-1。1 次顺产，3 次均孕 4 个月自然流产。舌稍淡，苔薄白，脉细。

治法：升阳举陷，和血调经。

方药：枳壳 50g　益母草 20g　当归 10g　川芎 10g　诃子 10g　3 剂。

二诊：2013 年 3 月 23 日。经水收净，大便次数恢复正常。舌脉如上。

方药：中药守上方去益母草，加党参 30g。5 剂。

经行腹泻

医案 1　初诊：2008 年 9 月 20 日。陈某，26 岁。经行 4 天，腹泻如水，胃脘不适。舌淡红，苔薄白，脉细。

治法：**行气燥湿，利水清热。**

方药：**平胃散合四逆散加味。**

车前子（包）20g　苍术 10g　厚朴 10g　陈皮 10g　炙甘草 6g　柴胡 10g　炒白芍 10g　枳壳 6g　神曲 10g　石榴皮 12g　黄连 5g　3 剂。

药后腹泻即止，胃脘转舒，经水亦净。

医案 2　初诊：2009 年 9 月 2 日。薛某，27 岁。经行水泻 2 天，伴腹痛，纳可。舌稍红，苔薄白，脉细。

治法：**清理湿热。**

方药：垂盆草 30g　凤尾草 15g　秦皮 10g　樗白皮 30g　爵床 15g　神曲 10g　5 剂。

二诊：2009 年 9 月 9 日。进药 1 剂，腹泻即止。

医案 3　初诊：2008 年 8 月 30 日。廖某，28 岁。月经开始至月经结束期间连续腹泻已 3 年，伴脐腹痛，泻后痛除。月经周期延后，经量中等，经色鲜红，1 周净，经前乳房胀痛。月经 7 月 31 日—8 月 6 日。B 超：子宫三径之和 11cm。妇科检查：外阴无殊，阴道通畅，宫颈光滑，宫体前位，大小正常，质地中等，活动，无压痛，两侧附件无压痛。舌淡红，苔薄白，脉细。

治法：**健脾疏肝。**

方药：**痛泻要方合平胃散加减。**

防风 10g　陈皮 10g　炒白芍 10g　炒白术 10g　苍术 10g　厚朴 10g　藿香 10g　佩兰 10g　神曲 10g　6 剂。

二诊：2008 年 9 月 11 日。月经 9 月 5 日—9 月 11 日。无经行腹泻。舌脉如上。

中药守 8 月 30 日方，14 剂。

三诊：2008 年 10 月 15 日。月经 10 月 9 日来潮，经行腹泻未再发生。

医案 4　初诊：2009 年 8 月 3 日。谷某，32 岁。月经周期 30 天，经期 6 天，经量中等，无腹痛，无腰酸，无经期乳胀。5 年来时有经前腹泻，大便溏，日解 2~3 次。月经 7 月

2日来潮。舌淡红，苔薄白，脉沉细。

治法：**温肾燥湿**。

方药：**四神丸加味**。

补骨脂 10g 吴茱萸 3g 肉蔻仁 10g 五味子 5g 生姜 3 片 大枣 5 个 刘寄奴 15g 徐长卿 10g 苍术 10g 厚朴 10g 7 剂。

二诊：2009 年 8 月 11 日。月经 8 月 8 日来潮，经期腹泻未发生，舌脉如前。

方药：归脾汤加阿胶（烊冲）10g、仙鹤草 20g、荆芥炭 10g。5 剂。

2016 年 9 月 13 日随访，7 年来未再出现经行腹泻。

经行膝痛

初诊：2013 年 2 月 15 日。徐某，17 岁。经期右侧膝关节疼痛难忍近半年，影响行走。X 线摄片未见异常。月经周期 40~45 天，经期 6~7 天，经量中等，色红，夹血块，无痛经。月经 2 月 11 日来潮。白带量多，质稠，胃纳可，夜寐安，大便 1 周 2~3 次。舌红，苔薄白，脉细。

治法：补肝肾，通经络。

方药：桑寄生 15g 五加皮 10g 杜仲 10g 生地黄 15g 炒白芍 15g 当归 6g 续断 10g 丝瓜络 10g 忍冬藤 15g 7 剂。

二诊：2013 年 3 月 4 日。经期将近，舌脉如上。

方药：五加皮 10g 杜仲 12g 川牛膝 20g 丝瓜络 10g 桑寄生 15g 木瓜 10g 独活 10g 威灵仙 10g 薏苡仁 30g 赤芍 15g 炙甘草 6g 7 剂。

三诊：2013 年 3 月 15 日。月经 2013 年 3 月 12 日来潮，右膝关节疼痛消失，舌脉如上。

方药：四物汤加桑寄生 15g、丝瓜络 10g、竹茹 10g、薏苡仁 30g、独活 10g。7 剂。

续诊：2013 年 3 月 23 日—5 月 3 日。继续守上方服用，共计 28 剂。

右膝关节疼痛未再发生。

经行腿痛

医案 1 初诊：2012 年 9 月 20 日。夏某，25 岁，未婚。平素月经周期 30 天，经期 5 天。月经 8 月 25 日来潮，经量偏少近两年，为以往的一半，色紫暗，血块多，经前两周起即出现腰腹部及左侧股骨部坠痛年余，经多则痛减。寐纳可，二便调。既往有右肾结石病史。舌淡红，苔薄白，脉滑。

治法：**活血化瘀**。

方药：䗪虫 10g 水蛭 10g 桃仁 10g 延胡索 10g 制乳没各 5g 三七 6g 肉桂 5g 益母草 30g 香附 10g 蒲黄 10g 五灵脂 10g 7 剂。

二诊：2012 年 9 月 27 日。月经 9 月 21 日来潮，经前腰酸大腿疼痛消失，经量不多，色稍暗，今已净。乏力，便软。舌脉如上。

八珍汤加炒薏米 20g、炒白扁豆 20g、炒山药 20g。7 剂。

医案 2　初诊：2013 年 11 月 14 日。施某，31 岁。月经周期 28~30 天，经期 7 天。月经 11 月 3 日来潮，量少，色红，夹少许血块，无痛经。近 1 年来经前腰酸腿痛明显。胃纳可，夜寐安，大便结。既往体健。生育史：1-0-1-0，2010 年 1 月剖宫产 1 子，患先天性心脏病夭折。2012 年 5 月孕 2 月余胎停清宫 1 次。妇科检查：宫颈轻度柱状上皮外移。舌淡红，苔薄白，脉细。

治法：**补气血，益肝肾，通经络**。

方药：**独活寄生汤**。

独活 9g　桑寄生 15g　杜仲 10g　牛膝 15g　细辛 5g　秦艽 10g　茯苓 10g　肉桂 6g　防风 10g　川芎 5g　党参 12g　甘草 6g　当归 6g　白芍 15g　熟地黄 12g　丝瓜络 10g　3 剂。

二诊：2013 年 11 月 17 日。腰腿疼痛消除。舌脉如上。

方药：中药守上方，7 剂。

三诊：2013 年 11 月 24 日。今无不适。舌脉如上。

方药：中药守首方加木瓜 10g。7 剂。

四诊：2013 年 12 月 1 日。月经 11 月 30 日来潮，腰腿疼痛未再发生。

医案 3　初诊：2007 年 9 月 25 日。徐某，45 岁。经量过多近 1 年，停经 3 个多月，于 9 月 17 日经转，至今未净，量先多，23 日注射止血药物后，经量减少，经色仍鲜红，右侧少腹连及下肢阵发性抽痛，腰酸无力，小便频短，面色萎黄，纳可，大便偏干。今年 3 月，因子宫内膜过度增生，于外院进行分段性诊刮检查治疗。舌淡红，苔薄白，脉细无力。

诊断：围绝经期功能失调性子宫出血，失血性贫血。

治法：**益气止血**。

方药：红朝参（调冲）10g　山茱萸 20g　仙鹤草 30g　荆芥炭 10g　炒白芍 30g　炙甘草 10g　3 剂。

二诊：2007 年 9 月 28 日。进药 1 剂，阴道出血即净，少腹、下肢抽痛消失，倦怠乏力。B 超：子宫内膜厚度 4mm。血常规：白细胞计数 $3.75\times10^9/L$，红细胞计数 $2.81\times10^{12}/L$，血红蛋白 86g/L，血细胞比容 25.5%。妇科检查：外阴无殊，阴道通畅，宫颈光滑，子宫前位，大小正常，活动，质地中等，压痛，左侧附件轻压痛，右侧无压痛。

归脾汤加鹿角胶（烊冲）10g、仙鹤草 30g。7 剂。

医案 4　初诊：2021 年 11 月 8 日。曹某，39 岁。经期腿软 10 个月，伸腿缩腿均不适。今年 8 月宫内放置节育环后，经期延长至 7~9 日净，伴经量减少。月经 10 月 22 日来潮。胃纳可，大便正常，夜寐欠佳。既往史：焦虑症半年，目前接受药物治疗。生育史：1-0-2-1。舌淡红，苔薄白，脉细。

西医诊断：不安腿综合征。

治法：滋肾养肝，和血柔筋。

方药：**归芍地黄汤加味**。

熟地黄 15g　山茱萸 10g　炒山药 15g　泽泻 10g　牡丹皮 9g　茯苓 10g　当归 9g　炒白芍 10g　菟丝子 15g　枸杞子 15g　巴戟天 12g　淫羊藿 10g　怀牛膝 15g　桑寄生 15g　木瓜 10g　竹茹 9g　7 剂。

二诊：2021 年 11 月 26 日。月经 11 月 20 日—11 月 22 日，经期腿软不适消失。舌脉如上。

方药：**八珍汤加味**。

党参 15g　炒白术 10g　茯苓 10g　炙甘草 5g　当归 6g　川芎 6g　炒白芍 10g　杜仲 12g　怀牛膝 12g　菟丝子 12g　桑寄生 15g　7 剂。

经行腰痛

医案 1　初诊：2009 年 5 月 27 日。黄某，39 岁。经行腰痛 10 余年，甚至卧床不起。B 超：多发性子宫肌瘤，最大肌瘤约 18mm × 16mm × 17mm，内膜回声不均匀。月经今天来潮，昨起开始腰痛，不甚。舌淡红，苔薄白，脉细。

治法：**活血祛瘀**。

方药：苏木 15g　血竭 5g　蒲黄（包）10g　五灵脂 10g　延胡索 10g　茺蔚子 10g　白芥子 10g　香附 10g　5 剂。

二诊：2009 年 6 月 4 日。经行腰痛明显减轻。

医案 2　初诊：2008 年 8 月 1 日。郑某，50 岁。月经从 7 月 15 日开始，今日将净，腰倦腰痛，大便秘结。舌淡红，苔薄白，脉细。

治法：**补益肝肾**。

方药：穞豆衣 30g　生地黄炭 15g　墨旱莲 30g　女贞子 20g　龟甲胶（烊冲）20g　仙鹤草 20g　山茱萸 15g　太子参 15g　地榆 20g　4 剂。

药后经净，腰痛消失，精神转佳。

医案 3　初诊：2001 年 3 月 19 日。何某，23 岁，未婚。月经周期定，量中，色紫有块，7 天净，经行腰痛如折伴下腹疼痛 4 年，手足冰冷。带下量中，色白。B 超：子宫三径之和 3.8cm × 3.0cm × 3.8cm。肛诊检查：子宫小，两侧宫骶韧带触痛。舌淡红，苔薄白，脉细。

西医诊断：盆腔结缔组织炎，子宫发育不良。

治法：**清热化瘀**，佐以益肾。

方药：**仙方活命饮加味**。

忍冬藤 20g　防风 10g　白芷 10g　当归 6g　陈皮 8g　白芍 10g　天花粉 10g　延胡索 10g　制乳香 5g　制没药 5g　皂角刺 12g　生甘草 6g　大血藤 15g　续断 12g　淫羊藿 12g　25 剂。

活血化瘀灌肠液 100ml 加胎盘组织液 4ml，每日 1 次保留灌肠，连用 25 天。

健妇丸，每次 2 片，每日 3 次，吞服。

复诊：月经 4 月 15 日来潮，腰腹疼痛消失，再用上方巩固治疗，连续随访半年，未再发作。

经行转筋

医案 1　初诊：2009 年 10 月 31 日。单某，16 岁。月经后期，刻下经期将近，小腿抽筋 1 周。舌淡红，苔薄白，脉细。

治法：**养血和血，通络止痛**。

方药：熟地黄 12g　炒白芍 10g　当归 6g　川芎 5g　延胡索 10g　续断 12g　小茴香 5g　茺蔚子 10g　菟丝子 10g　鸡血藤 30g　丝瓜络 10g　7 剂。

二诊：2009 年 10 月 20 日。小腿抽筋消失。

医案 2　初诊：2010 年 9 月 14 日。潘某，46 岁。月经 9 月 9 日来潮，下肢转筋 5 天，腰痛，大便秘结，寐差。舌淡红，苔薄腻，脉细。

治法：**益肾化湿**，安神。

方药：女贞子 30g　夜交藤 20g　蚕沙 10g　决明子 20g　龙骨 20g　合欢皮 15g　7 剂。

二诊：2010 年 9 月 21 日。下肢转筋消失。

经前肿胀

初诊：2008 年 5 月 21 日。董某，28 岁。月经 3 月 10 日来潮，至今未转，尿妊娠试验阴性。平时月经周期 1~2 个月，经期 1 周，经量中等，经色正常，纳便正常。身体偏胖，体重 70kg，身高 1.62m，下肢出现凹陷性水肿已经 10 天，乳房胀触痛。B 超：子宫三径之和 11cm，内膜厚度 8mm。生育史：0-0-1-0。妇科检查：外阴无殊，阴道通畅，宫颈轻度柱状上皮外移，子宫前位，偏小，质地中等，活动，压痛，两侧附件压痛。舌淡红，苔薄白，脉细。

治法：利水活血。

方药：通草 5g　葶苈子 10g　车前子(包)20g　冬葵子 30g　滑石 30g　丹参 12g　川牛膝 15g　平地木 30g　5 剂。

二诊：2008 年 5 月 28 日。月经未转，小腹胀，腰酸。性激素测定：雌二醇 755.0pmol/L，孕酮 36.5nmol/L，催乳素 536.57mU/L，卵泡刺激素 3.29mU/ml，黄体生成素 3.45mU/ml，睾酮 3.2nmol/L，舌脉如上。

治法：行气活血利水。

方药：槟榔 20g　益母草 50g　通草 5g　葶苈子 12g　车前子(包)20g　川芎 30g　地龙 10g　7 剂。

三诊：2008 年 6 月 9 日。月经 6 月 1 日来潮，经量中等，6 天净，乳房胀痛，下肢水肿均已消除，舌脉如上。

方药：路路通 20g 茯苓皮 20g 葶苈子 10g 车前子(包)20g 益母草 15g 滑石 15g 槟榔 10g 7剂。

2008年8月22日随访，下肢水肿未再发生。

经行瘾疹

初诊：2009年9月2日。叶某，26岁。经行瘾疹1周未愈，小腹微坠。舌淡红，苔薄白，脉细。

治法：和血凉血疏风。

方药：凌霄花 10g 路路通 20g 牛蒡子 10g 蝉蜕 6g 白僵蚕 10g 刺蒺藜 15g 薄荷(后入)6g 紫草 12g 牡丹皮 10g 蚕沙 10g 5剂。

二诊：2009年9月7日。瘾疹已愈。

经前痤疮

初诊：2008年8月7日。张某，27岁。经前2天面部痤疮增多10多年，下颏、两颊处尤多，以红色丘疹为主，陈旧性瘢痕色素沉着为次，面部几乎全是因痤疮留下的瘢痕。舌淡红，苔薄白，脉细。

治法：凉血疏风，清热解毒。

方药：牡丹皮 10g 紫草 15g 凌霄花 12g 赤芍 10g 连翘 12g 忍冬藤 15g 白芷 10g 天花粉 12g 蒲公英 15g 紫花地丁 12g 7剂。

外治方：生大黄 60g，水煎3次，浓缩为1大碗，用面膜纸浸大黄液敷面部，每日1次。

9月24日、10月8日、10月29日就诊，分别使用上法治疗，面部痤疮改善，新发生的痤疮数量减少，陈旧性瘢痕色素减退。

五诊：2008年11月12日。近来面膜未做，面部痤疮维持原状。

中药守上方加佛手 10g 7剂。

持续用大黄煎剂做面膜治疗。

六诊：2008年11月26日。面部痤疮明显好转。

经前面部皮损

初诊：陈某，31岁。经前10多天面部皮肤出现面积大约1cm×1cm形状不规则的斑块，未高出正常皮肤，皮损部分干燥，见白色皮屑，经后1周皮损消退。如此反复已2年。舌淡红，苔薄白，脉细。

治法：养血疏风清热。

方药：何首乌 20g 生地黄 15g 当归 9g 乌梢蛇 10g 熟地黄 15g 炒白芍 10g

苦参 10g　苍术 9g　防风 10g　蚕沙(包煎)10g　白僵蚕 10g　刺蒺藜 10g　7 剂。

二诊:面部皮损减退。舌脉如上。

中药守上方去苍术,加桑椹子 15g。7 剂。

三诊:月经今潮,面部皮损消失。

中药守上方 7 剂。

1 个月后随访,面部皮损未再出现。

经 行 盗 汗

医案 1　初诊:2009 年 3 月 18 日。周某,30 岁。经行 4 天,盗汗 5 天,腰酸,大便软。舌稍红,苔薄白,脉细。

治法:**收敛止汗**。

方药:山茱萸 30g　五味子 5g　金樱子 30g　浮小麦 20g　芡实 30g　山药 20g　5 剂。

二诊:2009 年 3 月 23 日。盗汗明显减少,舌脉如上。

中药守上方续进 5 剂。

医案 2　初诊:2010 年 1 月 22 日。黄某,36 岁。经期盗汗,1 周未止,出汗部位在颈及胸部,咽喉痛,咳嗽。舌淡红,苔薄白,脉细。

治法:**清热止汗**。

方药:龙胆 6g　竹沥胶囊(分吞)4 粒　糯稻根 30g　雀麦 30g　芡实 30g　金樱子 20g　5 剂。

药后盗汗即止。

医案 3　初诊:2009 年 3 月 23 日。杨某,25 岁。经期第 3 天,盗汗 4 天,多梦。舌淡红,苔薄白,脉细。

治法:**疏表固卫**。

方药:淡豆豉 10g　桑叶 10g　浮小麦 20g　牡蛎 20g　山药 20g　五味子 5g　黑大豆 20g　4 剂。

二诊:2009 年 3 月 28 日。盗汗已除。

医案 4　初诊:2012 年 11 月 23 日。李某,27 岁。月经周期延后 10 余年,要求调理助孕。平素月经周期 30~60 天,经期 3 天,经量中等,色红,伴痛经,经期易腹泻。月经 11 月 18 日来潮,今未净,量已少,咖啡色。近 1 周盗汗明显,寐中衣服湿透。纳可便调。舌淡红,苔薄白,脉细。

中医诊断:月经后期、盗汗(阴血亏虚)。

治法:滋阴养血,生津敛汗。

方药:**助孕汤**(菟丝子、枸杞子、覆盆子、巴戟天、淫羊藿、鹿角片、续断、杜仲、桑椹子、何首乌、紫石英、当归),7 剂。

外治方:五味子 30g,研末水调,分 7 次敷脐。

二诊:2012年12月5日。用药3天后盗汗即止。

医案5　初诊:2010年11月8日。朱某,29岁。因慢性盆腔炎性疾病就诊,月经10月28日来潮,1周净。刻盗汗4天不止。舌淡红,苔薄白,脉细。

治法:和血清热,收敛止汗。

方药:**当归芍药散加醋**。

当归9g　川芎9g　炒白芍10g　茯苓10g　泽泻10g　炒白术10g　柴胡10g　枳壳10g　大血藤20g　蒲公英15g　白花蛇舌草30g　延胡索10g　磁石30g　醋1匙　7剂。

二诊:2010年11月15日。盗汗已止。

经行遗尿

医案1　初诊:2008年8月19日。何某,47岁。尿意频数,尿失禁已经1年,经前1周失禁加重,经期第一天腰痛明显。月经8月4日来潮。月经周期23天。生育史:1-0-6-1,放置宫内节育环。妇科检查:外阴无殊,阴道通畅,宫颈光滑,子宫后位,大小正常,质地中等,活动,无压痛,右侧附件压痛,左侧无压痛。舌淡红,苔薄白,脉细。

治法:**益肾固涩**。

方药:益智仁10g　乌药6g　补骨脂10g　杜仲12g　白果10g　猪肾(煎汤代水)1只　胡桃肉30g　仙鹤草20g　生黄芪15g　金樱子15g　芡实15g　鸡内金6g　7剂。

二诊:2008年8月26日。小便失禁改善,舌脉如上。

中药守上方续进7剂。

三诊:2008年9月5日。小便失禁已经消失。性交后腰痛,大便难,舌脉如上。

中药守上方加覆盆子30g。7剂。

四诊:2008年9月12日。月经未转,大便改善,小便失禁未再发生。

中药守上方覆盆子改为40g。7剂。

五诊:2008年9月19日。小便失禁未发生。

医案2　初诊:1997年12月15日。刘某,32岁。经期小便失禁1年,经治疗后上述症状消失约半年,劳累之后经行遗尿复发1个月。舌淡红,苔薄白,脉细软。

治法:**补气益肾**。

方药:**补中益气汤加味**。

党参15g　生黄芪30g　升麻6g　柴胡5g　白术12g　当归8g　陈皮8g　枳壳30g　鸡内金6g　桑螵蛸12g　益智仁12g　乌药6g　山药15g　炙甘草6g　8剂。

二诊:1998年3月25日。服药之后经期小便失禁消失,近来上述症状复发1次。现经期将近,舌脉如上。

再用补中益气汤加芡实15g、补骨脂10g、莲须15g、煅龙牡各15g、五味子4g、枳壳30g。3剂。

此后经期小便失禁未再复发。

经 行 夹 带

初诊:2007 年 10 月 16 日。石某,26 岁。月经 10 月 15 日来潮,经量中等,夹带而下,呈拉丝状,无其他不适。原有宫颈柱状上皮外移和左侧附件炎病史,平时带黄,偶有异味。舌尖红,苔薄白,脉细。

治法:清理湿热。

方药:夏枯草 30g　土茯苓 30g　贯众 15g　益母草 20g　椿根皮 15g　萆薢 10g　4 剂。

二诊:2007 年 11 月 1 日。进药 1 剂,经水夹带现象立即消失,月经 5 天净。

经 行 肛 痛

初诊:2009 年 1 月 3 日。李某,37 岁。经行肛门疼痛 5 年多,经量一般,色鲜红,夹血块。B 超:子宫多发性肌瘤。妇科检查:外阴无殊,阴道通畅,宫颈光滑,宫体前位,增大约妊娠 50 天大小,质地稍硬,活动,无压痛,左侧附件触及大小不等的痛性节结,右侧无殊。舌淡红,苔薄白,脉细。

西医诊断:多发性子宫肌瘤,子宫内膜异位症。

治法:活血消癥。

方药:**消癥汤**(自拟方)**加味**。

三棱 10g　莪术 10g　半枝莲 15g　白花蛇舌草 15g　皂角刺 12g　石见穿 20g　牡蛎 30g　海藻 20g　荔枝核 12g　橘核 12g　制乳香 4g　制没药 4g　刘寄奴 12　鬼箭羽 10g　7 剂。

二诊:2009 年 1 月 10 日。牙龈肿痛,口臭,舌脉如上。

消癥汤加夏枯草 15g、蛇莓 20g。7 剂。

三诊:2009 年 1 月 15 日。月经今日来潮,肛门疼痛消失。

消癥汤加减,7 剂。

经 行 阴 痛

初诊:1996 年 12 月 11 日。陈某,24 岁。经行阴部下坠疼痛 1 年多,伴后尻疼痛,乳房胀发。两侧输卵管结扎术后 2 年多。月经 12 月 7 日来潮,今未净。舌淡红,苔薄白,脉细。

治法:调气和血。

方药:**四逆散合金铃子散加味**。

柴胡 10g　白芍 10g　枳壳 6g　白术 10g　益母草 10g　延胡索 10g　川楝子 10g

路路通 10g 香附 10g 茯苓 10g 生甘草 5g 5 剂。

二诊:1996 年 12 月 16 日。经水已净,腰仍痛,带下不多。妇科检查:除宫颈横裂、轻度柱状细胞外移之外,其余均正常。舌脉如上。

治法:益肾疏肝。

方药:杜仲 12g 续断 12g 金狗脊 12g 淫羊藿 12g 五加皮 10g 荔枝核 10g 橘核 10g 乌药 6g 延胡索 10g 川楝子 10g 路路通 10g 香附 6g 5 剂。

三诊:1997 年 1 月 10 日。月经 1 月 1 日来潮,经行阴痛未再发生,月经 7 天净,近日来腰痛尻坠,舌脉如上。

中药守上方加九香虫 10g、䗪虫 10g。5 剂。

经前外阴皲裂

初诊:2017 年 1 月 5 日。吕某,39 岁。无明显诱因下经前 4 天出现外阴皲裂已 2 年多。白带增多,色黄。妇科检查:外阴见散在裂痕,最长约 2cm,阴道通畅,无异常分泌物,宫颈轻度柱上皮外移,宫体前位,正常大小,活动,质地中等,无压痛,两侧附件无压痛。舌淡红,苔薄白,脉细数。

治法:活血化瘀,收敛生肌。

外治方:龙血竭胶囊 1 盒,将药粉局部外用。

二诊:2017 年 1 月 12 日。外阴皲裂好转。

方药:**排脓汤合排脓散加减**。

桔梗 9g 甘草 6 生白芍 10g 贯众 20g 炒椿皮 15g 萆薢 10g 炒苍术 9g 炒枳壳 10g 生姜 3 片 大枣 5 个 14 剂。

方药:龙血竭胶囊 1 盒,将药粉局部外用。

三诊:2017 年 2 月 13 日。月经 1 月 31 日来潮,经量中等,经前外阴皲裂现象未再发生,带下正常。舌脉如上。

中药守上方加土茯苓 15g。7 剂。

第二篇
妊娠病医案

妊娠多涎

医案1　初诊：2012年12月26日。朱某，28岁。妊娠108天，近日出现口水多，恶心嗳气，带下量多如水。舌淡红，苔薄白，脉细。

治法：**温脾除湿**。

方药：苍术10g　益智仁10g　草果5g　半夏10g　茯苓10g　佩兰6g　蔻仁(冲服)5g　芡实20g　5剂。

二诊：2013年1月16日。口水多已除。现口苦，头痛鼻塞，咽痛，痰黄，舌脉如上。

治法：解表清热。

方药：淡豆豉10g　炒栀子10g　葱白5条　木蝴蝶4g　蝉蜕5g　薄荷(后入)3g　荆芥6g　5剂。

医案2　会诊一：2021年1月28日。陈某，32岁。孕12⁺周，因阴道出血住院保守治疗，现出血停止，无腹痛，轻微腰酸，但全天口水多，晨起自觉咽中有痰，难咳，干呕，口酸，纳欠，腹胀，无反酸嗳气，大便1~2日解1次，稍软，寐浅短，醒后难以入睡。舌淡红，苔薄白，脉细滑。

治法：温脾摄涎，降逆止呕。

方药：益智仁12g　半夏12g　川椒3g　藿香9g　佩兰9g　砂仁5g　4剂。

外治方：益智仁10g　半夏10g　4剂。

使用颗粒剂，研细后用生姜汁调敷脐。

会诊二：2021年2月2日。今日下午已不吐口水，胃纳稍增，寐好转，小便清长，饮水稍增，口水减少，夜晚较多，泡沫样，口酸、干呕除，晨起有痰，大便日解1次，不成形，质软。舌脉如上。

方药：益智仁12g　半夏12g　川椒3g　藿香9g　佩兰9g　砂仁5g　干姜3g　4剂。

外治法同上。

会诊三：2021年4月8日。下午已不吐口水，晚上吐口水，舌脉如上。

方药：中药守上方。

益智仁 12g　半夏 12g　川椒 3g　藿香 9g　佩兰 9g　砂仁 5g　干姜 3g　紫苏 6g　4 剂。

外治法同上。

妊娠恶阻

医案 1　初诊:2007 年 10 月 15 日。王某,28 岁。妊娠 59 天,B 超检查证实宫内胎儿存活。恶心呕吐,嗳气,口干苦喜饮,喜食酸,二便正常。舌淡红,苔薄白,脉细。

治法：**养阴和胃**。

方药：北沙参 15g　石斛 10g　麦门冬 10g　枇杷叶 12g　乌梅 6g　佛手 10g　半夏 10g　苏梗 10g　5 剂。

二诊:2007 年 10 月 17 日。呕吐消失,口润,偶有恶心嗳气,舌脉如上。

中药守上方加甘松 10g。5 剂。

医案 2　初诊:2007 年 12 月 10 日。李某,29 岁。妊娠 58 天,头晕,恶心呕吐,口干不欲饮,纳尚可,喜酸食,口角糜烂,大便 2 天一解,质软。舌淡红,苔薄白,脉细。

治法：**清虚热,降胃气**。

方药：芦根 20g　竹茹 10g　枇杷叶 10g　木瓜 10g　佛手 10g　半夏 10g　3 剂。

二诊:2007 年 12 月 13 日。恶阻已经消失,余候亦除,舌脉如上。

中药守上方续进 5 剂。

医案 3　初诊:2008 年 1 月 28 日。张某,26 岁。妊娠 49 天,恶心呕吐,口苦或淡,大便成形,日解 3 次。舌淡红,苔薄白,脉细。

治法：**清肝和胃**。

方药：青黛 5g　赤石脂 15g　半夏 12g　蜂蜜(冲)1 匙　3 剂。

三诊:2008 年 1 月 31 日。恶阻消失,小腹偶有隐痛,大便成形,日解 3 次,舌脉如上。

七味白术散加神曲 10g、炒谷芽 10g、炒麦芽 10g。4 剂。

医案 4　初诊:2008 年 3 月 21 日。陆某,29 岁。妊娠 56 天,整天恶心,每日呕吐 5~6 次已经 4 天,呕吐胆汁,口淡多唾,不欲饮,倦怠。舌淡红,苔薄白,脉细滑。

治法：**温中降逆**。

方药：党参 10g　丁香 1g　柿蒂 9g　炙甘草 5g　砂仁(杵冲)5g　3 剂。

二诊:2008 年 3 月 24 日。恶心呕吐减轻,偶或 1 天呕吐 1 次食物,唾减,口淡,精神转佳,舌脉如上。

中药守上方续进 4 剂。

三诊:2008 年 3 月 25 日。恶心呕吐消失。

医案 5　初诊:2012 年 12 月 15 日。李某,31 岁。宫内早孕约 6 周,B 超可见原始心管搏动。干呕、纳欠、嗜酸,口苦 5 日,伴矢气。舌淡红,苔薄白,脉细。

治法：**养肝和胃**。

方药：乌梅 30g　白糖 30g　7 剂。水煎代饮频服。

二诊：2012 年 12 月 22 日。药后食欲转佳，可进素食，干呕，舌脉如上。

方药：乌梅 30g　陈皮 22g　白糖 30g　7 剂。

医案 6　初诊：2013 年 12 月 18 日。罗某，23 岁。停经 49 天，B 超提示宫内早孕约 6 周，可见小胚芽及原始心管搏动。检测：雌二醇 6 836pmol/L，孕酮 86.38nmol/L，人绒毛膜促性腺激素 62 165.0U/L。近日呕吐食物、酸水，呕吐较剧时，吐出鲜血 2 次。口微咸，偶嗳气，胃痛，米粒不下。喜食凉物与梨。大便正常。舌淡红，苔薄白。脉细滑。

治法：清胃养阴。

方药：石膏（研细末）5g　梨（削皮切片）1 个　川贝粉 6g　3 剂。

将梨片蘸石膏末及川贝粉吃下。

二诊：2013 年 12 月 21 日。进药吐即止，胃痛，泛酸，嗳气均除，一次能进 1 碗米粥。舌脉如上。

方药：石膏 5g　梨 1 个　4 剂。

医案 7　初诊：尤某，30 岁。妊娠 50 多天，恶心多涎多痰 1 周。舌淡红，苔薄白，脉细滑。

治法：和胃降逆。

食疗方：鸡蛋 1 个　白糖 30g　米醋 60ml

先将米醋煮沸，加入白糖使溶解，打入鸡蛋，待蛋半熟后，全部食之，每日 2 次。同时香砂养胃丸每次 6 粒，每日 3 次口服。

二诊：恶阻减轻。上方续服 4 剂。

方药：半夏 10g　生姜 4 片　茯苓 10g　陈皮 10g　苏梗 10g　4 剂。

三诊：恶阻已除。

医案 8　初诊：2010 年 4 月 19 日。周某，27 岁。妊娠 2 个多月，近来恶心，今呕吐 2 次，2 天前阴道少量出血。舌淡红，苔薄白，脉细。

食疗方：鲤鱼（1 条重量）500g　砂仁（杵，抹于鱼身）5g

水蒸服食。每日 1 条。

二诊：2010 年 4 月 26 日。恶阻减轻，呕吐消失。舌脉如上。

医案 9　初诊：2010 年 1 月 4 日。周某，25 岁。妊娠 43 天，恶心呕吐 3 天，每次呕吐都将食物吐净为止，嗳气，口淡多涎，易饥，大便正常。舌淡红，苔薄白，脉细。

自尿疗法：取自尿适量饮服。

蔻仁（杵冲）5g，泡水代茶。

二诊：2010 年 1 月 6 日。呕吐已止，嗳气，大便水泻 2 天，舌脉如上。

理中汤加味，3 剂。

医案 10　初诊：2016 年 6 月 10 日。王某，27 岁。妊娠 45 天，纳差，不思饮食，恶心呕吐，口淡，自觉口涩，晨起口苦，无腹痛，偶有下腹胀，无腰痛，无阴道出血，寐安便调。检测雌二醇 4 481pmol/L，人绒毛膜促性腺激素 51 178mU/ml，孕酮 128.1nmol/L。舌淡红，苔薄白，脉细。

治法:**健脾和胃**。

方药:**香砂六君子汤合寿胎丸**。

木香 5g 砂仁(杵冲)3g 党参 15g 炒白术 10g 茯苓 10g 姜半夏 9g 陈皮 9g 桑寄生 10g 杜仲 10g 续断 10g 菟丝子 10g 炙甘草 6g 5 剂。

二诊:2016 年 6 月 15 日。检测:雌二醇 8 423pmol/L,人绒毛膜促性腺激素 108 650mU/ml,孕酮 140.3nmol/L。子宫动脉血流阻力指数偏高,左侧 0.89,右侧 0.85,B 超宫内早孕约 6^+ 周,可见原始心管搏动,恶心呕吐症状稍减轻。舌脉如上。

方药:安胎汤加减,5 剂。

三诊:2016 年 6 月 20 日。检测:雌二醇>11 010pmol/L,人绒毛膜促性腺激素 179 663mU/ml,孕酮 115.2nmol/L。妊娠呕吐 3 周,近日加重,日吐 4~5 次,食物尽出,不能服药,口微苦,大便稍结,嗳气少。舌淡红,苔薄白,脉细。

治法:清肝和胃,降逆止呕。

外治方:黄连 6g 吴茱萸 3g 半夏 10g 4 剂。

选用颗粒剂,加水调和成糊状,敷肚脐。

四诊:2016 年 6 月 24 日。敷药时无明显恶心呕吐,不敷时呕吐次数减少,程度明显减轻,大便改善。检测:雌二醇>11 010pmol/L,人绒毛膜促性腺激素>200 000mU/ml,孕酮 110.9nmol/L。舌脉如上。

方药:中药受上方,5 剂。

外治法同上。

妊 娠 呕 血

初诊:2000 年 3 月 17 日。吴某,28 岁。孕 70 天,恶心明显,呕吐血液 1 周,米饮不进,人体消瘦,倦怠无力。静脉滴注氨基酸、维生素 B_6 无效。每服中药,全部呕出,无计可施,正考虑中止妊娠,请余会诊。舌淡红,苔薄白,脉细。

治法:健脾温胃,调气降逆。

外治方:香砂六君子汤加味。

党参 10g 白术 10g 茯苓 10g 炙甘草 6g 半夏 10g 陈皮 8g 砂仁(杵冲)4g 木香 6g 苏梗 8g 藿梗 8g 3 剂。

每剂煎 200ml,待药液温度降至 30℃时,取 50ml 深部保留灌肠,一天 4 次。

保留灌肠 1 剂之后,呕吐明显减轻,呕血停止。保留灌肠 3 剂后恶心减轻,能够服用中药。

经服用香砂六君子汤加味 6 剂后,即进食上班。

妊 娠 胃 痛

医案 1 邹某,24 岁。2003 年 12 月 2 日因停经 55 天,恶心呕吐半月入院,吐出胃内容物，以晨起时尤甚，胃脘烧灼疼痛，喜按，纳欠，每日只吃100~150g米饭，二便正常，夜寐欠佳，神情倦怠，人体消瘦，体重仅50kg。舌尖略红，苔薄黄，脉细数。12月1日B超：宫内早孕约7周，胚胎存活。结婚4年，分别于1999年、2001年因早孕期间胃脘剧烈疼痛，呕吐明显而终止妊娠，2002年妊娠3个月又出现胃痛剧吐，在外院采用支持疗法后病情好转，妊娠4个月时发现过期流产而终止妊娠。后经胃镜检查，提示慢性浅表性胃炎。但非妊娠期间并无胃痛呕吐现象，也无家族病史。入院后检查：肝功能、血电解质正常，尿酮体阴性。予以输液支持治疗，中药用黄连温胆汤加黄芩、砂仁、苏梗等内服，再配合耳穴压迫、针刺治疗，毫无疗效，且症状逐渐加重，以胃脘疼痛为著，伴呕吐胃内容物，精神益差，日夜难寐，呻吟不断，家人不间断按摩胃脘，症状仍不得缓解。12月13日开始用以上中药煎剂缓慢滴入保留灌肠，加用胞二磷胆碱针静脉滴注5天，仍无明显效果。

会诊一：2003年12月19日。患者精神疲惫，面色无华，呻吟不停，手按胃脘则稍舒服，蜷缩在床，吐涎不止，小便黄，大便不解，唇干。舌红，苔薄黄，脉细。

察其证，似为小建中汤之脾胃虚寒，中挟肝热之证。

治法：**温中补虚**，行气制酸。

方药：**小建中汤合乌贝散加味**。

桂枝6g　炒白芍12g　海螵蛸20g　浙贝母10g　九香虫10g　佛手12g　炙甘草6g　生姜5片大枣6个　饴糖（冲）30g　3剂。

药后无效，皮肤巩膜轻度黄染，21日开始吐淡红色液体，痰涎较多。肝功能：谷丙转氨酶128U/L，谷草转氨酶94U/L，总胆红素30.7μmol/L，均有升高；直接胆红素17.5μmol/L，正常。24日开始予以插胃管鼻饲，症状无改善，27日因无法耐受自行拔出胃管。形体逐渐消瘦，体重下降至41kg。肝功能：谷丙转氨酶445U/L，谷草转氨酶205U/L，总胆红素36.2μmol/L，直接胆红素24.7μmol/L。

会诊二：2004年1月7日。患者食即呕吐，胃脘疼痛，烧灼，泛酸，改用验方乌贝散（海螵蛸：川贝母=30：6）20g和米糊吞服，用茵陈蒿汤加五味子煎后保留灌肠。

翌日患者胃脘疼痛、泛酸明显缓减，痰涎减少，至1月12日症状基本消失。胃纳可，能进米饭，二便正常，黄疸消退。1月17日复查肝功能：谷丙转氨酶85U/L，其余指标均正常。

后因患者疏于大意，停药2天，1月18日胃脘疼痛又发作，食入即吐，精神较差，情绪低落，悲伤欲哭。续服乌贝散，症状迟迟不能缓解。

会诊三：2004年1月28日。由于患者胃脘疼痛的发作与缓解均无一个循序渐进的过程，分析患者胃痛呕吐可能还存在神经症因素。用1%普罗卡因注射液10ml加入120ml开水中，多次缓慢饮服。虽大部分药液吐出，但次日胃脘疼痛全部消失，胃纳亦佳。2月2日B超复查：宫内单胎妊娠，胚胎存活，约孕6周大小。患者体重42kg，于2月4日出院。

2004年2月26日复查，自觉胎动，腹部膨隆如孕5月，无胃脘疼痛烧灼感，二便调，面色红润，体重已增至56kg。B超复查：宫内单胎妊娠，胎儿双顶径2.6cm（约孕

20⁻周)。

医案2 初诊:2009年7月30日。叶某,28岁。妊娠45天,胃脘疼痛2天,小腹隐痛发胀,腰痛,咽喉痛2天。舌稍红,苔薄白,脉细。

中医诊断:妊娠胃痛(肝阴不足,肝气阻滞)。

治法:**疏肝养阴**。

方药:木蝴蝶5g 百合20g 炒白芍15g 生甘草5g 乌药6g 甘松10g 桑寄生12g 4剂。

二诊:2009年8月3日。胃脘疼痛消失。

医案3 初诊:2010年1月26日。周某,36岁。早孕2个多月,4天前无明显诱因出现胃脘隐痛伴嗳气,恶心,偶吐口水,口淡。伴印堂疼痛,经揉按后缓解,伴腰酸背痛。生育史:1-0-2-1。舌淡红,苔薄白,脉细。

中医诊断:妊娠胃痛(胃寒气滞)。

治法:**温中理气**。

方药:荜茇3g 草豆蔻5g 砂仁(杵冲)5g 甘松10g 炙甘草6g 炒白芍10g 白芷6g 3剂。

二诊:2010年1月30日。药后胃脘痛除。

妊娠吐酸

医案1 初诊:2011年2月1日。陈某,27岁。停经1个月,尿妊娠弱阳性,绒毛膜促性腺素46 802.0mU/ml,伴少腹刺痛4~5天,现已愈。干呕、泛酸1周,乳胀,无腹痛及腰酸,纳可寐安,大便难解,质地中等,1天1次,嘈杂。舌淡红,苔薄白,脉细。

治法:**健脾调胃**。

方药:**六君子汤加味**。

党参12g 炒白术10g 茯苓10g 陈皮12g 半夏10g 炙甘草6g 甘松10g 瓦楞子30g 海螵蛸20g 杜仲10g 6剂。

二诊:2011年2月11日。B超:宫内胎儿存活,约7周。胃痛8天,泛酸,口干,舌脉同上。

方药:乌药10g 川贝母3g 海螵蛸20g 甘松10g 娑罗子10g 炒白芍15g 炙甘草6g 百合30g 3剂。

三诊:2011年2月15日。胃痛泛酸控制,脘冷。

中药守上方加高良姜3g。3剂。

医案2 初诊:2015年7月20日。王某,27岁。停经56天,恶心呕吐剧烈,吐酸水4天,胸口、喉部自觉有异物阻塞。舌淡红,苔薄白,脉细滑。

治法:**清肝和胃**。

方药:海螵蛸30g 石决明20g 钩藤10g 半夏10g 陈皮10g 茯苓10g 佛手10g 甘松10g 3剂。

二诊:2015年7月23日。呕吐消失,泛酸减轻,恶心,胸脘堵,舌脉如上。

方药:中药守上方加瓦楞子15g。5剂。

妊 娠 痞 证

初诊:2011年11月24日。支某,31岁。妊娠8个月,吃柿子后脘腹胀满,纳减不饥,自服午时茶、神曲未见改善。舌淡红,苔薄白,脉细。

治法:开郁消痞。

方药:**越鞠丸合小陷胸汤加味。**

川芎3g　苍术6g　神曲6g　香附6g　半夏10g　黄连3g　瓜蒌皮10g　佛手10g　甘松10g　炒谷芽10g　炒麦芽10g　4剂。

二诊:2011年11月29日。进药2剂,诸症悉除,便疏寐难。

酸枣仁汤加柏子仁15g、夜交藤15g、小麦50g。5剂。

妊 娠 纳 呆

初诊:2008年10月6日。陈某,27岁。妊娠9周,纳欠口淡。舌淡红,苔薄白,脉细。

治法:健脾助运。

方药:太子参12g　白术10g　茯苓10g　炙甘草6g　仙茅10g　菟丝子10g　3剂。

二诊:2008年10月9日。药后胃纳正常。

妊 娠 伤 食

初诊:2008年2月19日。徐某,37岁。妊娠近7个月,昨天起嗳腐,呕吐,腹泻,胃脘烧灼感。舌淡红,苔薄白,脉细滑。

治法:消食和胃。

方药:**保和丸。**

神曲10g　半夏10g　茯苓10g　陈皮10g　炒莱菔子10g　木香6g　黄连5g　瓦楞子20g　连翘5g　3剂。

药后诸症若失。

妊 娠 消 食

医案1　初诊:1992年6月12日。孙某,35岁,妊娠5.5个月,平素深居简出,纳谷尚佳。近1个月来,嘈杂易饥,善啖健食,犹空壑难填。每1~2小时即须进食1次,日食量达1.5kg。一旦索食，急不可耐，先用开水冲冷饭吞食，以解燃眉之窘。夫君立刻煮买点心以果其腹。若稍怠，即脘痛颜汗难耐。一顿虎咽之后，胃脘胀闷，大便松软，时或泛酸，口淡不渴，下肢漫肿至膝，溲频，每2小时解1次。血糖及小便比重检测都正常。口糜，舌稍淡，苔薄白，脉细滑。

治法：**健脾燥湿，调气清热**。

方药：白术50g 茯苓皮20g 苍术10g 厚朴8g 陈皮8g 藿香梗10g 苏梗8g 蔻仁(杵冲)4g 猪苓10g 甘露消毒丸(吞)12g 2剂。

外治方：锡类散，外抹口腔。

二诊：1993年6月21日。下肢水肿明显减退，嘈杂消失。每日用6餐，总食量减少一半。进食后仍觉胃脘胀闷，嗳气泛酸，倦怠便溏。舌淡红，苔薄白，脉细。

治法：健脾和胃调气。

方药：薏苡仁120g 白术60g 茯苓皮20g 山药20g 砂仁(杵冲)4g 陈皮6g 木香5g 猪苓10g 扁豆20g 苏梗10g 半夏10g 3剂。

三诊：1993年7月1日。每日6餐，日食量恢复至正常时的0.5kg左右。脘馁，下肢轻度水肿，大便软。舌淡红，苔薄白，脉细。

治法：调气健脾和胃。

方药：天仙藤8g 苏梗10g 藿梗10g 佛手10g 木香5g 蔻仁(杵冲)4g 半夏8g 茯苓皮20g 白术60g 薏苡仁120g 扁豆15g 厚朴6g 3剂。

此后，消食未发，虽有别恙，略加调理亦愈。

医案2 初诊：2016年8月23日。史某，30岁。妊娠32天，胃脘灼热，易饥，多吃，日进5餐，小腹隐痛，软便日解1次，口微苦。舌淡红，苔薄白，脉细。

治法：**清肠理胃，调气燥湿**。

方药：**香连丸加味**。

川连3g 木香6g 炒白芍12g 炒扁豆20g 炒白术10g 薤白10g 炒黄芩5g 炙甘草6g 大枣5个 3剂。

二诊：2016年8月26日。胃脘灼热，易饥消失，日进三餐，大便软，矢气，舌脉如上。

方药：中药守上方加槟榔5g、炮姜3g。3剂。

妊娠腹泻

医案1 初诊：2008年7月1日。林某，37岁。妊娠71天，腹痛腹泻1周，日解1~2次，肠鸣矢气。舌淡红，苔薄白，脉细。

治法：**清热燥湿调气**。

方药：忍冬藤15g 炒黄芩10g 苍术10g 神曲10g 槟榔5g 薤白10g 3剂。

二诊：2008年7月4日。腹痛腹泻已经消失。

医案2 初诊：2009年1月13日。叶某，27岁。妊娠44天，夜间腹泻3天，均于晚上10时—凌晨2时，大便稀溏，矢气多。舌淡红，苔薄白，脉细。

治法：**温肾健脾**。

方药：**四神丸加味**。

补骨脂 10g 吴茱萸 5g 肉蔻仁（杵冲）6g 五味子 5g 炒芡实 20g 炒白扁豆 20g 炒白术 10g 木香 5g 3 剂。

二诊：2009 年 1 月 16 日。夜间腹泻消失，恶心呕吐，嗳气则舒，口淡。舌淡红，苔薄腻，脉细滑。

方药：小茴香 5g 蔻仁（杵冲）5g 合欢花 10g 半夏 10g 肉蔻仁（杵冲）6g 4 剂。

三诊：2009 年 1 月 21 日。药后恶阻消失。昨晚多食后呕吐又作，舌脉如上。

中药守上方加炒麦芽 10g。3 剂。

四诊：2009 年 1 月 24 日。恶阻未再发生。

医案 3 初诊：2003 年 1 月 2 日。张某，27 岁。孕 29 周，素有胃病史。现轻微感冒伴水样腹泻 4 天，自服午时茶、神曲，感冒消失，腹泻依旧，呕吐，纳差，口苦。舌淡红，苔薄白，脉滑。

治法：**驱风胜湿，逆流挽舟**。

方药：**荆防败毒散加减**。

荆芥 10g 防风 10g 茯苓 10g 羌活 6g 独活 6g 柴胡 8g 前胡 10g 桔梗 4g 生甘草 5g 神曲 10g 川连 2g 藿香 8g 2 剂。

二诊：2003 年 1 月 4 日。进药 1 剂，腹泻即止，口干，口臭，舌脉如上。

治法：健脾助运。

参苓白术散加乌梅 4g、茵陈 10g。3 剂。

医案 4 初诊：2011 年 1 月 26 日。许某，29 岁。孕 33 周，昨夜呕吐 3 次，腹泻 1 次，宫缩增多增强，纳欠，口不和，舌淡红，苔薄白，脉细。

治法：**芳香化浊**。

方药：藿香 9g 厚朴 10g 半夏 10g 茯苓 10g 陈皮 10g 佩兰 6g 神曲 6g 炒谷芽 10g 炒麦芽 10g 3 剂。

二诊：2011 年 1 月 28 日。进药 1 剂，上症即愈，宫缩减少，舌脉如上。

方药：藿香 5g 半夏 10g 茯苓 10g 厚朴 5g 5 剂。

妊娠便秘

医案 1 初诊：2019 年 6 月 22 日。林某，26 岁。孕 11 周，平素大便一日一解，近 5 日无明显诱因下不解大便，伴肛门口胀，无腹痛腹胀。昨日及今日使用开塞露 2 支，服用乳果糖 20ml，大便依旧未解。纳可，带下较多，色黄。妇科检查：宫颈外口见两枚赘生物，一约黄豆大小，一为细条状，长约 1.5cm。舌淡红，苔薄白，脉滑。

治法：**养脾阴，润肠燥**。

方药：生白术 50g 大枣 20 个 小麦 30g 黄精 20g 桑椹 20g 生山药 30g 黑芝麻 30g 胡桃肉 30g 锁阳 15g 甜苁蓉 15g 3 剂。

二诊:2019年6月25日。药后大便每日一解,无其他不适,舌脉如前。

中药守上方,7剂。

医案2　初诊:2012年10月29日。耳某,40岁。停经27^{+5}周,便秘5天。5天前因霉菌性阴道炎口服中药、阴道给药治疗,阴道炎症状缓解,大便干结夹血。平素容易上火,小便正常。生育史:0-0-0-0。过敏史:有庆大霉素过敏。舌淡红,苔薄腻,脉滑。

治法:**增液润燥**。

方药:**增液汤加味**。

生地黄15g　玄参12g　麦门冬10g　女贞子20g　小麦30g　桑椹30g　生白术30g　生山药30g　7剂。

二诊:2013年1月24日。药后大便正常。

医案3　初诊:2013年1月3日。张某,27岁。妊娠52天,近5日来大便干结,如羊屎,口干。舌淡红,苔薄白,脉细。

治法:**滋肾润燥**。

方药:桑椹30g　枸杞子20g　锁阳20g　生地黄15g　胡桃肉(冲)30g　黑芝麻(冲)30g　小麦50g　生山药30g　5剂。

二诊:2013年1月7日。药后大便如常,B超:宫内早孕约7周,可见胎心管搏动。

医案4　结肠冗长症妊娠便秘　会诊一:2019年2月23日。杨某,30岁。因"孕9^{+5}周,排便困难3周"就诊。

患者3周前,因腹痛伴排便困难,不能进食,胃脘胀,矢气难,于外院补液治疗,近2周进食后易胃胀嗳气,能排气,但每需用开塞露帮助排便,现3天未解大便,要求会诊。平素便结,呈颗粒状。追溯病史,自幼便秘,1周大便1~2次,诊断为结肠冗长症(医师曾说,她的结肠长度是常人的1倍)。舌淡红,苔薄白,脉濡。

中医诊断:便秘(脾虚气阻)。西医诊断:结肠冗长症。

治法:**健脾行气,润肠通便**。

方药:党参15g　生白术30g　生山药30g　炒莱菔子10g　槟榔10g　大腹皮10g　苏子9g　枳壳6g　木香10g　郁李仁6g　3剂。

会诊二:2019年2月26日。矢气增多,嗳气,恶心胃胀,大便日解1次,质软。舌淡红,苔薄白,脉滑。

方药:中药守上方,加降香(后入)3g、檀香(后入)3g。4剂。

会诊三:2019年3月2日。大便日解2次,质偏软,嗳气、矢气多,胃胀。舌淡红,苔薄白,脉滑。

方药:中药守2月23日方,加厚朴6g、苍术10g。4剂。

会诊四:2019年3月6日。孕11^{+2}周,大便正常,日解1次,成形,饭后1小时两侧少腹隐痛,约持续1小时,矢气后缓解。舌脉如上。

方药:中药守2月23日方,加青皮6g、沉香(后入)1g。5剂。

10天后电话随访,停药后大便正常,大便日解1次、成形,无明显胃胀等不适。

医案5　初诊:2011年5月5日。庄某,24岁。原发不孕1年10个月,大便虚恭,日解 3~4 次，量少不顺，成形或如羊矢状。月经延期，尿妊娠试验阳性。舌淡红，苔薄白，脉细。

治法：**补益中气**。

方药：**补中益气汤加味**。

黄芪 15g　党参 15g　白术 10g　陈皮 6g　升麻 6g　当归 5g　炙甘草 6g　肉苁蓉 15g　胡桃肉 30g　枸杞子 15g　5 剂。

二诊：2011 年 5 月 6 日。大便顺利，次数正常，肠鸣，舌脉如上。

中药守上方去枸杞子、胡桃肉，加槟榔 6g。5 剂。

医案 6　初诊：2020 年 12 月 3 日。阮某，31 岁。孕 25 周。因"小腹坠胀半月，大便 4~5 日一解。鼻衄 2 个月"前来就诊。

患者孕 5 个月时，因下腹坠感曾住院治疗后缓解。近 2 日因工作久坐后复感腰酸腹胀，程度轻，休息后可缓。纳少易饥，食欲不佳，多饮不解渴。便秘 4~5 日一解，状若羊屎，服用乳米糖后 2~3 天一解。鼻衄 2 个月，出血量少。舌淡红，苔薄白，脉细滑。

治法：**滋阴润肠**。

方药：荸荠 10 个　火龙果半个　猕猴桃 2 个　生地黄 12g　北沙参 12g　麦门冬 12g　生白术 50g　白茅根 15g　生白芍 12g　南瓜蒂 1 个　莲蓬 10g　5 剂。

二诊：2020 年 12 月 10 日。小腹坠胀、鼻衄、口烦渴感均除。大便易解，2 天一行，成形质软。昨夜宫缩 2 分钟余，片刻自行缓解。刻腹部、下肢皮肤瘙痒。纳欠。舌脉如上。

方药：荸荠 10 个　火龙果半个　猕猴桃 2 个　生地黄 12g　生白术 50g　生白芍 12g　鸡内金 10g　白扁豆 20g　炒谷芽 10g　炒麦芽 10g　南瓜蒂 1 个　莲蓬 10g　5 剂。

医案 7　初诊：2021 年 1 月 15 日。王某，28 岁。孕 12 周，孕前排便规律顺畅，自妊娠起大便秘结、1~2 日 1 次，食用水果等方法均无改善，近 1 周便秘加重，2 日 1 次，便干，呈颗粒羊屎状，无痔疮、肛裂，无便血。1 周前 B 超：提示宫内早孕，单活胎（如孕 12 周）。舌淡红，苔薄白，脉细。

外治方：蜜煎导。

具体做法：在不锈钢或搪瓷锅中滴入少许香油，小火加热后将 30ml 蜂蜜放入，小火煎，不断搅动勿焦，待煎为饴状焦糖色，停止加热，待稍冷不烫手时，趁热捻作栓，两头尖，粗细如竹筷，长约 3cm，呈枣核状，冷却待用。用时患者取侧卧位，将其纳入肛门。每日 1 次，7 天为 1 个疗程。

二诊：2021 年 1 月 21 日。大便已正常，排便顺畅，呈条状，日 1 次。

嘱其蜜煎导栓必要时备用。

医案 8　初诊：2008 年 10 月 13 日。梁某，29 岁。妊娠 8 周余，大便稍干结 1 周，肛门出血。舌淡红，苔薄白，脉细。

单方：蜂蜜 50ml，温开水晨起冲服。

二诊：2008 年 10 月 31 日。大便已经正常。

妊娠虚恭

医案1 初诊:2011年5月5日。庄某,24岁。原发不孕1年10个月,大便虚恭,日解3~4次,量少不顺,成形或如羊矢状。尿妊娠试验阳性。舌淡红,苔薄白,脉细。

治法:**益气润肠**。

方药:**补中益气汤加味**。

黄芪15g 党参15g 白术10g 陈皮6g 升麻6g 当归5g 炙甘草6g 肉苁蓉15g 胡桃肉30g 枸杞子15g 5剂。

二诊:2011年5月6日。大便顺利,次数正常,虚恭消失,肠鸣,舌脉如上。

中药守上方去枸杞子、胡桃肉,加槟榔6g。5剂。

医案2 初诊:2014年1月25日。徐某,34岁。怀孕5个月,自妊娠开始,整天均有便意,伴腹胀,自觉腹大如气球,大便成条形,矢气不多。舌稍红,苔薄白,脉细滑。

治法:**健脾调气**。

方药:生白术30g 生山药30g 枳壳10g 厚朴6g 麦芽30g 炒莱菔子6g 槟榔6g 薤白10g 4剂。

二诊:2014年1月28日。进药3剂,症状消失,腹胀已除,外感鼻塞,流涕。舌淡红,苔薄白,脉细。

方药:香苏散加薤白10g、枳壳5g、炒莱菔子6g、麦芽30g。7剂。

妊娠腹胀

医案1 初诊:2011年5月19日。陈某,31岁。妊娠80天,下腹胀1周,矢气多。舌淡红,苔薄白,脉细。

治法:**调气安胎**。

方药:赤小豆15g 槟榔6g 薤白10g 谷芽10g 木香5g 苏梗10g 5剂。

二诊:2011年5月24日。下腹胀除,中药守上方加砂仁(杵冲)5g。5剂。

医案2 会诊一:2019年12月25日。王某,32岁。因"孕13周,腹胀逐渐加重2个月"就诊。

患者孕7周左右,因阴道大出血住院保胎治疗,10天后血止,至今无出血,住院后出现腹胀,且逐渐加重,少量饮食后即觉胃脘及下腹部明显胀硬,嗳气不能缓解,矢气少,需服用"乳果糖、西甲硅油"帮助肛门排气后才稍微缓解。孕前便秘,现大便2天1次,便软或腹泻,寐差。身体检查:腹大如孕6月,叩诊小腹、两侧腹以及上腹部(结肠走向)叩诊呈鼓音。2019年12月23日B超:宫内单活胎,约13周,宫颈管长度32mm,宫颈内口闭合,宫腔积液47mm×16mm×28mm、33mm×21mm×26mm。舌淡红,苔薄白,脉细。

治法:**行气安胎**。

方药：赤小豆 15g　木香 5g　槟榔 5g　沉香(后入)3g　小麦 45g　青皮 5g　枳壳 5g　大腹皮 5g　生白术 50g　酸枣仁 10g　柏子仁 10g　蔻仁(杵冲)5g　3剂。

会诊二：2019年12月28日。腹胀明显减轻，已十去其七，矢气多且臭，嗳气减少，大便难，成形，2天1次，睡眠正常。舌脉如上。

方药：中药守上方木香改为9g，大腹皮改为9g，槟榔改为6g。4剂。

会诊三：2020年1月2日。腹胀已除，宫腔积液 27mm×10mm×12mm，矢气多，臭。舌淡红，苔薄白，脉滑。

方药：中药守上方，槟榔改为10g，加薤白10g。5剂。

医案3　初诊：2008年9月11日。徐某，35岁。妊娠39天，大便日解2次，成形，下腹胀坠4天，倦怠。舌淡红，苔薄白，脉细滑。

治法：**补益脾肾**。

方药：杜仲 12g　菟丝子 10g　续断 12g　桑寄生 12g　山药 15g　炒白术 10g　薤白 10g　生黄芪 10g　升麻 5g　木香 6g　太子参 10g　4剂。

二诊：2008年9月15日。下腹胀坠已经消除。

妊娠腹坠

初诊：2013年3月5日。张某，33岁。孕75天，带多色白，站立时小腹下坠感明显，需卧床休息，口渴善食，二便正常。舌稍淡，苔薄白，脉细滑。

治法：健脾益肾升提。

方药：白扁豆 20g　炒山药 20g　芡实 30g　生黄芪 15g　升麻 6g　黑大豆 30g　山茱萸 10g　金樱子 30g　苍术 10g　乌梅 10g　7剂。

二诊：2013年3月14日。上症均除，唯稍倦怠，舌稍淡，苔薄白，脉细滑。

方药：补中益气汤(方中用别直参3g)加杜仲10g。7剂。

妊娠带下

医案1　初诊：2008年1月14日。徐某，27岁。妊娠67天，带下如水，色黄，无臭气，无阴痒，反胃纳欠，原有宫颈柱状上皮外移。舌淡红，苔薄白，脉细。

治法：**健脾止带**。

方药：白扁豆 20g　莲子 20g　茯苓 10g　苍术 10g　炒薏苡仁 20g　海螵蛸 20g　蔻仁(杵冲)5g　4剂。

二诊：2008年1月18日。带下减少，质稠，腰部微倦，舌脉如上。

中药守上方加金狗脊10g。5剂。

医案2　初诊：2011年11月8日。孙某，27岁。妊娠9周余，腰部或酸，带下如水1周，牙龈出血，口淡，二便正常。舌尖稍红，苔薄白，脉细滑。

治法：**益肾收敛**。

方药：桑螵蛸 15g　鹿角片霜 10g　巴戟天 10g　胡桃肉 20g　芡实 30g　金樱子 15g　7 剂。

二诊：2011 年 11 月 15 日。带下消除。

医案 3　初诊：2013 年 11 月 21 日。陈某，29 岁。停经 37 天，带下如水，腰酸 2 天，下腹隐痛，口渴欲饮，胃纳可，夜寐一般，二便调。测血人绒毛膜促性腺素（HCG）39.1U/L。舌淡红，苔花剥，少津，脉细。

治法：**滋补肾阴**。

方药：石斛 15g　知母 10g　北沙参 15g　白扁豆 20g　黑大豆 30g　金樱子 20g　芡实 30g　墨旱莲 20g　山药 15g　4 剂。

二诊：2013 年 11 月 25 日。停经 41 天，带下除，口渴减轻，恶心 2 天，寐浅易醒。昨晚阴道极少量咖啡色出血，偶有腰酸，今晨阴道出血止。血 HCG 381U/L。舌脉如上。

方药：中药守上方去芡实，加五味子 5g。3 剂。

三诊：2013 年 11 月 28 日。无带下，无阴道出血，口渴除，腰微酸，恶心，昨腹泻 1 次，血 HCG 1 937U/L，舌脉如上。

治法：健脾益肾和胃。

方药：炒山药 15g　炒白术 10g　金狗脊 10g　络石藤 10g　佛手 10g　蔻仁（杵冲）5g　半夏 9g　杜仲 12g　4 剂。

妊娠阴肿

初诊：2007 年 9 月 6 日。周某，33 岁。妊娠 29 周，下肢肿胀明显，皮肤薄而光泽，按之没指，深凹不起，直至膝部。外阴部极度水肿，两侧大阴唇极度肿大，透亮如注水，如两瓣柚子，是正常的十数倍，以致步履蹒跚，难以下坐，痛苦异常，数处求医无效。血总蛋白 49.6g/L ↓，白蛋白 26.9g/L ↓，白球比 1.19∶1 ↓，尿酸正常。尿常规：尿蛋白 +1/L。既往无妊娠水肿病史。生育史：1-0-2-1。舌淡红，苔薄白，脉细。

治法：健脾利水。

方药：防己 10g　生黄芪 30g　炒白术 20g　炙甘草 5g　大枣 5 个　生姜 5 片　薏苡仁 30g　茯苓皮 20g　冬瓜皮 30g　3 剂。

单方：嘱服食鲤鱼，喝豆浆。

外治方：每日用甘松 100g，水煎浸洗双脚及外阴；用玄明粉 100g，化水湿敷外阴。

二诊：2007 年 9 月 9 日。用药之后，外阴水肿减退，以左侧为著，舌脉如上。

自诉，外阴水肿以甘松外洗、湿敷效果明显，故玄明粉仅使用 1 次，未再使用。舌脉如上。

中药守上方弃玄明粉续进 3 剂。

三诊：2007 年 9 月 12 日。两侧大阴唇水肿消退明显，左侧水肿已经消退一半，皮肤渐起皱，步履起坐方便，舌脉如上。

中药守上方续进 5 剂而安。

妊娠肛裂

医案1 初诊:2006年10月18日。黄某,27岁。妊娠近7个月,大便肛门出血已3天,血色鲜红,大便偏结。舌淡红,苔薄白,脉细。

治法:**凉血润肠止血**。

方药:**增液汤合芍药甘草汤加味**。

生地黄20g 玄参15g 麦门冬12g 生白芍30g 生甘草6g 地榆15g 槐花15g 升麻炭10g 5剂。

二诊:2006年11月24日。进药1剂,大便肛门出血立即消失,至今未再复发。

医案2 初诊:2009年6月9日。方某,28岁。妊娠43天,肛门裂疼痛便血。舌淡红,苔薄白,脉细。

外治方:鱼腥草60g 3剂。

每次加水1 000ml,煎取500ml,连煎3次,合药液坐浴,不拘次数,每次15分钟。

二诊:2009年6月9日。肛门裂疼痛便血已除。

妊娠痔疮

医案1 初诊:2022年7月29日。陈某,37岁。平素月经周期30~40天,经期7天,经量中等,经色红。月经6月20日来潮。查血人绒毛膜促性腺激素927.4mmol/L,孕酮32.1nmol/L,雌二醇768pmol/L。无腹痛,无阴道出血。寐纳可,大便结,2~4日一行。近4日反复痔疮出血,时有时无,出血多时马桶染红。舌淡红,苔薄白,脉细。

治法:**凉血止血,润肠通便**。

方药:**乙字汤加味**。

制大黄6g 升麻10g 炒黄芩10g 柴胡10g 当归6g 地榆炭15g 槐花炭15g 炙甘草6g 3剂。

二诊:2022年8月1日。进1剂,痔疮出血即净,大便转畅。

医案2 初诊:2010年1月12日。张某,33岁。妊娠70天,大便时痔疮出血5天。胃气上逆,嗳气泛酸,带多如水、色黄绿,阴痒。舌淡红,苔薄白,脉细。

治法:调气降逆,清理湿热。

方药:佛手10g 甘松10g 降香(后入)5g 瓦楞子30g 砂仁(杵冲)5g 苏梗10g 3剂。

外治方:夜交藤60g 3剂。

水煎3次,合药液约1 500ml,凉后坐浴,不拘次数,每次15分钟。

二诊:2010年1月15日。大便痔疮出血消失,余候减轻。

医案3 周某,24岁。妊娠43天,大便2天一行,痔疮出血1周。舌淡红,苔薄白,脉细。

外治方：墨旱莲 50g　6 剂。

水煎 3 次，合药液约 1 500ml，凉后坐浴，不拘次数，每次 15 分钟。

二诊：2008 年 12 月 12 日。外洗 2 剂，大便出血消失，痔疮缩小。

妊娠梅核气

初诊：叶某，26 岁。妊娠 60 天，梅核气，恶心嗳气，呕吐胃液 28 天，饥不多食。舌淡红，苔薄白，脉细。

治法：行气，和胃，降逆。

方药：**平胃散加味**。

厚朴 9g　苍术 10g　半夏 10g　沉香（后入）4g　茯苓 10g　佛手 10g　4 剂。

二诊：梅核气、嗳气均消，恶心呕吐减轻，腰坠。

守上方去沉香（后入），加苏梗 10g、杜仲 10g。4 剂。

妊娠口甘

初诊：2018 年 8 月 27 日。洪某，26 岁。妊娠 39 天，自觉口甘，吃饭、饮水均甜，口如含饴，甘甚则苦，口水甚多，不敢下咽，午饭后易饥，小腹微痛。舌淡红，苔润薄腻，脉濡。

治法：健脾化湿。

方药：党参 12g　炒白术 10g　茯苓 10g　藿香 6g　佩兰 6g　炙甘草 6g　草果 3g　生薏苡仁 15g　炒栀子 6g　莲蓬 10g　4 剂。

二诊：2018 年 8 月 31 日。症如上，舌脉如上。

方药：中药守上方，改炒白术为苍术 10g，改佩兰为 9g、藿香为 9g。4 剂。

三诊：2018 年 9 月 4 日。口甘明显减轻，不发苦，口水减少，舌脉如上。

方药：中药守上方改藿香为 12g、佩兰为 12g。3 剂。

四诊：2018 年 9 月 7 日。口甘已除，口水多。

方药：中药守上方加益智仁 6g。4 剂。

妊娠口苦

初诊：2009 年 9 月 24 日。季某，24 岁。妊娠近 3 月，恶心呕吐 1 周，口苦，连饮开水均觉苦味，嗜酸。舌尖稍红，苔薄白，脉细滑。

治法：清胃降逆。

方药：丝瓜络 5g　竹茹 10g　枇杷叶 10g　芦根 12g　半夏 10g　木瓜 6g　佛手 9g　4 剂。

二诊：2009 年 9 月 30 日。口苦、恶阻均除。

妊娠烦渴

医案1　初诊：2016年9月21日。王某，28岁。妊娠67天，口中烦渴饮水不解3天，便秘，口周、额部痤疮。舌淡红，苔薄白，脉细滑。

治法：**养阴生津**。

方药：石斛15g　麦门冬12g　乌梅6g　梨汁（冲服）100ml　6剂。

二诊：2016年9月27日。口渴已除，大便正常，痤疮消退，舌脉同前。

方药：参苓白术散加石斛10g、乌梅6g。7剂。

医案2　初诊：2009年3月9日。张某，33岁。妊娠47天，口烦渴1周。舌淡红，苔薄白，脉细。

治法：**清热滋阴**。

方药：淡竹叶10g　桑椹30g　木瓜6g　牡蛎15g　太子参15g　佛手10g　5剂。

二诊：2009年3月14日。口渴减轻，大便疏，舌脉如上。

中药守上方加何首乌20g。5剂。

医案3　初诊：2013年4月18日。陈某，26岁。怀孕3个月，自妊娠始至今一直口干，喜冷饮，饮不解渴，腰痛便疏。舌淡红，苔薄白，脉细。

治法：**甘凉清热生津**。

方药：荸荠汁50ml　甘蔗汁50ml　梨汁100ml　麦门冬12g　天花粉10g　知母10g　芦根30g　生地黄15g　北沙参15g　5剂。

二诊：2013年4月23日。饮毕口渴即除，其余症状均消，无恶阻，偶泛酸。

方药：橘皮竹茹汤加芦根20g、枇杷叶10g。5剂。

妊娠发热

医案1　风热型妊娠发热　初诊：2018年1月17日。熊某，26岁。孕30^{+3}周，发热2天，体温38.1℃，昨起咽痛，咽痒，口干，服用美林溶液10ml，伴大量出汗后体温降至正常。今就诊时体温38.3℃，咳嗽，痰多，色白，质稠，鼻塞，流白涕，头晕，乏力，恶寒怕冷，全身酸痛，大便偏软，无汗。生育史：0-0-0-0。血常规：白细胞计数9.66×10^9/L，淋巴细胞百分率9.4%，中性粒细胞百分率83.4%，嗜酸性粒细胞计数0.01×10^9/L。C反应蛋白52mg/L。舌淡红，苔薄白，脉浮数。

治法：**清热疏表**。

方药：羚羊角（调冲）3g　苎麻根20g　石膏20g　寒水石15g　葛根12g　淡豆豉10g　炒栀子10g　牛蒡子10g　薄荷（后入）6g　竹茹10g　杏仁10g　连翘10g　3剂。

二诊：2018年1月20日。进药1剂，热退，体温36.2℃。今咽不利，咽部充血，咳嗽，痰多色黄，出汗，胃脘不适。舌淡红，苔薄白，脉细。

方药：**温胆汤加味**。

陈皮 9g　半夏 9g　茯苓 10g　甘草 6g　炒枳壳 6g　竹茹 9g　前胡 10g　芦根 12g　枇杷叶 10g　杏仁 10g　3 剂。

医案 2　气滞型妊娠发热　林某，24 岁。妊娠近 3 个月，恶心呕吐月余，经治恶阻消失。外感 3 天，体温 37.3℃。舌淡红，苔薄白，脉细。

治法：**调气解表**。

方药：**香苏散加减**。

香附 6g　苏梗 10g　炙甘草 6g　陈皮 10g　佩兰 6g　荆芥 6g　蝉蜕 5g　3 剂。

药后外感发热除。

医案 3　暑热型妊娠发热　初诊：2007 年 7 月 28 日。王某，26 岁。妊娠 4 个月，发热 4 天，体温 38℃，前额及两侧颞部胀痛，畏寒，无汗，鼻塞，流清涕，咽喉疼痛，呛咳，恶心，呕吐涎沫，乏力，腰部酸痛明显，纳欠，口干，大便偏软。舌淡红，苔薄白，脉细数。

治法：**清暑解表**。

方药：香薷 6g　白扁豆 10g　厚朴 6g　淡豆豉 12g　炒栀子 10g　桔梗 5g　六一散 12g　薄荷（后入）5g　蝉蜕 5g　杏仁 10g　石膏 10g　荆芥 9g　3 剂。

二诊：2007 年 8 月 1 日。进药 1 剂，发热即退，恶心已除，胃纳已苏，阵咳无痰，咽痒，口干。舌边尖稍红，苔薄腻，脉细。

方药：川贝粉（吞）3g　木蝴蝶 4g　枇杷叶 10g　芦根 15g　竹茹 10g　桔梗 5g　牛蒡子 10g　前胡 10g　生甘草 5g　5 剂。

医案 4　暑湿型妊娠发热　初诊：2013 年 7 月 29 日。金某，27 岁。妊娠 48 天，原因不明出现午后微热 1 个月，体温 37.6℃，畏风，伴呕吐，汗出淋漓，发热至次晨退清，口渴喜饮，无鼻塞流涕，咽峡充血，二便可，尿常规：尿酮体弱阳性。血常规：正常。舌淡红，苔根腻，脉滑。

中医诊断：妊娠外感发热（湿重于热）。西医诊断：妊娠合并上呼吸道感染。

治法：**清湿热，宣气机**。

方药：**三仁汤加味**。

杏仁 10g　滑石 15g　通草 5g　厚朴 5g　半夏 10g　竹叶 10g　蔻仁（杵冲）5g　生薏苡仁 30g　青蒿 10g　白薇 10g　秦艽 10g　3 剂。

二诊：2013 年 8 月 2 日。午后微热未退，呕吐消失，大汗已除，腹痛水泻 3 天，喷嚏。舌淡红，苔薄腻，脉细。

治法：解暑和胃，利水燥湿。

方药：**胃苓汤加味**。

香薷 6g　桂枝 6g　茯苓 12g　猪苓 10g　泽泻 10g　炒白术 10g　苍术 10g　厚朴 10g　陈皮 9g　生甘草 5g　神曲 10g　3 剂。

三诊：2013 年 8 月 5 日。进药 1 剂，发热退，腹泻止，下腹疼痛 3 天，昨天骨盆酸痛，持续 1 天，嗳气多。体检：下腹轻压痛，右侧近脐处压痛略著，麦氏点无压痛。舌淡红，苔薄白，脉细。

治法：调气止痛。

方药：**四逆散加味。**

柴胡 10g　枳壳 10g　白芍 10g　生甘草 5g　薤白 10g　槟榔 5g　砂仁(杵冲)3g　木香 3g　沉香(后入)(冲)3g　3 剂。

药后腹痛除。

医案 5　伤暑型妊娠发热　初诊：2007 年 7 月 28 日。王某，26 岁。妊娠 4 个月，发热 4 天，体温 38℃，前额及两侧颞部胀痛，畏寒，无汗，鼻塞，流清涕，咽喉疼痛，呛咳，恶心，呕吐涎沫，乏力，腰部酸痛明显，纳欠，口干，大便偏软。舌淡红，苔薄白，脉细数。

治法：**祛暑解表，化湿和中。**

方药：**香薷饮加味。**

香薷 6g　白扁豆 10g　厚朴 6g　淡豆豉 12g　炒栀子 10g　桔梗 5g　六一散 12g　薄荷(后入)5g　蝉蜕 5g　杏仁 10g　石膏 10g　荆芥 9g　3 剂。

二诊：2007 年 8 月 1 日。进药 1 剂，发热即退，恶心已除，胃纳已苏，阵咳无痰，咽痒，口干。舌边尖稍红，苔薄腻，脉细。

方药：川贝粉(吞)3g　木蝴蝶 4g　枇杷叶 10g　芦根 15g　竹茹 10g　桔梗 5g　牛蒡子 10g　前胡 10g　生甘草 5g　5 剂。

医案 6　阴虚型妊娠发热　初诊：1997 年 5 月 13 日。陈某，25 岁。孕 3.5 个月，微热 13 天未退，体温 37.7℃，伴头痛，倦怠，小腹胀，带多色黄，大便稍秘，盗汗，咽部充血，心率 104 次 /min。舌红，苔薄白，脉细数。

治法：**养阴透热。**

方药：**青蒿鳖甲汤加减。**

白薇 12g　青蒿 10g　地骨皮 10g　薄荷(后入)4g　知母 8g　川石斛 10g　生地黄 10g　蔓荆子 10g　牡丹皮 6g　紫草 6g　决明子 12g　杏仁 10g　3 剂。

二诊：1997 年 5 月 17 日。微热减退，体温 37.4℃，带下色黄，舌脉如上。

治法：养阴清湿热。

方药：青蒿 10g　黄芩 6g　北沙参 12g　牡丹皮 6g　白薇 10g　地骨皮 10g　椿根皮 10g　茵陈 10g　紫草 10g　生地黄 10g　川石斛 12g　3 剂。

三诊：1997 年 5 月 29 日。微热已除。

医案 7　气虚型妊娠发热　初诊：2019 年 2 月 22 日。徐某，28 岁。孕 7 个月余，不明原因反复发热 2 个月余，至今已经发热 4 次，最高体温达 40℃，伴有腰痛。曾在外院予青霉素、头孢类等抗生素治疗后症状仍有反复，末次发热时间为 1 月末。平素时感身冷不适，胃纳一般，夜寐安，大便秘结，小便无殊。既往体健。生育史：1-0-0-1(剖宫产)。2 月 21 日 B 超提示宫内妊娠，单活胎，胎儿颈部见 W 型压迹，胎儿冠状静脉扩张。舌淡红，苔薄白，脉细滑。

治法：**甘温除热。**

方药：生黄芪 10g　太子参 12g　防风 6g　荆芥 5g　羌活 5g　苍术 10g　白芷 5g　藁本 5g　炙甘草 5g　5 剂。

二诊:2019 年 2 月 28 日。服药期间体温正常,寒冷消失,身体温暖,易饱易饥,舌脉同上。

方药:中药守上方,改生黄芪为 12g,加白术 10g。7 剂。

三诊:2019 年 3 月 7 日。近期均未发热,身体温暖,时有易饱易饥感,舌脉同上。

方药:中药守上方,加炒薏苡仁 15g。7 剂。

四诊:2019 年 3 月 14 日。已无发热,诸症均除,舌脉同上。

方药:中药守上方,7 剂。

诊后随访,不再发热。

妊娠瘛疭

徐某,28 岁。孕 27 周,昨晚身体间歇性抽动不能自禁,每分钟发生近 20 次,就诊时症状尚未控制。发作时耸肩缩颈收腹弓腰,状如呃逆或抽泣,但无声,也不影响呼吸。纳可,脘胀便秘,口干喜饮。经西医妇科及神经科检查均未发现异常。舌淡红,苔薄白,脉细。

治法:滋阴息风。

方药:**大定风珠加减**。

炒白芍 15g　龟甲胶(烊冲)10g　龙骨(先入)20g　牡蛎(先入)20g　鳖甲(先入)10g　鸡子黄(冲)1 枚　桑寄生 12g　丝瓜络 10g　竹茹 10g　3 剂。

二诊:药尽,瘛疭消失,舌脉如上。

治法:滋阴潜阳,收敛止汗。

方药:**三甲复脉汤加减**。

煅龙骨(先入)15g　牡蛎(先入)15g　麦门冬 10g　鳖甲(先入)12g　生地黄 12g　白芍 10g　龟甲胶(烊冲)10g　浮小麦 30g　五味子 5g　白薇 10g　3 剂。

妊娠出汗

医案 1　初诊:2009 年 10 月 31 日。唐某,27 岁。妊娠 40 天,外感方愈,自觉身热出汗 1 周,寐短。舌淡红,苔薄白,脉细。

治法:**益气固表**。

方药:**玉屏风散加味**。

五味子 5g　生黄芪 10g　白术 10g　防风 10g　芡实 20g　牡蛎 10g　金樱子 15g　白薇 10g　5 剂。

二诊:2009 年 11 月 5 日。身热自汗已除。寐短恶心口干,舌脉如上。

方药:太子参 12g　芦根 15g　枇杷叶 12g　佛手 10g　茯苓 10g　蔻仁(杵冲)5g　7 剂。

医案 2　初诊:2013 年 1 月 16 日。邹某,25 岁。孕 3^+ 个月,盗汗,多梦。舌质红,苔薄白，脉细滑。

治法：**酸收敛汗**。

方药：酸枣仁 30g　金樱子 20g　五味子 5g　糯稻根 30g　龙骨 20g　茯苓 10g　5 剂。

二诊：2013 年 1 月 24 日。盗汗多梦已除。

医案 3　初诊：2013 年 2 月 4 日。孙某，30 岁。月经 1 月 9 日来潮，尿妊娠试验阳性。3 天前无明显诱因出现夜间盗汗，汗出较多，伴有腰痛，胃纳可，小便量多，色黄，大便可。舌淡红，苔薄白，脉细。

治法：**清疏敛汗**。

方药：桑叶 15g　淡豆豉 10g　五味子 5g　牡蛎 30g　芡实 30g　金樱子 20g　3 剂。

二诊：2013 年 2 月 7 日。腰痛　盗汗已除，恶心轻。舌脉如上。

方药：寿胎丸加香砂六君子汤，7 剂。

医案 4　初诊：1994 年 3 月 5 日。李某，27 岁。孕期 8⁻ 个月，寐中脐下至臀部大腿大量出汗约半个月，以致被褥潮湿，每天均要晾晒。胎动、胎儿发育、胎位均正常。舌红，苔薄白，脉缓滑。

治法：收敛止汗。

外治方：五倍子 30g，研成极细末，水调外敷脐部。

二诊：1994 年 3 月 14 日。敷药之后 2 天，身体出汗消失。

妊娠咽痛

医案 1　初诊：2008 年 6 月 12 日。王某，25 岁。妊娠 38 天，过食杨梅之后咽喉干痛 2 天。舌红，苔薄白，脉细滑。

治法：**清热利咽**。

方药：生地黄 12g　木蝴蝶 5g　川石斛 12g　玄参 12g　西青果 6g　生甘草 5g　4 剂。

二诊：2008 年 6 月 17 日。咽喉干痛已经消失。

医案 2　潘某，32 岁。妊娠近 3 月，头痛咽痛，痰痞，口干苦臭。舌淡红，苔薄白，脉细滑。

治法：**清热解毒，化痰利咽**。

方药：青黛 5g　金银花 6g　竹茹 10g　芦根 20g　白茅根 20g　生甘草 5g　4 剂。

药后诸症即愈。

医案 3　初诊：2007 年 9 月 17 日。曹某，27 岁。妊娠 50 多天，时值秋燥，咽喉不适，干燥不多饮，纳便正常。舌淡红，苔薄白，脉细。

治法：**养阴利咽**。

方药：**增液汤加味**。

生地黄 12g 麦门冬 10g 北沙参 12g 天花粉 10g 知母 10g 玄参 10g 川石斛 12g 3 剂。

二诊:2007 年 9 月 20 日。咽喉干燥已除,上腭微干,舌脉如上。

中药守上方加竹叶 10g。3 剂。

三诊:2007 年 9 月 24 日。上腭干除。昨天胃脘疼痛。舌脉如上。

参苓白术散加甘松 6g。4 剂。

医案 4 初诊:2008 年 12 月 8 日。金某,29 岁。妊娠 6 周,咽喉疼痛 3 天。舌淡红,苔薄白,脉细。

外治方:白薇 20g,水煎 2 次,合约 500ml,含咽喉,不拘时。

二诊:2008 年 12 月 12 日。咽喉疼痛已除。

妊娠头痛

医案 1 初诊:2009 年 12 月 12 日。章某,28 岁。妊娠 80 天,头颞疼痛伴双目酸痛 1 周,寐差,恶心纳可,便秘,2~3 天一解,尿意频,小便不畅,咽喉疼痛 2 天,有痰色白质稠,久立后小腹下坠。舌稍红,苔薄白,脉细。

治法:**清热平肝**。

方药:石决明 20g 菊花 10g 决明子 10g 夜交藤 15g 钩藤 10g 白芍 10g 白僵蚕 10g 合欢花 10g 4 剂。

二诊:2009 年 12 月 16 日。头痛除,目痛减轻,寐佳,舌脉如上。

中药守上方加沙苑蒺藜 10g、女贞子 10g。7 剂。

医案 2 初诊:2013 年 7 月 17 日。林某,31 岁。怀孕 26 周,头痛,恶心呕吐 1 周。分娩第一胎后停经半年,诊断为脑垂体瘤,曾规律服用溴隐亭片治疗,此次怀孕后停药。1 周前因工作压力大出现前额胀痛,头晕,程度较剧,影响睡眠,并有恶心呕吐,每日吐 1~2 次,口淡,泛酸,纳差,大便干结,1~2 天一解,动辄短气。生育史:1-0-0-1,顺产。舌淡红,苔薄腻,脉细滑。

治法:**化痰息风**。

方药:**半夏白术天麻汤加味**。

半夏 10g 天麻 10g 白术 10g 陈皮 10g 茯苓 10g 炙甘草 5g 生姜 3 片 大枣 5 个 白僵蚕 10g 吴茱萸(泡 7 次,入煎)1g 石决明 15g 蔓荆子 6g 3 剂。

二诊:2013 年 7 月 22 日。上症缓解,胃纳稍增,寐可,口微苦。舌脉如上。

方药:中药守上方加钩藤 6g。5 剂。

三诊:2013 年 7 月 27 日。泛酸偶作,便秘,余候均除。舌脉如上。

医案 3 初诊:2003 年 9 月 18 日。冉某,31 岁,妊娠 3^+ 个月,头痛经常发作已经 6 年,平时需要服用撒烈痛片来控制,由于妊娠未敢擅自服用。现头痛以颠顶部为著,自诉如头部被棍子敲打,伴有腰酸,口淡恶心,纳欠。舌稍红,苔薄白,脉细。

治法:**疏风利头目**。

方药：荆芥 10g　防风 10g　白芷 10g　藁本 10g　刺蒺藜 10g　蔓荆子 10g　菊花 10g　僵蚕 10g　白芍 10g　决明子 10g　珍珠母（先入）12g　天麻 10g　5 剂。

二诊：2003 年 9 月 26 日。头痛消失，恶心减轻，自觉头顶部有热感，舌脉如上。

中药守上方改白芍为生白芍 12g，加丹皮 8g、青蒿 10g。5 剂。

妊娠胸痛

初诊：2015 年 6 月 2 日。唐某，28 岁。妊娠 3 个月，1 周前左侧胸部被拳击后出现胸痛，深吸气时痛甚，转侧亦痛，热敷后稍缓，无腹痛，无阴道出血。纳差，寐安，二便调。舌稍红，苔薄白，脉滑。

治法：养血通络止痛。

方药：忍冬藤 10g　桑寄生 15g　丝瓜络 10g　竹茹 10g　炒白芍 15g　炙甘草 6g　木瓜 10g　山楂 10g　6 剂。

二诊：2015 年 6 月 8 日。胸痛已愈。

妊娠腰痛

医案 1　初诊：2012 年 12 月 11 日。江某，28 岁。B 超检查宫内早孕约 7 周，可见原始心管搏动。近日自觉腰痛剧烈，难以转侧起坐，便稍结。舌淡红，苔薄白，脉细。

治法：**补肾。**

方药：猪肾（代水）1 只　胡桃肉（冲服）50g　枸杞子 20g　白术 30g　菊花 10g　杜仲 12g　6 剂。

二诊：2012 年 12 月 17 日。腰痛明显好转，转身起坐无碍。

方药：中药守上方加五加皮 10g。7 剂。

医案 2　初诊：2009 年 5 月 9 日。叶某，25 岁。妊娠 50 天，腰部酸痛，咽喉干热。舌淡红，苔薄白，脉细。

治法：**补肾阴。**

方药：墨旱莲 20g　生地黄 10g　石斛 10g　北沙参 15g　麦门冬 10g　玄参 10g　桑寄生 15g　苎麻根 20g　淡竹叶 10g　5 剂。

二诊：2009 年 5 月 14 日。药后上症均除。

医案 3　初诊：2008 年 4 月 10 日。王某，27 岁。妊娠 47 天，腰痛，大便先硬后溏 1 周，带下量多，色白，纳可。舌淡红，苔薄白，脉细。

治法：**补肾阳。**

方药：胡芦巴 10g　仙茅 6g　淫羊藿 12g　菟丝子 15g　补骨脂 12g　续断 12g　山药 15g　5 剂。

二诊：2008 年 4 月 15 日。腰痛已除，大便改善，舌脉如上。

中药守上方续进 5 剂。

医案4　初诊:2012年5月23日。谢某,35岁。妊娠38天,10天前剧烈运动后右少腹隐痛,触压均痛,伴腰脊酸明显。阵发性干咳3天,口干,纳便正常。检测:血人绒毛膜促性腺激素14 603U/L,孕酮84.2nmol/L,雌二醇2 506pmol/L。舌淡红,苔薄白,脉细。

治法:先拟调和气血。

方药:**十三太保方**。

菟丝子3g　当归5g　川芎5g　厚朴3g　艾叶3g　黄芪3g　荆芥3g　川贝母5g　炒枳壳2g　羌活2g　炒白芍6g　甘草3g　3剂。

黄体酮注射液每次20mg,每日1次,肌内注射。

二诊:2012年5月26日。腹痛已除,腰脊疼痛未减,便秘。舌淡红,苔薄白,脉细滑。

治法:**益肾补督**。

方药:猪脊髓1条　胡桃仁30g　五加皮10g　桑寄生15g　菟丝子15g　续断10g　络石藤12g　4剂。

三诊:2012年5月30日。腰脊痛减,恶心。舌脉如上。

方药:猪脊髓1条　胡桃仁30g　杜仲10g　桑寄生15g　菟丝子15g　续断12g　山药15g　砂仁(杵冲)5g　陈皮10g　5剂。

四诊:2012年6月6日。腰脊痛除。

医案5　初诊:2010年8月10日。黄某,29岁。妊娠50天,腰部抽痛5天,乳房疼痛,纳便正常。舌淡红,苔薄白,脉细滑。

治法:**调气补肾**。

方药:橘核10g　香附6g　墨旱莲20g　仙鹤草20g　山药15g　金狗脊10g　4剂。

二诊:2010年8月14日。腰部抽痛消失,乳痛,腹泻如水3天,舌脉如上。

葛根黄芩黄连汤加凤尾草15g、爵床15g、马齿苋20g、神曲10g。7剂。

医案6　初诊:2008年11月20日。金某,29岁。妊娠6周,腰痛,下肢乏力1周,便软,口淡。舌淡红,苔薄白,脉细。

治法:**补益脾肾**。

方药:莲子30g　白扁豆20g　小茴香5g　续断10g　仙茅10g　杜仲10g　4剂。

二诊:2008年11月24日。腰痛减轻,大便正常,舌脉如上。

中药守上方加韭子10g。4剂。

三诊:2008年11月28日。腰痛已除,无不适。

医案7　初诊:2009年11月23日。邱某,31岁。原患慢性盆腔炎性疾病,带下较多,妊娠6月余,腰痛,骨盆疼痛3天。舌淡红,苔薄白,脉细滑。

治法:**调和气血**。

方药:**十三太保方加味**。

当归4.5g　川芎4.5g　炒白芍6g　厚朴2g　艾叶2g　黄芪3g　荆芥3g　川贝母

3g　菟丝子 3g　枳壳 2g　羌活 2g　甘草 2g　萆薢 10g　桑寄生 20g　防已 10g　5 剂。

二诊:2009 年 11 月 28 日。腰痛已除,骨盆疼痛明显减轻,昨起小腹疼痛,肛门下坠,咽部有痰。舌淡红,苔薄腻,脉滑。

方药:当归 4.5g　川芎 4.5g　炒白芍 6g　厚朴 2g　艾叶 2g　黄芪 3g　荆芥 3g　川贝母 3g　菟丝子 3g　枳壳 2g　羌活 2g　甘草 2g　葱白 4 条　竹沥胶囊(分吞)6 粒　4 剂。

三诊:2009 年 12 月 3 日。骨盆和小腹疼痛均除。

医案 8　初诊:2022 年 10 月 21 日。林某,25 岁。停经 37 天,因腰痛剧烈 1 周就诊。纳可,二便调。辅助检查:人绒毛膜促性腺激素 3 841μmol/ml,孕酮 95.6μmol/L,雌二醇 416pmol/L。舌淡红,苔薄白,脉细。

治法:温阳补肾止痛。

外治方:保胎膏(由党参、当归、杜仲、续断等组成),6 张,外贴患处。

二诊:2022 年 10 月 24 日。保胎膏外用 2 天,腰痛即止。

妊娠腹痛

医案 1　初诊:2007 年 11 月 9 日。吴某,28 岁。妊娠 39 天,小腹时有胀痛。舌淡红,苔薄白,脉细。

治法:**益肾安胎**。

方药:南瓜蒂 1 个　莲蓬 10g　炒白芍 12g　杜仲 12g　续断 10g　砂仁(杵冲)5g　3 剂。

二诊:2007 年 11 月 12 日。小腹胀痛已经消失,舌脉如上。

中药守上方续进 3 剂。

医案 2　初诊:2017 年 6 月 20 日。黄某,31 岁。胚胎移植术后 18 周,因阵发性下腹部胀痛,肛门坠胀 1 周就诊,无阴道出血,腰酸明显,纳可便调,不敢用力排便。现在某医院住院治疗,予间苯三酚针、硫酸镁针、阿奇霉素针治疗,效果不著,宫缩频繁,输注硫酸镁可减轻,停药后 2~3 小时即加重。6 月 16 日 B 超:宫内单胎,存活,约 17^{+2} 周,宫颈长度 20mm,内口未开。子宫多发性肌瘤,最大 79mm×67mm×71mm。生育史:0-0-2-0。舌尖稍红,苔薄腻,脉细滑。

治法:**益气升提**。

方药:别直参(调冲)9g　生黄芪 20g　升麻 10g　炒白术 20g　熟地黄 15g　炒白芍 20g　南瓜蒂 1 个　莲蓬 10g　糯米 1 撮　3 剂。

二诊:2017 年 6 月 23 日。下腹阵发疼痛减轻,宫缩减少。舌淡红,苔薄腻,脉细滑。

中药守上方,加荷叶蒂 10g。4 剂。

三诊:2017 年 6 月 27 日。腹痛续减轻,宫缩消失,大便软。宫颈长度 44mm,子宫肌瘤 83mm×73mm×69mm。舌尖红,苔薄腻,脉滑。

方药:中药守上方,4 剂。

四诊:2017 年 7 月 1 日。下腹痛除,但仍较硬,肛门坠胀续减,大便正常,偶干咳。舌尖红,苔薄腻,脉滑。

方药:中药守上方,生黄芪改为 25g,加木蝴蝶 5g。4 剂。

五诊:2017 年 7 月 5 日。无腹痛,下腹部仍较硬,肛门坠胀除,偶干咳,大便正常,排气稍增多,纳可。

医案 3　陈某,29 岁。妊娠 38 天,小腹隐痛,恶心,偶有呕吐 3 天。舌淡红,苔薄白,脉细滑。

治法:**调气和血**。

方药:砂仁(杵冲)5g　葱白 4 条　半夏 10g　莲房 10g　3 剂。

二诊:上症皆除。

医案 4　初诊:2008 年 9 月 15 日。黄某,28 岁。妊娠 35 天,小腹隐痛偶作,口渴口臭,大便秘结,矢气多,纳可。舌稍红,苔薄白,脉细。

治法:**凉血润便**。

方药:白茅根 12g　竹茹 10g　生白芍 10g　生地黄 10g　络石藤 10g　薤白 10g　生白术 15g　3 剂。

二诊:2008 年 9 月 22 日。腹痛已除,口渴减轻,口臭,大便 3 天未解,矢气少,舌脉如上。

方药:白茅根 12g　枸杞子 20g　何首乌 30g　桑椹 30g　川石斛 15g　淡竹叶 15g　小麦 30g　薤白 10g　3 剂。

医案 5　王某,28 岁。妊娠 80 天,交接后两侧少腹疼痛 3 天。舌淡红,苔薄白,脉细滑。

治法:**清热益肾**。

方药:竹沥胶囊(分吞)4 粒　白芍 15g　炙甘草 6g　莲房 10g　续断 10g　山药 15g　杜仲 12g　4 剂。

二诊:少腹疼痛消除。

医案 6　初诊:2011 年 11 月 1 日。黄某,30 岁。妊娠 2 个月,左侧脐腹部一直疼痛,大便溏软,纳少,干呕。10 月 13 日阴道少量出血,经治疗之后出血已经控制。B 超检查提示宫内胚胎存活。舌淡红,苔薄白,脉细。

治法:**燥湿调气**。

方药:苍术 10g　厚朴 6g　陈皮 10g　薤白 10g　木香 6g　槟榔 6g　砂仁(杵冲)5g　苏梗 10g　神曲 10g　4 剂。

二诊:2011 年 11 月 6 日。下腹痛除,大便成形,舌脉如上。

中药守上方,5 剂。

妊娠腹股沟痛

初诊:2019 年 8 月 26 日。林某,32 岁。“因停经 52 天,反复两侧腹股沟疼痛伴阴道出血”收住某院治疗。2019 年 8 月 27 日辅助检查:D- 二聚体 0.27mg/L,抗核抗体系列(阴性),2019 年 9 月 9 日 B 超检查子宫动脉阻力:右侧子宫动脉流速 81cm/s,阻力指数(RI)0.83,收缩期峰值流速 / 舒张末期流速(S/D)5.95,搏动指数(PI)2.00;左侧子宫动脉流速 97cm/s,RI 0.77,S/D 4.34,PI 1.66。2019 年 10 月 21 日 B 超:早期妊娠(单活胎,孕 15^{+4} 周)胎心率 153 次 /min。住院期间西药治疗:黄体酮注射液、达肝素钠针、地屈孕酮片、补佳乐片、硝苯地平片、阿司匹林肠溶片。同时予以中药协定方“寿胎丸加味”口服,未有明显疗效,后西药加予地屈孕酮片,中药以补肾健脾,理气止痛安胎,腹股沟疼痛稍有好转,但仍未有明显起色。

2019 年 9 月 10 日。患者诉下腹胀痛消失,阴道出血增多,便溏,夜尿次数多,尿量少。

方药:花椒 1.5g 黄连 3g 乌梅 9g 炒白术 15g 木香 6g 橘络 6g 白芍 20g 生甘草 6g 丝瓜络 15g 乌药 9g 益智仁 30g 山药 15g 苎麻根 30g 海螵蛸 15g 炒杜仲 15g 2 剂。

2019 年 9 月 12 日。患者吃水果后便溏,仍感下腹胀痛,有阴道少量淡粉色出血,口干口苦。

方药:肉桂 2g 花椒 2g 黄连 3g 乌梅 9g 炒白术 15g 木香 6g 橘络 6g 白芍 20g 生甘草 6g 丝瓜络 15g 乌药 9g 益智仁 30g 山药 15g 苎麻根 30g 海螵蛸 15g 杜仲 15g 7 剂。

主管医师及主任医师均认为患者为神经症,已无药可治,2019 年 9 月 12 日邀请我微信会诊。

会诊记录:

会诊一:对方医院主管主任补充病情:“患者孕 2 个月,两腹股沟处疼痛,剖宫产切口两端疼痛,脐下也疼痛,疼痛剧烈时不能说话,甚至痛得死去活来。疼痛起因于 2 年前跟丈夫关系不和生气所致。自觉腹部冷,以脐周明显,平时易腹泻。6 年前诊断为慢性直肠炎,半年前大便稀,1 日解 10 余次,经调理后现大便尚可,受凉或吃水果后腹泻腹痛加重。尿频,次数最多时 5 分钟解 1 次小便,尿量少,现每晚解 7~8 次,睡眠不好。如尿频好转,腹股沟处疼痛也会减轻,伴腰酸。舌质偏胖,苔薄白。”但脉不详。

中医诊断:胎动不安(气血不和),鼠溪疼痛(肝气阻滞)。西医诊断:先兆流产,腹股沟疼痛待查?

治法:温肾固涩,理气止痛。

方药:**四神丸加味**。

吴茱萸 2g 肉蔻仁(杵冲)6g 补骨脂 10g 五味子 5g 乌药 6g 小茴香 3g 香附 6g 荔枝(连壳核)4 个 当归 6g 川楝子 10g 金匮肾气丸(分吞)10g 4 剂。

会诊二:2019 年 9 月 12 日。因住院时原先科室所开药物尚未服完,故上方暂时未服。科室主任称:“金匮肾气丸说明书写有孕妇忌服,所以患者拒绝服用。今天阴道出血淡红色”,故改方如下:

方药:吴茱萸 2g 补骨脂 10g 五味子 5g 乌药 5g 小茴香 3g 香附 5g 荔枝

(连壳、核、肉)4个　当归6g　川楝子10g　鹿角胶(烊冲)10g　4剂。(结果:对方科室处方时漏开乌药一味)

会诊三:2019年9月24日。9月23日对方主管主任介绍病情:"服药后患者阴道出血即净,腹痛有所减轻,但尿频并未明显改善,近日外感。"

方药:吴茱萸2g　肉蔻仁(杵冲)6g　补骨脂10g　五味子5g　乌药6g　小茴香3g　香附6g　荔枝核6g　当归5g　葱白(冲药)5条　艾叶炭5g　川楝子10g　七味都气丸(分吞)10g　4剂。

会诊四:2019年9月30日。患者拒绝服药,非要等待外感自愈后服用。今外感已清,腹痛减半,夜尿频。舌淡,苔腻,脉不详。

方药:**小建中汤加味**。

桂枝6g　炒白芍12g　炙甘草6g　生姜4片　大枣5个　荔枝核6个　荔枝肉(另吃)10个　五味子5g　乌药6g　益智仁10g　鹿角霜10g　覆盆子15g　饴糖(冲服)50g　4剂。

其间,对方主管主任打电话说,患者的腹痛基本已好。

会诊五:2019年10月22日。今日患者康复出院。两侧腹股沟疼痛未发作,局部挤压时偶有疼痛,腰酸疼,大便正常,夜尿6~7次。患者说,等她做完月子,一定会前来送锦旗的。舌淡红,苔薄白,脉不详。

方药:**小建中汤加味**。

桂枝6g　炒白芍12g　炙甘草6g　生姜3片　大枣5g　饴糖(冲服)50g　益智仁10g　巴戟天10g　乌药6g　荔枝核10g　仙鹤草20g　荔枝壳5个　荔枝肉10个　7剂。

妊娠腿麻

初诊:2014年4月10日。金某,29岁。妊娠近2个月,1周前无明显诱因下出现双下肢麻木,便软,矢气,腰酸。舌淡红,苔薄白,脉细滑。

治法:养血舒筋,疏风通络。

方药:炒白芍15g　炙甘草6g　竹茹10g　桑寄生15g　丝瓜络10g　山药20g　白术10g　木瓜10g　槟榔6g　5剂。

二诊:2014年4月15日。下肢麻木减轻,矢气多,便溏。性激素检测:雌二醇4 790pmol/L,孕酮84.85nmol/L,人绒毛膜促性腺激素127 565.0U/L。舌脉如上。

方药:**黄芩汤加味**。

黄芩10g　炙甘草6g　炒白芍10g　大枣5枚　薤白10g　木香6g　神曲10g　4剂。

三诊:2014年4月20日。下肢麻木除,大便成形,矢气少,纳欠,恶心,口淡。性激素检测:雌二醇4 981pmol/L,孕酮117.46nmol/L,人绒毛膜促性腺激素160 195.0U/L。舌淡红,苔薄白,脉细滑。

方药：七味白术散加佩兰6g、砂仁(杵冲)5g。5剂。

妊娠转筋

医案1　初诊：2009年11月20日。黄某，29岁。妊娠4个月，臀部筋吊1周，纳欠。舌淡红，苔薄白，脉细滑。

治法：**健脾柔络**。

方药：太子参15g　茯苓10g　白术10g　山药15g　白扁豆20g　薏苡仁15g　络石藤15g　白芍10g　炙甘草6g　5剂。

二诊：2009年11月27日。臀部筋吊已除。

医案2　初诊：2007年8月8日。叶某，24岁。妊娠3个多月，左侧臀部筋掣吊疼痛10天，连及左侧少腹。舌稍红，苔薄白，脉细滑。

治法：**清热通络**。

方药：忍冬藤15g　竹茹10g　木瓜10g　牡蛎20g　桑寄生15g　3剂。

二诊：2007年8月14日。左侧臀部筋掣吊疼痛明显减轻，左侧少腹痛除，舌脉如上。

中药守上方续进3剂。

医案3　初诊：2014年12月12日。刘某，28岁。孕19周，近1周夜间睡眠时两侧下肢不安症状，无论如何改变体位，放置双脚，症状均无法缓解。舌淡红，苔薄白，脉细滑。

诊断：不安腿综合征。

治法：**养血通络**。

方药：桑寄生15g　竹茹10g　木瓜10g　炒白芍15g　炙甘草6g　牡蛎20g　杜仲10g　5剂。

二诊：2014年12月22日。孕20^{+}周，药后上症已除，刻下咳嗽3天，今缓解，无痰，偶尔腰酸，乏力。舌脉如上。

方药：桑寄生15g　丝瓜络10g　牡蛎15g　杜仲10g　菟丝子15g　炒白芍15g　炙甘草5g　续断12g　7剂。

妊娠跟痛

初诊：2014年5月27日。叶某，27岁。妊娠9周，恶心呕吐，长期在门诊治疗，经中药调理后恶心呕吐较前缓解。近1周出现两足跟疼痛，以酸痛为主。舌淡红，苔薄白，脉细。

中医诊断：妊娠恶阻(脾胃虚寒)，足跟痛(肾虚)。

治法：健脾温胃，益肾填精。

方药：**理中汤合吴茱萸汤**。

党参 12g 炒白术 10g 干姜 5g 炙甘草 5g 吴茱萸 5g 大枣 5 枚,4 剂。水煎内服。

外治方:熟地黄 120g,捣烂敷两足跟。

二诊:2014 年 5 月 31 日。恶阻已减轻,足跟疼痛缓解。

方药:中药守上方,各进 5 剂。

胎动不安

医案 1 会诊:范某,31 岁。胚胎移植术后 17 周,反复阴道出血伴腰酸 2 个月余入院。体格检查:体温 36.9℃;脉搏 80 次 /min;呼吸 18 次 /min;血压 130/80mmHg。神清,精神可,甲状腺不肿,两肺呼吸音清,未及啰音,心律齐,未及病理性杂音。腹软,无压痛及反跳痛,两下肢不肿,神经系统检查无殊。舌质淡红,苔薄白,脉细滑。宫底脐下二横指,宫体质软,胎心 157 次 /min,未及明显宫缩。2017 年 12 月 6 日辅助检查:妊娠(中晚孕)B 超示子宫增大,宫腔内见一胎儿回声,胎头位于母体耻骨联合上方。双顶径 39mm,股骨长 23mm,羊水最深前后径约 42mm。心率 154 次 /min,胎动可见。胎头颅骨光环可见,胃泡可见,膀胱可见,脊柱及四肢长骨可见(不包括手指足趾)。胎盘附着于子宫后壁,成熟度 0 级,其下缘距宫颈内口约 28mm。宫颈管长约 34mm,宫颈内口闭合。结论:宫内单胎存活(约 17 周)。

入院后口服地屈孕酮片,静脉滴注间苯三酚及氨甲苯酸针后,阴道出血减少,色咖啡,淋漓不净,腹痛仍存,阵发性,服用米雅 BM 片、麦滋林颗粒、午时茶颗粒、4 次中药治疗,症状未见缓解。末次中药:黄柏 5g,生白芍 30g,黄连 3g,升麻 10g,蒲公英 10g,桑寄生 15g,龙骨 30g,炙甘草 5g,砂仁 3g,杜仲 15g,太子参 15g,苏梗 10g,续断 15g,菟丝子 15g,黄芪 15g,生白术 20g,牡蛎 30g。

会诊记录:初诊:2017 年 12 月 16 日。病史已悉,阴道出血 16 天未净,需用卫生巾,色青黑色,腹痛,小腹及腰部冷,大便软频。舌淡红,苔薄白,脉滑。

治法:**温脾肾安胎**。

方药:鹿角胶(烊冲)10g 炮姜 5g 淡附片 3g 淫羊藿 12g 仙茅 10g 菟丝子 12g 红参(调冲)10g 炒白术 10g 3 剂。

二诊:2017 年 12 月 18 日。阴道出血略减,用护垫,出血偶见红色,小腹腰冷稍减,大便软,日解 1 次,舌脉如上。

方药:中药守上方,淡附片改为 5g,加仙鹤草 20g。3 剂。

三诊:2017 年 12 月 21 日。阴道出血减半,小腹腰冷明显减轻,大便成形,自觉精神改善,无腹痛,舌脉如上。

方药:中药守上方,淡附片改为 6g,红参改为 15g。3 剂。

四诊:2017 年 12 月 26 日。阴道出血续减,小腹腰冷续见好转,大便成形。昨晚左少腹隐痛。舌淡红,苔薄白,脉细。

方药:**小建中汤加味**。

桂枝 6g　炒白芍 12g　炙甘草 6g　生姜 3 片　红枣 5 个　饴糖(冲)30g　红参(烊冲)15g　荆芥炭 10g　仙鹤草 20g　阿胶(烊冲)10g　3 剂。

五诊:2017 年 12 月 29 日。阴道少许出血,色暗红,小腹冷。舌脉如上。

方药:**温肾安胎汤**(自拟方)。

鹿角片 10g　淫羊藿 15g　山药 15g　阿胶(烊冲)10g　巴戟天 12g　荆芥炭 10g　仙鹤草 20g　续断 10g　菟丝子 15g　桑寄生 15g　莲房 10g　杜仲 10g　3 剂。

六诊:2018 年 1 月 2 日。阴道少许咖啡色血,小腹冷痛。舌淡红,苔薄白,脉细。

方药:**温肾安胎汤**(自拟方)**加减**。

鹿角片 10g　淫羊藿 15g　山药 15g　阿胶(烊冲)10g　巴戟天 12g　荆芥炭 10g　仙鹤草 20g　续断 10g　菟丝子 15g　桑寄生 15g　莲房 10g　杜仲 10g　饴糖(冲)30g　红参(调冲)10g　3 剂。

七诊:2018 年 1 月 5 日。阴道出血净,腰酸,小腹偶冷,隐痛。舌淡红,苔薄白,脉细滑。

方药:中药守上方,4 剂。

八诊:2018 年 1 月 9 日。无阴道出血。

医案 2　孙某,35 岁。生育史:2-0-1-2。因"停经 15^{+2} 周,近 2 周下腹紧缩感伴腰酸"住院保胎。9 月 17 日 B 超:宫内妊娠,约孕 17 周。胎盘下缘距宫颈内口>30mm,宫颈管长约 46mm,宫颈内口闭合。曾予硫酸镁静脉滴注针、安宝片抑制宫缩未效,请求会诊。

会诊一:2021 年 9 月 23 日。孕 18 周,宫缩明显已 2 周,或一天 10 余次。现下腹胀硬,下坠、剧烈时有分娩感,伴便意。无腹痛及阴道出血。双手乏力,腰部酸痛,昨日便软频。胸闷,喜深呼吸。舌淡红,苔薄白,脉细。

诊断:胎动不安。

治法:**益气升提,固摄安胎**。

方药:红参(调服)9g　生白术 10g　茯苓 10g　升麻 9g　生黄芪 15g　糯米 30g　桑寄生 15g　杜仲 12g　南瓜蒂 1 枚　荷叶蒂 10g　莲蓬 10g　4 剂。

会诊二:2021 年 9 月 27 日。宫缩次数减半,下坠分娩感消失。鼻衄,大便 3 天未解。舌淡红,苔薄白,脉细。

方药:红参(调服)9g　生白术 50g　生地黄 20g　生黄芪 20g　糯米 30g　桑寄生 15g　杜仲 12g　南瓜蒂 1 枚　荷叶蒂 10g　炒栀子 10g　3 剂。

会诊三:2021 年 9 月 30 日。宫缩十去其八。鼻衄除,大便 2 天一解,稍秘。舌淡红,苔薄白,脉细。

方药:中药守上方加小麦 50g。4 剂。

会诊四:2021 年 10 月 4 日。因便秘吃火龙果后腹泻如水,矢气增多,引起宫缩增多 2 天,腰酸坠伴便意。舌淡红,苔薄白,脉细。

方药:**黄芩汤合四逆散加味**。

炒黄芩 10g　炒白芍 10g　炙甘草 6g　枳壳 10g　柴胡 10g　薤白 10g　槟榔 5g

六神曲 10g　大枣 5 个　3 剂。

会诊五:2021 年 10 月 7 日。大便正常。今无不适,无小腹下坠。舌脉如上。

方药:**当归散加味**。

当归 6g　炒黄芩 10g　炒白芍 15g　川芎 6g　炒白术 10g　莲蓬 10g　南瓜蒂 1 枚　糯米 30g　生黄芪 15g　升麻 6g　4 剂。

会诊六:2021 年 10 月 12 日。无宫缩。舌脉如上。

方药:中药守上方加砂仁(杵冲)5g,6 剂。

会诊七:2021 年 10 月 18 日。无宫缩。昨日左上腹顶胀感。舌脉如上。

方药:香苏散加砂仁(杵冲)3g。4 剂。

医案 3　会诊一:2021 年 3 月 30 日。包某,28 岁。因"孕 16^{+4} 周,反复阴道出血 29 天,宫腔积液,住院治疗未愈",要求会诊。

阴道少量出血色暗,B 超提示宫腔积液 62mm × 26mm × 31mm,伴下腹坠痛,小腹阵发变硬,日达 4~5 次,腰背痛,矢气多,无阴道排液,纳欠,便秘,如羊屎。舌淡红,苔薄腻,脉细。

诊断:胎动不安。

治法:**扶正气,散滞气**。

方药:**十三太保方加味**。

当归 5g　川芎 5g　厚朴 3g　艾叶 3g　黄芪 3g　荆芥 3g　川贝 5g　菟丝子 3g　炒枳壳 2g　羌活 2g　甘草 3g　炒白芍 6g　香附炭 5g　荔枝核 5g　3 剂。

会诊二:2021 年 4 月 2 日。大便后仍有少量暗红色出血,平时未见阴道出血,自觉偶有下腹部紧缩不适,腰背痛减轻,大便正常。舌脉如上。

方药:**十三太保方加味**。

当归 5g　川芎 5g　厚朴 3g　艾叶 3g　黄芪 3g　荆芥 3g　川贝 5g　菟丝子 3g　炒枳壳 2g　羌活 2g　甘草 3g　炒白芍 6g　香附炭 5g　乌药 5g　4 剂。

会诊三:2021 年 4 月 6 日。阴道出血续减,大便正常,恶心。舌脉如上。

方药:**十三太保方加味**。

当归 5g　川芎 5g　厚朴 3g　艾叶 3g　黄芪 3g　荆芥 3g　川贝 5g　菟丝子 3g　炒枳壳 2g　羌活 2g　甘草 3g　炒白芍 6g　砂仁 5g　香附炭 5g　3 剂。

会诊四:2021 年 4 月 9 日。症如上,舌脉如上。

方药:中药守上方,去香附炭,加大腹皮 5g。3 剂。

会诊五:2021 年 4 月 12 日。宫腔积液减少 4/5,大便正常,出血减少,矢气多。今日 B 超:孕 19 周,胎心率 146 次 /min,双顶径 43mm,头围 165mm,股骨长 28mm,腹围 158mm,羊水液暗区 49mm,宫腔积液 60mm × 6mm × 30mm。舌淡红,苔薄白,脉细。

方药:**十三太保方加味**。

当归 5g　川芎 5g　厚朴 3g　艾叶 3g　黄芪 3g　荆芥 3g　川贝 5g　菟丝子 3g　炒枳壳 2g　羌活 2g　甘草 3g　炒白芍 6g　仙鹤草 30g　荔枝核 6g　7 剂。

会诊六:2021 年 4 月 19 日。阴道出血减少,褐色,便秘,矢气多,舌脉如上。

方药：**十三太保方加味**。

当归 5g　川芎 5g　厚朴 3g　艾叶 3g　黄芪 3g　荆芥 3g　川贝 5g　菟丝子 3g　炒枳壳 2g　羌活 2g　甘草 3g　炒白芍 6g　荔枝 6 个　炒莱菔子 6g　阿胶 10g　4 剂。

会诊七：2021 年 4 月 23 日。昨天阴道出血已净，今阴道极少褐色出血，偶有小腹隐痛，今大便软频，舌脉如上。

方药：中药守上方，去莱菔子，加诃子 6g。3 剂。

会诊八：2021 年 4 月 27 日。阴道出血已净 4 天，无不适。今日 B 超：宫内单活胎，孕 21 周，胎心胎动可及，宫腔积液消失，舌脉如上。

方药：**参苓白术散**。

党参 15g　茯苓 10g　炒山药 15g　白扁豆 15g　炒白术 10g　砂仁 5g　薏苡仁 20g　桔梗 3g　陈皮 9g　炙甘草 6g　7 剂。

医案 4　会诊一：2022 年 8 月 19 日。余某，30 岁。停经 90 天，因"严重阴道感染，阴道出血月余未净伴腹痛腰酸"，主管医生视为棘手，故请求会诊。

8 月 15 日入院至今对症治疗效果不佳，其中相关辅助检查为：2022 年 8 月 16 日血常规：白细胞计数 10.93×10^9/L［正常值（3.5~9.5）$\times 10^9$/L］，淋巴细胞百分率 15.4%（正常值 20%~50%），中性粒细胞数 7.98×10^9/L［正常值（1.8~6.3）$\times 10^9$/L］；白带常规检查：清洁度Ⅳ级，白细胞（+）/HP，上皮细胞（++）；白带镜检：真菌阴性，阴道滴虫阳性，线索细胞阳性。2022 年 8 月 17 日 B 超提示：纵隔子宫可能；偏右侧宫内早孕（约 10 周）；宫腔下端至宫颈内口处异常回声，大小 32mm×13mm×38mm 的子宫内膜息肉？2022 年 8 月 18 日阴道分泌物微生物培养：解脲支原体阳性（$\geq 10^4$ccu/ml），人型支原体阳性（$\geq 10^4$ccu/ml），阿奇霉素：中度敏感；尿液培养（住院）：培养检出多种革兰氏阴性、革兰氏阳性菌混合生长。8 月 19 日—8 月 26 日甲硝唑阴道上药。入院后至 8 月 25 日患者阴道出血仍未止，时多时少，粉红色至暗红色黏液状，8 月 25 日—9 月 8 日阿奇霉素针 0.5g、每日 1 次静脉滴注治疗支原体感染，9 月 8 日白带常规检查：清洁度Ⅳ级，白细胞（+++）/HP，上皮细胞（+），阴道滴虫阳性。9 月 10 日阴道分泌物微生物培养：解脲支原体 $\geq 10^4$ccu/ml，阿奇霉素敏感。

今阴道出血量较多，色红，夹带。腰或酸，身冷出汗。便软，难解。纳可。舌淡红，苔薄白，脉软。

治法：**清热解毒，止血安胎**。

方药：**黄连解毒汤加味**。

川连 3g　炒黄柏 5g　黄芩炭 10g　炒栀子 10g　萆薢 10g　地榆 20g　槐花 20g　阿胶（烊冲）10g　炮姜 5g　苎麻根 20g　3 剂。

会诊二：2022 年 8 月 22 日。阴道出血减少，无带下，寐可。无腰酸，无身冷，出汗消失。舌淡红，苔薄白，脉细滑。

方药：中药守上方加墨旱莲 20g。4 剂。

会诊三：2022 年 8 月 26 日。宫内息肉脱至宫颈口，舌脉如上。

方药：**黄连解毒汤合白头翁加甘草阿胶汤加味**。

黄芩炭 10g　黄连 3g　炒黄柏 5g　炒栀子 10g　地榆炭 20g　槐花 20g　苎麻根 30g　白头翁 15g　秦皮 10g　阿胶(烊冲)10g　炮姜 5g　炙甘草 6g　3 剂。

会诊四:2022 年 8 月 29 日。阴道出血未净,或觉腰酸,纳可,舌脉如上。

方药:炒栀子 10g　地榆炭 20g　槐花 20g　贯众炭 20g　苎麻根 30g　侧柏叶 10g　阿胶(烊冲)10g　海螵蛸 20g　萆薢 10g　黄芩炭 10g　防风 10g　荆芥炭 10g　生黄芪 12g　4 剂。

会诊五:2022 年 9 月 2 日。阴道出血减半,有异味,胃脘或不适,舌脉如上。

方药:中药守上方去炒栀子,加防风 12g、苍术 10g。3 剂。

会诊六:2022 年 9 月 5 日。症如上,舌脉如上。

方药:中药守上方加葛根 12g。4 剂。

会诊七:2022 年 9 月 9 日。宫内息肉自行脱落,阴道出血已净。9 月 8 日白带常规:清洁度Ⅳ级,白细胞(+++)/HP,上皮细胞(+),阴道滴虫(+)。甲硝唑阴道用药已经 5 次。舌脉如上。

方药:中药守上方,5 剂。

外治方:白头翁 30g。5 剂。水煎,蘸带线棉球塞阴道。

2022 年 9 月 10 日阴道分泌物微生物培养:解脲支原体 $\geqslant 10^4$ccu/ml,阿奇霉素敏感。

2022 年 9 月 13 日白带常规检查:白带常规检查:清洁度Ⅲ级,白细胞(+)/HP,上皮细胞(++),真菌阴性,阴道滴虫阴性,线索细胞阴性。

患者 2022 年 9 月 15 日平安出院。

医案 5　初诊:2012 年 7 月 12 日。朱某,28 岁。月经 5 月 6 日来潮,B 超检查宫内活胎近 7 周。阴道少量出血 1 周,色暗。舌淡红,苔薄白,脉细。

治法:温肾安胎。

温肾安胎汤,4 剂。

保胎灵胶囊,2 盒。

二诊:2012 年 7 月 14 日。阴道出血未净,量少,色紫。雌二醇 4 312pmol/L,孕酮 74.28nmol/L,人绒毛膜促性腺激素 85 901.6U/L。舌脉如上。

治法:**清热安胎**。

方药:生地黄炭 15g　苎麻根 20g　黄芩炭 10g　石斛 15g　墨旱莲 30g　莲蓬 10g　生白芍 15g　竹茹 10g　银镯 1 只　阿胶(烊冲)10g　南瓜蒂 1 个　4 剂。

三诊:2012 年 7 月 18 日。阴道出血净 3 天,小腹微胀。

寿胎丸加山药 15g、莲蓬 10g、白术 10g、炒黄芩 5g、太子参 12g、苏梗 10g。5 剂。

医案 6　初诊:2008 年 6 月 11 日。翁某,34 岁。妊娠 5 个多月,带中夹血 3 天,小腹下坠。舌稍红,苔薄白,脉细。

治法:**清虚热安胎**。

方药:糯稻根 20g　墨旱莲 20g　苎麻根 12g　龟甲胶(烊冲)20g　金银花炭 12g　藕节炭 10g　3 剂。

二诊:2008 年 6 月 14 日。赤带已除,胃脘不适,大便秘结如羊矢,日解 1 次,肛门出血。舌淡红，苔薄白，脉细。

方药：小麦 30g　生白术 30g　山药 30g　枸杞子 20g　黄精 20g　锁阳 20g　4 剂。

三诊：2008 年 6 月 18 日。大便已经正常。

医案 7　前置胎盘胎动不安　初诊：2009 年 12 月 10 日。张某，23 岁。妊娠 6 个月，阴道出血 20 天住院治疗。出血量少，色鲜，昨晚起出血明显增多，色暗无块，子宫收缩增多，腹痛，纳便正常。B 超：胎盘附着于子宫后壁，功能Ⅰ级，厚度正常，其下缘越过宫颈内口约 30mm，其下缘与子宫下段近宫颈内口之间见 40mm × 15mm 液性暗区，暗区间絮状回声，羊水最大暗区 53mm，暗区内未见明显异常回声。生育史：0-0-2-0。舌稍红，苔薄白，脉滑。

诊断：前置胎盘，宫内血肿。

治法：**凉血益气**。

方药：桑叶 12g　苎麻根 30g　墨旱莲 30g　生黄芪 10g　山药 20g　阿胶（烊冲）10g　白及 12g　荆芥炭 10g　仙鹤草 30g　4 剂。

二诊：2009 年 12 月 14 日。进药 1 剂，阴道出血即净，小便疼痛，舌脉如上。

中药守上方加白薇 12g。5 剂。

医案 8　初诊：2010 年 10 月 19 日。吴某，30 岁。妊娠 4 个月，阴道少量出血 45 天未净，色暗红，腰痛。纳便正常。舌淡红，苔薄白，脉细滑。

单方：穞豆衣 30g　糯稻根 50g　鲤鱼（约 250g，煎汤代水）1 条　墨旱莲 30g　仙鹤草 30g　五倍子 10g　3 剂。

二诊：2010 年 10 月 22 日。进药 2 剂阴道出血净，偶觉腰痛。舌脉如上。

中药守上方加杜仲 12g。7 剂。

医案 9　董某，27 岁。妊娠 40 天，今晨阴道少量出血，色红，腰酸痛。舌淡红，苔薄白，脉细。治法：补益脾肾。

食疗方：生山药 60g　杜仲 12g　苎麻根 15g　糯米 80g　4 剂。

前三味中药煎成后去滓，入糯米熬成粥，分两次食用。

服药当天，阴道出血即净。

妊娠宫腔积血

医案 1　初诊：2017 年 4 月 11 日。金某，32 岁，因“冷冻胚胎移植术（FET）后 91 天，双胎，反复阴道出血 2 个月余”，自 1 月 30 日起在我院住院保胎，曾予“黄体酮注射液、地屈孕酮片”等保胎，“舒普深针”抗感染，“间苯三酚针、硫酸镁针”抑制宫缩等治疗，阴道出血时有反复。3 月 30 日患者出血增多，约浸湿 1 片护垫，排出 2cm × 2cm 血凝块，予妇科检查：外阴无殊，阴道通畅，血污，PH 试纸检测：变色明显，后予“美罗培南”静脉滴注预防感染治疗。现已孕 15^+ 周，阴道出血较前减少，色黑，质干，如药渣样，偶有下腹紧缩感，每日 2~3 次，程度不剧，无腹痛，无发热。体检：下腹膨隆，腹肌紧张，宫底脐下一横指，未扪及明显宫缩。

2017年3月30日辅助检查:C反应蛋白<1mg/L。血常规:白细胞计数8.71×10^9/L,降钙素原0.024ng/ml。生化常规:无殊。白带常规:清洁度Ⅱ级。阴道分泌物培养:阴性。

2017年4月7日血常规:白细胞计数7.10×10^9/L,降钙素原0.025ng/ml。C反应蛋白<1mg/L。2017年4月7日B超:单胎,胎儿双顶径32mm,股骨长17mm,羊水最深径约43mm,宫腔内妊娠囊左前方及下方可见范围约100mm×20mm×57mm的不规则液暗区,内可见少量絮状回声。宫颈长度约35mm。结论:宫内单胎存活(约15周),宫腔内液性暗区。

诊断:①冷冻胚胎移植术后;②先兆流产;③子宫腺肌病;④妊娠期甲状腺功能减退症;⑤胎膜早破?

基本方剂:槲寄生15g 杜仲15g 升麻10g 白及10g 鹿角片10g 仙鹤草20g 荆芥炭10g 黄芩炭10g 地榆炭10g 紫苏梗10g 防风10g 莲房10g 龙骨30g 姜炭5g 椿根皮15g 三七片3g 淫羊藿10g 山茱萸10g

会诊一:病史已悉,阴道出血或暗,或略红,大便硬结如羊矢,口苦。舌淡红,苔薄白,脉细软。

治法:**化瘀清热,益气安胎**。

方药:大黄炭10g 三七(调冲)5g 苎麻根50g 莲蓬10g 桑叶15g 蒲黄炭10g 生白芍15g 艾叶炭6g 阿胶(烊冲)10g 太子参15g 生白术15g 糯米1撮 4剂。

煎服方法:每日1剂,水煎2次,共取汁300ml,分2次早晚温服,每次150ml。并予铁皮枫斗晶,每次4包,每日2次冲,益气滋阴。

会诊二:2017年4月14日。药后排出血较多凝血块,B超复查:宫内液性暗区缩小至原来1/3(47mm×14mm×54mm),大便顺畅。舌淡红,苔薄白,脉细,较前有力。

方药:中药守上方去桑叶,加荷叶蒂10g、南瓜蒂1枚,4剂。

会诊三:2017年4月19日。今日下午阴道出血已止,大便正常,纳可,下肢抽筋,2017年4月17日辅助检查:血常规示白细胞计数7.76×10^9/L,降钙素原0.023ng/ml。C反应蛋白<0.5mg/L。舌脉如上。

中药守上方改生白芍为炒白芍30g。4剂。

会诊四:2017年4月22日。2017年4月22日B超:宫内见54mm×9mm×42mm的不规则液暗区,宫腔内妊娠囊下方另可见17mm×8mm的液暗区,内透声欠佳(提示宫颈管积液可能)。闭合的宫颈管长度约26mm。结论:宫内单胎存活(约18周),宫腔内液暗区。

会诊意见:阴道出血已基本控制,宫腔积血续减,宫颈长度26mm,无腹痛,无腰酸,大便顺畅,下肢抽筋,无宫缩。舌淡红,苔薄白,脉细软。

方药:别直参(调冲)6g 大黄炭6g 桑寄生15g 南瓜蒂1个 阿胶(烊冲)10g 苎麻根30g 生白术15g 荷叶蒂10g 炒白芍30g 炙甘草6g 糯米1撮 4剂。

会诊五:2017年4月26日。2017年4月26日B超:宫内见56mm×7mm×40mm的液暗区,宫颈长度约39mm。结论:宫内单胎存活(约18^+周),宫腔积液。

会诊意见：腿抽筋消失，今日吃黄瓜、梨等食物后呕吐较剧烈，今阴道出血色淡。舌淡红，苔薄白，脉细滑。

方药：别直参（调冲）6g　大黄炭 6g　仙鹤草 15g　南瓜蒂 1 个　炒白术 12g　鹿角胶（烊冲）10g　艾叶 5g　荷叶蒂 10　糯米（炒黄）1 撮　5 剂。

会诊六：2017 年 5 月 2 日。阴道出血已净，带下色白，呕吐消失，腰部微酸，舌淡红，苔薄白，脉细滑。

方药：南瓜蒂 1 个　白术 10g　当归 6g　川芎 5g　茯苓 10g　泽泻 10g　炒白芍 15g　炒扁豆 20g　炒山药 15g　7 剂。

2017 年 5 月 9 日出院。

医案 2　李某，27 岁。因“停经 14^{+3} 周，腰酸半天”入院。2021 年 1 月 29 日本院相关检查：早期唐氏综合征产前筛查示低风险；胎儿颈后透明层厚度（NT）1.9mm。狼疮抗凝物（LA）、抗核抗体（ANA）、抗心磷脂抗体（ACA）均为阴性。2021 年 2 月 22 日。B 超：子宫增大，宫内见一胎儿，胎心、胎动可及，心率 160 次 /min，双顶径 25mm，股骨长 11mm，胃泡可见，颅骨光环完整，羊水中等量，胎盘附着于子宫后壁，厚 20mm，成熟度 0 级，其下缘达宫颈内口。宫腔内妊娠囊周围可见两处液暗区，范围分别约 66mm × 59mm × 64mm、64mm × 25mm × 40mm，透声欠佳，可见絮状回声。宫颈管长约 29mm，呈闭合状态。左子宫动脉峰值流速 98cm/s，RI 0.74，S/D 3.85；右子宫动脉峰值流速 94cm/s，RI 0.74，S/D 3.88。检查结果：妊娠（中孕），宫内单胎存活（约 13 周），宫腔积液。2021 年 3 月 9 日 B 超：宫腔内见一胎儿回声，胎心搏动和胎动可见。胎心率 158 次 /min，双顶径 34mm，头围 124mm，股骨长 18mm，腹围 94mm，口唇因胎龄关系显示不清，胃泡可见，膀胱可见，脊柱回声连续，羊水液暗区最厚为 37mm，胎盘位于子宫后壁，厚 24mm，0 级，胎盘下缘达宫内口边缘，宫腔内妊娠囊周围见液性暗区，范围约 96mm × 25mm × 84mm，透声差。宫颈管长度 36~38mm，闭合状态。检查结果：妊娠（中晚孕）：宫内单活胎，如孕 15 周 5 天。生育史：0-0-0-0。住院 42 天，下腹时有胀痛，宫腔积血不消，要求会诊。

会诊一：2021 年 3 月 11 日。住院 42 天，下腹胀或有刺痛，矢气少，宫腔积血如上，无恶阻，纳可。大便每日一解，质软。舌稍红，苔薄白，脉细弦。

中医诊断：妊娠腹胀；宫腔积血。

治法：**调气和血**。

方药：荔枝（连壳、核、肉）5 个　砂仁（杵冲）5g　香附 5g　乌药 5g　枳壳 3g　当归 6g　川芎 6g　莲房 10g　炒白术 12g　4 剂。

会诊二：2021 年 3 月 15 日。下腹胀、刺痛感明显减轻，口渴、口糜。舌尖稍红，苔薄白，脉细。

方药：荔枝（连壳、核、肉）　砂仁（杵冲）5g　香附 5g　乌药 5g　枳壳 6g　当归 9g　川芎 9g　莲房 10g　炒白术 12g　升麻 10g　3 剂。

会诊三：2021 年 3 月 19 日。阴道曾少许出血，褐色，即净。下腹胀，大便难解，口渴、口糜。舌脉如上。

方药：荔枝（连壳、核、肉）　莲房10g　当归6g　川芎6g　枳壳6g　生白术30g　大腹皮6g　生地黄12g　天仙藤6g　4剂。

会诊四：2021年3月23日。无阴道出血，下腹胀减轻，口渴减轻，大便正常，每日一解。B超宫内单活胎，孕17^{+6}W，胎盘下缘局限性液暗区，41mm×22mm×53mm，血窦？积液？宫颈管长度32mm，闭合状态。脐动脉S/D 5.75。经会诊治疗，患者宫腔积血吸收甚快，要求今日出院门诊治疗，舌脉如上。

方药：荔枝5个　荔枝核5个　莲房10g　当归6g　川芎6g　枳壳6g　生白术20g　大腹皮6g　生地黄12g　天仙藤6g　鸡内金6g　7剂。

会诊五：2021年3月29日。脐周隐痛，便溏，纳欠。舌脉如上。

方药：**黄芩汤合平胃散加味。**

炒黄芩10g　炒白芍10g　炙甘草6g　炒苍术9g　厚朴10g　陈皮9g　六神曲10g　木香5g　薤白10g　4剂。

会诊六：2021年4月6日。宫腔积血消失。大便成形。

医案3　初诊：2017年7月25日。周某，30岁。因“停经20周，反复阴道出血2个月余”入院。

平素月经规则，周期28天，经期4天，经量中等，色暗红，偶夹少许血凝块，无痛经。末次月经2017年2月26日来潮。3月26日自测尿妊娠试验阳性。5月28日无明显诱因阴道出血，某医院诊断为“先兆流产”，住院治疗，期间予“黄体酮注射液、地屈孕酮片”等保胎治疗，后转我院住院，好转出院。后阴道出血反复，时出时止，暗红色，偶有鲜红色，再次住院。生育史：1-0-2-1。2013年顺产；2012年、2015年人工流产各1次。6月24日妊娠中期唐氏综合征产前筛查：阴性。7月4日B超提示：子宫增大，宫腔内见一胎儿回声，双顶径41mm，股骨长24mm，胎心搏动规则，胎动可见，心率156次/min，颅骨光环完整，脊柱及四肢长骨可见，胃泡可见，膀胱可见，羊水最深前后径约40mm。胎盘附着于子宫后壁，成熟度0级，其下缘距宫颈内口约29mm。脐动脉S/D 3.6。宫腔下段（胎盘下缘）可见大小34mm×10mm×30mm液暗区，透声欠佳。结论：宫内单胎存活，约18周；宫腔积液。7月21日阴道分泌物微生物培养：阴性，未检出B群链球菌。

住院期间用药：

2017年6月23日：甘草5g　茯苓15g　山药10g　续断10g　黄芪15g　生白芍30g　槲寄生00g　荆芥炭10g　侧柏炭10g　地榆炭15g　蒲公英15g　黄芩炭10g　3剂。

2017年6月26日：黄芩10g　续断10g　甘草5g　生白芍20g　麸白术10g　当归6g　茯苓15g　砂仁（杵冲）5g　柴胡10g　黄芪15g　生地黄15g　3剂。

2017年6月30日：黄芪15g　生白芍20g　甘草5g　续断10g　车前草10g　茯苓20g　蒲公英15g　柴胡10g　黄芩10g　4剂。

2017年7月3日：砂仁（杵冲）5g　巴戟天6g　淫羊藿15g　山药10g　苎麻根15g　黄芪20g　党参10g　菟丝子15g　杜仲15g　槲寄生15g　生白芍15g　续断15g　3剂。

2017年7月18日：生地黄10g 黄芩炭10g 续断10g 甘草3g 生白芍20g 炒白术10g 黄芪30g 荆芥炭10g 侧柏炭10g 蒲公英15g 3剂。

2017年7月21日：黄芩炭10g 茯苓15g 山药10g 续断10g 黄芪15g 生白芍15g 甘草5g 槲寄生10g 荆芥炭10g 侧柏炭10g 地榆炭15g 砂仁(杵冲)5g 4剂。

因反复阴道出血不止，请求会诊。

会诊一：初诊：患者孕21周，连续阴道出血16天，量少，淡红，手机拍照见宫颈口有血性白带栓样物，伴腰酸，纳便可，无阴痒，无异味，口干燥。舌尖稍红，苔薄白，脉细滑。

中医诊断：胎漏(肾虚湿热型)。

西医诊断：先兆流产。

治法：**滋肾，清湿热**。

方药：墨旱莲30g 龟甲胶10g 地榆20g 槐花20g 玉米须30g 椿根皮20g 木贼10g 竹茹10g 茵陈10g 海螵蛸20g 萆薢10g 3剂。

会诊二：2017年7月29日。阴道逐渐减少，今晨已净，纳便正常，舌脉如上。

方药：中药守上方加生白术30g、山药20g。3剂。

会诊三：2017年8月1日。昨日阴道少量出血，咖啡色，今天净，大便日解2~3次。舌稍红，苔薄腻，脉滑。

治法：健脾，清湿热。

方药：白术30g 山药20g 白扁豆15g 茯苓10g 地榆12g 槐花12g 茵陈10g 萆薢10g 椿根皮12g 龟甲胶(烊冲)10g 3剂。

会诊四：2017年8月5日。阴道出血已净，带下有异味，舌脉如上。

方药：中药守上方加白头翁15g。3剂。

会诊五：2017年8月8日。无阴道出血，今日出院带药，尿频繁。系统B超示：单胎，臀位，胎儿存活，臀位。目前胎儿大小相当于23周加5天。胎盘下缘距宫颈内口>20mm。脐动脉S/D 2.3。羊水指数120mm。现宫腔积血消失，纳可。舌稍红，苔薄白，脉细软滑。

方药：参苓白术散加白头翁10g、椿根皮10g、龟甲胶10g。7剂。

滑　　胎

医案1　初诊：1988年2月23日。杨某，26岁。分别于妊娠5个月、2个月、3个月发生自然流产。末次自然流产日期为1987年10月。平时腰部及足跟疼痛，头晕，小腹疼痛，性生活后尤为明显，带下不多，纳欠。妇科检查：外阴无殊，阴道通畅，宫颈轻度柱状上皮外移，易出血，宫体后位，正常大小，活动，质地中等，轻压痛，右侧附件无压痛，左侧附件紧张压痛。舌稍红，苔薄白，脉细。

治法：**益肾调气**。

方药：杜仲10g 续断10g 小茴香3g 菟丝子10g 乌药6g 淫羊藿10g 熟地

黄 12g　枸杞子 15g　仙鹤草 15g　墨旱莲 12g　川楝子 10g　3 剂。

二诊：1988 年 2 月 29 日。小腹疼痛消失，经期将近，舌脉如上。

治法：调和气血。

方药：熟地黄 12g　炒白芍 12g　当归 9g　川芎 6g　乌药 9g　益母草 20g　鹿衔草 15g　丹参 12g　延胡索 10g　川楝子 10g　失笑散 15g　香附 10g　6 剂。

此后，运用和血益肾、清理湿热的方剂治疗。

三诊：1988 年 3 月 25 日。经前 10 天，左少腹疼痛。舌稍红，苔薄白，脉细。

治法：益肾凉血，清理湿热。

方药：杜仲 10g　菟丝子 10g　生地黄 15g　炒黄柏 10g　土茯苓 12g　大血藤 15g　蒲公英 10g　延胡索 10g　败酱草 12g　川楝子 10g　墨旱莲 15g　3 剂。

此后，继续使用和血益肾、清理湿热的方剂治疗。

四诊：1988 年 6 月 14 日。因家在异地，无特殊情况，由家属代为开药。月经延期 10 天未来潮，尿妊娠试验阳性。小便频数，口淡多唾。舌淡红，苔薄白，脉细。

治法：益肾清热安胎。

方药：**寿胎丸加味**。

杜仲 12g　桑寄生 15g　续断 10g　阿胶（烊冲）10g　菟丝子 10g　白芍 10g　白术 10g　黄芩 9g　砂仁（杵冲）4g　5 剂。

五诊：1988 年 6 月 29 日。妊娠 55 天，昨晚小腹疼痛，舌脉不详。

中药守上方，白芍加至 20g，另加葱白 3 条，3 剂。

六诊：1988 年 7 月 8 日。小腹疼痛减轻，晨起偶觉恶心，舌脉不详。

治法：健脾和胃，益肾安胎。

方药：**香砂六君子汤加味**。

党参 12g　白术 10g　茯苓 10g　木香 4g　砂仁（杵冲）4g　半夏 12g　陈皮 10g　桑寄生 15g　菟丝子 10g　炙甘草 6g　6 剂。

七诊：1988 年 8 月 9 日。妊娠 3 个月，左少腹隐痛，舌脉不详。

治法：和血益肾，健脾安胎。

方药：**当归芍药散合寿胎丸加减**。

当归 6g　川芎 5g　炒白芍 20g　白术 10g　茯苓 10g　泽泻 10g　桑寄生 15g　续断 12g　菟丝子 10g　3 剂。

八诊：1988 年 8 月 24 日。妊娠近 4 个月，倦怠乏力，舌脉不详。

红参 15g，分 3 天调服。

九诊：1988 年 10 月 31 日。妊娠近 6 个月，无腰腹疼痛，宫底脐上二指。纳可，小腹下坠，偶觉腰痛，舌脉不详。

治法：健脾益肾，补气升提。

方药：红参（调冲）9g　炙黄芪 15g　升麻 6g　山药 20g　阿胶（烊冲）10g　桑寄生 15g　菟丝子 12g　仙鹤草 20g　续断 10g　白术 10g　3 剂。

十诊：1988 年 11 月 19 日。妊娠 6.5 个月，下腹空虚感，舌脉不详。

方药：红参(调冲)6g 炙黄芪15g 阿胶(烊冲)10g 桑寄生15g 菟丝子15g 炒白芍12g 仙鹤草20g 续断12g 白术10g 枸杞子15g 3剂。

十一诊：1989年1月10日。妊娠8个多月，下腹空虚感。胎位正常，胎儿心率144次。舌淡红，苔薄白，脉细滑。

治法：补益中气，益肾安胎。

方药：**补中益气汤加味**。

党参20g 生黄芪20g 白术10g 升麻5g 柴胡5g 当归6g 陈皮9g 桑寄生15g 菟丝子15g 枸杞子10g 炙甘草5g 3剂。

患者于1989年2月10日分娩体重4kg的健康男婴。

医案2 初诊：1993年9月3日。李某，23岁。自然流产3胎，均于妊娠2个多月时发生。末次自然流产发生在1993年8月24日。月经周期定，经量正常，4天净，无痛经，带下不多。妇科检查：外阴无殊，阴道通畅，宫颈光滑，宫体前位，略小，活动，质地中等，无压痛，两侧附件压痛。舌淡红，苔薄白，脉细。

嘱其首先避孕，并予治疗疾病。

治法：和气血，清湿热。

方药：柴胡9g 白芍10g 枳壳10g 大血藤15g 败酱草12g 大蓟12g 皂角刺10g 大腹皮10g 神曲10g 蒲公英12g 桃仁10g 生甘草5g 6剂。

胎盘组织液每次2ml，每日1次肌内注射。

二诊：1993年9月11日。耳鸣，舌脉如上。

治法：和气血，益肾，清湿热。

方药：柴胡9g 白芍10g 枳壳10g 延胡索10g 川楝子10g 大血藤20g 蒲公英15g 败酱草12g 续断12g 杜仲12g 淫羊藿10g 生甘草5g 5剂。

胎盘组织液，每次2ml，每日1次，肌内注射。

三诊：1993年10月6日。末次经期9月25日来潮，7天净，左少腹疼痛，舌脉如上。

治法：调气清湿热。

方药：柴胡9g 白芍10g 枳壳10g 延胡索10g 川楝子10g 大血藤20g 蒲公英15g 败酱草12g 大蓟15g 小蓟15g 大腹皮10g 生甘草5g 3剂。

同时用中药保留灌肠，每日1次，连续15次。

四诊：1993年10月12日。下腹痛除，舌脉如上。

治法：益肾和血。

方药：熟地黄12g 枸杞子15g 菟丝子12g 覆盆子10g 续断12g 巴戟天12g 淫羊藿10g 墨旱莲15g 桃仁10g 丹参20g 茺蔚子10g 10剂。

五诊：1994年6月25日。月经5月13日来潮，尿妊娠试验阳性，胃脘不舒，小腹隐痛，牙痛，大便溏软。舌淡红，苔薄白，脉细。

治法：**健脾和胃，益肾安胎**。

方药：**六君子汤合寿胎丸加减**。

党参 12g　白术 10g　茯苓 10g　川连 2g　升麻 4g　半夏 8g　陈皮 8g　桑寄生 12g　续断 12g　杜仲 10g　莲蓬 10g　砂仁(杵冲)4g　炙甘草 5g　3 剂。

六诊:1994 年 6 月 30 日。患者卧床休息,恶心呕吐,口苦,舌脉不详。

治法:温胃清肝。

方药:**半夏泻心汤**。

半夏 12g　炒黄芩 6g　川连 2g　干姜 4g　党参 12g　炙甘草 6g　大枣 4 个　炒粳米 30g　3 剂。

七诊:1994 年 7 月 3 日。恶阻减轻,口淡,舌脉不详。

治法:健脾温中,调气降逆。

方药:**香砂六君子汤加味**。

木香 5g　砂仁(杵冲)4g　半夏 10g　陈皮 10g　党参 12g　炒白术 10g　茯苓 10g　苏梗 6g　藿梗 6g　炙甘草 5g　3 剂。

此后以 6 月 30 日方增损治疗恶阻,再进 6 剂。

八诊:1994 年 7 月 15 日。孕 2 个多月,已经临近自然流产危险日期,恶心呕吐,舌脉不详。

治法:补肾健脾。

方药:鹿角片 10g　菟丝子 10g　巴戟天 12g　续断 12g　杜仲 10g　桑寄生 12g　山药 12g　白术 10g　白芍 10g　桑椹子 12g　何首乌 10g　半夏 10g　3 剂。

九诊:1994 年 7 月 21 日。口淡,纳便正常,舌脉不详。

中药守上方去桑椹、何首乌,加砂仁(杵冲)4g,陈皮 6g。3 剂。

十诊:1994 年 7 月 24 日。小便急痛,舌脉不详。

治法:清热渗湿。

方药:**四苓散加味**。

茯苓皮 15g　猪苓 10g　白术 10g　泽泻 10g　车前子(包)10g　凤尾草 10g　通草 4g　爵床 12g　白薇 10g　六一散 12g　蔻仁(杵冲)4g　佛手 6g　3 剂。

此后,患者一切正常,未再就诊,于 1995 年 2 月 11 日顺利分娩体重 4kg 的健康男婴。

医案 3　初诊:2000 年 3 月 10 日。李某,28 岁。结婚 2 年未孕,经中药治疗后,妊娠 3 胎次,分别于孕 40 天、60 天、70 天发生自然流产和难免流产。患者 14 岁初潮,月经周期定,5~7 天净,无痛经。经期 3 月 3 日来潮。妇科检查未见异常,性激素检查均在正常范围,弓形体、巨细胞病毒、风疹病毒、单纯疱疹病毒检测阴性。男方精液化验正常,双方染色体检查正常。舌淡红,苔薄白,脉细。

治法:补益肝肾。

方药:鹿角片 12g　菟丝子 12g　枸杞子 12g　覆盆子 12g　淫羊藿 12g　巴戟天 12g　续断 12g　杜仲 12g　何首乌 12g　当归 6g　山药 15g　熟地黄 12g　15 剂。

二诊:2000 年 4 月 10 日。月经未潮,尿妊娠试验阳性,无明显不适,舌脉如上。

治法:**温肾安胎**。

方药：**温肾安胎汤（自拟方）加减**。

鹿角片 10g　菟丝子 12g　续断 12g　杜仲 12g　桑寄生 15g　山药 15g　淫羊藿 12g　巴戟天 12g　仙鹤草 15g　莲蓬 10g　苎麻根 12g　白芍 10g　13 剂。

此后，出现胃脘不适，恶阻现象时，以香砂六君子汤加苏梗、藿梗治疗；如偏热象，则以半夏泻心汤加苏梗、藿梗、杜仲、续断服用；腰痛则以香砂六君子汤合寿胎丸治疗；仅有腰痛，即以 4 月 10 日方治疗。先后共服用 69 剂。于 2001 年 2 月 3 日自然分娩体重 3.6kg 健康女婴。

医案 4　磷脂抗体综合征滑胎　初诊：2002 年 10 月 5 日。项某，25 岁，分别于 2001 年 10 月孕 70 多天、2002 年 2 月孕 50 多天、2002 年 5 月孕 30 多天发生自然流产。检测抗精子抗体（–），抗子宫内膜抗体 IgM 弱阳性、IgG 阴性；抗心磷脂抗体 IgG 14.1GPLU/ml、IgA 11.8APLU/ml（均高于正常值），IgM 正常范围；夫妻染色体检查正常。月经周期 28~30 天，经期 2~3 天，经量少，色紫，无血块，无痛经，经前无不适，纳便正常。生育史：0-0-3-0。白带量多，色黄。宫颈分泌物检测解脲支原体阳性，药敏试验：罗红霉素敏感。末次经期 9 月 28 日来潮。目前暂时避孕。妇科检查：外阴无殊，阴道通畅，子宫颈轻度柱状上皮外移，宫体前位，大小正常，活动，质地中等，压痛，两侧附件压痛。舌淡红，苔薄白，脉细。

治法：调气清湿热。

方药：**四逆清带汤**（自拟方）。

柴胡 10g　枳壳 10g　白芍 10g　生甘草 6g　败酱草 10g　大血藤 15g　椿根皮 15g　半枝莲 15g　土茯苓 15g　蒲公英 15g　大蓟 15g　小蓟 15g　萆薢 15g　10 剂。

罗红霉素片，每次 0.15g，1 日 2 次，夫妻同时服用。

二诊：2002 年 11 月 5 日。食欲不振，月经 10 月 26 日来潮，舌脉如上。

治法：清热解毒，消食助运。

方药：**仙方活命饮加味**。

金银花 12g　防风 10g　白芷 10g　当归 6g　陈皮 8g　白芍 10g　天花粉 10g　制乳香 4g　制没药 4g　皂角刺 15g　蒲公英 15g　败酱草 12g　鸡内金 5g　谷芽 10g　麦芽 10g　生甘草 5g　5 剂。

三诊：2002 年 11 月 18 日。抗心磷脂抗体试验阳性，舌脉如上。

治法：活血清湿热。

方药：丹参 12g　益母草 12g　牡丹皮 10g　茵陈 12g　炒栀子 10g　赤芍 10g　制大黄 6g　土茯苓 15g　泽兰 10g　蒲公英 15g　败酱草 12g　15 剂。

四诊：2002 年 12 月 14 日。检测解脲支原体阴性，末次经期 11 月 19 日来潮。下肢酸重，头晕，恶心，大便软，纳欠。舌稍红，苔薄白，脉细。

治法：清肝和胃。

方药：**黄连温胆汤加味**。

黄连 4g　半夏 10g　陈皮 10g　茯苓 10g　枳壳 8g　竹茹 10g　炙甘草 6g　神曲 10g　炒谷芽 10g　炒麦芽 10g　杜仲 12g　天麻 10g　3 剂。

五诊：2002年12月19日。末次经期12月15日来潮，今已净，无不适。舌淡红，苔薄白，脉细。

治法：活血清热。

方药：**ACA1号方**（自拟方）。

丹参10g　益母草15g　莪术10g　牡丹皮10g　赤芍10g　炒栀子10g　苎麻根20g　茯苓10g　山药15g　土茯苓15g　生地黄15g　35剂。

之后交接出血，上方加龟甲胶（烊冲）10g；经期去丹参、莪术，加茵陈12g；经水将净时，改用败酱草10g、大血藤15g、椿根皮15g、半枝莲15g、土茯苓15g、蒲公英15g、大小蓟各15g、萆薢10g、地榆15g、槐花20g、贯众炭15g、阿胶（烊冲）10g。

续诊一：2003年2月17日。末次经期2月5日来潮，抗心磷脂抗体试验阴性，抗子宫内膜抗体IgM弱阳性、IgG弱阳性。白带多，停止避孕。舌脉如上。

方药：ACA1号方，45剂，间断服药，以巩固疗效。

配合中药保留灌肠，每日1次。

续诊二：2003年7月1日。末次经期5月23日来潮，尿妊娠试验阳性，阴道少量出血4小时，恶心。舌脉如上。

收住入院保胎治疗，出血控制。B超：孕囊3.4mm×1.9mm×3.1cm，囊内胎心管搏动正常，抗心磷脂抗体试验阴性，TORCH试验阴性，阴道分泌物检查解脲支原体、人型支原体、衣原体阴性，于8月13日康复出院。8月16日阴道又出现少量出血，再次住院治疗。经再次保胎治疗成功，10月14日随访，未见异常，继续服用保胎药物。届时顺利分娩活胎。

医案5　母儿血型不合滑胎　柯某，27岁。1年前妊娠5个月发生自然流产，现妊娠4个月，患者血型O，丈夫血型B，血IgG抗B效价1∶1 024。B超：中期妊娠，宫内活胎。痤疮较多。舌尖稍红，苔薄白，脉细滑。

西医诊断：母儿血型不合。

治法：清湿热安胎。

方药：**茵陈蒿汤加减**。

茵陈蒿15g　炒栀子12g　苎麻根10g　黄芩10g　竹茹10g　金钱草10g　桑寄生15g　山药15g　益母草10g　白术10g　白扁豆15g　生白芍12g　7剂。

此后守上方加减连续再服127剂，至妊娠8个多月，B超：胎儿发育与孕周相符。中药守首日方续服14剂。

临预产期半月，测血IgG抗B效价1∶256，产前检查一切正常。

中药守上方再服14剂。

按期分娩健康婴儿。

医案6　母儿血型不合滑胎　南某，30岁。分别于妊娠5个多月和7个多月发现死胎行引产术。本人血型为O，丈夫血型为B，IgG抗B效价1∶512。舌淡红，苔薄白，脉细。

西医诊断：母儿血型不合引起的胎儿宫内死亡。

治法：活血化瘀，清热凉血。

方剂：ACA1 **号方**（自拟方）。

丹参 10g 益母草 15g 莪术 10g 牡丹皮 10g 赤芍 10g 炒栀子 10g 苎麻根 20g 茯苓 10g 山药 15g 土茯苓 15g 生地黄 15g 17 剂。

再诊时证实妊娠，检测 IgG 抗 B 效价 1∶512，同时定期监测血人绒毛膜促性腺激素、雌二醇、孕酮，均在正常范围。于妊娠 2 个月时，测 IgG 抗 B 效价 1∶512 强，开始服用活血化瘀、清热安胎的 ACA2 **号方**（自拟方）：

益母草 15g 桑寄生 15g 半夏 9g 白术 20g 赤芍 10g 茵陈蒿 10g 炒栀子 10g 苎麻根 20g 茯苓 10g 山药 15g 土茯苓 10g 147 剂。

于妊娠 7 个多月时行产前检查，三维 B 超检查示宫内单胎存活，孕 29 周检查为臀位。IgG 抗 B 效价 1∶256。

此后随症加药连续服用 ACA2 号方 49 剂。

如期正常分娩一体重 3.5kg 的健康女婴。

抗 β2- 糖蛋白 1 抗体阳性

初诊：2014 年 3 月 28 日。伍某，29 岁。因“不孕症”就诊。3 月 18 日检查：抗 β2- 糖蛋白 1 抗体 52RU/ml（正常值<20RU/ml）。月经 3 月 24 日来潮，未净。舌淡红，苔薄白，脉细。

西医诊断：不孕症，抗 β2- 糖蛋白 1 抗体阳性。

治法：活血化瘀，清热凉血。

方药：ACA1 **号方**（自拟方）。

丹参 10g 益母草 15g 赤芍 10g 茯苓 10g 牡丹皮 10g 苎麻根 20g 莪术 10g 炒栀子 10g 山药 15g 土茯苓 15g 生地黄 15g 7 剂。

二诊：2014 年 4 月 8 日—5 月 3 日。无不适，舌脉如上。

方药：ACA1 方，28 剂。

三诊：2014 年 5 月 12 日。复测抗 β2- 糖蛋白 1 抗体阳性。

方药：D **二方**（自拟方）。

丹参 10g 益母草 20g 赤芍 10g 茯苓 10g 牡丹皮 9g 苎麻根 15g 当归 9g 川芎 6g 泽泻 10g 炒白术 10g 莲房 10g 7 剂。

四诊：2014 年 5 月 20 日—6 月 5 日。无不适，舌脉如上。

方药：D 二方，14 剂。

五诊：2014 年 6 月 14 日。复测抗 β2- 糖蛋白 1 抗体 28RU/ml。

方药：D 二方，7 剂。

六诊：2014 年 6 月 21 日。无不适，舌脉如上。

方药：D 二方，7 剂。

7 月 1 日复测抗 β2- 糖蛋白 1 抗体阴性。

封闭抗体异常

初诊:2020 年 2 月 24 日。包某,26 岁。因“不良妊娠 2 次,要求助孕”就诊。

月经周期 35~36 天,经期 7 天,经量中等,色暗红,有血块,痛经轻微,偶有腰酸。月经 2 月 1 日来潮。纳寐可,大便或结或溏,小便无殊。既往史:2019 年 6 月因“纵隔子宫”行手术治疗。既往“甲状腺功能减退症”病史,服用优甲乐每日半片。生育史:0-0-1-0,无痛人工流产 1 次,生化妊娠 2 次。2019 年 9 月 6 日辅助检查:封闭抗体阴性,$CD4^+$ 细胞 44.8%;$CD8^+$ 细胞 29.56%;CD3-BE −2.27%;CD4-BE −2.44%;CD8-BE 0.91%;同型半胱氨酸 10.5μmol/L;25 羟维生素 D 56.37nmol/L;尿酸 3.99μmol/L,肝功能正常;黄体生成素 4.14U/L,卵泡刺激素 5.62U/L,雌二醇 147pmol/L,孕酮 0.383nmol/L,睾酮 1.26nmol/L,催乳素 12.49μg/L,游离甲状腺素 18.85pmol/L,促甲状腺素 2.15mU/L。舌淡红,苔薄白,脉细。

中医诊断:滑胎。

方药:**当归芍药散加味**。

当归 9g　川芎 9g　炒白芍 10g　茯苓 10g　泽泻 10g　炒白术 10g　柴胡 10g　枳壳 10g　大血藤 20g　蒲公英 15g　白花蛇舌草 30g　延胡索 10g　7 剂。

二诊:2020 年 3 月 2 日。无不适,舌脉如上。

治法:补气益肾。

方药:**封闭汤**(自拟方)。

黄芪 50g　党参 15g　当归 9g　升麻 10g　柴胡 10g　陈皮 12g　菟丝子 30g　杜仲 10g　丹参 15g　炒白术 15g　7 剂。

三诊:2020 年 3 月 9 日。月经 2 月 1 日来潮,尿妊娠试验阴性,舌脉如上。

方药:封闭汤。

黄芪 50g　党参 15g　当归 9g　升麻 10g　柴胡 10g　陈皮 12g　菟丝子 30g　杜仲 10g　丹参 15g　炒白术 15g　7 剂。

四诊:2020 年 3 月 16 日。月经 3 月 12 日来潮,舌脉如上。

方药:封闭汤。

黄芪 50g　党参 15g　当归 9g　升麻 10g　柴胡 10g　陈皮 12g　菟丝子 30g　杜仲 10g　丹参 15g　炒白术 15g　7 剂。

五诊:2020 年 4 月 6 日。便秘,舌脉如上。

方药:中药守上方加郁李仁 10g。7 剂。

六诊:2020 年 4 月 13 日。症如上,舌脉如上。

方药:封闭汤加菝葜 20g。7 剂。

七诊:2020 年 4 月 20 日。月经 4 月 19 日来潮,量中等,痛经。舌脉如上。

方药:封闭汤加益母草 30g、香附 10g。7 剂。

八珍:2020 年 4 月 28 日。经行 7 天净,无不适,舌脉如上。

方药：封闭汤加桃仁 15g。7 剂。

九诊：2020 年 5 月 5 日。便秘，舌脉如上。

方药：封闭汤加桃仁 20g、火麻仁 12g。7 剂。

十诊：2020 年 5 月 12 日。大便正常，舌脉如上。

方药：封闭汤加桃仁 20g、冬葵子 20g。7 剂。

十一诊：2020 年 5 月 19 日。大便正常，舌脉如上。

方药：中药守上方加益母草 20g。7 剂。

十二诊：2020 年 6 月 2 日，症如上。月经 5 月 26 日来潮，舌脉如上。

方药：封闭汤，7 剂。

十三诊：2020 年 6 月 9 日。辅助检查：CD4 细胞 45.4%；CD8 细胞 27.2%；CD3-BE 2.3%；CD4-BE 2.2%；CD8-BE 1.9%。

高同型半胱氨酸血症

初诊：2016 年 7 月 18 日。冉某，31 岁。因发现同型半胱氨酸增高 48 天就诊。患者 2 年内不良妊娠 2 次行孕前检查，发现同型半胱氨酸 11.8mmol/L（正常值<10mmol/L），D- 二聚体 0.45mmol/L，其余检查如夫妻双方染色体、封闭抗体、抗子宫内膜抗体、抗核抗体等均正常。月经周期 30 天，经期 5 天。月经 7 月 9 日来潮。生育史：0-0-3-0。否认药敏史，否认肝炎、糖尿病、高血压等疾病史。舌淡红，苔薄白，脉细。

诊断：复发性流产，高同型半胱氨酸血症。

治法：活血利水。

方药：**D 二 2 方**（自拟方）。

当归 15g　川芎 9g　炒白术 10g　茯苓 10g　泽泻 10g　赤芍 30g　牡丹皮 12g　泽兰 15g　丹参 30g　桃仁 10g　益母草 30g　炒留行子 30g　14 剂。

二诊：2016 年 8 月 10 日。月经 7 月 9 日来潮。舌淡红，苔薄白，脉细。

方药：D 二 2 方，14 剂。

三诊：2016 年 9 月 2 日。无不适。

方药：D 二 2 方，14 剂。

四诊：2016 年 9 月 20 日。症如上，月经 9 月 8 日来潮。

方药：D 二 2 方，14 剂。

五诊：2016 年 10 月 7 日。D- 二聚体 0.45mmol/L。

方药：D 二 2 方，7 剂。

六诊：2016 年 10 月 14 日。同型半胱氨酸 10.7mmol/L。

方药：D 二 2 方，7 剂。

七诊：2016 年 10 月 24 日。无不适。

方药：D 二 2 方，14 剂。

八诊：2016 年 11 月 9 日。无不适，复查同型半胱氨酸。

方药：D 二 2 方，7 剂。

九诊：2016 年 11 月 18 日。无不适，月经 11 月 12 日来潮，同型半胱氨酸 8.7mmol/L。

方药：D 二 2 方，5 剂。

先兆早产

初诊：1983 年 5 月 15 日。马某，27 岁。妊娠 7 个月，下腹疼痛已经数日，但始终未予重视治疗，当天下腹疼痛逐渐加剧，至晚间出现规律性疼痛，每隔 50 分钟发作 1 次，持续数分钟，伴小腹下坠，便意频仍，屡屡登厕，虚恭而不能起。舌淡红，苔薄白，脉滑数无力。

治法：益气升提。

急调红参 6g 服下。药毕，下腹疼痛明显缓解，可以安睡。

二诊：1983 年 5 月 16 日。晨起下腹阵痛发作，便意又频，自觉阴道流出水样物，卧床不能动弹，经石蕊试纸测试，排除胎膜早破。

方药：阿胶（烊冲）10g　红参（调冲）6g　炙黄芪 30g　升麻 6g　熟地黄 10g　砂仁（杵冲）5g　白芍 10g　山药 15g　4 剂。

进药 1 剂后腹痛缓解，3 剂之后腹痛消失，再守上方调理。

羊水穿刺后出血

初诊：2008 年 7 月 25 日。翁某，35 岁。妊娠 7 个多月，5 月 28 日行羊水穿刺检验之后阴道出血至今未净，血量少，色淡红，无腰腹疼痛。舌淡红，苔薄腻，脉细。

中医诊断：胎漏（脾虚血热）。西医诊断：羊水穿刺后出血。

治法：健脾凉血。

方药：苎麻根 50g　大枣 10 个　糯米 100g　5 剂。

先将苎麻根煎汤，去药渣，加大枣、糯米再共煮，待粥熟吃粥。

二诊：2008 年 7 月 31 日。阴道出血未净，倦怠，舌脉如上。

中药守上方加太子参 20g。5 剂。

煎法、服法同上。

三诊：2008 年 8 月 5 日。阴道出血净已 3 天。

中药守上方续进 5 剂以善后。

羊水过少

医案 1　初诊：2015 年 2 月 10 日。林某，27 岁。孕 8^+ 个月，4 天前 B 超提示羊水池最大深度 20/27/0/13mm，羊水指数 60mm。要求中药治疗。现尿频尿急，无尿痛，无双下肢水肿。生育史：0-0-0-0。舌淡红，苔薄白，脉细。

治法：益气养阴。

方药：黄精 20g　玉竹 15g　生黄芪 15g　北沙参 15g　山药 15g　覆盆子 20g　知母 10g　天花粉 10g　石斛 12g　7剂。

二诊：2015 年 2 月 17 日查 B 超：羊水指数 99mm。舌脉如上。

中药守上方继续口服 7 剂。

医案 2　初诊：2014 年 12 月 1 日。洪某，25 岁。“孕 4 个月，小腹隐痛，倦怠”就诊。

患者现孕 4 个月，孕期小腹隐痛，倦怠乏力。11 月 30 日 B 超：宫内探及一活胎，双顶径 37mm，股骨长 31mm，胎盘附着于子宫前壁，胎盘功能Ⅰ级，羊水最大深度 26mm。提示：中期妊娠单活胎；双顶径偏小；羊水偏少。舌淡红，苔薄白，脉细滑。

治法：补肾填精，益气养阴

方药：桑椹 20g　覆盆子 20g　山药 20g　墨旱莲 15g　龟甲胶（烊冲）10g　生黄芪 15g　玉竹 15g　黄精 15g　石斛 15g　白扁豆 15g　7剂。

二诊：2014 年 12 月 8 日。12 月 6 日 B 超复查：胎儿双顶径 41mm，股骨长 35mm，羊水平段 38mm，胎心率 136 次 /min，胎盘附着于子宫前壁，成熟度 0 级。提示：单活胎中孕，目前胎儿大小约 19W+6D，羊水量正常。患者诉心悸，影响睡眠，心率 108 次 /min。舌淡红，苔薄白，脉细数。

方药：太子参 15g　麦门冬 10g　五味子 5g　石斛 15g　黄精 15g　酸枣仁 20g　覆盆子 15g　龙齿 20g　玉竹 15g　茯神 10g　7剂。

2015 年 1 月 26 日 B 超：羊水平段 47mm，2 月 16 日羊水平段 45mm，3 月 31 日羊水平段 55mm，羊水指数 126mm，胎心率正常。

羊水早破

医案 1　会诊一：2012 年 3 月 1 日。家属代诉。孙某，27 岁。孕 25 周，因小腹胀痛，胎膜早破住院已 3 天，带注如水，阴道液 pH>6.5，大便难，因未敢起床，舌脉不详。

西医诊断：中期妊娠，胎膜早破。

治法：补益脾肾，收敛固涩。

方药：桑螵蛸 15g　生白术 30g　芡实 30g　金樱子 30g　生黄芪 15g　升麻 6g　苎麻根 20g　生山药 30g　杜仲 12g　5剂。

会诊二：2012 年 3 月 9 日。两天前带下增多，稍稠，乳白色，昨夜带下又增多，大便 1~2 天 1 次，便秘较前好转。今咽痛剧烈，无咳嗽鼻塞流涕，有喷嚏，昨自服板蓝根。舌脉不详

中药守上方加桔梗 5g、白及 10g。5 剂。

会诊三：2012 年 3 月 19 日。孕 28 周，因无羊水早破指征，阴道液 pH 正常，已于 5 天前出院。咽痛已除。近来带下如水，带量同前，夜尿时稍多。近半月盗汗，小腹稍胀。近几日每早膀胱充盈，腹压增加时出现尿失禁，双腿发力。舌脉不详。

中药守 3 月 1 日方，7 剂。

会诊四：2012 年 3 月 28 日。电话咨询，一切正常。

医案 2　初诊：2013 年 8 月 26 日。林某，26 岁。孕 18 周，阴道分泌物呈清水样，量少，卧床减少，PH 测试纸呈碱性，2 天前下腹曾有两次紧缩性腹痛，持续 2~3 分钟。8 月 15 日 B 超：宫内妊娠，单活胎。现妇检观察阴道内未见到明显渗液现象，阴道分泌物 pH 在 7.2 左右。舌淡红，苔薄白，脉细。

治法：健脾益肾升提。

方药：生黄芪 20g　党参 15g　柴胡 6g　升麻 5g　白术 10g　白及 10g　炙甘草 6g　桑螵蛸 12g　杜仲 10g　桑寄生 10g　菟丝子 12g　3 剂。

二诊：2013 年 8 月 31 日。药后阴道渗液消失，自汗。舌脉如上。

中药守上方加五味子 5g。7 剂。

胎儿宫内生长迟缓

初诊：2020 年 1 月 17 日。陈某，35 岁。患者未曾生育过。因先天性子宫发育不良，宫腔狭小，于 2019 年 8 月 14 日在宫腔镜下行子宫内膜病损切除术 + 子宫内膜息肉切除术 + 宫腔扩容术 + 宫内避孕装置放置术。2019 年 10 月 31 日在第 2 次宫腔镜手术中发现宫腔左右两侧壁见纵行肌性粘连带，呈“竖琴”状，两侧输卵管开口清晰可见，行宫腔镜下子宫病损电切术 + 子宫内膜粘连松解术 + 宫内避孕装置去除术。2019 年 12 月 31 日在某医院生殖中心移植第 5 天冻胚 1 枚，人绒毛膜促性腺激素上升欠佳，近半月来每天夜里自觉宫缩 3 次，每次约 10 秒，次日全天小腹胀痛，无阴道出血，无腹痛。生殖中心用药：黄体酮注射液、绒毛膜促性腺激素针、达肝素钠针、黄体酮胶囊、环孢素片、芬吗通片、泼尼松片、阿司匹林片，曾用中西医结合方法保胎治疗，后以失败告终，1 月 24 日自然流产，1 月 31 日 B 超提示宫腔胎物残留，服用生化汤后，2 月 19 日复查 B 超，宫腔内未见异常。生殖中心现存冻胚 6 枚。当前先调养身体，准备 7 月再行胚胎移植术。由于移植之前患者精神紧张，经常出现寐差，纳减，胃脘部隐痛，恶心，反酸，大便软黏、不成形。根据辨证论治，分别给予十全大补汤加减、四物汤加减、八珍汤加减、十味温胆汤加减、平胃散加减、四逆散加减、小建中汤加减、固冲汤、助孕汤等方药。

二诊：2020 年 6 月 23 日。今日移植冻胚两枚，寐差，精神紧张，胃脘不适较前减轻。舌淡红，苔薄白，脉细。

治法：温肾安胎。

方药：鹿角片 10g　菟丝子 15g　桑寄生 15g　续断 10g　杜仲 10g　仙鹤草 20g　淫羊藿 15g　巴戟天 12g　炒山药 15g　莲蓬 10g　荆芥炭 10g　阿胶（烊冲）10g　夜交藤 20g　合欢花 10g　7 剂。

三诊：2020 年 7 月 2 日。小腹坠微痛，无阴道出血，无腰酸，纳可，大便软不成形、质黏，小便正常，寐差，晨起口苦。7 月 1 日测人绒毛膜促性腺激素 99.2mU/ml。生殖中心用药：泼尼松 5mg，每日 1 次；芬吗通片早上黄 1 片、中午红 1 片、晚上黄 1 片，口服；地屈孕酮片 10mg，每日 2 次，口服；安琪坦（黄体酮）早上 0.2g、口服，晚上 0.2g、塞阴道；依诺肝素针 6 000U，皮下注射，每日 1 次。

方药：鹿角片 10g　菟丝子 15g　桑寄生 15g　续断 10g　杜仲 10g　仙鹤草 20g　淫羊藿 15g　巴戟天 12g　炒山药 15g　莲蓬 10g　炒白术 10g　炒黄芩 10g　炒谷芽 10g　炒麦芽 10g　神曲 10g　4 剂。

固肾安胎丸 1 包，每日 3 次，口服。

四诊：2020 年 7 月 6 日。7 月 3 日测人绒毛膜促性腺激素 198.3mU/ml，D- 二聚体 0.21mg/L，血小板最大聚集率 38.3%，孕酮 45.82nmol/L，雌二醇 396pmol/L，促甲状腺素 3.22μU/ml，血清游离甲状腺素 18.4pmol/L，甲状腺球蛋白抗体 <10U/ml，抗甲状腺过氧化酶抗体 27.84U/ml。7 月 6 日测人绒毛膜促性腺激素 644mU/ml，D- 二聚体 0.22mg/ml，血小板最大聚集率 38.3%，孕酮 >60ng/ml，雌二醇 111.85pg/ml（410.49pmol/ml）。

方药：中药守上方，4 剂。

西药同上，改依诺肝素针为达肝素钠针 5 000U、皮下注射、每日 1 次，加阿司匹林片 25mg、每日 3 次、口服。

五诊：2020 年 7 月 9 日。人绒毛膜促性腺激素 2 839mU/ml，孕酮 46.56nmol/L，雌二醇 495pmol/L，血小板最大聚集率 6.0%。寐浅，多梦，入睡困难，一夜睡眠 4~5 小时，大便次数多、一天 3 次、量少、软黏，矢气多，胃胀痛，嗳气不多。舌脉如上。

方药：中药守上方去谷麦芽、神曲，3 剂。

西药用法同上。

六诊：2020 年 7 月 13 日。人绒毛膜促性腺激素 8 945mU/ml，孕酮 53.78nmol/L，雌二醇 506pmol/L，血小板最大聚集率 5.5%。带下量多色黄，有点异味，小腹胀痛，大便一天 1~2 次。舌脉如上。

治法：活血利水。

方药：**当归芍药散加味**。

当归 6g　炒白芍 10g　泽泻 10g　炒白术 10g　茯苓 10g　川芎 6g　丹参 10g　牡丹皮 9g　益母草 10g　莲蓬 10g　4 剂。

固肾安胎丸 1 包，每日 3 次，口服。

西药同上，改达肝素钠针 5 000U、每日 2 次、皮下注射，加硝苯地平片 10mg、每日 2 次、口服，西地那非片 25mg、每晚 1 次、塞阴道。

七诊：2020 年 7 月 16 日。人绒毛膜促性腺激素 15 567mU/ml，孕酮 109.8nmol/L，雌二醇 573pmol/L，血小板最大聚集率 6.1%。近 3 日失眠，一夜仅睡 1~3 小时，手心发热。舌脉如上。

方药：当归芍药散加味。

中药守上方加夜交藤 20g、合欢花 12g。4 剂。

固肾安胎丸 1 包，每日 3 次，口服。

西药同上，加羟氯喹片 0.1g，每日 2 次，口服。

八诊：2020 年 7 月 20 日。人绒毛膜促性腺激素 22 622mU/ml，孕酮 37.56nmol/L，

雌二醇 403.62pmol/L，D- 二聚体 0.22mg/ml。B 超：宫内早孕约 40^{-} 天，孕囊 17mm × 8mm × 15mm，其内见胚芽，头臀长 4mm，可见原始心管搏动，宫腔内局限性液暗区 6mm × 5mm × 6mm，宫腔积液 8mm × 4mm。阴道出血两天，少量咖啡色，小腹坠痛。舌脉如上。

方药：中药守上方，3 剂。

西药同上。

九诊：2020 年 7 月 23 日。人绒毛膜促性腺激素 32 813mU/ml，孕酮 26.42nmol/L，雌二醇 841pmol/L，血小板最大聚集率 6.1%。阴道出血未净，少量咖啡色，寐欠。舌脉如上。

治法：温肾安胎。

方药：鹿角片 10g　菟丝子 15g　桑寄生 15g　续断 10g　杜仲 10g　仙鹤草 20g　淫羊藿 15g　巴戟天 12g　炒山药 15g　莲蓬 10g　荆芥炭 10g　阿胶（烊冲）10g　4 剂。

西药同上，加黄体酮注射液 40mg，肌内注射，每日 1 次。

十诊：2020 年 7 月 27 日。阴道出血净。人绒毛膜促性腺激素 49 335mU/ml，孕酮 78.43nmol/L，雌二醇 1 287pmol/L，血小板最大聚集率 6.0%，谷丙转氨酶 67U/L，谷草转氨酶 31U/L，γ- 谷氨酰转移酶 113U/L。B 超：宫内早孕（双胎可能，其一约 7^{+}W，另一个未见胚芽）。子宫动脉血流阻力指数，左侧 47cm/s，RI 0.88，S/D 8.7；右侧 40cm/s，RI 0.89，S/D 9.0。胃脘不适，舌脉如上。

治法：活血利水。

方药：**当归芍药散加味**。

当归 6g　炒白芍 10g　泽泻 10g　炒白术 10g　茯苓 10g　川芎 6g　丹参 10g　牡丹皮 9g　益母草 10g　莲蓬 10g　半夏 10g　陈皮 10g　3 剂。

西药同上，改磺达肝癸钠针 2.5mg，每日 1 次，皮下注射。

十一诊：2020 年 7 月 30 日。人绒毛膜促性腺激素 56 105mU/ml，孕酮 58.1nmol/L，雌二醇 1 268pmol/L，血小板最大聚集率 6.9%。B 超：宫内早孕约 55 天，孕囊 20mm × 8mm × 20mm，头臀长 15mm，可见心搏。阴道出血未净，少许淡咖啡色，空调房怕冷，鼻塞。舌脉如上。

治法：温肾安胎。

方药：鹿角片 10g　菟丝子 15g　桑寄生 15g　续断 10g　杜仲 10g　仙鹤草 20g　淫羊藿 15g　巴戟天 12g　炒山药 15g　莲蓬 10g　荆芥炭 10g　阿胶（烊冲）10g　4 剂。

西药同上。

十二诊：2020 年 8 月 3 日。人绒毛膜促性腺激素 73 508mU/ml，孕酮 66.7nmol/L，雌二醇 2 059pmol/L，血小板最大聚集率 6.8%，谷丙转氨酶 23U/L，谷草转氨酶 39U/L，γ- 谷氨酰转移酶 109U/L。

中药守上方，4 剂。

西药同上。

十三诊：2020 年 8 月 7 日。人绒毛膜促性腺激素 69 554mU/ml，孕酮>60ng/ml，雌二醇 668.88pg/ml（2 454.79pmol/ml）。B 超：宫内早孕（双胎可能，其一约 7^{+}W，另一个未见胚芽）。子宫动脉血流阻力指数，左侧 47cm/s，RI 0.88，S/D 8.7；右侧 40cm/s，RI 0.89，S/D 9.0。

治法：活血利水。

方药：**当归芍药散加味**。

当归 6g　炒白芍 10g　泽泻 10g　炒白术 10g　茯苓 10g　川芎 6g　丹参 10g　牡丹皮 9g　益母草 10g　莲蓬 10g　3 剂。

西药：黄体酮注射液 20mg，肌内注射，每日 1 次；磺达肝癸钠针 2.5mg，每日 1 次，皮下注射；泼尼松片 5mg，每日 1 次，口服；芬吗通早上 1 片黄、中午 1 片红、晚上 1 片黄，口服；地屈孕酮片 10mg，每日 2 次，口服；阿司匹林片 25mg，每日 3 次，口服；硝苯地平片 10mg，每日 2 次，口服；西地那非片 25mg，每晚 1 次，塞阴道；羟氯喹片 0.1g，每日 2 次，口服。

十四诊：2020 年 8 月 10 日。人绒毛膜促性腺激素 77 599mU/ml，孕酮 75.3nmol/L，雌二醇 2 871pmol/L，血小板最大聚集率 10.1%。B 超：宫内早孕（双胎可能，其一约 9^{-}W，另一个未见胚芽）。子宫动脉血流阻力指数，左侧 87cm/s，RI 0.77，S/D 4.33；右侧 65cm/s，RI 0.74，S/D 3.79。睡眠不佳，舌脉如上。

中药守上方，加酸枣仁 15g。4 剂。

西药同上，去黄体酮注射液、西地那非片。

十五诊：2020 年 8 月 14 日。人绒毛膜促性腺激素 82 573mU/ml，孕酮 52.7nmol/L，雌二醇 3 973pmol/L，血小板最大聚集率 7.6%。阴道出血未净，咖啡色，今稍减少，寐差，脐周隐痛，大便一天 1~2 次，质软黏。舌脉如上。

方药：**当归芍药散加味**。

当归 6g　炒白芍 10g　泽泻 10g　炒白术 10g　茯苓 10g　川芎 6g　丹参 10g　牡丹皮 9g　益母草 10g　莲蓬 10g　酸枣仁 15g　4 剂。

西药同上。

十六诊：2020 年 8 月 18 日。人绒毛膜促性腺激素 83 873mU/ml，孕酮 29nmol/L，雌二醇 4 941pmol/L，血小板最大聚集率 8.1%。舌脉如上。

方药：中药守上方，去酸枣仁，6 剂。

西药同上。

十七诊：2020 年 8 月 24 日。孕 11W+5D，人绒毛膜促性腺激素 92 818mU/ml，孕酮 44.3nmol/L，雌二醇 6 832pmol/L，血小板最大聚集率 7.2%。B 超：宫内早孕（约 11^{-}W），孕囊 37mm×28mm×44mm，头臀长 42mm，胎心搏动规则，宫腔积液 12mm×6mm×10mm。子宫动脉血流阻力指数，左侧 85cm/s，RI 0.81，S/D 5.22；右侧 89cm/s，RI 0.75，S/D 4.0。外感 2 天，鼻塞清涕晨微黄，咽不痛，无咳嗽，无怕冷，纳差口苦。舌淡红，苔薄白，脉细。

诊断：胎儿宫内发育迟缓可能。

方药：中药守 8 月 18 日方，6 剂。

西药同上。

十八诊:2020 年 9 月 1 日。孕 12W+6D,人绒毛膜促性腺激素 92 962mU/ml,孕酮 64.3nmol/L,雌二醇 9 833pmol/L。B 超:宫内早孕(约 12W),NT 1.3mm,头臀长 52mm,双顶径 19mm,股骨长 7mm,胎心搏动规则,羊水暗区 24mm,胎盘后方液暗区(考虑血池)32mm×12mm×25mm。舌脉如上。

方药:中药守上方,6 剂。

西药同上,改硝苯地平片 10mg,每日 1 次,口服。

十九诊:2020 年 9 月 8 日。孕 13W+6D,人绒毛膜促性腺激素 76 165mU/ml,孕酮 78.6nmol/L,雌二醇>11 010pmol/L,血小板最大聚集率 6.3%。舌脉如上。

方药:中药守上方,6 剂。

西药:泼尼松片 5mg,每日 1 次,口服;阿司匹林片 25mg,每日 3 次,口服;磺达肝癸钠针 2.5mg,隔日 1 次,皮下注射;硝苯地平片 10mg,每日 1 次,口服。

二十诊:2020 年 9 月 15 日。孕 14W+6D,久坐腰痛,大便一天 1 次,软黏不成形。血小板最大聚集率 7.0%。B 超:宫内单胎存活(约 14W)。子宫动脉血流阻力指数,左侧 138cm/s,RI 0.6,S/D 2.5;右侧 144cm/s,RI 0.58,S/D 2.38。舌脉如上。

方药:中药守上方,6 剂。

西药:泼尼松 5mg,每日 2 次,口服;阿司匹林片 25mg,每日 3 次,口服;硝苯地平片 10mg,每日 1 次,口服。

二十一诊:2020 年 9 月 22 日。孕 15W+6D,恶心,大便一天 1~2 次,软黏不成形。B 超:宫内单胎存活,双顶径 30mm,股骨长 14mm,胎心率 153 次/min,羊水暗区 30mm,胎盘下缘边缘液暗区 29mm×18mm×32mm。舌脉如上。

治法:益气养阴。

方药:生黄芪 15g 北沙参 15g 麦门冬 12g 山药 15g 炒白术 10g 黄精 15g 玉竹 15g 知母 10g 当归 9g 天花粉 10g 4 剂。

西药同上。

二十二诊:2020 年 9 月 26 日。孕 16W+3D,妊娠呕吐除,口渴,大便一天 1 次,色黄,较前正常。舌脉如上。

方药:中药守上方,加葛根 15g、太子参 15g。14 剂。

西药:泼尼松片 5mg,每日 1 次,口服;阿司匹林片 25mg,每日 3 次,口服。

二十三诊:2020 年 9 月 28 日。孕 16W+5D,阴道少许出血 2 天,咖啡色,小腹酸痛,恶心,大便溏,一天 1~2 次。舌脉如上。

方药:中药守上方,加阿胶(烊冲)10g、仙鹤草 15g、墨旱莲 15g。5 剂。

西药同上。

二十四诊:2020 年 10 月 10 日。孕 18W+3D,阴道出血净。10 月 6 日胎儿染色体非整倍体检测:低风险。舌脉如上。

方药:中药守上方,7 剂。

西药同上。

二十五诊:2020 年 10 月 17 日。孕 19W+3D,口干,小腹痛,位置不定,矢气多,大便一天 4~5 次,少量,不成形。B 超:宫内单胎存活(胎儿约 17W+4D),胎心胎动可见,胎心率 146 次 /min,胎盘下缘达宫颈内口(胎盘低置状态),帆状胎盘或球拍状胎盘可能,单脐动脉可能,宫颈管长度 35mm。舌脉如上。

治法:益气养阴活血。

方药:中药守 9 月 22 日方,加石斛 12g、丹参 15g、川芎 9g。7 剂。

西药同上。

二十六诊:2020 年 10 月 22 日。孕 20W+1D,大便一天 1~2 次,成形,腹胀,寐差。B 超:宫内单胎存活,胎盘下缘覆盖宫颈内口,胎盘实质内多处液暗区(血池可能),单脐动脉可能,脐带横切面呈“吕”型。宫颈管长度 35mm。舌脉如上。

治法:活血利水,益气安神。

方药:**当归芍药散加味**。

当归 6g　炒白术 10g　炒白芍 10g　川芎 6g　茯苓 10g　泽泻 10g　生黄芪 30g　黄精 20g　炒白扁豆 20g　酸枣仁 20g　夜交藤 15g　杜仲 12g　丹参 12g　鲤鱼(煎,代水)1 条　7 剂。

西药同上。

二十七诊:2020 年 11 月 4 日。孕 22W,入住某医院产科,予葡萄糖、氨基酸补液治疗。B 超:宫内单胎存活,双顶径 44mm,股骨长 29mm,股骨长 29mm,腹围 143mm,胎心率 156 次 /min,羊水中等,胎盘下缘覆盖宫腔最低点宫颈内口,血池 20mm×36mm×48mm,单脐动脉,B 超医师认为胎儿宫内发育迟缓,比正常妊娠小 3 周,住院医师认为有胎停危险。恶心,纳欠,大便一天 1~2 次,软不成形,寐差。舌脉如上。

方药:**当归芍药散加味**。

当归 6g　炒白术 10g　炒白芍 10g　川芎 6g　茯苓 10g　泽泻 10g　生黄芪 30g　黄精 20g　炒白扁豆 20g　酸枣仁 20g　夜交藤 15g　杜仲 12g　丹参 12g　合欢花 12g　龙齿 20g　鲤鱼(煎,代水)1 条　7 剂。

西药:泼尼松片 5mg,每日 1 次,口服;达肝素钠针 5 000U,皮下注射,每日 1 次;阿司匹林片 25mg,每日 3 次,口服;地屈孕酮片 1 片,每日 2 次,口服。

二十八诊:2020 年 11 月 23 日。孕 24W+5D,11 月 11 日 B 超:宫内单胎存活,孕约 21W,双顶径 50mm,头围 190mm,股骨长 33mm,肱骨长 30mm,腹围 162mm,胎心率 153 次 /min,羊水指数 90,脐动脉 S/D 2.17,脐带插入口异常:球拍状胎盘可能,帆状胎盘不排除,胎盘前置状态,下缘达宫颈内口。11 月 23 日 B 超:宫内单胎存活,孕约 22W,双顶径 52mm,股骨长 37mm,四腔心可见,胃泡可见,双肾及膀胱见,羊水最深前后径约 53mm,胎心率 150 次 /min,脐动脉 S/D 2.1,胎盘附着于子宫后壁,成熟度 I^{+} 度,其下缘距宫颈内口,胎儿脐带绕颈 1 周可能。每次住院医师查房,都提出有胎停危险。寐差,多梦,昨彻夜难眠,夜尿 4~5 次,输液后踝部水肿,少痰。舌脉如上。

方药:**当归芍药散加味**。

当归 6g　炒白术 10g　炒白芍 10g　川芎 6g　茯苓 10g　泽泻 10g　生黄芪 30g　黄精 20g　炒白扁豆 20g　酸枣仁 20g　夜交藤 15g　杜仲 12g　丹参 12g　太子参 15g　牡蛎 20g　鲤鱼(煎,代水)1 条　7 剂。

西药同上。

二十九诊:2020 年 12 月 4 日。孕 26W+4D,输液后踝部水肿明显减轻,晨起恶心不适,妊娠糖尿病(现饮食控制),空腹血糖 5.2mmol/L,餐后 1 小时 10.67mmol/L,餐后 2 小时 11.1mmol/L。胎心检测一过性心动过缓,约 60~147 次 /min。舌淡红,苔薄白,脉细。

治法:活血利水益气。

方药:**当归芍药散加味**。

当归 6g　炒白术 10g　炒白芍 10g　川芎 6g　茯苓 10g　泽泻 10g　生黄芪 30g　黄精 20g　玉竹 15g　丹参 20g　菟丝子 15g　7 剂。

西药:泼尼松片 5mg,每日 1 次,口服;达肝素钠针 5 000U,皮下注射,每日 1 次;阿司匹林片 25mg,每日 3 次,口服。

三十诊:2020 年 12 月 11 日。孕 27W+4D,B 超:宫内单胎存活,双顶径 55mm,股骨长 40mm,胎心率 139 次 /min,羊水指数 105,脐动脉 S/D 2.29,单脐动脉,球拍状胎盘可能,帆状胎盘不排除,胎盘前置状态,胎盘内血窦形成可能。胎儿磁共振检查:孕 25^{+}W,双顶径 61mm。舌脉如上。

方药:**当归芍药散加味**。

当归 6g　炒白术 10g　炒白芍 10g　川芎 6g　茯苓 10g　泽泻 10g　生黄芪 30g　黄精 20g　玉竹 15g　丹参 20g　菟丝子 15g　杜仲 12g　续断 12g　7 剂。

西药同上。

三十一诊:2020 年 12 月 18 日。孕 28W+4D。B 超:宫内单胎存活,约 24^{+5}W,胎心率 137 次 /min,羊水指数 105,脐动脉 S/D 1.82,单脐动脉,球拍状胎盘可能,帆状胎盘不排除,胎盘功能 Ⅰ 级,距宫颈内口约 20mm,胎盘内血窦 39mm × 20mm × 28mm。在家属的强烈要求下,医师查房时不再说胎停之类的话。舌脉如上。

治法:活血利水,益气补肾。

方药:**当归芍药散加味**。

当归 6g　炒白术 10g　炒白芍 10g　川芎 6g　茯苓 10g　泽泻 10g　生黄芪 30g　黄精 20g　玉竹 15g　丹参 20g　菟丝子 15g　杜仲 12g　续断 12g　神曲 10g　佛手 10g　7 剂。

西药同上。

三十二诊:2021 年 1 月 8 日。孕 31W+4D。B 超:宫内单胎存活,双顶径 67mm,股骨长 48mm,胎心率 120 次 /min,羊水指数 100,脐动脉 S/D 1.78,单脐动脉,胎盘实质内多处液暗区,胎盘内血池形成可能,大者约 51mm × 26mm × 38mm,球拍状胎盘可能,帆状胎盘不排除,距宫颈内口约 25mm。空腹血糖 6.42mmol/L,D- 二聚体 0.83mg/L。睡眠多梦,醒后难再入睡,大便一天 3 次、稍黏。舌脉如上。

治法:活血,利水,益气。

方药：**当归芍药散加味**。

当归 6g 炒白术 10g 炒白芍 10g 川芎 6g 茯苓 10g 泽泻 10g 生黄芪 30g 黄精 15g 丹参 15g 菟丝子 15g 益母草 12g 党参 15g 7剂。

西药同上。

三十三诊：2021年1月15日。孕32W+4D。B超：宫内单胎存活，双顶径71mm，股骨长51mm，胎心率139次/min，脐动脉S/D 1.89，单脐动脉，球拍状胎盘可能，帆状胎盘不排除。血糖控制尚可，大便黏，一天1~2次，轻微鼻塞，咽中有痰，或黄。舌脉如上。

治法：活血利水，益气化痰。

方药：**当归芍药散加味**。

当归 6g 炒白术 10g 炒白芍 10g 川芎 6g 茯苓 10g 泽泻 10g 生黄芪 30g 黄精 15g 丹参 15g 菟丝子 15g 益母草 12g 党参 15g 竹茹 10g 芦根 12g 7剂。

西药同上。

三十四诊：2021年1月21日。孕34W+6D，2月8日剖宫产得一1.75kg男婴，身体健康。术中发现球拍状胎盘，发育差，只有普通妊娠6个月胎盘大小，脐带扭曲十分明显。现产后43天，婴儿体重已增至3kg。

妊娠水肿

初诊：2001年7月22日。郑某，33岁。妊娠8个月，下肢水肿10天，小腹下坠疼痛，纳呆，小便频数，带下量中，色黄，质稠。尿常规检查正常，血压正常。舌淡红，苔薄白，脉细滑。

治法：健脾渗湿，行气利水。

方药：**四苓散加味**。

天仙藤 20g 茯苓皮 30g 猪苓 10g 泽泻 10g 白术 30g 鲜冬瓜皮 50g 赤小豆 15g 车前子(包)10g 槟榔 6g 白芍 10g 5剂。

药后下肢水肿悉消。

妊娠高血压综合征

医案1 初诊：1994年9月15日。陈某，27岁。妊娠8.5个月，下肢凹陷性水肿十分明显，压之没指，肿至大腿部，测体重为85kg，较1个月前增加9kg。咳嗽痰黄，口渴多饮，小便短频，尿常规检查2次，均属正常。舌淡红，苔薄白，脉细。

中医诊断：妊娠水肿(肺热痰结，气滞湿留)。

治法：清肺行气，利水渗湿。

方药：桑白皮 12g 鲜冬瓜皮 60g 茯苓皮 45g 泽泻 10g 赤小豆 50g 大腹皮 12g 白术 30g 杏仁 10g 车前子(包)10g 天仙藤 12g 猪苓 10g 玉米须 15g 3剂。

外治方：甘松 300g，分3日，水煎液浸脚。

食疗方：嘱多食鲤鱼。

二诊：1994年9月19日。体重减至81kg，咳嗽多痰，舌脉如上。

中药守上方加桔梗5g、瓜蒌皮12g，6剂。

三诊：1994年9月26日。尿常规：蛋白（+++），白细胞（+），血压150/105mmHg。舌淡红，苔薄白，脉弦。

诊断：妊娠高血压综合征。

治法：清热平肝，利水渗湿。

方药：**羚角钩藤汤加减**。

钩藤（后入）20g 羚羊角（调冲）3g 冬桑叶12g 菊花12g 生地黄15g 生白芍15g 茯苓皮30g 竹茹12g 浙贝母10g 石决明（先入）30g 泽泻12g 地龙10g 3剂。

复方罗布麻片，每次2片，每日3次，口服。

四诊：1994年9月29日。血压140/80mmHg，尿蛋白（++），体重80kg。舌稍红，苔薄白，脉细。

治法：清热平肝，利水渗湿。

方药：羚羊角（调冲）2g 钩藤（后入）20g 石决明（先入）30g 怀牛膝15g 桑寄生15g 玉米须30g 蝉蜕8g 生黄芪12g 茯苓皮30g 鲜冬瓜皮30g 天仙藤12g 赤小豆45g 3剂。

1994年9月30日患者顺利分娩一婴儿。

医案2 初诊：2021年10月23日。经产妇汪某，32岁。1-0-1-1，有妊娠高血压病史。现有高血压病史10余年，左腹股沟疝术后6年病史。因“孕32^{+3}周，头晕大便难1周”前来求治。

汪某平素月经规律，月经2021年3月10日来潮，停经30余天自测尿妊娠试验阳性，预产期2021年12月17日。孕早期有阴道出血及宫腔积血行保胎治疗，孕3^{+}个月因“咳嗽呼吸困难”在医学院某附属医院住院治疗。因有慢性高血压病史，孕早期至今口服阿司匹林片。孕12周开始发现血压升高，给予拉贝洛尔片100mg口服、每日2次，孕20周后改为拉贝洛尔片200mg口服、每日2次，监测血压。孕30周因“阴道出血，于2021年10月6日在某医院产科住院至今，给予摘除宫颈息肉治疗，住院期间血压较难控制，胎心监护基线较平直。目前予拉贝洛尔片200mg每6小时1次、硝苯地平控释片30mg每12小时1次联合降压，依诺肝素针0.4ml皮下注射、每日1次，同时给予复方氨基酸针，改善胎盘微循环，帮助胎儿发育，予以吸氧和胎心监测等措施。辅助检查：2021年10月7日心电图检查：正常范围心电图；2021年10月15日心超检查：少量心包积液；2021年10月15日胎儿B超：双顶径75mm；2021年10月21日胎儿B超：双顶径76mm，头围280mm，腹围268mm，股骨长58mm，羊水指数90mm，脐动脉S/D 3.1；实验室检验2021年10月20日肝肾功能：谷丙转氨酶40U/L，谷草转氨酶37U/L，白蛋白34.2g/L，肌酐76μmol/L，乳酸脱氢酶161U/L，尿酸444μmol/L；2021年10月22日尿蛋白定量（24小时）0.21g/24h。

近 1 周血压波动在 145~150/98~115mmHg，昨日 24 小时尿量 1 800ml，今日血压 148/98mmHg，胎心率 140 次 /min 左右。孕妇精神可，轻度贫血貌，双下肢水肿(+)。诉近 1 周时有头晕头痛，稍动即气喘不适，下腹饱胀，宫缩少，无眼花、视物模糊、头疼症状，无发热、胸痛、咳嗽，无下腹坠通及阴道出血。胃纳欠佳，大便难、4~5 日 1 次，便干如羊屎，矢气多，夜尿 2~3 次，夜寐欠佳，孕期体重共增加 4kg。舌淡红，稍胖，苔薄白，舌下偏滞，脉涩。

诊断：慢性高血压并发子痫前期，胎儿宫内生长受限？心包积液，孕 3 产 1(G3P1)，孕 32^{+3} 周天，高危妊娠监督。

治法：活血利水，健脾平肝。

方药：**当归芍药散加味**。

当归 12g 赤芍 15g 川芎 9g 茯苓皮 45g 白术 12g 泽泻 15g 防己 15g 豨莶草 10g 丹参 15g 制大黄 10g 大腹皮 12g 羚羊角(调冲)3g 葶苈子 10g 3 剂。

二诊：2021 年 10 月 25 日。孕 32^{+6} 周。昨晚 6 时排便 1 次，呈团块状，10 时测血压 115/84mmHg，今日血压 118/85mmHg。目前头晕有好转，胎动不多，胎心音约 145 次 /min。舌脉如上。

方药：当归 15g 赤芍 15g 川芎 12g 茯苓皮 45g 白术 10g 泽泻 20g 防己 15g 豨莶草 15g 丹参 25g 制大黄 15g 大腹皮 15g 羚羊角(调冲)3g 葶苈子 12g 决明子 20g 3 剂。

指导患者自制蜜煎导塞肛润肠通便，今日患者住院部出院，嘱计胎动，自行监测血压，定期产检。

三诊：2021 年 10 月 28 日。孕 33^{+2} 周。因近日出院后因“胎动偏少”，居家精神压力较大，夜寐欠安，近 3 日血压波动于 115~143/77~102mmHg，10 月 26 日使用蜜煎导后排出较多宿便，10 月 27 日排便 1 次，量少。今诉头疼不适，血压 125/100mmHg，大便未解，矢气多。辅助检查，2021 年 10 月 26 日胎儿头颅 MRI1.5T。结果诊断：宫内孕“32^{+6} 周”；子宫内见胎儿影，头位，胎盘主要位于子宫体前壁，厚约 26mm；胎儿双顶径约 81mm；胎儿颅脑纵裂池及侧裂池结构存在，大脑皮质结构发育，两侧颞极蛛网膜下腔最宽径约 5.0mm(右侧)、6.8mm(左侧)，胎儿两侧脑室形态可；胼胝体及小脑蚓部结构存在，胎儿颅后窝蛛网膜下腔最宽径约 7.7mm，所见脑实质未见明确异常信号，中线结构居中。舌淡红，苔薄白，脉涩。

方药：中药守 10 月 25 日方，加决明子至 25g，加金蝉花 10g、酸枣仁 20g。3 剂。

四诊：2021 年 11 月 1 日。孕 33^{+6} 周。今日上午再次入住外院产科，晨测血压 124/94mmHg，心率 90 次 /min。头晕头痛除，夜间睡眠佳，但步行后气喘频发，大便日解 1~2 次。今实验室检验：肝功能示谷丙转氨酶 29U/L，谷草转氨酶 37U/L；尿蛋白阴性；心肌酶谱：肌酸激酶 600U/L(正常值 26~140U/L)，CK-MB 肌酸激酶同工酶：4.09mg/ml(正常值 0~3.61mg/ml)；纤维蛋白原 4.45g/L(正常值 2~4g/L)；血红蛋白 103g/L。辅助检查无刺激性胎心监护(NST)：基础胎心率 140 次 /min，变异加速小，胎动少。

方药：中药守 10 月 28 日方去酸枣仁，加太子参 15g，大枣 10 个，改川芎 18g，制大黄20g，葶苈子18g，丹参30g。3剂。

五诊：2021年11月4日。孕34^{+2}周。昨晚在病房睡眠差，大便难。今日血压125/88mmHg，上午自觉胎动偏少。辅助检查：2021年1月4日急诊胎儿B超：宫内单胎妊娠，头位，双顶径82mm，头围297mm，腹围273mm，股骨长62mm，胎心音131次/min，胎动可及，脐动脉S/D 3.0，羊水指数78mm，胎儿颈部见U型压迹。2021年11月3日实验室检验24小时尿蛋白定量0.28g/24h；2021年11月2日肌酸激酶260U/L；尿酸430μmol/L；总胆固醇8.38mmol/L，甘油三酯14.63mmol/L；谷丙转氨酶26U/L，谷草转氨酶28U/L。舌淡红，苔薄白，脉涩。

方药：中药守2021年11月1日方，去大枣，改川芎为20g、当归为20g、白术为30g。4剂。

六诊：2021年11月8日。孕34^{+6}周天。昨日大便一解。今日胃脘不适，血压131/92mmHg。

方药：中药守11月4日方去白术，加陈皮12g、生黄芪15g，金蝉花改为20g。3剂。

七诊：2021年11月11日。孕35^{+2}周。在病房睡眠欠佳、头胀痛，今晨起血压153/107mmHg，昨日大便稀，痔疮脱出疼痛感。今中午血压123/88mmHg，胎动不多，鼻衄1次，脘腹部胀气、口干、恶心。产科治疗：2021年11月10日晚开始地塞米松针6mg肌内注射、每12小时1次，促使胎肺成熟。2021年11月10日辅助检查：胎儿B超示宫内单活胎，头位，脐动脉S/D 3.2，双顶径83mm，羊水指数82mm，脐带绕颈1周。实验室检查：2021年11月9日血红蛋白102g/L；纤维蛋白原4.02g/L；D-二聚体0.44mg/L；尿酸480μmol/L；2021年11月10日24小时尿蛋白定量0.24g/24h。舌脉如上。

方药：中药守2021年11月4日方加减。

当归20g　赤芍15g　川芎20g　茯苓皮45g　泽泻20g　防己15g　豨莶草15g　丹参30g　制大黄（另包）20g　大腹皮15g　决明子25g　金蝉花20g　太子参15g　生黄芪15　白茅根30g　地榆15g　5剂。

后续随访：孕妇五诊后诉痔疮肿痛等诸症好转，血压平稳。2021年11月17日复查胎儿B超：宫内单活胎，头位，双顶径84mm，股骨长64mm，脐动脉S/D 3.5，羊水指数58mm。2021年11月18日因"羊水偏少，慢性高血压并发子痫前期，胎儿宫内生长受限？G3P1孕36^{+3}周左枕前位（LOA）高危妊娠监督"行子宫下段剖宫产，术中孕妇因精神紧张出现高血压危象，经有效干预，剖宫产顺利助娩一男活婴，体重1 800g；术中见脐带细长，脐带直径0.5cm（正常值1~1.5cm）。考虑"早产儿、低体重儿"送新生儿科室诊疗观察，情况良好。产妇术后情况稳定，子宫复旧佳，血压平稳。

妊娠期眼压高

万某，35岁。因早孕在门诊服用其他医师开具的温肾安胎汤［鹿角10g，淫羊藿10g，巴戟天10g，菟丝子12g，续断12g，杜仲12g，桑寄生12g，莲房10g，仙鹤草15g，山药15g，阿胶（烊冲）10g，荆芥炭10g］，服药之后，出现剧烈头痛，不得不停止服药。

再次服用上药，又出现类似情况，经西医眼科检查发现，左眼眼压升高，最高眼压达60mmHg，开始使用布林佐胺滴眼液（派立明）、酒石酸溴莫尼定滴眼液（沐利汀）、盐酸卡替洛尔滴眼液（美开朗）对症治疗。治疗后眼压15~16mmHg，但视物稍模糊，似隔翳视物，眼内黏稠感明显，眼泪较多。

会诊记录：

会诊一：2019年7月26日。病史如上，胃纳可，夜寐安，小便调，大便结，口干口苦。舌稍红，苔薄腻，脉细弦。

辨证：水血不利，肝经郁热。

治法：利水活血，清肝明目。

方药：菊花10g　决明子10g　龙胆9g　茯苓皮30g　车前子（包）12g　秦皮10g　牡丹皮10g　丹参12g　益母草15g　珍珠母15g　木贼10g　蝉蜕5g　4剂。

会诊二：2019年7月30日。服药后视物明显清晰，眼泪减少，大便干结，口干口苦。已停用一切西药滴眼液。舌稍红，苔薄腻，脉细弦。

方药：中药守上方加减

菊花10g　决明子10g　龙胆6g　茯苓皮30g　车前子（包）12g　秦皮10g　牡丹皮10g　丹参12g　益母草15g　珍珠母15g　制大黄5g　蝉蜕5g　7剂。

会诊三：2019年8月6日。眼睛无任何不适，视物清晰如初。大便已去，色深，无口苦。舌略红，苔薄腻，脉沉弦

方药：制大黄6g　车前子（包）10g　龙胆5g　蝉蜕10g　菊花10g　决明子10g　茯苓皮30g　赤芍10g　丹参12g　益母草12g　石斛10g　花粉10g　7剂。

妊娠期糖尿病

林某，35岁。因“停经27^{+2}周，腰酸2个月余”于2018年10月23日入院。2个月前患者无明显诱因下出现腰酸不适，伴口干，无腹痛，无腹泻，无下腹紧缩感，无阴道流血、排液，未予重视。10月3日查空腹血糖4.51mmol/L，餐后1小时血糖10.9mmol/L，餐后2小时血糖11.1mmol/L，予饮食控制后，10月22日复查空腹血糖4.37mmol/L，餐后2小时血糖9.9mmol/L。现患者腰酸仍存，偶有下腹紧缩感，持续时间约4~5秒，无腹痛，无腹泻，无阴道流血、排液。身体检查：生命体征平稳，甲状腺不肿，心肺无殊。腹膨隆，宫底脐上3指，腹软，未扪及明显宫缩。胎心159次/min。两肾区叩击痛阴性，两下肢无水肿，神经系统检查无殊。生育史：1-0-0-1，2007年剖宫产1女，现身体健康。舌淡红，苔薄白，脉细滑。

辅助检查：2018年8月18日瑞安妇幼保健院妊娠中期筛查：21三体风险1/549，18三体风险1/40 718，孕妇血清学产前筛查风险阴性。2018年9月3日瑞安妇幼保健院无创DNA检查：均低风险。2018年10月3日瑞安市妇幼保健院空腹血糖4.51mmol/L，餐后1小时血糖10.9mmol/L，餐后2小时血糖11.1mmol/L。2018年10月22日瑞安市妇幼保健院空腹血糖4.37mmol/L，餐后2小时血糖9.9mmol/L。2018年10月3日瑞

安市妇幼保健医院B超提示中期妊娠，单胎，胎儿存活，目前超声估计孕龄约$23^{\pm4}$周，脐带绕颈1周。双顶径55mm，头围214mm，股骨长42mm，脐动脉S/D 1.8，羊水平段45mm。2018年10月11日胎儿超声心动图未见明显异常。

住院诊断：先兆流产，妊娠期糖尿病，瘢痕子宫。

会诊记录：

会诊一：2018年11月2日。患者入院后测糖化血红蛋白5.3%，空腹血糖控制在4.4~8.0mmol/L，餐后血糖6.0~11.8mmol/L，现仅依靠饮食控制，血糖不理想，考虑必要时予胰岛素治疗，但遭受患者拒绝。自诉口糜、耳窒已除，头晕，寐可，口干，大便偏干。舌淡红，苔薄腻，脉滑细。

中医诊断：妊娠消渴（肾阴不足，虚火偏旺）。西医诊断：妊娠期糖尿病。

治法：滋肾清热。

方药：**麦味地黄汤加味**。

麦门冬9g　五味子9g　熟地黄15g　山茱萸10g　山药10g　茯苓10g　牡丹皮9g　泽泻10g　糯稻根30g　地骨皮10g　淡竹叶10g　知母10g　5剂。

会诊二：2018年11月6日。空腹血糖控制在4.3~5.5mmol/L，餐后血糖6.2~11.3mmol/L。口略干，喜饮，便干。舌淡红，苔薄白，脉细滑。

中药守上方去糯稻根、地骨皮、知母，改淡竹叶为15g，加石斛15g、玄参10g、天花粉12g、玉米须30g，6剂。

会诊三：2018年11月13日。2018年11月9日B超：宫内单胎，约$29^{\pm1}$周。患者口干明显好转，空腹血糖控制在4.5~5.1mmol/L，餐后血糖6.4~10.7mmol/L，寐浅。舌淡红，苔薄白，脉细滑。

中药守上方，熟地黄改为生地黄15g，加酸枣仁20g，知母10g。7剂。

会诊四：2018年11月20日。血糖控制理想，今空腹血糖4.8mmol/L，餐后血糖6.3mmol/L，口干已除，大便改善，寐可。舌稍滞，脉细，苔薄白。今日出院带药。

中药守上方加北沙参15g。7剂。

妊娠合并甲状腺功能亢进

初诊：2013年1月11日。林某，28岁。曾因不孕症于此前接受治疗，现已怀孕，末次月经2012年11月3日。4年前曾有甲状腺功能亢进病史，今测甲状腺功能示三碘甲状腺原氨酸3.22nmol/L（1.34~2.73nmol/L）、甲状腺素159.89nmol/L（78.38~157.40nmol/L）、促甲状腺素0.159μU/ml（0.34~5.6μU/ml）。心率90次/min。舌淡红，苔薄白，脉滑数。

治法：清肝益肾。

方药：夏枯草10g　钩藤10g　白芍10g　茯苓10g　炒黄芩6g　桑寄生15g　墨旱莲15g　杜仲10g　白术10g　7剂。

二诊：2013年1月18日。心率95次/min，舌脉如上。

方药：中药守上方加苎麻根15g、牡丹皮6g。7剂。

三诊：2013 年 1 月 26 日。甲状腺功能示三碘甲状腺原氨酸 3.14nmol/L、甲状腺素 153.8nmol/L、促甲状腺素 0.388μU/ml。舌脉如上。

方药：中药守上方加玄参 10g。14 剂。

四诊：2013 年 2 月 14 日。心率 66 次 /min。舌淡红，苔薄白，脉滑。

方药：中药守上方加知母 10g。14 剂。

五诊：2013 年 2 月 28 日。三碘甲状腺原氨酸 3.3nmol/L、甲状腺素 166.82nmol/L、促甲状腺素 0.388μU/ml。心率 92 次 /min。舌淡红，苔薄白，脉滑数。

方药：夏枯草 12g　钩藤 12g　白芍 12g　菊花 10g　龙胆 5g　炒黄芩 6g　茯苓 10g　石斛 12g　苎麻根 15g　墨旱莲 15g　磁石 15g　28 剂。

六诊：2013 年 3 月 14 日。心率 74 次 /min，大便稍软。舌淡红，苔薄白，脉滑。

中药守上方，加白术 10g。14 剂。

七诊：2013 年 3 月 28 日。心率 78 次 /min。腰部微酸。舌淡红，苔薄白，脉滑。

中药守上方，加女贞子 10g。14 剂。

八诊：2013 年 4 月 1 日。心率 87 次 /min，口渴。舌淡红，苔薄白，脉滑略数。

中药守 2 月 28 日方，加知母 10g。21 剂。

九诊：2013 年 5 月 2 日。心率 74 次 /min，甲状腺功能检测全部正常，其中三碘甲状腺原氨酸 2.68nmol/L、甲状腺素 155.07nmol/L、游离三碘甲状腺原氨酸 4.8pmol/L（3.8~6.0pmol/L）、游离甲状腺素 8.51pmol/L（7.86~14.14pmol/L）、促甲状腺激素 0.991μU/ml。

方药：中药守上方，28 剂。

十诊：2013 年 5 月 30 日。孕 7 个月，咳嗽，有痰，色绿。舌淡红，苔薄白，脉滑。

方药：竹茹 10g　瓜蒌皮 10g　桔梗 5g　甘草 5g　芦根 20g　钩藤 10g　黄芩 6g　枇杷叶 10g　鱼腥草 15g　苎麻根 15g　14 剂。

十一诊：2013 年 6 月 15 日。心率 78 次 /min，咳痰消失，腰酸。舌脉如上。

方药：钩藤 12g　黄芩 6g　焦栀子 10g　墨旱莲 20g　桑寄生 15g　白术 10g　苎麻根 20g　白芍 12g　夏枯草 10g　14 剂。

2013 年 7 月 5 日。甲状腺功能常规检测：三碘甲状腺原氨酸 2.4ng/L（2.5~3.9ng/L）、游离甲状腺素 14.7ng/L（5.8~16.4ng/L）、促甲状腺激素 1.287μU/ml，甲状腺结合球蛋白抗体 17.5U/ml（0~115.0U/ml），甲状腺过氧化物酶抗体 26.5U/ml（0~34.0U/ml）

7 月 24 日剖宫产顺利生下一 2.9kg 男婴，分娩前后无甲亢现象发生。

妊娠中期合并肠梗阻

2015 年 1 月 18 日。陈某，32 岁。体外受精胚胎移植术后 15 周。2015 年 1 月 17 日因中上腹部隐痛，呈阵发性 3 天，伴恶心呕吐 1 天，3 日未解大便，疼痛无向肩背部放射，无恶心呕吐，在某县中医院急诊科就诊，未作处理，症状自行缓解，期间解大便 2 次。1 天前因进食后再次出现中上腹部疼痛，呈持续性绞痛，无向肩背部放射，伴恶心呕吐，呕吐物为咖啡样，肛门停止排气，无发热恶寒，无黑便呕血，来我院消化科就诊，拟“妊娠合并肠梗阻”收住入院。体检：体温 37.1℃，脉搏 78 次 /min，呼吸 20 次 /min，血压 110/68mm/Hg。中上腹部压痛，无反跳痛，外形平坦，蠕动波未见，全腹软，未触及包块，肝脾及胆囊肋下未触及，肾区叩痛双侧阴性，肠鸣音 4 次 /min，移动性浊音阴性。辅助检查：白细胞计数 11.32×10^9/L，红细胞计数 3.43×10^{12}/L，血红蛋白 112g/L，血小板计数 155×10^9/L，淋巴细胞百分率 8.4%，中性粒细胞百分率 85.8%，嗜酸性粒细胞百分率 0.00%。血糖 5.7mmol/L，肌酐 36.0μmol/L，血清钠 134mmol/L，血清氯 108.0mmol/L。阑尾炎手术切除后 7 年，慢性乙型病毒性肝炎 10 余年。

中医诊断：腹痛（饮食积滞）。西医诊断：肠梗阻，中期妊娠，慢性乙型病毒性肝炎，阑尾炎手术后。

诊疗计划：①消化科护理常规，二级护理，暂禁食。②完善相关检查协助诊断。③给予麦滋林颗粒口服，并给予头孢呋辛钠针 1.5 日 2 次静脉滴注抗感染，护胃、胃肠减压等营养支持治疗。治疗 2 天后效果不佳，请西医妇科会诊，检查：子宫底平脐，腹痛时未及明显宫缩，以脐上疼痛为主，排除妇科原因引起的腹痛。未予处理，重新转至我科就诊。

会诊记录：

会诊一：2015 年 1 月 19 日。患者坐轮椅来诊。目前仍保留胃肠减压，但上腹仍有胀痛，无食欲，恶心，无呕吐，口渴。昨日腋下体温 37.5℃，已排稀便 1 次，今晨肛门排气，精神疲乏。舌淡红，苔薄白，脉细软。

治法：行气消滞。

方药：炒莱菔子 10g 降香 3g（后入） 半夏 10g 木香（后入）9g 茯苓 10g 神曲 5g 麦芽 20g 四磨汤口服液 2 支（分 2 次冲服） 3 剂。

会诊二：2015 年 1 月 22 日。患者步行就诊。服药后上腹胀痛消失，已拔除胃管，进流质饮食，食后胃脘微胀，嗳气，未解大便，矢气较多，食欲佳，精神状况明显改善。舌淡红，苔薄白，脉细。

治法：健脾行气和胃。

方药：**香砂六君子汤加味。**

太子参 12g 茯苓 10g 炒白术 10g 炒白扁豆 15g 炒谷麦芽各 10g 木香 6g（后入） 苏梗 9g 沉香 5g（后入） 陈皮 10g 炙甘草 6g 5 剂。

妊娠肝损伤

医案 1 初诊：2005 年 3 月 8 日。邵某，34 岁，妊娠 4.5 个月体检时发现谷丙转氨酶 103U/L，谷草转氨酶 65U/L，全身皮肤瘙痒，背部见皮疹，本人血型 O 型，丈夫 A 型，IgG 抗 A 效价 1∶512。右侧头颞痛 10 天，痤疮，大便秘结，小便黄寐浅，纳欠。生育史：0-0-2-0，人工流产、药物流产各 1 次。舌淡红，苔薄白，脉细。

治法：清热燥湿，健脾活血。

方药：ACA2 **号方**（自拟方）**加减**。

益母草 10g 桑寄生 15g 半夏 9g 白术 20g 赤芍 10g 茵陈 10g 炒栀子 10g 野苎麻根 20g 茯苓 10g 山药 15g 土茯苓 10g 炒黄芩 10g 炒黄连 5g 白鲜皮 12g 地肤子 12g 5 剂。

二诊:2005 年 3 月 14 日。头颞痛除,身痒减轻,大便已解,寐浅,纳欠,舌脉如上。

方药:益母草 10g 桑寄生 15g 半夏 9g 白术 20g 赤芍 10g 茵陈 15g 炒栀子 10g 野苎麻根 20g 茯苓 10g 山药 15g 土茯苓 10g 扇叶铁线蕨 15g 紫金牛 15g 神曲 10g 7 剂。

三诊:2005 年 3 月 21 日。身痒续减,皮疹未再出现,大便顺,纳可,寐浅,舌脉如上。

中药守上方加夜交藤 20g、酸枣仁 20g。7 剂。

四诊:2005 年 3 月 28 日。身痒消失,大便或溏,纳可,寐浅,舌脉如上。

方药:益母草 10g 桑寄生 15g 半夏 9g 白术 20g 赤芍 10g 茵陈 10g 炒栀子 10g 野苎麻根 20g 茯苓 10g 山药 15g 土茯苓 10g 扇叶铁线蕨 15g 紫金牛 15g 夜交藤 20 垂盆草 15g 7 剂。

五诊:2005 年 4 月 4 日。4 月 2 日肝功能复查,谷丙转氨酶 26U/L,谷草转氨酶 27U/L,已经正常,大便结,寐差,每夜睡 2~3 小时。舌脉如上。

酸枣仁汤合甘草小麦大枣汤加夜交藤 20g、龙齿 20g。5 剂。

六诊:2005 年 4 月 9 日。检测 IgG 抗 A 效价 1∶256,左侧头颞抽痛,寐差,口微苦,纳可,舌脉如上。

方药:益母草 10g 桑寄生 15g 半夏 9g 白术 20g 赤芍 10g 茵陈 10g 炒栀子 10g 野苎麻根 20g 茯苓 10g 山药 15g 土茯苓 10g 扇叶铁线蕨 15g 紫金牛 15g 垂盆草 15g 决明子 15g 白芍 12g 7 剂。

医案 2 初诊:2012 年 5 月 31 日。钱某,30 岁。孕 4 个月,5 月 23 日肝功能:谷丙转氨酶 92U/L(正常值 1~50U/L),谷草转氨酶 65U/L(正常值 1~50U/L)。无肝炎病史,服用肝得健胶囊每次 2 片,一日 3 次。8 天后,5 月 30 日复查肝功能:谷丙转氨酶 117U/L,谷草转氨酶 57U/L。现胃纳欠佳,腹胀,傍晚明显,倦怠,尿黄,大便正常。舌淡红,苔薄白,脉滑。

西医诊断:妊娠期肝损害。

治法:健脾清肝。

方药:太子参 12g 茯苓 10g 白术 10g 白扁豆 15g 薏苡仁 20g 平地木 15g 鸡骨柴 10g 茵陈 10g 谷麦芽 10g 五味子 5g 槟榔 6g 鸡内金 6g 7 剂。

二诊:2012 年 6 月 6 日。肝功能检查:谷丙转氨酶 82U/L。腹胀好转,胃纳一般,胃脘部不适,倦怠好转,大便正常。舌脉如上。

中药守上方加佛手 10g。7 剂。

三诊:2012 年 6 月 12 日。晨起口苦,易疲劳,余无不适。舌脉如上。

中药守 5 月 31 日方加垂盆草 15g。7 剂。

四诊:2012 年 6 月 19 日。肝功能复查:谷丙转氨酶 66U/L。左侧卧位时左侧胁肋部隐痛,无口苦,余无不适。舌脉如上。

治法：清热利湿，疏肝健脾。

方药：垂盆草 15　平地木 15g　鸡骨柴 12g　茵陈 10g　车前子（包）5g　五味子 5gg　合欢花 10g　麦芽 12g　川楝子 10g　茯苓 12g　山药 15g　太子参 12g　7 剂。

2012 年 7 月 6 日。肝功能复查：谷丙转氨酶 22U/L，谷草转氨酶 20U/L。

妊娠合并乙型肝炎活动期

初诊：2002 年 5 月 4 日。黄某，25 岁。乙肝患者，妊娠 4 个月时困乏无力。HbsAg（+），HbcAb（+），HbeAb（±），谷丙转氨酶 459U/L，谷草转氨酶 468U/L。舌淡红，苔薄白，脉细。

治法：疏肝健脾，清理湿热。

方药：茵陈 15g　炒栀子 8g　扇叶铁线蕨 15g　紫金牛 15g　泽泻 10g　神曲 10g　金钱草 12g　柴胡 8g　茯苓 10g　白术 10g　山药 15g　薏苡仁 20g　8 剂。

二诊：2002 年 5 月 14 日。谷丙转氨酶 265U/L，谷草转氨酶 275U/L。肝区隐痛，小便色黄，舌脉如上。

中药守上方加川楝子 8g、太子参 12g。5 剂。

三诊：2002 年 5 月 19 日。症状消失，舌脉如上。

中药守 5 月 4 日方加减，10 剂。

四诊：2002 年 5 月 29 日。无不适，舌脉如上。

方药：茵陈 12g　炒栀子 8g　金钱草 12g　紫金牛 15g　扇叶铁线蕨 15g　神曲 10g　茯苓 12g　莲子 15g　扁豆 15g　薏苡仁 15g　太子参 12g　车前草 10g　5 剂。

五诊：2002 年 6 月 3 日。肝功能化验，谷丙转氨酶 120U/L，谷草转氨酶 102U/L。舌脉如上。

中药守上方加减 10 剂。

六诊：2002 年 6 月 14 日。倦怠难寐，纳可，舌脉如上。

治法：健脾清肝安神。

方药：太子参 12g　山药 15g　莲子 15g　薏苡仁 20g　垂盆草 12g　金钱草 12g　紫金牛 12g　扇叶铁线蕨 15g　合欢花 12g　夜交藤 15g　茵陈 10g　炒栀子 8g　5 剂。

灵芝胶囊每次 2 片，每日 3 次吞服。

七诊：2002 年 6 月 20 日。无不适，舌脉如上。

中药守上方加五味子 4g、车前子（包）10g。5 剂。

灵芝胶囊，每次 2 片，每日 3 次，吞服。

八诊：2002 年 6 月 26 日。孕 6 个月。谷丙转氨酶 42U/L，谷草转氨酶 30U/L。无不适。舌脉如上。

中药守上方去合欢花、夜交藤，5 剂。

灵芝胶囊，每次 2 片，每日 3 次，吞服。

妊娠合并总胆汁酸增高

医案1 初诊:2015年3月17日。狄某,41岁,因“停经28^{+4}W,甘胆酸增高半月”就诊。

患者月经规则,周期30天,经期5天,月经2014年8月29日来潮,性状如常。定期产检,孕期产检正常。半月前患者产检时查甘胆酸28.76μmol/L,未处理。3月7日复查甘胆酸29.45μmol/L,总胆汁酸18.7μmol/L(正常值0~12μmol/L),予以熊去氧胆酸胶囊口服对症治疗。3月17日复查总胆汁酸23.7μmol/L。1周前患者偶有腹部皮肤瘙痒,查肝功能正常。3月13日B超示单胎,头位,胎儿存活,左枕前位(LOA),羊水指数220mm。胃纳可,寐可,二便调。生育史,1-0-1-1。舌淡红,苔薄白,脉细滑。

诊断:晚孕,羊水过多,总胆汁酸增高。

治法:疏肝理气,利胆退黄。

方药:枳壳10g　炒白芍10g　柴胡10g　木香10g　制大黄6g　金钱草12g　茵陈10g　炒黄芩6g　神曲10g　茯苓皮30g　郁金6g　炒谷芽10g　炒麦芽10g　7剂。

二诊:2015年3月27日。总胆汁酸21.8μmol/L,诉皮肤瘙痒消失,大便软,口干。

方药:中药守上方加郁金至10g、大腹皮9g、玉米须10g。7剂。

三诊:2015年3月31日。总胆汁酸17.7μmol/L,诉大便较前变干。

方药:中药守上方加制大黄至10g、金钱草15g。7剂。

四诊:2015年4月14日。总胆汁酸26μmol/L,羊水指数208mm,无不适。

方药:中药守上方加玉米须至30g、大腹皮至15g,加猪苓15g、车前子(包)10g。7剂。

五诊:2015年4月21日。总胆汁酸12μmol/L,孕33^{+4}W,昨自觉宫缩频繁,每日10多次。

方药:中药守3月31日方加大腹皮12g。7剂。

六诊:2015年5月5日。4月28日总胆汁酸5μmol/L,今总胆汁酸19μmol/L,孕35^{+4}W,大便复干。

方药:中药守上方,7剂。

七诊:2015年5月12日。总胆汁酸10.3μmol/L,孕36^{+4}W。

方药:中药守上方,7剂。

医案2 初诊:2016年8月11日。林某,30岁。二胎孕28^{+6}W,发现胆汁酸升高就诊。

第一胎妊娠时有妊娠胆汁淤积症病史,曾在外院治疗,给予“思美泰针、熊去氧胆酸片”治疗,效果不佳,前来我处中药调理,直至自然分娩一健康婴儿。此次妊娠定期监测总胆汁酸,一发现升高便马上前来门诊就诊。5月20日查总胆汁酸12.5μmol/L,8月10日查总胆汁酸33μmol/L,总蛋白62.7g/L,白蛋白35.3g/L,左肾小结石。无皮肤黄染,无皮肤瘙痒，无阴道出血，无腹痛，无腰酸，胃纳可，夜寐安，二便调。生育史：0-0-0-0。否认肝炎病史。舌淡红，苔薄白，脉滑。

治法：疏肝清热利湿。

方药：金钱草 15g　茵陈 10g　制大黄 10g　炒栀子 10g　平地木 15g　鸡骨柴 15g　炒黄芩 6g　柴胡 10g　赤芍 10g　枳壳 6g　郁金 10g　牡丹皮 10g　7 剂。

二诊：2016 年 8 月 18 日。大便溏，1 天 1~2 次。复查总胆汁酸 44μmol/L，总蛋白 60.9g/L，白蛋白 33.5g/L，直接胆红素 3μmol/L，间接胆红素 5μmol/L。舌脉如上。

方药：中药守上方加木香 10g、川楝子 10g。7 剂。

三诊：2016 年 8 月 25 日。便溏，日解 2 次，复查总胆汁酸 21μmol/L，总蛋白 63.3g/L，白蛋白 34.8g/L，碱性磷酸酶 116U/L。舌脉如上。

方药：中药守上方，7 剂。

四诊：2016 年 9 月 1 日。便溏，日解 2 次，复查总胆汁酸 25μmol/L，总蛋白 62.9g/L，白蛋白 33.9g/L，碱性磷酸酶 124U/L。舌脉如上。

方药：中药守上方加丹参 10g。7 剂。

五诊：2016 年 9 月 8 日。现孕 32^{+6}W 便溏，日解 2 次，口唇红。复查总胆汁酸 78μmol/L，总蛋白 57.1g/L，白蛋白 30.8g/L，碱性磷酸酶 122U/L。舌淡红，苔薄白，脉滑。

方药：茵陈 12g　炒白芍 10g　炙大黄 10g　柴胡 10g　枳壳 10g　金钱草 15g　赤芍 10g　平地木 20g　鸡骨柴 20g　郁金 10g　丹参 15g　7 剂。

六诊：2016 年 9 月 14 日。复查总胆汁酸 18μmol/L，总蛋白 55.8g/L，白蛋白 31.3g/L，碱性磷酸酶 165U/L。舌脉如上。

方药：中药守上方，5 剂。

七诊：2016 年 9 月 21 日。复查总胆汁酸 30μmol/L，总蛋白 59.1g/L，白蛋白 32.1g/L，碱性磷酸酶 124U/L。舌脉如上。

方药：中药守上方加炒黄芩 10g、大腹皮 10g。7 剂。

八诊：2016 年 9 月 29 日。孕 37W，总胆汁酸 18μmol/L。舌脉如上。

方药：中药守 9 月 8 日方加炒黄芩 10g、丹皮 10g。7 剂。

九诊：2016 年 10 月 6 日。孕 35^{+6}W，总胆汁酸 30μmol/L，白蛋白 33.08g/L。舌脉如上。

方药：中药守上方加赤芍 10g。7 剂。

36^{+}W 分娩一 2.65kg 婴儿。

医案 3　毛某，29 岁。因“孕 60 天，发现总胆汁酸升高 10 余天，住院治疗未愈要求会诊”。

患者孕前胆汁酸升高病史 4 年余，经过医院检查治疗，最终没有诊断、痊愈。婚前胃痛、嗳气频繁。2 月 27 日总胆汁酸 39.1μmol/L（正常范围 0~10μmol/L），甘胆酸 26.56mg/L（正常值 0.0~10.0mg/L）。3 月 3 日总胆汁酸 44.2μmol/L。3 月 6 日总胆汁酸 48.5μmol/L，甘胆酸 17.3mg/L。3 月 4 日肝胆 B 超：肝区回声偏粗，分布欠均匀，门静脉海绵状变可能。

病房用药：黄体酮注针，地屈孕酮片，泼尼松片，低分子量肝素钙注射液，碳酸钙 D3 咀嚼片。

中药：柴胡 10g　制大黄 6g　炒枳壳 5g　黄芩 10g　姜半夏 9g　生白芍 10g　茵陈 15g　生栀子 10g　平地木 15g　鸡骨柴 15g　五味子 6g　砂仁 3g

会诊记录：

会诊一：2020 年 3 月 9 日。病史如上，患者面色晦滞，脘堵，右胁隐痛，大便日解 2 次，成形，口酸、口糙，喜饮，小便正常。舌边稍红，苔白略腻，脉细涩。

中医诊断：痞证。西医诊断：妊娠高胆汁酸血症。

治法：疏肝泻热，行气活血。

方药：**大柴胡汤加减**。

柴胡 10g　制大黄 10g　炒黄芩 9g　枳壳 10g　炒白芍 10g　金钱草 20g　茵陈 12g　炒栀 12g　郁金 10g　川楝子 10g　丹参 15g　佛手 12g　4 剂。

会诊二：2020 年 3 月 13 日。右上腹隐痛 3 天，部位移动，矢气后舒，腹部叩诊：结肠肝曲及横结肠呈鼓音。大便成形，纳欠，口酸，总胆汁酸 24.3μmol/L，甘胆酸 8.4mg/L。舌脉如上。

西医诊断：高胆汁酸血症，结肠肝曲综合征。

方药：中药守上方，制大黄改为 12g，炒白芍改为 15g，加木香 10g、大腹皮 10g。3 剂。

会诊三：2020 年 3 月 16 日。面部色泽稍光润，口酸减，大便变软，上腹胀痛，嗳气。总胆汁酸 35.6μmol/L。舌脉如上。

方药：中药守 3 月 9 日方去佛手，制大黄改为 15g，加大腹皮 15g、槟榔 12g、赤小豆 30g、降香 5g、木香 10g。4 剂。

会诊四：2020 年 3 月 20 日。大便成形。舌脉如上。

方药：柴胡 10g　制大黄 20g　枳壳 10g　炒白芍 10g　炒黄芩 10g　川楝子 10g　金钱草 30g　茵陈 15g　郁金 12g　丹参 20g　木香 12g　大腹皮 15g　平地木 15g　4 剂。

会诊五：2020 年 3 月 25 日。大便稍软，日解 1 次，右上腹疼痛十去其六，口酸减，嗳气，矢气。3 月 24 日总胆汁酸 33μmol/L。舌稍红，苔白腻，稍干，脉细滑。

方药：中药守上方，改炒黄芩为生黄芩 10g，加生栀子 10g。5 剂。

会诊六：2020 年 3 月 30 日。右上腹胀痛，矢气少，痔血，总胆汁酸 23.5μmol/L。舌脉如上。

方药：中药守 3 月 20 日方，加玄明粉（冲）5g、赤小豆 30g。4 剂。

会诊七：2020 年 4 月 3 日。大便日解 2 次，故玄明粉未用，腰酸，右上腹胀，带黄。舌脉如上。

方药：中药守 3 月 25 日方，加金狗脊 12g。4 剂。

会诊八：2020 年 4 月 9 日。大便日解 1 次，稍软，右上腹胀略减，胃脘胀痛，嗳气多，口酸，舌淡红，苔薄白，脉细。

方药：**大柴胡汤合橘皮竹茹汤加减**。

柴胡 10g 姜半夏 9g 炒枳壳 10g 制大黄 20g 黄芩 10g 炒白芍 10g 橘皮 20g 竹茹 10g 炙甘草 6g 党参 10g 代赭石 20g 郁金 12g 丹参 20g 檀香 5g 木香 10g 5 剂。

会诊九：2020 年 4 月 14 日。右上腹胀十去其八，胃脘微胀，嗳气少，大便正常。总胆汁酸 24.7μmol/L。舌淡红，苔稍厚，干，脉细。

方药：中药守上方加大腹皮 10g。14 剂。

会诊十：2020 年 4 月 28 日。右上腹胀除，总胆汁酸 13.2μmol/L。舌淡红，苔薄白，脉细。

方药：中药守上方，7 剂。

会诊十一：2020 年 5 月 12 日。孕 19^{+5} 周天，右上腹无不适，左侧上腹（脾曲）稍觉不适，纳可，嗳气，大便日解 2 次，总胆汁酸 13.9μmol/L。舌脉如上。

方药：中药守上方，半夏加至 12g。7 剂。

会诊十二：2020 年 5 月 26 日。患者上方一剂分成 2 日服用后，上腹部胀，嗳气，大便稍秘结。5 月 26 日总胆汁酸 23.3μmol/L。肝功能正常。自此诊之后，患者每次至产科检查，医师均动员住院，结果拒绝，并亲自签字。舌脉如上。

方药：中药守上方改大腹皮为 15g，改木香为 15g。14 剂。

会诊十三：2020 年 6 月 12 日。面色转为正常，大便一天解 1~2 次，成形稍软，易解，左上腹轻微胀痛，偶有两少腹轻微拉扯样痛，休息后可缓解，腰酸。6 月 12 日总胆汁酸 5.9μmol/L。舌脉如上。

方药：中药守上方，7 剂。

会诊十四：2020 年 6 月 19 日。大便一天 1~2 次，成形软便，吃不消化食物后两肋部轻微胀痛，带下量多，色黄。6 月 19 日总胆汁酸 5.8μmol/L，肝功能余无殊。舌脉如上。

方药：中药守上方，14 剂。

会诊十五：2020 年 7 月 3 日。右上腹胀痛，大便软，日解 2 次，多食骨头汤后总胆汁酸升高，7 月 3 日总胆汁酸 18.5μmol/L。舌脉如上。

方药：中药守上方去桑寄生，改大腹皮 20g，加青皮 10g、麦芽 30g。7 剂。

会诊十六：2020 年 7 月 21 日。两胁肋部无胀痛，大便软，日解 1~2 次。患者中药在外代煎，自觉疗效不佳。7 月 21 日总胆汁酸 15.8μmol/L。舌边尖稍红，苔薄腻，脉细涩。

方药：中药守 3 月 20 日方，加鸡骨柴 12g。7 剂。

会诊十七：2020 年 8 月 14 日。孕 32^{+1} 周。或中上腹或左上腹或右上腹饭后胀闷痛，大便逐渐变难，现日解 2 次，量少，质软，不尽感。8 月 6 日总胆汁酸 18.7μmol/L，8 月 14 日总胆汁酸 23.4μmol/L。

方药：中药守 3 月 20 日方，加决明子 20g、玄明粉（冲）5g。7 剂。

会诊十八：2020 年 9 月 1 日。孕 34^{+3} 周。左肋下抽痛减轻，大便软。9 月 1 日总胆汁酸 21.6μmol/L。B 超：边缘性胎盘脐带入口，胎儿脐带绕颈，可见 W 切迹，胎心率 150~180 次 /min。舌脉如上。

方药：中药守上方，制大黄改为12g，丹参改为15g，金钱草改为20g。7剂。

2020年9月9日患者剖宫产一婴儿，体重2.35kg。

妊娠期合并急性胰腺炎

吴某，31岁，因“胚胎移植术后63天，上腹疼痛，恶心呕吐2周，加重1周”于2020年6月29日入院。2019年行“甲状腺结节切除术”，术后长期口服“优甲乐”每日1片，餐前补充甲状腺素，余未见异常。

2020年6月30日血常规：白细胞计数 11.94×10^9/L↑，红细胞计数 3.80×10^{12}/L，血红蛋白116g/L，血小板计数 301×10^9/L，中性粒细胞百分率64.5%，单核细胞数 1.06×10^9/L↑，中性粒细胞数 7.70×10^9/L↑，血细胞比容33.3%↓，血小板压积0.32%↑。

尿常规：白细胞酯酶（±）↑，尿维生素C（+）↑，尿胆原（±）↑，白细胞41个/μl↑，白细胞（镜检）7个/HP↑，上皮细胞91.0μl↑，上皮细胞（镜检）16个/HP↑；血淀粉酶306U/L（30~110U/L）↑。

肾功能常规检查+肝功能常规检查+电解质+空腹血葡萄糖：谷丙转氨酶9U/L，谷草转氨酶12U/L↓，谷草谷丙比值1.3，碱性磷酸酶51U/L，γ-谷氨酰转移酶9U/L，总蛋白60.5g/L↓，白蛋白38.3g/L↓，肌酐32μmol/L↓，尿素1.15mmol/L↓，血糖5.35mmol/L，钾3.53mmol/L，钠137mmol/L，氯105mmol/L，总钙2.06mmol/L↓。

甲状腺选项+性激素选项+甲状腺功能：人绒毛膜促性腺激素69 067.0mU/ml↑，雌二醇3 627pmol/L，孕酮71.080nmol/L，促甲状腺素1.780μU/ml，游离甲状腺素16.9pmol/L，抗甲状腺球蛋白抗体<10.00U/ml，抗甲状腺过氧化物酶抗体13.11U/ml；尿淀粉酶3 850U/L（32~641U/L）↑。

2020年6月30日B超：左子宫动脉峰值流速53cm/s，RI 0.80，PI 1.87，S/D 4.92；右子宫动脉峰值流速60cm/s，RI 0.78，PI 1.88，S/D 4.65。子宫前位，增大，宫内见一胎儿，胎心胎动可及，双顶径18mm，头臀长46mm，股骨长5mm，心率165次/min，胎儿颈后透明层厚度（NT）1.5mm，羊水暗区最大深度39mm，胎盘0级，位于子宫前壁，厚15mm，宫颈管长度32mm，闭合状态，子宫体壁见数个低回声结节，大的约21mm×18mm×23mm，边界清，内部回声欠均匀。检查结果：宫内妊娠，单活胎，如孕 11^+ 周，子宫多发肌瘤。肝脏形态大小正常，表面光整，肝区回声细，分布均匀，血管网络走向清晰，门静脉主干内径10mm，彩色多普勒血流图（CDFI）示血流通畅，肝内胆管未见扩张，肝内未见明显异常回声。胆囊显示清晰，形态大小正常，壁光滑，胆汁透声佳，囊内未见明显异常回声。脾厚30mm，平卧肋下未见。胰腺显示清晰，内回声均匀，胰管未见扩张，胰腺内未见明显异常回声。双肾：双肾形态大小正常，皮质回声均匀，皮髓分界清晰，集合系统无分离，内未见明显异常回声。双侧输尿管未见扩张。膀胱充盈佳，壁光整，内透声佳，内未见明显异常回声。检查结果：肝、胆、脾、胰未见明显异常。双肾、输尿管、膀胱未见明显异常。

2020年7月1日。血常规：白细胞计数 9.62×10^9/L↑，红细胞计数 3.79×10^{12}/L↓，

血红蛋白 116g/L，血小板计数 308×10^9/L，淋巴细胞百分率 27.0%，单核细胞百分率 10.1%↑，中性粒细胞百分率 61.9%，单核细胞数 0.97×10^9/L↑，血细胞比容 33.6%↓，血小板压积 0.33%↑；血淀粉酶 469U/L↑。

降钙素原 0.027ng/ml；C 反应蛋白 5.72mg/L；电解质：钾 3.56mmol/L，钠 137mmol/L，氯 105mmol/L，总钙 2.07mmol/L↓，无机磷 1.36mmol/L，镁 0.85mmol/L；血浆 D- 二聚体 0.38mg/L。

传染病检测：乙肝表面抗体阳性；粪便常规选项：阴性。

2020 年 7 月 3 日。尿淀粉酶 4 336U/L↑。

2020 年 7 月 4 日。血淀粉酶 663U/L↑；电解质：钾 3.74mmol/L，钠 132mmol/L↓，氯 105mmol/L，总钙 2.11mmol/L，无机磷 0.92mmol/L，镁 0.83mmol/L。

性激素选项：人绒毛膜促性腺激素 78 910.0mU/ml↑，雌二醇 7 233pmol/L，孕酮 77.240nmol/L。

血常规 +C 反应蛋白：白细胞计数 9.91×10^9/L↑，红细胞计数 4.02×10^{12}/L，血红蛋白 123g/L，血小板计数 339×10^9/L，中性粒细胞百分率 63.9%，单核细胞数 0.89×10^9/L↑，中性粒细胞数 6.33×10^9/L↑，血小板压积 0.35%↑，C 反应蛋白 10.00mg/L。

空腹血糖 + 肝功能常规检查：谷丙转氨酶 13U/L，谷草转氨酶 20U/L，谷草谷丙比值 1.5，碱性磷酸酶 58U/L，γ- 谷氨酰转移酶 10U/L，总蛋白 67.6g/L，白蛋白 40.7g/L，球蛋白 26.9g/L，白球比 1.51，总胆红素 11.2μmol/L，直接胆红素 4.9μmol/L，间接胆红素 6.3μmol/L，血糖 3.43mmol/L↓。

2020 年 7 月 6 日。血淀粉酶 723U/L↑。

空腹血糖 + 电解质：血糖 3.52mmol/L↓，钾 3.49mmol/L↓，钠 131mmol/L↓，氯 104mmol/L，总钙 2.12mmol/L，无机磷 0.87mmol/L，镁 0.78mmol/L。

血常规 +C 反应蛋白：白细胞计数 7.22×10^9/L，红细胞计数 4.05×10^{12}/L，血红蛋白 123g/L，血小板计数 305×10^9/L，单核细胞百分率 11.1%↑，中性粒细胞百分率 57.7%，单核细胞数 0.80×10^9/L↑，血细胞比容 34.4%↓，平均血红蛋白浓度 358g/L↑，血小板压积 0.33%↑，C 反应蛋白 4.00mg/L。

生化选项：谷丙转氨酶 12U/L，谷草转氨酶 15U/L，谷草谷丙比值 1.3，碱性磷酸酶 50U/L，γ- 谷氨酰转移酶 9U/L，白蛋白 39.7g/L↓，肌酐 32μmol/L↓，尿素 0.65mmol/L↓，尿酸 391.0μmol/L↑，血糖 3.82mmol/L↓，载脂蛋白比值 A/B 1.05↓，同型半胱氨酸 4.3μmol/L，钾 3.20mmol/L↓，钠 133mmol/L↓，总钙 2.12mmol/L。

性激素选项：人绒毛膜促性腺激素 81 687.0mU/ml↑，雌二醇 10 199pmol/L，孕酮 96.450nmol/L。

D- 二聚体 0.56mg/L↑；总胆固醇 4.42mmol/L（2.33~5.17mmol/L），甘油三酯 1.04mmol/L（0.48~1.7mmol/L）。

入院后常规予叶酸、甲氧氯普胺（胃复安）针、葡萄糖、维生素针、复方氯化钠、氯化钾等补液止吐治疗。病症未明显改善，请消化科、外科会诊后诊断“妊娠期合并急性胰腺炎”，予“头孢呋辛、醋酸奥曲肽、奥美拉唑、铝碳酸镁片（达喜）”等对症治疗，但患者恶心呕吐、上腹痛症状未见明显好转，再请消化科及外科会诊，均无提出新的治疗方案。

会诊记录

会诊一：2020 年 7 月 6 日。恶心呕吐仍存，上腹轻压痛。舌淡红，苔薄白，脉细。

中医诊断：妊娠呕吐。西医诊断：妊娠期合并急性胰腺炎。

治法：疏肝理气，通腑泄热。

方药：

⑴ **大柴胡汤加减**。

柴胡 10g　炒白芍 10g　黄芩 10g　制大黄 9g　炒枳壳 10g　姜半夏 9g　川楝子 10g　木香 10g　3 剂。

外治法：上药水煎浓缩，插肛管点滴保留灌肠。

⑵ **半夏泻心汤**

半夏 10g　炒黄芩 9g　黄连 3g　党参 12g　干姜 5g　炙甘草 6g　大枣 5 个　3 剂。

外治法：上述颗粒剂加少量清水调成糊状外敷脐部。

会诊二：2020 年 7 月 9 日。肝脏形态大小正常，表面光整，肝区光点细，分布均匀，回声略强。血管网络走向清晰，门静脉主干内径 9mm，CDFI 示血流通畅。肝内胆管未见扩张，肝内未见明显异常回声团。胆囊形态大小正常，壁稍毛糙，胆汁透声佳，囊内未见明显异常回声团。脾厚 26mm，平卧肋下未见。胰腺头、体显示，大小正常，实质回声均匀，胰管未见扩张，尾部气体干扰显示不清。双肾形态大小正常，皮质回声均匀，皮髓分界清晰，集合系统无分离，内未见明显异常回声团。检查结果：肝、胆、脾、胰、双肾未见明显异常。心电图：窦性心律。血淀粉酶 644U/L，尿淀粉酶 7 133U/L。口水多。舌脉如上。

方药：①中药守上方加陈皮 15g、金钱草 15g、青皮 6g。4 剂。

②香砂六君子汤加苏叶 10g、香附 6g。4 剂。

外治法：上述颗粒剂加少量清水调成糊状外敷脐部。

会诊三：2020 年 7 月 20 日。辅助检查：7 月 13 日血淀粉酶 475U/L，尿酮体(++++)；7 月 16 日。尿常规选项：尿维生素 C(+)↑，尿胆原(±)↑，尿酮体(++)↑；7 月 17 日。血常规：白细胞计数 6.44×10^9/L，红细胞计数 3.78×10^{12}/L↓，血红蛋白 119g/L，血小板计数 227×10^9/L，淋巴细胞百分率 30.6%，单核细胞百分率 13.8%↑，中性粒细胞百分率 54.4%，单核细胞数 0.89×10^9/L↑，血细胞比容 32.9%↓，平均血红蛋白浓度 362g/L↑；血淀粉酶 527U/L↑；C 反应蛋白 5.24mg/L；降钙素原<0.020ng/ml；电解质：钾 3.49mmol/L↓，钠 132mmol/L↓，氯 97mmol/L↓，总钙 2.15mmol/L，无机磷 1.28mmol/L，镁 0.83mmol/L；7 月 17 日血淀粉酶 527U/L。

上腹部压痛消失，嘈杂嗳气，脐周时觉不适，下腹冷，开始进流质食物，4 天前排便 1 次，成形，呕吐胆汁，多唾，口淡。舌淡红，苔薄白，脉细。

方药：**半夏泻心汤加味**。

半夏 10g　炒黄芩 6g　黄连 3g　干姜 5g　炙甘草 6g　大枣 5 个　党参 12g　制大黄 6g　苏叶 10g　枳壳 6g　柴胡 9g　炒薏苡仁 30g　3 剂。

会诊四:2020 年 7 月 23 日。血淀粉酶 527U/L,尿酮体(++++)。食欲明显改善,嘈杂,可吃米面,大便已顺,多唾,口淡,呕吐无胆汁。舌脉如上。

方药:中药守上方,制大黄改为 8g,加大腹皮 12g。4 剂。

7 月 23 日血常规:白细胞计数 6.68×10^9/L,红细胞计数 3.83×10^{12}/L,血红蛋白 117g/L,血小板计数 252×10^9/L,淋巴细胞百分率 32.8%,单核细胞百分率 10.2%↑,单核细胞数 0.68×10^9/L↑,血细胞比容 33.4%↓;尿常规选项:尿维生素 C(+)↑,尿胆原(±)↑,尿酮体(++++)↑;C 反应蛋白 2.99mg/L;血淀粉酶 527U/L↑;血脂常规:胆固醇校验 0.87mmol/L,甘油三酯 1.57mmol/L,总胆固醇 4.17mmol/L,高密度脂蛋白胆固醇 1.30mmol/L,低密度脂蛋白胆固醇 2.00mmol/L;肝功能常规检查 + 电解质 + 空腹血葡萄糖 + 肾功能常规检查:谷丙转氨酶 21U/L,谷草转氨酶 24U/L,谷草谷丙比值 1.1,碱性磷酸酶 49U/L,γ- 谷氨酰转移酶 11U/L,总蛋白 60.0g/L↓,白蛋白 36.3g/L↓,肌酐 25μmol/L↓,尿素 0.38mmol/L↓,尿酸 127.0μmol/L↓,血糖 4.21mmol/L,钾 3.27mmol/L↓,钠 135mmol/L↓,总钙 2.06mmol/L↓;凝血功能选项:纤维蛋白原 4.39g/L↑,D- 二聚体 0.51mg/L↑,抗凝血酶Ⅲ98%;促甲状腺素 1.770μU/ml,游离甲状腺素 15.2pmol/L。

会诊五:2020 年 7 月 27 日。食欲较前改善,可吃一碗米面,大便日解 3~4 次,成形。舌淡红,苔薄白,脉细滑。

方药:中药守上方加金钱草 12g、木香 10g。4 剂。

2020 年 7 月 30 日。血淀粉酶 377U/L↑;降钙素原 0.027ng/ml;血常规:白细胞计数 9.21×10^9/L,红细胞计数 3.57×10^{12}/L↓,血红蛋白 110g/L↓,血小板计数 287×10^9/L,淋巴细胞百分率 25.3%,单核细胞百分率 9.3%,中性粒细胞百分率 63.6%,单核细胞数 0.86×10^9/L↑,血细胞比容 32.7%↓,血小板压积 0.32%↑,C 反应蛋白 1.46mg/L;电解质:钾 3.70mmol/L,钠 138mmol/L,氯 103mmol/L,总钙 2.12mmol/L,无机磷 1.46mmol/L,镁 0.83mmol/L。

会诊六:2020 年 7 月 31 日。辅助检查:7 月 30 日血淀粉酶 377U/L,尿酮体阴性。食欲佳,腹饱仍频食,大便日解 3~4 次、成形。舌淡红,苔薄白,脉细滑。

方药:中药守上方加砂仁 5g。4 剂。

会诊七:2020 年 8 月 5 日。食欲正常,脘稍馁,嗳气减,大便如上,舌脉如上。

方药:中药守上方加佛手 10g、神曲 10g。5 剂。

会诊八:2020 年 8 月 10 日。血淀粉酶 308U/L。进食糯玉米后脘馁,嗳气难,大便日解 2 次。舌淡红,苔薄白,脉软。

方药:中药守 7 月 27 日方去金钱草,加砂仁 5g、檀香 5g、降香 3g、神曲 10g。3 剂。

会诊九:2020 年 8 月 13 日。诸症好转,口水多,舌脉如上。

方药:中药守上方加陈皮 15g。3 剂。

会诊十:2020 年 8 月 17 日。血淀粉酶 245U/L,纳可,大便成形,日解 1~2 次。

方药:中药守上方加佛手 12g。3 剂。

会诊十一:2020 年 8 月 24 日。孕 19^+ 周,纳可,大便日解 1 次,脘或馁。舌淡红,苔黄腻,脉细滑。

方药：**大柴胡汤加减**。

柴胡 10g　炒白芍 10g　黄芩 10g　制大黄 9g　炒枳壳 10g　姜半夏 9g　木香 10g　大腹皮 12g　神曲 10g　金钱草 15g　佛手 12g　檀香 5g　7 剂。

会诊十二：2020 年 8 月 31 日。血淀粉酶 194U/L。大便日解 1 次，顺畅。舌脉如上。

方药：中药守上方加陈皮 12g。5 剂。

会诊十三：2020 年 9 月 7 日。孕 21^{+3} 周，无不适，舌脉如上。

方药：中药守上方，制大黄改为 12g。7 剂。

会诊十四：2020 年 9 月 14 日。孕 22^{+3} 周，血淀粉酶 176U/L，大便日解 2 次，顺畅。舌淡红，苔薄白，脉细。

方药：中药守上方加平地木 12g。7 剂。

会诊十五：2020 年 9 月 28 日。孕 24^{+3} 周，血淀粉酶 176U/L，大便日解 2 次。舌红，苔薄白，脉细。

方药：中药守上方加垂盆草 15g。7 剂。

会诊十六：2020 年 10 月 12 日。孕 26^{+3} 周，血淀粉酶 207U/L，大便溏软，跟痛，舌脉如上。

方药：中药守上方加桑寄生 15g、丹参 12g。7 剂。

会诊十七：2020 年 10 月 19 日。孕 27^{+3} 周，跟、膝疼痛，活动后减轻，大便软。舌脉如上。

方药：中药守 8 月 24 日方，加杜仲 13g、桑寄生 15g、丹参 12g。7 剂。

会诊十八：2020 年 10 月 26 日。血淀粉酶 230U/L，大便日解 3 次，质软，膝酸、跟痛。舌淡红，苔薄白，脉细。

方药：柴胡 10g　炒白芍 10g　黄芩 10g　制大黄 9g　炒枳壳 10g　姜半夏 9g　木香 10g　大腹皮 12g　神曲 10g　川楝子 10g　桑寄生 12g　金钱草 15g　7 剂。

会诊十九：2020 年 11 月 2 日。孕 29^{+3} 周，恶心，跟痛，或腰酸，流涕，舌脉如上。

方药：中药守上方加葱白 5 条、杜仲 10g。7 剂。

会诊二十：2020 年 11 月 9 日。孕 30^{+3} 周，血淀粉酶 185U/L，跟痛，舌脉如上。

方药：中药守 10 月 26 日方，加杜仲 12g　7 剂。

会诊二十一：2020 年 11 月 16 日。孕 31^{+3} 周，跟痛减轻，舌脉如常。

方药：柴胡 10g　炒白芍 10g　黄芩 10g　制大黄 9g　炒枳壳 10g　姜半夏 9g　金钱草 15g　川楝子 10g　神曲 10g　木香 10g　茵陈 10g　7 剂。

会诊二十二：2020 年 11 月 23 日。血淀粉酶 209U/L，无不适，舌脉如上。

方药：中药守 11 月 16 日方，加大腹皮 15g、平地木 12g。7 剂。

会诊二十三：2020 年 11 月 30 日。孕 33^{+3} 周，舌脉如上。

方药：中药守 11 月 16 日方，加炒栀子 10g。7 剂。

会诊二十四：2020 年 12 月 7 日。孕 34^{+} 周，血淀粉酶 235U/L，纳便正常，舌脉如上。

方药：柴胡 10g　炒白芍 10g　黄芩 10g　制大黄 9g　炒枳壳 10g　姜半夏 9g　郁

金 10g 金钱草 15g 茵陈 10g 垂盆草 12g 平地木 12g 神曲 10g 7 剂。

会诊二十五：2020 年 12 月 21 日。停药 1 周，血淀粉酶 259U/L，无不适，舌脉如上。

方药：中药守上方加鸡骨柴 15g、大腹皮 12g。7 剂。

2021 年 1 月 17 日患者自然分娩一 3.5kg 健康男婴。

2021 年 3 月 8 日。产后随访，无不适，但测血淀粉酶 194U/L（正常值 50~130U/L）。

胎心搏动过缓

初诊：2019 年 8 月 12 日。但某，29 岁。因“试管移植术后 25 天，胎心搏动过缓”就诊。

患者 7 月 18 日移植冻胚，移植术后用药：地屈孕酮片 10mg、每日 2 次，黄体酮胶囊 100mg、每日 2 次，泼尼松片 5mg、每日 1 次，芬吗通红黄各 1 片、每日 3 次，阿司匹林肠溶片 25mg、每日 2 次，达肝素钠针 5 000U 皮下注射、每日 2 次。8 月 12 日即试管移植术后第 25 天，B 超发现宫内孕囊 14mm × 9mm，胚芽 2.7mm，见卵黄囊，胎心搏动过缓，100 次 /min。生殖中心主治医师认为马上会出现胎停，已经无药可施，故急忙过来会诊。诉夜间偶感恶心，无其他不适。生育史：0-0-3-0（2014 年生化妊娠 1 次，2017 年右侧宫外孕 1 次，2019 年右侧宫外孕 1 次）。舌淡红，苔薄白，脉软滑。

诊断：胎心搏动过缓（心阳不振，气血两虚）。

治法：振奋心阳，补气养血。

方药：参附汤合四物汤。

患者配药时，配药人员说附子会堕胎，使用有危险，于是患者坚决要求换药。无奈另外处方。

别直参（调冲）5g 艾叶 5g 熟地黄 12g 当归 6g 川芎 6g 炒白芍 10g 阿胶（调冲）10g 4 剂。

二诊：2019 年 8 月 16 日。昨天试管移植医院 B 超提示胎心率正常，但没有写明胎心次数。今再次 B 超检查，胎心率 140 次 /min，胚芽 4.2mm。舌淡红，苔薄白，脉滑。

方药：中药守上方加仙鹤草 15g。5 剂。

妊 娠 失 寐

医案 1 初诊：2018 年 4 月 9 日。夏某，38 岁。停经 31 天，腰酸半天。近 1 周无明显诱因下出现失寐，彻夜不寐，在病房走廊来回踱步，心情烦躁，胸闷心慌，精神崩溃，胃纳尚可，二便调。今 B 超：子宫前位，形态尚规则，宫腔内可见妊娠囊回声，大小 37mm × 18mm × 27mm，囊壁清楚规则，囊内可见胚芽回声，长约 7mm，可见原始心管搏动。生育史 1-0-3-1，2008 年足月顺产 1 女，体健，人工流产 2 次，2017 年孕 60 余天因胚胎停止发育行清宫术。结论：宫内早孕（约 7^- 周）。

会诊记录：

会诊一：2018年4月9日。鼻衄，两颧潮红。舌淡红，苔薄白，脉细滑。

中医诊断：妊娠失寐（阴虚火旺），妊娠鼻衄（虚火上炎）。西医诊断：早孕，失眠。

治法：**养阴，清心，安神**。

方药：**黄连阿胶汤合百合鸡子黄汤**。

黄连5g　阿胶（烊冲）10g　鸡子黄（冲）1枚　炒白芍10g　炒黄芩5g　百合15g　柏子仁10g　酸枣仁10g　龙齿30g　秫米30g　茯苓10g　甘松10g　3剂。

会诊二：2018年4月12日。夜寐可达2~3小时，鼻衄减少，面部潮红减退，今阴道少许出血，腰酸，乏力，两脚尤甚，下肢出汗甚多，汗后觉凉，易怒，半夜烦躁，夜尿多，梦中身体飘飞。舌脉如上。

中药守上方，黄芩改为黄芩炭10g，加五味子5g、小麦30g。3剂。

会诊三：2018年4月16日。睡眠时间达9小时，鼻衄除，面部潮红退尽，阴道出血减少，呈粉红色，梦除。舌淡红，苔薄白，脉细。

方药：猪苓10g　茯苓10g　阿胶（烊冲）10g　黄芩炭6g　龙齿20g　五味子5g　小麦30g　山茱萸12g　3剂。

会诊四：2018年4月19日。4月17日未服药，4月18日仅服1次药。昨晚因病房蚊子影响睡眠，阴道少许出血，昨天鼻衄。舌淡红，苔薄白，脉细。

中药守4月12日方，加竹茹12g。3剂。

药毕，诸症均愈。

医案2　初诊：2014年11月27日。朱某，25岁。因“孕57天，失眠20余天”就诊。以往每夜睡眠7~8小时，现每日只睡1~2小时，曾因荨麻疹在我院门诊治疗，目前未愈。11月21日B超检查宫内妊娠，可见心管搏动，宫腔少量积液。10余天前曾有少量阴道出血，未予治疗，2天净，偶有恶心，纳欠，口渴能饮，口淡，有痰。生育史：1-0-0-1。舌淡红，苔薄白，脉细软。

治法：**祛痰和胃，化浊宁神**。

方药：半夏15g　秫米30g　炒川连1g　竹茹10g　茯苓10g　肉桂1g　石菖蒲6g　远志6g　合欢花12g　5剂。

二诊：2014年12月2日。一夜可睡5小时，腰痛，舌脉如上。

方药：中药守上方加白术10g、酸枣仁15g，6剂。

三诊：2014年12月8日。睡眠正常。

医案3　初诊：2010年1月16日。王某，33岁。妊娠40天，寐浅1周。舌淡红，苔薄白，脉细。

治法：**养心安神**。

方药：酸枣仁20g　柏子仁10g　夜交藤20g　合欢皮10g　半夏10g　秫米30　龙眼10个　茯苓12g　7剂。

二诊：2010年1月25日。药后寐佳。

妊娠心悸

医案 1 初诊:2008 年 4 月 29 日。邱某,30 岁。妊娠 49 天,心悸怔忡 10 天,伴短气,两侧少腹偶觉隐痛,恶心,纳可,头痛喷嚏。舌尖稍红,苔薄腻,脉细。

治法:益气安神。

方药:太子参 12g 茯苓 10g 柏子仁 12g 龙齿 20g 半夏 10g 葱白 4 条 白芷 6g 5 剂。

二诊:2008 年 5 月 5 日。心悸怔忡、短气均消,嗳气,舌脉如上。

香砂六君子汤加预知子 10g、白扁豆 20g、山药 15g。4 剂。

医案 2 初诊:2013 年 1 月 2 日。刘某,29 岁。停经 85 天,11 月 29 日 B 超:宫内妊娠,可见原始心管搏动。偶有头晕,夜间心悸 3 天。心电图:窦性心律,ST-T 轻度改变。夜间口鼻干燥,喜饮热水,凌晨烘热汗出,寐浅,纳欠,恶心,喜咸食,口水多,二便调。舌淡红,苔薄白,脉滑。

治法:补益气阴,调气宽胸。

方药:**生脉散加味**。

太子参 15g 麦门冬 10g 五味子 5g 茯苓 10g 炒白术 10g 枳壳 5g 陈皮 10g 磁石 15g 5 剂。

二诊:2013 年 1 月 8 日。心悸除,烘热出汗未见,寐佳,自觉小腹抽感 8 天,夜间口干明显好转,舌脉如上。

方药:中药守上方加莲蓬 10g、砂仁(杵冲)5g、南瓜蒂 1 个,5 剂。

医案 3 初诊:1981 年 11 月 29 日。黄某,27 岁。生平胆怯,妊娠月余,心悸怔忡,心旌摇曳,不能自止,寐中梦多惊起,口渴喜饮,晨起口苦,咳痰欲呕,纳减,时觉腰痛,小便频数。舌淡红,苔薄白,脉细滑,尺弱。

治法:清热化痰,和胃安神。

方药:**温胆汤合半夏汤加味**。

竹茹 9g 枳壳 4g 陈皮 5g 半夏 6g 茯苓 9g 秫米 10g 远志 6g 五味子 4g 牡蛎 15g 生甘草 5g 4 剂。

服药后心悸、怔忡症状消失。

妊娠脱证

会诊一:2021 年 9 月 9 日。林某,孕 14 周。因"急性肠胃炎后住院输液,胸闷心悸加重 5 天"就诊。近 5 天出现胸闷,心悸,头晕乏力,双上肢酸胀,麻木,恶心、纳差,口燥、口水多。面色黧黑,形容枯槁,坐轮椅,由门诊医师陪同前来会诊。夜寐不安,二便调。体重已下降 5kg 以上,今测心率 102 次 /min。9 月 4 日 B 超示宫内单胎存活(约 13^{+5} 周),胎心率偏快(185~188 次 /min)。9 月 7 日超声心动图无明显异常;9 月 6 日血常规示血红蛋白(Hb)104g/L,肝功能示谷丙转氨酶(ALT)175u/L、谷草转氨酶(AST)58u/L。舌淡红,苔薄白,脉细数。

诊断:妊娠脱证(气阴两虚)。

治法:养阴益气,安神固脱。

方药:**生脉散加味**。

红参(调冲)6g 麦门冬 10g 五味子 6g 茯苓 12g 龙齿 20g 盐(少许) 胡桃肉 30g 4 剂。

会诊二:2021 年 9 月 13 日。患者行走如常人,面富光泽,与前判若两人。诉药后精神大健,胸闷、心慌情况消除,胃纳大开,双上肢胀木已除,唯偶尔脐周微痛,矢气多,每日需吸氧半小时。心率 88 次 /min,胎心率 143 次 /min。大便 2 日一解,成形。舌脉如上。

方药:中药守上方加磁石 15g,红参改为 9g。4 剂。

会诊三:2021 年 9 月 17 日。精神良好,思维敏捷,诸症均除。测心率 84 次 /min。胃纳续增,口微干。舌脉如上。

方药:中药守上方去胡桃仁、盐,加石斛 10g。5 剂。

妊 娠 梦 交

医案 1 初诊:2013 年 4 月 8 日。李某,35 岁。“胚胎移植后 15 天,梦交 6 天”就诊。

患者于 3 月 24 日移植,今测人绒毛膜促性腺激素 1 264U/L,平素经前或同房后亦常发生梦交,近期次数频繁,6 天之内发生 3 次,心中惶恐,胃脘不适。舌淡红,苔薄白,脉滑。

中医诊断:妊娠梦交(心阴不足,心火偏旺)。

治法:**滋阴清火,镇静安神**。

方药:**黄连阿胶汤加减**。

银镯(煎汤代水)1 只 黄连 1g 鸡子黄(打冲)1 个 白芍 10g 苎麻根 20g 桑寄生 10g 竹茹 10g 龙骨 20g 茯苓 10g 7 剂。

二诊:2013 年 4 月 30 日。胃脘转舒,易惊,舌脉如上。

方药:中药守上方,加龙齿 20g。7 剂。

三诊:2013 年 5 月 9 日。已无梦交发生。B 超见宫内活胎,顶臀长约 20mm,便溏频,舌脉如上。

方药:七味白术散加神曲 10g、炒谷芽 10g、炒麦芽 10g。7 剂。

医案 2 初诊:2021 年 9 月 9 日。周某,27 岁。结婚 3 年未避孕未孕,平素时常诉腰酸。后因“原发性不孕、多囊卵巢综合征”于 2021 年 7 月 25 日行胚胎移植术。9 月 3 日 B 超证实宫内双胎早孕(均约 8 周)。9 月 5 日及 9 月 8 日夜寐不安,心神不定,频发春梦,梦交醒后即发现阴道少量出血,色鲜红,伴下腹紧缩感,腰酸明显,精神欠佳,口泛酸水，纳差，二便正常。舌淡，苔薄白，脉细滑稍数。

诊断：妊娠梦交，胎漏（心肾不交）。

治法：**交通心肾**。

方药：**交泰丸加味**。

川连 3g　肉桂 1g　太子参 20g　茯苓 10g　远志 10g　石菖蒲 6g　龙齿 20g　莲蓬 6g　阿胶（烊冲）10g　4 剂。

二诊：2021 年 9 月 13 日。心神已安，无梦交，无下腹紧缩，无阴道出血症状，精神较佳，仍有腰酸，夜寐可，口泛酸水。舌稍淡，苔薄白，脉细滑稍数。

方药：守上方加杜仲 10g。4 剂。

三诊：2021 年 9 月 17 日。梦交未再发生，精神佳，睡眠明显改善，仍口泛酸水。舌淡红，苔薄白，脉细滑。

方药：**黄连温胆汤**。

川连 3g　茯苓 10g　姜半夏 9g　枳壳 5g　竹茹 9g　陈皮 9g　蜜甘草 6g　3 剂。

医案 3　李某，34 岁。因"孕 14 周，频繁梦交致阴道出血伴宫缩感"，于 2020 年 4 月 7 日入院，经治疗未愈要求会诊。

患者自妊娠起至今，平均每周梦交 1~2 次，导致宫缩、阴道出血。近 1 周因此不敢入睡，心烦，畏风，今阴道出血褐色，纳便正常，倦怠。

既往确诊"遗传性凝血因子 V 缺陷症"，曾多次因经血不止输血浆治疗。2020 年 3 月 24 日检测凝血功能：血浆凝血酶原时间 37.7 秒↑，凝血酶原时间国际标准化比值 3.97↑，活化部分凝血活酶时间 119.5 秒↑。2020 年 4 月 7 日 B 超：孕囊下方积液 38mm × 16mm × 51mm。

病房西药治疗：间苯三酚针 120mg、每日 1 次，琥珀酸亚铁 1 片、每日 1 次，碳酸钙 D_3 咀嚼片 1 片、每日 1 次，4 月 9 日输入 A 型新鲜冰冻血浆。

病房中药治疗：续断 15g　桑寄生 15g　杜仲 15g　菟丝子 15g　生白芍 15g　党参 20g　黄芪 20g　炒白术 10g　升麻 5g　炙甘草 3g　柴胡 10g　当归 3g

会诊一：2020 年 4 月 13 日。病史如上，梦交不断，阴道仍流少量褐色血液，数月未止。舌淡红，苔薄白，脉细。

西医诊断：先兆流产；遗传性凝血因子 V 缺陷症。

诊断：胎漏，梦交。

治法：**重镇安神，清热安胎**。

方药：银镯（代水）1 只　龙骨（先煎）20g　竹茹 15g　木贼 10g　墨旱莲 30g　龟甲胶（烊冲）10g　炒栀子 10g　炒黄芩 10g　太子参 15g　3 剂。

会诊二：2020 年 4 月 16 日。阴道出血净 2 天，寐酣，无梦交出现，食少脘馁，恶心。舌淡红，苔薄白，脉细软。

治法：重镇安神，滋阴止血，健脾理气。

方药：银镯（代水）1 只　龙齿（先煎）15g　龟甲胶（烊冲）10g　太子参 15g　茯苓 10g　炒白术 10g　炒扁豆 15g　佛手 6g　甘松 10g　半夏 9g　蔻仁（杵冲）3g　4 剂。

会诊三:2020 年 4 月 20 日。阴道出血净 6 天,虽每日有梦,但无梦交,今日出院,怕风头痛,舌脉如上。

方药:中药守上方,加荆芥 6g、淡豆豉 6g。4 剂。

妊娠蛋白尿

初诊:2018 年 2 月 7 日。徐某,28 岁。孕 9^{+3} 周,小腹疼痛,2 月 3 日尿常规检查发现尿蛋白(+)。2 月 7 日复查尿蛋白(+),尿糖(+)。生育史:1-0-0-1。舌淡红,苔薄白,脉滑。

西医诊断:妊娠蛋白尿待查。

治法:益气补肾收敛。

方药:生黄芪 15g　玉竹 15g　茯苓 15g　莲子 15g　蝉蜕 9g(原方开金蝉花,无货,改用蝉蜕)　金樱子 20g　僵蚕 10g　炒白芍 15g　莲蓬 10g　玉米须 20g　5 剂。

二诊:2018 年 2 月 11 日。尿常规复查尿蛋白阴性,尿糖阴性,咳嗽,舌脉如上。

方药:中药守上方加杏仁 10g。3 剂。

三诊:2018 年 2 月 15 日。孕 10^{+4} 周,复查尿常规正常。

妊娠肾积水

叶某,33 岁。患者孕 5 个月,8 月 6 日憋尿半小时后出现腰部隐痛住院治疗,8 月 9 日开始出现右侧腰部剧烈疼痛,寸步难行,左侧卧位休息后稍舒。8 月 11 日右侧腰痛明显加重。B 超:两肾积水。右肾集合系统分离 32mm,右侧输尿管上段扩张 7mm,中下段显示不清。左肾集合系统分离 30mm,左侧输尿管未见扩张。西医认为,患者处于妊娠期间,无法用药物治疗,可在家多饮水,多活动,观察病情进展,如果病情无缓解,需要行插管引流术。遵医嘱患者在家多饮水,多活动后右侧腰痛减轻。现右侧腰痛症状不明显,二便正常,无腹痛,无阴道出血。8 月 15 日 B 超:两肾积水。右肾窦回声分离 22mm,左肾窦回声分离 18mm,两侧输尿管未见明显扩张。8 月 15 日尿常规:白细胞 173.9 个 /μl,上皮细胞 21.3 个 /μl,白细胞(镜检)31.3 个 /HP,上皮细胞(镜检)3.8 个 /HP。生育史:1-0-2-1(顺产,第 1 次妊娠时 B 超检查也有两肾积水,未予处理)。

会诊记录:

会诊一:2017 年 8 月 16 日。病史如上,舌稍淡嫩,苔薄白,脉细滑。

西医诊断:妊娠两肾积水。

治法:温肾化气,利水除湿。

方药:**济生肾气丸加味。**

车前子(包)10g　怀牛膝 10g　肉桂粉 3g　淡附片 3g　熟地黄 15g　山茱萸 10g　山药 15g　牡丹皮 9g　茯苓 10g　泽泻 10g　赤小豆 15g　石韦 15g　淡竹叶 10g　大腹皮 10g　3 剂。

会诊二:2017 年 8 月 19 日。日来并无不适。舌脉如上。

方药:中药守上方加枳壳 3g。5 剂。

会诊三:2017 年 8 月 25 日。B 超:两肾积水。左肾集合系统光点分离 18mm,右输尿管上段扩张 6mm。左肾集合系统光点分离 10mm,左输尿管因肠道气体及妊娠子宫遮盖无法显示。精神佳,无腰痛。舌脉如上。

方药:中药守上方加冬瓜皮 30g。7 剂。

会诊四:2017 年 9 月 1 日。无任何不适。舌脉如上。

方药:中药守上方,7 剂。

会诊五:2017 年 9 月 8 日。孕 5^+ 个月,今 B 超:右肾积水(右肾集合系统光点分离 17mm,可见右输尿管上段内径约 6mm,其大部分管腔因肠道气体及妊娠子宫无法显示。左肾集合光点未见分离,左输尿管因肠道气体及妊娠子宫遮盖无法显示)。舌脉如上。

方药:中药守上方枳壳加至 6g,加荔枝 5 个,7 剂。

会诊六:2017 年 9 月 15 日。孕近 6 个月。B 超:两肾积水(右肾集合系统光点分离 19mm,可见右输尿管上段内径约 6mm,其大部分管腔因肠道气体及妊娠子宫无法显示。左肾集合系统光点分离 12mm,左输尿管因肠道气体及妊娠子宫遮盖无法显示)。舌脉如上。

方药:车前子(包)10g 怀牛膝 10g 肉桂粉 3g 淡附片 3g 熟地黄 15g 山茱萸 10g 山药 15g 牡丹皮 9g 茯苓 10g 泽泻 10g 赤小豆 20g 大腹皮 15g 淡竹叶 15g 7 剂。

会诊七:2017 年 9 月 22 日。孕 27 周,无腰酸。B 超:两肾积水(右肾集合系统光点分离 20mm,可见右输尿管上段内径约 8mm,其大部分管腔因肠道气体及妊娠子宫无法显示。左肾集合系统光点分离 10mm,左输尿管因肠道气体及妊娠子宫遮盖无法显示)。9 月 9 日检查血液:血糖 4.5mmol/L,餐后 1 小时血糖 10.57mmol/L,餐后 2 小时血糖 9.73mmol/L。舌脉如上。

方药:车前子(包)10g 怀牛膝 10g 肉桂粉 3g 淡附片 3g 熟地黄 15g 山茱萸 10g 山药 15g 牡丹皮 9g 茯苓 10g 泽泻 10g 玉米须 50g 大腹皮 15g 海金沙(包)15g 14 剂。

转　胞

医案 1 初诊:2010 年 9 月 15 日。李某,40 岁。妊娠 4.5 个月,因阴道出血,较长时间卧床保胎,为了减少起床小便,使用“尿不湿”,当留尿甚急时方起床解小便。现小便急而难解 3 天,需 2 次登圊方能解出,无尿痛,胃馁。小便常规:红细胞(+)/ 高倍。舌淡红,苔薄白,脉细。

治法:**滋肾清热利水。**

方药:知柏地黄汤加肉桂 3g、车前子(包)10g、佛手 10g。3 剂。

二诊:2010 年 9 月 18 日。小便排出正常。尿常规:尿糖(+++),红细胞 40 个 / 高倍,舌脉如上。

中药守上方加地肤子 20g、连翘 12g。5 剂。

医案 2　初诊:2016 年 10 月 10 日,林某,32 岁。9 月 28 日因“先兆流产,急性尿潴留”至某医院住院保胎并导尿,治疗后小便顺畅,住院 13 天期间因拔除导尿管发生尿潴留 3 次,最终均使用导尿治疗才能排尿,3 天前症状好转出院。昨日早上 9 时因尿潴留 1 夜,导出 650ml 尿液,现无腹痛,无阴道流血,纳寐可,大便正常。10 月 6 日 B 超:中期妊娠,胎儿双顶径 28mm,胎盘下段覆盖宫颈管内口。生育史:1-0-0-1,第一胎分娩后第 2 天尿潴留住院至 15 天才拔除导尿管。舌淡红,苔薄白,脉细。

治法:**滋肾养阴,化气利水**。

方药:**滋肾通关丸加味**。

肉桂(分吞)3g　知母 10g　炒黄柏 5g　车前子(包)10g　枳壳 5g　生黄芪 6g　茯苓 10g　赤小豆 15g　4 剂。

二诊:2016 年 10 月 14 日。小便正常,上药患者因肉桂气味重未服。舌脉如上。

中药守上方改用肉桂 1.5g(冲服),改生黄芪为 10g。4 剂。

三诊:2016 年 10 月 18 日。小便正常,阴痒。舌脉如上。

中药守上方加冬葵子 10g,6 剂。

四诊:2016 年 10 月 24 日。小便通畅,无不适。舌脉如上。

中药守上方,续进 5 剂。

19 天后再随访,无殊。

医案 3　初诊:2017 年 7 月 22 日。陈某,31 岁。因“停经 10 周,排尿不畅半天”从病房前来会诊。患者因“先兆流产　宫颈赘生物”在我院住院保胎治疗,2017 年 7 月 21 日下午 3 时在外院宫颈门诊行阴道镜检查,并赘生物活检,术中少许出血,术后填塞纱布 1 块。返院后小便一直顺畅,今日凌晨出现排尿不畅,点滴而出,小腹胀满,尿意明显,予滴水法示意诱导排尿无效,无腹痛,无发热,有少许阴道暗红色出血。7 月 17 日 B 超:早期妊娠(胎儿顶臀长 22mm);宫腔下段及宫颈管异常回声,黏膜下肌瘤伴脱出?子宫肌瘤。7 月 21 日阴道镜检查:宫颈赘生物待排,镜下见白色病变,异型血管。会诊时 B 超:膀胱残余尿:排尿后膀胱大小 117mm × 70mm × 108mm,估测残余尿量约 442mm,考虑尿潴留。舌淡红,苔薄白,脉细滑。

外治方:取葱白若干,捣烂,敷脐,隔葱灸。

共灸完 3 壮艾炷,耗时半小时,患者自觉下腹一股热流频至,小腹温热舒适。于更换葱白的间隙,顺利排尿约 400mm,从阴道取出纱布 1 块。安返病房,其后排尿如常。

子　淋

医案 1　热淋　王某,29 岁。因“孕 19^{+4} 周,宫颈环扎术后 36 天,下腹隐痛 1 天”于 2020 年 11 月 19 日收住某院保胎治疗。

患者既往月经周期规律,末次月经 2020 年 7 月 8 日,既往因“多囊卵巢综合征、男方畸精症”行辅助生殖，2018 年行体外受精胚胎移植术后因“宫颈机能不全”于孕 19 周时自然流产，此次为第 2 次体外受精胚胎移植术，患者于孕 14 周时行宫颈环扎术。住院期间予以地屈孕酮片、间苯三酚针静脉滴注对症治疗，患者孕前以及早孕期小便正常，自 11 月初开始无明显诱因出现尿频、尿不尽，无尿痛，每日约 1 小时左右需排尿 1 次，每次尿量约 100~150ml 左右，每日总尿量约 2 000ml 左右。纳可，无多饮，无口干，大便正常。平素无腹痛及腰痛不适，素体怕热，无出汗。2020 年 12 月 2 日尿常规：pH 7.5↑，尿比重 1.021，蛋白质（+）↑，尿白细胞（+）↑；高倍视野：红细胞 17.7 个↑，白细胞 9.8 个↑。12 月 7 日尿培养未见细菌生长。舌淡红，苔薄白，脉细。

初诊：2020 年 12 月 3 日。

方药：茯苓皮 10g　冬葵子 10g　金钱草 15g　地肤子 15g　藕节 15g　白茅根 15g　绵萆薢 10g　石韦 10g　杜仲 10g　桑寄生 15g　甘草 6g　3 剂。

二诊：2020 年 12 月 5 日。服药后，症状未见改善，请本科上级医师治疗。

方药：桑螵蛸 10g　金樱子 10g　芡实 10g　乌药 6g　益智仁 10g　桑寄生 15g　杜仲 10g　菟丝子 15g　藕节 15g　墨旱莲 15g　生地黄 15g　山茱萸 15g　冬葵子 10g　茯苓 10g　甘草 5g　5 剂。

服药后临床症状仍未见改善，遂请泌尿科会诊，考虑尿路感染，予以头孢西丁钠针 2g，每 12 小时静脉滴注抗感染治疗 7 天。

静脉滴注抗生素期间，患者症状仍未见改善。12 月 12 日复查尿常规：pH 6.5，尿比重 1.013，蛋白质（-），尿白细胞（+++）↑；高倍视野：红细胞 1.2 个，白细胞 38.7 个↑；镜检：红细胞 0~1 个，白细胞（+）。

泌尿科再次会诊，建议换抗生素。患者拒绝再次抗生素治疗，于 2020 年 12 月 21 日要求会诊。

会诊一：2020 年 12 月 21 日。患者孕 24^{+1} 周，尿频、尿不尽 1 个月，症状明显，白天 1 小时 1 次，夜间 1~1.5 小时左右 1 次，尿色略黄，无尿痛，每次尿量约 100ml~150ml，每日 24 小时总尿量约 2 000ml 左右，面部少许痤疮，大便正常，略怕热出汗。舌淡红，苔薄白，脉细。

诊断：中医诊断：子淋（湿热下注型）。西医诊断：妊娠合并尿路感染。

治法：**滋肾清理湿热**。

方药：**当归贝母苦参丸加味**。

当归 6g　浙贝母 10g　苦参 15g　冬葵子 20g　茯苓皮 20g　焦栀子 15g　黄柏 10g　炙甘草 6g　地肤子 30g　金银花 12g　3 剂。

知柏地黄丸，每次 8 粒，每日 3 次，吞服。

会诊二：2020 年 12 月 28 日。孕 25^{+1} 周，尿频、尿急症状改善，夜尿减至 2 次，近 2 日约 2 小时左右排尿 1 次。12 月 23 日 B 超检查提示：中期妊娠（孕约 24^{+6} 周），臀位，胎儿脐带绕颈 1 周，胎盘胎儿面血池形成，约 100mm × 18mm。未及时复诊停药 2 天。辅助检查：12 月 24 日分泌物培养：衣原体、淋球菌、无乳链球菌均阴性，解脲支原体 < 10^4cuu/ml。12 月 26 日复查尿常规：pH 6.5，蛋白质（-），白细胞（-）；高倍视野：红细

胞 0.7 个，白细胞 0.5 个。舌脉如上。

方药：当归 6g　浙贝母 10g　苦参 15g　冬葵子 20g　茯苓皮 20g　焦栀子 15g　黄柏 10g　炙甘草 6g　地肤子 30g　金银花 12g　莲须 12g　龟甲 20g　4 剂。

知柏地黄丸继续服用。

会诊三：2020 年 12 月 31 日。孕 25^{+4} 周，尿频尿急症状明显改善，白天小便 2~3 小时 1 次，夜间小便次数仅 1~2 次。尿常规：同 12 月 26 日，白细胞、红细胞均阴性。

治法：益肾收敛。

方药：熟地黄 15g　泽泻 10g　茯苓 10g　山茱萸 10g　山药 15g　牡丹皮 9g　龟甲 20g　莲须 15g　桑螵蛸 15g　沙苑子 12g　芡实 30g　鸡内金 10g　7 剂。

医案 2　血淋　初诊：2013 年 3 月 6 日。陈某，28 岁。妊娠 34 周，小便灼热，尿血 5 天，小便末段肉眼可见鲜红血液。尿常规：隐血(++)、白细胞(+)。B 超：两肾、输尿管、膀胱未见异常回声。舌红，苔薄白，脉滑。

治法：**凉血通淋**。

方药：石韦 20g　白茅根 30g　大蓟 15g　小蓟 15g　车前草 10g　六一散(包)30g　大青叶 10g　海金沙(包)藤 30g　3 剂。

食疗方：鲜藕汁 1 杯。

二诊：2013 年 3 月 9 日。小便出血及灼热感消失，尿常规复查正常。

医案 3　石淋　初诊：2004 年 2 月 17 日。孔某，28 岁，妊娠 3^{+} 个月，右侧腹部及右侧腰部剧烈疼痛 15 天，辗转翻滚，腰不能直，伴恶心呕吐。尿常规：红细胞(++++)。B 超提示：右侧肾结石、右侧肾盂轻度积水、右侧输尿管结石可能。舌淡红，苔薄白，脉细。

治法：**清热通淋**。

方药：金钱草 15g　海金沙 10g　白茅根 15g　泽泻 10g　石韦 10g　茯苓皮 20g　猪苓 10g　佛手 10g　陈皮 10g　甘松 10g　鸡内金 6g　苏梗 10g　5 剂。

黄体酮注射液每次 20mg，每日 1 次，肌内注射，连续 5 日。

二诊：2004 年 2 月 23 日。下腹疼痛消除，仍见肉眼血尿，舌脉如上。

方药：金钱草 15g　白茅根 20g　泽泻 10g　石韦 12g　茯苓皮 15g　猪苓 12g　竹叶 10g　阿胶(烊冲)10g　大蓟 15g　小蓟 15g　血余炭 10g　砂仁(杵冲)4g　陈皮 10g　7 剂。

三诊：2004 年 3 月 17 日。服药之后血尿逐渐消退，3 月 7 日下腹痛剧烈，又见肉眼血尿，再次注射黄体酮后腹痛消失。此后再次尿常规检查，血尿未再发现。肝功能：谷丙转氨酶 116U/L，谷草转氨酶 64U/L。纳欠口苦，倦怠，小便黄，巩膜无黄染，舌淡红，苔薄白，脉细。

治法：健脾益胃，清肝胆湿热。

方药：**参苓白术散加味**。

党参 12g　茯苓 10g　白术 10g　扁豆 15g　陈皮 10g　山药 15g　莲子 15g　砂仁(杵冲)4g　凤尾草 15g　扇叶铁线蕨 15g　茵陈 10g　神曲 10g　金钱草 15g　生甘草

5g　7剂。

四诊：2004年3月30日。肝功能：谷丙转氨酶34U/L，谷草转氨酶31U/L。口苦，牙龈痛，纳欠，舌脉如上。

中药守上方，去凤尾草、神曲、金钱草，加紫金牛12g。7剂。

医案4　劳淋　初诊：2007年10月18日。吴某，33岁。妊娠34天，劳累后小便频数3天，别无不适。舌淡红，苔薄白，脉细。

治法：**益肾缩尿**。

方药：桑螵蛸20g　桑寄生15g　杜仲12g　菟丝子15g　五味子5g　金樱子20g　4剂。

二诊：2007年10月24日。小便次数已经正常，恶心，口淡，纳欠，舌脉如上。

香砂六君子汤加苏梗10g、藿香6g。5剂。

医案5　初诊：2009年8月24日。任某，28岁。妊娠30天，3天之前腹泻如水，昨天发热，体温39℃，今天37.4℃，身楚，小便或痛，口渴。小便常规：白细胞电脑检测131个/μl，镜检23个/HP，尿酮体(+++)。舌淡红，苔薄白，脉细微数。

治法：**清暑利湿**。

方药：白扁豆花10g　淡竹叶10g　金银花10g　香薷6g　六一散15g　厚朴5g　3剂。

二诊：2009年8月27日。大便正常，小便转舒。小便常规：一切正常。

子　悬

医案1　初诊：2019年11月12日。陈某，38岁。因“孕30周，腹部胀痛，发紧2周，加重1周”，前来就诊。

现病史：患者于孕28周时出现腹部胀痛发紧，持续1小时，甚至整夜。产检发现宫缩过频，胎儿上顶时呼吸困难不能平卧，经常一夜只睡1小时，曾于当地某医院就诊无明显疗效。纳呆，大便1~2天1次，如羊屎状，矢气不多，嗳气。既往史：妊娠期间血糖偏高。生育史：1-0-8-1。11月11日B超：胎盘下缘距宫颈内口16mm，胎心率136次/min，羊水指数95mm，宫颈管长45mm，脐动脉S/D 2.5。舌边疼痛，舌淡红，苔薄白，脉滑。

中医诊断：子悬（气机不调）。

治法：**调理气机**。

方药：**紫苏散**。

苏梗12g　苏叶5g　大腹皮12g　党参15g　川芎9g　陈皮12g　炒白芍12g　当归9g　炙甘草6g　乌药5g　制大黄6g　3剂。

二诊：2019年11月15日。药后仍觉腹部发紧，无胀痛，自觉程度较前稍减轻，臀部痛时整夜难眠，11月13日晚臀部疼痛不明显，睡眠时间晚11时30分至次早6时30分，近2天鼻衄1次，胎儿上顶呼吸困难症状已除，大便正常，舌脉如上方药：**十三太保方**。

菟丝子 3g 当归 5g 川芎 5g 厚朴 3g 艾叶 3g 黄芪 3g 荆芥 3g 川贝母 5g 炒枳壳 2g 羌活 2g 炒白芍 6g 甘草 3g 4 剂。

医案 2 初诊：2008 年 12 月 29 日。潘某，25 岁。妊娠 42 天，寐时呼吸困难，难以平卧，需起坐入睡 3 天，夜寐易醒，大便秘结，3~4 天一行。舌淡红，苔薄白，脉细。

中医诊断：子悬（肾不纳气）。

治法：**益肾纳气**，润肠。

方药：胡桃仁 30g 枸杞子 30g 桑椹 30g 沉香（后入）5g 苏梗 10g 柏子仁 30g 酸枣仁 30g 小麦 30g 4 剂。

二诊：2008 年 1 月 6 日。夜寐呼吸困难已经消除，寐转佳，小腹阵痛，矢气难。舌淡红，苔薄白，脉细滑。

中药守上方加小麦至 45g。4 剂。

医案 3 初诊：2017 年 10 月 19 日。郑某，31 岁。妊娠 7 个月余，呼吸困难 3 月，胸闷，每需抬肩深吸，天突内陷，鼻翼外扇，影响睡眠。曾吸氧 2 次无效。面部皮肤脱屑，口渴。舌淡红，苔薄白，脉细滑。

中医诊断：子悬（肺肾两虚）。

治法：**补肺益肾纳气**。

方药：**生脉散加味**。

生晒参（调冲）6g 麦门冬 10g 五味子 6g 胡桃肉（杵冲）30g 沉香（冲）1g 蛤蚧（尾研吞，余入煎）1 只 山茱萸 12g 杜仲 10g 枸杞子 10g 2 剂。

二诊：2017 年 10 月 21 日。因自行将生晒参泡服，诸症未见改善。B 超：宫内单活胎，如孕 32 周。子宫动脉阻力指数 S/D 2.91，羊水指数 201mm，胎盘下缘距离宫内口>30mm。舌脉如上。

方药：中药守上方，生晒参（调冲）改为 10g，山茱萸改为 20g，枸杞子改为 15g。3 剂。

三诊：2017 年 10 月 25 日。自觉呼吸困难减轻，深吸气频率减少。舌淡红，苔薄白，脉细滑。

方药：生晒参（调冲）12g 麦门冬 10g 五味子 9g 胡桃肉（杵冲）30g 沉香（冲）1g 蛤蚧（尾研吞，余入煎）1 只 山茱萸 20g 枸杞子 15g 覆盆子 15g 3 剂。

四诊：2017 年 10 月 28 日。呼吸困难明显好转，正常呼吸 5~6 次后，才出现深呼吸 1 次，纳可，大便稍软，泛酸。舌脉如上。

中药守上方生晒参加至 15g、五味子加至 12g、加炒白术 12g。4 剂。

药后一切正常。

子 晕

医案 1 初诊：2017 年 5 月 8 日。黄某，30 岁。因“妊娠期间晕厥 4 次”就诊。

患者停经 88 天，妊娠至今已晕厥四次，晕厥前眼前黑蒙，全身无力，冒汗，意识淡漠。在当地经过治疗，妊娠剧吐较前缓解，胃纳仍差，二便调。自诉每日只用经炒陈仓米煮粥维生。今早患者就诊测量血压时又突然出现面色惨白，呼吸困难，乏力欲倒，立即去急救室吸氧。测得当时血压为 80/50mmHg。观患者形体消瘦，面色苍白。舌淡红，苔薄白，脉细软。

中医诊断：子晕（气虚气阻）。

治法：**补气调气**。

方药：**长生活命丹加味**。

红参（调冲）3g（逐渐递加至 9g）　锅巴二两　炒白术 10g　佛手 10g　苏梗 10g　5 剂。

二诊：2017 年 5 月 13 日。因患者顾忌，不敢用补，未用红参，舌脉如上。

方药：中药守上方，5 剂。

三诊：2017 年 5 月 18 日。患者红参用量过少，小于 3g，或觉脘胀，舌脉如上。

方药：中药守上方加甘松 10g、砂仁（杵冲）5g。5 剂。

四诊：2017 年 5 月 23 日。症如上，吩咐患者放胆使用红参，舌脉如上。

方药：红参（调冲）5g　陈炒米二两　炒白术 10g　半夏 10g　佛手 10g　7 剂。

五诊：2017 年 5 月 31 日。5 月 27 日晚晕厥 1 次。今天精神佳，面色红润，咽干。舌淡红，苔薄白，脉细滑。

方药：中药守上方加苏梗 10g。7 剂。

六诊：2017 年 6 月 7 日。子晕未再发生，每餐已经可进 1 碗饭，腰痛。舌淡红，苔薄白，脉细滑。

方药：中药守 5 月 23 日方，加杜仲 10g。7 剂。

续诊：2017 年 7 月 3 日。每餐进 2 碗饭，已经恢复上班。

医案 2　初诊：2017 年 11 月 17 日。娄某，27 岁。妊娠 4 个月余，晕厥 3 次，昨日产检完毕突发头晕眼花，头部大量冷汗，两眼发黑，耳鸣，晕倒 10 秒左右转醒，醒后意识清楚，有缺氧感，乏力，头重。前天和 2 个月前也发生过类似症状。夜寐不安，梦多，胃纳一般，二便调。生育史：1-0-1-1。既往史：否认头部外伤史。舌淡红，苔薄白，脉细滑。

治法：**补益气血**。

方药：**归脾汤加减**。

炙黄芪 10g　党参 15g　茯苓 10g　炒白术 10g　当归 6g　远志 10g　木香 5g　酸枣仁 10g　紫苏梗 10g　藿香 5g　合欢花 10g　龙眼肉 10 个　炙甘草 5g　5 剂。

二诊：2017 年 11 月 22 日。晕厥未发生，口水多，恶心唇干。舌脉如上。

方药：归脾汤加减。

党参 15g　炙黄芪 10g　茯苓 10g　炒白术 10g　当归 6g　远志 10g　木香 5g　酸枣仁 10g　半夏 10g　佛手 10g　龙眼肉 10 个　炙甘草 5g　5 剂。

三诊：2017 年 11 月 27 日。无晕厥，带黄。舌脉如上。

方药：归脾汤加减。

党参 15g 茯苓 10g 炒白术 10g 当归 6g 炙黄芪 10g 远志 10g 木香 5g 酸枣仁 10g 半夏 10g 石菖蒲 10g 龙眼肉 6 个 炙甘草 5g 7 剂。

四诊:2017 年 12 月 4 日。无晕厥,口淡多涎。舌脉如上。

方药:归脾汤加减。

党参 15g 茯苓 10g 炒白术 10g 当归 6g 炙黄芪 10g 远志 10g 木香 5g 酸枣仁 10g 吴茱萸 2g 紫苏梗 10g 半夏 10g 龙眼肉 6 个 炙甘草 5g 7 剂。

五诊:2017 年 12 月 11 日。外感 5 天,无晕厥。舌脉如上。

方药:淡豆豉 10g 葱白 5 条 蝉蜕 5g 大力子 10g 桔梗 5g 石菖蒲 6g 5 剂。

六诊:2017 年 12 月 15 日。外感已愈,无晕厥。舌脉如上。

方药:归脾汤加减。

党参 15g 茯苓 10g 炒白术 10g 当归 6g 炙黄芪 10g 远志 10g 木香 5g 酸枣仁 10g 紫苏梗 10g 半夏 10g 龙眼肉 6 个 炙甘草 5g 7 剂。

医案 3 初诊:2008 年 4 月 15 日。林某,23 岁。妊娠近 2 个月,头晕 1 周,伴恶心,纳可。舌淡红,苔薄白,脉细。

治法:**健脾化痰**。

方药:**半夏天麻汤加味**。

半夏 9g 天麻 15g 茯苓 10g 陈皮 9g 炒白术 10g 炙甘草 5g 4 剂。

二诊:2008 年 4 月 19 日。头晕恶心均除,腰酸,舌淡红,苔薄白,脉细。

治法:益肾健脾化痰。

方药:杜仲 10g 续断 10g 菟丝子 12g 桑寄生 15g 党参 12g 炒白术 10g 茯苓 10g 炙甘草 5g 砂仁(杵冲)5g 木香 5g 半夏 10g 陈皮 9g 4 剂。

医案 4 初诊:2015 年 4 月 2 日。陈某,23 岁。平素月经规则,现停经 48 天,无明显诱因下常自觉头晕,胸闷,气短。辅助检查:血雌二醇 2 267pmol/L,孕酮 87.69nmol/L,人绒毛膜促性腺激素 15 867U/L,D- 二聚体 0.33mg/L。舌淡红,苔薄白,脉细。

治法:**调理气机**。

方药:**香苏散**。

香附 9g 紫苏 6g 炙甘草 5g 陈皮 9g 太子参 12g 杜仲 10g 5 剂。

二诊:2015 年 4 月 7 日。上症均除,今 B 超:宫内单活胎,约 6^{-} 周。舌脉如上。

方药:安胎汤加减,4 剂。

医案 5 初诊:2021 年 8 月 19 日。任某,39 岁。停经 61 天,头晕如坐舟车反复 10 余天,伴胸闷。今头晕、乏力,寐差多梦,纳可,便秘,血压 78/48mmHg。辅助检查:8 月 12 日 HCG 174 980mU/ml,孕酮(P)56ng/ml。生育史:1-0-2-1。舌淡红,苔薄白,脉细。

诊断:妊娠眩晕(气血两虚型)。

治法:**补气升阳**。

方药:**补中益气汤加味**。

黄芪 30g 党参 15g 升麻 5g 炒白术 10g 当归 6g 陈皮 6g 柴胡 5g 炒枳壳 5g 天麻 10g 炙甘草 6g 4 剂。

二诊:2021 年 8 月 23 日。头晕明显好转,多梦,血压 86/56mmHg,舌脉如上。

方药:**归脾汤加减**。

党参 15g　炙黄芪 10g　炒白术 10g　当归 6g　木香 5g　茯苓 10g　制远志 10g　炒酸枣仁 10g　炒枳壳 6g　天麻 10g　桂圆 10 个　炙甘草 5g,　5 剂。

三诊:2021 年 8 月 30 日。头晕不明显,睡眠改善,血压较前好转,大便 2~3 日一解,质中,舌脉如上。

方药:中药守上方加枸杞 12g。5 剂。

子　烦

初诊:2004 年 3 月 17 日。黄某,25 岁。妊娠 3 个月,心烦易怒欲哭半月,头晕胸闷,疲乏多寐,口淡纳可,食后恶心,常有便意,无下腹疼痛,无阴道出血,白带量多,有臭味。舌淡红,苔薄腻,脉细软。

治法:调气化痰,清心除烦。

方药:**温胆汤加味**。

陈皮 10g　茯苓 10g　竹茹 10g　枳壳 5g　半夏 10g　生甘草 5g　小麦 30g　大枣 6 个　炒栀子 10g　淡豆豉 10g　甘松 12g　3 剂。

二诊:2004 年 3 月 20 日。除头晕恶心之外,其余症状均消失,腰痛,舌脉如上。

方药:半夏 10g　陈皮 10g　茯苓 10g　竹茹 10g　枳壳 5g　石菖蒲 6g　太子参 12g　藿香 5g　生甘草 5g　小麦 30g　大枣 6 个　甘松 12g　7 剂。

子　嗽

医案 1　会诊一:2021 年 1 月 18 日。王某,29 岁。因"胚胎移植术后 9 天,阴道出血 3 天,咳嗽 1 周,住院治疗未愈"前来会诊。现咽部瘙痒,整天呛咳不断,无法入睡,无痰,口咽干燥,胃脘烧灼感,阴道少许出血,纳可。妊娠合并糖尿病。舌边尖稍红,苔薄白,脉弦细滑。

诊断:子嗽、胎漏。

治法:滋阴润肺,益胃生津,降逆止咳。

方药:**麦门冬汤加减**。

麦门冬 12g　半夏 6g　北沙参 15g　甘草 6g　粳米 1 撮　木蝴蝶 9g　桑白皮 10g　炒栀子 10g　3 剂。

会诊二:2021 年 1 月 21 日。阴道出血、胃脘烧灼感已除,夜间咽干呛咳如上,舌脉如上。

治法:清燥润肺,养阴益气。

方药:**清燥救肺汤加减**。

桑叶 10g　石膏 12g　甘草 6g　枇杷叶 12g　北沙参 15g　麦门冬 12g　杏仁 10g

桔梗 10g 木蝴蝶 10g 射干 3g 梨皮 1 具 白茅根 15g 4 剂。

会诊三:2021 年 1 月 25 日。呛咳减轻,夜间咳嗽停止,可以入睡,便秘,大便量少,舌脉如上。

方药:中药守上方加瓜蒌实 20g、罗汉果 10g。3 剂。

会诊四:2021 年 1 月 28 日。呛咳续减,咽不利,咽痒,舌脉如上。

方药:中药守上方去白茅根、枇杷叶,加诃子 10g、川贝粉(吞服)5g。4 剂。

会诊五:2021 年 2 月 1 日。呛咳续减,因血糖高,控制饮食而乏力,胸闷气短,口干,自汗,舌脉如上。

方药:青黛(冲服)3g 牡蛎 15g 桑白皮 12g 知母 10g 地骨皮 10g 石膏 15g 北沙参 15g 麦门冬 12g 苦杏仁 10g 木蝴蝶 9g 诃子 10g 川贝粉(吞服)5g 梨皮 1 具 4 剂。

会诊六:2021 年 2 月 5 日。呛咳续减,咽痛,咽干,有少许痰,口水多。

治法:**清肝润肺**。

方药:青黛(冲服)3g 牡蛎 20g 芦根 20g 天花粉 10g 木蝴蝶 6g 桔梗 6g 诃子 10g 川贝粉(吞服)5g 甘草 6g 杏仁 10g 3 剂。

会诊七:2021 年 2 月 9 日。呛咳十去其八,纳便正常,恶阻。舌红减退,苔薄白,脉细滑。

方药:中药守上方加佛手 10g、桑白皮 9g。7 剂。

会诊八:2021 年 2 月 18 日。呛咳已除,晨起口干,咽部有痰,盗汗,便秘。舌淡红,苔薄白,脉细滑。

方药:黛蛤散 12g 天花粉 12g 芦根 30g 玉米须 30g 知母 10g 木蝴蝶 6g 射干 5g 浙贝母 10g 桑白皮 10g 桑叶 10g 4 剂。

医案 2 初诊:2019 年 5 月 22 日。陈某,28 岁。因“孕 25 周,反复咳嗽 3 个月余”就诊。

患者 3 个月前外感发热,最高体温 38.8℃,热退后出现咳嗽,症状反复,时有痰时干咳,夜间平卧时尤甚,高枕可缓解,伴胸闷,咳甚时少腹疼痛。今咳嗽未止。无畏风寒,无鼻塞流涕,偶感口干,纳可便调。以往有妊娠糖尿病史,空腹血糖为 4.87mmol/L,餐后血糖波动在 8.9~11.2mmol/L。生育史:1-0-2-1。舌淡红,苔薄白,脉细滑。

中医诊断:子嗽(燥邪犯肺)。

治法:养阴润肺。

方药:**百合固金汤加减**。

生地黄 12g 熟地黄 12g 麦门冬 9g 川贝粉(吞)3g 百合 15g 炒白芍 10g 当归 6g 炙甘草 5g 玄参 12g 桔梗 6g 桑白皮 10g 诃子 10g 7 剂。

二诊:2019 年 5 月 29 日。咳嗽减轻,舌脉如上。

治法:**清宣温燥**。

方药:**桑杏汤加减**。

桑叶 10g 杏仁 10g 川贝粉(吞)5g 北沙参 15g 梨皮 1 个 天花粉 12g 麦门

冬 10g　天冬 10g　百合 30g　诃子 10g　桑白皮 10g　地骨皮 10g　7 剂。

三诊：2019 年 6 月 5 日。咳嗽近愈，咽干，舌脉如上。

方药：中药守上方，加芦根 30g。7 剂。

医案 3　初诊：2013 年 4 月 23 日。林某，34 岁。怀孕 15^{+} 周，咳嗽痰多 3 月余，质黏稠，色黄，夹血丝，咳嗽剧烈时泛酸，时有恶心呕吐，每天吐 1~2 次，呕吐物有痰，疲劳，腰酸背痛，夜寐佳，纳食可，二便调，晨起头晕，头痛欲裂，口淡。生育史：1-0-1-1。剖宫产 1 次，孕 60 余天自然流产 1 次。舌淡红，苔薄腻，脉细。

治法：**清热化痰**。

方药：**黄连温胆汤加味**。

黄连 2g　枳实 6g　竹茹 10g　生姜 3 片　半夏 10g　陈皮 10g　茯苓 10g　炙甘草 6g　芦根 15g　吴茱萸（泡 7 次，入煎）1g　石决明 15g　5 剂。

二诊：2013 年 4 月 27 日。头痛明显减轻，咳嗽、呕吐减轻，舌脉如上。

方药：中药守上方加菊花 10g、代赭石 10g。5 剂。

三诊：2013 年 5 月 2 日。头痛除，呕吐续减，咳嗽偶作，舌脉如上。

方药：中药守 4 月 23 日方加枇杷叶 10g、代赭石 10g。5 剂。

子　喑

初诊：2010 年 1 月 14 日。黄某，34 岁。妊娠 7 个月，突然失音 4 天，咳嗽，咽喉疼痛，鼻塞。舌稍红，苔薄白，脉细滑。

治法：养阴清热利咽。

方药：珠儿参 12g　桑叶 10g　牛蒡子 10g　木蝴蝶 5g　蝉蜕 5g　竹茹 10g　枇杷叶 10g　胖大海 5g　薄荷（后入）5g　生甘草 5g　5 剂。

二诊：2010 年 1 月 21 日。发音正常，咽喉痛除，鼻塞，偶有咳嗽。

子　气

初诊：2008 年 5 月 9 日。谷某，25 岁。妊娠 7 个月，两下肢轻微水肿，两足每趾缝渗水瘙痒不可忍耐，局部皮色变白已经 1 周。

外治方：厚朴 60g，苍术 60g，加水煎 2 次，合药液约 1 000ml，再加枯矾 1 匙，搅匀待药液凉后浸两足，5 剂。

浸药 2 剂，两足瘙痒渗液即愈。

妊娠目赤

医案 1　初诊：2011 年 2 月 28 日。沈某，31 岁。妊娠 4.5 个月，外感热退，咳嗽少痰，双眼结膜炎充血 2 天，疼痛多眵。舌淡红，苔薄白，脉细。

西医诊断：病毒性结膜炎。

方药：秦皮 10g　菊花 10g　夏枯草 10g　炒栀子 10g　炒黄芩 6g　钩藤 12g　瓜蒌皮 10g　刺蒺藜 10g　生甘草 5g　3 剂。

外治方：秦皮 50g　3 剂。

水煎待凉，湿敷两目，每日不拘次数。

二诊：2011 年 3 月 5 日。湿敷 1 次，结膜炎明显减轻。

医案 2　初诊：夏某，27 岁。早孕 70 天，两目结膜充血疼痛，干涩瘙痒，眼屎增多 1 周。舌淡红，苔薄白，脉细。

西医诊断：病毒性结膜炎。

治法：清肝明目。

外治方：秦皮 30g　3 剂。

水煎待凉，湿敷两目，每日不拘次数。

二诊：3 天之后再诊，上述症状已除。

妊娠鼻衄

医案 1　初诊：2013 年 12 月 6 日。蒋某，26 岁。妊娠 7 周多，近 1 周鼻衄，流涕，口干，咽痛。舌淡红，苔薄白，脉细。

治法：**清热解表**。

方药：荆芥 10g　淡豆豉 10g　炒栀子 10g　藕节 10g　石斛 10g　白茅根 12g　5 剂。

二诊：2013 年 12 月 24 日。药后鼻衄已愈。

医案 2　初诊：2012 年 12 月 7 日。陈某，29 岁。停经 40 天，鼻衄伴咽痒、咽痛 3 天。人绒毛膜促性腺激素 19 828U/L，孕酮 112.65nmol/L。舌淡红，苔薄白，脉细。

中医诊断：妊娠衄血（风热伤络）。

治法：**凉血疏风**。

方药：鲜藕 50g　生地黄 12g　玄参 12g　荆芥 10g　白茅根 15g　炒栀子 6g　5 剂。

二诊：2012 年 12 月 13 日。药后鼻衄已除。

医案 3　初诊：1991 年 2 月 23 日。张某，24 岁。身怀 6 甲，鼻衄 1 个月，腰痛，下腹隐痛，纳少，便结。舌红，苔薄白，脉细。

治法：**滋肾凉血**。

方药：墨旱莲 20g　女贞子 10g　生地黄 15g　玄参 10g　炒栀子 10g　白茅根 20g　杜仲 10g　荆芥 6g　藕节 10g　水牛角（先浸、先入）10g　5 剂。

二诊：1991 年 2 月 28 日。鼻衄消失，腹痛亦除，大便正常，腰酸，舌脉如上。

中药守上方加桑寄生 15g。3 剂。

妊娠鼻渊

医案1 初诊:2013年4月30日。朱某,32岁。妊娠6个月,感冒5天,咳嗽1日,痰黄黏稠,头颞疼痛,影响睡眠,鼻塞涕黄稠,不闻香臭,目眶疼痛较剧,伴牙痛耳疼,寐差,纳可,便秘。舌稍红,苔薄白,脉滑数。

治法:**疏散风热,清利头目**。

方药:白芷10g 辛夷10g 苍耳子10g 大蓟15g 小蓟15g 蔓荆子10g 薄荷(后入)6g 石膏15g 炒黄芩6g 菊花10g 鱼腥草15g 珠儿参10g 3剂。

二诊:2013年5月2日。除耳塞之外,余候均除。舌脉如前。

方药:上方加菖蒲5g。5剂。

医案2 初诊:2013年10月29日。陈某,28岁。孕8周,过敏性鼻炎发作1周,鼻塞,喷嚏,流涕,影响睡眠,大便结质软。舌淡红,苔薄白,脉细。

治法:**疏风宣肺**。

方药:白芷10g 辛夷10g 藁本10g 苍耳子10g 薄荷(后入)5g 蝉蜕5g 细辛1g 苍术10g 藿香6g 佩兰6g 葱白4条 5剂。

外治法:嘱患者煎好药后趁热吸入中药蒸气,待降温后再口服。

二诊:2013年11月3日。吸服2剂之后,过敏性鼻炎症状消失。

妊娠齿痛

医案1 初诊:2016年2月2日。陈某,27岁。妊娠6个月,2天前无明显诱因下出现右侧面部肿胀,右上第2臼齿牙龈跳痛,连及右侧太阳穴及头部,不能触碰,夜不能寐,遇凉风则痛舒,胃纳尚可,二便无殊。舌淡红,苔薄白,脉浮滑。

治法:泻火养阴。

方药:石膏(先入)20g 生地黄15g 知母10g 麦门冬10g 珠儿参10g 白芷10g 升麻12g 牡丹皮10g 蔓荆子10g 白僵蚕10g 羌活5g 细辛2g 3剂。

二诊:2016年2月5日。牙痛减轻,白天疼痛基本消失,2月2日夜里无痛。舌脉如上。

方药:中药守上方加怀牛膝10g、生白芍15g,生地黄加至20g。7剂。

三诊:2015年2月13日。咳嗽4天,痰少,黄稠难咳,口干。舌稍红,苔薄白,脉滑。

方药:石膏15g 桑白皮10g 杏仁10g 桔梗9g 瓜蒌皮10g 地骨皮10g 竹茹10g 珠儿参12g 知母10g 玄参10g 7剂。

医案2 初诊:2021年8月12日。侯某,40岁。孕12周,3天前出现左侧智齿牙龈肿痛,无牙龈出血。无腹痛,无腰痛,无恶心呕吐,胃纳可,大便正常,夜寐安。舌淡红,苔薄白,脉细滑。

治法:凉血清胃。

方药：珠儿参 10g　玄参 10g　白芷 9g　石膏 10g　炒栀子 10g　升麻 15g　牡丹皮 6g　人中黄 10g　露蜂房 10g　人参叶 9g　2 剂。

二诊：2021 年 8 月 14 日。牙痛好转。舌脉如上。

中药守上方，3 剂。

三诊：2021 年 8 月 17 日。牙痛已愈。

加味当归芍药散加珠儿参 12g、白芷 10g。4 剂。

妊 娠 龈 肿

医案 1　初诊：2009 年 7 月 18 日。陈某，36 岁。妊娠 36 天，牙龈肿痛，大便秘结如羊矢 3 天。舌淡红，苔薄腻，脉细。

治法：凉血清胃润肠。

方药：生地黄 20g　玄参 15g　炒栀子 10g　女贞子 20g　麦门冬 10g　枇杷叶 15g　珠儿参 15g　生甘草 6g　5 剂。

二诊：2009 年 7 月 23 日。牙龈肿痛已除，大便正常。外感发热 4 天，体温 37.5℃，咽喉疼痛，恶心轻微，纳便正常，舌脉如上。

方药：青蒿 10g　白薇 10g　炒栀子 10g　淡豆豉 10g　玄参 10g　桔梗 6g　薄荷（后入）5g　六一散 15g　4 剂。

医案 2　初诊：2013 年 8 月 17 日。吴某，25 岁。妊娠 10 周，牙龈肿痛 5 天，恶阻，流涕，咽痛。舌淡红，苔薄白，脉细。

治法：益气解表，清热利咽。

方药：党参 10g　茯苓 10g　白术 10g　炙甘草 6g　陈皮 10g　淡豆豉 10g　蝉蜕 5g　薄荷（后入）（后下）3g　5 剂。

外治方：白薇 15g　珠儿参 15g　5 剂。

水煎凉后漱口，含口，每日不拘时。

二诊：2014 年 4 月 2 日。漱口 1 天，牙龈肿痛即除，外感症状消失，近日无呕吐，胃脘烧灼感，舌脉如上。

医案 3　初诊：2009 年 7 月 23 日。陈某，30 岁。妊娠近 9 周，牙龈肿痛 2 天，大便时溏。舌淡红，苔薄白，脉细。

治法：清胃热。

外治方：淡竹叶 30g　5 剂。

水煎凉后漱口，每日不拘时。

二诊：2009 年 7 月 30 日。牙龈肿痛已消。

医案 4　初诊：2009 年 7 月 29 日。邱某，31 岁。妊娠 2.5 个月，牙龈肿痛 1 周，恶阻呕吐。舌淡红，苔薄白，脉细。

治法：清热解毒。

外治方：金银花 30g　5 剂。

水煎凉后漱口，每日不拘时。

二诊：2009年8月25日。漱口之后牙龈肿痛消除。

妊娠齿衄

医案1　初诊：2008年7月31日。林某，37岁。妊娠103天，齿衄龈肿1周，口苦，食后脘胀。舌稍红，苔薄白，脉滑。

治法：凉血清热。

外治方：地骨皮30g　升麻15g　5剂。

水煎，凉后漱口，不拘时。

二诊：2008年9月4日。齿衄已经痊愈。

医案2　初诊：2010年2月1日。南某，28岁。妊娠牙龈出血至今8个月，并见牙龈过度增生现象。舌淡红，苔薄白，脉细。

治法：宣散胃热。

外治方：藁本10g　升麻15g　石膏15g　菜头肾15g　10剂。

水煎，凉后漱口，不拘时。

二诊：2010年2月27日。牙龈出血已消失。

妊娠口糜

初诊：2008年5月4日。林某，28岁。妊娠45天，口腔溃疡3天，溃疡面约0.5cm×1cm大小，疼痛影响进食。舌淡红，苔薄白，脉细滑。

外治方：蜂蜜涂抹局部溃疡面，一日数次。

外涂1天，口腔溃疡立即愈合，疼痛消失。

妊娠唇糜

医案1　初诊：2007年12月10日。李某，29岁。妊娠58天，头晕，恶心呕吐3天，纳可，口干不欲饮，口角糜烂，大便2天一行，质软，喜食酸味。舌淡红，苔薄白，脉细。

治法：清虚热，和胃气。

方药：木瓜10g　芦根20g　竹茹10g　枇杷叶10g　佛手10g　半夏10g　3剂。

二诊：2007年12月13日。恶阻已消，口角糜烂已愈，舌脉如上。

中药守上方续进5剂以善后。

医案2　初诊：2017年11月1日。廖某，42岁。孕8^+周，就诊时下唇干裂，数处溃疡化脓已经4天。

外治方：珠儿参30g，水煎凉后湿敷口唇。

3天后复诊，唇炎已愈。

妊娠面部皮肤病损

会诊一:2018年4月23日。林某,37岁。孕47天,因发现面部皮肤病损17天就诊。

患者平素月经规则,周期30天,经期4~5天,经量少,经色红,无血块,无痛经。末次月经2018年3月8日来潮。4月4日自测尿妊娠试验阳性。同日查人绒毛膜促性腺激素84.9mU/ml,确认妊娠。4月6日患者两眼、口唇周边出现红疹,伴瘙痒,服用中草药后症状稍缓解。曾因“先兆流产、干燥综合征?”在我科住院,予黄体酮注射液、地屈孕酮片、维生素E胶囊、叶酸片、阿司匹林肠溶片、达肝素钠针、优甲乐片、泼尼松片、硫酸羟氯喹片等保胎治疗,症状好转后出院。4月25日本院B超:子宫前位,形态尚规则,宫腔内可见妊娠囊回声,大小37mm×14mm×23mm,囊壁清,规则,囊内可见胚芽回声,长约6mm,可见原始心管搏动。两侧卵巢显示清晰,大小正常,未见明显异常回声。宫内早孕(约6^+周)。子宫动脉血流检测:左子宫动脉峰值流速55cm/s,RI 0.89,S/D 9.27;右子宫动脉峰值流速95cm/s,RI 0.83,S/D 5.89。生育史:1-0-8-1(顺产1女)。今日患者无明显诱因下阴道少量咖啡色出血,腰酸不适,两眼、口唇周边红疹明显,瘙痒仍未缓解,无腰痛,无恶心呕吐。前一胎妊娠期间也同样出现面部皮肤病损,随后胎儿停止发育。舌淡红,苔薄白,脉细。

中医诊断:胎漏(血热),妊娠痒疹(风热)。西医诊断:妊娠期面部皮肤病损待查?先兆流产。

治法:清热,凉血,疏风。

方药:桑叶15g 木贼10g 淡豆豉10g 荆芥10g 女贞子20g 决明子15g 防风10g 黄芩炭10g 生地黄10g 墨旱莲20g 3剂。

会诊二:2018年4月30日。阴道出血减少,色淡,面部皮损稍缩小,大便每日一解,质干,胃脘馁,口淡,多口水。舌淡红,苔薄腻,脉细。

方药:中药守上方去生地黄,加蝉蜕9g、佛手10g、僵蚕6g。3剂。

会诊三:2018年5月3日。阴道出血未净。5月4日查血D-二聚体0.27mg/L,人绒毛膜促性腺激素170 510.0mU/ml,孕酮163.800nmol/L。2017年12月27日本院抗核抗体(间接免疫荧光法)1∶100阳性核颗粒型,抗核抗体(第2核型)1∶100弱阳性核仁型,抗SSA抗体(发光免疫测定)阳性,抗SSB抗体(发光免疫测定)弱阳性,抗Ro-52抗体(发光免疫测定)阳性。舌脉如上。

治法:疏风清热凉血。

方药:**麻黄连轺赤小豆汤加味**。

炙麻黄6g 连翘10g 赤小豆20g 生地黄15g 桑白皮10g 蝉蜕10g 僵蚕10g 蕲蛇10g 紫草10g 4剂。

会诊四:2018年5月10日。阴道出血净3天,面部病损充血略减,便秘,舌脉如上。

方药:蝉蜕10g 生白芍10g 地骨皮10g 牡丹皮6g 僵蚕10g 蕲蛇10g 生

地黄 20g 桑白皮 10g 紫草 10g 生甘草 5g 5 剂。

会诊五:2018 年 5 月 16 日。面部皮损继续减,经温州医学院附属某院皮肤科主任会诊,未能确诊。口苦,便疏,舌脉如上。

方药:蝉蜕 10g 生白芍 10g 白薇 10g 牡丹皮 10g 僵蚕 10g 蕲蛇 10g 生地黄 20g 桑白皮 10g 紫草 10g 炒栀子 10g 7 剂。

会诊六:2018 年 5 月 30 日。大便正常,无阴道出血,无胃痛,无呕吐。舌淡红,苔薄白,脉细。

方药:中药守上方加桑寄生 15g。7 剂。

会诊七:2018 年 6 月 6 日。口水多,面部皮损减退明显,舌脉如上。

方药:**温胆汤加味**。

半夏 9g 陈皮 10g 茯苓 10g 炙甘草 6g 枳壳 5g 竹茹 10g 蕲蛇 10g 僵蚕 10g 蝉蜕 6g 牡丹皮 10g 桑白皮 10g 7 剂。

会诊八:2018 年 6 月 13 日。孕 3 月 +4 天,口苦,口水多,面部皮损继续减退。免疫球蛋白 E 190iu/ml,补体 C3 0.79g/L。舌脉如上。

方药:中药守上方,7 剂。

会诊九:2018 年 6 月 20 日。纳欠不馨,口苦,痰多。舌淡红,苔薄白,脉细。

方药:**温胆汤加味**。

枳壳 5g 竹茹 10g 半夏 10g 陈皮 10g 茯苓 10g 炙甘草 6g 蕲蛇 10g 僵蚕 10g 蝉蜕 6g 牡丹皮 10g 桑白皮 10g 7 剂。

会诊十:2018 年 6 月 27 日。面部皮损继续好转,咳嗽,口不和,舌脉如上。

方药:中药守上方加桔梗 6g。7 剂。

会诊十一:2018 年 7 月 4 日。孕 16^{+} 周,咳嗽除,口苦,口水稍多。舌脉如上。

方药:中药守上方去桔梗,加佛手 10g。7 剂。

会诊十二:2018 年 7 月 11 日。口水多,纳欠。7 月 4 日查血清抗 SSA 抗体(++),抗 Ro-52 抗体(+++),抗 SSB 抗体(+),抗心磷脂抗体阴性,D- 二聚体 0.2mg/L,狼疮抗凝物 1.12,血沉 22mm/h,血常规正常。诊断为干燥综合征。舌淡红,苔薄腻,脉滑。

方药:**温胆汤加味**。

半夏 9g 陈皮 10g 茯苓 10g 炙甘草 6g 枳壳 5g 竹茹 10 蕲蛇 10g 僵蚕 10g 蝉蜕 6g 佛手 10g 7 剂。

会诊十三:2018 年 7 月 20 日。孕 19 周,面部皮损继续减退,恶心,口涩,嗳气。舌脉如上。

方药:中药守上方加苏梗 10g。7 剂。

会诊十四:2018 年 7 月 27 日。孕 20^{+} 周,症如上,寐差。舌脉如上。

方药:中药守上方加合欢花 10g。7 剂。

会诊十五:2018 年 8 月 3 日。面部皮损基本消失,牙龈出血。舌脉如上。

方药:中药守上方加白茅根 15g。7 剂。

会诊十六:2018 年 8 月 10 日。孕 22 周,牙龈出血减轻,时有时无。舌脉如上。

方药：中药守7月27日方加夜交藤20g、白茅根15g。7剂。

会诊十七：2018年8月17日。孕23周，牙龈出血减轻。舌脉如上。

方药：中药守7月27日方，7剂。

会诊十八：2018年9月10日。孕25^+周，面部皮损退净。舌脉如上。

方药：中药守上方，7剂。

2020年9月3日电话回访，患者2019年1月足月剖宫产1子，婴儿体重超过3kg，很健康。

妊娠痒疹

医案1　初诊：1999年12月19日。汤某，26岁。妊娠4.5个月，四肢、背部出现红色皮疹瘙痒约半月，夜不能寐，辗转反复。舌淡红，苔薄白，脉细滑。

治法：**凉血清热疏风**。

方药：生地黄12g　生白芍10g　地骨皮10g　苦参8g　白鲜皮10g　地肤子10g　连翘8g　赤小豆15g　乌梢蛇10g　蚕沙6g　蝉蜕6g　刺蒺藜10g　3剂。

服药后身痒减轻，守上方增损续进6剂，疹退痒止而安。

医案2　初诊：2016年11月5日。王某，27岁。妊娠16周，右侧腹部瘙痒伴红疹3天就诊。平素喜甘食，偶有恶心，口淡。无发热，寒战。无头晕眼花，眼睑皮肤无发黄。纳寐可，二便调。总胆汁酸指标：正常范围。血常规：基本正常。舌淡红，苔薄黄，脉滑数。

中医治法：活血清热燥湿。

外治方：益母草20g　苦参20g　5剂。

水煎3次，合药液，温后外洗

二诊：2016年11月10日。皮疹消退，瘙痒已除。

妊娠瘾疹

医案1　初诊：2014年1月26日。林某，27岁。妊娠4个月余，近1个月无明显诱因下出现反复鼻腔出血，色鲜红，量少，3天前皮肤出现细小红疹风团，突然出现，数小时后消失，伴轻度瘙痒，症状反复。舌淡红，苔薄白，脉细。

治法：**祛风止血**。

方药：刺蒺藜10g　防风10g　蝉蜕5g　荆芥10g　苍耳子6g　牡丹皮10g　白茅根12g　5剂。

二诊：2014年1月30日，荨麻疹减轻，鼻衄已除，腰易倦。

方药：中药守上方去牡丹皮、白茅根，加豨莶草6g、墨旱莲20g。5剂。

三诊：2014年2月4日，荨麻疹痊愈3天。

方药：安胎汤加减7剂。

医案 2　初诊:2016 年 9 月 27 日。周某,33 岁。妊娠 9 周,皮肤瘙痒出现红疹月余,开始出现腰腹部散在皮疹,偶伴瘙痒,近 2 天四肢内侧皮肤出现片状红疹,瘙痒,搔抓后红疹明显高出皮肤。孕 40 天时出现恶心呕吐,现每天需输液维持,夜寐可,二便调。2016 年 9 月 20 日 B 超提示宫内早孕。既往否认有荨麻疹病史。生育史 1-0-2-1。舌淡红,苔薄白,脉细滑。

中医诊断:妊娠痒疹(风热)。

治法:清热,祛风,止痒。

外治方:蚕沙 30g　益母草 30g　蛇床子 30g　苦参 30g　3 剂。

水煎 3 次后混合药液,凉后局部外洗。

二诊:2016 年 9 月 30 日。用药后皮疹、瘙痒明显减轻。舌脉如上。

中药守上方,7 剂。

继续外洗。

妊娠湿疹

初诊:2022 年 5 月 20 日。王某,34 岁。孕 24 周,近 10 余日双下肢皮疹,瘙痒明显,渗液,夜间瘙痒加剧,影响睡眠。纳可,大便稍难,日解 1 次。舌淡红,苔薄白,脉滑。

中医诊断:妊娠湿疮。

治法:调气渗湿,凉血止痒。

方药:**三仁汤合三妙丸加味**。

薏苡仁 30g　豆蔻(杵冲)3g　杏仁 10g　厚朴 10g　通草 5g　滑石粉 15g　姜半夏 9g　淡竹叶 10g　炒黄柏 6g　苍术 10g　怀牛膝 10g　白鲜皮 12g　5 剂。

外治方:青黛 5g　马齿苋 40g

上药共研细末,麻油调,涂抹患处。

二诊:2022 年 5 月 25 日。下肢瘙痒稍减。舌脉如上。

方药:中药守上方加减,5 剂。

外用同上。

三诊:2022 年 5 月 30 日。皮疹减轻,瘙痒减轻,渗液明显减少。便秘,胸闷,心率 110~120 次 /min。舌淡红,苔薄白,脉滑数。

方药:中药守上方加龙齿 20g。7 剂。

外用同上。

四诊:2022 年 6 月 13 日。身痒减轻,余无不适。舌脉如上。

方药:中药守上方加减,7 剂。

外用同上。

五诊:2022 年 6 月 20 日。身痒明显减轻,已无渗液。舌脉如上。

方药:中药守上方,7 剂。

外用同上。

药后湿疹痊愈。

妊娠体癣

医案1　初诊:2009年10月27日。赖某,27岁。妊娠5个多月,左手前臂及两腿出现体癣瘙痒1个月,体癣直径约1cm大小,局部边缘高起充血,中间出现皮屑。不敢轻易使用西药。

外治方:苦楝皮45g

水煎2次,浓缩成150ml,涂抹局部,不拘次数。

二诊:用药1周后,皮损边缘变平,充血、瘙痒消失。

医案2　初诊:胡某,27岁。妊娠40天,手臂及下肢发现体癣3处。

外治方:川楝子(杵碎)60g　7剂。

每剂水熬成150ml,外涂局部皮肤,不拘时候。

二诊:手足体癣已除。

妊娠带状疱疹

医案1　初诊:2016年1月11日。刘某,30岁。患者曾因不孕症治疗后怀孕,现停经10周。左侧背胁肋部出现3处簇状疱疹,局部瘙痒。1月2日本院检测:人绒毛膜促性腺激素98 096U/L,雌二醇5 637pmol/L,孕酮78.2nmol/L,促甲状腺素3.14μU/ml,游离甲状腺素22.50nmol/ml。1月11日检测:人绒毛膜促性腺激素167 498IU/L,雌二醇6 781pmol/L,孕酮104.7nmol/L,促甲状腺素2.87μU/ml,游离甲状腺素21.57nmol/ml。舌淡红,苔薄白,脉滑。

西医诊断:带状疱疹,妊娠期亚临床甲状腺功能减退症。

治法:优甲乐(左甲状腺素钠片)每日50μg,餐前口服。

外治方:大青叶10g　龙胆10g　7剂。

水煎,局部湿敷。

二诊:2016年1月18日。皮肤局部已结痂。

医案2　初诊:2010年12月20日。杨某,25岁。孕近6个月,右侧颈项部出现带状疱疹疼痛4天。舌淡红,苔薄白,脉滑。

外治方:大青叶20g　龙胆15g　水煎湿敷,5剂。

二诊:2010年12月29日。局部疼痛好转。舌脉如上。

中药守上方,水煎湿敷,5剂。

三诊:2011年1月4日。病损部结痂,疼痛轻微,瘙痒。舌脉如上。

外治方:白鲜皮20g　地肤子20g　刺蒺藜15g　苍耳子10g　5剂。

用法同上。

四诊:2011年1月10日。病损部脱屑,皮肤瘙痒。舌脉如上。

外治方：徐长卿 20g　蚕沙 30g　苍耳子 20g　薄荷(后入)10g　7 剂。

用法同上。

妊娠结节性红斑

初诊：2011 年 2 月 8 日。郑某，29 岁。B 超示宫内活胎 6 周，双下肢发现结节性红斑 4 天，局部压痛，口水多。舌淡红，苔薄白，脉细滑。

治法：清热化湿。

方药：**三仁汤加味**。

杏仁 10g　滑石粉 15g　竹叶 10g　厚朴 5g　炒薏苡仁 20g　半夏 9g　蔻仁(杵冲)3g　桑寄生 12g　苍术 10g　蚕沙 6g　7 剂。

二诊：2011 年 2 月 15 日。下肢结节性红斑逐渐消退。舌脉如上。

中药守上方，7 剂。

三诊：2010 年 2 月 22 日。下肢结节性红斑继续消退，无新发生结节出现。舌脉如上。

中药守上方，续进 7 剂。

四诊：2011 年 3 月 1 日。下肢结节性红斑消尽。舌脉如上。

中药守上方，7 剂。

妊娠过敏性皮炎

初诊：2010 年 7 月 31 日。姚某，33 岁，电视台节目主持人。妊娠 5 个月余，外出海岛做节目后，全身皮肤瘙痒起红疹，面部肿胀 11 天，经治疗未见效果。舌淡红，苔薄腻，脉濡。

治法：清热化湿。

方药：**三仁汤加味**。

薏苡仁 30g　豆蔻(杵冲)3g　杏仁 10g　厚朴 10g　通草 5g　滑石粉 15g　姜半夏 9g　淡竹叶 10g　蝉蜕 5g　白鲜皮 10g　地肤子 10g　乌梢蛇 10g　苦参 10g　炒黄柏 6g　苍术 10g　3 剂。

外治方：紫草 30g　连翘 30g　苦参 50g　3 剂。

水煎 3 次，合药液约 1 500ml，凉后先用外洗皮肤，不拘次数。

二诊：2010 年 8 月 3 日。全身瘙痒减轻，但双上肢水肿灼热明显。舌淡红，苔薄白，脉细。

方药：白鲜皮 15g　地肤子 12g　忍冬藤 15g　赤小豆 15g　防己 6g　生薏苡仁 20g　冬瓜皮 30g　茯苓皮 30g　通草 5g　乌梢蛇 10g　苦参 10g　3 剂。

外治方：中药守上方加蚕沙 30g。3 剂。

用法同上。

三诊:2010 年 8 月 6 日。皮疹减轻,舌脉如上。

中药守上方加桑枝 10g。5 剂。

外治方:中药守上方加桑枝 30g。5 剂。

用法同上。

四诊:2010 年 8 月 11 日。皮疹继续减退,开始脱屑,上肢水肿消退比较明显,舌脉如上。

中药守 8 月 3 日方去通草,加土茯苓 15g、炒黄柏 5g。7 剂。

外治方:紫草 30g　苦参 50g　白鲜皮 30g　地肤子 30g　7 剂。

用法同上。

五诊:2010 年 8 月 16 日。手足水肿消退,食蛋黄后手足瘙痒加剧,舌脉如上。

方药:**麻黄连轺赤小豆汤加味**。

炙麻黄 6g　连翘 10g　赤小豆 20g　桑白皮 10g　杏仁 10　炙甘草 6　白鲜皮 15g　地肤子 15g　蝉蜕 5g　乌梢蛇 10g　苦参 10g　防己 6g　紫草 10g　生姜 3 片　大枣 3 枚　7 剂。

外治方:苍耳子 30g　蚕沙 30g　苦参 50g　白鲜皮 50g　地肤子 50g　7 剂。

用法同上。

六诊:2010 年 8 月 23 日。手足皮疹明显消退,瘙痒减轻,皮屑减少,寐浅,纳稍欠。舌淡红,苔薄白,脉细滑。

中药守上方加夜交藤 15g、鸡内金 6g。5 剂。

外治方:同上,5 剂。

用法同上。

妊娠头皮瘙痒

初诊:2021 年 1 月 21 日。沈某,34 岁。早期妊娠,头皮瘙痒 3 个月,必须隔日洗头 1 次,不洗则无法忍受,头屑不多。舌淡红,苔薄白,脉细。

治法:清风止痒。

外治方:桑叶 50g　4 剂。

每剂水煎 3 次,合药液 1 500ml,温后沐头。

二诊:2021 年 1 月 25 日。沐头之后,头皮瘙痒消失。

第三篇
产后病医案

恶露不绝

医案1　子宫缩复不良恶露不绝　初诊:2007年6月26日。谢某,26岁。产后近3个月,恶露未净,今血量不多,色鲜红,哺乳,腰部酸楚,左侧少腹刺痛,头晕,四肢无力,纳可寐安,二便正常。妇科检查:外阴无殊,阴道通畅,宫颈中度柱状上皮外移,宫口松弛,宫体后位,正常大小,活动,质软,压痛,两侧附件压痛。舌淡红,苔薄腻,脉细软。

西医诊断:子宫缩复不良,慢性盆腔炎性疾病后遗症。

治法:**益气清热**。

方药:生黄芪30g　白术10g　党参15g　当归3g　升麻5g　柴胡5g　炙甘草6g　枳壳10g　阿胶(烊冲)10g　仙鹤草20g　贯众炭30g　地榆20g　4剂。

二诊:2007年6月30日。阴道出血已净,头微晕,舌脉如上。

中药守上方续进7剂。

三诊:2007年7月10日。今天劳累之后,阴道少量出血,短气,腰痛,纳便正常。舌淡红,苔薄根腻,脉细。

中药守上方,生黄芪改为60g,仙鹤草改为60g,另加红枣6个,7剂。

四诊:2007年7月20日。药后阴道未再出血,诸症消失。

医案2　胎物残留恶露不绝　初诊:2009年12月2日。林某,29岁。剖宫产后58天恶露不绝,量少或红或淡,无腰腹痛。妇科检查:外阴无殊,阴道通畅,宫口闭合,宫颈轻度柱状上皮外移,宫体后位,正常大小,活动,质地中等,无压痛,两侧附件无压痛。B超检查宫腔内见13mm×8mm大小不规则稍强回声,边界不清,彩色多普勒检查无明显血流信号。舌淡红,苔薄白,脉细。

治法:**活血化瘀**。

方药:卷柏20g　荷叶30g　莲蓬15g　当归10g　川芎10g　花蕊石20g　炮姜5g　桃仁10g　蒲黄炭10g　5剂。

二诊:2009年12月7日。进药3剂,阴道出血净,今偶见少量血液,舌脉如上。

方药:卷柏炭10g　荆芥炭10g　阿胶(烊冲)10g　仙鹤草30g　贯众炭20g　槐花

15g　地榆 15g　3 剂。

三诊:2009 年 12 月 11 日。阴道出血未再发生。B 超复查子宫内膜厚度 2mm。

医案 3　药物流产后恶露不绝　初诊:1994 年 3 月 21 日。王某,30 岁。3 月 4 日药物流产,曾排出胚胎与胎膜,阴道出血减少,曾口服抗生素及中药,阴道出血不止,下腹胀。舌淡红,苔薄白,脉细。

治法:**温补冲任**。

方药:**温肾安胎汤**(自拟方)。

鹿角片 12g　菟丝子 12g　巴戟天 10g　续断 12g　淫羊藿 12g　阿胶(烊冲)10g　仙鹤草 15g　山药 15g　桑寄生 15g　3 剂。

外治方:隔盐艾炷灸脐中穴 7 壮。

二诊:1994 年 3 月 22 日。阴道出血已净。

医案 4　清宫后恶露不绝　初诊:2003 年 6 月 19 日。吴某,25 岁。5 月 6 日妊娠 7 个多月早产,胎盘滞留行人工剥离术,术后 3 天又因胎盘残留反复刮宫 2 次,5 月 30 日阴道出血净,6 月 4 日起阴道出血,至今半月未净,时伴腰痛　头痛,胃纳欠佳,夜寐不安,乳汁全无。B 超:子宫 56mm × 39mm × 46mm,宫内无异常回声。舌淡红,苔薄白,脉细。

治法:**健脾清湿热**。

方药:**健脾清带汤**(自拟方)**加味**。

薏苡仁 20g　茯苓 10g　白术 10g　扁豆 20g　海螵蛸 20g　萆薢 10g　地榆 15g　槐花 15g　贯众炭 20g　侧柏 10g　椿根皮 15g　荆芥炭 10g　5 剂。

裸花紫珠片,每次 2 片,每日 3 次,吞服。

二诊:2003 年 6 月 25 日。阴道出血将净,胃纳可,舌脉如上。

中药守上方加阿胶(烊冲)10g、茜草炭 10g。5 剂。

裸花紫珠片,每次 2 片,每日 3 次,吞服。

三诊:2003 年 6 月 30 日。恶露净已 5 天,左少腹隐痛,带下不多,腰痛,纳欠,大便结,妇科检查:外阴无殊,阴道通畅,宫颈轻度柱状上皮外移,宫体后位,正常大小,活动,质地中等,压痛,两侧附件压痛。舌脉如上。

西医诊断:慢性盆腔炎性疾病后遗症。

治法:清理湿热,消食助运。

方药:萆薢 12g　蒲公英 12g　大蓟 12g　小蓟 12g　半枝莲 12g　白花蛇舌草 12g　鱼腥草 12g　炒麦芽 10g　炒谷芽 10g　神曲 10g　鸡内金 6g　延胡索 10g　川楝子 10g　野荞麦根 20g　7 剂。

医案 5　剖宫产后恶露不绝　初诊:2017 年 11 月 8 日,李某,36 岁。因"剖宫产后 4 个月,阴道出血未净"就诊。

2017 年 7 月 11 日剖宫产一男婴,重 3.8kg,现人工喂养。产后至今始终有鲜红色或暗红色出血,期间于外院及本院予中药及葆宫止血颗粒、益母草颗粒治疗。11 月 2 日—11 月 6 日出血干净。11 月 7 日开始复有中等量暗红色出血,无腹痛,腰酸明显,乏力,掉发,尿频,尿不尽。生育史:1-0-0-1(剖)。10 月 31 日尿常规:尿隐血(+++),红细胞

991 个 /μl，红细胞 178 个 /HP，上皮细胞 129 个 /μl，上皮细胞 23 个 /HP。白带常规：正常。B 超：子宫内膜厚度 4mm，子宫三径之和 14cm。妇科检查：外阴无殊，阴道通畅，宫颈软，宫口收缩正常，有少量暗红色出血，宫体常大，质地中等，无压痛，两侧附件无压痛。舌淡红，苔薄白，脉细。

治法：**补益中气**。

方药：**补中益气汤加味**。

黄芪 30g　炒白术 10g　陈皮 6g　升麻 5g　柴胡 5g　党参 15g　当归 6g　贯众炭 30g　重楼 15g　仙鹤草 15g　荆芥炭 10g　炙甘草 6g　5 剂。

二诊：2017 年 11 月 13 日。阴道出血减半。舌脉如上。

方药：补中益气汤加味。

黄芪 30g　炒白术 10g　陈皮 6g　升麻 5g　柴胡 5g　党参 15g　当归 6g　贯众炭 30g　重楼 30g　仙鹤草 30g　海螵蛸 30g　炙甘草 6g　4 剂。

三诊：2017 年 11 月 17 日。阴道出血净 4 天。舌脉如上。

方药：补中益气汤加味。

黄芪 30g　炒白术 10g　陈皮 6g　升麻 5g　柴胡 5g　党参 15g　当归 6g　贯众 15g　重楼 15g　仙鹤草 15g　炙甘草 6g　6 剂。

四诊：2017 年 11 月 23 日。阴道出血净 10 天，带不多。舌脉如上。

方药：**归脾汤加减**。

党参 15g　炒白术 10g　黄芪 10g　当归 6g　木香 5g　茯苓 10g　远志 10g　炒枣仁 10g　合欢花 10g　五味子 5g　夜交藤 15g　炙甘草 5g　7 剂。

医案 6　剖宫产切口憩室恶露不绝　初诊：2012 年 7 月 17 日。黄某，35 岁。4 月 10 日剖宫产后，恶露一直未净。曾服用安宫黄体酮片、中药，效果不佳。7 月 10 日阴道出血量增多，色较前红，小腹坠。母乳喂养，行走后及眠差时腰酸，便秘。6 月 20 日 B 超：子宫前壁剖宫产切口处积液约 7mm×6mm，子宫内膜厚度 3mm。生育史：2-0-1-2，人工流产 1 次，剖宫产 2 次。舌淡红，苔薄白，脉细。

治法：**缩宫益气**。

方药：贯众炭 30g　枳壳 10g　马齿苋 30g　吴茱萸 3g　荆芥炭 10g　生黄芪 15g　党参 15g　蔓荆子 10g　决明子 20g　鱼胶（烊冲）20g　6 剂。

二诊：2012 年 7 月 23 日。恶露未净，咖啡色，腰痛，咽痒。舌脉如上。

方药：赤石脂 20g　艾叶 3g　鹿角片 10g　仙鹤草 30g　荆芥炭 10g　侧柏 10g　桔梗 5g　贯众炭 15g　海螵蛸 20g　5 剂。

三诊：2012 年 7 月 28 日。恶露将净，色淡，背倦。舌脉如上。

中药守上方加党参 15g、白及 10g。5 剂。

四诊：2012 年 8 月 2 日。恶露未净。妇科检查：外阴无殊，阴道通畅，见大量咖啡色鼻涕样血液，宫颈光滑，宫体平位，质地中等，宫口略松，活动，压痛，两侧附件无压痛。舌脉如上。

治法：益气固涩，清热止血。

补中益气汤加贯众炭20g、阿胶(烊冲)10g、重楼10g、地榆20g。7剂。

五诊:2012年8月9日。阴道出血净已7天。舌脉如上。

方药:党参15g　生黄芪15g　大蓟9g　小蓟15g　鱼腥草15g　贯众15g　炒栀子6g　萆薢10g　椿根皮15g　土茯苓15g　海螵蛸20g　阿胶(烊冲)10g　7剂。

医案7　引产后恶露不绝　初诊:1990年1月6日。肖某,32岁。妊娠5个月,于2个月之前行引产术,术后因胎盘残留又行清宫术,在医院经抗炎治疗3天后出院。连续出血30天不净又重新采取抗炎治疗,治疗无效后,改用黄体酮肌内注射3天,7天后阴道出血止。半个月后阴道又出血,至1月1日出血净。1月4日过性生活后次日阴道又出血,血量不多,夹带,今日上午行诊断性刮宫术,术中发现子宫内壁粗糙,宫腔深9cm。患者倦怠无力。舌淡红,苔薄白,脉细涩。

治法:清理湿热,益气活血。

方药:大蓟20g　小蓟20g　蒲黄炭12g　重楼30g　夏枯草20g　蒲公英15g　土茯苓20g　三七3g　阿胶(调冲)10g　仙鹤草20g　升麻6g　益母草15g　党参20g　2剂。

二诊:1990年1月8日。阴道出血稍增多,带下减少,腰痛。舌稍红,苔薄白,脉细。

治法:**活血化瘀,益气清热**。

方药:蒲黄(包)10g　三七(调冲)3g　党参20g　熟地黄15g　阿胶(烊冲)10g　当归9g　川芎6g　荆芥炭10g　仙鹤草20g　重楼20g　贯众30g　2剂。

三诊:1990年1月11日。阴道出血昨天净,小腹隐隐疼痛,发胀,腰坠。舌淡红,有牙痕,苔薄白,脉细。

治法:补益气血,和血清热。

方药:党参15g　熟地黄12g　阿胶(烊冲)10g　三七(调冲)3g　蒲黄(包)9g　香附6g　当归5g　川芎3g　仙鹤草15g　炙黄芪12g　荆芥炭9g　重楼20g　3剂。

四诊:1990年1月15日。阴道未见出血,腹痛减轻,精神改善,腰痛下坠。舌淡红,苔薄白,脉细。

治法:补肝肾,益气。

方药:熟地黄12g　鹿角片10g　杜仲10g　山茱萸12g　山药15g　党参15g　炙黄芪12g　升麻6g　仙鹤草20g　墨旱莲20g　穞豆衣20g　3剂。

五诊:1990年1月19日。阴道出血未出现,腰痛消失,精神佳。

医案8　子宫肌瘤合并子宫腺肌病恶露不绝　初诊:2001年12月2日。叶某,35岁。取去节育环后妊娠50天,行人工流产术后55天阴道出血未净,量少色鲜。B超显示肌壁间子宫肌瘤约38cm×43cm×47mm,合并子宫腺肌病,宫内见异常光团,无腰腹疼痛,纳便正常。舌淡红,苔薄白,脉细。

治法:**清理湿热,缩宫止血**。

方药:马齿苋30g　贯众炭15g　槐花15g　地榆15g　重楼15g　萆薢12g　荆芥炭10g　侧柏10g　海螵蛸30g　阿胶(烊冲)10g　香附炭5g　益母草12g　3剂。

妇血康冲剂,每次1包,每日3次,冲服。

二诊:2001 年 12 月 5 日。恶露减少,色暗,舌脉如上。

中药守上方,去马齿苋、香附,加白头翁 12g、茜草炭 10g。3 剂。

裸花紫珠片,每次 2 片,每日 3 次,吞服。

药后阴道出血净。

医案 9　药物流产后恶露不绝　初诊:2008 年 12 月 20 日。林某,39 岁。12 月 12 日药物流产之后,恶露不净,血量不多,色鲜红。B 超:15mm × 8mm × 13mm 絮状偏强回声,回声欠均匀。舌淡红,苔薄白,脉细。

治法:化瘀止血。

食疗方:鲜藕 250g　桃仁 10g　食盐适量　4 剂。

二诊:2008 年 12 月 27 日。恶露 12 月 24 日净。

12 月 31 日 B 超检查,宫内异常回声消失。

医案 10　苯扎溴铵宫内注射流产后恶露不绝　初诊:1996 年 6 月 5 日。陈某,29 岁。妊娠 37 天用苯扎溴铵宫内注射流产术,于 4 月 26 日阴道出血伴下腹腹痛,4 月 30 日排出胎块,因阴道出血持续不止,曾使用阿米卡星(丁胺卡那霉素)针、庆大霉素针静脉滴注 4 天无效,于 5 月 29 日行清宫术,术中未见宫内胎物残留,术后阴道出血减少,口服补中益气汤加味、氧氟沙星片、安络血片 3 天仍无效。转来治疗。

外治方:隔盐艾炷灸脐中穴 7 壮。

二诊:1996 年 6 月 6 日。阴道出血明显减少。今日如法再灸。

三诊:1996 年 6 月 7 日。仅见少量白带。连灸 3 次痊愈。

产 后 腹 痛

医案 1　初诊:2010 年 1 月 11 日。金某,28 岁。足月自然分娩后 63 天,脐下一直阵发性隐隐疼痛,以饥饿时为甚,大便正常,肠鸣,矢气多,纳可,寐中身热汗出。恶露 18 天净,B 超检查未见明显异常。舌淡红,苔薄白,脉细。

治法:**调气止痛**。

方药:枳实 10g　大腹皮 12g　乌药 10g　荔枝核 10g　小茴香 5g　香附 10g　赤小豆 20g　防风 10g　柏子仁 30g　3 剂。

二诊:2010 年 1 月 14 日。脐下疼痛除,盗汗止。舌脉如上。

中药守上方,7 剂。

三诊:2010 年 1 月 21 日。脐下疼痛、盗汗均未发生,寐佳。

医案 2　初诊:2009 年 1 月 7 日。潘某,27 岁。妊娠 2 个月,自然流产后 4 天,下腹疼痛,阴道少量出血,B 超检查宫腔下段见条状高回声团,彩色多普勒未显示血流信号。舌淡红,苔薄白,脉细。

治法:**温宫清胞**。

方药:生姜 10 片　红糖 30g　败酱草 15g　益母草 15g　3 剂。

二诊:2009 年 1 月 12 日。下腹疼痛已愈,脐周隐痛,有矢气,阴道少量出血,舌脉如上。

方药：败酱草 10g　大血藤 15g　樗根皮 15g　半枝莲 15g　土茯苓 15g　蒲公英 15g　大蓟 15g　小蓟 15g　萆薢 10g　地榆 15g　槐花 20g　贯众炭 15g　阿胶（调冲）10g　薤白 10g　槟榔 10g　4 剂。

药后上症均除。

产后腰痛

医案 1　初诊：2011 年 7 月 13 日。黄某，30 岁。6 月 9 日分娩一子，恶露尚未净，褐色。腰痛 10 天，足跟痛，腹寒痛，寐差，眼涩，易疲劳，口渴。纳便可。个人史：1-0-0-1。舌淡红，苔薄白，脉细。

治法：温经止血。

方药：**吴茱萸汤加味**。

吴茱萸 3g　党参 12g　大枣 5 枚　炮姜 5g　仙鹤草 30g　阿胶（烊冲）10g　5 剂。

二诊：2011 年 7 月 20 日。恶露净 2 天，腰酸冷。舌淡红，苔薄白，脉沉细。

治法：**温补肾阳**。

方药：鹿角胶（烊冲）10g　肉桂 3g　菟丝子 15g　巴戟天 10g　淫羊藿 12g　仙茅 9g　金狗脊 10g　仙鹤草 20g　柏子仁 20g　5 剂。

三诊：2011 年 7 月 27 日。背腰冷减，手指关节酸，跟痛。舌脉如上。

中药守上方加威灵仙 10g、炒白术 30g。5 剂。

四诊：2011 年 8 月 3 日。腰背痛减。舌脉如上。

中药守上方加五加皮 10g。7 剂。

五诊：2011 年 8 月 10 日。尾骨疼痛，腰背冷除，头晕。舌脉如上。

中药守上方加生黄芪 15g、砂仁（杵冲）5g。7 剂。

外治方：熟地黄 100g，捣研，分贴尾骨部。

六诊：2011 年 8 月 17 日。尾骨疼痛减轻。手麻，指关节疼痛。舌脉如上。

中药守上方加鸡血藤 20g、威灵仙 10g、神曲 10g。7 剂。

熟地黄 100g，捣研，分贴局部。

七诊：2011 年 8 月 24 日。症如上。舌脉如上。

中药守 7 月 20 日方加桑寄生 15g、威灵仙 10g、生黄芪 15g。7 剂。

八诊：2011 年 8 月 31 日。指、腕关节酸痛，腰痛，颈肩痛。舌脉如上。

中药守上方去柏子仁，加威灵仙 12g、羌活 10g。7 剂。

九诊：2011 年 9 月 7 日。症如上。舌脉如上。

方药：生黄芪 12g　党参 12g　当归 9g　白术 10g　藁本 10g　羌活 6g　防风 10g　葛根 10g　炙草 6g　威灵仙 10g　金狗脊 10g　7 剂。

十诊：2011 年 9 月 14 日。上症减轻。舌脉如上。

中药守上方加独活 6g，五加皮 10g。7 剂。

十一诊:2011 年 9 月 21 日。诸症均除。舌淡红,苔薄白,脉细。

补中益气汤加防风 9g、羌活 9g。14 剂。

医案 2　初诊:2023 年 6 月 30 日。陈某,29 岁。因“产后腰骶疼痛 1 年”就诊。

患者于 2022 年 5 月足月分娩一子,手剥胎盘,产后恶露 42 天净。2023 年 5 月 25 日停止母乳喂养,乳房微痛,有少许乳汁。夜寐不安,入睡困难,食欲差,口干,不欲饮,大便调。产后一直腰骶疼痛,头晕,倦怠乏力。月经 6 月 19 日来潮,9 天净,无痛经。血压 83/59mmHg。身高 162cm,体重 48.5kg。妇科检查:外阴无殊,阴道通畅,阴道分泌物量中,色白,宫颈轻度柱状上皮外移,宫体后位,质地中等,正常大小,活动,无压痛,两侧附件轻压痛,三合诊两侧子宫骶韧带触痛。舌稍红,苔薄白,脉细。

中医诊断:产后腰痛。

辨证:肾精亏虚。

治法:填精益髓,补肾强腰。

方药:猪脊髓(煎汤代水)1 条　熟地黄 12g　怀牛膝 15g　杜仲 12g　续断 12g　仙鹤草(肾草)30g　野荞麦根(花麦肾)15g　地鳖虫 10g　夜交藤 20g　白术 15g　菊花 10g　潼蒺藜 12g　7 剂。

二诊:2023 年 7 月 7 日。因孩子发热护理辛苦,腰骶痛未减轻。舌脉如上。

方药:中药守上方去白术、菊花、夜交藤加金狗脊 12g、蔓茎鼠尾草(荔枝肾)15g、菟丝子 15g。7 剂。

三诊:2023 年 7 月 14 日。腰骶痛明显减轻,漏尿。舌脉如上。

方药:中药守上方加络石藤(络石藤)15g、猪膀胱(煎汤代水)1 具,7 剂。

四诊:2023 年 7 月 21 日。腰骶疼痛除,大便软。舌脉如上。

方药:补中益气汤加杜仲 12g、续断 12g、覆盆子 15g、络石藤 15g、鸡内金 10g。7 剂。

医案 3　剖宫产后腰痛　初诊:2011 年 11 月 22 日。郑某,27 岁。剖宫产后母乳喂养,恶露 50 余天方净。腰脊酸痛伴乏力 3 个多月,偶畏寒,纳欠,寐安,二便调。妇科检查无殊。舌淡红,苔薄白,脉细。

治法:**补气血,益肝肾**。

方药:生黄芪 15g　当归 9g　杜仲 10g　金狗脊 10g　党参 12g　桑寄生 15g　续断 12g　羌活 6g　丝瓜络 10g　鸡内金 6g　鸡血藤 15g　威灵仙 10g　7 剂。

二诊:2011 年 11 月 29 日。药后上症均除。

医案 4　药物流产清宫后腰痛　初诊:2008 年 11 月 24 日。郑某,30 岁。妊娠 80 天于 11 月 10 日行药物流产术,恶露不绝,11 月 20 日 B 超检查发现宫内有一 20mm × 9mm 回声杂乱区,即行清宫术。现恶露量少,咖啡色,腰尻酸痛,昨晚小腹灼热感。舌淡红,苔根腻,脉缓。

治法:活血健脾,清热止血。

方药:山楂 15g　炒薏苡仁 30g　车前草 10g　仙鹤草 30g　红糖(冲)30g　3 剂。

二诊:2008 年 11 月 29 日。进药 1 剂,恶露即净,小腹隐痛,腰尻酸痛,带下不多。

妇科检查：外阴无殊，阴道通畅，宫颈光滑，子宫后位，大小正常，质地中等，活动，压痛，两侧附件压痛。舌脉如上。

治法：**和气血，清湿热。**

方药：**当归芍药散加味**（自拟方）。

当归 9g　川芎 9g　炒白芍 10g　茯苓 10g　泽泻 10g　炒白术 10g　柴胡 10g　枳壳 10g　大血藤 20g　蒲公英 15g　白花蛇舌草 30g　延胡索 10g　7 剂。

三诊：2008 年 12 月 9 日。腰尻疼痛较剧，背部酸痛，右侧偏头痛，带下不多。舌淡红，苔根腻，脉细。

治法：健脾清湿热。

方药：苍术 10g　炒白术 20g　炒薏苡仁 30g　萆薢 20g　金狗脊 12g　茯苓 10g　白僵蚕 10g　蔓荆子 10g　刺蒺藜 10g　4 剂。

四诊：2008 年 12 月 13 日。腰痛顿减，头痛亦轻。舌淡红，苔薄白，脉细。

中药守上方加独活 10g。7 剂。

产后骨盆疼痛

初诊：2004 年 6 月 14 日。陈某，28 岁。产后骨盆疼痛，经治已愈，2 个月后两侧髋骨疼痛复发，前额冷。舌淡红，苔薄白，脉细缓。

治法：祛风湿，补肝肾，益气血。

方药：**独活寄生汤。**

独活 10g　桑寄生 15g　秦艽 10g　防风 10g　细辛 4g　熟地黄 12g　炒白芍 10g　当归 6g　川芎 5g　桂枝 6g　茯苓 10g　杜仲 12g　党参 12g　怀牛膝 12g　炙甘草 5g。

随症加减，连服 47 剂，两侧髋骨疼痛消失。

产 后 身 痛

医案 1　初诊：2012 年 10 月 10 日。吴某，31 岁。产后 2 个月曾因"感染"住院治疗，具体情况不详。现自觉腰背、膝关节、足跟部位疼痛明显，连吃饭也不能坚持 10 分钟。月经 7 月 4 日来潮。带下多，色黄。妇科检查：外阴无殊，阴道通畅，分泌物量中，宫颈中度柱状上皮外移，宫体后位，正常大小，质地中等，活动，无压痛，两侧附件无压痛，两侧宫骶韧带触痛明显。舌淡红，苔薄白，脉细。

治法：补益肝肾，祛风止痛。

方药：**独活寄生汤。**

独活 9g　桑寄生 15g　杜仲 10g　怀牛膝 15g　细辛 3g　秦艽 10g　茯苓 10g　桂枝 6g　防风 10g　川芎 6g　党参 12g　炙甘草 6g　当归 9g　炒白芍 10g　熟地黄 15g　7 剂。

外治方：活血化瘀灌肠液 100ml，每日 1 次保留灌肠。

二诊：2012 年 11 月 2 日。上症减轻，背部凉，舌脉如上。

方药：独活寄生汤加五加皮 10g。7 剂。

外治方：同上。

三诊：2012 年 11 月 15 日。症状如上，指关节疼痛，舌脉如上。

方药：中药守上方加桑枝 15g。7 剂。

外治方：同上。

四诊：2012 年 11 月 23 日。腰背、膝及足跟疼痛明显好转，舌脉如上。

方药：独活寄生汤加桑枝 10g、桂枝 5g。7 剂。

外治方：同上。

五诊：2012 年 12 月 21 日。上症均除，指关节痛，舌脉如上。

方药：独活寄生汤加桑枝 15g、桂枝 6g。7 剂。

外治方：同上。

医案 2　初诊：2018 年 5 月 17 日。陈某，35 岁。患者于 2018 年 2 月 23 顺产一男婴，3.7kg，产程顺利，现纯母乳喂养。恶露产后 30 多天已净。月经 4 月 23 日来潮，量少，无血块，无痛经，无腰酸，下半身冷，下肢冰冷感，恶寒恶风，双足跟酸痛，左足跟酸痛较右足跟明显，乏力，倦怠，自汗，嗳气。夜寐可，二便调。奶水每日 150~200ml。既往体健。生育史：3-0-1-3。舌淡红，苔薄白，脉细。

治法：祛风寒，补气血，益肝肾

方药：**小续命汤加味**。

炙麻黄 6g　防己 10g　党参 12g　炒黄芩 5g　桂枝 9g　炒白芍 10g　炙甘草 6g　川芎 6g　杏仁 10g　防风 10g　淡附片 9g　杜仲 10g　生姜 5 片　5 剂。

二诊：2018 年 5 月 22 日。身冷除，足跟痛。舌脉如上。

方药：中药守上方加补骨脂 10g。7 剂。

药后跟痛除。

医案 3　人工流产后身痛　初诊：2012 年 8 月 15 日。毛某，43 岁。今年 3 月孕 50 余天药物流产后自觉肩背部疼痛，怕风怕冷，甚至腰部、四肢、手足关节冷痛不适，全身乏力，胸闷气短。现经期第 7 天，阴道少量红色出血，纳可，寐差，二便调，外阴瘙痒。既往体健，未发现药物过敏。生育史：1-0-3-1，未避孕，顺产 1 次。舌淡红，苔薄白，脉细。

治法：**祛风除湿，温经散寒**。

方药：桂枝 6g　威灵仙 10g　白芥子 10g　生黄芪 15g　五加皮 10g　地龙 10g　细辛 5g　淡附片 10g　炙甘草 6g　生姜 6g　大枣 6 个　7 剂。

二诊：2012 年 8 月 20 日。上症缓解，胃饱胀欲呕，胸闷气短，乏力，易疲劳，寐浅多梦，二便调。舌脉如上。

方药：中药守上方加陈皮 10g、砂仁（杵冲）5g。5 剂。

三诊：2012 年 9 月 10 日。月经 9 月 4 日—9 月 8 日，经量中等。肩背、腰部及手足关节疼痛消失。仍有乏力，胸闷，胃饱胀感，欲呕，二便调。舌脉如上。

方药：**升陷汤加味**。

升麻 5g　柴胡 5g　桔梗 6g　黄芪 15g　知母 10g　陈皮 10g　枳壳 10g　半夏 10g　7 剂。

产 后 头 痛

医案 1　初诊：2015 年 4 月 20 日。胡某，24 岁。2014 年 12 月足月顺产一男婴，无哺乳。产后无明显诱因下出现头痛、头晕 4 个多月。四肢酸痛，胸闷痛，全身不适。月经正常，月经 3 月 26 日来潮，经量中等，色红，夹血块，无痛经，伴腰酸及经前乳胀。纳寐正常，二便调。生育史：2-0-0-2。舌红，苔薄白，脉细。

治法：**祛风渗湿，散寒止痛**。

方药：荆芥 10g　防风 10g　白芷 10g　蔓荆子 10g　葛根 10g　黄芪 12g　太子参 12g　白僵蚕 10g　羌活 6g　藁本 10g　4 剂。

二诊：2015 年 4 月 24 日。头痛已除，右侧大腿关节疼痛，舌脉如上。

方药：五加皮 10g　桑寄生 15g　丝瓜络 10g　竹茹 10g　地龙 10g　络石藤 15g　鸡血藤 20g　怀牛膝 15g　炒白芍 30g　炙甘草 6g　5 剂。

三诊：2015 年 4 月 29 日。右侧大腿关节疼痛未好转。舌淡红，苔薄白，脉细。

方药：中药守上方加独活 10g、豨莶草 10g。5 剂。

四诊：2015 年 5 月 5 日。右腿痛除，右侧臀酸，无头痛。舌脉如上。

方药：中药守上方加杜仲 12g、续断 10g。7 剂。

医案 2　初诊：2017 年 7 月 20 日。杨某，29 岁。2016 年 10 月顺产后 2 个月，出门吹风后突然出现头痛，以隐痛为主，范围在全头部，其后半年每次吹风后即感头痛，以两侧太阳穴为甚，休息后可缓解。现产后 8 个月余，已断奶，月经 7 月 4 日来潮。生育史：1-0-0-1。舌淡红，苔薄白，脉细。

治法：**疏风散寒，通络止痛**。

方药：**川芎茶调散加味**。

川芎 9g　白芷 10g　羌活 10g　细辛 3g　防风 10g　薄荷(后入)6g　荆芥 10g　甘草 6g　藁本 10g　刺蒺藜 10g　僵蚕 10g　乌药 10g　7 剂。

二诊：2017 年 7 月 27 日。头痛除，纳便正常，稍倦。舌淡红，苔薄白，脉细。

方药：中药守上方加潼蒺藜 10g。7 剂。

产后盆腔巨大血肿

会诊一：2014 年 7 月 26 日。徐某，25 岁。6 月 24 日顺产一男婴，恶露未净，今阴道有少量血性液，色鲜，右少腹酸胀不适，无腹痛及腰酸，食用质地较硬食物即胃痛，二便调，7 月 8 日因腹痛伴发热，最高达 39.4℃，于某医院住院抗炎治疗后症状好转。7 月 14 日血常规：白细胞计数 6.5×10^9/L，血红蛋白 104g/L，C 反应蛋白 38mg/L。7 月 18 日

B 超：右侧附件区见条索状扭曲无回声区 104mm × 40mm × 46mm，子宫前方无回声区 103mm × 88mm × 95mm，诊断：盆腔腹膜炎？建议行穿刺治疗，患者拒绝，7 月 19 日自动出院，要求会诊。今我院 B 超：盆腔囊性包块 110mm × 98mm × 104mm。生育史：1-0-0-1。舌淡红，苔薄白，脉细弦。

中医诊断：癥瘕（血瘀阻滞）。西医诊断：盆腔炎性包块。

治法：活血消癥，散结利水。

方药：当归 6g　炒白芍 15g　川芎 6g　苍术 10g　茯苓 10g　泽泻 10g　贯众炭 20g　炮姜 5g　马齿苋 15g　荆芥炭 10g　海螵蛸 20g　阿胶（烊冲）10g　3 剂。

会诊二：2014 年 7 月 29 日。阴道出血减少，咖啡色，舌脉如上。

方药：薏苡仁 20g　炒白扁豆 20g　炒白术 10g　革薢 10g　地榆 15g　槐花 15g　马齿苋 20g　阿胶（烊冲）10g　仙鹤草 20g　益母草 10g　海螵蛸 20g　椿根皮 15g　4 剂。

会诊三：2014 年 8 月 2 日。阴道出血今净。舌淡红，苔薄白，脉细。

方药：薏苡仁 30g　牡蛎 15g　海藻 15g　浙贝母 10g　皂角刺 10g　石见穿 10g　蛇舌草 12g　荔枝核 10g　橘核 10g　半枝莲 12g　青皮 10g，丹参 10g　7 剂。

会诊四：2014 年 8 月 9 日。妇科检查：外阴无殊，阴道通畅，仍有少量鲜红出血，子宫颈光滑，子宫前可及一巨大囊性肿块，无压痛，两侧附件无压痛。B 超：子宫内膜厚度 4mm，宫体三径之和 15.6cm，盆腔囊性包块 117mm × 98mm × 104mm。人绒毛膜促性腺激素 1.2U/L，癌胚抗原 1.8ng/ml，CA125 91.9U/ml，C 反应蛋白 14mg/L，白细胞计数 4.9×10^9/L，血小板计数 101×10^9/L。

方药：**消癥汤**（三棱 10g，莪术 10g，半枝莲 15g，白花蛇舌草 15g，皂角刺 12g，石见穿 20g，牡蛎 30g，海藻 20g，荔枝核 12g，橘核 12g，制乳香 4g，制没药 4g）加薏苡仁 30g、浙贝母 10g　7 剂。

会诊五：2014 年 8 月 15 日。B 超：盆腔囊性包块 105mm × 83mm × 97mm，便秘。舌脉如上。

方药：消癥汤加昆布 15g、虎杖 20g、大腹皮 15g。7 剂。

外治方：阿魏化痞膏腹壁外贴。

会诊六：2014 年 8 月 22 日。8 月 16 日 B 超：子宫左前方囊性暗区 97mm × 82mm × 90mm，大便结。舌脉如上。

方药：中药守 8 月 15 日方，虎杖加至 30g。7 剂。

阿魏化痞膏腹部外贴。

会诊七：2014 年 8 月 29 日。无不适，自觉肿块缩小，大便正常。舌脉如上。

中药守上方 7 剂。

阿魏化痞膏外用。

会诊八：2014 年 9 月 5 日。B 超：盆腔包块消失，纳便正常。舌脉如上。

当归芍药散加味 7 剂。

产后闭经

医案1 初诊:2014年1月20日。李某,33岁。顺产后10个月,无哺乳,月经未转,曾多次在外院就诊,尝试人工月经周期疗法,仍未来潮,左侧乳房触痛。B超:子宫内膜9mm,盆腔积液22mm。舌淡红,苔薄白,脉细弦。

治法:**疏肝理气,化瘀调经**。

方药:刺蒺藜20g 郁金20g 姜黄10g 路路通20g 泽兰15g 玫瑰花10g 川芎30g 川牛膝45g 益母草30g 7剂。

二诊:2014年1月22日。进药仅2剂,月经来潮。

医案2 人工流产后闭经 初诊:1997年2月24日。马某,28岁。人工流产术后经闭7个月未转,已经连用人工月经周期疗法4个月无效,现为周期疗法停药后6天,经水仍未来潮。B超检查子宫未见异常。舌淡红,苔薄白,脉细。

治法:活血行经。

方药:丹参30g 当归10g 川芎10g 桃仁10g 香附10g 益母草20g 鸡血藤20g 延胡索10g 蒲黄(包)10g 川牛膝30g 路路通10g 䗪虫10g 6剂。

二诊:1997年3月25日。经水未转,基础体温36.7℃,无带下,舌脉如上。

治法:活血破瘀行经。

方药:丹参20g 桃仁10g 川牛膝20g 䗪虫10g 茺蔚子10g 王不留行12g 刘寄奴12g 水蛭10g 大腹皮10g 泽兰10g 川芎8g 野海棠12g 3剂。

大黄䗪虫丸,每次3g,每日2次,吞服。

三诊:1997年3月30日。经水未转,基础体温36.8℃。舌脉如上。

治法:**补益气血**。

方药:**八珍汤加味**。

党参12g 白术10g 茯苓10g 炙甘草5g 熟地黄12g 炒白芍10g 当归5g 川芎5g 香附10g 益母草15g 6剂。

四诊:1997年4月13日。经水未转,基础体温37.1℃。舌脉如上。

治法:补益气血。

方药:**十全大补汤**。

炙黄芪12g 肉桂5g 党参12g 白术10g 茯苓10g 炙甘草5g 熟地黄12g 炒白芍10g 当归5g 川芎5g 6剂。

定坤丹,每次1丸,每日1次,吞服。

五诊:1997年4月20日。月经4月18日来潮,量可,无块,小腹微坠,舌脉如上。

治法:和血益肾调经。

方药:熟地黄12g 当归6g 白芍10g 川芎5g 益母草12g 香附10g 鸡血藤15g 续断12g 野海棠15g 杜仲15g 菟丝子12g 小茴香3g 7剂。

枸橼酸氯米酚胶囊,每次50mg,每日1次,月经周期第5天开始口服。

六诊：1997 年 4 月 27 日。经行 6 天净，舌脉如上。

治法：补气血，益肝肾。

八珍汤加鸡血藤 15g、桑椹子 12g、枸杞子 12g、巴戟天 12g。3 剂。

定坤丹，每次 1 丸，每日 1 次，吞服。

七诊：1997 年 4 月 29 日。月经周期第 12 天，B 超提示右侧卵巢卵泡 9mm×9mm，舌脉如上。

治法：益肾补冲任。

方剂：**助孕汤**（自拟方）。

菟丝子 12g　巴戟天 12g　枸杞子 12g　熟地黄 12g　覆盆子 12g　当归 6g　鹿角片 10g　桑椹子 12g　杜仲 12g　续断 12g　何首乌 12g　淫羊藿 12g　3 剂。

定坤丹，每次 1 丸，每日 1 次，吞服。

八诊：1997 年 5 月 2 日。月经周期第 15 天，右侧卵巢卵泡 1.3cm×1.2cm，舌脉如上。

中药守上方续进 3 剂。

九诊：1997 年 5 月 7 日。月经周期第 20 天，右侧卵巢卵泡 17mm×15mm，舌脉如上。

治法：活血化瘀。

方药：当归 8g　川芎 8g　泽兰 10g　茺蔚子 12g　桃仁 10g　莪术 10g　三棱 10g　急性子 12g　香附 10g　菟丝子 12g　续断 12g　路路通 10g　2 剂。

十诊：1997 年 5 月 9 日。B 超提示右侧卵泡已排。基础体温 37℃。舌脉如上。

此后用益肾调冲法治疗，基础体温双相，月经于 5 月 22 日来潮。

医案 3　人工流产后闭经　初诊：2009 年 12 月 11 日。徐某，26 岁。10 月 7 日人工流产后至今月经未转，腰酸，白带不多，寐不安，纳差，胃寒，恶心，二便正常。平素月经周期 28~32 天，经量多，色鲜红，质稠夹块，伴痛经，7 天净。B 超：子宫内膜厚度 17mm。妇科检查：外阴无殊，阴道通畅，宫颈轻度柱状上皮外移，宫体前位，正常大小，活动，质地中等，压痛，两侧附件压痛。舌淡红，苔薄白，脉细。

治法：**活血通经**。

方药：牛蒡子 15g　白芥子 10g　黄酒 50ml　肉桂 5g　川牛膝 30g　益母草 15g　木通 10g　萹蓄 20g　3 剂。

二诊：2009 年 12 月 14 日。月经今潮，经量中等，小腹阵痛。

产后失寐

医案 1　初诊：2015 年 11 月 10 日。陈某，30 岁。产后 18 个月，出现抑郁情况，现停用抗抑郁药物 11 个月，近 20 余日夜寐欠佳，不能入睡，伴烦躁等情况。未哺乳。胃纳可，二便正常。月经 10 月 16 日来潮。舌稍红，苔薄白，脉细。

治法：**清心安神**。

方药：莲子心 3g　炒栀子 10g　淡豆豉 10g　苦参 10g　茯苓 10g　远志 10g　石菖蒲 10g　酸枣仁 20g　龙齿 30g　磁石 15g　琥珀 5g　7 剂。

二诊:2015年11月19日。心烦气躁消失,一夜可睡9小时,胃纳可。舌淡红,苔薄白,脉细。

方药:中药守上方加合欢花10g。7剂。

医案2 初诊:2011年2月22日。苏某,28岁。剖宫产后31天,失眠1周,每晚仅睡1~3小时,腰痛,肩背痛,无母乳喂养,纳欠,二便无殊,视物模糊,足跟痛,多汗,口燥苦,性躁。舌稍滞,苔薄腻,脉细弦。

治法:**清心化痰**。

方药:**黄连温胆汤加味**。

黄连3g 陈皮9g 半夏12g 茯苓10g 枳壳6g 竹茹9g 远志10g 酸枣仁15g 石菖蒲6g 五味子5g 龙齿30g 炒栀子6g 淡豆豉10g 炙甘草6g 3剂。

二诊:2011年2月25日。睡眠已正常,腰酸,小腹痛。舌淡红,苔薄白,脉细。

温胆汤加党参12g、酸枣仁15g、杜仲12g、五加皮10g。7剂。

产后眩晕

医案1 初诊:2011年1月6日。吴某,35岁。产后3个月,眩晕耳鸣,头顶及后脑痛2个月,站立则视物旋转,步履摇晃,心悸心慌,烦躁胸闷,短气流汗,寐差多梦,目痛,闻大声则耳痛,纳差易饥,尿频。生育史:2-0-3-2。舌淡红,苔薄白,脉细。

治法:**化痰平肝**。

方药:**半夏白术天麻汤加味**。

半夏10g 白术10g 陈皮10g 天麻10g 炙甘草6g 茯苓10g 防风10g 党参12g 枳壳6g 生姜3片 龙骨20g 牡蛎20g 4剂。

二诊:2011年1月10日。头目眩晕已除,昨起外感,多汗,咳嗽。舌淡红,苔薄白,脉细。

方药:桂枝6g 炒白芍6g 炙甘草6g 生姜5片 大枣5个 龙骨15g 牡蛎15g 茯苓10g 杏仁10g 4剂。

医案2 初诊:2012年12月17日。卢某,23岁。顺产后2个多月,已回乳,恶露净。月经12月15日来潮,量中等,色鲜红,无血块,无痛经。6天前患者无明显诱因下出现头晕不适。测量血压90/65mmHg。偶有胸闷,心悸气短,胃纳欠佳,夜寐欠安,二便调。既往体健。生育史:1-0-0-1。舌淡红,苔薄白,脉细。

治法:**益气升阳除湿**。

方药:**防风汤合升陷汤加味**。

党参15g 防风10g 炒白术10g 茯苓10g 枳壳10g 陈皮10g 生黄芪15g 知母9g 柴胡10g 桔梗6g 升麻6g 天麻10g 7剂。

二诊:2012年12月25日。头晕气短胸闷已除,纳可。舌脉如上。

方药:参苓白术散加生黄芪12g、天麻10g、升麻6g。7剂。

产后抑郁

医案1　初诊:2012年1月18日。陈某,35岁。自然分娩后79天,断奶2天,恶露未净,色暗,点滴不尽,5天前恶露停3天后,又出血3天,色鲜,量较多。今天出血量少,色鲜,伴头晕,情绪忧郁,欲哭。孕前月经周期30天,经期3天。生育史:2-0-1-2。舌淡红,苔薄白,脉细。

治法:健脾清湿热。

方药:薏苡仁30g　白扁豆20g　炒白术15g　茯苓10g　贯众炭30g　重楼15g　龟甲胶20g(烊冲)　地榆20g　槐花20g　荆芥炭10g　党参15g　7剂。

二诊:2011年1月27日。恶露已净,情绪改善。

中药守上方加炒栀子10g、夜交藤20g。7剂。

医案2　初诊:2020年4月21日。陈某,41岁。患者二胎剖宫产后3个月,恶露不绝腹痛,经中药调理后恶露净已1周,月经未转,轻微腰腹痛。产后情绪一直低落,容易哭泣,失眠乏力,入睡困难,眼睑发黑,卧床叹息,足跟疼痛,带下色黄,纳可口干,夜间尤甚,饮不解渴,大便溏,日解2~3次。断乳7天。问诊中自称频繁给婴儿测体重,总觉得儿子发育不佳,哭了1次;觉得断乳欠儿子情,又哭了1次;觉得丈夫对她的情绪不理解,又哭了1次;觉得婆婆没有好好照料她,又哭了1次。每次都哭得泪水涟涟,酣畅淋漓。我一直在诱导她诉说并认真听她的倾诉。B超:宫体59mm×38mm×63mm,子宫内膜厚度4mm,子宫肌间静脉扩张,最宽内径约4mm。妇科检查:外阴无殊,阴道通畅,分泌物量多,微黄,涕状,宫颈轻度糜烂,举痛,宫体后位,质地中等,正常大小,无压痛,两侧附件轻压痛。舌边紫,苔薄白,脉细。

中医诊断:郁证(气郁)。西医诊断:产后抑郁症。

治法:疏肝解郁。

方药:**黛玉解郁汤**(自拟方)**加减**。

绿梅花6g　合欢花12g　佛手9g　木蝴蝶5g　刺蒺藜10g　甘松10g　预知子10g　玫瑰花6g　红花5g　凌霄花5g　厚朴花10g　丹参15g　7剂。

二诊:2020年4月28日。自诉初诊之后回家路上整个人昏昏沉沉,没有气力,晚上酣睡一夜,次日情绪明显开朗,就诊交流时一直开心微笑。称之前看了三四位医师,唯有这次疗效最佳。目前已正式断乳,大便溏、日解2~3次,口渴减轻,带色偏黄,足跟疼痛减轻,腹冷痛,疲倦,口干,咽痛有痰。舌脉如上。

方药:中药守上方加味。

绿梅花6g　合欢花12g　佛手9g　木蝴蝶5g　刺蒺藜10g　甘松10g　预知子10g　玫瑰花6g　红花5g　凌霄花5g　厚朴花10g　丹参15g　桔梗6g　7剂。

三诊:2020年5月5日。夜寐佳,午饭后倒头便睡,情绪尚佳,咽干。大便日解1次,溏软稀,药后胃胀不适。舌脉如上。

方药:中药守4月21日方加味。

绿梅花 6g　合欢花 12g　佛手 9g　木蝴蝶 5g　蒺藜 10g　甘松 10g　预知子 10g　玫瑰花 6g　红花 5g　凌霄花 5g　厚朴花 10g　丹参 15g　厚朴 6g　陈皮 10g　7 剂。

四诊：2020 年 5 月 12 日。情绪一直很好，就诊自始至终含笑交流。

产后伤食

初诊：2015 年 1 月 23 日。徐某，34 岁。产后月余，食用炖猪心、排骨后伤食，脘馁，背胀，便溏。舌淡红，苔薄腻，脉细。

治法：理气化湿消食。

方药：青皮 9g　神曲 10g　山楂 10g　槟榔 6g　炒谷芽 10g　厚朴 6g　苍术 10g　鸡内金 10g　藿香 6g　4 剂。

二诊：2015 年 1 月 27 日。脘胀、背胀、便溏均除，盗汗。舌淡红，苔薄腻，脉细。

方药：青皮 10g　山楂 10g　茯苓 10g　神曲 10g　鸡内金 10g　薏苡仁 20g　糯稻根 20g　5 剂。

产后腹泻

医案 1　初诊：2008 年 12 月 8 日。蒋某，31 岁。产后 28 天，腹泻 25 天，呈蛋花样，肠鸣矢气腹痛。舌淡红，苔薄白，脉细。

治法：**化湿行气止泻**。

方药：藿香 6g　佩兰 10g　诃子 10g　厚朴 6g　赤石脂 30g　禹余粮 20g　炮姜 5g　石榴皮 10g　3 剂。

二诊：2008 年 12 月 13 日。大便已归正常，肠鸣，舌脉如上。

中药守上方加木香 5g。5 剂。

医案 2　剖宫产后腹泻　初诊：2008 年 11 月 6 日。陈某，28 岁。10 月 10 日剖宫产，术后腹泻 2 周未止，曾服用蒙脱石散（思密达）、双歧杆菌三联活菌散（培菲康），大便仍溏软，量多。恶露方净，咳嗽 4 天，夜间尤甚。舌淡红，苔薄腻，脉濡。

治法：**芳香化浊，固肠收敛**。

方药：草豆蔻 5g　苍术 12g　厚朴 10g　藿香 10g　佩兰 6g　炮姜 5g　赤石脂 20g　禹余粮 20g　五味子 5g　4 剂。

二诊：2008 年 11 月 10 日。进药 2 剂，大便正常。

产后身冷

医案 1　初诊：2016 年 8 月 2 日。薛某，29 岁。药物流产后，阴道流血 7 天净，因受寒觉全身冷气游走，伴双脚麻木，晨起手指僵硬，活动不利。舌淡红，苔薄白，脉紧。

治法：温经散寒通脉。

方药：**当归四逆汤合肾着汤。**

当归 10g　桂枝 10g　炒白芍 10g　炙甘草 6g　细辛 3g　通草 6g　大枣 5 枚　干姜 3g　茯苓 10g　麸白术 10g　4 剂。

二诊：2016 年 8 月 6 日。全身冷气游走减轻，两脚轻微麻木。舌脉如上。

中药守上方加鸡血藤 15g、淡附片 6g。5 剂。

三诊：2016 年 8 月 11 日。症同上，舌脉如上。

桂枝汤加生黄芪 15g、淡附片 12g、鸡血藤 30g。7 剂。

四诊：2016 年 8 月 20 日。手指僵硬消失，舌脉如上。

中药守上方，淡附片加至 15g，加威灵仙 10g。4 剂。

五诊：2016 年 8 月 24 日。腰膝感冷，舌脉如上。

方药：独活寄生汤加淡附片 15g。7 剂。

六诊：2016 年 9 月 6 日。左小腿麻，舌脉如上。

上方加丝瓜络 10g。7 剂。

七诊：2016 年 9 月 16 日。手足麻，腹泻，舌脉如上。

中药守上方加桑寄生 15g、丝瓜络 10g、鸡血藤 15g。7 剂。

八诊：2016 年 9 月 23 日。身冷除，卧床时手足麻木，舌脉如上。

方药：八珍汤加鸡血藤 50g、桑寄生 15g、竹茹 10g、丝瓜络 10g。7 剂。

九诊：2016 年 9 月 30 日。服药后上症减轻。舌脉如上。

方药：八珍汤加木瓜 10g、羌活 10g。7 剂。

十诊：2016 年 10 月 7 日。症如上，舌脉如上。

中药守上方加威灵仙 10g。7 剂。

十一诊：2016 年 10 月 14 日。手足麻木，舌脉如上。

方药：八珍汤加鸡血藤 50g、桑寄生 15g、竹茹 10g、丝瓜络 10g、益母草 15g。7 剂。

十二诊：2016 年 10 月 25 日。症如上，舌脉如上。

方药：十全大补汤加乌梢蛇 10g、鸡血藤 30g、羌活 10g。7 剂。

十三诊：2016 年 11 月 1 日。上症减轻，舌脉如上。

中药守上方去羌活，加丝瓜络 10g。7 剂。

十四诊：2016 年 11 月 9 日。夜间醒来，手指麻木，舌脉如上。

方药：十全大补汤加鸡血藤 50g、桑寄生 15g。7 剂。

十五诊：2016 年 11 月 12 日。症同上，舌脉如上。

方药：十全大补汤加竹茹 10g、丝瓜络 10g。7 剂。

十六诊：2016 年 11 月 19 日。上症好转，舌脉如上。

方药：八珍汤加桑寄生 15g、丝瓜络 10g、防己 10g。7 剂。

十七诊：2016 年 12 月 6 日。游走性冷痛消失，偶有夜间手指发麻，舌脉如上。

方药：八珍汤加桑寄生 15g、鸡血藤 20g、羌活 10g、僵蚕 10g，7 剂。

十八诊：2016 年 12 月 13 日。游走性冷痛未再发生，寐中手臂麻。舌脉如上。

方药：八珍汤加鸡血藤 50g、桑寄生 15g、丝瓜络 10g、防己 10g。7 剂。

医案2　初诊:2020年5月6日。黄某,29岁。3年前分娩后出现膝关节、足底冰凉,下肢乏力麻木,腰背冷痛沉重,不能挺直,经过外院针灸、正骨治疗、三伏贴,治疗3年未愈,胃脘寒冷饱胀。舌淡红,苔薄白,脉细。

治法:温阳活血。

外治方:桂枝15g　吴茱萸10g　细辛10g　威灵仙10g　独活15g　制乳香10g　制没药10g　红花10g　7剂。

水煎3次,合药液泡脚,一日4次,一次10分钟。

二诊:2020年5月13日。足底寒冷明显好转,温热感从足底上升至膝关节。舌脉如上。

方药:中药守上方加淡附片12g。7剂。

用法同上。

三诊:2020年5月19日。膝关节、足底冰凉感均已消失。腰背冷痛沉重,不能挺直乏力,头痛,头面发凉,易汗鼻塞,胃脘寒冷饱胀,舌麻。舌脉如上。

方药:桂枝加黄芪汤,7剂。

内服外治方:桂枝9g　炒白芍9g　炙甘草9g　生黄芪12g　党参15g　葛根10g　藁本10g　生姜5片　红枣5个　7剂。

中药煎2次分服,煎第3次浸泡手足。

四诊:2020年5月26日。进药第2剂,通体暖和,头面、腰背冷痛沉重明显减轻,腰背可以挺直,舌麻减轻,出汗减少,鼻塞。患者原以为腰背要困扰终生,现症状大减而兴奋失寐。舌脉如上。

方药:中药守上方,改桂枝、炒白芍为12g,改葛根、生黄芪为15g。7剂。

用法同上。

五诊:2020年6月3日。足底冷除,其余症状续见改善,鼻塞除,胃脘寒冷饱胀减半。舌脉如上。

方药:中药守上方加淡附片6g。7剂。

六诊:2020年6月10日。背部流汗减轻,胃脘寒冷饱胀十去其八,舌麻,短气。舌脉如上。

方药:中药守上方桂枝、淡附片加至15g,党参加至20g,加枳壳6g。7剂。

七诊:2020年6月17日。上症续见好转。舌脉如上。

方药:中药守上方加檀香(后入)5g,枳壳加至9g。7剂。

八诊:2020年6月24日。胃脘舒服,背部流汗近除,舌麻续减,背部微痛3天,月经来潮,平时经期半月方净。舌脉如上。

方药:中药守上方淡附片改为12g,加鹿角胶(烊冲)10g。7剂。

九诊:2020年7月1日。症状续减,月经已净。舌脉如上。

方药:中药守上方淡附片加至15g。7剂。

十诊:2020年7月8日。药后诸症均愈。

产后咳嗽

医案1　初诊:2018年12月3日。杨某,34岁。足月顺产2个月,产后无明显诱因下出现咳嗽,以干咳为主,伴盗汗,畏寒,倦怠,寐差多梦,易疲劳,小便可,大便秘结,2~3天一解,胃纳可。面色无华。舌干,苔少,脉虚细。

治法:**益气养阴,生津止咳。**

方药:**生脉散加味。**

麦门冬9g　五味子5g　南沙参15g　川贝粉(吞)5g　诃子10g　金樱子15g　桔梗9g　陈皮10g　4剂。

二诊:2018年12月7日。咳嗽减轻,精神略增,咽干,舌脉如上。

方药:麦门冬9g　五味子5g　南沙参20g　川贝粉(吞)6g　诃子10g　百合50g　花粉15g　百部10g　款冬花10g　4剂。

三诊:2018年12月11日。咳嗽已除,喷嚏多,流清涕。

方药:中药守上方去诃子,加蝉蜕10g、木蝴蝶5g。

医案2　初诊:2015年5月4日。李某,29岁。2月足月顺产一男婴,母乳喂养。咽痒咳嗽1个多月,痰色白,易咳出。纳可寐安,溲黄便调。生育史:1-0-0-1。舌淡红,苔薄白,脉细。

治法:**疏风散寒,宣肺止咳。**

方药:**止嗽散加减。**

桔梗5g　荆芥10g　紫菀10g　百部10g　白前10g　炙甘草6g　陈皮10g　炒莱菔子10g　金沸草10g　5剂

二诊:2015年5月15日。咳嗽基本已愈,受风后干咳,今晨腹泻稀便,呕吐1次,为胃内容物,脐周阵发性疼痛。舌脉如上。

方药:**藿香正气散加味。**

藿香10g　陈皮10g　苏叶6g　白芷10g　生姜4片　茯苓10g　苍术10g　厚朴10g　薤白10g　神曲10g　半夏10g　蚕沙10g　4剂

三诊:2015年5月19日。呕吐除,大便先硬后溏,轻微咳嗽。舌脉如上。

方药:中药守5月4日方加神曲10g、苍术10g。5剂。

医案3　初诊:2015年10月19日。郭某,25岁。孕后开始出现咳嗽,程度不剧,未予治疗,症状反复,现已产后3个月,咳嗽长达10个多月未愈,以干咳为主,咳嗽剧烈时阵发不止,气急脸红,甚至出现呕吐症状。服中药调理后有黄色痰液排出,咳声重浊,无咽痒,无发热,恶露40余天净。舌淡红,苔剥,脉细。

治法:**补肺阴,止咳。**

方药:猪肺(煎汤代水)1只　络石藤15g　麦门冬10g　北沙参15g　五味子5g　川贝粉(吞服)5g　百部10g　紫菀10g　诃子10g　7剂。

二诊:2015年10月28日。咳嗽症状明显好转,无痰,偶咳数声,寐可,多梦。舌脉如上。

方药：中药守上方加款冬花 10g。7 剂。

医案 4　初诊：2019 年 3 月 22 日。汤某，32 岁。2 月 28 日顺产一女，体重 2.9kg。产前 2 个月开始咳嗽、咳痰，无发热。偶有咽喉肿痛。产后 1 日胸部 CT 检查：诊断为肺炎。曾多地就诊，口服各种西药（具体不详），仍反复发作。今咳嗽咽痒，痰白质黏，难以咳出，接触刺激性气味及食物即咳，无恶寒发热，无咽痛鼻塞，多汗口干。胃纳可，夜寐欠佳，二便调。生育史：1-0-1-1。过敏史：否认过敏史。舌淡红，苔薄腻，脉濡。

治法：**清热化痰**。

方药：**温胆汤加味**。

鲜竹沥（冲）2 支　姜半夏 9g　陈皮 9g　茯苓 10g　枳壳 10g　甘草 6g　浙贝母 10g　海浮石 30g　瓜蒌皮 10g　海浮石 20g　炒莱菔子 10g　桔梗 6g　芦根 15g　3 剂。

二诊：2019 年 3 月 25 日。咳嗽偶作，痰已不多，较黏，舌脉如上。

方药：姜半夏 9g　陈皮 9g　茯苓 10g　甘草 6g　枳壳 10g　川贝粉（吞服）5g　海浮石 30g　天花粉 12g　芦根 20g　木蝴蝶 5g　5 剂。

三诊：2019 年 3 月 30 日。咳嗽续减，舌脉如上。

治法：清热化痰。

方药：姜半夏 9g　陈皮 9g　茯苓 10g　枳壳 10g　甘草 6g　川贝粉（吞服）3g　南沙参 15g　桔梗 9g　天花粉 10g　芦根 15g　5 剂。

四诊：2019 年 4 月 3 日。咳嗽近愈，躁热，出汗已除，舌脉如上。

方药：中药守上方加枇杷叶 12g。7 剂。

医案 5　剖宫产后咳嗽　初诊：2015 年 8 月 5 日。傅某，31 岁。“产后 45 天，咳嗽月余”就诊。

患者于 2015 年 6 月 21 日剖宫产 1 胎，婴儿体重 3 650g，分娩过程顺利，母乳喂养，至今仍有少量褐色阴道分泌物，无腹痛。产后 10 余天无明显诱因下出现较剧烈干咳，无痰咽痒，口不渴，自觉乏力，纳寐二便正常。既往每次行经、3 次人工流产、1 胎正常分娩，均患咳嗽。妇科检查：外阴无殊，阴道通畅，量少暗红色分泌物，无异味，宫颈光滑，无举痛，宫体前位，质地中等，偏大，活动，无压痛，左侧附件压痛。舌淡红，苔薄白，脉细。

治法：**养肺润肺，益肾止咳**。

方药：猪肺 1 只（煎汤代水）　络石藤 20g　川贝粉（吞服）3g　杏仁 10g　百部 10g　金沸草 10g　5 剂。

二诊：2015 年 8 月 13 日。服药期间恶露及咳嗽停止 2 天，今又复发，舌脉如上。

方药：中药守上方加紫菀 10g、款冬花 10g。5 剂。

三诊：2015 年 8 月 18 日。咳嗽今止，咽不利。舌脉如上。

方药：中药守上方加木蝴蝶 5g。7 剂。

产后遗尿

医案1　初诊:2022年4月14日。黄某,38岁。产后50天,恶露30天净,产后42天健康检查时,盆底肌检查探头操作30分钟后出现小便失控漏尿。目前纯母乳喂养,双乳胀痛,触诊疼痛,局部皮温正常,头晕,汗较多,倦怠,腰坠胀痛,足跟痛,出汗后关节疼痛,记性差。纳可,大便正常。B超:右乳外上象限约4mm×3mm,下缘约2mm×2mm结节。舌淡红,苔薄白,脉细。

中医诊断:产后遗尿(肾气不固)。

治法:**益气升提,补肾固摄**。

方药:生黄芪50g　党参30g　枳壳20g　鸡内金10g　猪腰(水煎代水)1只　升麻9g　杜仲12g　益智仁10g　补骨脂10g　覆盆子15g　桑螵蛸15g　金樱子50g　7剂。

二诊:2022年4月28日。漏尿明显好转,十去其七,头晕消失,出汗减少,腰坠痛除,足跟痛减。4月8日B超:残余尿51ml。4月18日尿常规:尿微量白蛋白23.9mg/l,尿蛋白阴性。舌脉如上。

方药:生黄芪50g　党参30g　枳壳20g　鸡内金10g　猪腰1只　升麻9g　杜仲12g　益智仁10g　补骨脂10g　覆盆子15g　桑螵蛸15g　金樱子50g　7剂。

补中益气丸,一次6g,一日2次。

医案2　初诊:2022年11月25日。叶某,42岁。因“产后漏尿10余年”就诊。

患者近10年每运动、咳嗽后出现不自主小便溢出,每次溢出约1/5护垫量。近4个月小便频数,每日排尿频率约15~20次,无尿急,无尿痛。平素月经周期27天,经期4~5天,月经量偏少,经色鲜红,有血块,无腰酸,无痛经。月经11月9日来潮,无乳胀,无白带。纳可,夜寐可,大便可。辅助检查:今日尿常规检查正常。生育史:2-0-3-2,输卵管已结扎。舌淡红,有齿痕,苔薄白,脉细。

中医诊断:产后遗溺(肾虚);西医诊断:压力性尿失禁。

治法:**补肾收敛固涩**。

方药:**七味都气丸加味**。

熟地黄10g　山药15g　山茱萸10g　牡丹皮9g　茯苓10g　泽泻10g　五味子5g　桑螵蛸15g　覆盆子15g　潼蒺藜12g　金樱子20g　猪肾(水煎代水)1只　7剂。

二诊:2022年12月2日。小便次数减少,舌脉如上。

方药:熟地黄10g　山药15g　山茱萸10g　牡丹皮9g　茯苓10g　泽泻10g　五味子5g　桑螵蛸15g　覆盆子15g　潼蒺藜12g　金樱子20g　猪肾(水煎代水)1只　生黄芪20g　7剂。

三诊:2022年12月9日。漏尿十去其八,仅在跳跃时有少许漏尿,小便次数减少,已正常,舌脉如上。

方药:熟地黄10g　山药15g　山茱萸10g　牡丹皮9g　茯苓10g　泽泻10g　五

味子 5g　桑螵蛸 15g　覆盆子 15g　潼蒺藜 12g　金樱子 20g　猪肾(水煎代水)1 只　生黄芪 20g　芡实 15g　7 剂。

产后汗证

医案 1　初诊:2014 年 12 月 31 日。倪某,37 岁。4 个月前顺产一婴儿,盗汗严重,母乳喂养,产后 28 天恶露已净,半月后反复出现少量阴道出血,色红,伴腰酸,无腹痛。外院予消炎、止血药物治疗,效果不佳。B 超:子宫前壁肌瘤 37mm×38mm×41mm。妇科检查:外阴无殊,阴道通畅,分泌物量中,色白,宫颈光滑,宫体前位,偏大,无压痛,质地中等,活动,两侧附件无压痛。舌淡红,舌边紫,苔薄白,脉细。

治法:**益肾健脾,敛汗止血**。

方药:薏苡仁 30g　糯稻根 30g　墨旱莲 30g　金樱子 15g　芡实 20g　白薇 10g　浮小麦 30g　麻黄根 10g　牡蛎 30g　7 剂。

二诊:2015 年 1 月 7 日。盗汗已除,7 月 2 日阴道出血增多,现已止,神疲易倦,足跟痛。舌淡红,苔薄白,脉细。

方药:太子参 15g　生黄芪 15g　山海螺 20g　墨旱莲 30g　糯稻根 20g　白扁豆 15g　黄精 15g　玉竹 15g　白术 10g　14 剂。

三诊:2015 年 1 月 22 日。阴道出血已净半月,腰痛,前天盗汗 1 次。舌脉如上。

方药:中药守上方加桑叶 12g。21 剂。

医案 2　初诊:2015 年 4 月 23 日。程某,25 岁。2014 年 10 月足月顺产一胎,断奶 1 个月。3 个多月前无明显诱因下出现胸闷,动辄出汗,喜叹息,无胸痛心慌等不适,无头晕头痛。4 月 13 日阴道量少出血,色红,无下腹痛,2 天净。胃纳可,夜寐安,二便调。B 超:子宫内膜厚度 6mm。生育史:1-0-0-1。舌淡红,苔薄白,脉细。

治法:益气升陷。

方药:**升陷汤加味**。

升麻 5g　柴胡 5g　桔梗 6g　黄芪 15g　知母 10g　山药 15g　党参 15g　黄精 10g　玉竹 10g　5 剂。

二诊:2015 年 4 月 28 日。症如上。舌脉如上。

治法:**补益中气**。

方药:**补中益气汤加味**。

黄芪 20g　党参 15g　当归 6g　炒白术 10g　陈皮 6g　升麻 5g　柴胡 5g　炙甘草 6g　荔枝 6 个　7 剂。

三诊:2015 年 5 月 8 日。出汗已除。舌脉如上。

方药:中药守 4 月 23 日方,7 剂。

医案 3　人工流产后汗证　初诊:2008 年 5 月 17 日。熊某,33 岁。4 月 25 日孕 2 个多月行人工流产之后即出现盗汗,恶寒,常觉腰部酸痛,外阴瘙痒坠痛,纳便正常,寐欠安。生育史:1-0-3-1。妇科检查:外阴无殊,阴道通畅,宫颈中度柱状上皮外移,宫体前位，大小正常，质地中等，活动，压痛，两侧附件压痛。舌淡红，苔薄白，脉细软。

治法：**健脾益气，疏风止汗**。

方药：桑叶 30g　生黄芪 15g　山药 15g　白术 15g　薏苡仁 30g　浮小麦 15g　5 剂。

外治方：何首乌 40g，颗粒剂。

研细末，取部分加水调成糊状，分 5 次外敷脐部，每日 1 换。

二诊：2008 年 5 月 23 日。盗汗减轻，舌脉如上。

中药守上方加糯稻根 20g。5 剂。

外治方同上。

三诊：2008 年 5 月 29 日。盗汗消失。

6 月 28 日随访，盗汗未再发生。

医案 4　人工流产后汗证　初诊：2010 年 2 月 22 日。包某，33 岁。人工流产后停经 4 个多月未转，3 个月前开始出现面部潮热，出汗，健忘，嗜睡，乳房胀，带下量多，咖啡色，偶有异味。舌淡红，苔薄白，脉细。

治法：**滋阴补肾敛汗**。

方药：糯稻根 30g　女贞子 30g　墨旱莲 30g　天门冬 15g　黑大豆 30g　龟甲胶（烊冲）20g　牡丹皮 10g　4 剂。

二诊：2010 年 3 月 1 日。面部潮热、出汗消失。

产后烦渴

初诊：2008 年 9 月 23 日。叶某，28 岁。7 月 14 日自然分娩之后，恶露 50 多天方净，乳汁丰足。产后食用姜、酒，口渴时喝红糖水。口中烦渴，喜热饮，鼻咽干燥，腰部酸楚，动辄气短胸闷，全身无力，夜寐不酣，纳欠佳，大便日解 1~2 次，成形。舌胖嫩淡红，苔薄白，脉细。

治法：补益气阴，生津安神。

方药：**生脉散加味**。

西洋参（调冲）6g　麦门冬 9g　五味子 6g　酸枣仁 15g　淡竹叶 10g　天花粉 10g　蛤壳 30g　鸡内金 6g　4 剂。

二诊：2008 年 9 月 29 日。精神转佳，胸闷气短消失，口渴亦除，纳可，舌脉如上。

方药：西洋参（调冲）6g　麦门冬 9g　五味子 6g　山药 15g　黄精 12g　玉竹 12g　淡竹叶 10g　升麻 6g　7 剂。

产后湿阻

初诊：2004 年 10 月 14 日。陈某，29 岁。产后 35 天，恶露将净，哺乳，泛酸 4 天，胃脘胀痛发冷，嗳气，恶心纳欠，口干而淡，大便松软，日解 2 次。舌稍红，苔薄腻，脉细弱。

治法:芳香化湿,行气降逆。

方药:藿香 9g　厚朴 9g　半夏 10g　茯苓 10g　蔻仁(杵冲)4g　炮姜 4g　陈皮 10g　佩兰 6g　煅瓦楞子 20g　佛手 10g　4 剂。

二诊:2004 年 10 月 18 日。胃纳转香,余症消失,腰酸。舌淡红,苔薄白,脉细。

治法:健脾和胃燥湿。

方药:**香砂六君子汤加味**。

木香 6g　砂仁(杵冲)4g　党参 12g　茯苓 10g　白术 10g　半夏 10g　陈皮 10g　炒薏苡仁 15g　白扁豆 15g　鸡内金 6g　炒谷芽 10g　炙甘草 5g　5 剂。

产后湿疹

初诊:2009 年 10 月 19 日。赵某,29 岁。剖宫产后 13 天,全身出现片状湿疹 1 天,瘙痒剧烈,大便干结难解,口苦。舌淡红,苔腻,脉细。

治法:疏风清热燥湿。

方药:**三仁汤加味**。

薏苡仁 20g　杏仁 10g　蔻仁(冲)4g　半夏 10g　厚朴 6g　通草 6g　蝉蜕 6g　白鲜皮 10g　白僵蚕 10g　蕲蛇 10g　苍术 10g　5 剂。

二诊:2009 年 10 月 29 日。湿疹已愈。

产后痔疮

医案 1　初诊:2008 年 12 月 2 日。戴某,24 岁。产后 42 天,内外痔疮疼痛 1 周。舌淡红,苔薄白,脉细。

外治方:苏叶 50g　6 剂。

水煎 2 次,合药液约 1 000ml,温后坐浴,不拘次数,每次 15 分钟。

自坐浴之后,痔疮疼痛立即消失。

医案 2　初诊:2009 年 11 月 18 日。南某,31 岁。反复自然流产就诊,痔疮大便连续出血 3 天。舌淡红,苔薄白,脉细。

外治方:白头翁 80g　6 剂。

水煎 3 次,合药液约 1 500ml,凉后坐浴,不拘次数,每次 15 分钟。

二诊:2009 年 11 月 25 日。坐浴后便血消失。

蓐　劳

医案 1　初诊:2012 年 10 月 4 日。杨某,47 岁。7 月 16 日剖宫产二子,产后大出血,输血 3U,恶露 40 余天净,乏力 80 天。未哺乳,腰酸不能站立,纳差口干,盗汗,上半身为主,食冷胃痛,怕风咳嗽,头晕。月经 9 月 20 日来潮,量多,4~5 天净。无腹痛,白带正常，二便调。舌质暗胖，稍淡，苔薄腻，脉缓。

治法：**补脾肾，祛风湿**。

方药：薏苡仁 30g　茯苓 10g　蔻仁（杵冲）5g　猪肾（煎汤代水）1 个　淡豆豉 10g　太子参 15g　金狗脊 10g　生黄芪 15g　杜仲 12g　桑寄生 15g　防风 6g　白术 10g　7 剂。

二诊：2012 年 10 月 11 日。纳稍佳，盗汗好转，口干。舌脉如上。

方药：薏苡仁 30g　苍术 10g　茯苓 10g　生黄芪 15g　太子参 15g　桑寄生 15g　杜仲 10g　羌活 6g　独活 6g　黑大豆 30g　五加皮 10g　鸡内金 6g　7 剂。

三诊：2012 年 10 月 18 日。已经可以站立行动，盗汗减少，口干，便软，足心痛，纳不馨。舌淡红，苔薄腻，脉细。

中药守上方去羌活、独活，生黄芪改为 20g，加石斛 10g、薤白 10g。7 剂。

医案 2　初诊：2013 年 4 月 9 日。潘某，42 岁。双胎妊娠剖宫产伴输卵管结扎术后 3 个多月，产后一度多汗、身痛，已经痊愈，非母乳喂养。现头晕眼花，接听电话时耳痛，无耳鸣，无听力下降，腰酸背痛，时感乏力，肩痛，足跟痛，记忆力下降，夜寐安，纳可，二便调。月经 4 月 2 日来潮，已净。既往体健，未发现药物过敏。生育史：2-0-1-3。妇科检查：无异常。舌淡红，苔薄白，脉细。

治法：**补肾填精，益气止痛**。

方药：猪肾（煎汤代水）1 只　杜仲 12g　生黄芪 20g　黑大豆 30g　络石藤 15g　当归 9g　续断 10g　野荞麦根 20g　金狗脊 10g　柏子仁 10g　胡桃肉（杵冲）30g　7 剂

二诊：2013 年 4 月 16 日。头晕眼花减轻。舌尖干，舌边痛，苔薄白，脉细。

方药：中药守上方加骨碎补 10g、石斛 10g、生地黄 12g。7 剂

三诊：2013 年 4 月 25 日。头晕除，肩背痛减轻，接听手机耳痛消失。

第四篇
带下及外阴、阴道、子宫颈、盆腔病医案

带 下

医案1 初诊:2009年2月3日。林某,37岁。带下量多如水2年,或白或黄,无异味,无阴痒。2008年8月人工流产后少腹下坠,久站、劳累后下坠加剧,易倦,寐差,醒后难以再眠。2009年1月放环后阴道少量出血,至今方净,平素月经规则,周期30天,经期7天。月经1月17日来潮,经量可,经色鲜红夹块,经前、经期无不适,纳可,矢气多,大便溏,每日1~2次,夜尿1~2次,偶有阴部疼痛,腰酸背痛。生育史:1-0-3-1,3次人工流产,已放环。妇科检查:外阴无殊,阴道通畅,宫颈光滑,宫体后位,正常大小,活动,质地中等,压痛,两侧附件无压痛。舌淡红,苔薄白,脉细。

治法:**补肾健脾,收敛止带**。

方药:海马(研粉吞服)2g 鱼胶(调冲)30g 胡桃仁30g 芡实30g 金樱子30g 潼蒺藜10g 白果10g 仙茅10g 8剂。

二诊:2009年2月14日。带下明显减少,月经2月14日来潮,腰酸,倦怠,舌脉如上。

治法:调补气血,益肾。

方药:圣愈汤加金狗脊12g、仙鹤草15g、续断12g、杜仲10g。7剂。

医案2 初诊:2008年1月25日。穆某,27岁。因原发不孕7年就诊,平素月经周期30~60天,7天净。妇科检查提示子宫颈轻度柱状上皮外移。月经1月7日来潮,带下如涕,色白量多1周,无腰腹疼痛,投用四逆清带汤7剂之后无效。舌淡红,苔薄白,脉细。

治法:**化痰止带**。

方药:白僵蚕10g 石菖蒲9g 远志10g 浙贝母10g 杏仁10g 半夏10g 茯苓12g 陈皮10g 海浮石15g 4剂。

二诊:2008年2月5日。带下已除,腰部疼痛,舌脉如上。

中药守上方加五加皮10g、补骨脂10g。7剂。

2008年2月26日随访,带下未再增多。

医案3　初诊:2007年12月31日。杜某,30岁。带下如水,腰部疼痛两年,无阴痒,无异味,偶带中夹有血丝,倦怠无力。3月因发现宫颈细胞变异行超高频电波刀(Leep刀)手术治疗。妇科检查:外阴无殊,阴道通畅,宫颈表面有散在性出血点,子宫前位,大小正常,质地中等,活动,无压痛,两侧无附件压痛。舌淡红,苔薄白,脉细。

治法:**益肾收敛**。

方药:桑螵蛸15g　潼蒺藜20g　海螵蛸30g　韭菜子10g　胡芦巴10g　金樱子30g　芡实50g　7剂。

二诊:2008年1月7日。带下减少,质转稠,色黄,腰痛,舌脉如上。

中药守上方,去韭菜子,加椿根皮20g、萆薢10g、野荞麦根20g。7剂。

医案4　初诊:1994年8月15日。陈某,35岁。带下量多夹血日久不愈,腰痛,胸闷,心悸,纳欠。舌质淡嫩,苔白腻,脉细软。

治法:温阳益肾,调气宽胸。

方药:**阳和汤加味**。

鹿角片10g　制附子3g　熟地黄10g　白芥子6g　干姜5g　续断15g　薤白10g　枳壳9g　白芷9g　鸡内金6g　3剂。

二诊:1994年8月18日。赤带明显减少,余候亦见减轻,但仍觉小腹下坠。舌淡嫩,苔薄白,脉软。

中药守上方去薤白、枳壳,改鹿角片为鹿角霜10g,改干姜为炮姜4g,加血余炭6g、炙黄芪12g。3剂。

三诊:1994年8月25日。赤带消失,午后小腹稍胀,舌脉如上。

中药守上方加天仙藤10g、川楝子10g。3剂。

医案5　初诊:2018年8月14日。汤某,27岁。未避孕3年未孕,月经周期25天,经期5天。月经7月28日来潮,量中等,色鲜红,有血块,有痛经,偶有腰酸腰痛,无乳胀。带下偏黄如水10余年,每日需用护垫,有腥臭味。今年5月试管婴儿移植失败。平素不觉乏力,胃纳可,二便调,夜寐佳。妇科检查:外阴无殊,阴道通畅,宫颈轻度柱状上皮外移,宫体前位,正常大小,质地中等,活动,无压痛,两侧附件无殊。生育史:0-0-0-0。舌淡红,苔薄白,脉细。

治法:**益气升阳,佐清湿热**。

方药:**清震汤合水陆二仙丹加味**。

生黄芪12g　升麻10g　荷叶12g　苍术10g　羌活6g　芡实30g　金樱子30g　贯众15g　椿根皮15g　萆薢30g　海螵蛸15g　薏苡仁20g　7剂。

二诊:2018年8月21日。带下消失。舌脉如上。

三诊:2018年8月29日。带下症状未再发生。

医案6　初诊:2009年2月6日。黄某,21岁,未婚。带多如水3天,外感4天,涕绿。舌淡红,苔薄白,脉细。

治法:**疏风止带**。

方药:苍耳子10g　白芷10g　辛夷10g　细辛3g　防风10g　荆芥10g　苍术

10g　藁本 10g　羌活 10g　5 剂。

二诊:2009 年 2 月 12 日。带下正常,外感已愈。

医案 7　初诊:2009 年 2 月 18 日。陈某,35 岁。经净后带下如水 3 天,小腹坠,矢气多。舌淡红,苔薄白,脉细。

治法:**调气止带**。

方药:乌药 10　荔枝核 10　厚朴 10　香附 10　小茴香 6　海浮石 20　升麻 10g　3 剂。

二诊:2009 年 2 月 21 日。带下已除。

医案 8　初诊:2008 年 1 月 17 日。钟某,38 岁。因继发不孕 8 年就诊,妇科检查未发现异常,输卵管造影提示两侧均堵塞,1 周来带下量多如水,无臭气,腰部及足跟疼痛。舌淡红,苔薄白,脉细。

治法:**益肾止带**。

食疗方:何首乌 50g　鸡蛋 2 个　5 剂。

上 2 味用文火煎至半小时后,将鸡蛋壳敲碎再煮 15 分钟,早晚分吃 1 个鸡蛋。

二诊:2008 年 1 月 24 日。带下已除,腰部及足跟疼痛均消失。

阴　痒

医案 1　初诊:2008 年 1 月 17 日。张某,26 岁。外阴瘙痒、带下色白已 3 天。舌淡红,苔薄白,脉细。

外治方:仙鹤草 50g　4 剂。

每剂加水 1 000ml,煎取 500ml,连煎 3 次,合药液,凉后先用冲洗器冲洗阴道,再坐浴,不拘次数,每次 15 分钟。

二诊:2008 年 1 月 21 日。用药冲洗、坐浴 2 剂,阴痒带下立即消失。

医案 2　初诊:2008 年 1 月 3 日。黄某,28 岁。外阴瘙痒 1 周,带下如糊。舌淡红,苔薄白,脉细。

外治方:牛蒡子 50g　5 剂。

每次加水 1 000ml,煎取 500ml,连煎 3 次,合药液,凉后先用冲洗器冲洗阴道,再坐浴,不拘次数,每次 15 分钟。

二诊:2008 年 1 月 10 日。带下阴痒消失。

三诊:2008 年 1 月 21 日复查,带下、外阴瘙痒未再发生。

医案 3　初诊:2009 年 7 月 2 日。朱某,34 岁。外阴瘙痒 2 天,带下不多。舌淡红,苔薄白,脉细。

外治方:地龙 50g　3 剂。

每次加水 1 000ml,煎取 500ml,连煎 3 次,合药液,凉后坐浴,不拘次数,每次 15 分钟。

二诊:2009 年 7 月 3 日。外洗 1 剂,阴痒已除。

阴　干

医案1　初诊:2021年10月6日。李某,41岁。无明显诱因下出现阴道干涩2年,性生活困难,月经周期30天,经期3天。月经9月25日来潮,经量较前减少2/3,色红,无血块,无痛经,无腰酸,无乳胀。近3年经前1天开始头痛至经将净止,两颞部及前额胀痛,需卧床休息方缓解。口干,口微苦,纳寐可。舌淡红,苔薄白,脉细。

治法:**补益肝肾,滋阴润燥**。

方药:**麦味地黄汤加味**。

麦门冬15g　五味子5g　熟地黄15g　山茱萸10g　山药15g　牡丹皮9g　茯苓10g　泽泻10g　天门冬12g　墨旱莲15g　龟甲15g　女贞子10g　钩藤12g　7剂。

外治方:女贞子50g　黄精20g　天门冬15g　7剂。

每剂用水1 000ml,煎取500ml,连煎3次,合药液,温后冲洗阴道。

二诊:2021年10月15日。阴道干涩明显好转,精神改善,大便溏。2021年10月6日抗米勒管激素1.7ng/ml。舌脉如上。

方药:中药守上方去女贞子,加苍术12g。7剂。

外洗药同上,7剂。

用法同上。

三诊:2021年10月28日。月经10月21日来潮,经量可,3天净,无经行头痛,大便成形,阴道干涩消失,自称性生活是“如鱼得水”。舌脉如上。

方药:中药守上方去苍术,加厚朴10g。7剂。

外洗药同上,7剂。

用法同上。

医案2　初诊:2008年6月26日。李某,35岁。外阴干燥瘙痒3年,反复发作,多饮水上述症状缓解,腰酸痛乏力。妇科检查未发现外阴明显异常。舌淡红,苔薄白,脉细。

外治方:生地黄60g　夜交藤60g　5剂。

每剂用水1 000ml,煎取500ml,连煎3次,合药液,温后冲洗阴道。

二诊:2008年7月1日。外阴干燥瘙痒消失。

阴　汗

医案1　初诊:2010年9月4日。汤某,38岁。自觉阴下潮湿1年,白带量中等,色白,无异味。妇科检查:外阴无殊,阴道通畅,宫颈中度柱状上皮外移,宫体后位,大小正常,质地中等,活动,压痛,两侧附件压痛。

外治方:泽泻60g　6剂。

每剂水煎3次,合药液约1 500ml,凉后坐浴,不拘次数,每次15分钟。

二诊:2010 年 9 月 10 日。阴汗消失。

医案 2　初诊:2009 年 5 月 15 日。季某,34 岁。阴汗 1 周。舌淡红,苔薄白,脉细。

外治方:补骨脂 60g　5 剂。

每剂水煎 3 次,合药液约 1 500ml,凉后坐浴,不拘次数,每次 15 分钟。

二诊:2009 年 5 月 20 日。阴汗已除。

医案 3　初诊:2008 年 11 月 25 日。汤某,28 岁。外阴潮湿痒痛 1 周。舌淡红,苔薄白,脉细。

外治方:胆南星 50g　4 剂。

每剂水煎 3 次,合药液约 1 500ml,凉后坐浴,不拘次数,每次 15 分钟。

二诊:2008 年 12 月 2 日。外阴潮湿痒痛已除。

医案 4　初诊:2008 年 5 月 22 日。王某,28 岁。外阴潮湿瘙痒 1 周。舌淡红,苔薄白,脉细。

外治方:吴茱萸 15g　5 剂。

每剂水煎 3 次,合药液约 1 500ml,凉后坐浴,不拘次数,每次 15 分钟。

二诊:2008 年 5 月 29 日。外阴潮湿瘙痒减轻,舌脉如上。

中药守上方续洗 5 剂。

三诊:2008 年 6 月 5 日。阴汗瘙痒消失。

阴　臭

医案 1　初诊:2008 年 10 月 7 日。邵某,30 岁。原有宫颈中度柱状上皮外移,慢性盆腔炎性疾病后遗症。带下量多,色黄质稀,阴臭。舌淡红,苔薄白,脉细。

外治方:墓头回 50g　6 剂。

水煎 3 次,合药液约 1 500ml,凉后先用冲洗器冲洗阴道,再坐浴,不拘次数,每次 15 分钟。

二诊:2008 年 10 月 24 日。阴臭已除。

医案 2　初诊:2007 年 12 月 18 日。郑某,27 岁。阴部臭数月,带下不多,色白。舌淡红,苔薄白,脉细。

外治方:败酱草 50g　5 剂。

水煎 3 次,合药液约 1 500ml,凉后先用冲洗器冲洗阴道,再坐浴,不拘次数,每次 15 分钟。

二诊:2007 年 12 月 25 日。阴臭已除。

医案 3　初诊:2009 年 5 月 25 日。任某,40 岁。阴臭 1 周,舌淡红,苔薄白,脉细。

外治方:樗根皮 100g　3 剂。

水煎 3 次,合药液约 1 500ml,凉后先用冲洗器冲洗阴道,再坐浴,不拘次数,每次 15 分钟。

二诊:2009 年 6 月 4 日。阴臭已除。

医案 4　初诊:2008 年 10 月 20 日。陈某,34 岁。近 2 个月来经行色暗紫,有奇臭,经后带下量多,色白,阴臭。舌淡红,苔薄白,脉细。

外治方:白芷 60g　5 剂。

水煎 3 次,合药液约 1 500ml,凉后先用冲洗器冲洗阴道,再坐浴,不拘次数,每次 15 分钟。

二诊:2008 年 10 月 31 日。阴臭已除。

医案 5　初诊:2008 年 6 月 4 日。黄某,47 岁。原有子宫肌瘤病史,近来带下色黄,外阴秽臭 1 周。舌淡红,苔薄白,脉细。

外治方:薄荷 50g　6 剂。

水煎 3 次,合药液约 1 500ml,凉后先用冲洗器冲洗阴道,再坐浴,不拘次数,每次 15 分钟。

二诊:2008 年 6 月 12 日。阴臭带下已经消失。

医案 6　初诊:2008 年 4 月 16 日。林某,30 岁。原有慢性盆腔炎性疾病　子宫颈重度柱状上皮外移病史,阴臭 1 周。舌淡红,苔薄白,脉细。

外治方:香薷 50g　3 剂。

水煎 3 次,合药液约 1 500ml,凉后先用冲洗器冲洗阴道,再坐浴,不拘次数,每次 15 分钟。

二诊:2008 年 4 月 21 日。带下较多,阴臭已经消失,舌脉如上。

中药守上方续洗 3 剂。

三诊:2008 年 4 月 24 日。阴臭已除。

阴　冷

初诊:1986 年 9 月 18 日。李某,34 岁。平素身冷多衣,带下量少,色白质稠,即使少量白带外渗,阴冷犹触冰,不可忍耐,甚或寒栗发颤,不能自禁。舌稍淡,苔薄白,脉沉细。

治法:温阳止带。

方药:**阳和汤加味**。

鹿角片 10g　熟地黄 12g　炙麻黄 6g　干姜 6g　白芥子 9g　肉桂 5g　炙甘草 6g　葫芦巴 10g　仙茅 10g　韭菜子 10g　益智仁 10g　3 剂。

二诊:1986 年 9 月 22 日。带下减少,阴冷减轻。舌脉如上。

中药守上方增损,续进 15 剂,诸症消弥。

阴　热

医案 1　初诊:2014 年 11 月 6 日。时某,46 岁。外阴灼热 6 个月,偶感瘙痒,小腹胀,尿黄尿频灼热。生育史:1-0-1-1,妇科检查:外阴无殊,阴道通畅,分泌物量中,宫颈光滑，子宫前位，萎缩，无压痛，两侧附件无压痛。舌淡红，苔薄白，脉细。

西医诊断：老年性阴道炎。

治法：清下焦湿热。

方药：**龙胆外洗方**（自拟方）。

外治方：龙胆 15g　龙葵 30g　蛇床子 30g　苦参 30g　白鲜皮 20g　地肤子 20g　苦楝皮 30g　苍耳子 15g　黄柏 20g　7 剂。

水煎 3 次，合药液约 1 500ml，凉后坐浴，不拘次数，每次 15 分钟。

淡竹叶 10g　7 剂。泡茶饮用。

二诊：2014 年 11 月 12 日。症如上。舌脉如上。

方药：外用中药守上方，7 剂。

用法同上。

白茅根 30g　淡竹叶 15g　7 剂。泡茶饮用。

三诊：2014 年 11 月 21 日。外阴灼热感消失，尿频，尿少色黄，偶尔有阴道异物感，周身疼痛，偶尔胸闷，夜寐时双腿内侧不适。忽冷忽热，烦躁易怒。阴道分泌物凝块状，外阴轻微瘙痒。舌脉如上。

方药：外用中药守上方，7 剂。

白茅根 30g　淡竹叶 15g　石韦 30g　7 剂，煎服。

医案 2　初诊：2009 年 7 月 18 日。邱某，31 岁。外阴灼热疼痛 10 天。

外治方：天葵子 100g　6 剂。

水煎 3 次，合药液约 1 500ml，凉后坐浴，不拘次数，每次 15 分钟。

二诊：2009 年 7 月 28 日。外阴灼热疼痛消失。

阴　　癣

单某，22 岁。妊娠 2 个多月，出现阴癣瘙痒 1 个月。

外治方：苦楝皮 60g

水煎 2 次，浓缩成 150ml，涂抹局部，不拘次数。

用药 1 周后，皮损边缘变平，充血瘙痒消失。

阴　　疮

医案 1　初诊：2014 年 3 月 26 日。陈某，25 岁。外阴疼痛数天。妇科检查：右侧大阴唇可见一 20mm × 10mm 大小的疖肿，局部红、肿、热、痛。舌淡红，苔薄白，脉细。

治法：清热解毒，活血消疮。

方药：**五味消毒饮加味**。

金银花 10g　野菊花 10g　天葵子 10g　紫花地丁 10g　蒲公英 15g　连翘 10g　赤芍 10g　牡丹皮 10g　天花粉 10g　6 剂。

外治方：金银花 100g　鸡蛋清适量

将金银花浸入鸡蛋清中，待软后研细，置冰箱后局部外用，热时即换。

二诊：2014 年 4 月 3 日。外敷 2 天，外阴疖肿即消平。

医案 2　初诊：2009 年 7 月 16 日。陈某，31 岁。继发不孕 1 年就诊。外阴疼痛 1 周，右侧大阴唇发现一疖肿，充血，直径大小约 10mm。舌淡红，苔薄白，脉细。

治法：清热解毒。

方药：五味消毒饮加天花粉 10g、浙贝母 10g、连翘 10g、紫草 10g、陈皮 4g。5 剂。

外治方：局部用鸡蛋清涂抹，每日数次。

二诊：2009 年 7 月 21 日。外阴疖肿疼痛、充血均消失，肿块明显缩小。继续治疗。

阴　蚀

初诊：2008 年 3 月 13 日。王某，33 岁。外阴瘙痒伴疼痛 10 多天，带下无殊，纳便正常。妇科检查发现左侧大阴唇见一直径大约 0.8cm 溃疡，内诊除慢性子宫颈轻度柱状上皮外移之外，其余正常。

外治方：血竭 5g　研极细粉末，局部外涂。

二诊：2008 年 4 月 3 日。外阴溃疡用药之后便逐渐愈合，瘙痒疼痛悉数均除。

阴　茧

医案 1　初诊：2005 年 3 月 3 日。胡某，35 岁。外阴疼痛 5 天，口苦，耳室，有慢性胆囊炎病史，胆囊区隐痛。妇科检查：右侧大阴唇见一 30mm × 20mm 大小巴氏腺，红肿触痛。舌淡红，苔白腻，脉细。

治法：清热解毒，消肿散坚。

方药：**仙方活命饮加味**。

金银花 15g　防风 10g　白芷 10g　当归 5g　陈皮 9g　白芍 10g　天花粉 12g　制乳香 4g　制没药 4g　皂角刺 15g　金钱草 20g　牡丹皮 10g　石菖蒲 9g　生甘草 5g　黄酒（冲）1 匙　4 剂。

外治方：地骨皮 60g

水煎 3 次，合药液 1 500ml，温后坐浴，每次 15 分钟，不拘次数。

二诊：2005 年 3 月 8 日。巴氏腺囊肿已经消失。

医案 2　初诊：2010 年 8 月 13 日。郑某，55 岁。外阴瘙痒疼痛 1 月，检查发现右侧大阴唇有一巴氏腺囊肿约 30mm × 20mm 大小，无充血。舌淡红，苔薄白，脉细。

外治方：合欢皮 60g　龙胆 30g　皂角刺 30g　19 剂。

水煎 3 次，合药液 1 500ml，温后坐浴，每次 15 分钟，不拘次数。

二诊：2010 年 9 月 14 日。外阴瘙痒疼痛消失，巴氏腺囊肿缩小至 15mm × 10mm 大小。舌脉如上。

中药守上方续用7剂。

用法同上。

三诊:2010年9月21日。巴氏腺囊肿继续缩小,阴臭。舌脉如上。

中药守上方加败酱草50g。7剂。

用法同上。

四诊:2010年9月29日。肛周瘙痒。舌脉如上。

中药守上方加苦参30g。7剂。

用法同上。

五诊:2010年10月7日。肛周瘙痒明显减轻,阴茧继续缩小。舌脉如上。

中药守9月21日方续用7剂。

医案3　初诊:2009年2月5日。邱某,28岁。反复小腹坠胀半年,带下稍多色黄,有异味,发现右侧大阴唇肿块4天,疼痛明显。妇科检查:右侧大阴唇见一直径约30mm大小肿块,局部皮色不变,压痛,余无殊。舌淡红,苔薄白,脉细。

治法:疏肝理气,清热解毒。

方药:**荔橘调气汤**(自拟方)**加味**。

荔枝核10g　橘核10g　乌药9g　青皮10g　小茴香4g　大腹皮10g　枳壳10g　香附10g　鸡血藤20g　延胡索10g　大血藤20g　蒲公英15g　5剂。

二诊:2009年2月11日。服药过程中巴氏腺囊肿开口处流出液体,药毕肿块消除。

阴　肿

医案1　初诊:2007年11月5日。邱某,36岁。每次性生活之后即发生阴痒红肿,使用制霉菌类药物,症状可以得到控制。月经10月30日来潮,今天经水方净,未过性生活。舌淡红,苔薄白,脉细。

外治方:羌活60g　地肤子60g　5剂,备用。

每次加水1 000ml,煎取500ml,连煎3次,合药液,凉后先用冲洗器冲洗阴道,再坐浴,不拘次数,每次15分钟。

二诊:2007年11月13日。性生活后出现外阴肿痒,用上药外洗,外阴肿痒立即消失。

中药守上方续用7剂。

三诊:2008年1月28日。随访至今,上述症状未再复发。

医案2　初诊:2009年6月20日。刘某,28岁。性生活之后外阴肿1天。舌淡红,苔薄白,脉细。

外治方:泽兰50g　7剂。

每次加水1 000ml,煎取500ml,连煎3次,合药液,凉后先用冲洗器冲洗阴道,再坐浴,不拘次数,每次15分钟。

二诊:2009年6月27日。药后外阴肿已除。

阴　　痛

医案1　初诊:2002年3月6日。谭某,39岁。外阴疼痛18年,由于是四川重庆人,专程奔亲戚来温就诊。曾用抗炎、局部封闭等方法治疗多年无效。月经周期26天,经期6天,经量中等,色紫红无血块,经前腹痛腰痛,带下不多,或夹血,有异味。经期2月22日来潮。生育史:2-0-10-2,避孕。妇科检查:外阴无殊,阴道通畅,宫颈光滑,宫体后位,正常大小,活动,质地中等,无压痛,两侧附件无压痛,三合诊右侧盆壁触及片状痛性结节。舌淡红,苔薄白,脉细。

西医诊断:子宫内膜异位症。

治法:**活血化瘀,清热散结**。

方药:**消癥汤**(自拟方)**加味**。

半枝莲12g　白花蛇舌草12g　莪术12g　三棱12g　皂角刺10g　夏枯草15g　荔枝核12g　橘核12g　牡蛎25g　海藻12g　制乳香5g　制没药5g　石见穿15g　5剂。

大黄䗪虫丸,每次3g,每日3次,吞服。

他莫昔芬片,每次10mg,每日2次,口服。

二诊:2002年3月13日。外阴疼痛消失。舌淡红,苔薄白,脉细弦。

中药守上方加当归8g、川楝子10g。5剂。

大黄䗪虫丸,每次3g,每日3次,吞服。

他莫昔芬片,每次10mg,每日2次,口服。

医案2　初诊:2015年12月7日。邱某,29岁。无明显诱因下出现阴道刺痛2个月。月经尚规则,11月29日来潮,经前乳胀,纳寐可,小便畅,大便秘。生育史:1-0-1-1,顺产1次,药物流产失败后清宫1次。妇科检查:右侧大阴唇可见巴氏腺小囊肿(病史1年),局部皮色正常,阴道通畅,分泌物量中,宫颈轻度柱状上皮外移,宫体后位,正常大小,活动,质地中等,压痛,两侧附件压痛。舌淡红,苔薄白,脉细。

治法:**滋阴疏肝**。

方药:**一贯煎加味**。

北沙参10g　麦门冬12g　当归9g　生地黄15g　枸杞子10g　川楝子10g　荔枝核10g　预知子15g　炒白芍15g　7剂。

二诊:2015年12月14日。进药4剂,阴痛即除。

方药:中药守上方加蒲公英15g。7剂。

医案3　初诊:2012年9月6日。王某,33岁。反复出现阴道口疼痛10余年,近半年带下量可,色黄,黏稠如果冻样。月经周期32天,经期4~7天。月经8月28日来潮,今仍见少量咖啡色出血。尿频尿急,白天1~2小时1次,夜尿6~7次,排尿无力,阴道及宫颈口疼痛,口苦,嗳气,咽喉不适,大便日解3次,质黏稠。舌淡红,苔薄白,脉细。

方药:**清带汤加味**(自拟方)。

败酱草 10g　大血藤 15g　椿根皮 15g　半枝莲 15g　土茯苓 15g　蒲公英 15g　大蓟 15g　小蓟 15g　萆薢 10g　地榆 15g　槐花 20g　贯众炭 15g　阿胶(烊冲)10g　7 剂。

二诊:2012 年 9 月 17 日。近日两侧少腹疼痛较剧烈,伴外阴坠痛,白带量中色黄,无异味,尿频,淋漓不尽,排尿无力,口苦,大便软,每日解 2~3 次,脚底及脚跟疼痛,夜间多梦,咽部异物感,痰多色白,经腹 B 超检查未见异常。舌脉如上。

方药:**四逆清带汤**(自拟方)。

柴胡 10g　枳壳 10g　炒白芍 10g　败酱草 10g　大血藤 15g　椿根皮 15g　半枝莲 15g　土茯苓 15g　蒲公英 15g　大蓟 15g　小蓟 15g　萆薢 15g　荔枝核 10g　橘核 10g　生甘草 5g　7 剂。

妇科千金胶囊,每次 2 粒,一日 3 次。

三诊:2012 年 9 月 26 日。大便溏,腹痛减轻,夜尿频。肛诊:子宫后位,常大,无压痛,两侧附件区增厚,未触及包块,无压痛,两侧子宫骶韧带触痛。舌脉如上。

治法:**调气清湿热**。

方药:荔枝 5 个　橘核 10g　乌药 9g　苍术 10g　厚朴 10g　黄连 5g　鸡内金 10g　益智仁 10g　川楝子 10g　延胡索 10g　蒲公英 15g　大血藤 20g　14 剂。

四诊:2012 年 10 月 16 日。月经 2012 年 10 月 3 日来潮,6 天净。阴道疼痛消失,夜尿频,便溏,舌脉如上。

方药:荔枝 5 个　乌药 6g　苍术 10g　厚朴 10g　鸡内金 10g　生黄芪 12g　炒薏苡仁 20g　炒山药 15g　补骨脂 12g　益智仁 12g　小茴香 5g　14 剂。

五诊:2012 年 10 月 31 日。大便成形,舌脉如上。

中药守上方加槟榔 10g。7 剂。

六诊:2012 年 11 月 8 日。阴痛减轻。舌脉如上。

中药守 9 月 26 日方,7 剂。

七诊:2012 年 11 月 19 日。月经 11 月 8 日—11 月 14 日。舌脉如上。

中药守上方,14 剂。

八诊:2012 年 12 月 4 日。阴痛已除。

中药守 10 月 16 日方加半夏 10g。7 剂。

医案 4　初诊:2009 年 5 月 30 日。张某,25 岁。外阴疼痛 4 天。舌淡红,苔薄白,脉细。

外治方:大青叶 50g　3 剂。

每次加水 1 000ml,煎取 500ml,连煎 3 次,合药液,凉后坐浴,不拘次数,每次 15 分钟。

二诊:2009 年 6 月 2 日。外阴疼痛已除。

吊阴痛

初诊:2009 年 3 月 10 日。叶某,40 岁。阴部阵发性抽痛 3 天,每日发生 10 次左右。平素月经周期规则，经量可，色暗，夹血块。经前1周乳房胀痛明显，带下多，色白，纳便可，寐安。月经3月4日来潮。生育史：2-0-1-2，两侧输卵管已结扎。妇科检查：外阴无殊，阴道通畅，宫颈轻度柱状上皮外移，子宫前位，大小正常，质地中等，活动，无压痛，两侧附件无压痛。舌淡红，苔薄白，脉细。

中医诊断：吊阴痛（肝气郁滞）。西医诊断：阴部神经痛。

治法：养阴疏肝。

方药：**一贯煎加味**。

麦门冬 10g　北沙参 12g　川楝子 20g　郁金 10g　刺蒺藜 10g　车前子 10g　川木通 5g　预知子 15g　6剂。

二诊：2009年3月15日。阴痛已除，带多，色白，舌脉如上。

中药守上方，7剂。

阴　坠

医案1　初诊：2009年9月3日。邱某，33岁。外阴下坠3天，腰酸口苦。舌淡红，苔薄白，脉细。

治法：**滋肾益气**。

方药：**知柏地黄汤加味**。

知母 10g　炒黄柏 5g　熟地黄 15g　山茱萸 10g　山药 15g　茯苓 10g　牡丹皮 9g　泽泻 10g　野荞麦根 20g　络石藤 15g　生黄芪 15g　升麻 10g　7剂。

二诊：2009年9月10日。外阴下坠已除。

医案2　初诊：2008年8月5日。陈某，30岁。阴部下坠感2天，伴腰部酸痛，带下量多，色偏黄，纳差，二便正常。妇科检查未见异常。舌淡红，苔薄白，脉细。

治法：**益气升提**。

方药：**补中益气汤加味**。

生黄芪 20g　党参 15g　柴胡 6g　升麻 5g　炒白术 10g　陈皮 9g　当归 5g　炙甘草 6g　枳壳 10g　野荞麦根 20g　5剂。

二诊：2008年8月10日。阴部下坠已除。

医案3　初诊：2007年10月30日。林某，45岁。阴部下坠20余年，偶觉下腹抽痛，带下不多，色微黄，纳便正常。月经正常，10月9日来潮。妇科检查：外阴无殊，阴道通畅，宫颈光滑，子宫轻度柱状上皮外移，大小正常，质地中等，活动，无压痛，两侧附件无压痛。生育史：3-0-0-3，两侧输卵管已经结扎。舌稍红，苔薄腻，脉细。

治法：补益中气。

方药：**补中益气汤加味**。

生黄芪 30g　党参 20g　柴胡 6g　升麻 5g　炒白术 10g　陈皮 9g　当归 5g　炙甘草 6g　荔枝 5个　野荞麦根 20g　7剂。

二诊：2007年11月15日。月经11月1日—11月5日，阴部下坠如上，舌脉如上。

治法：**补益冲任**。

方药：**补胞汤**（自拟方）。

熟地黄 20g　紫河车（研粉吞）10g　何首乌 30g　菟丝子 30g　巴戟天 12g　淫羊藿 15g　鹿角胶（烊冲）20g　龟甲胶（烊冲）20g　当归 15g　桑寄生 30g　黄精 30g　益智仁 10g　7 剂。

三诊：2008 年 11 月 23 日。大便溏薄，矢气频多，舌脉如上。

补胞汤加神曲 10g、枳壳 15g。7 剂。

四诊：2008 年 11 月 30 日。月经 11 月 28 日来潮，阴部下坠未再发生，舌脉如上。

中药守 10 月 30 日方，7 剂。

五诊：2007 年 12 月 13 日。无不适，舌脉如上。

中药守上方加乌药 9g，陆续服用 84 剂。

末诊：2008 年 10 月 7 日。阴部下坠感未再发生。

外阴湿疹

医案 1　初诊：2008 年 1 月 19 日。邹某，21 岁，未婚。外阴周围瘙痒 1 周。妇科检查：大阴唇及肛门四周见散在黄豆大小红色丘疹。舌淡红，苔薄白，脉细。

西医诊断：外阴湿疹。

外治方：紫草 60g　5 剂。

每次加水 1 000ml，煎取 500ml，连煎 3 次，合药液，凉后坐浴，不拘次数，每次 15 分钟。

二诊：2008 年 1 月 25 日。外洗 2 剂，外阴湿疹消失，瘙痒全除。

医案 2　初诊：2010 年 4 月 22 日。刘某，20 岁。外阴瘙痒 1 周。妇科检查：外阴充血，皮肤皲裂，周边见散在红色疹点，分布至肛周。舌淡红，苔薄白，脉细。

西医诊断：外阴湿疹。

外治方：苍耳子 60g　5 剂。

每次加水 1 000ml，煎取 500ml，连煎 3 次，合药液，凉后坐浴，不拘次数，每次 15 分钟。

二诊：2010 年 4 月 27 日。外阴湿疹已愈，瘙痒消失。

医案 3　初诊：2010 年 7 月 13 日。杨某，30 岁。外阴瘙痒 6 天，妇科检查：大阴唇周边连及肛门充血，见散在细小红色丘疹。舌淡红，苔薄白，脉细。

西医诊断：外阴湿疹。

外治方：金钱草 90g　白毛藤 60g　4 剂。

每次加水 1 000ml，煎取 500ml，连煎 3 次，合药液，凉后坐浴，不拘次数，每次 15 分钟。

二诊：2010 年 7 月 17 日。外阴湿疹消失，瘙痒全除。

医案 4　初诊：2008 年 8 月 14 日。洪某，24 岁。近 1 年来反复外阴瘙痒，疼痛灼热，带下偏多，色白如渣，臭秽。妇科检查：大阴唇见片状湿疹，阴道内见大量豆腐渣样分泌物。

西医诊断：外阴湿疹，真菌性阴道炎。

外治方：蛇莓 100g 6剂。

水煎3次，合药液约1 500ml，凉后先用冲洗器冲洗阴道，再坐浴，不拘次数，每次15分钟。外洗之后阴道内放置制霉菌素栓每日1粒。

二诊：2008年9月3日。外阴湿疹明显好转。舌脉如上。

中药守上方续洗6剂。

三诊：2008年9月16日。外阴瘙痒消失，妇科检查湿疹已愈。

外阴黏膜皲裂

医案1 初诊：2009年11月28日。蔡某，24岁。外阴痒痛7天。妇科检查发现两侧大阴唇近联合处黏膜破损。

外治方：马勃适量，局部外敷。

5天之后，阴唇黏膜愈合，痒痛消失。

医案2 初诊：2009年7月31日。曾某，29岁。经水方净，外阴疼痛瘙痒4天。妇科检查发现会阴联合处黏膜破损。

外治方：花蕊石 30g，研极细末，局部外涂。

二诊：2009年8月3日。局部黏膜破损已经愈合。

医案3 初诊：2008年3月4日。徐某，28岁。外阴疼痛3天。妇科检查：外阴充血，会阴部见2条约20mm长的黏膜破损，阴道充血，见少量豆腐渣样分泌物。

外治方：升麻 50g 3剂。

每次加水1 000ml，煎取500ml，连煎3次，合药液，凉后先用冲洗器冲洗阴道，再坐浴，不拘次数，每次15分钟。

血竭5g，研极细末，外抹皮肤破损处。

二诊：2008年3月7日。血竭外抹1次，会阴黏膜破损愈合，且无痕迹，带下已除。

外阴白色病变

初诊：2008年6月17日。潘某，37岁。右侧大阴唇可见15mm×20mm大小的白色病损，从5月开始外阴连及肛周瘙痒，虽经补骨脂配合益母草或单独用野菊花、墨旱莲水煎外洗，外阴瘙痒均未能控制。舌淡红，苔薄白，脉细。

外治方：重楼 30g 胆南星 50g 4剂。

水煎3次，合药液约1 500ml，凉后坐浴，不拘次数，每次15分钟。

二诊：2008年6月24日。外阴、肛周瘙痒消失。舌脉如上。

中药守上方续用4剂外洗，以巩固疗效。

大阴唇黏膜下脂肪囊肿感染

童某，26 岁。左侧大阴唇发现一 20mm × 10mm 大小黏膜下肿块 1 周，充血，疼痛，质韧，活动，边缘光滑。舌淡红，苔薄白，脉细。

治法：活血清热。

方药：**消癥汤**（自拟方）**加味**。

半枝莲 12g　白花蛇舌草 12g　莪术 12g　三棱 12g　皂角刺 10g　夏枯草 15g　荔枝核 12g　橘核 12g　牡蛎 25g　海藻 12g　制乳香 5g　制没药 5g　石见穿 15g　天葵子 15g　蒲公英 15g　紫地丁 12g　7 剂。

外治方：桃仁 100g，碾成泥，用鸡蛋清调匀，局部外敷。

二诊：大阴唇黏膜下脂肪囊肿消失。

阴　道　炎

医案 1　真菌性阴道炎、细菌性阴道炎　初诊：2017 年 8 月 8 日。杨某，36 岁。1 年前患者出现黄色脓性带下，期间予硝呋太尔栓塞阴道、宫炎平胶囊口服及中药治疗，症状反复，无明显好转。6 月 6 日曾查白带常规：清洁度Ⅳ级，白细胞（+++），大肠埃希菌（++），白念珠菌（++）。现带下黄色脓样，无阴痒，无腹痛，无腰酸。纳寐可，大便结，小便无殊。妇科检查：阴道通畅，分泌物量多，微黄，宫颈光滑，宫体前位，质地中等，压痛，两侧附件压痛。舌淡红，苔薄白，脉细。

西医诊断：真菌合并大肠埃希菌阴道炎，盆腔炎症性疾病后遗症。

治法：通腑导滞，清理湿热。

方药：**导水丸加减**。

制大黄 9g　炒黄芩 10g　滑石粉 15g　牵牛子 6g　炒黄柏 10g　贯众 20g　革薢 10g　椿根皮 30g　7 剂。

二诊：2017 年 8 月 15 日。月经 7 月 20 日来潮，6 天净，量中等，色暗红，无痛经。现仍有黄绿色带下，无阴痒。夜寐差，胃纳可，大便秘结，2~3 天一行，夜尿频数。舌淡红，苔薄白，脉细。

治法：**清热解毒**。

方药：**黄连解毒汤加味**。

黄连 3g　炒黄柏 5g　炒黄芩 5g　炒栀子 10g　贯众 20g　革薢 10g　椿根皮 30g　海螵蛸 20g　土茯苓 15g　7 剂。

并予硝呋太尔栓塞阴道。

三诊：2017 年 8 月 22 日。月经 2017 年 8 月 19 日来潮，症状同前，舌脉如上。

中药守上方，7 剂。

四诊：2017 年 8 月 29 日。经净 4 天，带下显减，近日水泻 3 次。舌脉如上。

方药：**胃苓汤加味**。

炒苍术 9g　厚朴 10g　陈皮 9g　炙甘草 6g　桂枝 6g　猪苓 10g　泽泻 10g　茯苓 10g　炒白术 10g　香薷 10g　藿香 10g　佩兰 10g　神曲 10g　7 剂。

五诊：2017 年 9 月 4 日。腹泻已止，带下续减，舌脉同前。

方药：**黄连解毒汤加味**。

黄连 3g　炒黄柏 5g　炒黄芩 5g　炒栀子 10g　贯众 20g　萆薢 10g　椿根皮 30g　海螵蛸 20g　土茯苓 15g　茵陈 10g　7 剂。

六诊：2017 年 9 月 11 日。带下已除，偶感泛酸，大便通畅，小便无殊，舌脉如上。

方药：**黄连解毒汤加味**。

黄连 3g　炒黄柏 5g　炒黄芩 5g　炒栀子 10g　贯众 20g　萆薢 10g　椿根皮 30g　海螵蛸 20g　土茯苓 15g　瓦楞子 30g　7 剂。

医案 2　真菌性阴道炎　初诊：2008 年 2 月 18 日。程某，31 岁。外阴瘙痒 3 天，带下如豆腐渣样。妇科检查：外阴无殊，阴道内见豆腐渣样分泌物，宫颈光滑，宫体后位，大小正常，质地中等，活动，压痛，两侧附件压痛。舌稍红，苔薄白，脉细。

西医诊断：真菌性阴道炎，慢性盆腔炎性疾病后遗症。

外治方：苏叶 50g　3 剂。

每次加水 1 000ml，煎取 500ml，连煎 3 次，合药液，凉后先用冲洗器冲洗阴道，再坐浴，不拘次数，每次 15 分钟。

二诊：2008 年 2 月 26 日。带下阴痒均已消失。舌脉如上。

苏叶 50g　4 剂。

用法同上。

医案 3　滴虫性阴道炎　初诊：2009 年 11 月 25 日。邹某，40 岁。外阴瘙痒 1 周，白带量多，色黄质稠，有异味。妇科检查：外阴无殊，阴道通畅，宫颈中度柱状上皮外移，宫体前位，正常大小，活动，质地中等，压痛，两侧附件压痛。白带常规检查：滴虫阳性。舌淡红，苔薄白，脉细。

西医诊断：滴虫性阴道炎。

外治方：白头翁 80g　7 剂。

水煎 3 次，合药液约 1 500ml，凉后先用冲洗器冲洗阴道，再坐浴，不拘次数，每次 15 分钟。

二诊：2009 年 12 月 2 日。外阴瘙痒、带下均消失。

白带常规检查：滴虫阴性。

阴道刺痛

初诊：2015 年 12 月 7 日。邱某，29 岁。近 2 个月无明显诱因下出现阴道刺痛。月经尚规则，11 月 29 日来潮，经前乳胀，纳寐可，小便畅，大便秘。妇科检查：右侧大阴唇可见巴氏腺小囊肿(病史已达 1 年)，局部皮色正常，阴道通畅，分泌物量中等，宫颈轻度柱状上皮外移，宫体后位，正常大小，活动，质地中等，压痛，两侧附件压痛。生育史：1-0-1-1，曾顺产 1 次，行药物流产失败后清宫 1 次。舌淡红，苔薄白，脉细。

治法：滋阴疏肝。

方药：**一贯煎加味**。

北沙参 10g　麦门冬 12g　当归 9g　生地黄 15g　枸杞子 10g　川楝子 10g　荔枝核 10g　预知子 15g　炒白芍 15g　7 剂。

二诊：2015 年 12 月 14 日。进药 4 剂，阴痛已除。舌脉如上。

方药：中药守上方加蒲公英 15g。7 剂。

阴道干燥

医案 1　初诊：2013 年 1 月 8 日。刘某，37。因"阴道干涩 4 年"就诊，平素月经规则，周期 28~30 天，经期 1~2 天。月经 2012 年 12 月 3 日来潮，经量少，经色鲜红，无血块，无痛经。近 4 年阴道干涩明显，影响性交。纳可，梦多，便难，小便如常。生育史：1-0-1-1。舌质红，苔薄白，脉细。

治法：养阴润燥。

外治方：女贞子 60g　玉竹 20g　滑石 30g　7 剂。

水煎 3 次，合药液约 1 500ml，凉后先用冲洗器冲洗阴道再坐浴，不拘次数。

二诊：阴道干涩好转，续用 28 剂，阴道干涩消除。

医案 2　初诊：2021 年 10 月 6 日。李某，41 岁。因"阴道干涩 2 年，经行头痛 2 年，经量减少 3 年"就诊。

2 年前无明显诱因下出现阴道干涩，性生活困难。月经周期 30 天，经期 3 天，经量减少 3 年。月经 9 月 25 日来潮，经量较前减少 2/3，色红，无血块，无痛经，无腰酸，无乳胀。近 3 年经前 1 天开始头痛至经将净痛止，两颞部及前额胀痛，需卧床休息方缓解。口干，口微苦，纳寐可。舌淡红，苔薄白，脉细。

治法：补益肝肾，滋阴润燥。

方药：**麦味地黄汤加味**。

麦门冬 15g　五味子 5g　熟地黄 15g　山茱萸 10g　山药 15g　牡丹皮 9g　茯苓 10g　泽泻 10g　天门冬 12g　墨旱莲 15g　龟甲 15g　女贞子 10g　钩藤 12g　7 剂。

外治方：女贞子 50g　黄精 20g　天门冬 15g　7 剂。

水煎 3 次，合药液约 1 500ml，凉后先用冲洗器冲洗阴道再坐浴，不拘次数。

二诊：2021 年 10 月 15 日。阴道干涩明显好转，精神改善，大便溏。抗米勒管激素 1.7ng/ml。舌脉如上。

方药：中药守上方去女贞子，加苍术 12g。7 剂。

外治方：同上，7 剂。

用法如上。

三诊：2021 年 10 月 28 日。月经 10 月 21 日来潮，经量可，3 天净，无经行头痛，大便成形，阴道干涩消失，患者称性生活已是“如鱼得水”。

阴 吹

医案1 初诊：2002年1月24日。孙某，24岁。阴吹半月，原有慢性盆腔炎性疾病后遗症，带多色黄。舌质红，苔薄白，脉细。

治法：**行气清热燥湿**。

方药：**平胃散加味**。

苍术12g 厚朴10g 陈皮9g 甘草5g 椿根皮15g 贯众15g 土茯苓15g 黄柏8g 车前子(包)10g 蒲公英12g 败酱草12g 萆薢12g 大蓟15g 小蓟15g 3剂。

二诊：2002年1月24日。阴吹消失，赤带。舌脉如上。

医案2 初诊：2019年1月23日。周某，27岁。顺产后11个月，体健，母乳喂养，阴道经常排气8个月余，如矢气，无法控制，严重时簌簌有声，连续不断。产后经转1次，月经1月17日—1月22日，无血块，无痛经，无乳胀腰酸。带下量多如水样。妇科检查：外阴无殊，阴道通畅，分泌物量中等，透明如水状，宫颈光滑，宫体后位，质地中等，正常大小，压痛，两侧附件压痛。白带常规：过氧化氢(+)，白细胞酯酶(+)。生育史：2-0-0-2(顺产)。舌淡红，苔薄白，脉细。

治法：**补中益气**。

方药：**补中益气汤加味**。

生黄芪45g 炒白术10g 党参15g 陈皮6g 当归6g 升麻5g 柴胡5g 炙甘草6g 枳壳50g 椿根皮15g 贯众20g 7剂。

二诊：2018年1月29日。阴吹未再发生，肛门矢气稍难，带下如水。舌脉如上。

方药：生黄芪45g 炒白术10g 党参20g 陈皮6g 当归6g 升麻5g 柴胡5g 炙甘草6g 枳壳60g 白芷10g 羌活6g 5剂。

医案3 初诊：2016年10月27日。谷某，37岁。自感阴道气过水声，夜间加重，严重时影响睡眠，反复发作2年，每因劳累、体虚后发作。平素体弱，倦怠，脾胃差，受凉后易便溏，喜温喜热饮。19岁时曾患肺结核，已治愈。平素易焦虑，冬季怕冷，手足凉。舌淡红，苔薄白，脉细。

治法：**补益中气**。

方药：**补中益气汤加味**。

黄芪30g 炒白术10g 党参15g 陈皮6g 当归6g 升麻9g 柴胡6g 枳壳10g 炙甘草6g 4剂。

二诊：2016年10月31日。服药后白天阴道气过水声消失，睡眠时亦减轻，胸闷。舌脉如上。

中药守上方加胡桃肉30g。4剂。

三诊：2016年11月4日。月经11月2日来潮，量中等，阴道气过水声续减，便软。

自觉胸闷，频频需要深呼吸。舌淡红，苔薄白，脉细软。

方药：红参（调冲）6g　蛤蚧 1 只　沉香（后入）1g　五味子 5g　生黄芪 50g　升麻 9g　柴胡 6g　枳壳 30g　苍术 10g　陈皮 10g　厚朴 10g　炙甘草 6g　5 剂。

四诊：2016 年 11 月 19 日。阴道气过水声消失。舌脉如上。

中药守上方去陈皮、厚朴，加胡桃肉 30g、磁石 15g。

外阴出血

初诊：2013 年 12 月 17 日。戴某，31 岁。月经周期 29~32 天，经期 5~6。月经 12 月 2 日来潮，量中色红，无血块，轻微痛经（平素无痛经史）及腰痛，无乳胀痛。1 个月前无明显诱因出现用力排便即外阴少量出血，色鲜红，下腹偶有不适。纳佳，寐安，大便结，每天 1 次，小便正常。今日白带量多，呈黄绿色，无异味。既往史：混合痔。个人史：1-0-4-1（剖宫产）放置节育环。12 月 9 日 B 超：子宫内膜厚度 6.3mm，宫体三径之和 16.4cm，左侧卵巢 31mm×23mm×18mm，右侧卵巢 32mm×22mm×17mm。妇科检查：外阴无殊，阴道通畅，分泌物中等量，色白，宫颈光滑，宫体后位，质地中等，略大，活动，无压痛，两侧附件无压痛。妇检并未发现外阴有血迹，嘱患者如厕后，见到外阴血迹，肛门及阴道内无血迹，患者再次如厕时，用卫生纸放置尿道口及阴道口，见卫生纸上有大约 3cm×3cm 的血印，仔细检查外阴，未找到任何出血点。建议膀胱镜进一步检查，排除尿道出血可能。舌淡红，苔薄白，脉细。

方药：墨旱莲 50g　女贞子 15g　白茅根 30g　藕节 30g　琥珀（冲服）5g　侧柏 10g　大蓟 15g　小蓟 15g　龟甲胶（烊冲）10g　蒲黄（包）10g　7 剂。

二诊：2013 年 12 月 26 日。12 月 20 日膀胱镜检查未见明显异常。外阴出血净已 6 天。其丈夫今陪同就诊，称曾目睹爱人努责后阴唇联合处出血并用手机拍摄，但就诊前已删除照片。今胃脘不适。舌脉如上。

方药：墨旱莲 50g　女贞子 15g　白茅根 30g　藕节 30g　琥珀（冲服）5g　侧柏 10g　大蓟 15g　小蓟 15g　龟甲胶（烊冲）10g　蒲黄（包）10g　佛手 10g　甘松 10g　7 剂。

三诊：2014 年 1 月 2 日。外阴未再见到出血。

外阴疱疹

医案 1　初诊：2010 年 1 月 2 日。刘某，28 岁。月经 12 月 12 日来潮，外阴瘙痒疼痛 3 天。妇科检查发现左侧大阴唇下缘有数颗疱疹，色暗，边界清晰。

外治方：龙胆 50g　7 剂。

水煎 500ml，凉后用纱布湿敷患部，不拘次数和时间。

外敷即日，局部瘙痒即控制，5 天后疱疹消失。

医案 2　初诊：2009 年 7 月 7 日。余某，26 岁。外阴痒痛 1 天，妇科检查发现左侧大阴唇见簇状细小疱疹，大约有 20 颗。舌红，苔薄白，脉细。

外治方：野菊花 90g　6 剂。

每次加水 1 000ml，煎取 500ml，连煎 3 次，合药液，凉后坐浴，不拘次数，每次 15 分钟。

龙胆泻肝汤，5 剂。

二诊：2009 年 7 月 14 日。外阴疱疹基本痊愈，仅见一颗疱疹，痒痛消失。舌脉如上。

中药守上方续用 6 剂。

会阴皲裂

医案 1　初诊：2004 年 12 月 28 日。黄某，27 岁。带下量多，阴痒，色黄，反复发作半年，经白带检查发现有粪肠球菌、真菌生长。妇科检查：外阴无殊，阴道通畅，宫颈中度柱状上皮外移，宫体后位，大小正常，活动，质地中等，无压痛，两侧附件无压痛，阴唇后连合处黏膜皲裂。

治法：清热燥湿，杀虫止痒。

外治方：二龙溻痒汤（自拟方）。

龙葵 30g　龙胆 15g　苦参 20g　苦楝皮 20g　白鲜皮 20g　地肤子 20g　黄柏 20g　蛇床子 30g　苍耳子 15g　3 剂。

每次加水 1 000ml，煎取 500ml，连煎 3 次，合药液，凉后坐浴，不拘次数，每次 15 分钟。

外用锡类散 2 支涂抹。

二诊：2005 年 1 月 3 日。阴痒减轻，带黄，唇后连合处黏膜裂伤已经愈合。

中药守上方续进 5 支，锡类散 2 支外用。

三诊：2005 年 1 月 10 日。阴痒消失。

医案 2　初诊：2015 年 5 月 28 日。林某，26 岁。会阴皲裂 1 周。妇科检查：会阴部（阴道口与肛门之间）见一 2cm 左右黏膜破损。

外治方：青黛 15g，局部涂抹。

二诊：2015 年 6 月 4 日。会阴部黏膜破损愈合。

慢性外阴炎

张某，35 岁。外阴疼痛 3 年，夏日尤甚，外阴与内裤接触时，即感疼痛，小便时即有刺激感，或瘙痒，隐痛，每次性交之后疼痛便加剧，使局部裂伤，甚至出血，以至惧怕性生活。已经四处求医，效果罔然。妇科检查：外阴潮红，局部皮肤水肿、增厚、皲裂，皲裂部位和陈旧皮损已使局部皮色产生变异。内诊无殊。舌淡红，苔薄白，脉细。

治法：清理湿热，杀虫止痒。

外治方：二龙溻痒汤（自拟方）。

龙葵 30g 龙胆 15g 苦参 20g 苦楝皮 20g 白鲜皮 20g 地肤子 20g 黄柏 20g 蛇床子 30g 苍耳子 15g 5 剂。

每剂水煎 500ml，合药液，待药水凉后坐浴，不拘次数。

外洗之后，外阴充血改善，伤口愈合，瘙痒疼痛消失。继续外洗 5 剂后，外阴皮损完全消失，任何症状均消除，皮色恢复正常。

外阴尖锐湿疣

医案 1 初诊：2008 年 5 月 9 日。李某，20 岁。平素月经规则，经量中等，色鲜红，4~5 天净，伴痛经，平时带下量多。近 3 个月来，经期过长，量少，色暗，15~30 天方净，并有交接出血现象。月经 4 月 12 日来潮，至今未净，小腹疼痛，胃脘隐痛，纳欠，大便干结。舌淡红，苔薄白，脉细。

治法：活血止血。

方药：**胶红饮加味**。

红花 5g 阿胶（烊冲）10g 冬瓜子 30g 当归 6g 炒栀子 15g 升麻 10g 益母草 12g 砂仁（杵冲）5g 3 剂。

二诊：2008 年 5 月 12 日。进药 1 剂，经水即净。妇科检查：外阴见片状尖锐湿疣，阴道通畅，宫颈轻度柱状上皮外移，宫体后位，大小正常，质地中等，活动，无压痛，两侧附件压痛。舌脉如上。

外治方：板蓝根 100g 6 剂。

水煎 2 次，合药液，温后擦洗外阴尖锐湿疣处。

三诊：2008 年 5 月 19 日。自从板蓝根擦洗外阴之后，湿疣开始脱落，舌脉如上。

外治方：板蓝根 100g 6 剂。

用法同上。

四诊：2008 年 5 月 26 日。妇科检查：外阴还遗留 1 颗米粒大小的湿疣，舌脉如上。

外治方：板蓝根 100g 6 剂。

用法同上。

乌梅 20g，滴水研磨取汁，涂抹外阴擦洗之后的湿疣。

五诊：2008 年 6 月 2 日。用药 3 天之后，最后 1 颗湿疣脱落。妇科检查外阴光滑如初。

医案 2 初诊：2008 年 1 月 9 日。吴某，33 岁。妊娠近 5 个月，右侧外阴及会阴部各见一湿疣样赘生物，曾患有尖锐湿疣病史。舌淡红，苔薄白，脉细。

外治方：木贼 30g 6 剂。

每次加水 1 000ml，煎取 500ml，连煎 3 次，合药液，凉后蘸布磨擦外洗，不拘次数。

二诊：2008 年 1 月 16 日。人乳头状瘤病毒（HPV）检测阴性，舌脉如上。

中药守上方，7 剂。

用法同上。

三诊：2008年3月20日。妊娠7个月复诊，自从上述治疗之后，外阴赘生物立即自行脱落。

人乳头状瘤病毒感染

医案1　人乳头状瘤病毒（HPV）16/18型DNA阳性　初诊：2009年3月26日。高某，41岁。2008年12月12日因宫颈柱状上皮外移行宫颈锥切术，病理检查诊断为宫颈鳞状上皮内瘤样病变Ⅲ级累及腺体，4点钟及8点钟处侧切缘见肿瘤累及（宫内口搔刮物）黏液组织及少许异形鳞状上皮。2009年3月12日复查HPV16/18型DNA阳性，病理检查诊断宫颈6点处炎性肉芽组织，宫颈7点处慢性宫颈柱状上皮外移。月经周期规则，经量正常，白带不多，纳便正常。患者拒绝再次行宫颈锥切术前来就诊。妇科检查：外阴无殊，阴道通畅，宫颈充血，宫体平位，正常大小，质地中等，活动，轻压痛，两侧附件无压痛。舌淡红，苔薄白，脉细。

治法：清热解毒。

方药：蛇莓20g　白花蛇舌草15g　半枝莲15g　紫草12g　苍术10g　凤尾草15g　三棱10g　莪术10g　砂仁（杵冲）5g　半夏10g　7剂。

二诊：2009年4月3日。口淡，舌脉如上。

中药守上方加天葵子10g、陈皮10g。7剂。

三诊：2009年4月15日。经行5天未净，有块，头痛，舌脉如上。

中药守上方去三棱、莪术，加蔓荆子10g、决明子15g。7剂。

四诊：2009年4月23日。经水已净，头痛减轻，舌脉如上。

中药守首方加蔓荆子10g、决明子10g、野荞麦根20g。14剂。

五诊：2009年5月7日。经期将近，大便疏难，头痛除，舌脉如上。

中药守首方加天葵子10g、蔓荆子10g。7剂。

六诊：2009年5月19日。药后大便正常，舌脉如上。

复查HPV16/18型DNA已转阴性。

医案2　HPV52亚型DNA阳性　初诊：2010年11月2日。金某，41岁。发现左侧卵巢囊肿40mm×45mm×49mm，子宫肌腺瘤18mm×19mm×20mm1年。月经周期30天，经期3~5天。月经10月11日来潮，量中等，色红，少量血块，带下不多色白，有异味，行经时无腹痛，腰痛，经前无乳胀，纳可，寐安，便秘，4天1次，小便无殊。HPV-DNA 52亚型阳性。妇科检查：外阴无殊，阴道通畅，宫颈轻度柱上皮外移，宫体后位，正常大小，质软，居中，活动，无压痛，两侧附件压痛。生育史：1-1-1-1（放环）。舌淡红，苔薄白，脉细。

西医诊断：左卵巢囊肿，子宫腺肌病，两侧附件炎，HPV感染。

治法：清热解毒。

方药：**消菌汤**（自拟方）。

野菊花 15g　紫花地丁 15g　天葵子 10g　蒲公英 15g　蛇床子 15g　白芷 9g　苦参 10g　炒黄柏 10g　土茯苓 20g　白鲜皮 15g　地肤子 15g　重楼 10g　金银花 10g　37 剂。

二诊:2010 年 12 月 20 日。腰痛如折。舌脉如上。

消菌汤加杜仲 12g、野荞麦根 20g。7 剂。

三诊:2010 年 12 月 27 日。腰痛显减,带臭。舌脉如上。

消菌汤加野荞麦根 20g。7 剂。

四诊:2011 年 1 月 3 日。无不适。

消菌汤,21 剂。

五诊:2011 年 1 月 25 日。复查:HPV52 亚型 DNA 转为阴性。

消菌汤,7 剂。

医案 3　HPV58 亚型 DNA 阳性　初诊:2022 年 2 月 9 日。王某,52 岁。因"发现 HPV58 高危型阳性 3 个月"就诊。舌淡红,苔薄白,脉细。

诊断:带下(湿热下注证)。

治法:清热解毒。

方药:**消菌汤**。

金银花 15g　野菊花 15g　紫花地丁 15g　天葵子 10g　蒲公英 15g　蛇床子 15g　白芷 9g　苦参 10g　炒黄柏 10g　土茯苓 20g　白鲜皮 15g　地肤子 15g　重楼 10g　91 剂。

2022 年 6 月 13 日。复查 HPV58 高危型阴性。

子宫颈出血

医案 1　初诊:2008 年 4 月 28 日。赵某,22 岁。2007 年 11 月顺产,恶露半月净,哺乳,2008 年 1 月经转,周期提前,最多提前 20 天,经量正常,经期 3~7 天。4 月 21 日阴道出血,至今未净,纳便正常,带下不多。妇科检查发现子宫颈下唇有一活动性出血点。舌淡红,苔薄白,脉细。

治法:**益肾止血**。

方药:血余 10g　白及 12g　龟甲胶(烊冲)20g　仙鹤草 20g　墨旱莲 20g　侧柏叶 10g　5 剂。

二诊:2008 年 5 月 3 日。进药 1 剂,子宫颈出血即消。

当归芍药散加味,7 剂。

医案 2　初诊:2008 年 1 月 8 日。陈某,35 岁。同房后阴道不规则出血已 4 年,血量少,色鲜红。近 1 年来同房后阴道出血频发,血量多,与经量相当,血色鲜红,1 天即净,无明显腰腹疼痛。平素月经正常,带下量多,质稠,有异味。昨天同房后阴道出血量多如注,至今未净,伴头晕。月经 12 月 23 日来潮。妇科检查:外阴无殊,阴道通畅,宫颈有散在点状出血病灶,子宫前位,大小正常,质地中等,活动,压痛,两侧附件压痛。生育史：1-0-2-1，放置宫内节育环。舌淡红，苔薄白，脉细。

治法：**生肌止血**。

方药：白及 12g　肉桂 3g　龟甲胶（烊冲）20g　地榆 20g　槐花 20g　海螵蛸 20g　3 剂。

二诊：2008 年 1 月 11 日。进药 1 剂，阴道出血即净，舌脉如上。

四逆清带汤，7 剂。

输卵管积液、积脓

医案 1　初诊：2015 年 6 月 11 日。范某，25 岁。既往月经尚规则，周期 29~30 天，经期 6 天，量中等，色红，夹血块，无痛经，无腰酸，无乳胀。带下正常，纳寐可，二便调。生育史：1-0-0-1，顺产 1 次。妇科检查：外阴无殊，阴道通畅，分泌物量中等，色白，无异味，宫颈轻度柱状上皮外移，宫体前位，质地中等，正常大小，活动，无压痛，左侧附件压痛，右侧无压痛。6 月 5 日输卵管造影：双侧输卵管远端阻塞伴积水，扩张。6 月 10 日 B 超：子宫内膜厚度 7mm，双侧输卵管积水可能，左侧最宽内径 13mm，右侧 16mm。舌淡红，苔薄白，脉细。

西医诊断：两侧输卵管阻塞伴积水。

治法：**清热利湿，活血逐瘀**。

方药：**三七红藤汤**（自拟方）。

三七 4g　大血藤 30g　莪术 12g　三棱 12g　皂角刺 15g　制乳香 4g　制没药 4g　水蛭 10g　蒲公英 20g　败酱草 20g　丹参 15g　石见穿 30g　路路通 12g　神曲 10g　7 剂。

外治方：活血化瘀灌肠液（自拟方：由丹参 30g、制乳没各 10g、三棱 15g、莪术 15g、海藻 15g、桃仁 10g、大血藤 30g，水煎 100ml 而成）100ml，每天 1 次保留灌肠。

结合物理微波治疗。

二诊：2015 年 6 月 18 日。症如上。舌脉如上。

方药：**积水汤**（自拟方）

穿山甲 6g　䗪虫 10g　泽兰 10g　炒留行子 30g　水蛭 9g　大腹皮 20g　益母草 30g　制大黄 9g　琥珀 5g　乌药 9g　7 剂。

外治方：活血化瘀灌肠液保留灌肠。

结合物理微波治疗。

三诊：2015 年 6 月 25 日。月经 6 月 25 日来潮。舌脉如上。

方药：**当归芍药散加味**（自拟方）。

当归 9g　川芎 9g　炒白芍 10g　茯苓 10g　泽泻 10g　炒白术 10g　柴胡 10g　枳壳 10g　大血藤 20g　蒲公英 15g　白花蛇舌草 30g　延胡索 10g　7 剂。

四诊：2015 年 7 月 2 日。经水已净。舌脉如上。

方药：**通水汤**（自拟方）。

葶苈子 15g　威灵仙 20g　大血藤 30g　水蛭 9g　制大黄 9g　藁本 15g　皂角刺 30g　三棱 15g　莪术 15g　地龙 10g　泽兰 20g　7 剂。

外治方：活血化瘀灌肠液保留灌肠。

结合物理微波治疗。

五诊：2015 年 7 月 9 日。症如上。舌脉如上。

方药：**积水汤**（自拟方）。

穿山甲 6g　䗪虫 10g　泽兰 10g　王不留行 30g　水蛭 9g　大腹皮 20g　益母草 30g　制大黄 9g　琥珀（吞服）5g　乌药 9g　7 剂。

外治方：活血化瘀灌肠液保留灌肠。

结合物理微波治疗。

六诊：2015 年 7 月 16 日。病史同前，无不适。舌脉如上。

方药：通水汤 7 剂。

外治方：活血化瘀灌肠液保留灌肠。

结合物理微波治疗。

七诊：2015 年 7 月 23 日。经期将近。舌脉如上。

方药：积水汤 7 剂，当归芍药散加味 6 剂。

八诊：2015 年 8 月 5 日。病史同前，月经 7 月 25 日来潮，经已净。B 超：子宫内膜 3mm，双侧卵巢可见小卵泡，最大 9×7mm，输卵管积水消失。舌脉如上。

方药：中药守 6 月 11 日方 7 剂。

外治方：活血化瘀灌肠液保留灌肠。

结合物理微波治疗。

医案 2　胡某，31 岁。因“发现急性盆腔炎 1 个月”就诊。

患者 4 月 4 日于外院放置宫内避孕环，月经 4 月 19 日来潮，行经时腹痛明显，于当地医院门诊抗炎治疗未愈，5 月 2 日转外院住院治疗。B 超显示：宫腔内节育环位置正常，两侧卵巢内囊性结构，左附件区条状低回声，盆腔积液。5 月 8 日血常规：白细胞计数 6.8×10^9/L，中性粒细胞百分率 61.2%，C 反应蛋白 3.78mg/L。5 月 9 日 B 超：两侧卵巢旁包块，考虑输卵管来源，左卵巢内囊性块（液稠）30mm×22mm×29mm，考虑两侧输卵管积脓，医院予抗炎治疗后 3 周，疼痛仍未控制，建议行两侧输卵管切除术，患者拒绝，前来会诊治疗。

会诊一：2017 年 5 月 15 日。现腹部仍有隐痛，大便软，下腹胀，纳欠。今 B 超：子宫内膜厚度 7mm，子宫小肌瘤 14mm×8mm×12mm，内膜回声欠均，宫内节育器，两卵巢旁包块，考虑输卵管来源，左侧：51mm×14mm，右侧：32mm×23mm×27mm；左卵巢内囊性块，内液稠，中见细密光点回声，约 30mm×22mm×29mm；左侧卵巢：50mm×29mm×38mm，右侧卵巢：35mm×18mm×25mm。妇科检查：外阴无殊，阴道通畅，分泌物量较多，微黄透明质黏，宫颈光滑，宫体前位，大小正常，质地中等，活动，压痛，两侧附件压痛。生育史：1-0-3-1。舌稍红，苔薄白，脉细。

西医诊断：两侧输卵管积脓。

治法：**清热通腑，行气活血。**

方药：**大黄牡丹汤加味。**

制大黄 9g　牡丹皮 9g　桃仁 10g　玄明粉（冲）5g　冬瓜子（鲜）50g　皂角刺 15g　大血藤 20g　败酱草 15g　蒲公英 15g　制乳香 4g　制没药 4g　厚朴 10g　延胡索 10g　7 剂。

会诊二：2017 年 5 月 22 日。腹痛、腹胀消失，舌脉如上。

方药：中药守上方，7 剂。

外治方：活血化瘀灌肠液（自拟方）。

丹参 30g　制乳没各 10g　三棱 15g　莪术 15g　海藻 15g　桃仁 10g　大血藤 30g

水煎成 100ml，每天 1 次保留灌肠。

会诊三：2017 年 5 月 29 日。月经 5 月 19 日来潮，无不适，舌脉如上。

方药：中药守上方加贯众 20g。7 剂。

外治方：活血化瘀灌肠液 100ml，每天 1 次保留灌肠。

会诊四：2017 年 6 月 5 日。经水方净。B 超：子宫内膜厚度 6mm，宫腔内节育环位置正常，子宫肌瘤 12mm × 9mm × 10mm，右侧卵巢囊肿 10mm × 9mm，两侧附件区异常回声包块，左侧 37mm × 12mm × 21mm，右侧 21mm × 12mm × 17mm。舌脉如上。

方药：中药守 5 月 22 日方，7 剂。

外治方：活血化瘀灌肠液 100ml，每天 1 次保留灌肠。

会诊五：2017 年 6 月 12 日。带黄，舌脉如上。

方药：中药守 5 月 15 日方，加三棱 10g、莪术 10g。7 剂。

外治方：活血化瘀灌肠液 100ml，每天 1 次保留灌肠。

会诊六：2017 年 6 月 26 日。月经 6 月 19 日来潮，量多，色鲜，舌脉如上。

治法：凉血止血。

方剂：**凉血清海汤**（自拟方）**加味。**

水牛角（先煎）30g　生地黄 25g　生白芍 20g　牡丹皮炭 10g　地榆炭 20g　炒槐花 20g　侧柏炭 10g　海螵蛸 20g　荆芥炭 10g　贯众炭 15g　仙鹤草 20g　7 剂。

会诊七：2017 年 7 月 3 日。B 超：子宫内膜厚度 5mm，宫腔内节育环位置正常，子宫肌瘤 13mm × 9mm × 11mm，右侧卵巢囊肿 8mm × 7mm，右侧卵巢异常回声 25mm × 12mm × 15mm，右侧卵巢异常回声 26mm × 11mm × 18mm。

方药：**消癥汤**（自拟方）。

白花蛇舌草 15g　三棱 10g　莪术 10g　制没药 4g　橘核 10g　皂角刺 15g　海藻 30g　牡蛎 30g　石见穿 15g　荔枝核 10g　制乳香 4g　半枝莲 15g　21 剂。

活血化瘀灌肠液 100ml，每天 1 次保留灌肠。

慢性盆腔炎性疾病后遗症

医案 1　初诊：2021 年 6 月 7 日。叶某，75 岁。下腹疼痛 20 年，尾骶痛，带多，色黄，寐差。妇科检查：外阴无殊，阴道口、阴道壁、宫颈轻微充血，分泌物量少，色黄，宫颈萎缩，宫体萎缩，压痛轻微，两侧附件压痛，三合诊二宫骶韧带触痛。舌淡红，中腻，脉细。

西医诊断：慢性盆腔炎性疾病后遗症，老年性阴道炎。

治法：**调气活血，清热利湿**。

方药：**荔橘调气汤**（自拟方）。

乌药 10g　青皮 10g　荔枝核 10g　橘核 10g　小茴香 5g　大腹皮 10g　延胡索 10g　川楝子 10g　大血藤 20g　枳壳 10g　蒲公英 15g　香附 10g　鸡血藤 20g　7 剂。

外治方：清热解毒灌肠液，保留灌肠。

保妇康栓塞阴道。

二诊：2021 年 6 月 15 日。腹痛范围缩小，程度减轻，带下增多，色黄如涕，尾骶痛减。舌脉如上。

方药：中药守上方加贯众 15g、桔梗 6g。7 剂。

外治方：清热解毒灌肠液。

三诊：2021 年 6 月 22 日。带下量减，色变淡，腹、尻痛缓，寐较佳。舌脉如上。

方药：荔橘调气汤加贯众 15g、桔梗 9g、败酱草 15g。7 剂。

外治方：清热解毒灌肠液。

保妇康栓塞阴道。

四诊：2021 年 6 月 29 日。带下续减，色淡黄，尾骶痛减。舌脉如上。

方药：中药守上方，加椿根皮 20g。7 剂。

外治方：清热解毒灌肠液。

五诊：2021 年 7 月 6 日。腹痛除，带下已正常，腰尻微痛。寐难，口苦。舌脉如上。

方药：荔橘调气汤加败酱草 15g、桔梗 9g、苦参 6g、首乌藤 20g。7 剂。

乌灵胶囊，每次 3 粒，每日 3 次。

医案 2　初诊：2008 年 2 月 18 日。陈某，29 岁。腰骶部坠痛 2 个多月，经期增剧。曾行人工流产 2 次。月经 2 月 3 日来潮。妇科检查：外阴无殊，阴道通畅，宫颈光滑，宫体前位，大小正常，质地中等，活动，压痛，左侧附件压痛，右侧无压痛。舌淡红，苔薄白，脉细。

西医诊断：慢性盆腔炎性疾病后遗症。

治法：**清利湿热，和血益肾**。

方药：**仙方活命饮加味**。

金银花 15g　防风 10g　白芷 10g　当归 5g　陈皮 9g　白芍 10g　天花粉 12g　制乳香 4g　制没药 4g　皂角刺 15g　生甘草 5g　黄酒（冲）1 匙　野荞麦根 20g　续断 12g　7 剂。

二诊：2008 年 2 月 25 日。腰骶部仍坠痛，舌脉如上。

仙方活命饮加野荞麦根 30g、杜仲 10g。7 剂。

三诊：2008 年 3 月 4 日。腰骶部坠痛消失。

继续治疗巩固。

医案3　初诊:2009年6月17日。吴某,29岁。5月18日取出节育环之后,月经6月3日来潮,10天方净,小腹疼痛,腰酸。生育史:1-0-3-1。妇科检查:外阴无殊,阴道通畅,宫颈光滑,宫体后位,正常大小,活动,质地中等,压痛,两侧附件压痛。舌淡红,苔薄白,脉细。

西医诊断:慢性盆腔炎性疾病后遗症。

治法:调气清湿热。

方药:**四逆清带汤**(自拟方)。

柴胡10g　枳壳10g　白芍10g　败酱草10g　大血藤15g　樗白皮15g　半枝莲15g　土茯苓15g　蒲公英15g　大蓟15g　小蓟15g　萆薢15g　生甘草6g　21剂。

外治方:清热解毒灌肠液100ml保留灌肠,每日1次。

二诊:2009年7月15日。月经7月2日来潮,1周净,小腹疼痛,舌脉如上。

治法:和血清湿热。

方药:**当归芍药散加味**(自拟方)。

当归9g　川芎9g　炒白芍10g　茯苓10g　泽泻10g　炒白术10g　柴胡10g　枳壳10g　大血藤20g　蒲公英15g　白花蛇舌草30g　延胡索10g　14剂。

外治方:清热解毒灌肠液100ml保留灌肠,每日1次。

三诊:2009年8月3日。月经7月29日来潮,未净,舌脉如上。

治法:清利湿热,止带止血。

方药:**清带汤加味**(自拟方)。

败酱草10g　大血藤15g　樗根皮15g　半枝莲15g　土茯苓15g　蒲公英15g　大蓟15g　小蓟15g　萆薢10g　地榆15g　槐花20g　贯众炭15g　阿胶(烊冲)10g　5剂。

四诊:2009年8月7日。进药1剂,经水即净,带下色黄,水样,小腹隐痛4天,腰酸。舌淡红,苔薄白,脉细。

当归芍药散加味加络石藤20g、野荞麦根20g。14剂。

外治方:清热解毒灌肠液100ml保留灌肠,每日1次。

五诊:2009年8月22日。自觉近来无不适,妇科检查:外阴无殊,阴道通畅,宫颈光滑,宫体后位,正常大小,活动,质地中等,无压痛,两侧附件无压痛。

当归芍药散加味加络石藤20g、野荞麦根20g。14剂。

外治方:清热解毒灌肠液100ml保留灌肠,每日1次。

第五篇

乳汁、乳房病医案

缺　乳

医案1　初诊：陶某，28岁。产后半月乳汁明显减少，吃鲫鱼等无效。舌淡红，苔薄白，脉细。

治法：**益气活血通乳。**

方药：生黄芪15g　王不留行10g　炮山甲6g　漏芦10g　猪蹄(煎汤代水)1只　2剂。

二诊：乳如泉涌，家人喜不自胜，感谢万分，后他人缺乳送方服用亦多神效。

医案2　初诊：2010年8月7日。尤某，31岁。剖宫产后42天，恶露方净，小腹隐痛，小便灼热，盗汗寐难，口干痰痞，乳少汁稀。舌淡红，苔薄白，脉细。

治法：**清热豁痰，益气生津。**

方药：竹沥胶囊(分吞)4粒　茯苓10g　丝瓜络10g　石韦15g　天花粉12g　生黄芪15g　北沙参15g　麦门冬12g　6剂。

二诊：2010年8月14日。乳汁增加近半，小腹痛除，寐佳，胃痛。舌脉如上。

中药守上方加甘松10g、佛手10g，6剂。

三诊：2010年8月19日。乳汁增加，基本达到正常量，胃痛除。舌脉如上。

中药守8月7日方去竹沥胶囊，加山海螺50g。7剂。

乳汁过多

初诊：2023年1月24日。张某，29岁。2023年1月3日顺产一男婴，重3.96kg，产程顺利，约2天后下乳。产后正常饮食，乳汁过多，平均1~2小时乳房就胀痛，需用吸乳器吸奶，吸奶时间约1小时，双乳总吸奶量约400~500ml，有时即使喂养婴儿后，仍可吸出乳汁约300ml。一天平均吸乳10余次，夜里严重影响睡眠，几乎彻夜未眠。产后恶露未净，呈血性色。生育史：2-0-0-2。舌淡红，苔薄白，脉细。

中医诊断：乳汁过多。

方药：青橄榄，一天服用10个，连服3天。

3天后电话随访，乳汁明显减少，一天平均吸乳3次即可，约4~5小时1次，一次约330ml。因夜里无须起夜吸乳，睡眠质量明显提升。

乳汁不下

初诊：2014年12月11日。邵某，23岁。产后哺乳期，右侧乳腺导管阻塞，乳汁不下，乳房红肿，发热，身冷。舌淡红，苔薄白，脉细。

诊断：右侧乳腺导管阻塞，急性乳腺炎。

治法：清热疏风，散结通乳

方药：蒲公英15g　忍冬藤20g　防风10g　连翘10g　鹿角片10g　路路通10g　漏芦10g　通草5g　瞿麦10g　皂角刺10g　王不留行15g　5剂。

外治方：三棱60g　水煎外洗。

二诊：2014年12月18日。发热身冷已除，乳房红肿消失，乳腺导管开通，乳汁阻塞减少，舌脉如上。

方药：中药守上方加丝瓜络10g。7剂。

外治方：三棱60g　水煎趁热外洗患乳。

药后患乳痊愈。

积　乳

初诊：2019年9月16日。陈某，29岁。4天前自觉右侧乳房有肿块，无乳胀，无乳痛，局部皮肤无红肿，皮温正常。9月14日B超：两侧乳腺哺乳期改变。右侧外上象限见大片高回声区，范围约70mm×65mm×40mm；两侧乳腺结节，左侧16mm×13mm×10mm，右侧12mm×12mm×12mm；两侧乳腺囊肿，左侧4mm×4mm，右侧4mm×3mm。舌淡红，苔薄白，脉细。

治法：温阳补血，散寒通滞。

方药：**阳和汤加味**。

熟地黄10g　肉桂3g　炒芥子6g　干姜6g　炙甘草6g　炙麻黄6g　鹿角胶（烊冲）10g　青皮10g　橘核10g　7剂。

二诊：2019年9月24日。药后自觉肿块稍有减小，舌脉如上。

方药：中药守上方，加郁金10g。7剂。

三诊：2019年10月5日。9月24日B超：右乳外上象限肿块约70mm大小，右乳内侧新发一肿块，约20mm大小。9月24日—9月25日感右乳疼痛，现无疼痛，局部皮肤无红肿，皮温正常，乳汁通畅，量多。舌淡红，苔薄白，脉细。

方药：阳和汤加味。

熟地黄10g　肉桂3g　炒芥子6g　干姜6g　炙甘草6g　炙麻黄6g　鹿角胶（烊

冲)10g　橘叶14片　郁金10g　浙贝母10g　青皮10g　7剂。

外治法:局部隔姜艾灸。

四诊:2019年10月11日。乳汁正常,无胀痛。B超:右乳大片高回声区肿块消失,左乳外下象限17mm×11mm×11mm,右乳内下象限11mm×9mm×10mm,右乳外上象限4.8mm×3.7mm低回声结节伴包膜钙化,乳腺影像报告与数据系统(BI-RADS)Ⅲ类,右乳外上象限15mm×9mm×11mm结节。舌脉如上。

方药:中药守上方,7剂。

外治法:局部隔姜艾灸。

漏　乳

医案1　初诊:2011年1月18日。汤某,36岁。顺产后67天,左侧腹部平脐疼痛1个月,易怒烦躁,奶水多,哺乳时对侧乳头溢乳1个月。小便可,产后便秘如羊矢,2~3天一解,纳可,偶胃痛寐差,倦怠,口干。患丙肝。生育史:1-0-0-1。妇科检查:外阴无殊,阴道通畅,宫颈中度柱状上皮外移,宫体后位,正常大小,质地软,活动,压痛,两侧附件压痛。舌淡红,苔薄白,脉细。

治法:益气润肠。

方药:生黄芪15g　山海螺30g　生白术30g　火麻仁10g　柏子仁10g　炒栀子10g　淡豆豉10g　生白芍20g　甘草6g　4剂。

二诊:2011年1月24日。溢乳控制,大便正常,左上腹隐痛,矢气,心情舒畅。

中药守上方去淡豆豉,加槟榔10g、薤白10g。5剂。

医案2　初诊:2011年6月8日。王某,24岁。产后4个月,于产后半月开始出现漏乳,乳汁濡襟,要用尿布吸乳,倦怠。舌淡红,苔薄白,脉细。

治法:益气摄乳。

方药:生黄芪30g　党参30g　白术10g　山药30g　金樱子30g　芡实30g　升麻15g　柴胡6g　五味子6g　桑椹30g　炙甘草5g　7剂。

二诊:2011年9月6日。药后漏乳消失。

溢　乳

医案1　初诊:1997年7月4日。徐某,35岁。未哺乳溢乳2年,乳房胀痛,头晕,下肢乏力,经量减少,带下不多,足心痛,恶心。检测催乳素5ng/ml(正常值59~619ng/ml),血压90/55mmHg,颅脑CT已排除脑垂体肿瘤。舌淡红,苔薄白,脉细。

治法:**补益中气**。

方药:**补中益气汤加味**。

生黄芪15g　党参15g　白术10g　陈皮9g　升麻6g　柴胡6g　当归6g　天麻10g　防风10g　白僵蚕10g　半夏10g　炙甘草6g　3剂。

灵芝胶囊，每次2粒，每次3次，吞服。

二诊：1997年7月21日。溢乳、乳房胀痛症状均消失，头痛，腰痛，倦怠多卧。舌淡红，苔薄白，脉细。

方药：生黄芪15g　党参15g　白术10g　陈皮9g　升麻6g　柴胡6g　当归6g　炙甘草6g　蔓荆子10g　白僵蚕10g　全蝎4g　5剂。

医案2　初诊：2007年11月22日。蒋某，30岁。因4个月来经量减少一半，伴发溢乳前来就诊。月经周期23~25天，经期3~4，经前、经期无不适。带下不多，偶有腰背酸痛，纳便正常。月经11月15日来潮。检测：催乳素1 116.56mU/ml（正常值25.44~634.52mU/ml）。生育史：0-0-2-0。舌淡红，苔薄白，脉细。

治法：**清热疏肝**。

方药：**消乳饮**（自拟方）。

龙葵15g　郁金10g　刺蒺藜10g　预知子15g　枇杷叶15g　蝉蜕6g　蒲公英15g　山慈菇15g　麦芽30g　随症加减，49剂。

二诊：2008年1月15日。月经12月16日来潮，经量中等。溢乳消失。检测催乳素580.71mU/ml。舌脉如上。

消乳饮，14剂。

医案3　初诊：刘某，25岁。回乳17个月，仍有乳白色乳汁分泌，两侧乳房时觉疼痛。舌淡红，苔薄白，脉细。

治法：**疏肝清热活血**。

方药：柴胡10g　白芍10g　牡丹皮10g　炒栀子10g　蒲公英20g　当归6g　川芎5g　牛膝12g　红花3g　麦芽50g　3剂。

二诊：乳汁未除，乳房稍胀。舌脉如上。

方药：路路通10g　夏枯草20g　蒲公英30g　麦芽60g　神曲10g　当归6g　川芎5g　牛膝15g　红花5g　青皮8g　3剂。

药后溢乳消失。

回　乳

医案1　初诊：2013年8月31日。周某，26岁。哺乳9个月，乳汁多，腰冷。月经8月29日来潮，要求回乳。舌淡红，苔薄白，脉细。

治法：消积散结。

方药：麦芽60g　枇杷叶20g　神曲20g　山楂15g　蒲公英30g　金狗脊10g　蝉蜕10g　7剂。

二诊：2013年9月10日。服药4剂已回乳。腰冷，日倦。舌脉如上。

治法：温补肾阳。

方药：**肾气丸加味**。

桂枝6g　淡附片6g　熟地黄10g　山茱萸10g　山药10g　泽泻10g　茯苓10g

牡丹皮 10g 金狗脊 10g 炒白术 15g 潼蒺藜 10g 杜仲 10g 7 剂。

医案 2 初诊:2016 年 5 月 13 日。郑某,29 岁。因个人原因,产后 11 天,要求回乳。自觉乳房胀痛,无红肿结块。舌淡红,苔薄白,脉细。

治法:清热疏肝。

方药:**消乳饮**(自拟方)

龙葵 20g 郁金 10g 刺蒺藜 12g 龙胆 6g 炒栀子 10g 枇杷叶 20g 蝉蜕 9g 麦芽 120g 7 剂。

二诊:2016 年 5 月 21 日。已回乳。

副乳腺肿痛

医案 1 初诊:2006 年 11 月 24 日。黄某,27 岁。妊娠 8 个月,右侧腋下发现一 4cm × 3cm 大小肿块已经 1 周,质偏硬,触痛,局部充血,尚无波动感,当该手臂放下时局部即感疼痛,故只能保持抬手臂姿势,苦不堪言。大便频,成形。舌淡红,苔薄白,脉细。

西医诊断:副乳腺炎。

治法:清热化痰,软坚散结。

方药:牡蛎 30g 泽泻 12g 葶苈子 10g 海藻 20g 天花粉 10g 娑罗子 10g 浙贝母 10g 瓜蒌皮 10g 4 剂。

二诊:2006 年 11 月 28 日。进药 2 剂,腋下肿块即破溃流脓,疼痛顿减,阴部坠痛,舌脉如上。

治法:清热解毒,益气排脓。

方药:**五味消毒饮加味**。

蒲公英 15g 紫地丁 15g 金银花 15g 野菊花 12g 天花粉 10g 玄参 12g 牡丹皮 10g 赤芍 10g 生黄芪 10g 升麻 10g 4 剂。

三诊:2006 年 12 月 2 日。局部疼痛消失,脓液减少,肿块缩小,疮口渐合,舌脉如上。

中药守上方续进 5 剂。

医案 2 初诊:1994 年 4 月 21 日。吴某,29 岁。产后 7 天,乳汁多,两侧腋下发现肿块疼痛,并可以挤出乳汁。舌淡红,苔薄白,脉细。

治法:疏肝散结。

方药:柴胡 10g 蝉蜕 15g 生麦芽 30g 蒲公英 15g 路路通 10g 青皮 8g 神曲 12g 刺蒺藜 10g 香附 10g 3 剂。

服药之后,腋下肿块逐渐变软变小,直至消失。

医案 3 初诊:2015 年 7 月 20 日。陈某,32 岁。7 月 15 日足月顺产,母乳喂养。昨起双乳胀痛,乳汁不通 1 天,两侧腋下副乳腺肿大胀痛,昨体温 37.3℃。自诉孕 8 个月起至今双上肢疼痛明显,偶见上肢静脉充盈。平素纳可,夜寐欠安,二便调。体检:两侧腋下可触及副乳腺如乒乓球大小,质硬,触痛明显。舌淡红,苔薄白,脉细。

治法：**清热散结，通乳活络。**

方药：蒲公英 15g　丝瓜络 10g　忍冬藤 15g　牛蒡子 10g　炮山甲粉（吞）3g　王不留行 12g　漏芦 10g　橘核 10g　紫地丁 12g　浙贝母 10g　瓜蒌皮 10g　5 剂。

二诊：2015 年 7 月 25 日。乳汁排泄通畅，一次可以排 150ml，腋下副乳腺肿块明显缩小，如核桃大，质软，触痛不明显。因乳汁过多，超过婴儿食量，要求减少乳汁。舌脉如上。

方药：青果 5 枚　麦芽 90g　神曲 15g　枇杷叶 15g　当归 9g　川芎 9g　红花 3g　蒲公英 15g　川牛膝 10g　5 剂。

乳房抽痛

初诊：2010 年 2 月 11 日。姜某，40 岁。乳房抽痛 2 个月。舌淡红，苔薄白，脉细。

治法：疏肝健脾。

食疗方：佛手 12g　小麦 15g　大枣 10 个　玉竹 10g　粳米 60g　7 剂。

先将玉竹、佛手煎汤代水，加入小麦、大枣、粳米煮粥吃。

二诊：2010 年 2 月 17 日。乳房抽痛消失，有触痛，舌脉如上。

中药守上方加山海螺 15g。7 剂。

乳腺导管痉挛症

初诊：2016 年 8 月 27 日。夏某，27 岁。因“产后 32 天，乳房哺乳后烧灼疼痛 29 天”就诊。

患者顺产后 32 天，男婴重 3.2kg，产程顺利，母乳喂养。产后 3 天母乳喂养后乳房开始烧灼疼痛，呈阵发性、转移性，持续约 10 分钟，时轻时重。乳痛剧烈时在床上打滚。奶水充盈时疼痛不明显。胃纳可，大小便调。既往史：妊娠糖尿病。生育史：1-0-0-1（剖宫产）。检查：两侧乳房皮色、皮温正常，未触及肿块，腋下未及淋巴结，左侧乳头皲裂。舌尖红，苔薄白，脉缓。

中医诊断：乳痉痛（阴虚络阻），乳头风（婴儿胃热）。西医诊断：乳腺导管痉挛，乳头皲裂。

治法：养阴通乳。

方药：冬葵子 30g　丝瓜络 10g　浙贝母 10g　竹茹 10g　麦门冬 10g　天花粉 12g　白芍 15g　炙甘草 6g　山慈菇 10g　3 剂。

外治方：丁香 10g　研末，外敷左侧乳头。

二诊：2016 年 8 月 30 日。乳房烧灼疼痛减半，舌脉如上。

方药：中药守上方加北沙参 15g、山海螺 30g、生地黄 10g、川楝子 10g。4 剂。

三诊：2016 年 9 月 3 日。乳头皲裂已愈，自服鲫鱼汤催乳之后，乳房疼痛复发如前。

方药：冬葵子 30g　丝瓜络 10g　竹茹 10g　麦门冬 10g　天花粉 15g　生白芍 30g

炙甘草 9g　山慈菇 10g　通草 9g　川楝子 10g　预知子 10g　7 剂。

四诊:2016 年 9 月 14 日。疼痛减轻,可以忍受。因乳头皲裂,9 月 7 日起使用吸奶器之后乳房无疼痛,乳房内有痒感,未哺乳。9 月 12 日恢复哺乳,乳房疼痛加重,当日晚上服用维生素 B_6 200mg,疼痛减轻,9 月 13 日服用维生素 B_6 150mg,今疼痛轻微,舌脉如上。

方药:丝瓜络 12g　冬葵子 20　天花粉 15g　生白芍 30g　炙甘草 9g　通草 5g　川楝子 10g　僵蚕 10g　全蝎 6g　7 剂。

五诊:2016 年 10 月 6 日。电话访问:乳痛已愈。

高催乳素血症

医案 1　初诊:2013 年 12 月 28 日。张某,26 岁。因"孕前调理"就诊。

平素月经周期 30 天,经期 7 天。月经 12 月 9 日—12 月 16 日,量中等,红色,无血块,无痛经,有乳胀,伴腰酸乏力,易感冒,白带尚正常,纳可,寐安,二便调。患过敏性鼻炎病史 8 年。生育史:0-0-0-0。妇科检查:外阴无殊,阴道通畅,分泌物量中等呈透明拉丝状,宫颈重度柱状上皮外移,宫颈口可见一米粒大小的赘生物,宫体前位,质地中等,正常大小,无压痛,活动,右侧附件压痛。舌淡红,苔薄白,脉细。

方药:**固冲汤**(自拟方)。

菟丝子 12g　枸杞子 12g　覆盆子 12g　巴戟天 12g　淫羊藿 10g　鹿角 10g　墨旱莲 20g　女贞子 10g　杜仲 10g　续断 12g　山药 15g　7 剂。

二诊:2014 年 1 月 6 日。大便偏软,1~2 次 /d,腰痛 3 天,恶心欲吐。1 月 4 日性激素检查:雌二醇 557nmol/L,孕酮 36.92nmol/L,催乳素 2 366.91mU/L(正常值 25.44~634.52mU/L)。舌脉如上。

西医诊断:高催乳素血症,宫颈息肉。

治法:清热疏肝。

方药:**消乳饮**(自拟方)。

龙葵 15g　郁金 10g　刺蒺藜 12g　龙胆 6g　炒栀子 10g　枇杷叶 12g　蝉蜕 9g　7 剂。

三诊:2014 年 1 月 13 日。1 月 8 日磁共振检查:垂体右侧正常,左侧饱满,建议增强检查。月经 1 月 7 日—1 月 13 日,量中等,色红。舌脉如上。

方药:消乳饮,7 剂。

四诊:2014 年 1 月 20 日。近 1 个月寐浅,醒后困,易疲劳,口唇周围长热疮 1 周,大便偏软、1~2 次 /d,小便正常,鼻腔干燥,擦拭后有少量出血,色鲜红。舌脉如上。

方药:消乳饮加夜交藤 30g、合欢皮 15g。7 剂。

五诊:2014 年 1 月 27 日。性激素检查:催乳素 366.21mU/L。鼻腔出血除,1 月 21 日阴道少量出血,色红,2 天净。舌脉如上。

方药:消乳饮 14 剂。

医案2　初诊:2009年8月10日。庄某,28岁。原发不孕2年,检查催乳素934.52mU/L(正常值25.44~634.52mU/L),雌二醇、孕酮、黄体生成素、卵泡刺激素、睾酮均正常。月经周期28天,经期4天。舌淡红,苔薄白,脉细。

西医诊断:高催乳素血症。

治法:清热疏肝。

方药:消乳饮,49剂。

二诊:2009年10月7日。催乳素347.35mU/L。

乳　衄

初诊:2000年3月2日。王某,33岁。两侧乳房发胀伴右侧乳头溢血3年,经过反复检查,双侧乳房未发现异常。舌淡红,苔薄白,脉细。

治法:清疏肝胃之火。

方药:龙葵12g　夏枯草12g　山慈菇10g　漏芦10g　枇杷叶15g　麦芽20g　蝉蜕4g　川牛膝15g　蒲公英15g　预知子10g　藕节12g　蔻仁(杵冲)4g　3剂。

乳康片,每次3片,每日3次,吞服。

二诊:2000年3月7日。症状未见改善,舌脉如上。

方药:龙葵30g　山慈菇15g　漏芦15g　浙贝母10g　蒲公英20g　预知子10g　牡蛎15g　海藻15g　藕节10g　枇杷叶15g　夏枯草15g　蔻仁(杵冲)4g　5剂。

乳康片,每次3片,每日3次,吞服。

三诊:2000年3月14日。症状如上,舌脉如上。

中药守上方加荆芥炭10g、瓜蒌皮12g、全蝎4g。5剂。

四诊:2000年3月20日。乳痛减轻,右乳头仅可挤出少量淡红血水,舌脉如上。

中药守上方,10剂。

他莫昔芬片,每次10mg,每日2次,口服。

五诊:2000年4月11日。乳房疼痛消失,乳房仅挤出少量黄水,舌脉如上。

中药守3月7日方,5剂。

他莫昔芬片,每次10mg,每日2次,口服。

六诊:2000年4月19日。乳房已无血液挤出,舌脉如上。

中药守3月7日方,5剂。

乳头皲裂

医案1　初诊:2014年4月2日。虞某,26岁。因“产后左侧乳头皲裂1个月,发热3天”就诊。

患者3个月前顺产,产后50余天恶露排净,1个月前哺乳后出现左侧乳头发红,皲裂,自行局部使用美国Mambino(有机金盏花乳头保护霜),症状未见好转。3日前症状加重，左乳头疼痛、充血，乳汁色偏黄，夜里体温 39℃，恶寒，服用美林 14ml 后汗出，体温未见明显下降，并伴有全身乏力，腰酸，手心麻木感。4 月 1 日赴某医院门诊治疗，予“头孢类”抗感染治疗，昨已停止哺乳，现无明显头痛不适，恶寒发热症状较前好转，无咽痛，纳食欠佳。4 月 1 日外院血常规：C 反应蛋白 144.6mg/L，白细胞计数 18.9×10^9/L，中性粒细胞百分率 84.5%，淋巴细胞百分率 10.9%。4 月 1 日本院血常规：C 反应蛋白 107mg/L，白细胞计数 8.47×10^9/L。舌淡红，苔薄白，脉细。

西医诊断：乳头皲裂，急性乳腺炎？

治法：清热解毒，活络消痈。

方药：蒲公英 15g　天花粉 15g　紫花地丁 10g　漏芦 12g　赤芍 12g　牛蒡子 10g　浙贝母 10g　丝瓜络 10g　忍冬藤 15g　鹿角片 10g　柴胡 10g　6 剂。

外治方：丁香 20g

研成细末，外涂患侧乳头。

二诊：2014 年 4 月 9 日。外用药 2 次，乳头皲裂充血消失，乳房疼痛好转，4 月 9 日血常规：C 反应蛋白 8mg/L，白细胞计数 7.3×10^9/L。舌脉如上。

方药：中药守上方去牛蒡子，加路路通 10g。7 剂。

医案 2　初诊：2015 年 9 月 16 日。陈某，30 岁。剖宫产术后 10 天，左侧乳头哺乳后出现局部皮肤破溃，疼痛难忍。

外治方：丁香 10g

研细末外敷患侧乳头，哺乳时再洗净。

治疗结果：一次告愈。后再发生 2 次，治法同上，均获痊愈，此后未发。

郁乳发热

医案 1　多年之前我曾出诊医治一新产妇郁乳高热，体温高达 41℃。

治法：疏风解肌。

方药：荆防败毒散加味。方中柴胡重用 20g，1 剂热退。

医案 2　初诊：2016 年 9 月 7 日。陈某，28 岁。8 月 7 日剖宫产一 4.15kg 女婴，现产后 32 天，混合喂养，产褥期间因乳汁排出不畅共发热 3 次，最高 38.3℃，请通乳师手法通乳后体温即可下降，今天就诊没有发热，右乳房胀痛。恶露未净，少量鲜红色，嗳气，胃胀气，肠鸣，矢气难，腰酸，自汗，乏力，口苦，口臭，纳可，大便溏秘，小便正常，夜寐一般。身体检查：右侧乳房外上象限压痛，未及明显肿块，腋下淋巴结未及。舌淡红，苔薄白，脉细。

治法：清热，疏肝，通络。

方药：丝瓜络 10g　蒲公英 10g　鹿角霜 10g　忍冬藤 12g　青皮 9g　枳壳 9g　通草 5g　牡蛎 30g　赤芍 10g　橘核 10g　竹茹 10g　连翘 6g　3 剂。

二诊：2016 年 9 月 10 日。药后未再发热，乳汁排出通畅，乳胀痛减轻，右乳房外上象限仍有压痛，恶露净 2 天，乏力，腰酸痛，头晕，多汗，胃胀气减轻，嗳气减少，矢气增多，倦怠。舌脉如上。

方药：中药守上方，加太子参 12g、生黄芪 10g。3 剂。

三诊：2016 年 9 月 13 日。服药期间无发热。舌脉如上。

四诊：2016 年 9 月 16 日。产后 40 天，乳汁排出通畅，大汗如珠，口干，畏寒，纳可，便干、3~4 天 1 次，寐差。舌淡红，苔薄白，脉细。

治法：益气和营，温阳收敛。

方药：**桂枝加龙骨牡蛎汤加味**。

桂枝 6g　炒白芍 6g　炙甘草 6g　生姜 3 片　大枣 5 枚　龙骨 30g　牡蛎 30g　生黄芪 15g　淮小麦 30g　芡实 30g　金樱子 20g　佛手 9g　4 剂。

五诊：2016 年 9 月 20 日。出汗较前明显减少，恶寒恶风、乏力、流清涕 3 天，偶有干咳，胃纳一般，饮水后胃胀，矢气臭。舌脉如上。

方药：**桂枝加附子汤加减**。

桂枝 6g　炒白芍 6g　炙甘草 6g　生姜 3 片　大枣 5 枚　淡附片 9g　芡实 30g　金樱子 20g　生黄芪 15g　蔻仁（杵冲）5g　仙鹤草 20g　7 剂。

六诊：2016 年 9 月 29 日。汗多、恶寒恶风、乏力、流清涕均除。

乳　痈

医案 1　浆细胞性乳腺炎　初诊：2015 年 12 月 19 日。李某，33 岁。因"乳腺炎术后 3 个月，双侧乳房疼痛"就诊。

患者 2015 年 9 月及 10 月于某医院行双侧乳腺脓肿切开引流术，手术顺利，现尚在术后换药愈合过程中，双侧乳房疼痛。检查：右侧乳房可见 2 个切口瘢痕，切口下触及 30mm × 30mm 大小肿块，质稍硬。左侧乳房见一未愈合切口，深达 1cm，每日用药物纱条引流。末次月经 2015 年 11 月 23 日来潮。大便正常。舌淡红，苔薄白，脉细。

中医诊断：乳痈（余毒未清证）。西医诊断：浆细胞性乳腺炎？

治法：**清热排脓，软坚散结**。

方药：鹿角霜 10g　青皮 10g　郁金 10g　漏芦 10g　浙贝母 10g　皂角刺 10g　莪术 10g　海藻 10g　白蔹 10g　夏枯草 10g　蒲公英 10g　牡蛎 15g　天花粉 15g　7 剂。

二诊：2015 年 12 月 26 日。左侧乳房切口仍未愈合，舌脉如上。

治法：益气托毒，软坚散结。

方药：中药守上方加金银花 15g、黄芪 15g。7 剂。

三诊：2016 年 1 月 2 日。双侧乳房痛除，舌脉如上。

方药：中药守上方，金银花加至 20g，生黄芪加至 50g。7 剂。

四诊：2016 年 1 月 9 日。左侧乳房窦道已无脓液，但深度未变，面色少华，偶觉倦怠，舌脉如上。

治法：益气托毒，活血生肌。

方药：生黄芪 50g　制乳香 5g　制没药 5g　金银花 20g　蒲公英 15g　漏芦 10g　白及 10g　天花粉 15g　连翘 10g　青皮 10g　牡丹皮 10g　赤芍 10g　玄参 10g　7 剂。

五诊：2016 年 1 月 16 日。末次月经 2015 年 12 月 23 日来潮，仍有倦怠，舌脉如上。

治法：补益气血，活血收敛。

方药：**十全大补汤加味**。

生黄芪 50g　党参 20g　肉桂 3g　川芎 6g　熟地黄 12g　茯苓 10g　炒白术 10g　炙甘草 6g　当归 9g　炒白芍 10g　浙贝母 10g　白及 10g　制乳香 3g　制没药 3g　7 剂。

六诊：2016 年 1 月 23 日。左乳窦道内明显见到肉芽组织生长，停止纱条引流，右乳疼痛，月经今日来潮，舌脉如上。

方药：金银花 15g　牡丹皮 10g　连翘 10g　蒲公英 15g　鹿角霜 10g　天花粉 15g　制乳香 3g　制没药 3g　浙贝母 10g　皂角刺 10g　赤芍 10g　生黄芪 30g　7 剂。

七诊：2016 年 1 月 30 日。左乳窦道已愈合，右乳肿痛减轻，肿块缩小，舌脉如上。

方药：中药守上方加紫花地丁 15g。5 剂。

八诊：2016 年 4 月 3 日。B 超：双侧乳腺腺体组织不厚，排列欠规则，乳腺导管未见明显扩张。右乳 9C 区腺体层内见一个囊性团块，边界清，边缘光整，囊内透声好，后方伴增强效应。诊断：双侧乳腺增生症，BI-RADS Ⅰ类。右乳囊性团块，BI-RADS Ⅱ类。

1 年后复诊：

初诊：2017 年 8 月 21 日。患者自诉左侧乳腺胀痛 3 天，皮温升高，色红，昨晚起左侧乳头下方可触及一约直径 2cm 大小的肿块，轻压痛。既往史：于 2015 年 9 月 4 日及 2015 年 10 月 2 日于外院行双侧乳腺脓肿切开排脓术。舌淡红，苔薄白，脉弦。

中医诊断：浆细胞性乳腺炎。

治法：清热解毒，行气消肿。

方药：陈皮 50g　皂角刺 15g　蒲公英 20g　制乳香 6g　制没药 6g　桔梗 9g　漏芦 10g　浙贝母 10g　白芷 10g　牛蒡子 10g　连翘 10g　忍冬藤 15g　生甘草 20g　3 剂。

二诊：2017 年 8 月 24 日。左侧乳房胀痛消失，局部皮色正常。B 超：两侧乳房乳腺组织局部偏厚，腺体结构粗大，排列紊乱，乳腺主导管未见扩张，左侧乳头下方偏外侧见一范围 26mm×10mm×13mm 的混合回声团，边界欠清，形态欠规则，其内回声偏强或偏低交替，并见光点样，按压后可见移动，内部血流信号未见异常，两侧腋下未见明显肿大淋巴结回声。超声提示：①两侧乳腺小叶增生症；②左侧乳腺混合性回声团，炎症性？舌淡红，苔薄白，脉细。

方药：中药守上方加昆布 20g。7 剂。

三诊：2017 年 8 月 31 日。患乳胀痛未再出现，局部皮色正常，自摸肿块已经缩小，舌脉如上。

方药：中药守上方加天葵子 10g。7 剂。

四诊:2017 年 9 月 7 日。无不适,舌脉如上。

方药:中药守上方,7 剂。

五诊:2017 年 9 月 14 日。无不适。B 超:患乳病灶大小 16mm × 6mm × 13mm。倦怠,舌脉如上。

方药:中药守 8 月 24 日方加山海螺 30g。7 剂。

六诊:2017 年 9 月 21 日。大便软溏,舌脉如上。

方药:中药守 8 月 24 日方,去牛蒡子,加红曲 10g。14 剂。

七诊:2017 年 10 月 12 日。末次月经 10 月 3 日—10 月 9 日。大便正常,头晕,耳鸣,舌脉如上。

方药:中药守 8 月 24 日方,去牛蒡子,加生黄芪 12g、山海螺 15g。7 剂。

八诊 2017 年 10 月 19 日。B 超:两侧乳房未见异常,舌脉如上。

方药:**仙方活命饮加味**。

当归 6g 甘草 6g 赤芍 10g 白芷 9g 防风 10g 浙贝母 10g 天花粉 10g 制乳香 4g 制没药 4g 金银花 15g 陈皮 9g 大血藤 15g 败酱草 15g 蒲公英 15g 皂角刺 15g 延胡索 10g 紫花地丁 12g 7 剂。

医案 2 乳腺炎 初诊:2008 年 9 月 11 日。叶某,34 岁。左侧乳晕部触及一直径 1cm 大小肿块,触痛,曾见脓性分泌物排出。舌红,苔薄白,脉细。

治法:清热解毒,活血散结。

连翘 15g 瓜蒌皮 10g 全蝎 6g 天花粉 12g 牛蒡子 12g 蒲公英 15g 浙贝母 10g 皂角刺 15g 赤芍 10g 忍冬藤 15g 丝瓜络 10g 牡丹皮 10g 7 剂。

二诊:2008 年 9 月 18 日。服药之后局部肿块已经缩小 1/3,舌脉如上。

中药守上方加露蜂房 15g。7 剂。

三诊:2008 年 9 月 27 日。月经 9 月 23 日来潮,已净,舌脉如上。

中药守上方加白蔹 10g。7 剂。

四诊:2008 年 10 月 8 日。外感咳嗽,乳房肿块缩小为 0.5cm,舌脉如上。

中药守上方加漏芦 10g。21 剂。

五诊:2008 年 11 月 8 日。乳房肿块已经消散。

医案 3 乳腺炎 初诊:2016 年 11 月 1 日。万某,31 岁。顺产后 35 天,5 天前无明显诱因下出现乳房胀痛明显,以右乳为主,右乳内下象限红肿热痛,伴发热,请挤乳师挤乳治疗,每次治疗之后即发高热,最高体温 39.6℃,伴寒战,口服抗生素治疗(具体不详),症状未见好转。10 月 31 日 B 超:右内下象限见大片状低回声区,范围 54mm × 15mm × 42mm,内见不规则液性暗区,暗区内充满细点样回声。11 月 1 日本院血常规:正常。胃纳可,夜寐安,二便调。舌淡红,苔薄白,脉细。

西医诊断:右乳乳腺炎。

治法:清热解毒,活血化瘀。

方药:金银花 20g 连翘 10g 天花粉 15g 皂角刺 10g 蒲公英 30g 牡丹皮 10g 赤芍 10g 防风 10g 浙贝母 10g 野菊花 10g 白芷 10g 石膏 15g 4 剂。

外治方：新鲜木芙蓉花捣碎，放冰箱后，取出冷敷。

二诊：2016 年 11 月 4 日。药后无发热，右乳疼痛消失，局部皮色、皮温正常，纳便无殊。舌脉如上。

中药守上方去野菊花、石膏，加牛蒡子 12g、瓜蒌皮 10g。7 剂。

三诊：2016 年 11 月 11 日。患乳无不适，肿块缩小至 3mm×2cm，无压痛。舌质淡，苔薄白，脉细。

方药：鹿角霜 10g　白芷 10g　当归 6g　皂角刺 10g　浙贝母 10g　丝瓜络 10g　白僵蚕 10g　赤芍 10g　牡丹皮 10g　天花粉 12g　橘核 10g　青皮 6g　7 剂。

外治方：三棱 30g　7 剂。

水煎 500ml，局部热敷。

治疗之后患乳肿块全部消散。

四诊：2016 年 12 月 2 日。左侧乳腺已愈，今右侧乳房 10 点处红肿，表皮温度稍高，有波动感，体温正常。B 超提示：右乳外侧上象限见大片状低回声团，范围约 27mm×15mm×18mm，部分延伸至皮下层内，范围 27mm×15mm×18mm 内见不规则液性暗区，内充满细小样回声，右侧乳头外侧 9 点区另见 18mm×15mm×18mm 片状低回声区，内充满细点样回声。舌淡红，苔薄白，脉细。

西医诊断：乳腺炎（化脓型）。

方药：金银花 30g　连翘 15g　蒲公英 30g　浙贝母 15g　桔梗 9g　牛蒡子 15g　皂角刺 15g　牡丹皮 10g　天花粉 15g　赤芍 10g　瓜蒌皮 10g　紫草 15g　7 剂。

外治方：蒲公英 100g　紫花地丁 100g　野菊花 100g　银花 30g

合药粉碎后，用鸡蛋清调拌湿敷患部。

五诊：2016 年 12 月 9 日。患乳红肿明显减退，范围约 25mm×25mm，无压痛，波动感消失。

方药：上方内服方加制乳没各 5g。7 剂。

六诊：2016 年 12 月 16 日。患乳局部无红肿热痛，仅有 20mm×15mm 硬结。

方药：鹿角霜 10g　皂角刺 10g　白芷 10g　当归 10g　丝瓜络 10g　青皮 10g　制乳没各 5g　郁金 10g　橘核 10g　天花粉 10g　浙贝母 10g　白僵蚕 10g　7 剂。

外治方：三棱 30g　7 剂。

水煎 500ml，局部热敷。

乳　癖

初诊：2005 年 5 月 19 日。曾某，31 岁。17 岁初潮，近 10 年来经常月经后期，需服催经药物才至，经量过少，色暗红，伴下腹胀坠，经前乳房胀痛，月经 5 月 1 日来潮。平时腰酸，带下色白，无异味，寐欠安，多梦，二便正常，原有慢性盆腔炎性疾病后遗症病史。B 超检查提示：两侧乳腺腺病，右侧乳腺纤维腺瘤，大小为 8mm×6mm。生育史：1-0-1-1。舌淡红，苔薄白，脉细。

治法：清热解毒，活血散结。

方药：**仙方活命饮加味**。

金银花 15g　防风 10g　白芷 10g　赤芍 10g　当归 6g　陈皮 10g　天花粉 15g　浙贝母 12g　制乳香 4g　制没药 4g　皂角刺 15g　野荞麦根 20g　生甘草 6g　7 剂。

梅花点舌丹，每次 2 粒，每日 3 次，口服。

二诊：2005 年 5 月 26 日。乳房疼痛，腰酸，舌脉如上。

治法：疏肝理气，清热散结。

方药：路路通 10g　预知子 10g　浙贝母 12g　瓜蒌皮 12g　薤白 15g　天门冬 10g　山慈菇 12g　漏芦 12g　刺蒺藜 10g　橘核 10g　野荞麦根 20g　郁金 10g　7 剂。

三诊：2005 年 6 月 2 日。月经按期于 6 月 1 日来潮，经量不多，舌脉如上。

治法：和气血，调月经。

方药：丹参 20g　川牛膝 30g　桃仁 10g　当归 10g　川芎 10g　泽兰 10g　王不留行 12g　刘寄奴 12g　茺蔚子 10g　香附 10g　路路通 10g　郁金 10g　4 剂。

四诊：2005 年 6 月 6 日。经水已净，腰痛，舌脉如上。

仙方活命饮，7 剂。

梅花点舌丹，每次 2 粒，每日 3 次，口服。

五诊：2005 年 6 月 16 日。B 超：右乳腺纤维瘤已经消失。

中药守 5 月 26 日方续进 5 剂。

乳　疽

初诊：2016 年 11 月 8 日。陈某，26 岁。产后 78 天，2 个多月前右乳反复出现乳胀痛，局部脓肿形成，发热，外院曾与阿莫西林胶囊口服，通乳师通乳治疗，均未见好转，且局部肿块逐渐增大。目前哺乳，患侧乳汁量少，左侧乳汁亦不多。面色少华，右侧乳房无疼痛，局部肿块达 8cm×8cm，皮色稍淡，皮温较低，质地坚硬，无触痛及波动感。11 月 5 日 B 超：哺乳期乳腺，右侧乳腺脓肿首先考虑。舌质淡，苔薄白，脉细。

先予以回乳。

方药：麦芽 60g　蒲公英 30g　蝉蜕 10g　龙葵 15g　神曲 20g　当归 9g　牛膝 30g　红花 6g　枇杷叶 15g　7 剂。

二诊：2016 年 11 月 15 日。11 月 8 日外感发热，体温 39.1℃，流涕咳嗽喷嚏，4 天热退，回乳已 7 天，无乳胀，左乳溢乳，右乳无溢乳，咽部充血不著。舌质红，苔薄白，脉细。

治法：辛凉解表，清热通乳。

方药：牛蒡子 12g　薄荷（后入）6g　桔梗 9g　淡豆豉 10g　葱白 4 条　丝瓜络 10g　蝉蜕 10g　枇杷叶 12g　竹茹 10g　3 剂。

三诊：2016 年 11 月 18 日。外感已愈，右乳逐渐变软，少许溢乳，局部皮色、皮温已改善。舌质淡，苔薄白，脉细软。

治法：温阳疏肝散结。

方药：鹿角霜 10g　青皮 9g　橘叶 14 片　香附 10g　当归 6g　丝瓜络 10g　麦芽 50g　郁金 6g　浙贝母 10g　7 剂。

外治方：三棱 50g　水煎分次局部热敷。

四诊：2016 年 11 月 25 日。患乳继续变软，溢乳减少，肿块缩小至 5cm×5cm。舌脉如上。

中药守上方加白芥子 5g、橘核 10g。7 剂。

外治方：三棱 50g　橘叶 20g　水煎分次局部热敷。

五诊：2016 年 12 月 1 日。患乳肿块约 5cm×4cm。舌脉如上。

方药：鹿角霜 10g　青皮 10g　橘核 10g　橘叶 14 片　香附 10g　当归 10g　白芥子 9g　麦芽 60g　丝瓜络 10g　皂角刺 10g　陈皮 20g　7 剂。

外治方：三棱 50g　橘叶 20g　水煎分次局部热敷。

六诊：2016 年 12 月 9 日。患乳肿块约 3cm×3cm。舌脉如上。

中药守上方加制乳香 5g、制没药 5g。7 剂。

外治方：三棱 50g　橘叶 20g　水煎分次局部热敷。

七诊：2016 年 12 月 16 日。无不适。舌脉如上。

中药守上方加浙贝母 10g。7 剂。

外治方：三棱 50g　橘叶 20g　水煎分次局部热敷。

八诊：2016 年 12 月 23 日。右乳 B 超见 2.1cm×1.1cm×2.2cm 片状低回声区。舌脉如上。

中药守 12 月 1 日方去麦芽，加制乳香、制没药各 5g，三棱 12g。7 剂。

外治法：隔生姜局部艾灸。

九诊：2016 年 12 月 30 日。无不适。舌脉如上。

中药守上方，7 剂。

外治法同上。

十诊：2017 年 1 月 6 日。B 超示患乳肿块消失。舌脉如上。

逍遥散加预知子 10g、路路通 10g。7 剂。

乳头湿疹

周某，31 岁。左侧乳头瘙痒渗水 1 个月，局部可见疹状病变。

丁香 10g，研细末外涂。

1 周后乳头瘙痒渗水消失。

2 个月后随访，乳头湿疹未发。

第六篇 癥瘕医案

子宫腺肌瘤

医案1 初诊:2012年4月18日。宋某,43岁。因"痛经1年"就诊。B超发现"子宫腺肌病、右侧卵巢囊肿"6个月余。月经周期20~40天,经期7~10天。月经3月29日来潮,有大血块,至今未净,量已少,色黑,淋漓不尽,经期腹痛加重1年,腰脚酸乏力,寐差多梦,纳可,二便调。阴道干涩,性欲淡。生育史:2-0-2-2,2次为药物流产,现已放环。发现高血压多年,正规服药。B超:子宫腺肌瘤24mm×28mm×34mm,右侧卵巢囊肿34mm×35mm×36mm。舌淡红,苔薄白,脉细。

西医诊断:子宫腺肌瘤,右侧卵巢囊肿。

治法:清热清火止血。

方药:**白虎汤合栀子豉汤加减**。

方药:石膏30g 知母10g 炙甘草6g 炒栀子12g 淡豆豉10g 墨旱莲30g 侧柏10g 3剂。

二诊:2012年5月11日。经水已净。妇科检查:外阴无殊,阴道通畅,宫颈轻度柱状上皮外移,宫体平位,略大,质地中等,活动,无压痛,两侧附件无压痛。

方药:知柏地黄汤合二至丸加龟甲胶(烊冲)10g、贯众15g。7剂。

2012年5月—6月。患者先后因胃痛、失眠、便溏等不适随诊,经中药调理后症状消失。

三诊:2012年7月31日。阴道少量出血3天。舌脉如上。

知柏地黄汤去牡丹皮、泽泻,加龟甲胶(烊冲)10g、鳖甲胶(烊冲)10g、地榆10g、槐花15g。7剂。

四诊:2012年8月8日。阴道出血未净,今已少,倦怠。舌脉如上。

归脾汤加阿胶(烊冲)10g、仙鹤草30g、荆芥炭10g、海螵蛸20g。7剂。

2012年8月—10月。月经9月13日来潮。8月16日B超:子宫内膜4mm,卵巢囊肿已消失。予薯蓣丸、调冲汤、八珍汤等加减治疗,培本固元。

五诊:2013年2月6日。月经1月4日来潮,至今未净,量多,夹大血块,色暗,无明显腹痛。舌淡红,苔薄白,脉细。

治法:活血止血。

方药:**震灵丹加味**。

紫石英 10g 赤石脂 10g 代赭石 10g 制乳香 4g 五灵脂 10g 制没药 4g 朱砂 1g 禹余粮 10g 水牛角(先煎)30g 党参 20g 生地黄(黄酒浸)20g 2 剂。

六诊:2013 年 2 月 8 日。经减大半,舌脉如上。

归脾汤加阿胶(烊冲)10g、仙鹤草 30g、荆芥炭 10g,6 剂。

七诊:2013 年 2 月 14 日。B 超:子宫内膜 6mm,宫腔内节育环正常,阴道少量出血未净。舌脉如上。

治法:凉血止血。

凉血清海汤(自拟方:水牛角 15g,生地黄 20g,生白芍 12g,牡丹皮炭 10g,仙鹤草 15g,墨旱莲 20g,地榆 12g,槐花 12g,冬桑叶 15g,阿胶 10g)加贯众炭 30g、赤石脂 20g。5 剂。

致康胶囊,每次 3 粒,1 日 3 次。

八诊:2013 年 2 月 19 日。进药 1 剂,阴道出血净,便软频,舌脉同上。

治法:健脾止泻。

七味白术散加炮姜 5g、神曲 10g、厚朴 10g。7 剂。

2013 年 2 月—3 月:先后予归脾汤、八珍汤、参苓白术散等加减,以补益气血。

九诊:2013 年 4 月 15 日。月经 4 月 1 日来潮,今未净,量已少,色红。舌脉如上。

治法:清热止血。

方药:**苦酒地榆汤加味**。

地榆 50g 醋(入煎)30g 白头翁 20g 贯众炭 30g 侧柏 10g 阿胶(烊冲)10g 海螵蛸 20g 7 剂。

十诊:2013 年 4 月 19 日。经量较多 3 天,色鲜,夹小块。舌脉如上。

治法:活血止血。

震灵丹加仙鹤草 30g、阿胶(烊冲)10g、荆芥炭 10g、党参 20g、侧柏 10g。4 剂。

十一诊:2013 年 4 月 23 日。昨起经量减半,舌脉如上。

中药守上方,党参改为 30g,加贯众炭 30g。4 剂。

十二诊:2013 年 4 月 27 日。经水将净,多梦,舌脉如上。

治法:健脾止血。

归脾汤加阿胶(烊冲)10g、仙鹤草 30g、荆芥炭 10g。7 剂。

十三诊:2013 年 5 月 4 日。经未净,舌脉如上。

治法:益气升阳。

方药:**调经升阳除湿汤**。

生黄芪 12g 党参 12g 柴胡 9g 升麻 6g 葛根 15g 羌活 6g 蔓荆子 10g 白芷 5g 炙甘草 5g 藁本 10g 防风 6g 7 剂。

十四诊:2013 年 5 月 13 日。月经 5 月 9 日净,大便软。B 超:子宫内膜厚度 9mm,

未发现子宫腺肌瘤。痛经消失已达4个月余。

医案2 初诊:2014年4月18日。翁某。42岁。因“痛经20年”就诊。

患者平素月经不规律,周期24~28天,经期7天。月经3月26日来潮,量多,色鲜红,有血块,痛经明显,剧痛时影响工作,经前乳胀、腰酸,带下量多,色偏黄,有异味。近4年头晕反复发作。既往体健,生育史:1-0-3-1,1次剖宫产,3次无痛人工流产。2月12日B超:子宫三径之和18cm,子宫内膜厚度7mm,子宫小肌瘤8mm×6mm×8mm。子宫底部肌层异常回声(37mm×23mm×38mm),子宫腺肌瘤可能。妇科检查:外阴无殊,阴道通畅,分泌物量多,色偏黄,宫颈光滑,宫体后位,偏大,质地中等,无压痛,两侧附件轻压痛。舌淡红,苔薄白,脉细。

西医诊断:子宫腺肌瘤,子宫肌瘤。

治法:活血消癥,益肾清热。

方药:**腺肌汤**(自拟方)。

半枝莲15g 白花蛇舌草20g 三棱10g 莪术10g 制乳香4g 制没药4g 皂角刺10g 海藻15g 三七5g 肉桂粉(吞服)4g 䗪虫10g 水蛭9g 续断15g 野荞麦根20g 7剂。

散结镇痛胶囊,一次4粒,一日3次,口服。

二诊:2014年4月29日。4月14日乳腺B超示双侧乳腺小叶轻度增生,右侧低回声结节(3mm×4mm)。4月15日外院体检示乳头溢液。月经4月22日来潮,痛经较前缓解,第1天仍痛剧,后经量增多,痛缓。现已量少,色暗,舌脉如上。

治法:清湿热,止血。

方药:**清带汤加味**(自拟方)

败酱草10g 大血藤15g 樗根皮15g 半枝莲15g 土茯苓15g 蒲公英15g 大蓟15g 小蓟15g 萆薢10g 地榆15g 槐花20g 贯众炭15g 阿胶(烊冲)10g 5剂。

三诊:2014年5月5日。刻下周期第14天,小腹胀,乳胀,舌脉如上。

治法:活血清热,软坚散结。

方药:**消癥汤**(自拟方)**加味**。

半枝莲15g 白花蛇舌草15g 三棱10g 莪术10g 制没药4g 制乳香4g 皂角刺15g 海藻30g 橘核10g 牡蛎30g 石见穿15g 荔枝核10g 枳壳10g 赤小豆15g 7剂。

四诊:2014年5月12日。经期将近,舌脉如上。

方药:消癥汤加鬼箭羽15g、刘寄奴15g。7剂。

五诊:2014年5月26日。月经5月19日来潮,无痛经,今净。舌脉如上。

中药继续守上方,7剂。

六诊:2014年6月6日。无不适,舌脉如上。

方药:消癥汤加鬼箭羽12g、刘寄奴10g。7剂。

七诊:2014年6月13日。经期将近,舌脉如上。

方药：腺肌汤，7 剂。

散结镇痛胶囊，一次 4 粒，一日 3 次，口服。

八诊：2014 年 6 月 20 日。月经 6 月 15 日来潮，经量中等，无痛经，未净，舌脉如上。

方药：消癥汤加减。

子宫内膜异位症

初诊：2002 年 12 月 6 日。田某，28 岁。13 岁初潮，月经周期定，经期 3~4 天，经量正常，有血块，经行下腹疼痛剧烈 8 年，伴出冷汗，面色苍白，恶心呕吐。经前乳胀，白带不多，色黄。结婚 6 个月，未避孕 3 个月未孕。经期 11 月 28 日来潮。生育史 0-0-0-0。妇科检查：外阴无殊，阴道通畅，宫颈轻度柱状上皮外移，宫体前位偏右，活动，质地中等，无压痛，两侧附件无压痛，三合诊右侧子宫骶韧带触及痛性结节。舌淡红，苔薄白，脉细。

西医诊断：子宫内膜异位症。

治法：清热解毒，活血散结。

方药：**消癥汤**（自拟方）。

半枝莲 15g　白花蛇舌草 15g　制乳香 4g　制没药 4g　皂角刺 15g　石见穿 15g　荔枝核 12g　橘核 12g　牡蛎（先入）20g　海藻 20g　三棱 10g　莪术 10g，6 剂。

大黄䗪虫丸，每次 3g，每日 3 次，吞服。

二诊：2002 年 12 月 12 日。适值月经中期，腰酸痛。舌脉如上。

治法：温补肾阳。

方药：**助孕汤**（自拟方）。

菟丝子 15g　枸杞子 15g　覆盆子 15g　巴戟天 12g　淫羊藿 12g　鹿角片 10g　续断 10g　杜仲 10g　何首乌 12g　当归 8g　紫石英 20g　熟地黄 12g　6 剂。

胚宝胶囊，每次 2 片，每日 3 次，吞服。

三诊：2003 年 3 月 8 日。末次经期 2 月 28 日来潮，痛经缓解，舌脉如上。

消癥汤，3 剂。

四诊：2003 年 3 月 11 日。无不适，B 超检测：子宫内膜 11mm，左卵泡 33mm×23mm，舌脉如上。

治法：活血化瘀。

方药：**血府逐瘀汤加味**。

桃仁 10g　红花 5g　生地黄 12g　当归 9g　川芎 9g　桔梗 6g　川牛膝 20g　柴胡 10g　枳壳 10g　赤芍 10g　丹参 15g　泽兰 10g　4 剂。

复方丹参针 16ml 加入 5% 葡萄糖注射液 500ml 中静脉滴注，同时用绒毛膜促性腺激素 10 000U 肌内注射，观察排卵情况，连续用药 3 天。

五诊：2003 年 3 月 14 日。B 超：子宫内膜 1.1cm，左卵泡 41mm×36mm。舌脉如上。

消癥汤,3 剂。

六诊:2003 年 4 月 3 日。月经 3 月 24 日来潮,无痛经。B 超:子宫内膜 4mm,左侧卵泡 18mm×15mm。舌脉如上。

助孕汤,9 剂。

阿司匹林片,每次 0.3g,每日 3 次,口服;同时用绒毛膜促性腺激素 1 000U 肌内注射,观察卵泡发育情况,连续用药 4 天。

七诊:2003 年 4 月 11 日。B 超:子宫内膜 10mm,右侧卵泡 21mm×21mm。舌脉如上。

血府逐瘀汤,3 剂。

大黄䗪虫丸,每次 3g,每日 3 次。

西药用法同 3 月 11 日。

八诊:2003 年 4 月 14 日。卵泡已经排出,舌脉如上。

治法:补益肾阴肾阳。

方药:**固冲汤**(自拟方)。

墨旱莲 15g　女贞子 10g　菟丝子 10g　枸杞子 15g　覆盆子 15g　巴戟天 12g　淫羊藿 10g　何首乌 15g　熟地黄 15g　桑椹子 15g　鹿角片 10g　续断 10g　8 剂。

胚宝胶囊,每次 2 片,每日 3 次,吞服。

九诊:2003 年 4 月 29 日。月经 4 月 27 日来潮,无痛经,经量不多,今未净,舌脉如上。

消癥汤加减,10 剂。

十诊:2003 年 5 月 10 日。无不适,舌脉如上。

助孕汤加减,6 剂。

十一诊:2003 年 5 月 29 日。月经 5 月 25 日来潮,无痛经,今未净。舌脉如上。

助孕汤加减,15 剂。

胚宝胶囊,每次 2 片,一日 3 次。

十二诊:2003 年 6 月 20 日。经期将近,无不适。舌脉如上。

固冲汤,8 剂。

十三诊:2003 年 6 月 25 日。月经 6 月 25 日来潮,已经连续 4 个月无痛经。

妇科检查:右侧子宫骶韧带结节消失。

子宫内膜息肉

医案 1　初诊:2011 年 11 月 21 日。李某,47 岁。经净后 3~4 天带中夹血 2 个周期,色紫,量少,伴腰痛,持续 1 周方净。月经量中等,夹块,7~10 天净。白带量多如水。子宫肌瘤剥除术后 4 年多。B 超发现子宫内膜息肉 9mm×11mm×13mm,内膜厚度 9mm。生育史:2-0-0-2。舌淡红,苔薄白,脉细。

治法:**调气清湿热**。

方药：**四逆清带汤**（自拟方）**加味**。

柴胡 10g 白芍 10g 枳壳 8g 蒲公英 15g 大蓟 15g 小蓟 15g 鱼腥草 15g 大血藤 10g 败酱草 12g 白花蛇舌草 15g 夏枯草 10g 大腹皮 10g 生甘草 5g 乌梅 10g 白芷 10g 白僵蚕 10g 28 剂。

B 超复查，子宫内膜息肉消失。

医案 2 初诊：2005 年 1 月 17 日。谷某，40 岁。因月经后期 1 年就诊，周期 40~60 天，经期 6~7 天。带下多色黄，有异味。月经 1 月 7 日来潮。B 超：宫体 65mm × 54mm × 67mm，子宫内膜 13mm，宫腔内见大小不等絮状团，最大为 24mm × 8mm × 7mm，宫前后壁见低回声团 11mm × 7mm，4mm × 5mm，右卵巢见 29mm × 22mm × 29mm 囊性暗区。妇科检查：外阴无殊，阴道通畅，宫颈重度柱状上皮外移，宫体后位，增大，活动，质地中等，压痛，左侧附件压痛，右侧附件无压痛。生育史：2-0-0-2。已行输卵管结扎术。舌淡红，苔薄白，脉细。

西医诊断：子宫内膜息肉样增生，子宫肌瘤，右卵巢囊肿，慢性盆腔炎性疾病后遗症。

治法：**清热解毒，活血散结**。

方药：**消癥汤**（自拟方）**加味**。

半枝莲 30g 蛇舌草 30g 皂角刺 30g 莪术 15g 三棱 15g 牡蛎 30g 海藻 30g 制乳香 4g 制没药 4g 荔枝核 15g 橘核 15g 石见穿 30g 紫草 20g 蒲公英 15g 大血藤 20g 败酱草 15g 12 剂。

二诊：2005 年 2 月 1 日。经期将近，胃脘胀，嗳气。B 超：宫体 60mm × 51mm × 54mm，子宫内膜 9mm，宫腔内见多个稍高回声光团，边界欠清，最大为 9mm × 6mm × 11mm，右卵巢见 25mm × 20mm 囊性暗区。舌脉如上。

中药守上方加陈皮 10g、砂仁（杵冲）4g、蛇莓 15g。14 剂。

三诊：2005 年 2 月 16 日。月经 2 月 3 日来潮，经量不多，6 天净。腰坠，小腹隐痛，恶心，纳欠。B 超：宫体偏大，子宫内膜 12mm，回声不匀，子宫前后壁见 12mm × 8mm，4mm × 5mm 低回声团，边界清晰。舌脉如上。

中药守上方去蛇莓，加半夏 10g、蒲公英 15g、神曲 10g。14 剂。

以后 B 超复查，未发现子宫内膜增生过度现象。

结核性包块

初诊：2009 年 8 月 17 日。王某，47 岁。20 年前有结核性腹膜炎病史，今 B 超检查发现右侧附件有 69mm × 41mm × 41mm 大小囊性肿块，经多家医院抗炎治疗数月无效，或建议手术。二便正常，纳可，月经失调，常淋漓难尽。妇科检查：外阴无殊，阴道通畅，宫颈光滑，宫体后位，正常大小，活动，质地中等，无压痛，两侧附件无压痛，右侧附件触及一囊性包块。舌淡红，苔薄白，脉细。

西医诊断：盆腔结核性包块。

治法：清热解毒，活血软坚。

方药：**消癥汤（自拟方）加味**。

半枝莲 30g　白花蛇舌草 30g　皂角刺 30g　莪术 15g　三棱 15g　牡蛎 30g　海藻 30g　制乳香 4g　制没药 4g　荔枝核 15g　橘核 15g　平地木 20g　丹参 20g　蜈蚣（研吞）3 条　7 剂。

二诊：2009 年 8 月 25 日。无不适。舌脉如上。

消癥汤加丹参 30g、平地木 30g、蜈蚣（研吞）4 条、白敛 15g。7 剂。

三诊：2009 年 9 月 3 日。无不适。舌脉如上。

方药：蜈蚣（研吞）6 条　平地木 30g　白敛 15g　丹参 30g　昆布 30g　海浮石 20g　三棱 15g　莪术 15g　黄精 15g　百部 15g　7 剂。

此后以上方为基本方加味，连续服用 21 剂后，10 月 19 日 B 超复查，右侧附件囊肿缩小为 54mm×27mm 大小。

再以基本方加味服用 56 剂，2010 年 2 月 2 日 B 超复查，右侧附件囊肿缩小为 41mm×28mm 大小。

再以基本方加味服用 35 剂，2010 年 6 月 1 日 B 超复查，右侧附件囊肿消失。

续服基本方 14 剂，以巩固疗效。

子宫憩室妊娠

初诊：2015 年 12 月 7 日。李某，39 岁。“药物流产术后血人绒毛膜促性腺素（HCG）上升半月”就诊。

患者 11 月 11 日检查血 HCG 803U/L，11 月 16 日行药物流产，见肉样物排出阴道。11 月 26 日于某医院查 B 超示子宫腺肌病，右侧卵巢囊肿，子宫内膜囊肿可能。昨日复查血人绒毛膜促性腺激素 942U/L，血红蛋白 98g/L。今阴道无出血，无腹痛。B 超未见宫内胎物残留。既往体健。生育史：1-0-4-1（剖宫产 1 次，人工流产 2 次，药物流产 1 次，自然流产 1 次）。舌淡红，苔薄白，脉细。

西医诊断：异位妊娠？绒癌？

治法：清热解毒，活血消癥

方药：**异位降血汤**（自拟方）。

紫草 20g　蛇莓 30g　天花粉 30g　凤尾草 20g　三棱 15g　莪术 15g　蜈蚣 4 条　半枝莲 20g　白花蛇舌草 20g　牡蛎 30g　海藻 20g　赤芍 10g　露蜂房 20g　7 剂。

二诊：2015 年 12 月 17 日。恶心，便溏。2015 年 12 月 16 日测血人绒毛膜促性腺激素 604U/L。12 月 17 日某医院 B 超：子宫内膜 5mm，子宫憩室发现妊娠囊 6mm×5mm×6mm，子宫腺肌病。右侧卵巢囊肿 44mm×24mm×38mm，36mm×29mm×33mm，其一属子宫内膜囊肿可能。舌脉如上。

方药：异位降血汤去牡蛎，加半夏 12g、苍术 10g、神曲 10g。7 剂。

三诊：2015 年 12 月 24 日。复查人绒毛膜促性腺激素 190.1U/L。舌脉如上。

中药守上方7剂。

四诊:2015年12月31日。月经12月31日来潮。今测人绒毛膜促性腺激素54.8U/L。舌脉如上。

异位降血汤,7剂。

五诊:2016年1月7日。今测人绒毛膜促性腺激素2.6U/L。

陈旧性宫外孕

医案1 初诊:2009年1月22日。陈某,32岁。阴道不规则出血2个月,人绒毛膜促性腺激素测定结果18.1U/L,半月前B超检查左侧附件区见一异常包块约18mm×10mm×14mm,今天B超复查包块21mm×13mm×15mm,人绒毛膜促性腺激素测定结果2.67U/L。舌淡红,苔薄白,脉细滑。

治法:**活血破癥**。

方药:卷柏30g 瓦楞子50g 刘寄奴15g 赤芍12g 鬼箭羽15g 牡丹皮12g 14剂。

二诊:2009年3月5日。无不适,中药守上方加莪术10g,续进7剂。

三诊:2009年4月23日。B超复查,左侧附件区异常包块消失。

医案2 初诊:2009年12月31日。黄某,35岁。停经33天,3天前测血HCG 5 195mU/L,今天测HCG 151mU/L。小腹坠胀疼痛,B超检查子宫内膜厚度4mm,宫内未见妊娠征象,左侧附件囊肿66mm×55mm×60mm。舌淡红,苔薄白,脉细。

西医诊断:左侧卵巢囊肿,除外异位妊娠包块。

外治方:大黄90g 泽兰30g 薄荷(后入)30g 侧柏50g 5剂。

上药共研细末,热水调和,局部外敷。

二诊:2010年1月26日。小腹疼痛消失,B超检查,左侧附件包块消失。

医案3 初诊:2017年1月11日。兰某,33岁。因"宫外孕保守治疗后1个月"就诊。

患者平素月经周期30多天,经期5~6天。月经2016年11月10日来潮。2016年12月8日因"停经29天,腹痛伴阴道出血1天"于某医院就诊,诊断为"右侧输卵管异位妊娠",予保守治疗。1月2日B超示子宫内膜厚度4mm,右侧附件区混合性包块大小约37mm×13mm×43mm,盆腔积液47mm。1月9日复查血HCG 3.36U/L。现仍有阴道量少咖啡色出血,伴右下腹隐痛。纳寐可,二便调。生育史:1-0-2-1(3年前顺产1子,既往人工流产史1次,宫外孕史1次)。舌淡红,苔薄白,脉细。

西医诊断:陈旧性宫外孕。

治法:活血化瘀,清热解毒,消癥散结。

方药:**消癥汤**(自拟方)**加味**。

半枝莲30g 白花蛇舌草30g 三棱15g 莪术15g 制乳香4g 制没药4g 橘核15g 皂角刺30g 海藻30g 牡蛎30g 石见穿30g 荔枝核15g 7剂。

二诊:2017 年 1 月 19 日。阴道出血已止,腹痛亦消。1 月 18 日复查 B 超示子宫内膜厚度 9mm,右附件区囊性包块大小约 93mm×67mm×74mm,内见多条分隔光带回声,其旁另见囊性快,大小约 34mm×23mm×29mm,其内见多条粗分隔光带,右侧卵巢囊肿大小约 9mm×8mm×8mm。舌脉如上。

方药:制乳香 5g 制没药 5g 鳖甲 15g 昆布 20g 海藻 20g 皂角刺 20g 三棱 12g 莪术 12g 青皮 10g 丹参 15g 香附 10g 郁金 10g 5 剂。

外治方:侧柏叶 60g 大黄 60g 黄柏 30g 薄荷(后入)30g 泽兰 30g

上药研末,纱布包,右下腹包块局部热敷,每日 2 次。

三诊:2017 年 1 月 24 日。B 超:子宫内膜厚度约 5mm,子宫右侧附件包块大小约 19mm×9mm×14mm,右侧卵巢囊肿大小约 34mm×19mm,盆腔少量积液深度约 11mm。舌淡红,苔薄白,脉细。

方药:中药守 1 月 19 日方,7 剂。

外治法同上。

四诊:2017 年 2 月 7 日。月经 2017 年 1 月 24 日来潮,经量、经色正常,6 天净。B 超:子宫内膜厚度 5mm,右侧附件区包块大小约 20mm×8mm×17mm,右侧卵巢囊肿大小约 33mm×15mm。追问用药情况,患者已自行停用外敷药半月余。

方药:中药守 1 月 19 日方,7 剂。

外治法同上。

医案 4 初诊:2021 年 9 月 18 日。黄某,29 岁。8 月 30 日至今阴道不规则出血,色鲜,夹血块,半张卫生巾量。9 月 5 日开始出现腹痛,9 月 6 日诊断为异位妊娠。查血 HCG 570U/L,予米非司酮片 50mg、每日 2 次及甲氨蝶呤针 75mg(2 支)杀胚治疗。9 月 16 日查血 HCG 461U/L。B 超:左侧附件包块约 29mm×30mm×27mm,左侧输卵管轻度积水,盆腔积血。舌淡红,苔薄白,脉细。

西医诊断:异位妊娠包块。

治疗:清热解毒,杀胚消癥。

方药:**异位降血汤**(自拟方)。

凤尾草 20g 白花蛇舌草 20g 莪术 15g 紫草 20g 赤芍 10g 露蜂房 20g 天花粉 30g 三棱 15g 生牡蛎 30g 半枝莲 20g 蛇莓 30g 海藻 20g 蜈蚣 4 条 7 剂。

二诊:2021 年 10 月 4 日。阴道点滴出血未净,左下腹偶有抽痛感。胃纳可,夜寐安,大便硬,2 日一解。9 月 24 日 B 超:左附件包块大小 32mm×28mm×26mm,盆腔积血深 19mm。10 月 1 日血 HCG 79.7U/L。舌脉如上。

方药:守上方,7 剂。

三诊:2021 年 10 月 19 日。无阴道出血,无腹痛。10 月 12 日 HCG 0.58U/L。10 月 16 日 B 超:子宫内膜厚度 20mm,左附件包块大小 50mm×29mm×31mm,盆腔积液 40mm。舌脉如上。

方药:**消癥汤**(自拟方)。

石见穿 15g 白花蛇舌草 15g 皂角刺 15g 制没药 4g 制乳香 4g 生牡蛎 30g 海藻 30g 半枝莲 15g 莪术 10g 三棱 10g 橘核 10g 荔枝核 10g 7 剂。

嘱腹痛剧烈,立即就诊。

四诊:2021 年 10 月 20 日。无不适,舌脉如上。

外治方:生侧柏叶 60g 大黄 60g 黄柏 30g 薄荷 30g 泽兰 30g 3 剂。

上药研末,纱布包,热敷局部,每日 2 次。

五诊:2021 年 10 月 28 日。今阴道少许出血,褐色,小腹隐痛。大便干结如羊屎,每日一解,量少。咽痛 2 天,今自觉咽中有痰。10 月 28 日 B 超:子宫内膜厚度 14mm,子宫三径之和 17mm,左侧附件包块大小 31mm×15mm×13mm。舌脉如上。

方药:消癥汤,7 剂。

嘱经多停服。

六诊:2021 年 11 月 6 日。月经 10 月 30 日来潮,经量中等,3 天净。大便 2 日一解,质地中等。11 月 6 日 B 超:子宫内膜厚度 4mm,左附件区包块大小 22mm×12mm×13mm,盆腔积液 13mm。舌脉如上。

方药:中药守上方,7 剂。

桂枝茯苓丸,一次 1 丸,一日 2 次。

七诊:2021 年 11 月 13 日。异位妊娠保守治疗 50 余天。11 月 13 日 B 超示子宫内膜厚度 13mm,两侧卵巢显示清晰,大小正常,左侧附件区见迂曲的管状暗带,最宽内径约 20mm。提示输卵管积水。舌脉如上。

方药:**积水汤**。

䗪虫 10g 泽兰 10g 水蛭 9g 大腹皮 20g 益母草 30g 乌药 9g 琥珀 5g 制大黄 9g 王不留行 30g 7 剂。

卵巢肿瘤

医案 1 初诊:1997 年 8 月 5 日。陈某,25 岁。近来自觉腰部酸痛,右少腹隐痛,带下不多。妇科检查:外阴无殊,阴道通畅,宫颈中度柱状上皮外移,宫体后位,正常大小,活动,质地中等,无压痛,右侧附件触及直径 5cm 大小的肿块,质软,触痛,左附件无压痛。B 超提示右侧卵巢见 5.5cm×4.0cm×3.9cm 大小回声不规则肿块。舌淡红,苔薄白,脉细。

西医诊断:右卵巢肿瘤,性质待查。

治法:**清热解毒,活血散结**。

方药:**消癥汤**(自拟方)。

半枝莲 15g 白花蛇舌草 15g 夏枯草 15g 皂角刺 12g 三棱 10g 莪术 10g 海藻 12g 牡蛎 15g 荔枝核 10g 橘核 10g 制乳香 4g 制没药 4g 紫草 12g 10 剂。

桂枝茯苓丸,每次 3 粒,每日 3 次,吞服。

二诊:1997年8月19日。末次经期8月16日来潮,经量一般,今未净,小腹隐痛,舌脉如上。

治法:清热解毒散结。

方药:夏枯草15g 半枝莲15g 白花蛇舌草15g 贯众20g 败酱草15g 海藻15g 牡蛎20g 紫草15g 浙贝母10g 海螵蛸20g 玄参12g 益母草12g 3剂。

三诊:1997年8月22日。经行6天净,口臭,舌脉如上。

中药守8月5日方,20剂。

四诊:1997年9月15日。末次经期9月6日来潮,经量不多,经行4天净,小腹隐痛,舌脉如上。

治法:清湿热,活血消肿。

方药:**仙方活命饮加味**。

金银花12g 防风10g 白芷10g 当归6g 陈皮10g 白芍10g 制乳香4g 制没药4g 皂角刺12g 天花粉12g 生甘草5g 蒲公英15g 大血藤20g 败酱草15g 5剂。

五诊:1997年9月23日。症状如上,舌脉如上。

治法:清热解毒,活血散结。

方药:消癥汤(自拟方)加紫草12g,10剂。

桂枝茯苓丸,每次3粒,每日3次,吞服。

六诊:1997年10月6日。右少腹隐痛,舌脉如上。

中药守上方,13剂。

大黄䗪虫丸,每次3g,每日2次,吞服。

七诊:1997年10月28日。月经10月18日来潮,经量不多,伴痛经。B超显示,右侧卵巢肿块缩小为4.1cm×1.9cm,大便秘结,舌脉如上。

中药守上方续进5剂。

大黄䗪虫丸,每次3g,每日2次,吞服。

此后依上方加减续进11剂。

1998年1月3日B超检查,右侧卵巢肿瘤消失。

医案2 初诊:2014年8月6日。周某,17岁,未婚。因“反复痛经2年余”就诊。平素月经规则,周期30~38天,经期3~4天。月经2014年7月15日来潮,量中等,色红,偶有血块,经前无乳胀,腹痛较剧,经量增多时疼痛明显,以经行第1天较剧,第2天缓解,怕冷,喜温敷。近半年自行服药(外国进口药物,具体不详)后症状缓解不明显。带下无殊,纳可,寐安,二便调。既往体健。2014年8月6日经腹B超:子宫内膜厚度10mm,左卵巢25mm×16mm,子宫右侧方(右侧附件区)见低回声团块,性质待定,卵巢来源可能性大,约44×38×39mm。舌淡红,苔薄白,脉细。

西医诊断:右附件肿块性质待查。

治法:**清热解毒,散结镇痛**。

方药:**消癥汤**(自拟方)**加味**。

半枝莲 15g　白花蛇舌草 15g　三棱 10g　莪术 10g　制没药 4g　制乳香 4g　橘核 10g　皂角刺 15g　海藻 30g　牡蛎 30g　石见穿 15g　荔枝核 10g　延胡索 10g　川楝子 10g　蒲黄(包)10g　五灵脂 10g　7 剂。

二诊:2014 年 8 月 14 日。CT:右侧卵巢占位性病变,大小 34mm×21mm×35mm。舌脉如上。

方药:**痛经汤**(自拟方)**加味**。

丹参 15g　延胡索 10g　鹿衔草 15g　川楝子 10g　当归 9g　五灵脂 10g　香附 10g　炒蒲黄(包)10g　九香虫 10g　鸡血藤 20g　益母草 20g　川芎 9g　九香虫 10g　炒栀子 20g　7 剂。

三诊:2014 年 8 月 21 日。人绒毛膜促性腺激素<0.5U/L,CEA<0.5ng/ml,糖类抗原 15-3(CA15-3)5.4U/ml,糖类抗原 125(CA125)7.9U/ml。月经 8 月 17 日来潮,伴痛经,今经量已少。舌脉如上。

方药:消癥汤加王不留行 15g、刘寄奴 15g。7 剂。

四诊:2014 年 8 月 27 日。症如上。舌脉如上。

消癥汤加夏枯草 15g、蛇莓 15g。14 剂。

五诊:2014 年 9 月 13 日。经期将近。舌脉如上。

中药守上方 7 剂,消癥汤加减 6 剂。

六诊:2014 年 9 月 27 日。B 超:子宫内膜厚度 6mm,左侧卵巢 26mm×14mm,右侧卵巢 29mm×17mm,右侧卵巢肿块消失。

卵巢囊肿

医案 1　子宫内膜囊肿　初诊:2008 年 10 月 7 日。吴某,35 岁。2001 年行左侧卵巢子宫内膜囊肿剥除术,2002 年囊肿复发,今年 7 月 25 日行囊肿穿刺术,术后经量减少至原先的 1/3,经色鲜红,经期左侧少腹抽痛感,偶觉腰酸,带下或黄如糊。9 月 16 日 B 超:左侧卵巢囊肿 95mm×73mm×79mm。月经 10 月 2 日来潮。妇科检查:外阴无殊,阴道通畅,宫颈轻度柱状上皮外移,子宫前位,大小正常,质地中等,活动,无压痛,左侧附件触及一巨大囊性肿块,两侧附件均压痛。舌淡红,苔薄白,脉细。

西医诊断:卵巢子宫内膜囊肿。

治法:清热解毒,活血散结。

方药:**消癥汤**(自拟方)**加味**。

半枝莲 15g　白花蛇舌草 15g　三棱 10g　莪术 10g　制没药 4g　制乳香 4g　橘核 10g　皂角刺 15g　海藻 30g　牡蛎 30g　石见穿 15g　荔枝核 10g　山楂 15g　鸡内金 6g　炮山甲粉(吞)6g　葶苈子 10g　7 剂。

二诊:2008 年 10 月 13 日。阴道少量出血,舌脉如上。

中药守上方加琥珀(吞)5g。5 剂。

三诊:2008 年 10 月 27 日。阴道出血已净,B 超:左侧卵巢囊肿 62mm×41mm。舌脉如上。

中药守上方续进 14 剂。

四诊:2008 年 11 月 4 日。月经 3 日来潮,经量正常,无不适,舌脉如上。

消癥汤加减,7 剂。

五诊:2008 年 11 月 25 日。经期将近,舌脉如上。

方药: **消癥汤**(大剂量)**加味**。

三棱 20g 莪术 20g 半枝莲 30g 白花蛇舌草 30g 皂角刺 30g 石见穿 30g 牡蛎 30g 海藻 30g 荔枝核 15g 橘核 15g 制乳香 4g 制没药 4g 炮山甲粉(吞)6g 鬼箭羽 10g 7 剂。

六诊:2008 年 12 月 2 日。经期将近,舌脉如上。

消癥汤加减,5 剂。

七诊:2008 年 12 月 9 日。月经 12 月 3 日来潮,今将净,舌脉如上。

消癥汤,4 剂。

八诊:2008 年 12 月 13 日。B 超: 左侧卵巢可见一 22mm×16mm 大小囊性肿块。舌脉如上。

中药守 11 月 25 日方,7 剂。

医案 2 子宫内膜囊肿 初诊:2004 年 12 月 27 日。朱某,31 岁。17 岁初潮,经行腹痛 10 多年,疼痛明显,伴呕吐,分娩之后痛经略减,近年来痛经如旧。11 月 19 日 B 超检查提示两侧卵巢子宫内膜囊肿,左侧约 35mm×31mm,右侧约 34mm×30mm。妇科检查: 外阴无殊,阴道通畅,宫颈轻度柱状上皮外移,子宫后位,大小正常,质地中等,活动,压痛,两侧附件可以触及直径约 30mm 大小囊性肿块,压痛。后穹窿触及痛性结节。舌淡红,苔薄白,脉细。

诊断: 两侧卵巢子宫内膜囊肿,子宫内膜异位症。

从 2004 年 12 月 27 日开始至 2009 年 3 月 21 日止,先后共服用消癥汤 400 多剂,痛经消失,B 超提示两侧卵巢子宫内膜囊肿消失。

医案 3 卵巢囊肿 初诊:1991 年 7 月 29 日。吴某,30 岁。因卵巢皮样囊肿行左侧卵巢切除及右侧卵巢囊肿剜除术后 1 年半。近来自觉右少腹胀,腰坠。今 B 超检查发现右侧附件见一 53mm×85mm 大小的囊性暗区。平时月经提早 4~5 天,经量多,半月方净。妇科检查: 外阴无殊,阴道通畅,宫颈充血,宫体平位,正常大小,质地中等,轻压痛,右侧附件可及一直径 6cm 大小的囊性肿块,与子宫紧贴,压痛。左侧附件无压痛。舌淡红,苔薄白,脉细。

西医诊断: 右侧卵巢囊肿,慢性盆腔炎性疾病后遗症。

治法: 清热解毒,活血散结。

方药: 三七 4g 皂角刺 12g 夏枯草 15g 桃仁 10g 莪术 10g 三棱 10g 延胡索 10g 海藻 15g 牡蛎 20g 制乳香 5g 制没药 5g 荔枝核 10g 败酱草 20g 半枝莲 15g 3 剂。

水煎口服,兼药液保留灌肠。

二诊:1994年8月1日。经期7月30日来潮,经量少,色暗红,无腹痛。舌淡红,苔薄白,脉细。

治法:活血行经散瘀。

方药:**桂枝茯苓丸加味**。

桂枝5g 茯苓10g 白芍10g 牡丹皮10g 桃仁10g 益母草20g 香附10g 丹参10g 延胡索10g 皂角刺10g 䗪虫6g 莪术10g 3剂。

三诊:1994年8月5日。经水昨日净,腰坠感。舌脉如上。

治法:活血破瘀,软坚散结。

方药:桂枝6g 茯苓10g 赤芍10g 牡丹皮10g 桃仁10g 莪术10g 三棱10g 牡蛎30g 海藻15g 皂角刺12g 䗪虫10g 夏枯草15g 5剂。

水煎口服,兼药液保留灌肠。

四诊:1994年8月9日。右少腹微胀,舌脉如上。

中药守上方加荔枝核10g、橘核10g,10剂。

水煎口服,兼药液保留灌肠。

五诊:1994年8月21日。月经提早10天于8月19日来潮,经未净,舌脉如上。

治法:清热解毒,活血软坚。

方药:半枝莲15g 夏枯草15g 皂角刺12g 牡蛎30g 海藻12g 浙贝母10g 益母草12g 三棱10g 莪术10g 紫草15g 败酱草15g 贯众15g 3剂。

六诊:1994年8月27日。经水已净,B超示右侧卵巢囊肿已消失。

医案4 卵巢囊肿 初诊:2017年11月21日。沈某,33岁。因"体检发现右侧卵巢囊肿10个月"就诊。

患者于2017年1月9日体检发现右侧卵巢囊肿33mm×29mm×33mm,子宫肌瘤8mm×7mm×10mm,曾在外院一直服用西药治疗。10月19日复查卵巢囊肿增大,B超检查右侧卵巢囊肿50mm×50mm×55mm,子宫肌瘤15mm×15mm×15mm。月经周期26~30天,经期3~4天净。月经10月25日来潮。梦多,胃纳一般。二便调。生育史:2-0-2-2(2次剖宫产,2次药物流产。)妇科检查:右附件区压痛,余无殊。舌淡红,苔薄白,脉细。

西医诊断:右侧卵巢囊肿。

治法:活血化瘀,化痰散结。

方药:**消癥汤**(自拟方)**加味**。

半枝莲30g 白花蛇舌草30g 荔枝核15g 橘核15g 海藻30g 牡蛎30g 皂角刺30g 石见穿30g 三棱15g 莪术15g 制乳香4g 制没药4g 昆布15g 透骨草15g 7剂。

外治方:阿魏消痞膏外贴腹壁局部皮肤。

二诊:2017年11月30日。外贴阿魏消痞膏后局部皮肤过敏,自行停药,经未转,自测尿妊娠试验阴性。舌脉如上。

方药:**消癥汤**(自拟方)**加味**。

半枝莲30g 白花蛇舌草30g 荔枝核15g 橘核15g 海藻30g 牡蛎30g 皂角刺30g 石见穿30g 三棱15g 莪术15g 制乳香4g 制没药4g 王不留行15g 刘寄奴15g 7剂。

三诊:2017年12月7日。12月6日B超:右卵巢囊肿消失,子宫肌瘤17mm×10mm。

方药:**消癥汤**(自拟方)**加味**。

半枝莲15g 白花蛇舌草15g 荔枝核10g 橘核10g 海藻30g 牡蛎15g 皂角刺15g 石见穿15g 益母草15g 贯众15g 败酱草15g 蒲公英15g 7剂。

子宫肌瘤

医案1 初诊:2000年7月7日。许某,40岁。B超检查发现子宫肌瘤36mm×24mm×30mm,小腹疼痛,平时经量不多。妇科检查:外阴无殊,阴道通畅,子宫颈光滑,宫体后位,略大,活动,质地中等,压痛,两侧附件压痛,两侧子宫骶韧带触痛。舌淡红,苔薄白,脉细。

西医诊断:子宫肌瘤,慢性盆腔炎性疾病后遗症。

治法:清热解毒,活血消癥。

方药:**消癥汤**(自拟方)。

半枝莲20g 白花蛇舌草20g 夏枯草20g 荔枝核12g 橘核12g 三棱20g 莪术12g 皂角刺15g 石见穿30g 牡蛎30g 海藻30g 制乳香4g 制没药4g 30剂。

大黄䗪虫丸,每次3g,每日3次,吞服。

二诊:2000年10月9日。头晕,胃脘不舒,月经将净。舌淡红,苔薄腻,脉细。

治法:益气健脾,燥湿和胃。

方药:**半夏白术天麻汤加味**。

防风10g 党参12g 茯苓10g 白术10g 枳壳8g 陈皮10g 天麻10g 半夏10g 蔻仁(杵冲)4g 泽泻30g 生黄芪12g 白僵蚕10g 3剂。

三诊:2000年10月16日。B超:子宫肌瘤缩小为27mm×20mm×25mm,恶心,舌脉如上。

治法:清热解毒,化瘀和胃。

方药:半夏12g 吴茱萸2g 半枝莲12g 白花蛇舌草12g 牡蛎20g 海藻15g 皂角刺12g 龙葵15g 蔓荆子12g 王不留行50g 苏子20g 石见穿20g 3剂。

大黄䗪虫丸,每次3g,每日3次,吞服。

四诊:2000年10月24日。交接后小腹疼痛,舌脉如上。

方药:半枝莲15g 白花蛇舌草15g 荔枝核10g 橘核10g 王不留行50g 半夏10g 砂仁(杵冲)4g 皂角刺15g 石见穿30g 牡蛎30g 海藻15g 延胡索10g 5剂。

大黄䗪虫丸,每次3g,每日3次,吞服。

五诊:2000年12月5日。腰及下腹疼痛2天,右下肢疼痛。月经11月26日—12月3日。舌淡红,苔薄白,脉细。

方药:半枝莲20g 白花蛇舌草20g 三七4g 大血藤30g 莪术10g 三棱10g 延胡索10g 川楝子10g 皂角刺15g 石见穿30g 血竭5g 䗪虫10g 19剂。

大黄䗪虫丸,每次3g,每日3次,吞服。

六诊:2001年3月13日。腰痛,小腹疼痛,月经3月4日来潮,今仍见赤带,舌脉如上。

治法:清热解毒,益肾止带。

方药:半枝莲15g 白花蛇舌草15g 贯众15g 龟甲胶(烊冲)10g 野荞麦根20g 仙鹤草20g 鸡冠花20g 萆薢10g 墨旱莲15g 川楝子10g 海螵蛸30g 蔓茎鼠尾草15g 5剂。

大黄䗪虫丸,每次3g,每日3次,吞服。

七诊:2001年3月20日。腰痛好转,小腹隐痛。舌脉如上。

治法:清热解毒,活血消癥。

消癥汤加三七4g、延胡索10g。3剂。

大黄䗪虫丸,每次3g,每日3次,吞服。

八诊:2001年4月4日。腰痛,经期3月28日来潮,至今未净,口苦。舌脉如上。

治法:清湿热止血。

方药:贯众炭15g 萆薢12g 海螵蛸20g 茜草炭12g 地榆20g 槐花20g 椿根皮15g 阿胶(烊冲)10g 茵陈12g 鸡冠花20g 土茯苓15g 白头翁10g 3剂。

九诊:2001年4月16日。B超:子宫肌瘤消失,左少腹疼痛,左乳房疼痛。舌脉如上。

中药守3月20日方加山慈菇12g、漏芦12g、预知子12g。5剂。

大黄䗪虫丸,每次3g,每日3次,吞服。

医案2 初诊:2002年7月4日。余某,28岁。取节育环后未避孕3年未孕。月经周期定,经期3~4天,经量中等,色红,无血块,经前小腹疼痛,腰倦,输卵管通液术提示两侧均阻塞。白带量中,色黄有臭。B超:子宫后壁肌瘤25mm×25mm。生育史:1-0-2-1。妇科检查:外阴无殊,阴道通畅,宫颈轻度柱状上皮外移,宫体后位,正常大小,活动,质地中等,压痛,后壁触及肿块,两侧附件压痛。舌淡红,苔薄白,脉细。

西医诊断:继发不孕,子宫肌瘤,慢性盆腔炎性疾病后遗症,两侧输卵管阻塞。

治法:清热解毒,活血消肿。

方药:**仙方活命饮加味**。

金银花15g 防风10g 白芷10g 当归6g 陈皮10g 白芍10g 制乳香4g 制没药4g 皂角刺15g 生甘草5g 半枝莲15g 白花蛇舌草15g 8剂。

大黄䗪虫丸,每次3g,每日3次,吞服。

外治方:活血化瘀灌肠液(自拟方:由丹参30g、制乳没各10g、三棱15g、莪术15g、海藻15g、桃仁10g、大血藤30g,水煎100ml而成)100ml,每天1次保留灌肠。

结合物理微波治疗，每日 2 小时，连续 10 次(使用 ZPZ-5 型智能式女子不孕症与盆腔炎治疗仪)。

二诊:2002 年 7 月 12 日。症如上，舌脉如上。

治法：清热解毒，活血消癥。

方药：三七 4g 大血藤 30g 皂角刺 15g 石见穿 20g 三棱 12g 莪术 12g 制乳香 4g 制没药 4g 水蛭 10g 丹参 15g 大腹皮 12g 炮山甲 12g 蒲公英 15g 半枝莲 15g 白花蛇舌草 15g 46 剂。

大黄䗪虫丸，每次 3g，每日 3 次，吞服。

外治方：活血化瘀灌肠液，每日 100ml，保留灌肠。

三诊:2002 年 9 月 2 日。月经 8 月 28 日来潮，经净 2 天，舌脉如上。

治法：调气清湿热。

方药：**四逆清带汤**(自拟方)**加味**。

柴胡 10g 白芍 10g 枳壳 9g 生甘草 5g 蒲公英 15g 败酱草 15g 大血藤 20g 大蓟 15g 小蓟 15g 鱼腥草 15g 大腹皮 10g 贯众 15g 3 剂。

四诊:2002 年 9 月 10 日。输卵管碘油造影，左侧输卵管通畅，右侧阻塞。舌脉如上。

此后，服用 7 月 4 日方药 18 剂，服用 9 月 2 日方药 8 剂。

五诊:2002 年 12 月 28 日。经期 12 月 24 日来潮。B 超：子宫肌瘤缩小为 15mm×11mm×12mm。舌脉如上。

治法：益肾助孕。

方药：**助孕汤**(自拟方)**加味**。

菟丝子 12g 枸杞子 12g 覆盆子 12g 巴戟天 12g 淫羊藿 12g 杜仲 10g 当归 6g 熟地黄 12g 续断 12g 鹿角片 10g 山药 15g 何首乌 12g 17 剂。

六诊:2003 年 1 月 12 日。B 超发现无排卵，舌脉如上。

治法：清热解毒，活血消癥。

方药：**消癥汤**(自拟方)。

白花蛇舌草 15g 半枝莲 15g 荔枝核 12g 橘核 12g 制乳香 4g 制没药 4g 海藻 20g 牡蛎 30g 石见穿 30g 皂角刺 15g 三棱 12g 莪术 12g 15 剂。

七诊:2003 年 1 月 27 日。月经 1 月 23 日来潮，3 天净，舌脉如上。

中药守 7 月 4 日方续进 8 剂。

活血化瘀灌肠液，每日 100ml，保留灌肠。

八诊:2003 年 2 月 4 日。B 超示子宫肌瘤已消失。

侵蚀性葡萄胎肺转移

林某，22 岁。4 个多月前因葡萄胎分别 2 次清宫，半月前胸片发现肺部转移性病灶，诊断为侵蚀性葡萄胎住院化疗，肺部病灶缩小出院。近 2 个月经前乳胀明显，经来小腹疼痛，量一般，7 天净，带下不多，大便秘结，3 天一解。刻正值住院化疗，同时进行

β- 绒毛膜促性腺激素定量监测。妇科检查提示慢性宫颈柱状上皮外移，两侧附件炎。

治法：清热解毒，化痰散结。

方药：**礞石滚痰丸加味**。

炙大黄 10g 青礞石 15g 黄芩 9g 川石斛 12g 天花粉 15g 北沙参 15g 半枝莲 15g 白花蛇舌草 15g 藤梨根 20g 海藻 15g 蛇莓 20g 蜈蚣（研吞）4 条 29 剂。

1 个月后检测 β- 绒毛膜促性腺激素 <1.2mU/ml，再过近 1 个月胸片示转移病灶消失，B 超示盆腔未发现异常。

第七篇 妇产科术后病医案

输卵管造影后带下

医案1 范某，33岁。继发不孕5年，输卵管碘油造影后18天，带多色白如水10余天，有臭气，痰多色黄。妇科检查提示慢性盆腔炎症后遗症。舌淡红，苔薄白，脉细。

治法：**化痰清热，疏风止带**。

方药：瓜蒌皮12g　鹅管石30g　凤尾草20g　石榴皮12g　莲须10g　柴胡6g　荆芥10g　5剂。

药后带下正常。

医案2 初诊：2008年6月3日。马某，27岁。因原发不孕2年就诊，5月27日行输卵管造影术，结果两侧输卵管通畅。术后带下如水色白3天，无臭气，无外阴瘙痒。舌淡红，苔薄白，脉细。

治法：**健脾止带**。

食疗方：莲子100g　芡实100g　荷叶15g　糯米50g

荷叶煎汤代水，加入其他3味共煮成粥，再加白砂糖适量食用，7剂。

二诊：2008年6月12日。带下已除。

医案3 初诊：2008年6月3日。马某，27岁。因原发不孕2年就诊，5月27日行输卵管造影术，结果两侧输卵管通畅。带下如水色白已经3天，无臭气，无外阴瘙痒。舌淡红，苔薄白，脉细。

治法：健脾升阳止带。

食疗方：莲子100g　芡实100g　荷叶15g　糯米50g

荷叶煎汤代水，加入其他3味共煮成粥，再加白砂糖适量食用，7剂。

二诊：2008年6月12日。带下已除。

医案4 初诊：2008年1月17日。钟少华，38岁。因继发不孕8年就诊，妇科检查未发现异常，输卵管造影提示两侧均堵塞，1周来带下量多如水，无臭气，腰部及足跟疼痛。舌淡红，苔薄白，脉细。

食疗方：何首乌50g　鸡蛋2个　5剂。

上二味用文火煎至半小时后，将鸡蛋壳敲碎再煮 15 分钟，早晚分吃 1 个鸡蛋。

二诊：2008 年 1 月 24 日。带下已除，腰部及足跟疼痛均消失。

输卵管结扎后积水

初诊：2008 年 8 月 29 日。朱某，34 岁。输卵管结扎术后 10 年，5 月 10 日和 6 月 5 日两次 B 超检查都发现右侧输卵管积水，约 39mm×13mm。小腹及腰骶部时常疼痛，大便秘结。妇科检查：外阴无殊，阴道通畅，宫颈轻度柱状上皮外移，子宫前位，大小正常，质地中等，活动，压痛，两侧附件压痛。舌淡红，苔薄白，脉细。

西医诊断：慢性盆腔炎，右侧输卵管积水。

治法：清热活血。

方药：**仙方活命饮**。

金银花 15g　防风 10g　白芷 10g　当归 6g　陈皮 10g　白芍 10g　制乳香 4g　制没药 4g　皂角刺 15g　生甘草 5g　28 剂。

外治方：清热解毒灌肠液，每日 1 次，保留灌肠。

二诊：2008 年 9 月 25 日。胃脘不适，舌脉如上。

治法：和血清湿热。

方药：**当归芍药散加味**。

当归 9g　川芎 9g　炒白芍 10g　茯苓 10g　泽泻 10g　炒白术 10g　柴胡 10g　枳壳 10g　大血藤 20g　蒲公英 15g　白花蛇舌草 30g　延胡索 10g　陈皮 10g　大腹皮 10g　14 剂。

外治方：活血化瘀灌肠液，每日 1 次，保留灌肠。

三诊：2008 年 10 月 14 日。B 超：右侧输卵管积水，内径约 9mm。

中药守上方加葶苈子 12g，28 剂。

外治方：活血化瘀灌肠液，每日 1 次，保留灌肠。

四诊：2008 年 12 月 2 日。B 超：右侧输卵管积水已消失。

输卵管结扎后痛经

初诊：2012 年 8 月 2 日。章某，30 岁。6 年前输卵管结扎术后出现经行腹痛，即将行经和经期第 1 天尤甚，痛甚时面色苍白、呕吐，近 2 年月经量少，周期 30~32 天，经期 4 天，色偏暗，有血块。月经 7 月 28 日—8 月 1 日。纳可便调寐安。生育史：3-0-0-3，顺产。妇科检查：外阴无殊，阴道通畅，宫颈轻度柱状上皮外移，宫体后位，略大，活动，无压痛，两侧附件无殊。8 月 2 日 B 超：子宫三径之和 16.1cm，子宫内膜厚度 8mm。舌淡红，苔薄白，脉细。

中医诊断：痛经（气血阻滞）。

治法：清理湿热，活血化瘀。

方药：**消癥汤**（自拟方）。

半枝莲 20g　白花蛇舌草 20g　皂角刺 20g　石见穿 20g　牡蛎 30g　海藻 20g　三棱 15g　莪术 15g　荔枝核 12g　橘核 12g　制乳香 4g　制没药 4g　刘寄奴 12g　王不留行 12g　7 剂。

二诊：2012 年 8 月 30 日。月经 8 月 25 日—8 月 30 日，经量稍多，无痛经，今经净。中药守上方去刘寄奴、王不留行，7 剂。

输卵管冻结后腰痛

初诊：2019 年 10 月 15 日。叶某，61 岁。20 余年前行输卵管冻结术后出现腰部疼痛，同房后痛甚，颈项痛，便秘，依靠通便药物辅助排便，1 天 1 次，小便无殊，寐浅。有糖尿病病史 5 年。舌质滞，苔薄腻，脉细。

治法：温肾阳，通经络。

方药：**济生肾气丸加味**。

熟地黄 12g　山茱萸 12g　山药 15g　泽泻 10g　茯苓 10g　牡丹皮 9g　肉桂 1g　淡附片 3g　车前子（包）10g　怀牛膝 15g　杜仲 12g　桑寄生 15g　续断 12g　丝瓜络 10g　7 剂。

外治法：点按两手背腰痛点（位于手背第 4、5 掌骨之间，当腕横纹与掌指关节中点处），当即使患者腰痛获得明显缓解。

二诊：2019 年 10 月 22 日。药后腰痛改善，头痛，舌脉如上。

方药：中药守上方加刺蒺藜 15g、忍冬藤 15g。7 剂。

外治法：点按两手背腰痛点，使患者腰痛又获得进一步缓解。

三诊：2019 年 10 月 29 日。腰部疼痛轻微，头痛轻微，大便正常，今大便 3 次，成形，腹部阵发性疼痛，两下肢痛，外感。舌脉如上。

方药：中药守上方加潼蒺藜 12g、白芷 10g、防风 10g。7 剂。

外治法：点按两手背腰痛点及下肢承山穴，又使患者腰痛进一步减轻。

四诊：2019 年 11 月 5 日。颈项、腰腿疼痛均愈，吃苹果、香蕉即目糊，口干烫。舌淡红，苔薄白，脉细。

方药：**归芍地黄汤加味**。

熟地黄 15g　山茱萸 10g　山药 15g　牡丹皮 9g　茯苓 10g　泽泻 10g　当归 9g　炒白芍 10g　菟丝子 15g　巴戟天 12g　淫羊藿 10g　枸杞子 15g　菊花 10g　谷精草 10g　钩藤 12g　石斛 12g　天花粉 15g　7 剂。

子宫颈激光术后出血

医案 1　初诊：2008 年 3 月 27 日。叶某，48 岁。原有宫颈柱状上皮外移、子宫肌瘤病史，1 月 3 日行子宫颈激光术后，阴道流血水至今不断，有臭气。舌淡红，苔薄白，脉细。

治法：**清理湿热，固涩止血。**

方药：代赭石 20g　马齿苋 30g　木贼 20g　白芷 10g　白及 10g　龟甲胶（烊冲）20g　7 剂。

二诊：2008 年 4 月 3 日。进药 1 剂，阴道出血即净，臭气亦除。妇科检查，宫颈激光创面愈合不佳。继续中药对症治疗。

医案 2　初诊：2007 年 9 月 13 日。徐某，37 岁。8 月 13 日在外院行宫颈激光治疗后，8 月 16 日阴道出血，至今未净，血量转多 3 天，有小血块，血色鲜红，小腹隐痛，乏力，恶心，头晕。舌淡红，苔薄白，脉细。

治法：**健脾止血。**

归脾汤去茯苓、当归、酸枣仁、木香，加禹余粮 30g、紫石英 10g、赤石脂 10g、代赭石 10g、阿胶（烊冲）10g、仙鹤草 20g。4 剂。

二诊：2007 年 9 月 17 日。阴道出血将净，腰倦，易饥，头痛，舌脉如上。

治法：益肾止血。

方药：何首乌 30g　山茱萸 15g　仙鹤草 30g　补骨脂 12g　续断 12g　荆芥炭 10g　墨旱莲 30g　阿胶（烊冲）10g　禹余粮 30g　侧柏叶 10g　3 剂。

三诊：2007 年 9 月 26 日。进药 1 剂，阴道出血净。

医案 3　初诊：2008 年 5 月 29 日。胡某，45 岁。5 月 12 日因宫颈柱状上皮外移局部激光术后，于 5 月 19 日开始阴道持续出血，至今未净，血量不多，色鲜红，口渴。舌淡红，苔薄白，脉细。

治法：**滋阴止血。**

方药：玄参 30g　北沙参 15g　麦门冬 12g　天门冬 20g　龟甲胶（烊冲）20g　侧柏 10g　4 剂。

二诊：2008 年 6 月 5 日。进药 1 剂，阴道出血即净。

羊水穿刺后出血

初诊：2009 年 7 月 25 日。刘某，35 岁。妊娠 7 个多月，5 月 28 日行羊水穿刺后阴道出血至今未净，血量少。无腰腹疼痛。舌淡红，苔薄腻，脉细。

治法：凉血健脾止血。

食疗方：苎麻根 50g　大枣 10 个　糯米 100g　5 剂。

先将苎麻根煎汤，去药渣，加大枣、糯米再共煮，待粥熟吃粥。

二诊：2009 年 7 月 31 日。阴道出血未净，倦怠，舌脉如上。

中药守上方加太子参 20g。5 剂。

煎法、服法同上。

三诊：2009 年 8 月 5 日。阴道出血净已 3 天。

中药守上方续进 5 剂以善后。

妇科术后出血

医案1 腹腔镜术后 初诊:2016年1月27日。邹某,34岁。2015年12月23日在某医院行腹腔镜下子宫肌瘤剔除术,术程顺利,但术后阴道少量出血至今未净,色鲜红渐转咖啡色。腰酸痛,纳可,便调,寐可多梦。舌淡红,苔薄白,脉细。

治法:**清湿热,止血。**

方药:**地榆苦酒汤加味。**

地榆 30g 醋 30ml 贯众炭 30g 重楼 15g 仙鹤草 30g 墨旱莲 30g 侧柏叶 10g 马齿苋 30g 海螵蛸 30g 5剂。

二诊:2016年2月1日。阴道出血净已2天,仍感腰酸。妇科检查:外阴无殊,阴道通畅,见中等量乳白色分泌物,宫颈中度柱状上皮移位,宫体后位,质地中等,正常大小,活动,无压痛,右附件无压痛,左附件压痛。舌脉如上。

方药:**四逆清带汤**(自拟方)**加味。**

柴胡 10g 白芍 10g 枳壳 8g 蒲公英 15g 大蓟 15g 小蓟 15g 鱼腥草 15g 大血藤 10g 败酱草 12g 白花蛇舌草 15g 夏枯草 10g 大腹皮 10g 生甘草 5g 7剂。

医案2 诊断性刮宫后 初诊:2021年4月26日。黄某,44岁。2020年11月因内膜过度增厚,经量多行诊刮治疗。诊刮报告:黏膜慢性炎,宫腔分泌期内膜,局部内膜息肉形成。术后至今出血一直未净,或多或少(类似月经周期)。今日B超:内膜厚度5mm,宫体三径之和13.4mm,左侧卵巢21mm×11mm,右侧卵巢25mm×13mm。曾服优思明治疗月余,无效,停药2个月。4月3日—4月7日经量多,色红无血块,之后一直量少,暗红色或淡红色,腰酸痛明显,头晕气短乏力,嗳气,寐浅多梦易惊醒。尿频尿急,无尿痛,无腹痛,无怕冷。大便1天2~3次,或成形,或不成形,肠鸣。既往有脾肿大病史。生育史:2-0-2-2(已结扎)。过敏史:头孢类药物。2020年11月12日血常规:血红蛋白66g/L,血清铁2.3μmol/L;出凝血时间正常;甲状腺功能正常。舌淡红,苔薄白,脉细软。

治法:**补益脾肾,清热止血。**

方药:党参 30g 炙黄芪 15g 山茱萸 30g 仙鹤草 30g 阿胶(烊冲)10g 贯众炭 30g 重楼 15g 马齿苋 30g 海螵蛸 30g 4剂。

二诊:2021年4月30日。阴道出血净已2天,腰酸痛较剧,大便日解2~4次,或成形,或溏软,肠鸣,嗳气,无腹痛;阴痒,带下量多,质稀,色黄;左乳胀痛。(自服别直参、桂圆)舌脉如上。

方药:**归脾汤加减。**

党参 15g 炒白术 10g 炙黄芪 10g 当归 6g 炙甘草 5g 木香 5g 茯苓 10g 远志 10g 酸枣仁 10g 仙鹤草 30g 阿胶(烊冲)10g 侧柏叶 10g 7剂。

妇科术后经量过少

医案1　初诊:2008年10月30日。梅某,31岁。2006年11月引产术后因胎盘残留在麻醉下行无痛清宫术,术后经量明显减少,比以往减少一半左右,月经周期规则。妇科检查:外阴无殊,阴道通畅,宫颈中度柱状上皮外移,子宫后位,大小正常,质地中等,活动,压痛,两侧附件压痛。经前B超示子宫内膜厚度4mm。经水今天来潮,经量仍少,咽痛。舌淡红,苔薄白,脉细。

西医诊断:子宫内膜过度损伤。

治法:活血行经。

方药:王不留行15g　刘寄奴15g　丹参20g　桃仁10g　当归10g　川芎10g　茺蔚子10g　茜草15g　瞿麦10g　桔梗6g　5剂。

二诊:2008年11月4日。药后经量转多,达到正常经量。

医案2　初诊:2014年12月5日。郑某,33岁。月经周期30~34天,经期4天,量色质正常。因多次行人工流产手术,近5年月经量较前减少约2/3,现经期延长至7~10天,量少,经期第2~3天色红,之后色黑,淋漓难尽。带下色黄,有异味,质稀。月经11月27日来潮,5天净,量少,色红,偶有血块,无痛经。12月1日口服克龄蒙(戊酸雌二醇片雌二醇环丙孕酮片复合包装),昨日出现少量阴道出血。妇科检查:外阴无殊,阴道通畅,分泌物量中,粉红色,宫颈中度柱状上皮外移,子宫前位,偏小,质地中等,无压痛,活动,两侧附件轻压痛。B超:子宫三径之和14.2cm,子宫内膜厚度3mm。生育史:1-0-8-1,其中无痛人工流产3次,普通人工流产5次。舌淡红,苔薄白,脉细。

西医诊断:子宫内膜过度损伤。

治法:益气补血,补肾调经。

方药:**八珍汤加味**。

党参15g　茯苓10g　炙甘草6g　炒白术15g　当归9g　川芎9g　熟地黄12g　炒白芍10g　紫苏梗15g　菟丝子15g　淫羊藿15g　巴戟天12g　7剂。

二诊:2014年12月15日。无不适,舌脉如上。

治法:补益气血。

方药:**薯蓣丸加味**。

薯蓣30g　当归9g　桂枝6g　神曲10g　熟地黄15g　炙甘草6g　党参10g　川芎9g　芍药10g　炒白术10g　麦门冬10g　杏仁6g　柴胡10g　桔梗9g　茯苓10g　阿胶10g　干姜6g　白蔹10g　防风9g　大枣6枚　7剂。

三诊:2014年12月29日。月经12月27日来潮,经量正常,舌脉如上。

治法:调理冲任。

方药:**调冲汤**(自拟方)。

菟丝子15g　枸杞子15g　覆盆子15g　巴戟天12g　淫羊藿10g　续断10g　当归10g　鸡血藤30g　茺蔚子10g　何首乌10g　路路通10g　香附12g　丹参30g

7剂。

四诊：2015年1月5日。1月2日月经干净。性激素检测：卵泡刺激素8.66U/L，黄体生成素4.02U/L，睾酮1.43nmol/L。舌脉如上。

方药：薯蓣丸加减，14剂。

五诊：2015年1月27日。月经总量少于上次，今未净，舌脉如上。

治法：补益气血，调经。

八珍汤加味，14剂。

六诊：2015年3月16日。月经2月21日来潮，经量稍多，7天净。舌脉如上。

治法：补益气血，调经。

八珍汤加鸡血藤30g、丹参20g、益母草30g、桃仁10g。14剂。

七诊：2015年4月1日。月经3月21日—27日，经量中等，无痛经，今已净。舌脉如上。

治法：补益气血，调经。

八珍汤加味，14剂。

八诊：2015年4月22日。月经4月18日—21日，量中等，无痛经。舌脉如上。

八珍汤加味，21剂。

妇科术后头晕耳鸣

初诊：2009年9月15日。张某，45岁。刮宫术后经量减少，色暗夹块，头晕耳鸣半月，乏力跟痛，纳便正常，白带无殊。原有慢性盆腔炎性疾病病史。舌淡红，苔薄白，脉细。

治法：补益肝肾。

方药：**左归丸加味**。

熟地黄12g 山药15g 枸杞子12g 山茱萸12g 川牛膝12g 菟丝子15g 鹿角片10g 龟甲胶(烊冲)10g 磁石15g 何首乌15g 墨旱莲20g 7剂。

二诊：2009年9月29日。月经9月24日—9月29日。头晕除，小腹隐痛，耳鸣，舌脉如上。

中药守上方加代赭石15g。7剂。

三诊：2009年10月14日。耳鸣亦消。

妇科手术后身冷

初诊：2009年8月22日。姜某，28岁。7月6日因异位妊娠，腹腔镜下行右侧输卵管壶腹部开窗取胚术，时值酷暑，术后怕冷，阴道出现咖啡色分泌物3天。舌淡红，苔薄白，脉细。

治法：温肾壮阳。

方药：鹿胎膏(调冲)10g 淫羊藿 10g 菟丝子 15g 五加皮 10g 锁阳 15g 当归 9g 7 剂。

二诊：2009 年 9 月 5 日。身冷已除。

妇科手术后腰痛

医案 1 初诊：2011 年 11 月 22 日。郑某，27 岁。剖宫产后腰脊酸痛伴乏力 3 个多月，恶露 50 余天方净。母乳喂养，偶畏寒，纳欠，寐安，二便调。妇科检查无殊。舌淡红，苔薄白，脉细。

治法：益肝肾，补气血。

方药：生黄芪 15g 当归 9g 杜仲 10g 金狗脊 10g 党参 12g 桑寄生 15g 续断 12g 羌活 6g 丝瓜络 10g 鸡内金 6g 鸡血藤 15g 威灵仙 10g 7 剂。

二诊：2011 年 11 月 29 日。药后上症均除。

医案 2 初诊：2011 年 7 月 19 日。王某，34 岁。5 月 10 日于某医院行剖宫产术，术后 10 余天至今肩、膝关节酸痛怕冷，跟痛，汗多，纳差，便软频多，口干，寐浅易醒，小便调。无哺乳。月经周期正常，经期 7 天，量多，鲜红，夹块。月经 7 月 17 日来潮，至今未净。生育史：1-0-1-1。舌稍淡嫩，边见淡紫色斑，苔薄白，脉细涩。

治法：温脾补肾，疏风止痛。

方药：猪肾(煎汤代水)1 只 鹿角片 15g 淫羊藿 10g 仙茅 10g 威灵仙 10g 党参 20g 炙黄芪 15g 黑大豆(炒)30g 仙鹤草 30g 6 剂。

二诊：2011 年 7 月 26 日。精神好转，纳可，牙龈肿痛。舌脉如上。

中药守上方去威灵仙、仙鹤草，加野荞麦根 20g、珠儿参 15g。5 剂。

三诊：2011 年 8 月 2 日。出汗及四肢关节酸冷痛除，跟微痛，久坐腰痛，大便日解 1 次，成形，龈肿除。舌脉如上。

中药守 7 月 19 日方加桑寄生 15g。7 剂。

医案 3 初诊：2019 年 10 月 15 日。叶某，61 岁。20 余年前行输卵管冻结术后出现腰部疼痛，同房后痛甚，颈项痛，寐浅，便秘，日解 1 次，需服用排便药辅助排便，小便无殊。发现糖尿病 5 年。舌质滞，苔薄腻，脉细。

治法：温肾阳，强肾府。

方药：**济生肾气丸加味**。

熟地黄 12g 山茱萸 12g 山药 15g 泽泻 10g 茯苓 10g 牡丹皮 9g 肉桂 1g 淡附片 3g 车前子(包)10g 怀牛膝 15g 杜仲 12g 桑寄生 15g 续断 12g 丝瓜络 10g 7 剂。

外治法：点按手背腰痛穴，当即使患者腰痛获得明显缓解。

二诊：2019 年 10 月 22 日。药后症状改善，头痛，舌脉如上。

外治法：点按手背腰痛穴，当即使患者腰痛又获得缓解。

方药：中药守上方加刺蒺藜 15g、忍冬藤 15g。7 剂。

三诊:2019 年 10 月 29 日。腰部疼痛轻微,头痛轻微,药后大便正常,今大便 3 次,成形,腹部阵发性疼痛,两下肢痛,外感。舌脉如上。

外治法:点按手背腰痛穴及下肢承山穴,又使患者疼痛进一步缓解。

方药:中药守上方加潼蒺藜 12g、白芷 10g、防风 10g。7 剂。

四诊:2019 年 11 月 5 日。颈项 腰腿疼痛均愈,吃苹果、香蕉即目糊,口干烫。舌淡红,苔薄白,脉细。

方药:**归芍地黄汤加味**。

熟地黄 15g 山茱萸 10g 山药 15g 牡丹皮 9g 茯苓 10g 泽泻 10g 当归 9g 炒白芍 10g 菟丝子 15g 巴戟天 12g 淫羊藿 10g 枸杞子 15g 菊花 10g 谷精草 10g 钩藤 12g 石斛 12g 天花粉 15g 7 剂。

妇科术后腹壁痛

医案 1 初诊:2015 年 5 月 2 日。尤某,32 岁。剖宫产后经期腹壁切口处撕裂样疼痛已经半年,体位改变时疼痛加剧,难以忍受。4 月 17 日 B 超:腹壁切口下病灶 23mm × 13mm。舌淡红,苔薄白,脉细。

西医诊断:腹壁切口子宫内膜异位症。

治法:活血化瘀。

方药:**消癥汤**(自拟方)**加味**。

半枝莲 15g 白花蛇舌草 15g 夏枯草 15g 皂角刺 12g 三棱 10g 莪术 10g 海藻 12g 牡蛎 15g 荔枝核 10g 橘核 10g 制乳香 4g 制没药 4g 紫草 12g 王不留行 12g 刘寄奴 15g 浙贝母 10g 7 剂。

阿魏化痞膏,局部外贴。

二诊:2015 年 7 月 11 日。上次月经 5 月 16 日来潮,腹壁疼痛减轻,月经 6 月 16 日来潮,3 天净,经量中等,色鲜红,无血块,腹壁疼痛消失。腹壁 B 超:病灶大小不变。今经期将近,舌脉如上。

消癥汤加三七 3g、延胡索 10g、益母草 30g。7 剂。

医案 2 初诊:2015 年 5 月 2 日。尤某,32 岁。剖宫产后经期腹壁切口处撕裂样疼痛已经半年,体位改变时疼痛加剧,难以忍受。4 月 17 日 B 超:腹壁切口下病灶 23mm × 13mm。舌淡红,苔薄白,脉细。

诊断:腹壁切口子宫内膜异位症。

治法:活血化瘀。

方药:**消癥汤**(自拟方)**加味**。

半枝莲 15g 白花蛇舌草 15g 夏枯草 15g 皂角刺 12g 三棱 10g 莪术 10g 海藻 12g 牡蛎 15g 荔枝核 10g 橘核 10g 制乳香 4g 制没药 4g 紫草 12g 王不留行 12g 刘寄奴 15g 浙贝母 10g 7 剂。

阿魏化痞膏,局部外贴。

二诊:2015 年 7 月 11 日。上次月经 5 月 16 日来潮,腹壁疼痛减轻,月经 6 月 16 日来潮,3 天净,经量中等,色鲜红,无血块,腹壁疼痛消失。腹壁 B 超:病灶大小不变。今经期将近,舌脉如上。

消癥汤加三七 3g、延胡索 10g、益母草 30g。7 剂。

医案 3　初诊:2012 年 9 月 7 日。陈某,32 岁。剖宫产后 4 年,经期下腹手术切口处疼痛 2 个周期。月经周期 27 天,经期 6~7 天,经量少,经色暗,有血块,无痛经。近半年头晕,寐浅,神倦,纳便正常,白带不多。B 超发现子宫内膜钙化灶。下腹腹壁手术瘢痕处可以触及细小结节。妇科检查:外阴无殊,阴道通畅,宫颈光滑,宫体后位,正常大小,活动,质地中等,无压痛,两侧附件无压痛。生育史:1-0-1-1。舌淡红,苔薄白,脉细。

诊断:腹壁切口子宫内膜异位症。

治法:活血散结。

方药:大黄 10g　制乳香 5g　制没药 5g　䗪虫 10g　血竭 5g　延胡索 10g　三棱 15g　莪术 15g　透骨草 30g　5 剂。

共研细末,水调,局部湿敷。

二诊:2012 年 10 月 6 日。连续腹壁切口处药物外敷。月经 9 月 20 日来潮,腹壁疼痛消失。

中药守上方,续用 7 剂。

妇科术后腹痛

医案 1　初诊:阮某,37 岁。9 年前两侧输卵管结扎术后出现持续性下腹重坠胀痛,经前加重,经期尤甚,甚时四肢挛急,麻木不温。经其他医师中药保留灌肠、服用和血清湿热方剂 42 剂后,下腹胀坠疼痛仍未解除。刻经前 1 周,下腹痛胀 2 天,带多色黄,大便 3 天未解。妇科检查提示慢性盆腔炎性疾病后遗症。舌淡红,苔薄白,脉细弦。

西医诊断:慢性盆腔炎性疾病后遗症。

治法:**行气通腑,清利湿热**。

方药:**四逆清带汤**(自拟方)**加味**。

柴胡 10g　白芍 10g　枳壳 9g　生甘草 5g　蒲公英 15g　败酱草 15g　大血藤 20g　大蓟 15g　小蓟 15g　鱼腥草 15g　大腹皮 10g　贯众 15g　3 剂。

二诊:大便日解 1 次,下腹胀除痛减,带少,倦怠纳欠。舌脉如上。

中药守上方增损续进 11 剂,下腹痛消,精神恢复。

医案 2　初诊:2012 年 10 月 17 日。缪某,53 岁。8 个月前患者因"右卵巢囊肿蒂扭转"行腹腔镜下右侧卵巢囊肿剥除术,术后因 1 次争吵引发两侧少腹反复隐痛,喜敷冷水,疲乏懒言,不耐久坐,久行即腹痛。停经 1 年余,时感烦躁,自觉周身烘热汗出,便干。2012 年 2 月胃镜:十二指肠球部溃疡。生育史:2-0-0-2。妇科检查无殊。舌淡红,苔薄白,脉细。

西医诊断:腹痛原因待查?

治法：**滋养肝肾，疏肝理气**。

方药：**一贯煎加味**。

北沙参10g　麦门冬12g　当归9g　生地黄15g　枸杞子10g　川楝子10g　炒白芍30g　鳖甲15g　龟甲15g　荔枝核10g　绿梅花10g　7剂。

二诊：2012年10月25日。潮热，出汗除，腹痛如上。舌脉如上。

方药：一贯煎加鳖甲胶（烊冲）15g、龟甲胶（烊冲）15g、牡丹皮10g。7剂。

三诊：2012年11月3日。自觉诸症减轻。舌脉如上。

方药：中药守上方加黄精12g。7剂。

四诊：2012年11月17日。下腹部隐痛已除，倦怠，腰及足心痛。舌脉如上。

方药：中药守上方加潼蒺藜10g。7剂。

妇科术后腹胀

医案1　初诊：2011年11月22日。何某，44岁。因子宫肌瘤行子宫全切术后，脐腹部胀痛4年余，性生活后症状加剧，矢气则宽。带下量多，色白，有异味，外阴灼热瘙痒，乏力，容易感冒，寐浅，性躁，小便频数。妇科检查：外阴无殊，阴道通畅，宫颈、宫体缺如，二附件无压痛。舌淡红，苔薄白，脉细。

治法：**行气益气**。

方药：炒莱菔子15g　厚朴10g　大腹皮15g　赤小豆30g　乌药10g　合欢皮10g　预知子10g　太子参12g　茯苓10g　7剂。

二诊：2011年11月30日。脐腹胀痛已除。

中药守上方加樗白皮15g。7剂。

医案2　初诊：2008年5月5日。金某，45岁。因子宫肌瘤于4月9日行肌瘤剥离术，术后小腹发胀明显，矢气则宽，大便如羊矢状，数天一行，纳寐正常。生育史：1-0-3-1。舌淡红，苔薄白，脉细。

治法：**调气润肠**。

方药：防风10g　厚朴20g　枳实20g　白术10g　桔梗5g　生姜3片　荔枝核10g　青皮10g　郁李仁20g　3剂。

二诊：2008年5月8日。腹胀减轻，大便仍旧，舌脉如上。

中药守上方去郁李仁，加炙大黄10g。4剂。

三诊：2008年5月12日。大便顺，腹胀已除，舌脉如上。

中药守上方续进5剂。

医案3　初诊：2014年12月5日。翁某，41岁。患者输卵管结扎后下腹胀已6年，以致无法穿紧身裤，不能多食，常须卧床。平素月经规则，周期30天，经期4~7天，量少，色黑，每次行经仅用卫生巾2~3条，腰痛。月经12月7日来潮，胃部不适，寐难易醒，怕冷，记性差。生育史：2-0-2-2，已结扎。妇科检查：外阴无殊，阴道通畅，分泌物多，凝乳状，宫颈光滑，子宫前位，正常大小，质地中等，压痛，活动，两侧附件无压痛。12月

10日性激素检查：雌二醇410pmol/L，卵泡刺激素5.5U/L，黄体生成素2.96U/L，孕酮0.33nmol/L，睾酮1.26nmol/L，催乳素237.38mU/L。舌淡红，苔薄白，脉细。

治法：**行气除胀**。

方药：大腹皮15g　枳壳10g　乌药10g　荔枝核10g　小茴香4g　川楝子10g　延胡索10g　青皮10g　天仙藤10g　赤小豆30g　麦芽30g　7剂。

二诊：2014年12月29日。下腹胀明显减轻，舌脉如上。

方药：中药守上方加甘松10g。7剂。

三诊：2015年1月6日。月经1月5日来潮，量中等，色正常，倦怠，舌脉如上。

方药：四物汤加益母草15g、香附10g、青皮10g、路路通10g、荔枝核10g、大腹皮15g。7剂。

四诊：2015年1月13日。经行6天净，下腹胀续减，舌脉如上。

方药：中药守12月29日方加香附10g。7剂。

五诊：2015年1月20日。晨起腰痛，舌脉如上。

续上方加槟榔15g。14剂。

随访半年，腹胀症状未再发生。

妇科术后腹泻

初诊：2009年3月5日。戴某，35岁。剖宫产后13年，一直有全腹部隐痛。平素大便稀溏，每日5~6次。月经周期规则，经期7~8日，经量多，经色鲜红夹块，服中药调理后，经期可缩短为5~6日。带下量可，色白质黏，无异味。腰背酸，倦怠乏力。生育史：1-0-5-1。妇科检查：外阴无殊，阴道通畅，宫颈光滑，子宫前位，大小正常，质地中等，活动，无压痛，两侧附件压痛。舌淡红，苔薄白，脉细。

西医拟诊：肠粘连？二附件炎。

治法：行气燥湿，收敛止泻。

方药：厚朴15g　藿香10g　佩兰10g　炒莱菔子10g　炮姜6g　肉蔻仁（杵冲）6g　诃子10g　石榴皮15g　槟榔10g　禹余粮30g　骨碎补10g　4剂。

二诊：2009年3月9日。大便变软，每日次数减少至2次，背痛，舌脉如上。

中药守上方肉蔻仁加至10g，加补骨脂10g。5剂。

三诊：2009年3月17日。大便日解1次，成形，下午腹胀下坠，矢气多。舌淡红，苔薄白，脉细。

中药守上方去石榴皮，加槟榔15g。7剂。

妇科术后左腿麻木

初诊：2023年10月13日。欧某，45岁。因“左腿麻木2个月余”就诊。

现病史：2023年8月8日于某医院行“腹腔镜下全子宫切除术及左侧输卵管切除

术”,2023 年 9 月患者因“左侧输尿管下段狭窄、左侧输尿管阴道瘘”于外院行“左侧输尿管镜检查及双 J 管置入术”。2 个月前患者出现左腿麻木,腘窝处不适,影响正常行走,伴乏力,口微苦,带多,大便每日一解,排便困难,便质呈羊屎状,需用开塞露,尿频,纳可,寐安。体格检查:双大腿腿围 54cm;个人史:1-0-2-1(剖宫产);2023 年 8 月 8 日辅助检查:B 超提示左侧大隐静脉、腘静脉,左侧小腿肌间静脉丛血流通畅。舌淡红,苔薄白,脉弦。

中医诊断:痹证(湿热阻络)。

治法:清热利湿,养血通络。

方药:**三物养血汤合四妙丸合芍药甘草汤加味**。

桑寄生 15g　竹茹 10g　丝瓜络 12g　忍冬藤 15g　怀牛膝 20g　苍术 10g　炒黄柏 6g　薏苡仁 20g　钩藤 12g　炒白芍 30g　炙甘草 6g　通草 6g　7 剂。

二诊:2023 年 10 月 20 日。左腿麻木改善,大便日解,无须使用开塞露。舌脉如上。

方药:中药守上方加生地黄 15g、防己 10g。7 剂。

三诊:2023 年 10 月 27 日。左腿麻木已除,尿不尽 6 天,无刺痛等异常感觉。舌脉如上。

方药:**七味都气丸加味**。

生地黄 15g　山药 15g　山茱萸 10g　牡丹皮 10g　茯苓 10g　忍冬藤 15g　桑寄生 15g　丝瓜络 10g　炒白芍 15g　泽泻 10g　7 剂。

妇科术后潮热出汗

初诊:2009 年 6 月 29 日。李某,24 岁。右侧卵巢子宫内膜囊肿剥除术后,连续 4 个月注射抑那通针(注射用醋酸亮丙瑞林微球),经闭不行,潮热出汗 3 个月,纳便正常。舌淡红,苔薄白,脉细。

治法:清热养阴,平肝潜阳。

方药:**加味镇肝熄风汤**(自拟方)。

龙骨(先煎)30g　牡蛎(先煎)30g　龟甲胶(烊冲)10g　怀牛膝 12g　代赭石 12g　天门冬 12g　玄参 12g　白芍 12g　茵陈 12g　白薇 12g　青蒿 10g　鳖甲(先煎)15g　瘪桃干 20g　浮小麦 30g　紫草 15g　佛手 10g　7 剂。

二诊:2009 年 7 月 7 日。潮热出汗消失,舌脉如上。

中药守上方加黑大豆 60g、苏梗(后入)20g。7 剂。

妇科术后紧张烦躁

徐某,39 岁。因多发性子宫肌瘤于 17 天前在法国行子宫全切术,术后情绪紧张,心烦易躁,倦怠乏力,腰部酸痛。寐难易醒已 2 年。舌淡红,苔薄白,脉细。

治法:疏肝养心安神。

方药：甘松 15g　石菖蒲 10g　夜交藤 30g　败酱草 30g　柏子仁 20g　酸枣仁 20g　小麦 30g　炙甘草 5g　大枣 10 个　5 剂。

进药 1 剂，自觉情绪放松，夜寐转佳，心仍烦。舌脉如上。

守上方加连翘 10g。5 剂。

夜寐佳，心烦除，守首方续进 6 剂以善后。

妇科术后失寐盗汗

初诊：2017 年 8 月 2 日。邢某，27 岁。7 月 7 日孕 47 天行无痛人工流产。7 月 9 日 B 超：宫内不均质回声约 116mm × 21mm × 8mm。7 月 28 日再次清宫，术后第 2 天阴道出血净。7 月 31 日艾叶煎剂泡脚后，擦拭外阴有少量鲜红色出血。术后近 1 个月难以入睡，每天睡眠时间仅 2~3 小时，盗汗严重，夜间、凌晨上半身至头部出汗明显，可湿衣裳，腰痛，乏力，恶心，二便调。生育史：1-0-2-1，剖宫产。妊娠期有血小板减少综合征病史。舌淡胖，苔白腻，脉细软。

中医诊断：不寐、盗汗。

治法：益气化痰，敛汗安神。

方药：**温胆汤加味**。

半夏 10g　陈皮 10g　茯苓 10g　枳壳 6g　竹茹 10g　炙甘草 6g　石菖蒲 10g　厚朴 10g　太子参 15g　浮小麦 30g　龙骨 20g　牡蛎各 20g　7 剂。

二诊：2017 年 8 月 9 日。失眠明显好转，一夜可睡 7 小时，盗汗消失，仍恶心。舌脉如上。

方药：中药守上方加蔻仁（杵冲）5g。7 剂。

妇科术后外阴瘙痒

初诊：2011 年 2 月 1 日。林某，63 岁。绝经 10 年。10 年前因子宫肌瘤全切除术后外阴瘙痒反复发作，心慌，心悸，易怒，潮热，全身蚁走样感，纳可寐安，二便无殊，小便时腹部坠胀感，尿常规检查正常。既往史：皮肤划痕症，轻度脂肪肝，冠状动脉心肌桥。妇科检查：外阴无殊，阴道通畅，子宫缺如，两侧附件轻压痛。生育史：4-0-1-4。舌淡红，苔薄白，脉细。

中医诊断：阴痒。

治法：补益肝肾，养血止痒。

方药：何首乌 15g　当归 9g　熟地黄 10g　桑椹 20g　炒白芍 12g　蛇床子 10g　补骨脂 10g　茯苓 10g　苍耳子 10g　白鲜皮 15g　苍术 10g　蚕沙 10g　7 剂。

外治方：补骨脂 30g　威灵仙 30g　蛇床子 30g　苍耳子 30g　6 剂。

水煎 3 次，合药液约 1 500ml，温时先用冲洗器冲洗阴道再坐浴，不拘次数。

二诊：2011 年 2 月 15 日。阴痒明显好转，咽痛。舌脉如上。

中药守上方加炒栀子10g。7剂。

外治方,6剂。

用法同上。

宫颈癌根治术后肠粘连

初诊:2010年12月7日。王某,65岁。2009年10月因子宫颈出血行常规病理切片,报告:宫颈浸润性高-中分化鳞状细胞癌累及中纤维肌层(小于1/2)及宫颈管;阴道切缘未见癌累及。诊断:宫颈鳞状细胞癌ⅠB期。于2009年12月18日全麻+连硬麻醉下行广泛全子宫切除术+两侧附件切除术+盆腔淋巴结清扫+两侧卵巢动静脉高位结扎,于术后第4天患者出现两下肢疼痛明显,不能行走,两下肢腓肠肌压痛(+),查下肢静脉(CS)示右侧胫前静脉血栓形成,治疗后双下肢腓肠肌无压痛。术后每天早晨下腹痛持续20分钟已半年,偶觉刺痛,大便变细,纳可,寐浅失眠。B超未见异常。生育史:6-0-0-6。舌淡红,苔薄白,脉细。

西医诊断:右侧胫前静脉血栓形成,肠粘连?

治法:行气活血。

方药:厚朴10g 枳实10g 大腹皮15g 莱菔子15g 甘松10g 赤小豆30g 三棱10g 赤芍12g 合欢皮15g 3剂。

二诊:2010年12月10日。下腹疼痛减轻,舌脉如上。

中药守上方加延胡索10g、川楝子10g。7剂。

三诊:2010年12月17日。下腹痛除4天

中药守上方,7剂。

四诊:2010年12月24日。下腹疼痛未作,头颞疼痛,舌脉如上。

方药:厚朴10g 枳实10g 大腹皮15g 莱菔子15g 赤小豆30g 甘松10g 乌药10g 三棱10g 赤芍12g 合欢皮15g 左金丸(吞服)10g 7剂。

五诊:2010年12月31日。头痛已除,无腹痛,舌脉如上。

中药守上方,连服7剂。

宫颈癌根治术后下肢水肿

初诊:2015年6月26日。阚某,38岁。因"宫颈癌术后半年,关节疼痛4个月,下肢水肿1周"就诊。

患者2014年11月因宫颈癌于外院行"宫颈癌根治术+左附件切除术+右卵巢楔形切除术",术后病理:宫颈中低分化鳞状细胞癌,侵及宫颈外1/2层,镜下未见明确癌栓。术后予放疗、化疗治疗,4个月前出现全身诸关节疼痛,1周前出现双下肢膝关节以下凹陷性水肿。寐安,纳便正常,潮热出汗。6月15日血常规:白细胞计数3.5×10^9/L。6月7日液基薄层细胞学检查(TCT)示人乳头状瘤病毒(HPV)阳性,非典型鳞状细胞

不能明确意义。HPVE6/E7mRNA 检测:981.1copies/ml。生育史:1-0-2-1,顺产 1 次,药物流产 2 次。舌淡红,苔薄白,脉细。

中医诊断:水肿(脾虚湿滞),痹病(寒湿)。

治法:健脾利水,祛风蠲痹。

方药:防己 10g　茯苓皮 30g　生黄芪 15g　木瓜 12g　冬瓜皮 50g　赤小豆 30g　五加皮 10g　薏苡仁 30g　独活 10g　泽泻 15g　益母草 30g　杜仲 10g　7 剂。

二诊:2015 年 7 月 7 日。服药开始,双下肢水肿即明显减轻,仅踝周水肿,下肢关节痛明显减轻,左手腕关节疼痛较前加重。(7 月 2 日)阴道镜:阴道壁残端鳞状上皮湿疣样改变伴轻度异型。舌脉如上。

方药:生黄芪 30g　茯苓皮 30g　防己 10g　威灵仙 10g　羌活 9g　五加皮 10g　独活 10g　薏苡仁 30g　益母草 30g　杜仲 10g　冬瓜皮 50g　木瓜 10g　丝瓜络 10g　7 剂。

三诊:2015 年 7 月 29 日。下肢疼痛缓解,停药后下肢水肿复发。舌脉如上。

方药:守 6 月 26 日方加玉米须 15g。7 剂。

四诊:2015 年 8 月 12 日。下肢水肿全消,全身关节痛除,右手指麻,纳可,大便正常,腰酸。舌淡红,苔薄白,脉细。

方药:桑枝 10g　羌活 10g　威灵仙 10g　鸡血藤 15g　丝瓜络 10g　生黄芪 15g　当归 9g　络石藤 10g　天麻 10g　14 剂。

五诊:2015 年 8 月 27 日。右手指麻木减轻。舌淡红,苔薄白,脉细。

方药:中药守上方,加竹茹 10g、赤小豆 30g。14 剂。

六诊:2015 年 9 月 11 日。右手指麻木续减。

中药守上方,加桑寄生 15g。14 剂。

宫颈癌根治术后下肢深静脉炎、激光性皮炎

初诊:2012 年 7 月 25 日。罗某,60 岁。3 月 4 日因宫颈鳞癌Ⅱb1 期于全麻下行“腹腔镜下子宫广泛性切除术 + 双侧附件切除术 + 盆腔淋巴结清扫术”。3 月 12 日病理报告:宫颈浸润型中分化鳞癌(2cm),浸润子宫颈壁深层 3/4,老年性宫内膜,淋巴结未见癌转移。术后行放射治疗 25 次。术后两下肢酸麻无力,左下肢凹陷性水肿,两侧臀部皮肤充血剥落。纳欠,寐佳,尿频尿急,大便日解 4~5 次,先干后软。原患糖尿病、高血压(药物控制)。舌淡红,苔薄白,脉细。

西医诊断:左下肢深静脉炎、激光性皮炎。

治法:健脾行气,清热利水。

方药:**防己黄芪汤合三妙丸加味**。

防己 10g　生黄芪 15g　炒白术 10g　炙甘草 5g　大枣 5 个　生姜 5 片　炒黄柏 5g　苍术 10g　牛膝 15g　玉米须 30g　赤小豆 30g　冬瓜皮 30g　大腹皮 15g　7 剂。

外治方:黄柏 100g,水煎 1 500ml,每日局部湿敷。

二诊:2012 年 9 月 5 日。下肢水肿明显减退,舌脉如上。

中药守上方加薏苡仁 30g。7 剂。

三诊:2012 年 9 月 14 日。臀部皮肤痊愈,左下肢水肿未尽消,舌脉如上。

防己黄芪汤加冬瓜皮 30g、䗪虫 10g、水蛭 10g、虻虫 5g、丹参 10g、赤小豆 30g。7 剂。

子宫切除后盆腔积液

初诊:2013 年 4 月 8 日。包某,44 岁。3 个月前因子宫肌瘤行子宫全切术,术后即出现下腹部坠胀,肛门及尿道口不适,偶有腰酸,小便不适。既往体健,10 年前曾行阑尾切除术。3 月 25 日 B 超:子宫缺如,阴道残端未见异常,左附件囊肿约 39mm × 55mm × 70mm。4 月 8 日尿常规:尿隐血阳性,尿糖阴性,尿酮体弱阳性;尿白细胞 36 个 /HP。生育史:1-0-2-1。妇科检查:外阴无殊,阴道通畅,阴道残端平整,宫颈、子宫缺如,两侧附件压痛。舌淡红,苔薄白,脉细。

西医诊断:子宫全切术后,左附件囊肿,慢性盆腔炎性疾病后遗症。

治法:清热祛湿,活血消癥。

方药:**消癥汤**(大剂量)。

三棱 15g 莪术 15g 半枝莲 30g 白花蛇舌草 30g 皂角刺 30g 石见穿 30g 牡蛎 30g 海藻 30g 荔枝核 15g 橘核 15g 制乳香 4g 制没药 4g 昆布 30g 鬼箭羽 15g 刘寄奴 15g 7 剂。

外治方:每天配合活血化瘀中药保留灌肠。

二诊:2013 年 5 月 9 日—7 月 1 日,以消癥汤(大剂量)加减,配合中药保留灌肠治疗,共 35 剂。5 月 27 日 B 超:子宫全切术后,左附件囊肿缩小为 23mm × 48mm × 45mm。

三诊:2013 年 7 月 23 日。小腹隐痛,便秘,胃寒。B 超:子宫全切术后,盆腔积液 17mm。

方药:**厚朴七物汤加减**。

川朴 10g 枳壳 10g 制大黄 9g 甘草 6g 桂枝 6g 蒲公英 20g 败酱草 20g 大血藤 30g 延胡索 10g 川楝子 10g 大蓟 15g 小蓟 15g 7 剂。

外治方:每天配合活血化瘀中药保留灌肠。

2013 年 8 月 5 日—8 月 28 日,继续予消癥汤(大剂量)加减治疗,上述症状好转。

四诊:2014 年 6 月 20 日。患者此次因“小腹隐痛 2 个月”就诊,6 月 6 日于某医院 B 超:盆腔积液 84mm × 43mm × 86mm。妇科检查:外阴无殊,阴道通畅,分泌物量中,呈乳白色,宫颈、子宫缺如,左附件压痛。舌淡红,苔薄白,脉细。

方药:OHSS **方**(自拟方)**加味**。

茯苓皮 30g 大腹皮 15g 陈皮 12g 桑白皮 10g 天仙藤 15g 赤小豆 20g 猪苓 10g 泽泻 10g 炒白术 10g 桂枝 6g 淡竹叶 20g 7 剂。

朗依（硝呋太尔制霉素阴道软胶囊）1 盒，每日 1 次塞阴道。

五诊：2014 年 6 月 30 日。小腹隐痛，便秘。B 超：子宫全切术后，子宫直肠窝见前后径约 30mm 液性暗区。

方药：中药守上方加郁李仁 10g。7 剂。

会阴缝合后灼热不适

初诊：2007 年 11 月 1 日。张某，26 岁。6 月 20 日顺产，分娩时会阴部缝合 3 针，术后经常感到会阴连及肛门灼热不适，带下量多，色黄如涕，纳欠，二便正常。妇科检查：外阴无殊，阴道壁轻微充血，宫颈中度柱状上皮外移，子宫后位，大小正常，质地中等，活动，无压痛，两侧附件压痛。舌淡红，苔薄白，脉细。

治法：清热解毒。

外治方：忍冬藤 60g　青黛 20g　5 剂。

每次加水 1 000ml，煎取 500ml，连煎 3 次，合药液，凉后先用冲洗器冲洗阴道，再坐浴，不拘次数，每次 15 分钟。

二诊：2007 年 11 月 13 日。会阴部灼热不适感消失，带下时多，舌脉如上。

外治方：忍冬藤 60g　青黛 20g　椿根皮 30g　5 剂。

用法同上。

三诊：2008 年 1 月 15 日。上述症状未再发生。

取、放节育环后阴道出血

医案 1　初诊：1994 年 5 月 16 日。沈某，31 岁。人工流产的同时行宫内放置节育环后阴道出血不止月余，取出节育环后出血仍不能控制，无腰腹疼痛现象，平时白带不多。舌淡红，苔薄腻，脉细。

西医拟诊：子宫内膜炎？胎物残留？滋养细胞肿瘤？

治法：化瘀清热止血。

方药：**胶红饮加味**。

红花 10g　当归 10g　阿胶（烊冲）10g　冬瓜仁 30g　地榆 60g　白头翁 60g　三七（调冲）2.5g　大黄炭 10g　贯众 20g　3 剂。

同时检查血人绒毛膜促性腺激素。

二诊：1994 年 5 月 19 日。阴道出血未止，偶觉倦怠。舌淡红，苔薄白，脉细软。

治法：益气摄血。

方药：**补中益气汤加味**。

党参 30g　生黄芪 30g　白术 12g　当归 10g　枳壳 30g　升麻 6g　柴胡 5g　阿胶（烊冲）10g　荆芥炭 10g　茜草炭 10g　炙甘草 6g　3 剂。

三诊：1994 年 5 月 25 日。服药 1 剂，阴道出血即止，右侧偏头痛，口微苦，倦怠。血人绒毛膜促性腺激素<2mU/ml,妇科检查提示慢性盆腔炎性疾病后遗症,舌脉如上。

中药守上方去荆芥炭、茜草炭,加珍珠母(先入)30g、夏枯草15g。3剂。

外治方:每日清热解毒灌肠液保留灌肠。

此后,用补中益气汤或八珍汤加味调理12天,月经来潮,经量不多,色暗,乳房胀,改用逍遥散加减调治,经行4天净,月经恢复正常。

医案2　初诊:1990年10月12日。李某,31岁。9年前生育一胎,放置节育环已8年,从外地移居温州之后阴道不规则出血3年,今年3月取环,8月22日人工流产后放环,因阴道出血不止于9月25日取环。就诊时已经连续出血50天未止,伴带下,头痛,无腰腹疼痛,测定血人绒毛膜促性腺激素<5μg/ml。舌淡红,苔薄腻,脉细。

治法:化瘀清热止血。

方药:地榆60g　白头翁60g　三七(调冲)2.5g　大黄炭10g　冬瓜仁30g　贯众20g　红花10g　当归10g　阿胶(烊冲)10g　3剂。

二诊:1990年10月15日。阴道出血未净,偶觉倦怠,无腰腹疼痛。舌淡红,苔薄白,脉细软。

治法:益气摄血。

方药:**补中益气汤加味**。

党参30g　生黄芪30g　白术12g　当归5g　枳壳30g　升麻6g　柴胡5g　阿胶(烊冲)10g　荆芥炭10g　茜草炭10g　炙甘草6g　3剂。

三诊:1990年10月23日。进药1剂,阴道出血即止,现为阴道出血净后第8天,右侧偏头痛,倦怠,口微苦,纳便正常。妇科检查:外阴无殊,阴道通畅,宫颈充血,宫体后位,正常大小,活动,质地中等,压痛,左附件压痛,右附件无压痛。舌淡红,苔薄白,脉细软。

西医诊断:功能失调性子宫出血,慢性盆腔炎性疾病后遗症。

中药守上方去荆芥炭、茜草炭,加珍珠母(先入)30g、夏枯草15g。3剂。

四诊:1990年10月26日。阴道出血未再出现,头痛消失,精神好转,带下不多,色白,纳可。舌淡红,苔薄白,脉细。

方药:党参30g　炙黄芪30g　白术10g　当归5g　枳壳20g　升麻5g　柴胡5g　阿胶(烊冲)10g　黄精15g　珍珠母(先入)20g　炙甘草6g　3剂。

五诊:1990年10月29日。精神恢复正常,舌脉如上。

方药:党参30g　生黄芪20g　白术10g　当归6g　枳壳12g　升麻5g　柴胡4g　阿胶(烊冲)10g　墨旱莲20g　炙甘草6g　3剂。

六诊:1990年11月1日。经净已经半月,无不适。舌稍淡,苔薄白,脉细。

治法:补益气血,和血调经。

方药:**八珍汤加味**。

熟地黄12g　白芍10g　当归9g　川芎6g　党参12g　白术10g　茯苓10g　鸡血藤30g　益母草12g　香附6g　川牛膝12g　玫瑰花5g　6剂。

七诊:1990年11月7日。月经昨日来潮,经量不多,色暗无块,倦怠欲寐,乳房发胀。舌稍淡，苔薄白，脉细。

方药：柴胡 9g　白芍 10g　白术 10g　茯苓 10g　当归 5g　川芎 4g　太子参 12g　香附 6g　益母草 12g　牡丹皮 10g　3 剂。

八诊：1990 年 11 月 13 日。经行 4 天净。妇科检查除子宫颈轻度柱状上皮外移之外，无异常发现，舌脉如上。

方药：党参 15g　炙黄芪 15g　白术 10g　熟地黄 12g　白芍 10g　当归 6g　陈皮 6g　升麻 5g　黄精 15g　玉竹 15g　何首乌 12g　炙甘草 6g　3 剂。

人工流产后带下

初诊：2008 年 1 月 30 日。巨某，34 岁。2007 年 11 月 26 日因药物流产不全行清宫术，恶露 3 天净。术后月经未转，带下如漏卮不绝已 2 个月，色白若涕，有异味，腰部酸痛明显，头晕头痛，倦怠乏力，口腔溃疡 3 天，纳便正常。平时月经正常，尿妊娠试验阴性。生育史：3-1-5-2。妇科检查：外阴无殊，阴道通畅，宫颈轻度柱状上皮外移，宫体前位，大小正常，质地中等，活动，无压痛，两侧附件无压痛。舌淡红，苔薄白，脉细无力。

治法：**温肾止带**。

方药：韭菜子 10g　潼蒺藜 15g　桑螵蛸 15g　益智仁 12g　白果 10g　杜仲 12g　芡实 30g　五味子 12g　3 剂。

二诊：2008 年 2 月 2 日。带下消失，头昏头痛，舌脉如上。

中药守上方加炒白术 15g。7 剂。

人工流产后子宫复旧不良

医案 1　初诊：2009 年 8 月 4 日。方某，29 岁。过期流产清宫术后半月，恶露不绝，B 超：子宫大小 66mm × 56mm × 65mm，子宫内膜厚度 3.2mm。妇科检查宫颈口松，可容指尖。舌淡红，苔薄白，脉细。

西医诊断：人工流产后子宫复旧不良。

治法：**清利湿热，缩复子宫**。

方药：贯众炭 30g　重楼 15g　荆芥炭 10g　枳壳 10g　侧柏 10g　阿胶（烊冲）10g　地榆 20g　槐花 15g　7 剂。

二诊：2009 年 8 月 14 日。进药 1 剂，阴道出血即净。

医案 2　初诊：2012 年 1 月 5 日。张某，25 岁。月经 2011 年 10 月 7 日来潮，发现胚胎停止发育，于 7 天前行清宫术。平素月经周期 30 天，经量中等，色暗红，无血块，伴痛经，经期 7 天。今查 B 超：子宫大小 61mm × 45mm × 65mm，子宫内膜厚度 3mm。伴有咽痛咳嗽。妇科检查：外阴已婚未产式，阴道通畅，见乳白色分泌物，宫颈中度柱状上皮外移，宫体前位，偏大，质软，轻压痛，两侧附件轻压痛。舌淡红，苔薄白，脉细。

西医诊断：人工流产后子宫复旧不良。

治法：**益气升提清热**。

方药：生黄芪 15g 升麻 15g 马齿苋 30g 贯众 30g 枳壳 20g 桔梗 9g 牛蒡子 10g 生甘草 5g 7 剂。

二诊：2012 年 1 月 12 日。B 超：子宫大小 51mm×34mm×56mm，子宫内膜 3mm。伴有头晕恶心，胃脘疼痛。舌淡红，苔薄白，脉细。

治法：健脾和胃。

方药：防风 10g 党参 12g 炒白术 10g 茯苓 10g 陈皮 9g 枳壳 6g 姜半夏 12g 甘松 10g 檀香（后入）5g 5 剂。

人工流产放环后带下

初诊：2010 年 1 月 28 日。吴某，40 岁。人工流产放置宫内节育环后，带下色黄如水臭秽 5 个月，性交后腹痛，偶觉腰酸。月经周期规则，色红量多，3~5 天净，纳便正常。妇科检查：外阴无殊，阴道通畅，宫颈光滑，宫体后位，正常大小，活动，质地中等，压痛，右侧附件压痛，左侧无压痛。舌淡红，苔薄白，脉细。

治法：清理湿热。

方药：木槿花 20g 土茯苓 20g 炒黄柏 10g 樗白皮 30g 萆薢 10g 垂盆草 30g 7 剂。

二诊：2010 年 2 月 3 日。带下已少，如蛋清样，色微黄，舌脉如上。

中药守上方加茵陈蒿 10g。7 剂。

人工流产后咳嗽

医案 1 初诊：2019 年 9 月 18 日。黄某，37 岁。因"人工流产后咳嗽半年"就诊。

患者今年 2 月孕 60 天行无痛人工流产后，因胎物残留又行清宫术 1 次。流产后出现咳嗽，有痰，未服用药物治疗，至今咳嗽未止。胃纳可，夜寐欠安，二便无殊。月经周期 24~25 天，经期 7 天。月经 9 月 8 日来潮。舌淡红，苔薄白，脉细。

中医诊断：咳嗽（肺虚）。

治法：**补肾养肺，化痰止咳**。

方药：络石藤 20g 猪肺（代水）1 叶 白果 10g 杏仁 10g 川贝粉（吞）5g 前胡 10g 罗汉果 1 个 桑白皮 10g 炙甘草 6g 7 剂。

二诊：2017 年 9 月 25 日。咳嗽基本消失，舌脉如上。

方药：中药守上方加百合 20g。7 剂。

服药后患者复诊，咳嗽已除。

医案 2 王某，36 岁。2016 年 10 月 30 日因"停经 44 天，阴道出血伴腹痛腰酸半天"入院。生育史：0-0-1-0。2016 年 4 月孕 2 个月余胎停行清宫术 1 次。平素月经规律，周期 21~23 天，月经 9 月 16 日来潮，10 月 16 日自测尿妊娠试验阳性。10 月 17 日外院查人绒毛膜促性腺激素190mU/ml，孕酮16.10ng/ml。10月29日复查人绒毛膜促性腺激素11 713.1mU/ml，孕酮41.5nmol/L；B超提示子宫偏大，宫体前位，宫腔内见11mm×9mm×10mm的妊娠囊，囊内见卵黄囊回声，未见胚芽，子宫前壁见2个低回声结节，大的约21mm×15mm×21mm，边界清，内部回声欠均匀，两侧附件未见明显异常回声。B超诊断：早期妊娠（未见胚芽），子宫肌瘤。10月30日无明显诱因下出现阴道少量咖啡色出血，伴下腹隐痛及腰酸不适，住院保胎治疗。自4月过期流产行清宫术后咳嗽吐痰，时轻时重，痰量中等，色白质黏，偶为泡沫样痰液，无发热，经中西医治疗后至今半年未有明显好转。入院后西医予以肌内注射绒毛膜促性腺激素针、黄体酮注射液，口服地屈孕酮片、维生素E胶囊及黄体酮胶囊、复合维生素片，静脉滴注维生素C针，中医予以温灸三阴交穴、益肾安胎膏外敷补肾安胎。口服保阴煎去熟地黄、黄柏，改生地黄、黄芩为生地黄炭、黄芩炭，加茯苓、黄芪、荆芥炭、侧柏炭。服药后阴道出血于11月2日停止，仍偶有下腹隐痛及腰酸，咳嗽咳痰，痰量中等，色白质黏，调整中药方剂以燥湿化痰，清肺止咳立法，咳嗽稍有好转，性质同前。11月9日又见阴道少量暗红色出血，偶有下腹坠痛，无明显腰酸，无肛门坠胀感。B超：子宫前位，宫腔内见妊娠囊回声，大小26mm×22mm×23mm，囊壁清，规则，囊内可见胚芽回声，长约9mm，可见原始心管搏动。宫腔内妊娠囊周围可见26mm×9mm×21mm液性暗区，内透声差。子宫体壁可见数个低回声团，最大约18mm×15mm×21mm，边界清，内部回声欠均匀，两侧附件未见明显异常回声。B超诊断：宫内早孕（约7周），宫腔内积液，子宫肌瘤。中药予以补肾止血安胎立法，服用后阴道出血于11月12日止，仍有咳嗽咳痰，性质同前，再服用止咳化痰中药，效果不显。

会诊记录：

会诊一：2016年11月15日。症状如前，自诉痰多如泡沫状。舌淡红，苔薄腻，脉细滑。

中医诊断：咳嗽（痰饮），胎漏（脾虚）。

治法：**温肺化痰止咳。**

方药：**三子养亲汤合二陈汤加味。**

苏子9g　炒莱菔子10g　白芥子3g　半夏10g　陈皮10g　茯苓10g　炙甘草6g　海浮石15g　白前10g　百部10g　3剂。

会诊二：2016年11月18日。自觉咳嗽稍减，痰量增多，色白质腻，11月17日晚再次阴道少量暗红色出血，伴下腹隐痛。舌脉如上。

治法：健脾化痰止血。

方药：党参12g　炒白术10g　茯苓10g　炙甘草6g　陈皮10g　姜半夏10g　侧柏叶10g　前胡10g　苏子6g　炒莱菔子6g　海浮石15g　仙鹤草15g　3剂。

会诊三：2016年11月21日。咳嗽缓解，痰量减少，阴道仍有少量咖啡色出血，舌脉如上。

中药守上方去前胡，加白前10g、鹿角霜10g。3剂。

2016年11月23日复查B超：子宫前位，形态尚规则，宫腔内见妊娠囊回声，大小

49mm×24mm×45mm,囊壁清,欠规则,囊内可见胎儿回声,头臀长23mm,胎心搏动规则。宫腔内妊娠囊周围可见41mm×13mm×15mm液性暗区,内透声差。子宫体壁可见数个低回声团,最大约19mm×15mm×22mm,边界清,内部回声欠均匀。B超诊断:宫内早孕(约9⁻周),宫腔内积液,子宫肌瘤。

会诊四:2016年11月24日。晨起喷嚏,咳嗽时轻时重,痰白腻,阴道仍有极少量咖啡色出血。舌脉如上。

治法:化痰止咳。

方药:**止嗽散加减**。

桔梗6g　白前10g　荆芥炭10g　紫菀10g　百部10g　陈皮9g　海浮石15g　金沸草10g　仙鹤草20g　半夏10g　侧柏叶10g　5剂。

会诊五:2016年11月29日。咳嗽痰腻,色白,阴道间断少量出血,色咖啡。舌淡红,苔薄白,脉细。

治法:化痰止咳止血。

方药:**茯苓杏仁甘草汤合三子养亲汤加减**。

茯苓10g　杏仁10g　炙甘草6g　苏子9g　炒莱菔子9g　浙贝母10g　半夏10g　金沸草10g　罗汉果1个　荆芥炭10g　炮姜3g　仙鹤草20g　4剂

会诊六:2016年12月5日。咳嗽好转,痰量减少,晨起痰中微黄,其后为白痰,偶有下腹隐痛,阴道出血止已2日。舌脉如上。

中药守上方去炮姜,加竹茹10g。4剂。

12月5日B超:子宫前位,形态尚规则,宫腔内见妊娠囊回声,大小57mm×41mm×55mm,囊壁清,欠规则,囊内可见胎儿回声,头臀长38mm,胎心搏动规则。宫腔内妊娠囊周围可见15mm×7mm×16mm液性暗区,内透声差。超声诊断:宫内早孕(约10^+周),宫腔内积液。

会诊七:2016年12月9日。12月8日阴道少量咖啡色出血,当日即止,受风寒后咳嗽加重,痰多,色白,舌脉如上。

治法:疏风解表止咳。

方药:**荆防败毒散加减**。

荆芥6g　防风6g　羌活3g　独活3g　苏子6g　炒莱菔子6g　前胡10g　桔梗3g　茯苓10g　柴胡6g　枳壳3g　罗汉果g　炙甘草5g　3剂。

药后咳嗽治愈,康复出院。

引产清宫后呃逆

初诊:2007年11月2日。陆某,29岁。10月7日妊娠6个月时行中期引产术,术后阴道不规则出血,11月1日B超发现宫内一16mm×4mm×14mm不规则稍强回声,行清宫术,于当晚9时许开始呃逆,除短暂睡眠时间之外,从未间歇,以致引起胸腹部肌肉疼痛。纳可,一日三餐都吃糖粥,大便结。舌淡红,苔薄微腻,脉细。

治法：温中降逆。

方药：丁香 1g 柿蒂 10g 吴茱萸 5g 高良姜 6g 砂仁(杵冲)5g 半夏 10g 代赭石 12g 3 剂。

二诊：2007 年 11 月 15 日。进药 2 剂，呃逆即止。

清宫后出血

医案 1 初诊：2002 年 11 月 26 日。李某，39 岁。以往月经正常，周期 30 天，经期 5 天。因肝脏发现占位性病变，进行介入疗法，肿块已经消失。今年 4 月、7 月各药物流产 1 次，持续性阴道中等量出血 2 个半月，在外院服用调经、止血、抗炎西药及妇康片，服药至 20 天后出血方止。11 月 12 日 B 超：宫内回声紊乱，见 6mm×8mm 偏强回声光团，子宫后壁肌层内见 25mm×28mm×32mm 低回声团，即行诊刮术。病理报告结果：胎盘组织，部分组织坏变；子宫内膜息肉，局部见淋巴细胞浸润。刮宫术后血止，11 月 15 日阴道又出血。经用泰能(注射用亚胺培南西司他丁钠)、菌必治(头孢曲松钠)、立血止，阴道出血仍较多。11 月 26 日检测血 HCG<2U/L。腰部酸痛，面色不华，无力。生育史：1-0-4-1。舌淡红，苔薄白，脉细。

治法：**益气，清热，止血**。

方药：党参 20g 炙黄芪 12g 升麻 6g 阿胶(烊冲)10g 荆芥炭 10g 山茱萸 20g 仙鹤草 30g 血余炭 10g 侧柏炭 10g 贯众炭 30g 重楼 12g 椿根皮 15g 3 剂。

外治法：神阙穴隔盐艾炷灸，每日 5 壮。

二诊：2002 年 11 月 28 日。昨晚阴道出血已净，今晨少量出血，小腹胀痛。舌淡红，苔薄白，脉细。

中药守上方，加地榆 20g、槐花 20g，2 剂。

裸花紫珠片，每次 2 片，每日 3 次，吞服。

外治法：神阙穴隔盐艾炷灸，每日 5 壮。

三诊：2002 年 12 月 2 日。阴道出血净已 3 天，带下如水，舌脉如上。

妇科检查：外阴无殊，阴道通畅，宫颈光滑，宫体后位，大小正常，活动，质地中等，压痛，两侧附件压痛。

西医诊断：慢性盆腔炎性疾病后遗症。

治法：健脾清湿热。

方药：萆薢 12g 土茯苓 12g 椿根皮 15g 茵陈 12g 炒栀子 10g 大蓟 15g 小蓟 15g 鱼腥草 15g 蒲公英 12g 薏苡仁 20g 苍术 10g 贯众 15g 白术 10g 5 剂。

医案 2 初诊：2014 年 7 月 24 日。董某，45 岁。月经规则，周期 23~27 天，经期 5~6 天。月经失调 5 个月，现停经 3 个月后阴道出血 40 余天未净，量多，色暗红，有血凝块，偶有痛经，无乳胀，伴腰酸乏力。在行经 1 周经血未净时曾于当地医院行诊刮术,6月27日病理报告为子宫内膜简单型增生过长。刮宫术后1周置入曼月乐环,阴道一直出血不止,色咖啡。带下正常,下腹坠胀明显,纳寐可,二便调。患子宫肌瘤、高血压(药物控制),今血压145/85mmHg。曾行甲状腺部分切除术,术后服用优甲乐片未停。生育史:2-0-6-2,2次顺产,现已结扎。B超:子宫内膜厚度5mm,宫腔内节育环位置正常,子宫肌瘤11mm×10mm×17mm。舌淡红,苔薄腻,脉细。

中医诊断:经期过长;癥瘕。

治法:**清热凉血,收敛止血**。

方药:地榆50g　米醋(先浸地榆,再入煎)30ml　龟甲胶(烊冲)10g　贯众炭30g　马齿苋20g　大蓟15g　小蓟15g　7剂。

二诊:2014年7月29日。进药1剂,阴道出血净,无不适,便溏。妇科检查:外阴无殊,阴道通畅,分泌物少,色乳白,伴异味,宫颈光滑,宫体前位,质地中等,增大,活动,无压痛,两侧附件无压痛。

医案3　初诊:2008年4月22日。邢某,26岁。2月2日顺产,胎盘残留行2次清宫,术后阴道少量反复出血,至今80多天未净,血色暗红,伴两侧少腹抽痛。现为哺乳期间,外感咳嗽1周未愈,面色萎黄,纳便正常,寐安。B超:子宫内膜厚度3mm,回声毛糙。妇科检查:外阴无殊,阴道通畅,宫颈轻度柱状上皮外移,宫口略松,宫体后位,大小正常,质地中等,活动,无压痛,两侧附件无压痛。舌淡红,苔薄白,脉细。

治法:**疏风止血,化痰止咳**。

方药:荆芥炭10g　防风10g　桑叶12g　杏仁10g　瓜蒌皮10g　竹茹10g　枇杷叶12g　4剂。

二诊:2008年5月14日。进药1剂,阴道出血即净,咳嗽亦除,带下微黄,有异味。舌稍红,苔薄白,脉细。

方药:**四逆清带汤**(自拟方)。

柴胡10g　枳壳10g　白芍10g　生甘草6g　败酱草10g　大血藤15g　椿根皮15g　半枝莲15g　土茯苓15g　蒲公英15g　大蓟15g　小蓟15g　草薢15g　7剂。

医案4　初诊:2011年6月28日。陈某,41岁。14岁初潮,月经周期先后不定伴经期淋漓不尽10年,需服药方止。月经6月3日来潮,经量少,咖啡色,于6月20日行刮宫术加取环术后,阴道出血淋漓不尽,后转多,予维生素K和宫缩针后血量较少,至今未净,色偏暗,头晕,小腹胀痛,脚心热,胃胀纳可,矢气则舒,寐安便调。生育史:1-0-1-1。B超:子宫内膜厚度4mm。舌淡红,苔薄白,脉细。

治法:活血清热止血。

方药:**胶红饮加味**。

阿胶(烊冲)10g　冬瓜仁30g　桃仁6g　红花5g　贯众炭30g　蚤休20g　党参30g　侧柏10g　3剂。

二诊:2011年7月1日。进药1剂,阴道出血明显减少,今净,胃胀。舌脉如上。

方药:柴胡10g　枳壳10g　白芍10g　败酱草10g　红藤15g　樗白皮15g　半枝莲15g　土茯苓15g　蒲公英15g　大蓟15g　小蓟15g　萆薢15g　生甘草6g　砂仁

5g　陈皮 10g　14 剂。

药后经净。

清宫后腰腿疼痛

初诊:2016 年 4 月 6 日。厉某,34 岁。3 月 3 日因胚胎停止发育于外院行清宫术,术后自觉腰腿酸痛,大腿抽筋,目干,皮肤痒,寐沉,口干,自汗出。舌淡红,有齿痕,苔薄白,脉软。

治法:益气养阴,舒筋止痛

方药:北沙参 15g　五味子 5g　麦门冬 10g　生黄芪 12g　石斛 10g　山海螺 15g　桑寄生 15g　木瓜 10g　怀牛膝 10g　炒白芍 15g　炙甘草 6g　糯稻根 20g　7 剂。

二诊:2016 年 4 月 13 日。腰腿酸,腿抽筋减轻,余候均除,便溏。舌脉如上。

方药:生黄芪 12g　党参 12g　桑寄生 15g　杜仲 10g　木瓜 10g　五加皮 10g　炒白芍 15g　炙甘草 6g　神曲 10g　炒薏苡仁 20g　7 剂。

三诊:2016 年 4 月 20 日。诸症均除。

剖宫产后胎物残留

医案 1　初诊:2009 年 12 月 2 日。林某,29 岁。剖宫产后 58 天恶露不绝,量少或红或淡,无腰腹痛。B 超:宫腔内见 13mm×8mm 大小不规则稍强回声,边界不清,彩色多普勒检查无明显血流信号。妇科检查:外阴无殊,阴道通畅,宫口闭合,宫颈轻度柱状上皮外移,宫体后位,正常大小,活动,质地中等,无压痛,两侧附件无压痛。舌淡红,苔薄白,脉细。

治法:**活血化瘀**。

方药:卷柏 20g　荷叶 30g　莲蓬 15g　当归 10g　川芎 10g　花蕊石 20g　炮姜 5g　桃仁 10g　蒲黄炭 10g　5 剂。

二诊:2009 年 12 月 7 日。进药 3 剂,阴道出血净,今偶见少量血液,舌脉如上。

方药:卷柏炭 10g　荆芥炭 10g　阿胶(烊冲)10g　仙鹤草 30g　贯众炭 20g　槐花 15g　地榆 15g　3 剂。

三诊:2009 年 12 月 11 日。阴道出血未再发生。B 超复查,子宫内膜厚度 2mm。

医案 2　初诊:2009 年 12 月 17 日。苏某,38 岁。剖宫产后恶露不绝 50 多天。B 超:宫底部偏右见杂乱回声,范围 9mm×10mm×11mm,边界欠清,测及稀疏血流信号。妇科检查:外阴无殊,阴道通畅,宫颈光滑,宫体后位,正常大小,活动,质地中等,无压痛,两侧附件无压痛。舌稍暗,苔薄白,脉细。

治法:**活血化瘀**。

方药:花蕊石 20g　莲蓬 10g　荷叶 15g　卷柏 20g　益母草 30g　川牛膝 30g　7 剂。

二诊:2009 年 12 月 24 日。B 超复查,宫内杂乱回声消失。

剖宫产后腹壁瘢痕瘙痒疼痛

初诊:2008 年 7 月 15 日。胡某,32 岁。剖宫产后腹壁瘢痕瘙痒疼痛 2 年,检查时下腹瘢痕组织增粗、充血,呈紫红色。月经先期,周期 20 天,经期 7~10 天,量多。妇科检查:外阴无殊,阴道通畅,宫颈光滑,子宫后位,大小正常,质地中等,活动,压痛,两侧附件压痛。舌淡红,苔薄白,脉细。

方剂:**四逆清带汤**(自拟方)**加味**。

柴胡 10g　枳壳 10g　白芍 10g　生甘草 6g　败酱草 10g　大血藤 15g　椿根皮 15g　半枝莲 15g　土茯苓 15g　蒲公英 15g　大蓟 15g　小蓟 15g　萆薢 15g　白鲜皮 12g　地肤子 10g　7 剂。

二诊:2008 年 7 月 22 日。矢气多,足跟疼痛,舌脉如上。

中药守上方加赤小豆 30g、槟榔 10g、野荞麦根 20g。7 剂。

三诊:2008 年 7 月 30 日。带下色黄如涕,舌脉如上。

四逆清带汤,14 剂。

四诊:2008 年 8 月 17 日。剖宫产后瘢痕组织瘙痒疼痛消失。

剖宫产后腹壁子宫内膜异位症

初诊:2012 年 9 月 7 日。陈某,32 岁。剖宫产后 4 年,经期下腹腹壁手术切口处疼痛 2 个月。月经周期 27 天,经期 6~7 天,经量少,色暗,有血块,无痛经。近半年头晕,寐浅,神倦,纳便正常,白带不多。B 超发现子宫内膜钙化灶。妇科检查:外阴无殊,阴道通畅,宫颈光滑,宫体后位,正常大小,活动,质地中等,无压痛,两侧附件无压痛。下腹手术瘢痕处可以触及细小结节。生育史:1-0-1-1。舌淡红,苔薄白,脉细。

西医诊断:腹壁子宫内膜用功位症。

治法:活血化瘀,散结镇痛。

外治方:大黄 10g　制乳香 5g　制没药 5g　䗪虫 10g　血竭 5g　延胡索 10g　三棱 15g　莪术 15g　透骨草 30g　5 剂。

上药共研细末,水调,局部湿敷。

二诊:2012 年 10 月 6 日。连续每日局部外敷药物,月经 9 月 20 日来潮,腹壁疼痛消失。

中药守上方,续用 7 剂。

第八篇

绝经后诸症医案

绝经后腰痛

初诊:1990年10月15日。张某,41岁。停经1年,腰部及足跟疼痛2个月,带下,性欲减退,倦怠乏力,纳可,面部偶有潮热,出汗。舌淡红,苔薄白,脉细。

治法:补益肾阴肾阳。

方药:鹿角片霜10g　甜苁蓉15g　何首乌15g　淫羊藿15g　杜仲10g　蛇床子10g　当归6g　菟丝子15g　覆盆子12g　巴戟天10g　墨旱莲20g　女贞子10g　3剂。

二诊:1990年10月18日。带下除,余候如上。舌脉如上。

治法:温补肾阳。

方药:**右归丸加味**。

鹿角片10g　淫羊藿15g　杜仲10g　当归8g　菟丝子15g　淡附片6g　山茱萸12g　枸杞子15g　肉桂3g　巴戟天10g　熟地黄12g　3剂。

龟龄集口服。

三诊:1990年10月23日。腰部及足跟疼痛改善,舌脉如上。

中药守上方肉桂改为5g,淡附片改为9g。3剂。

四诊:1990年10月26日。腰痛明显好转,足跟痛,舌脉如上。

方药:淡附片15g　肉桂5g　鹿角片10g　淫羊藿15g　菟丝子15g　熟地黄12g　山茱萸12g　巴戟天12g　枸杞子15g　杜仲10g　当归8g　锁阳10g　3剂。

五诊:1990年11月2日。腰痛消失,跟痛明显好转,食欲增加,少量带下,舌脉如上。

中药守上方续进3剂。

绝经后腹坠

初诊:2007年9月11日。吴某,62岁。绝经10余年,负重后下腹坠胀10多天,伴左侧少腹抽痛，子宫轻度脱垂，带下不多，纳可，寐安，二便正常。数年之前，曾患此疾，经治获愈。生育史：6-0-0-6。舌淡红，苔薄白，脉细。

治法：补肾益气升提。

方药：**五肾汤**（温州民间药方）**加味**。

野荞麦根 30g 蔓茎鼠尾草（荔枝肾）20g 梵天花（棉花肾）15g 石血（对叶肾）15g 仙鹤草（龙芽肾）30g 乌豆 30g 生黄芪 30g 升麻 6g 小茴香 4g 枳壳 10g 党参 15g 荔枝 5 个 5 剂。

二诊：2007 年 9 月 16 日。下腹坠胀减轻，少腹抽痛除，舌脉如上

中药守上方续进 7 剂。

三诊：2007 年 9 月 23 日。下腹坠胀已经消失。

绝经后崩漏

医案 1 初诊：2009 年 3 月 9 日。林某，55 岁。停经 1 年，阴道少量出血 8 天未净，色或红或黑，后尻胀痛时作，有便意，大便秘结。2008 年 5 月 B 超检查提示子宫肌瘤约 10mm × 11mm × 10mm 大小。舌淡红，苔薄白，脉细。

治法：**补肾止血**。

方药：骨碎补 20g 徐长卿 12g 生地黄 20g 女贞子 20g 墨旱莲 20g 龟甲胶（烊冲）10g 3 剂。

二诊：2009 年 3 月 12 日。进药 1 剂，阴道出血即净。

医案 2 初诊：2012 年 9 月 13 日。黄某，40 岁。因阴道不规则出血 10 余年就诊。月经周期 35 天，经期 7 天。月经 8 月 30 日—9 月 7 日，量适中，色偏暗，有血块，腰痛。9 月 9 日阴道不规则出血，咖啡色，自行艾灸治疗后 9 月 11 日血止。9 月 13 日复见少量出血，纳可，寐差，需服安眠药维持睡眠，耳鸣，二便调畅。生育史：1-0-0-1（顺产）。舌淡红，苔薄白，脉细。

方药：**温经汤**。

吴茱萸 3g 桂枝 3g 党参 10g 川芎 6g 生姜 3 片 甘草 6g 半夏 9g 当归 9g 炒白芍 10g 麦门冬 9g 牡丹皮 9g 阿胶（烊冲）10g 7 剂。

二诊：2012 年 10 月 12 日。月经 10 月 1 日—10 月 7 日，无痛经。自汗，口干，失眠，需服安眠药睡眠。舌淡红，苔薄白，脉细软。

方药：**桂枝加龙骨牡蛎汤加味**。

桂枝 6g 炒白芍 6g 炙甘草 6g 龙骨 15g 牡蛎 15g 炙甘草 6g 生姜 5 片 大枣 6 柏子仁 20g 浮小麦 30g 7 剂

外治方：五倍子 30g 研末，敷脐。

三诊：2012 年 10 月 20 日。盗汗止 3 天，寐较佳，动辄汗出，怕风。舌淡红，苔薄白，脉细。

中药守上方加生黄芪 30g、酸枣仁 20g。7 剂。

外治方：五倍子 50g　研末，敷脐。

四诊：2012 年 10 月 27 日。腰、背、膝酸，目酸，动辄多汗。月经将近，夜寐明显增多。舌淡红，苔薄腻，脉细软。

方药：**七味都气丸加味**。

熟地黄 15g　山药 15g　山茱萸 10g　茯苓 10g　牡丹皮 9g　泽泻 10g　五味子 5g　桑叶 15g　龙齿 30g　淡豆豉 10g　醋(冲)30ml　7 剂。

五诊：2012 年 11 月 7 日。月经 10 月 31 日 ~11 月 6 日，经期腰痛，动辄汗出，身冷，耳鸣，胃寒，下午饥饿感，要持续到进食。舌淡红，苔薄白，脉细。

方药：**桂枝加附子汤加减**。

桂枝 6g　芍药 6g　炙甘草 6g　生姜 6 片　大枣 6 个　淡附片 10g　龙骨 20g　牡蛎 20g　鹿茸(调冲)2g　红参(调冲)10g　7 剂。

六诊：2012 年 11 月 14 日。胃寒除，下午饥饿感消失，多汗，寐差，腰痛，舌淡红，苔薄白，脉细。

中药守上方加鹿角片(调冲)10g、柏子仁 20g、龙齿 20g、杜仲 15g。7 剂。

七诊：2012 年 11 月 21 日。多汗，寐差，多梦，身冷明显减轻，大便稍结。舌脉如上。

方药：红参(调冲)10g　茯苓 10g　柏子仁 30g　龙齿 30g　磁石 15g　浮小麦 30g　鹿茸(调)2g　山茱萸 15g　酸枣仁 20g　7 剂。

八诊：2012 年 11 月 28 日。汗出量明显减少，精神明显好转，寐差。舌淡红，苔薄白，脉细。

方药：红参(调冲)10g　茯苓 10g　柏子仁 30g　紫石英 30g　磁石 15g　浮小麦 30g　鹿茸(调冲)2g　半夏 20g　酸枣仁 20g　秫米 30g　远志 6g　石菖蒲 6g　7 剂。

九诊：2012 年 12 月 7 日。月经 12 月 5 日来潮，量中，无腰腹疼痛，头晕 1 周，血压 110/85mmHg，头痛。舌淡红，苔薄白，脉细。

方药：熟地黄 12g　当归 6g　川芎 6g　炒白芍 10g　党参 15g　炙黄芪 10g　仙鹤草 30g　阿胶(调冲)10g　天麻 10g　荆芥 10g　藁本 10g　白芷 10g　5 剂。

医案 3　初诊：2007 年 9 月 25 日。徐某，45 岁。经量过多近 1 年，停经 3 个多月，于 9 月 17 日经转，至今未净，量先多，23 日注射止血药物后，经量减少，经色仍鲜红，右侧少腹连及下肢阵发性抽痛，腰酸无力，小便频短，面色萎黄，纳可，大便偏干。今年 3 月，因子宫内膜过度增生，于外院进行分段性诊刮检查治疗。舌淡红，苔薄白，脉细无力。

治法：**补脾肾止血**。

方药：高丽参(调冲)10g　山茱萸 20g　仙鹤草 30g　荆芥炭 10g　炒白芍 30g　炙甘草 10g　3 剂。

二诊：2007 年 9 月 28 日。进药 1 剂，阴道出血即净，少腹　下肢抽痛消失，倦怠乏力。B 超：子宫内膜 4mm。血常规：白细胞计数 $3.75 \times 10^9/L$，红细胞计数 $2.81 \times 10^{12}/L$，血红蛋白 86g/L，血细胞比容 25.5%。妇科检查：外阴无殊，阴道通畅，宫颈光滑，子宫前位，大小正常，活动，质地中等，压痛，左侧附件轻压痛，右侧无压痛。舌脉如上。

归脾汤加鹿角片10g、仙鹤草30g。7剂。

医案4 初诊:2007年8月9日。汤某,55岁。停经1年左右,阴道出血10多天未净,今血量已少,血色鲜红,伴两侧少腹抽痛,腰部酸胀,乏力,纳欠,寐不安,二便正常。生育史:4-0-0-4。舌质暗,苔白腻,脉细。

治法:**化瘀益气止血**。

方药:丹参炭10g 茜草炭10g 蒲黄炭10g 党参20g 益母草12g 4剂。

二诊:2007年8月13日。阴道出血将净,血色黑,两侧少腹痛除,后尻酸胀,舌脉如上。

中药守上方去益母草,加仙鹤草60g。3剂。

三诊:2007年8月16日。阴道出血净已2天。

绝经后带下

医案1 初诊:2021年5月24日。谢某,42岁。停经3年余,带下量多近3月,加重近2周,色白或黄,质黏或稀,无阴痒,无异味,无腰酸,乳头疼痛,尿频,每小时1~2次,大便正常。身高150cm,体重57kg。既往妊娠糖尿病史。妇科检查:外阴阴性,阴道通畅,分泌物量多,色白,宫颈轻度柱状上皮外移,宫体偏小,平位,质地中等,活动,无压痛,左附件轻压痛。舌淡红,苔薄白,脉细。

治法:利水清热止带。

方药:**导水丸加减**。

制大黄5g 炒黄芩10g 牵牛子6g 滑石粉30g 贯众15g 椿根皮20g 萹蓄10g 海螵蛸30g 7剂。

二诊:2021年5月31日。带下明显减少,尿色黄,阴道间断少许出血,今无阴道出血,大便正常。舌脉如上。

方药:中药守上方加薏苡仁20g。7剂。

三诊:2021年6月7日。白带续减,无阴道出血,无不适。舌脉如上。

方药:**易黄汤加减**。

芡实20g 车前子10g 黄柏6g 山药15g 白果10g 贯众15g 椿根皮15g 7剂。

医案2 初诊:2008年8月14日。林某,57岁。绝经7年。带下量多色黄2年余,水样或脓样,无异味,无阴痒,无腰痛,无腹痛,尿短,大便结,纳欠。妇科检查:未见明显异常。舌淡红,苔薄白,脉细。

西医诊断:老年性阴道炎。

外治方:紫草50g 明矾20g 5剂。

水煎3次,合药液约1 500ml,温时先用冲洗器冲洗阴道再坐浴,不拘次数。

二诊:2008年8月20日。带下减少,色转白。

中药守上方,7剂。

围绝经期综合征

医案1　初诊:2004年8月23日。徐某,50岁。月经不规则以延后为主已4个多月,经量较少,近2个月潮热时作,盗汗,莫名烦躁,寐可,二便调。末次经期7月20日来潮。舌淡红,苔薄白,脉细。

治法:滋肾镇肝潜阳。

方药:**镇肝熄风汤加味**(自拟方)。

怀牛膝15g　白芍10g　代赭石20g　龙骨(先煎)15g　牡蛎(先煎)15g　玄参12g　天门冬10g　川楝子10g　生麦芽10g　茵陈10g　龟甲胶(烊冲)10g　浮小麦30g　白薇10g　砂仁(杵冲)4g　佛手10g　生甘草5g　7剂。

二诊:2005年3月17日。服药之后随访,潮热、盗汗、烦躁等症状均立即消失,未再发生。

医案2　初诊:2004年8月4日。吴某,54岁。阴道不规则出血近2个月,经用**凉血清海汤**(水牛角15g,生地黄20g,生白芍12g,牡丹皮炭10g,仙鹤草15g,墨旱莲20g,地榆12g,槐花12g,冬桑叶15g,阿胶10g)加味治疗后,阴道出血已经控制。近来天气酷热,唯有右半身出汗,左半身无汗3天,四心烦热,鼻衄,倦怠,脘馁,口苦臭。性激素测定:卵泡刺激素41.8mU/ml,黄体生成素26.6mU/ml,雌二醇233.4pmol/L。舌稍红,苔薄白,脉细。

治法:养阴清热,收敛止汗。

方药:鳖甲(先煎)15g　炒黄柏10g　龟甲胶(烊冲)10g　浮小麦30g　糯稻根(代水)50g　五味子4g　牡蛎(先煎)30g　太子参15g　瘪桃干20g　麦门冬10g　佛手10g　甘松10g　5剂。

二诊:2004年8月11日。半身出汗消失,与正常人一样呈全身微汗,手足心热退。仍见鼻衄,倦怠,舌脉如上。

治法:补益气阴,凉血止血。

方药:西洋参(调冲)9g　龟甲胶(烊冲)10g　生地黄12g　牡丹皮10g　生白芍10g　水牛角(先煎)15g　白茅根30g　荆芥炭10g　麦门冬10g　玉竹15g　黄精15g　地骨皮12g　4剂。

服药之后鼻衄止,精神改善,出汗正常。

医案3　吴某,54岁。阴道不规则出血近2个月,用**凉血清海汤**(水牛角15g,生地黄20g,生白芍12g,牡丹皮炭10g,仙鹤草15g,墨旱莲20g,地榆12g,槐花12g,冬桑叶15g,阿胶10g)治疗后,阴道出血控制。天气酷热,右半身出汗,左半身无汗已3天,四心烦热,鼻衄,倦怠,脘馁,口苦臭。性激素测定提示卵巢功能下降。舌稍红,苔薄白,脉细。

治法:养阴清热,收敛止汗。

方药:鳖甲15g　炒黄柏10g　龟甲胶(烊冲)10g　浮小麦30g　糯稻根(煎汤代

水)50g　牡蛎 30g　五味子 4g　太子参 15g　麦门冬 10g　瘪桃干 20g　佛手柑 10g　甘松 10g　5 剂。

药后全身微汗,手足心热退。仍见鼻衄,倦怠。舌脉如上。

治法:补益气阴,凉血止血。

方药:西洋参(调冲)9g　龟甲胶(烊冲)10g　生地黄 12g　牡丹皮 10g　生白芍 10g　水牛角(先煎)15g　白茅根 30g　荆芥炭 10g　麦门冬 10g　玉竹 15g　黄精 15g　地骨皮 12g　4 剂。

药后鼻衄止,精神改善,出汗正常。

围绝经期性欲亢进

初诊:2003 年 5 月 30 日。蒋某,47 岁。不明原因突发性欲亢进 4 个月,性交完毕之后仍有强烈欲望,因向来无此现象,心中十分惶恐,唯有强忍。月经周期尚定,经量可,有血块,经前乳房胀痛。近 2 个月来身上阵发潮热伴出汗,夜寐不安,胃纳欠佳,二便调。生育史:3-0-3-3。经期 5 月 10 日来潮。性激素测定:卵泡刺激素 32.27U/L,黄体生成素 8.67U/L。舌淡红,苔薄白,脉细。

治法:清热养阴,平肝潜阳。

方药:**镇肝熄风汤加味**(自拟方)。

龙骨(先煎)30g　牡蛎(先煎)30g　龟甲胶(烊冲)10g　怀牛膝 12g　代赭石 12g　天门冬 12g　玄参 12g　白芍 12g　茵陈 12g　白薇 12g　青蒿 10g　鳖甲(先煎)15g　瘪桃干 20g　浮小麦 30g　紫草 15g　5 剂。

二诊:2003 年 6 月 3 日。经期 6 月 3 日来潮,潮热出汗等症状减轻,舌脉如上。

中药守上方紫草改为 20g,加五味子 5g。5 剂。

知柏地黄丸,每次 5g,每日 3 次,吞服。

三诊:2003 年 6 月 12 日。潮热出汗消失,易惊,胃纳欠佳,舌脉如上。

治法:养阴潜阳,健脾宁神。

方药:龟甲胶(烊冲)20g　鳖甲(先煎)15g　牡蛎(先煎)20g　磁石 20g　紫石英(先煎)20g　炒黄柏 10g　浮小麦 20g　紫草 20g　薏苡仁 20g　莲子 20g　五味子 6g　青蒿 12g　鸡内金 10g　5 剂。

灵芝胶囊,每次 2 粒,每日 3 次,吞服。

四诊:2003 年 6 月 20 日。性欲亢进现象消失,寐可,肛裂便血,舌脉如上。

中药守上方加地榆 20g、瘪桃干 20g。7 剂。

灵芝胶囊,每次 2 粒,每日 3 次,吞服。

围绝经期外阴瘙痒

医案 1　初诊:2005 年 2 月 14 日。胡某,41 岁。停经 3 个月,性激素测定:卵泡刺激素 55.1mU/L，黄体生成素 50.1mU/L，雌二醇 189.7pmol/L。外阴瘙痒 2 个月，白带多淡绿色，稍有异味。妇科检查：外阴无殊，阴道通畅，子宫颈柱状上皮外移，宫体后位，大小正常，活动，质地中等，无压痛，两侧附件无压痛。白带检查：人型支原体、解脲支原体、衣原体均阴性。舌淡红，苔薄白，脉细。

治法：清热解毒，杀虫止痒。

外治方：二龙溻痒汤（自拟方）**加味**。

龙葵 30g　龙胆 15g　苦参 20g　苦楝皮 20g　白鲜皮 20g　地肤子 20g　黄柏 20g　蛇床子 30g　苍耳子 15g　川椒 5g　百部 15g　5 剂。

水煎 3 次，合药液约 1 500ml，温时先用冲洗器冲洗阴道再坐浴，不拘次数。

用药完毕，阴痒消失。

医案 2　初诊：2008 年 4 月 22 日。潘某，52 岁。2005 年因子宫肌瘤行子宫全切术，近 2 个月阴道反复瘙痒，带下量多，如糊状，潮热出汗，纳便正常，寐安。妇科检查：外阴无殊，阴道见少量糊状物，宫颈、宫体缺如，两侧附件无压痛。舌淡红，苔薄白，脉细。

方药：龙骨（先煎）30g　牡蛎（先煎）30g　龟甲胶（烊冲）10g　怀牛膝 12g　代赭石 12g　天门冬 12g　玄参 12g　白芍 12g　茵陈 12g　浮小麦 30　糯稻根 30g　7 剂。

外治方：补骨脂 50g　夜交藤 50g　5 剂。

每次加水 1 000ml，煎取 500ml，连煎 3 次，合药液，凉后先用冲洗器冲洗阴道，再坐浴，不拘次数，每次 15 分钟。

二诊：2008 年 5 月 2 日。外洗之后，阴痒已除，潮热出汗减轻，舌脉如上。

中药内服、外洗继续使用。

医案 3　初诊：2009 年 10 月 19 日。谢某，56 岁。外阴瘙痒 10 多年，带下量多，色白，脓样，有异味，纳欠，饥饿性胃痛，寐差，小便正常，大便干结，4~5 天一行，如羊矢状。因子宫肌瘤行子宫次切术后 3 年。妇科检查：外阴充血潮红，见抓痕，阴道内有黄绿色水样分泌物。尿常规：尿糖（++），白细胞（+++）/HP，红细胞（+）/HP。舌淡红，苔薄白，脉细。

治法：清热渗湿。

方药：玉米须 60g　淡竹叶 20g　地肤子 30g　蛇莓 20g　白花蛇舌草 30g　车前草 20g　7 剂。

二诊：2009 年 10 月 28 日。外阴瘙痒减轻，空腹血糖 5.73mmol/L（正常值 3.89~6.11mmol/L），尿糖阴性，白细胞 3 个 /HP，红细胞 2 个 /HP。舌脉如上。

中药守上方，7 剂。

外治方：土茯苓 60g　6 剂。

水煎 3 次，合药液约 1 500ml，凉后坐浴，不拘次数，每次 15 分钟。

围绝经期阴干

医案 1　初诊：2010 年 5 月 6 日。王某，46 岁。阴道干燥 1 年，影响性生活，带下色黄。舌淡红,苔薄白,脉细。

外治方:女贞子 100g 夜交藤 100g 7 剂。

水煎 3 次,合药液约 1 500ml,凉后先冲洗阴道,再坐浴,不拘次数,每次 15 分钟。

二诊:2010 年 4 月 16 日。阴道干燥消失,可过正常性生活。

中药守上方,续洗 7 剂。

医案 2 初诊:2020 年 8 月 31 日。刘某,36 岁。停经 2 年,停经前出现阴道干涩,性交后不适,小便不适。舌淡红,苔薄白,脉细。

外治方:女贞子 60g 黄精 30g 桑叶 15g 夜交藤 30g 天冬 20g 7 剂。

水煎 3 次,合药液约 1 500ml,凉后先冲洗阴道,再坐浴,不拘次数,每次 15 分钟。

二诊:2020 年 9 月 7 日。阴干已除。舌脉如上。

方药:**麦味地黄汤加味**。

熟地黄 15g 山药 15g 山茱萸 10g 泽泻 10g 牡丹皮 9g 茯苓 10g 麦门冬 10g 五味子 5g 桑椹 20g 枸杞 12g 覆盆子 15g 菟丝子 15g 墨旱莲 15g 7 剂。

三诊:2020 年 9 月 14 日。阴干已愈。舌脉如上。

2021 年 2 月 27 日。患者复诊诉阴干未再出现。

绝经后交接疼痛

初诊:2005 年 3 月 28 日。贺某,53 岁。绝经 6 年,性交阴道口疼痛 2 年多,无带下,偶有外阴瘙痒,纳减,二便正常。生育史:5-0-2-5,输卵管已经结扎。舌淡红,苔薄白,脉沉缓。

治法:暖肝益肾,理气止痛。

方药:吴茱萸 4g 桂枝 5g 川楝子 10g 延胡索 10g 小茴香 5g 荔枝核 12g 橘核 12g 青皮 10g 乌药 10g 五加皮 10g 补骨脂 10g 益智仁 10g 7 剂。

他莫昔芬片,每次 10mg,每日 2 次,口服,连服 7 天。

二诊:2005 年 4 月 25 日。今日复诊,性交外阴疼痛未再发生。

围绝经期外阴色素减退

初诊:2007 年 11 月 15 日。黄某,51 岁。停经 1 年左右,外阴瘙痒近 2 年,偶有疼痛感,带下色黄时多时少,如脓样或糊状,有异味。纳便正常。尿常规:尿糖阴性。妇科检查:两侧大阴唇色素减退,呈白色,阴道通畅,宫颈轻度柱状上皮外移,宫体萎缩,压痛不明显,两侧附件无压痛。舌淡红,苔薄白,脉细。

外治方:补骨脂 50g 何首乌 60g 刺蒺藜 50g 5 剂。

每次加水 1 000ml,煎取 500ml,连煎 3 次,合药液,凉后先用冲洗器冲洗阴道,再坐浴,不拘次数,每次 15 分钟。

二诊:2007 年 11 月 26 日。外阴瘙痒已经消失,带下多,舌脉如上。

中药守上方续用 14 剂。

围绝经期遗尿

医案 1 初诊:2007 年 12 月 17 日。林某,51 岁。小便失禁 3 年,一旦出现尿意,须立即解手,否则小便溢出不禁,小便清长,无尿痛。腰部疼痛 2 年,劳累之后加重,卧床休息不能缓解,近 1 个月来午后潮热出汗,盗汗,手足心热,口干不喜饮,颈项不利,纳便正常。月经 7 月 11 日来潮。生育史:4-0-2-4,放置宫内节育环。妇科检查:外阴无殊,阴道通畅,宫颈光滑,子宫后位,大小正常,质地中等,活动,压痛,两侧附件无压痛,三合诊右侧子宫骶韧带轻微触痛。舌淡红,苔薄白,脉细。

治法:**补肾益气收敛**。

方药:益智仁 12g 生黄芪 30g 白果 10g 补骨脂 12g 五味子 5g 桑螵蛸 20g 覆盆子 20g 山茱萸 12g 胡桃肉 30g 3 剂。

二诊:2007 年 12 月 24 日。性激素测定:黄体生成素 40.29mU/ml,卵泡刺激素 64.56mU/ml,雌二醇<37pmol/ml。腰痛已除,小便失禁好转。舌脉如上。

中药守上方加鸡内金 9g、乌药 9g。5 剂。

医案 2 初诊:2013 年 10 月 23 日。章某,51 岁。停经 4 个月,今阴道少量出血,咖啡色,张力性尿失禁 4 年,近 4 个月尿频,排尿不尽,无尿急尿痛,腰酸,目眶发黑,纳食可,寐差多梦,大便 3 天一行。有慢性盆腔炎性疾病后遗症 10 年。生育史:3-0-5-3,输卵管已结扎。舌淡红,苔薄白,脉细。

治法:**益肾收敛**。

方药:猪脬 1 个 胡桃肉 30g 桑螵蛸 15g 五味子 5g 补骨脂 10g 益智仁 10g 鸡内金 10g 潼蒺藜 10g 菟丝子 10g 7 剂。

二诊:2013 年 11 月 4 日。尿失禁已控制,乳房胀痛 3 天。

守上方加预知子 15g。7 剂。

医案 3 初诊:2021 年 1 月 14 日。潘某,58 岁。因“反复尿频尿急、尿道口灼热 10 余年,遗尿 5 年”就诊。

患者 10 余年前无明显诱因下出现尿频尿急、尿道口灼热感,小便混浊,自服草药稍减轻。5 年前出现遗尿,1 个月 2~3 次,近 2 周发生数次。寐差 1 年,常彻夜未眠,最多一晚可睡 5 小时,口苦,口不渴,舌痛、有灼热感。背部疼痛,腰骶及下肢酸痛、坠,足跟痛,夜间睡觉时需垫高小腿,跟部接触床时即痛。48 岁绝经,现潮热,出汗不明显,纳佳,反酸,嗳气,饮凉茶、冷水后胃部不适,大便难解,2~3 天 1 次,羊屎状。2020 年 11 月 26 日尿常规:尿微量蛋白 5.13mg/dl。既往史:慢性肝病;右肾囊肿。舌稍红,苔薄白,脉细弦。

治法:**滋阴固肾,清热通淋**。

方药:**大补阴丸合知柏地黄汤加味**。

猪脊髓(代水)1 条 知母 10g 炒黄柏 5g 熟地黄 15g 山茱萸 10g 山药 15g 茯苓 10g 牡丹皮 9g 泽泻 10g 龟甲胶(烊冲)10g 鳖甲 15g 墨旱莲 20g 女贞子 30g 佛手 12g 7 剂。

二诊:2021 年 1 月 21 日。遗尿未发生,睡觉时无需垫脚,可盖被子,背痛已除,睡眠改善,半小时可入睡。小便热、急除,小便转清,大便每日一解,条状,无反酸。舌脉如上。

方药:中药守上方,加珍珠粉(吞服)3g。7 剂。

三诊:2021 年 5 月 12 日。遗尿已愈,余候亦消。双下肢酸胀、重,足底发热,晨起眼睑水肿,可自行缓解,口微苦,口气重,嗳气多,反酸,大便 2 天 1 次,正常成形。服药后上述症均有明显缓解。舌脉如上。

方药:**知柏地黄汤加味**。

知母 10g 炒黄柏 5g 熟地黄 15g 山茱萸 10g 山药 15g 茯苓 10g 牡丹皮 9g 泽泻 10g 墨旱莲 15g 杜仲 12g 菟丝子 12g 怀牛膝 12g 7 剂。

围绝经期合并子宫肌瘤、子宫内膜增生过长

初诊:2004 年 4 月 21 日。彭某,51 岁。近 3 个月来阴道不规则出血,2 月 25 日外院刮宫后病理检查报告:宫内膜腺体呈简单型增生过长。此次经行量多,色鲜红有血块,无腹痛,腰部酸痛,服用炔诺酮片之后出血才止。4 月 12 日 B 超:子宫增大为 68mm×59mm×56mm,子宫肌瘤 6mm×5mm。月经 4 月 16 日—4 月 20 日。自觉倦怠,面色少华,纳欠,大便难。生育史:4-0-0-4。舌淡红,苔薄白,脉细。

方药:归脾汤加桑椹 15g、覆盆子 15g。7 剂。

米非司酮片,每日 25mg,口服,连服 3 个月。

力蜚能片,每日 150mg,口服,连服 20 天。

二诊:2004 年 4 月 29 日。阴道少量出血,舌脉如上。

黑归脾汤加荆芥炭 10g、海螵蛸 20g、仙鹤草 20g。7 剂。

紫珠片每次 2 片,每日 3 次口服。

三诊:2004 年 5 月 7 日。小腹下坠疼痛,阴道出血 3 天净。妇科检查:外阴无殊,阴道通畅,子宫颈中度柱状上皮外移,宫颈见一息肉,宫体前位,略大,活动,质地中等,压痛,两侧附件压痛。舌脉如上。

仙方活命饮加味加生黄芪 15g、升麻 6g。7 剂。

外治方:**活血化瘀灌肠液**(自拟方:由丹参 30g、制乳没各 10g、三棱 15g、莪术 15g、海藻 15g、桃仁 10g、大血藤 30g,水煎 100ml 而成)100ml,每天 1 次保留灌肠。

三诊:2004 年 5 月 20 日。下腹疼痛已除,出现潮热,出汗,舌脉如上。

以后用仙方活命饮加减口服,活血化瘀灌肠液保留灌肠,月经一直未来潮。

四诊:2004 年 7 月 27 日。B 超:子宫三径 46mm×40mm×51mm,子宫内膜 6mm,子宫肌瘤已经消失,无潮热出汗现象。

绝经后乳房泌乳感

程某，62岁。绝经近20年，两侧乳房出现乳汁分泌外流感觉10天。舌淡红，苔薄白，脉细。

治法：疏肝通络。

方药：**柴胡疏肝散加味**。

柴胡10g　白芍10g　枳壳10g　路路通10g　刺蒺藜10g　麦芽15g　青皮10g　香附10g　郁金12g　丝瓜络10g　僵蚕10g　生甘草5g　3剂。

他莫昔芬片，每次10mg，每日2次。

二诊：乳房泌乳感减轻，舌脉如上。

守上方加麦芽30g、牛膝15g、蝉蜕6g，9剂。

他莫昔芬片，每次10mg，每日2次，口服。

甲基睾丸素片，每次5mg，每日3次，舌下含。

三诊：两乳泌乳感消失，舌脉如上。

中药守上方续进3剂。

第九篇
不孕症医案（附：卵巢过度刺激综合征）

中医辨证不孕

医案1　瘀血不孕　初诊：2019年10月9日。罗某，25岁。婚后2年未孕，因丈夫属于少精症行体外受精胚胎移植术，连续失败2次，均显示孕卵未着床，现存冻胚2个。平素月经规则，周期29~30天，经期6天。月经10月9日来潮，经量中等，经色红，有血块，无痛经，伴腰酸，无乳胀，无白带，纳可，大便偏干，1~2天1次，小便正常。既往史：过敏性鼻炎、过敏性哮喘。婚育史：0-0-0-0。妇科检查：经期暂缓。8月1日B超检测子宫动脉血流：左侧RI 0.92，S/D 12.17；右侧RI 0.89，S/D 9.17，予口服西地那非片每次50mg，每日1次；环孢素片每次100mg，每日1次；硝苯地平片每次10mg，每日2~3次；硫酸羟氯喹片每次0.2g，每日1次；泼尼松片每次5~10mg，每日1次；速碧林针（低分子肝素钙注射液）皮下注射，每次0.4ml，每日1次。2019年9月27日B超复查子宫动脉血流：左侧子宫动脉峰值流速34cm/s，RI 1.0；右侧子宫动脉峰值流速41cm/s，RI 1.0，子宫动脉舒张期血流消失。7月5日辅助检查：抗磷脂抗体IgM 21.988MPL；8月1日复查：抗磷脂抗体IgM 27.758MPL；抗核抗体阴性；自然杀伤细胞9.6%；9月27日检测封闭抗体阳性；抗精子抗体阴性，抗卵巢抗体阴性，抗子宫内膜抗体阴性；同型半胱氨酸12μmol/L。舌淡红，苔薄白，脉细。

西医诊断：磷脂抗体综合征。

由于患者要求首先使用中药调理，之后择期行体外受精胚胎移植术，故停用一切西药，改用中药治疗。并暂时采取避孕措施。

治法：活血利水。

方药：**加味当归芍药散**。

当归6g　炒白芍10g　茯苓10g　川芎6g　泽泻10g　炒白术10g　牡丹皮9g　丹参10g　莲房10g　益母草10g　7剂。

二诊：2019年10月16日。症如上，胃脘不适，舌脉如上。

中药守上方加半夏10g、陈皮10g。7剂。

三诊：2019年10月23日。症如上。舌脉如上。

中药守上方加制乳没各 5g。7 剂。

四诊:2019 年 10 月 30 日。月经 2019 年 10 月 9 日来潮。舌脉如上。

中药守 10 月 9 日方加三七 10g、大腹皮 15g、制乳没各 5g。7 剂。

五诊:2019 年 11 月 6 日。月经 2019 年 11 月 6 日来潮,经量不多,舌脉如上。

中药守上方去制乳没,7 剂。

六诊:2019 年 11 月 13 日。经净,舌脉如上。

方药:当归 6g 炒白芍 10g 茯苓 10g 川芎 6g 泽泻 10g 炒白术 10g 莲房 10g 益母草 10g 丹参 10g 三七 12g 牡丹皮 9g 制乳没各 6g 7 剂。

七诊:2019 年 11 月 20 日。无不适。舌脉如上。

中药守上方加䗪虫 10g。7 剂。

八诊:2019 年 11 月 27 日。恶心,舌脉如上。

方药:当归 6g 炒白芍 10g 茯苓 10g 川芎 6g 泽泻 10g 炒白术 10g 莲房 10g 牡丹皮 9g 丹参 10g 益母草 10g 三七 12g 延胡索 10g 半夏 12g 䗪虫 10g 7 剂。

九诊:2019 年 12 月 4 日。无不适,月经 2019 年 12 月 3 日来潮,舌脉如上。

方药:当归 6g 炒白芍 10g 茯苓 10g 川芎 6g 泽泻 10g 炒白术 10g 莲房 10g 牡丹皮 9g 丹参 10g 益母草 10g 三七 12g 䗪虫 10g 7 剂。

十诊:2019 年 12 月 11 日。经行 5 天净,无不适,舌脉如上。

中药守上方,7 剂。

十一诊:2019 年 12 月 28 日。B 超:左侧子宫动脉峰值流速 38cm/s,RI 舒张早期见反向血流信号;右侧子宫动脉峰值流速 35cm/s,RI 0.88,S/D 8.15。舌脉如上。

方药:益母草 50g 丹参 30g 䗪虫 10g 制乳没 10g 枳壳 15g 大腹皮 30g 桃仁 15g 红花 15g 水蛭 10g 当归 20g 川芎 20g 虻虫 6g 7 剂。

食疗方:生木耳水浸泡洗净后,每日取适量加调味品生吃。

十二诊:2019 年 12 月 25 日。症如上,月经 12 月 3 日来潮,舌脉如上。

中药守上方加香附 10g。7 剂。

十三诊:2020 年 1 月 2 日。尿妊娠试验阳性,人绒毛膜促性腺激素 2 189mU/ml。抗磷脂抗体阴性,β2- 糖蛋白阴性,D- 二聚体 0.28mg/L,雌二醇 1 447pmol/L,孕酮 86.79mmol/L,病原体检查阴性,促甲状腺素 1.42nmol/L,游离甲状腺素 16pmol/L,抗甲状腺球蛋白抗体、甲状腺过氧化物酶抗体均正常。同型半胱氨酸 9.8μmol/L。舌脉如上。

方药:当归 6g 炒白芍 10g 茯苓 10g 川芎 6g 泽泻 10g 炒白术 10g 莲房 10g 牡丹皮 9g 三七 15g 益母草 20g 丹参 20g 4 剂。

达肝素钠针每次 5 000U 皮下注射,每日 2 次;阿司匹林片每次 50mg,每日 2 次,口服;硝苯地平片每次 10mg,每日 2 次,口服;西地那非片 50mg,每日 1 次,阴道用药;复合维生素 E,每日 1 片,口服。

十四诊:2020 年 1 月 6 日。人绒毛膜促性腺激素 10 512mU/ml,雌二醇 2 060pmol/L,

孕酮 90.45mmol/L,血小板聚集率 AA 15.9%、ADP 69.5%。无不适,舌脉如上。

中药守上方,4 剂。

西药用法同上。

十五诊:2020 年 1 月 10 日。检测:人绒毛膜促性腺激素 28 484mU/ml,雌二醇 2 375pmol/L,孕酮 90.110mmol/L,血小板聚集率 AA 1.4%,无不适,舌脉如上。

中药守上方,5 剂。

西药用法同上。

十六诊:2020 年 1 月 15 日。咽痛。人绒毛膜促性腺激素 62 821mU/ml,雌二醇 2 809pmol/L,孕酮 80.88nmol/L。B 超:宫内早孕(约 6^+ 周)。妊娠囊 27mm × 10mm × 31mm,可见胚芽回声,长约 5mm,可见心管搏动。子宫动脉阻力:左侧 57cm/s,RI 0.82,PI 2.33,S/D 5.55;右侧 65cm/s,RI 舒张期血流信号缺失。舌脉如上。

方药:中药守上方加牛蒡子 10g、桔梗 6g。5 剂。

达肝素钠针每次 5 000U 皮下注射,每日 2 次;西地那非片,每次 50mg,每日 1 次,阴道用药。

医案 2 痰湿不孕 初诊:2013 年 12 月 4 日。姚某,26 岁。因"未避孕未孕 1 年余,要求助孕"就诊。

患者性生活正常,丈夫精液检查未做,初潮 11 岁,平素月经紊乱,周期 1.5~3 月,经期 5 天,经量少,色偏暗,无血块,无痛经,无乳胀。月经 11 月 8 日来潮,有腰酸。带下不多,纳寐可,二便调。身高 172cm,体重 120kg。体重指数 40.56,属于非常肥胖。今年 2 月起因多囊卵巢综合征服用中药及达英 -35(炔雌醇环丙孕酮片)治疗,药后头晕不适。体检:颈后及两侧大腿内侧出现黑棘皮征,脐上有毳毛。妇科检查:外阴无殊,阴道通畅,分泌物量多色白,宫颈光滑,宫体后位,质地中等,正常大小,活动,无压痛,两附件无压痛。8 月辅助检查:糖化血红蛋白 6.1%,空腹血糖 6.57mmol/L。抗胰岛素抗体测定阴性。7 月 23 日性激素检测:黄体生成素 6.06U/L,卵泡刺激素 5.68U/L,雌二醇 99pmol/L,孕酮 1.25nmol/L,睾酮 1.62nmol/L,催乳素 309.67mU/L,甲状腺功能正常。7 月 31 日 B 超:子宫内膜厚度 8mm,宫体三径之和 13cm,两侧卵巢多囊样改变,左侧卵巢 34mm × 19mm,右侧卵巢 33mm × 19mm。12 月 4 日 B 超:子宫内膜厚度 4mm,宫体三径之和 11.1cm。舌淡红,苔薄白,脉细。

西医诊断:多囊卵巢综合征,原发不孕,肥胖。

治法:健脾祛湿,理气化痰。

方药:苍术 12g 荷叶 15g 薏苡仁 50g 茯苓皮 30g 泽泻 15g 黑大豆 30g 苏梗 30g 车前子(包)10g 大腹皮 12g 槟榔 10g 炙大黄 6g 香附 10g 7 剂。

二诊:2013 年 12 月 11 日。症如上,舌脉如上。

治法:燥湿豁痰。

方药:**苍附导痰汤合三子养亲汤**。

苍术 10g 香附 9g 陈皮 9g 胆南星 9g 枳壳 9g 半夏 12g 川芎 6g 茯苓 12g 神曲 6g 莱菔子 10g 苏子 6g 白芥子 5g 3 剂。

配合针刺促排卵治疗。

三诊:2013 年 12 月 24 日。带下较多,如水,色黄,舌脉如上。

治法:导下清热利湿。

方药:**导水丸加减**。

炙大黄 10g 滑石 20g 炒黄芩 10g 黑牵牛子 10g 蚕沙 15g 荷叶 15g 泽泻 15g 茯苓皮 20g 大腹皮 20g 车前子(包)10g 路路通 10g 7 剂。

四诊:2014 年 1 月—2 月。中药守 12 月 11 日、12 月 24 日方加减,有不适随证易方化裁。月经 2 月 25 日来潮。舌脉如上。

五诊:2014 年 3 月。子宫内膜厚度 10mm,卵泡偏小,中药助孕汤配合注射用尿促性素、针刺排卵,出现卵巢过度刺激现象。

六诊:2014 年 4 月。月经 4 月 2 日来潮,促排卵治疗,口服来曲唑片。舌脉如上。

七诊:2014 年 5 月 23 日。B 超提示已排卵,指导同房,基础体温监测。舌脉如上。

八诊:2014 年 6 月 6 日。测人绒毛膜促性腺激素 63.9U/L,成功受孕。舌脉如上。

治法:补肾安胎。

方药:**温肾安胎汤**(自拟方)**加减**。

鹿角片 10g 淫羊藿 10g 巴戟天 10g 菟丝子 12g 续断 12g 杜仲 12g 桑寄生 12g 莲房 10g 仙鹤草 15g 山药 15g 白术 10g 6 剂。

黄体酮注射液每日 20mg,肌内注射。

九诊:2014 年 6 月 12 日。水泻 1 周,日解 5~6 次,伴腹痛。舌淡红,苔薄白,脉细。

治法:清理湿热,升阳止泻。

方药:**黄芩汤加味**。

炒黄芩 10g 炒白芍 10g 炙甘草 6g 大枣 10g 煨葛根 10g 防风 10g 神曲 5g 4 剂。

黄体酮注射液每日 20mg,肌内注射。

十诊:2014 年 6 月 16 日。大便软,次数频。舌淡红,苔薄白,脉细滑。

治法:健脾化湿止泻。

方药:七味白术散加神曲 10g、佩兰 6g、炒谷芽 10g、炒麦芽 10g、防风 10g、薤白 10g。3 剂。

十一诊:2014 年 6 月 28 日。B 超:宫内早孕,约 7- 周大小,胚芽长 8mm,可见原始胎心搏动。

医案 3 宫寒不孕 初诊:2011 年 11 月 24 日。钱某,26 岁。未避孕未孕 9 个月,男方精液检查正常。月经周期 35~40 天,经期 8~9 天。月经 11 月 24 日来潮,经量中等,色鲜,伴痛经,夹血块。平素劳累久坐后感下腹坠胀隐痛,腰酸,经行喜温拒按。纳眠可,大便时溏,经前乳痛。妇科检查:外阴无殊,阴道通畅,子宫前位,正常大小,质地中等,压痛,两侧附件压痛。生育史:0-0-0-0。舌稍淡,苔薄白,脉细。

治法:温经调冲。

方药:**温经汤加减**。

桂枝 6g　吴茱萸 5g　川芎 9g　当归 9g　炒白芍 10g　牡丹皮 10g　生姜 5 片　半夏 10g　麦门冬 10g　党参 12g　炙甘草 6g　益母草 15g　苍术 10g　香附 10g　花蕊石 15g　石楠叶 12g　野海棠 15g　6 剂。

氯米酚胶囊,每次 100mg,每日 1 次。

二诊:2011 年 12 月 5 日。B 超:最大卵泡 12mm×10mm,子宫内膜厚度 5mm。腹胀较前好转,口酸,大便正常。舌淡红,苔薄腻,脉细。

方药:温经汤加香附 10g、紫石英 15g、野海棠 15g、石楠叶 12g。3 剂。

三诊:2011 年 12 月 8 日。腰酸,腹胀仍存,腹痛已除,近 2 日大便偏稀,矢气多。B 超:子宫内膜厚度 7mm,右侧卵巢卵泡 16mm×13mm。舌淡红,苔薄腻,脉细。

治法:行气,燥湿,温肾。

方药:苍术 10g　厚朴 10g　木香 10g　紫石英 15g　菟丝子 15g　淫羊藿 12g　当归 9g　川芎 6g　香附 10g　野海棠 15g　石楠叶 12g　槟榔 10g　4 剂。

注射用尿促性素,每日 75U,肌内注射。

四诊:2011 年 12 月 10 日。B 超:右侧卵泡 18mm×20mm,子宫内膜厚度 13mm。舌脉如上。

方药:厚朴 15g　大腹皮 15g　木香 10g　槟榔 10g　香附 10g　青皮 10g　当归 15g　川芎 15g　玫瑰花 10g　茺蔚子 15g　王不留行 15g　2 剂。

外治法:针刺促排卵。

五诊:2011 年 12 月 12 日。早日 B 超:子宫内膜厚度 14mm,右侧卵泡 18mm×22mm;今日 B 超:子宫内膜厚度 15mm,已排卵。大便正常,近 2 日偶有下腹隐痛,劳累后腰酸,舌淡红,苔薄白,脉弦。

方药:柴胡 10g　娑罗子 10g　预知子 10g　合欢花 10g　玫瑰花 6g　炒山药 15g　茯苓 10g 炒白术 10g　野海棠 15g　紫石英 15g　菟丝子 12g　石楠叶 12g　7 剂。

外治方:清理湿热灌肠液,每日 100ml,保留灌肠。

六诊:2011 年 12 月 19 日。无乳胀,无腹痛,劳累后有腰酸,近日感冒,鼻塞,体温 36.8℃。舌淡红,苔薄白,脉细。

方药:葱白 5 条　淡豆豉 10g　薄荷(后入)4g　柴胡 10g　预知子 10g　合欢花 10g　木蝴蝶 5g　茯苓 10g　菟丝子 15g　山药 15g　紫石英 15g　野海棠 15g　石楠叶 12g　7 剂。

外治方:清理湿热灌肠液,每日 100ml,保留灌肠。

12 月 15 日—12 月 24 日。加服黄体酮胶囊。药后尿妊娠试验阴性,乳房胀痛。

七诊:2011 年 12 月 25 日。经转,少量,淡咖啡色,无腹痛,偶腰酸,大便偏溏。舌脉如上。

方药:温经汤加失笑散 20g、益母草 20g、血竭 5g、花蕊石 20g。5 剂。

氯米酚胶囊,每次 100mg,每日 1 次。

八诊:2011 年 12 月 29 日。12 月 27 日起经量转多,色先黑,后暗红,痛经,排出子宫内膜较前减少,经行腹冷明显,大便时溏。舌淡红,苔薄白,脉细。

治法:温经散寒。

方药:吴茱萸 6g　丁香 3g　淡附片 10g　艾叶 6g　炮姜 5g　香附炭 10g　苍术 10g　鹿角片 10g　紫石英 15g　6 剂。

九诊:2012 年 1 月 7 日。B 超:子宫内膜厚度 5.5mm,左侧卵巢卵泡 17mm×15mm,15mm×12mm。恶心。舌脉如上。

中药守上方加半夏 10g、苏梗 20g。3 剂。

外治方:清理湿热灌肠液,每日 100ml,保留灌肠。

十诊:2012 年 1 月 10 日。B 超:子宫内膜厚度 9mm,左侧卵巢卵泡 24mm×21mm,18mm×17mm。昨感下腹冷,隐痛,大便偏溏,腹胀肠鸣,舌脉如上。

治法:温经行气活血。

方药:吴茱萸 6g　炮姜 6g　淡附片 10g　沉香(后入)6g　厚朴 15g　大腹皮 15g　当归 15g　川芎 15g　苍术 12g　王不留行 15g　2 剂。

外治法:针刺促排卵。

十一诊:2012 年 1 月 12 日。昨天 B 超:子宫内膜厚度 11mm,左侧卵巢卵泡 25mm×22mm,19mm×16mm。今日 B 超:子宫内膜厚度 15mm,左侧卵巢卵泡 27mm×22mm,18mm×17mm。腹胀,大便次数偏多,质软。舌脉如上。

方药:淡附片 15g　吴茱萸 6g　炮姜 6g　香附 10g　厚朴 15g　苍术 10g　大腹皮 15g　神曲 10g　红花 10g　莪术 10g　刘寄奴 10g　2 剂。

绒毛膜促性腺激素针 1 000U,每日 1 次,肌内注射。

十二诊:2012 年 1 月 13 日。今日 B 超:子宫内膜厚度 13mm,左侧卵巢卵泡 18mm×17mm。腹胀,隐痛,大便基本正常。舌淡红,苔薄白,脉细

方药:大腹皮 15g　乌药 10g　沉香(后入)6g　香附 10g　荔枝核 10g　小茴香 5g　野海棠 15g　石楠叶 10g　菟丝子 15g　炮姜 9g　淡附片 15g　淫羊藿 12g　7 剂。

黄体酮胶囊,每次 100mg,每日 2 次。

外治方:清理湿热灌肠液,每日 100ml,保留灌肠。

十三诊:2012 年 1 月 19 日。大便偶质稀,腹胀缓解,无腹痛,无腰酸。基础体温 36.9℃,偶觉腹冷。舌淡红,苔薄白,脉细。

治法:温补肾阳。

方药:淡附片 15g　吴茱萸 6g　炮姜 9g　苍术 10g　淫羊藿 15g　仙茅 10g　野海棠 15g　石楠叶 12g　当归 6g　香附 10g　菟丝子 15g　紫石英 30g　7 剂。

十四诊:2012 年 1 月 26 日。偶觉腹冷,无腹痛腰酸,无腹胀,经期将近。测血人绒毛膜促性腺激素,已排除妊娠。舌脉如上。

方药:四物汤加艾叶 6g、淡附片 10g、蒲黄(包)10g、花蕊石 20g、血竭 5g、益母草 30g、吴茱萸 6g、香附 10g、鹿衔草 15g。4 剂。

氯米酚胶囊,每次 100mg,每日 1 次。

十五诊:2012 年 1 月 30 日。月经 1 月 27 日来潮,经量中等,色先黑,后鲜红,痛经

较前减轻，排出子宫内膜较前变小，是原来的1/2大小，偶觉腹冷，今感下腹隐痛，稍胀。舌淡红，苔薄白，脉细。

方药：温经汤去牡丹皮、麦门冬，改生姜为炮姜，加小茴香5g、香附炭10g。3剂。

十六诊：2012年2月3日。月经1月27日—2月2日。现无明显不适。舌稍淡，苔薄白，脉细。

治法：温补肾阳。

方药：**右归丸加味**。

熟地黄12g　淡附片15g　肉桂15g　山药15g　山茱萸12g　菟丝子15g　鹿角胶（烊冲）10g　枸杞子12g　当归9g　杜仲12g　紫石英20g　艾叶6g　吴茱萸6g　干姜5g　野海棠15g　3剂。

十七诊：2012年2月7日。B超：最大卵泡10mm×9mm，子宫内膜厚度5.5mm。恶心，大便质偏稀（食凉或过饱时），偶下腹冷。舌脉如上。

方药：厚朴10g　苍术10g　藿香10g　佩兰6g　炮姜6g　淡附片15g　吴茱萸6g　淫羊藿12g　补骨脂10g　益智仁10g　茺蔚子15g　野海棠15g　神曲10g　3剂。

注射用尿促性素，每日75U，肌内注射。

十八诊：2012年2月10日。B超：子宫内膜厚度9mm，右侧卵巢卵泡18mm×17mm，15mm×14mm，左侧卵巢卵泡11mm×13mm。昨起下腹胀痛。舌脉如上。

中药守上方去佩兰，改厚朴为15g，加薤白10g。3剂。

注射用尿促性素，每日75U，肌内注射。

十九诊：2012年2月11日。B超：子宫内膜厚度12mm，右侧卵巢卵泡22mm×20mm，18mm×16mm，左侧卵巢卵泡14mm×12mm。下腹胀痛减轻，偶感下腹冷。舌脉如上。

方药：**排卵汤**（自拟方）。

急性子15g　茺蔚子12g　丹参15g　三棱12g　莪术12g　王不留行15g　刘寄奴12g　当归8g　路路通10g　香附10g　大腹皮15g　䗪虫10g　吴茱萸6g　艾叶6g　2剂。

外治法：针刺促排卵。

绒毛膜促性腺激素针1 000U，每日1次，肌内注射。

二十诊：2012年2月12日。今日B超：子宫内膜厚度12.5mm，右侧卵巢卵泡23mm×21mm，18mm×15mm。舌脉如上。

绒毛膜促性腺激素针1 000U，每日1次，肌内注射。

二十一诊：2012年2月13日。大便溏薄，舌脉如上。

方药：厚朴15g　苍术10g　吴茱萸6g　肉豆蔻10g　补骨脂10g　炮姜6g　鹿角片霜10g　当归6g　川芎6g　菟丝子15g　野海棠15g　紫石英15g　7剂。

二十二诊：2012年2月20日。大便基本正常，偶感下腹冷，基础体温36.8℃，乳房胀痛2天。舌脉如上。

方药:淡附片 10g　吴茱萸 5g　炮姜 6g　香附 10g　鹿角片霜 10g　肉桂 5g　野海棠 15g　菟丝子 15g　淫羊藿 12g　紫石英 15g　蛇床子 10g　当归 6g　7 剂。

地屈孕酮片,每次 10mg,一日 2 次。

2012 年 2 月 25 日。检测血 HCG 27.4U/L。直至足月,分娩一健康男婴。淡附片用量共 605g。

医案 4　瘀热不孕　初诊:2007 年 7 月 11 日。陈某,32 岁。继发不孕 7 年多,月经周期规则,人工流产后经量减少一半,经色暗红,经前、经期无不适,纳便正常。月经 6 月 8 日来潮。B 超:子宫内膜厚度 4mm。性激素检测:雌二醇 517.0pmol/L,孕酮 29.3nmol/L,催乳素 278.61mU/L。妇科检查:外阴无殊,阴道通畅,宫颈轻度柱状上皮外移,宫体后位,大小正常,质地中等,活动,压痛,两侧附件压痛。生育史:0-1-1-0。舌淡红,苔薄白,脉细。

西医诊断:继发不孕,子宫内膜过度损伤,慢性盆腔炎性疾病后遗症。

治法:活血清热。

方药:**仙方活命饮**。

金银花 15g　防风 10g　白芷 10g　当归 6g　陈皮 10g　白芍 10g　制乳香 4g　制没药 4g　皂角刺 15g　生甘草 5g　14 剂。

二诊:2007 年 9 月 6 日。月经 8 月 18 日转,后尻痛,舌脉如上。

仙方活命饮加夜交藤 30g、忍冬藤 15g。14 剂。

三诊:2007 年 9 月 22 日。月经 9 月 19 日来潮,性激素检测:黄体生成素 4.05mU/L,卵泡刺激素 5.17mU/L,睾酮 3.8nmol/L。舌脉如上。

治法:调气清湿热。

方药:**四逆清带汤**(自拟方)。

柴胡 10g　枳壳 10g　白芍 10g　败酱草 10g　大血藤 15g　樗白皮 15g　半枝莲 15g　土茯苓 15g　蒲公英 15g　大蓟 15g　小蓟 15g　萆薢 15g　生甘草 6g　19 剂。

四诊:2007 年 10 月 30 日。月经 10 月 22 日来潮,碘油输卵管造影,结果阳性。

方药:四逆清带汤,4 剂。

当归芍药散加味(自拟方:当归 9g,川芎 9g,炒白芍 10g,茯苓 10g,泽泻 10g,炒白术 10g,柴胡 10g,枳壳 10g,大血藤 20g,蒲公英 15g,白花蛇舌草 30g,延胡索 10g),7 剂。

上二方先后服用。

五诊:2007 年 11 月 13 日。月经 11 月 7 日—11 月 12 日,无不适,舌脉如上。

方药:当归芍药散加味,21 剂。

11 月 17 日(月经周期第 11 天)B 超:子宫内膜厚度仅 5mm,左侧卵巢卵泡 14mm×13mm,给予倍美力片每日 2 片口服,加注射用尿促性素每日 75U 肌内注射。11 月 20 日子宫内膜厚度达 7mm,左侧卵泡 22mm×19mm,11 月 20 日用中药、绒毛膜促性腺激素针 10 000U 肌内注射、针刺促排卵,11 月 21 日 B 超证实卵泡排出。

六诊:2007 年 12 月 10 日。月经 12 月 5 日来潮,今天未净,舌脉如上。

方药:四逆清带汤,5 剂。

七诊:2007年12月15日。B超:子宫内膜厚度4mm,左侧卵泡14mm×11mm,舌脉如上。

治法:益肾助孕。

方药:**助孕汤**(自拟方)。

菟丝子12g　枸杞子15g　覆盆子15g　巴戟天12g　淫羊藿10g　鹿角10g　续断10g　杜仲12g　桑椹子15g　何首乌10g　紫石英30g　当归6g　3剂。

阿司匹林片,每次300mg,每日3次,口服。

八诊:2007年12月18日。子宫内膜厚度5mm,左侧卵巢卵泡18mm×14mm,舌脉如上。

助孕汤,3剂。

九诊:2007年12月20日。B超:子宫内膜厚度7mm,左侧卵泡已经排出,舌脉如上。

治法:补益冲任。

方药:**补胞汤**(自拟方)。

熟地黄20g　紫河车10g　何首乌30g　菟丝子30g　巴戟天12g　淫羊藿15g　鹿角胶(烊冲)20g　龟甲胶(烊冲)20g　当归15g　桑寄生30g　黄精30g　鸡血藤30g　19剂。

十诊:2008年1月9日。月经未转,尿妊娠试验阳性。

西医辨病不孕

卵巢储备功能不全不孕

医案1　初诊:2008年6月12日。徐某,30岁。原发不孕6年,月经周期规则,经期5~6天,经量不多,带下不多,经前乳房胀痛,输卵管碘油造影通畅。从2006年8月9日开始治疗至10月,性激素检测卵泡刺激素升高,提示卵巢储备功能减退。2008年4月23日性激素测定卵泡刺激素21.70mU/ml,黄体生成素5.71mU/ml。在数年的治疗期间,曾经做过1次人工授精、反复使用中药助孕方剂、注射用尿促性素,每月虽然可以排出成熟卵泡,子宫内膜也可以增殖至正常厚度,但是始终未能妊娠。月经5月5日来潮。舌淡红,苔薄白,脉细。

西医诊断:原发不孕,卵巢储备功能不全。

从5月14日起,卵泡期用**助孕汤**(自拟方:菟丝子12g,枸杞子15g,覆盆子15g,巴戟天12g,淫羊藿10g,鹿角10g,续断10g,杜仲12g,桑椹子15g,何首乌10g,紫石英30g,当归6g)加野海棠15g;黄体期用**固冲汤**(自拟方:菟丝子12g,枸杞子12g,覆盆子12g,巴戟天12g,淫羊藿10g,鹿角10g,墨旱莲20g,女贞子10g,杜仲10g,续断12g,山药15g)加野海棠15g,连续治疗,同时与往常一样卵泡期配合使用注射用尿促性素。月经6月3日来潮,6月5日性激素测定:卵泡刺激素4.81mU/ml,黄体生成素2.69mU/ml,催乳素 54.16mU/L。卵泡刺激素已经恢复正常。卵泡期、黄体期同样使用上述方剂治疗。总共服药 42 剂,用野海棠 630g。6 月 30 日血人绒毛膜促性腺激素 206.55mU/ml,孕酮 88.4nmol/L。证实已经妊娠,足月分娩一健康男婴。

医案 2　初诊:2019 年 5 月 8 日。程某,27 岁。婚后 2 年未避孕未孕。平素月经规则,周期 28 天,经期 10 天,经量中等,经色鲜红,夹有血凝块,月经 4 月 17 日—4 月 29 日。2019 年 2 月 22 日性激素检测:黄体生成素 6.76mU/ml,卵泡刺激素 20.85mU/ml,雌二醇 53.89pg/ml,孕酮 0.49ng/ml,催乳素 28.6ng/ml,睾酮 0.48ng/ml,抗米勒管激素 0.88ng/ml。2019 年 5 月 8 日 B 超:宫体三径之和 11.9cm,子宫内膜厚度 11mm,左卵巢大小 23mm×10mm,右卵巢大小 25mm×14mm。生育史:0-0-0-0。舌稍红,苔薄白,脉细。

中医诊断:不孕(肾虚)。西医诊断:原发不孕,卵巢早衰。

治法:调补冲任,补肾助孕。

方药:**补胞汤**(自拟方)。

熟地黄 20g　菟丝子 30g　巴戟天 12g　淫羊藿 15g　当归 15g　鹿角胶 20g　龟甲胶 20g　桑寄生 30g　黄精 30g　鸡血藤 30g　7 剂。

辅酶 Q10,每次 10mg,每日 3 次,口服;虾青素,每天 6mg,分 2 次口服。

二诊:2019 年 5 月 15 日。经未转,舌脉如上。

方药:**调冲汤**(自拟方)。

菟丝子 15g　枸杞 15g　覆盆子 15g　巴戟天 12g　淫羊藿 10g　续断 10g　当归 6g　鸡血藤 15g　茺蔚子 10g　香附 10g　路路通 10g　丹参 15g　7 剂。

三诊:2019 年 5 月 22 日。月经 5 月 17 日来潮,经量中等,夹血凝块,痛经轻微,舌脉如上。

治法:滋补肾阴,清热止血。

方药:**知柏地黄汤加味**。

知母 10g　炒黄柏 5g　山药 15g　熟地黄 15g　山茱萸 10g　牡丹皮 9g　茯苓 10g　泽泻 10g　地榆 15g　槐花 15g　萆薢 10g　海螵蛸 20g　阿胶(烊冲)10g　7 剂。

四诊:2019 年 5 月 30 日。赤带,舌脉如上。

方药:**健脾清带汤**(自拟方)。

土茯苓 10g　炒白术 10g　茵陈 10g　薏苡仁 20g　茯苓 10g　白扁豆 20g　萆薢 10g　炒椿皮 15g　海螵蛸 20g　7 剂。

五诊:2019 年 6 月 6 日。咳嗽,流涕,无痰,多梦,舌淡红,苔薄白,脉略浮。

治法:益气疏风解表。

方药:**人参败毒散加味**。

党参 12g　茯苓 10g　川芎 6g　羌活 10g　独活 10g　桔梗 6g　炒枳壳 10g　柴胡 10g　前胡 10g　甘草 5g　浙贝母 10g　杏仁 10g　7 剂。

六诊:2019 年 6 月 14 日。2019 年 6 月 12 日 B 超:子宫内膜厚度 12mm,左卵巢大小 20mm×18.6mm×11.6mm,右卵巢大小 27.8mm×13.6mm×29mm。舌脉如上。

治法:补益气血。

方药:**八珍汤加味**。

党参 15g 炒白术 10g 茯苓 10g 炙甘草 5g 熟地黄 15g 当归 6g 川芎 6g 炒白芍 10g 菟丝子 15g 枸杞子 12g 巴戟天 10g 7剂。

七诊:2019年6月21日。月经6月15日来潮,舌脉如上。

治法:益肾。

方药:**助孕汤**(自拟方)**加味**。

菟丝子 15g 枸杞 15g 覆盆子 15g 巴戟天 12g 淫羊藿 10g 鹿角片 10g 续断 10 杜仲 15g 桑椹 15g 紫石英 30g 当归 6g 阿胶(烊冲)10g 仙鹤草 10g 7剂。

八诊:2019年6月27日。B超:宫体三径之和 12.4cm,子宫内膜厚度 10mm,左侧成熟卵泡 22mm×19mm。舌脉如上。

治法:活血化瘀。

方药:**排卵汤**(自拟方)。

透骨草 45g 薏苡仁 120g 鹿衔草 30g 益母草 30g 大腹皮 20g 泽兰 20g 桃仁 30g 1剂。

外治法:针刺促排卵,跳绳助排卵。

九诊:2019年6月28日。B超:子宫内膜厚度 8mm,左侧成熟卵泡 21mm×18mm。舌脉如上。

方药:注射用绒促性素 10 000U,肌内注射。

外治法:针刺促排卵,跳绳助排卵。

十诊:2019年6月29日。B超:子宫内膜厚度 10mm,已排卵。舌脉如上。

方药:**固冲汤**(自拟方)。

墨旱莲 15g 女贞子 10g 菟丝子 10g 枸杞 15g 覆盆子 15g 巴戟天 12g 淫羊藿 10g 熟地黄 15g 桑椹 15g 鹿角片 10g 续断 10g 14剂。

十一诊:2019年7月13日。月经今日来潮,舌脉如上。

治法:益肾。

方药:**助孕汤**(自拟方)。

菟丝子 15g 枸杞 15g 覆盆子 15g 巴戟天 12g 淫羊藿 10g 鹿角片 10g 续断 10g 杜仲 15g 桑椹 15g 紫石英 30g 当归 6g 7剂。

十二诊:2019年7月18日。经水将净,舌脉如上。

治法:健脾清热。

方药:**健脾清带汤**(自拟方)。

土茯苓 10g 炒白术 10g 茵陈 10g 薏苡仁 20g 茯苓 10g 扁豆 20g 萆薢 10g 炒椿皮 15g 海螵蛸 20g 6剂。

十三诊:2019年7月25日。赤带,B超:宫体三径之和 12.4cm,内膜厚度 7.2mm,右侧成熟卵泡 24mm×24mm。舌脉如上。

治法:活血化瘀。

方药:**排卵汤**(自拟方)。

透骨草 45g　薏苡仁 120g　鹿衔草 30g　益母草 30g　大腹皮 20g　泽兰 20g　桃仁 30g　1 剂。

外治法:针刺促排卵,跳绳助排卵。

十四诊:2019 年 7 月 26 日。B 超:子宫内膜厚度 8mm,已排卵,舌脉如上。

方药:**固冲汤**(自拟方)。

墨旱莲 15g　女贞子 10g　菟丝子 10g　枸杞 15g　覆盆子 15g　巴戟天 12g　淫羊藿 10g　熟地黄 15g　桑椹 15g　鹿角片 10g　续断 10g　7 剂。

十五诊:2019 年 8 月 10 日。检测:人绒毛膜促性腺激素 429.7mU/ml。后续在我科保胎治疗,至 2020 年 4 月剖宫产分娩一子。

雷公藤所致卵巢功能抑制不孕

初诊:1999 年 3 月 18 日。陈某,28 岁。6 年前人工流产 1 次,未避孕 3 年未孕。后因突眼性甲状腺功能亢进连续服用雷公藤多苷片 10 个月后,停经 50 天未转,潮热发冷,白带消失,性交痛,口苦,腰及小腹下坠,交接腹痛。嘱停服雷公藤片,口服安宫黄体酮片每次 4mg,每日 3 次,连续 3 天,加服活血行经中药 1 个月,月经仍未转。性激素检测结果:黄体生成素 57.72U/L,卵泡刺激素 86.97U/L,雌二醇 21.2ng/L。舌淡红,苔薄白,脉细。

西医诊断:继发不孕,雷公藤所致卵巢功能抑制。

治法:补肾益冲。

益肾补冲任中药 + 己烯雌酚片 + 安宫黄体酮片 1 个人工月经周期。

二诊:1999 年 4 月 13 日。服药期间阴道出现少量分泌物,性交痛、面部潮热症状消失,今阴道少量出血,舌脉如上。

治法:活血行经。

方药:丹参 15g　牡丹皮 10g　赤芍 10g　茜草 12g　桃仁 10g　川牛膝 15g　瞿麦 10g　滑石 15g　木通 4g　蒲黄(包)10g　益母草 15g　3 剂。

三诊:1999 年 4 月 17 日。经行 3 天净,舌脉如上。

己烯雌酚片 + 安宫黄体酮片连续 2 个人工月经周期,月经分别于 5 月 14 日、6 月 16 日来潮。

四诊:1999 年 6 月 20 日。益肾助孕中药 + 倍美力(每日 0.625mg,连续 22 天)+ 氯底酚 + 绒毛膜促性腺激素(每日 1 000U 肌内注射)连续 2 个人工月经周期,月经分别于 7 月 24 日、8 月 21 日来潮。

停止上述治疗方案,改用益肾调冲药(九味调经汤)+ 经前用血府逐瘀汤,测量基础体温为单向,月经于 9 月 28 日来潮。

五诊:1999 年 10 月 2 日。卵泡期用调理冲任中药 + 倍美力每日 0.625mg,连续 22 天 + 卵泡成熟时用活血行气中药 + 黄体期用补肾阴肾阳中药 + 基础体温过低时用绒毛膜促性腺激素每日 1 000U 肌内注射。月经于 10 月 30 日来潮。

之后采用益肾助孕中药 + 倍美力片 + 氯米酚胶囊方案,连续 2 个月经人工月经周期,均可见卵泡发育和排卵,但未能受孕。月经 1999 年 12 月 1 日来潮。

六诊:1999 年 12 月 18 日。暂停使用上述治疗方案,患者口渴。舌稍红,苔脉如上。

用保阴煎加天花粉、川石斛、墨旱莲、知母增损连续治疗,经 B 超监测均有排卵,但基础体温上升幅度不高。末次经期 12 月 31 日来潮。

此后,采用益肾助孕中药 + 氯米酚胶囊 + 绒毛膜促性腺激素连续 3 个周期,其中卵泡过大闭锁、基础体温双相及正常排卵、基础体温双相各 1 个周期,另一个周期未 B 超监测。5 月未用氯米酚胶囊,卵泡发育至 2.4cm × 1.8cm,用注射用戈那瑞林 25μg 肌内注射,卵泡顺利排出。如此,连续 3 个月经周期。

续诊一:2000 年 3 月 6 日。经期 11 月 4 日来潮,舌脉如上。

益肾助孕中药 + 氯米酚胶囊,卵泡成熟后,用注射用戈那瑞林 25μg 肌内注射,11 月 19 日卵泡排出,口服益肾助孕汤加鹿角片、墨旱莲、女贞子。

续诊二:2000 年 4 月 7 日。经水未转,基础体温 36.9℃,尿妊娠试验阳性,舌脉如上。

治法:温肾安胎。

方药:**温肾安胎汤**(自拟方)。

鹿角片 10g 菟丝子 12g 杜仲 12g 桑寄生 15g 续断 12g 巴戟天 12g 仙鹤草 15g 莲蓬 10g 淫羊藿 10g 山药 15g 5 剂。

绒毛膜促性腺激素针每日 1 000U 肌内注射,连续 10 日。

叶酸片,每日 0.4mg,口服。

续诊三:2000 年 4 月 25 日。B 超:宫体 6.6cm × 5.5cm × 6.0cm,宫内见 2.9cm × 2.2cm × 2.6cm 大小妊娠囊回声,囊壁清,规则,内见胎芽回声,胎心管搏动规则。

黄体功能不全不孕

初诊:2000 年 1 月 30 日。叶某,29 岁。婚后 4 年未孕,平时月经后期,基础体温单相,B 超检测无排卵,1998 年 12 月给予口服氯米酚胶囊,卵泡成熟时予以药物促排卵,卵泡排出后连续 1 周监测基础体温为 36.5℃;1 月卵泡排出后基础体温为单相。剖腹探查提示:双侧输卵管阻塞,盆腔粘连,行粘连分解术、两侧输卵管造口术。月经今日来潮。舌淡红,苔薄白,脉细。

治法:和血调经。

方药:**十一味调经汤**(自拟方)。

熟地黄 15g 当归 6g 白芍 10g 川芎 6g 续断 10g 菟丝子 15g 延胡索 10g 小茴香 5g 淫羊藿 15g 茺蔚子 10g 巴戟天 12g 3 剂。

氯米酚胶囊,每日 50mg,口服。

二诊:2000 年 2 月 10 日。大便秘结,舌脉如上。

治法:补益肝肾。

方药:**助孕汤**(自拟方)。

菟丝子 15g 枸杞子 15g 覆盆子 15g 巴戟天 12g 淫羊藿 10g 鹿角片 10g 续断 10g 杜仲 12g 桑椹子 15g 何首乌 10g 紫石英 30g 当归 6g 3 剂。

三诊:2000 年 2 月 12 日。B 超:右侧卵泡 24mm×22mm,基础体温 36.2℃,舌脉如上。

方药:**排卵汤**(自拟方)。

急性子 15g 茺蔚子 12g 丹参 15g 三棱 12g 莪术 12g 王不留行 15g 刘寄奴 12g 当归 8g 路路通 10g 香附 10g 大腹皮 15g 䗪虫 10g 1 剂。

绒毛膜促性腺激素针每日 10 000U,肌内注射。

四诊:2000 年 2 月 13 日。卵泡已排出,舌脉如上。

治法:补益肝肾。

方药:**固冲汤**(自拟方)。

墨旱莲 15g 女贞子 10g 菟丝子 10g 枸杞子 15g 覆盆子 15g 巴戟天 12g 淫羊藿 10g 何首乌 15g 熟地黄 15g 桑椹子 15g 鹿角片 10g 续断 10g 3 剂。

黄体酮注射液,每日 20mg,肌内注射。

五诊:2000 年 2 月 16 日。基础体温仍为 36.5℃,舌脉如上。

中药守 2 月 13 日方,3 剂。

六诊:2000 年 2 月 19 日。基础体温 36.8℃,舌脉如上。

中药守 2 月 13 日方,14 剂。

七诊:2000 年 3 月 3 日。月经 2 月 29 日来潮,基础体温高相仅维持 10 天,小腹疼痛,今经水将净。舌淡红,苔薄白,脉细。

经期第 5 天用氯米酚胶囊 + 中药益肾助孕汤 + 卵泡成熟时用绒毛膜促性腺激素针 10 000U+ 活血化瘀中药促排卵 + 排卵之后用益肾固冲汤。

3 月 19 日右侧卵泡已经排出,基础体温仍为单相,

八诊:2000 年 4 月 5 日。经期 4 月 2 日来潮,今将净。舌淡红,苔薄白,脉细。

氯米酚胶囊 + 助孕汤 + 卵泡成熟时用绒毛膜促性腺激素 10 000U+ 排卵汤 + 排卵之后用黄体酮注射液肌内注射 + 固冲汤。

九诊:2000 年 5 月 8 日。经水未转,基础体温一直维持高相 36.8~36.9℃,尿妊娠试验阳性,小腹阵痛,舌脉如上。

温肾安胎汤 + 绒毛膜促性腺激素 1 000U 肌内注射 + 维生素 E 口服以安胎。

高催乳素血症不孕

初诊:1993 年 9 月 19 日。虞某,36 岁。药物流产后 2 年未避孕未孕,发现泌乳,呈乳白色,性激素检测:催乳素 >2 500U/L,卵泡刺激素、黄体生成素均在正常范围。颅脑蝶鞍摄片、CT 检查,均未发现异常。月经周期、经量均正常。曾经服用生麦芽、溴隐亭片,两侧乳头仍挤出较多乳汁。近来月经周期提早 10 天来潮,经量中等,无痛经,经前

乳房仅有轻微发胀。经期9月10日来潮。妇科检查:外阴无殊,阴道通畅,子宫颈轻度柱状上皮外移,宫体后位,质地中等,略大,后壁不光滑,触痛,活动略差,左侧附件增厚,右侧无殊。生育史:1-0-1-1。舌稍淡,苔薄白,脉细。

治法:补益脾肾。

方药:党参12g　炙黄芪15g　熟地黄10g　川芎9g　白芍12g　山药12g　枸杞子9g　茯苓10g　淫羊藿10g　巴戟天9g　鸡血藤12g　鹿角片9g　龙骨20g　牡蛎20g　5剂。

二诊:1993年9月27日。无不适,舌脉如上。

方药:鹿角片霜12g　芡实20g　巴戟天12g　菟丝子20g　续断12g　当归8g　紫石英30g　山药15g　香附8g　柴胡8g　枸杞子15g　淫羊藿12g　5剂。

三诊:1993年10月3日。月经周期第24天,基础体温单相,舌脉如上。

中药守上方去芡实、山药,加丹参20g、泽兰12g。5剂。

四诊:1993年10月8日。月经周期第29天,右侧乳房溢乳减少,左侧乳房溢乳消失。舌淡红,苔薄白,脉细。

治法:益肾活血调经。

方药:鹿角片霜12g　巴戟天10g　当归8g　紫石英20g　桃仁10g　丹参15g　川芎6g　菟丝子15g　续断12g　茺蔚子10g　急性子20g　䗪虫6g　3剂。

五诊:1993年10月11日。经水未转,基础体温仍为单相,舌脉如上。

中药守上方紫石英改为25g,䗪虫改为10g,加香附10g。3剂。

六诊:1993年10月15日。经水未转,基础体温上升36.8℃,带下增多,舌脉如上。

治法:补益肝肾。

方药:鹿角片霜25g　紫石英50g　当归8g　淫羊藿12g　菟丝子15g　续断12g　墨旱莲15g　女贞子10g　巴戟天10g　香附6g　杜仲12g　3剂。

七诊:1993年10月18日。基础体温36.8℃,右侧乳房溢乳继续减少,带下稍多。舌脉如上。

中药守上方加山药20g、覆盆子12g,6剂。

八诊:1993年10月27日。基础体温上升后第13天,无不适,舌脉如上。

方药:杜仲12g　菟丝子15g　续断12g　巴戟天15g　紫石英50g　当归8g　鹿角片12g　墨旱莲12g　山药15g　覆盆子10g　淫羊藿10g　枸杞子12g　6剂。

九诊:1993年11月4日。基础体温37.1℃,上升后第20天,右侧乳房泌乳已极少,尿妊娠试验阳性。

多囊卵巢综合征不孕

医案1　初诊:2014年9月10日。林某,28岁。"未避孕未孕3年"就诊。

患者13岁初潮,月经周期欠规则,4年前确诊为多囊卵巢综合征,曾服用达英-35约2个月。月经周期3~4个月,经期5~6天,近一年需用避孕药维持。月经8月29日来潮,经量中等,红色,有血块,无痛经,无乳胀,带下无殊,纳可,寐安,大便干结。生育史:0-0-0-0,性生活正常,丈夫精液检查:液化时间60分,前向活动精子8.88%。2013年12月至2014年8月行3次体外受精胚胎移植术均失败。妇科检查:外阴无殊,阴道通畅,宫颈轻度柱状上皮外移,宫体前位,质地中等,正常大小,活动,无压痛,两侧附件无压痛。舌淡红,苔薄白,脉细。

治法:清热凉血,活血化瘀。

方药:**抑亢汤**(自拟方)。

紫草20g 炒栀子10g 生地黄10g 龙胆5g 柴胡10g 牡丹皮9g 川牛膝30g 枇杷叶15g 茜草10g 香附5g 丹参15g 制大黄6g 7剂。

二诊:2014年9月18日。便溏,舌脉如上。

方药:抑亢汤去大黄,7剂。

三诊:2014年9月26日。月经9月25日来潮,舌脉如上。

方药:抑亢汤去大黄,加益母草15g。14剂。

四诊:2014年10月15日。雌二醇260pmol/L,孕酮2.95nmol/L,催乳素234.77mU/L。舌脉如上。舌脉如上。

方药:抑亢汤加益母草15g、牡丹皮10g。7剂。

五诊:2014年10月23日。经期将近,舌脉如上。

中药守上方,7剂。

六诊:2014年11月3日。尿妊娠试验阴性。B超:子宫内膜厚度8mm,子宫三径之和12.2cm,盆腔积液18mm。舌脉如上。

方药:抑亢汤加透骨草30g、金钱草20g。7剂。

七诊:2014年11月10日。停经46天,尿妊娠试验弱阳性。人绒毛膜促性腺激素18.2U/L,雌二醇947pmol/L,孕酮68.99nmol/L,血清游离甲状腺素15.25pmol/L,促甲状腺激素4.549μU/ml,D-二聚体0.47μg/ml。舌脉如上。

治法:补肾安胎。

方药:**温肾安胎汤**(自拟方)**加减**。

鹿角10g 淫羊藿10g 巴戟天10g 菟丝子12g 续断12g 杜仲12g 桑寄生12g 莲房10g 仙鹤草15g 山药15g 白术10g 3剂。

黄体酮注射液每日20mg肌内注射,叶酸口服等治疗。

八诊:2014年11月13日。雌二醇1 576pmol/L,孕酮104.22nmol/L,人绒毛膜促性腺激素138.9U/L,血清游离甲状腺素11.95pmol/L,促甲状腺激素4.921μU/ml。舌脉如上。

方药:温肾安胎汤加减4剂,黄体酮注射液每日20mg肌内注射。

九诊:2014年11月17日。病原微生物(TORCH)阴性。雌二醇1 790pmol/L,孕酮124.14nmol/L,人绒毛膜促性腺激素730.2U/L。舌脉如上。

方药:温肾安胎汤加减,4剂。

黄体酮注射液每日20mg肌内注射。

医案2 初诊:2004年11月11日。夏某,33岁。未避孕未孕4年,月经周期

30~180天,经期5~7。月经8月27日来潮,经治疗后月经于11月7日来潮。白带多,色黄有异味。性激素检查:雌二醇272.8pmol/L,催乳素121.4μU/ml(均属正常值范围),孕酮2.14nmol/L,睾酮3.9nmol/L(正常值0.5~2.6nmol/L),卵泡刺激素7.3mU/ml(卵泡期正常值2.5~10.2mU/ml),黄体生成素24mU/ml(卵泡期正常值1.9~12.5mU/ml),黄体生成素/卵泡刺激素>3。生育史:1-0-1-1。妇科检查:外阴无殊,阴道通畅,宫颈轻度柱状上皮外移,宫体后位,正常大小,活动,质地中等,无压痛,右侧附件压痛,左侧附件无压痛。舌淡红,苔薄白,脉细。

治法:清热凉血,活血化瘀。

方药:**抑亢汤**(自拟方)。

炒栀子10g 生地黄10g 龙胆5g 柴胡10g 牡丹皮9g 川牛膝30g 枇杷叶15g 茜草10g 制大黄6g 紫草20g 香附5g 丹参15g 35剂。

续诊:2005年2月16日。月经12月8日来潮,尿妊娠试验阳性。

子宫内膜生长不良不孕

医案1 初诊:2007年10月9日。徐某,26岁。未避孕1.5年就诊,月经15岁初潮,周期28~30天,经期5~6天,经量中等,经色鲜红,夹块,无痛经。性激素检测:催乳素986.9mU/L。妇科检查:外阴无殊,阴道通畅,宫颈光滑,宫体后位,偏小,质地中等,活动,轻压痛,右侧附件轻压痛,左侧无压痛。月经9月28日来潮。B超:子宫三径之和10.9cm,子宫内膜厚度4mm,右侧卵泡15mm×12mm。舌淡红,苔薄白,脉细。

西医诊断:原发不孕,子宫偏小,子宫内膜生长不良,高催乳素血症,慢性盆腔炎性疾病后遗症。

治法:补益肝肾。

方药:**助孕汤**(自拟方)。

菟丝子12g 枸杞子15g 覆盆子15g 巴戟天12g 淫羊藿10g 鹿角10g 续断10g 杜仲12g 桑椹子15g 何首乌10g 紫石英30g 当归6g 3剂。

倍美力片,每日1.25mg,连续服用。

溴隐亭片,每日2.5mg,连续服用。

二诊:2007年10月12日。B超复查:子宫内膜厚度5mm,右侧卵泡22mm×19mm,舌脉如上。

助孕汤,3剂。

阿司匹林片,每次300mg,每日3次。

因子宫内膜未再增厚,放弃治疗。

三诊:2007年11月1日。月经10月29日来潮,今未净,舌脉如上。

助孕汤,7剂。

四诊:2007年11月8日。B超:子宫内膜厚度3mm,最大卵泡8mm×7mm。舌淡红,苔薄白,脉细。

治法:补益冲任。

方剂:**补胞汤**(自拟方)。

熟地黄20g 紫河车粉10g 制首乌10g 菟丝子30g 巴戟天12g 淫羊藿15g 鹿角胶(烊冲)20g 龟甲胶(烊冲)20g 当归15g 桑寄生30g 黄精30g 鸡血藤30g 4剂。

注射用尿促性素75U,每日1次,肌内注射。

五诊:2007年11月12日。B超:子宫内膜厚度4mm,右侧卵泡11mm×12mm,左侧卵泡14mm×10mm。舌淡红,苔薄白,脉细。

补胞汤,3剂。

注射用尿促性素75U,每日1次,肌内注射。

六诊:2007年11月15日。B超:子宫内膜厚度6mm,右侧卵泡19mm×18mm,右侧卵巢44mm×42mm;左侧卵泡21mm×19mm,左侧卵巢54mm×24mm。舌淡红,苔薄白,脉细。

补胞汤,2剂。

七诊:2007年11月17日。B超:子宫内膜厚度7mm,左侧卵泡已排出,舌脉如上。

治法:补益肝肾。

方药:**固冲汤**(自拟方)。

菟丝子12g 枸杞子12g 覆盆子12g 巴戟天12g 淫羊藿10g 鹿角10g 墨旱莲20g 女贞子10g 杜仲10g 续断12g 山药15g 13剂。

八诊:2007年12月5日。月经12月1日来潮,今未净,舌脉如上。

补胞汤,7剂。

九诊:2007年12月12日。B超:子宫内膜厚度4mm,右侧卵泡13mm×11mm。舌脉如上。

十诊:2007年12月15日。B超:子宫内膜厚度4mm,右侧卵泡14mm×10mm。舌脉如上。

补胞汤,3剂。

十一诊:2008年1月9日。乳房疼痛,舌脉如上。

补胞汤加预知子10g、路路通10g。7剂。

十二诊:2008年1月28日。月经未转,尿妊娠试验阳性。

在停经50天时,通过B超检查证实,双胎存活。

医案2 初诊:2008年6月21日。朱某,28岁。婚后2年未孕,月经3月18日—3月24日,经量中等,无痛经,5天净。性激素检测:雌二醇174.0pmol/L,孕酮0.8nmol/L,催乳素357.72mU/L。B超:子宫内膜厚度4mm,子宫三径之和12.4cm。妇科检查:外阴无殊,阴道通畅,宫颈光滑,子宫前位,略小,质地中等,活动,无压痛,两侧附件无压痛。舌淡红,苔薄白,脉细。

治法:补益冲任。

方药:**补胞汤**(自拟方)**加味**。

熟地黄20g 紫河车粉10g 制首乌10g 菟丝子30g 巴戟天12g 淫羊藿

15g　鹿角胶(烊冲)20g　龟甲胶(烊冲)20g　当归 15g　桑寄生 30g　黄精 30g　鸡血藤 30g　黑大豆 60g　苏梗(后入)20g　14 剂。

二诊:2008 年 8 月 21 日。月经 7 月 3 日—7 月 9 日。B 超:子宫内膜厚度 4mm。舌脉如上。

治法:补益气血。

八珍汤加黑大豆 60g、苏梗(后入)20g、菟丝子 15g、巴戟天 10g、淫羊藿 12g,28 剂。

三诊:2008 年 9 月 25 日。B 超:子宫内膜厚度 5mm。舌脉如上。

方药:**固冲汤**(自拟方)**加味**。

菟丝子 12g　枸杞子 12g　覆盆子 12g　巴戟天 12g　淫羊藿 10g　鹿角片 10g　墨旱莲 20g　女贞子 10g　杜仲 10g　续断 12g　山药 15g　黑大豆 60g　苏梗(后入)20g　14 剂。

四诊:2008 年 10 月 18 日。月经未转,乳房胀痛,口干。B 超:子宫内膜厚度 12mm。舌脉如上。

治法:活血通经。

方药:生地黄 30g　白茅根 30g　丝瓜络 20g　川牛膝 30g　路路通 20g　郁金 15g　赤芍 15g　7 剂。

五诊:2008 年 11 月 4 日。月经 10 月 21 日—10 月 27 日。B 超:子宫内膜厚度 6mm,卵泡 11mm × 9mm。舌脉如上。

助孕汤 17 剂 + 注射用尿促性素 9 支 + 尿促卵泡素 2 支。

六诊:2008 年 11 月 20 日。B 超提示子宫内膜厚度 10mm,两侧卵泡已经排出。

固冲汤,14 剂。

七诊:2008 年 11 月 29 日。测定血人绒毛膜促性腺激素 2 889.96mU/ml。

子宫内膜过度损伤不孕

医案 1　初诊:2016 年 3 月 29 日。田某,43 岁。因“人工流产术后 1 年未孕”就诊。

15 岁初潮,月经周期 28~30 天,经期 5 天。月经 3 月 21 日来潮,经量少,经色暗,痛经轻微,腰酸,经前乳胀,纳寐可,二便正常。B 超:子宫内膜厚度 4mm。左侧卵巢卵泡 19mm × 14mm。生育史:1-0-5-1。妇科检查:外阴无殊,阴道通畅,宫颈光滑,宫体前位,正常大小,质地中等,活动,轻压痛,两侧附件无压痛。舌淡红,苔薄白,脉细。

西医诊断:子宫内膜过度损伤。

治法:补益气血。

方药:**薯蓣丸加味**。

山药 30g　神曲 10g　熟地黄 10g　炙甘草 5g　党参 15g　川芎 6g　炒白芍 10g　麦门冬 6g　柴胡 10g　桔梗 6g　茯苓 10g　防风 10g　阿胶(烊冲)10g　炒白术 10g　当归 9g　干姜 5g　苏梗 20g　黑大豆 1 把　3 剂。

补佳乐(戊酸雌二醇片),每日 2 片,口服。

芬吗通（白片），每日 2 片，塞后穹窿。

二诊：2016 年 4 月 2 日。B 超：子宫内膜厚度 5mm，左侧卵巢卵泡 23mm×18mm。舌脉如上。

治法：补益冲任。

方药：**补胞汤**（自拟方）。

熟地黄 20g　紫河车粉 10g　制首乌 10g　菟丝子 30g　巴戟天 12g　淫羊藿 15g　鹿角胶（烊冲）20g　龟甲胶（烊冲）20g　当归 15g　桑寄生 30g　黄精 30g　鸡血藤 30g　3 剂。

三诊：2016 年 4 月 5 日。子宫内膜厚度 5mm，左侧卵泡大小 26mm×20mm。舌脉如上。

治法：补益气血。

方药：**八珍汤加味**。

当归 6g　炒白芍 10g　熟地黄 15g　川芎 6g　党参 15g　茯苓 10g　炒白术 10g　炙甘草 5g　菟丝子 15g　巴戟天 12g　淫羊藿 10g　6 剂。

补佳乐、吩吗通用法同上。

四诊：2016 年 4 月 11 日。B 超：子宫内膜厚度 4mm。左侧卵泡大小 31mm×23mm。舌脉如上。

治法：补肾养胞。

方药：**葛根黑苏汤**（自拟方）。

葛根 30g　紫苏梗 20g　菟丝子 30g　当归 9g　淫羊藿 15g　巴戟天 15g　7 剂。

略……

十七诊：2016 年 6 月 30 日。月经未转。查血人绒毛膜促性腺激素 3 486mU/ml，雌二醇 633Pmo/l，孕酮 9.5mmol/L。虽经积极保胎治疗，仍因胚胎停育以清宫告终。

略……

二十二诊：2016 年 9 月 8 日。8 月 1 日清宫后月经未转就诊。B 超：子宫内膜厚度 4mm，给予薯蓣丸、八珍汤内服，配以补佳乐、吩吗通支持治疗。

略……

三十八诊：2017 年 1 月 10 日。停经 38 天，阴道流血 3 天，无腰腹疼痛。测人绒毛膜促性腺激素 20 876mU/ml，雌二醇 1 492pmol/L，孕酮 61.0nmol/L，D- 二聚体 0.23mg/L。舌淡红，苔薄白，脉细。

治法：温肾安胎。

方药：**温肾安胎汤**（自拟方）。

山药 15g　阿胶（烊冲）10g　巴戟天 12g　鹿角片 10g　淫羊藿 15g　荆芥炭 10g　仙鹤草 20g　续断 10g　菟丝子 15g　桑寄生 15g　莲房 10g　杜仲 10g　3 剂。

黄体酮注射液 40mg 肌内注射，每日 1 次。

三十九诊：2017 年 1 月 13 日。阴道出血已净。人绒毛膜促性腺激素 29 247mU/ml，雌二醇 2 068pmol/L，孕酮 132.0nmol/L，促甲状腺素 0.96mU/L。B 超：宫内早孕约 6 周，子宫动脉阻力指数左侧 0.93,右侧 0.98。舌脉如上。

方药:温肾安胎汤。

黄体酮注射液每日 40mg,肌内注射。

低分子量肝素钙注射液每日 0.4mg,皮下注射。

略……

四十四诊:2017 年 2 月 3 日。复查 B 超:宫内早孕约 9 周,可见胎儿心管搏动,子宫动脉阻力指数左侧 0.85,右侧 0.86。

继续每日皮下注射达肝素钙针 0.4mg。

医案 2 初诊:2014 年 8 月 2 日。汤某,28 岁。患者正常性生活未避孕未孕已 2 年。月经周期 28~30 天,经期 7 天,量中等,色暗红,偶有血块,经期乳胀,偶有腰酸、痛经。月经 7 月 22 日—7 月 28 日。带下偏黄,纳可,二便调,入睡难,夜寐差。2011 年曾行输卵管碘油造影:提示左侧通畅,右侧不通。2013 年复查:左侧尚通畅,右侧不通。妇科检查:外阴无殊,阴道通畅,分泌物量中,色透明,无异味,宫颈光滑,宫体后位,偏小,质地中等,压痛,活动,左侧附件压痛,右侧无压痛。生育史:0-0-1-0,2010 年人工流产 1 次。舌淡红,苔薄白,脉细。

治法:补益肝肾。

方药:**助孕汤**(自拟方)。

菟丝子 15g 枸杞子 15g 覆盆子 15g 巴戟天 12g 淫羊藿 12g 鹿角片 10g 续断 12g 杜仲 12g 何首乌 12g 紫石英 20g 当归 8g 桑椹子 12g 紫河车 12g 7 剂。

定坤丹,每日 1 丸,口服。

二诊:2014 年 11 月 22 日。月经 11 月 3 日来潮,今 B 超:子宫内膜厚度 3mm,宫体三径之和 9.1cm。月经当天来潮。舌脉如上。

西医诊断:子宫内膜过度损伤,子宫偏小。

治法:补益冲任。

方药:**补胞汤**(自拟方)。

熟地黄 20g 紫河车粉 10g 制首乌 10g 菟丝子 30g 巴戟天 12g 淫羊藿 15g 鹿角胶(烊冲)20g 龟甲胶(烊冲)20g 当归 15g 桑寄生 30g 黄精 30g 鸡血藤 30g 14 剂。

定坤丹,每日 1 丸,口服。

三诊:2014 年 12 月 6 日。月经周期第 34 天,B 超:子宫内膜厚度 4mm,两侧卵巢小卵泡,最大 12mm × 9mm,子宫直肠窝见积液。舌脉如上。

方药:八珍汤加菟丝子 12g、巴戟天 12g、淫羊藿 10g、枸杞子 12g。14 剂。

定坤丹,每日 1 丸,口服。

四诊:2014 年 12 月 27 日。12 月 23 日某医院检测:人绒毛膜促性腺激素 751.4mU/ml,孕酮 15.10ng/ml。现停经 55 天,查人绒毛膜促性腺激素 7 033.5U/L,D- 二聚体 0.35ug/ml。

方药:安胎汤,3 剂。

黄体酮注射液每日 20mg,肌内注射。

子宫内膜多发息肉不孕

初诊:2012 年 3 月 19 日。冯某,27 岁。未避孕未孕 4 年余,性生活正常。男方为无精症(口述)。月经周期 27~33 天,经期 5 天。月经 3 月 13 日来潮,经量较前减少 1/3,色暗红,有血块,经期腹胀。平素腰胀,小腹偶胀,白带豆腐渣样。纳可,寐差,多梦,二便调。3 月 16 日 B 超:子宫内膜多发性息肉;内膜厚度 11mm。妇检无殊。生育史:0-0-0-0。舌淡红,苔薄白,脉细。

治法:活血消癥。

方药:**消癥汤**(自拟方)**加味**。

半枝莲 15g　白花蛇舌草 15g　三棱 10g　莪术 10g　制没药 4g　制乳香 4g　橘核 10g　皂角刺 15g　海藻 30g　牡蛎 30g　石见穿 15g　荔枝核 10g　白僵蚕 10g　白芷 10g　乌梅 10g　7 剂。

二诊:2012 年 3 月 26 日。腹胀,舌脉如上。

中药守上方加大腹皮 10g。7 剂。

三诊:2012 年 4 月 2 日。无不适,舌脉如上。

中药守 3 月 19 日方,7 剂。

四诊:2012 年 4 月 9 日。发现霉菌性阴道炎,舌脉如上。

消癥汤加味,7 剂。

朗依 1 盒,每日 1 颗,阴道用药。

五诊:2012 年 4 月 16 日。下肢水肿 1 周,舌脉如上。

尿常规:无殊。尿妊娠试验阳性。检测雌二醇 927pmol/L,孕酮 58.91nmol/L,人绒毛膜促性腺激素 639.2U/L。

治法:益肾安胎。

方药:温肾安胎汤(自拟方)加减,5 剂。

子宫偏小不孕

初诊:2003 年 2 月 12 日。朱某,27 岁。人工流产后未避孕 2 年多未孕。月经后期或者闭经,经量可,5 天净。月经 2 月 7 日来潮,B 超:子宫三径之和 9.4cm,输卵管通液检查:阻力小,无漏液。妇科检查:外阴无殊,阴道通畅,宫颈轻度柱状上皮外移,宫体后位,偏小,活动,质地中等,无压痛,右侧附件压痛,左侧附件无压痛。舌淡红,苔薄白,脉细。

西医诊断:继发不孕,子宫偏小,月经稀发。

治法:益肾补冲任。

方药:**助孕汤**(自拟方)。

菟丝子 15g　枸杞子 15g　覆盆子 15g　巴戟天 12g　淫羊藿 12g　鹿角片

10g 续断 12g 杜仲 12g 何首乌 12g 紫石英 20g 当归 8g 桑椹子 12g 紫河车 12g 5 剂。

胚宝胶囊,每次 2 片,每日 3 次,吞服。

二诊:2003 年 2 月 18 日。月经周期第 12 天,B 超:子宫内膜厚度 5mm,未见卵泡,舌脉如上。

中药守上方,3 剂。

绒毛膜促性腺激素,每日 1 000U,肌内注射。

胚宝胶囊,每次 2 片,每日 3 次,吞服。

三诊:2003 年 2 月 21 日。B 超:子宫内膜厚度 5mm,舌脉如上。

中药守上方,3 剂。

胚宝胶囊,每次 2 片,每日 3 次,吞服。

绒毛膜促性腺激素,每日 1 000U,肌内注射。

四诊:2003 年 2 月 24 日。B 超显示,子宫内膜厚度 6mm,右侧卵巢卵泡 9mm × 7mm,舌脉如上。

中药守上方,3 剂。

胚宝胶囊,每次 2 片,每日 3 次,吞服。

绒毛膜促性腺激素,每日 1 000U,肌内注射。

五诊:2003 年 2 月 28 日。B 超:子宫内膜厚度 6mm,右卵泡消失。舌脉如上。

治法:和气血,理冲任。

方药:熟地黄 12g 当归 8g 川芎 6g 白芍 12g 茺蔚子 12g 鸡血藤 20g 丹参 15g 延胡索 10g 香附 10g 路路通 12g 小茴香 4g 泽兰 10g 10 剂。

六诊:2003 年 3 月 25 日。月经 3 月 21 日来潮,周期第 3 天内分泌检测结果:FSH5.3mU/ml,LH4.4mU/ml。大便软,日解 3~4 次。舌脉如上。

方药:菟丝子 15g 枸杞子 15g 覆盆子 15g 巴戟天 12g 淫羊藿 12g 茺蔚子 10g 小茴香 4g 延胡索 10g 何首乌 12g 砂仁(杵冲)4g 陈皮 10g 甘松 10g 5 剂。

氯米酚胶囊,每日 50mg,口服。

七诊:2003 年 5 月 16 日。月经未潮,妊娠试验阳性,腰痛,舌脉如上。

温肾安胎汤(自拟方)加减 3 剂。

卵泡发育障碍不孕

初诊:2001 年 4 月 17 日。梁某,33 岁。未避孕 2 年未孕。月经周期 30~120 天,经期 8~9 天,经量中等,色紫红,无痛经,基础体温单相。带下量中,色黄,有异味。就诊时停经 2 个月未转。男方精液正常。生育史:0-0-1-0(系过期流产)。舌淡红,苔薄白,脉细。

治法:调理冲任。

方药:熟地黄 12g 当归 6g 白芍 10g 川芎 5g 茺蔚子 10g 延胡索 10g 小茴

香4g　续断10g　杜仲10g　10剂。

妇科调经片，每次4片，每日3次，口服。

二诊：2001年4月27日。经期4月24日来潮，经量多有血块，舌脉如上。

归脾汤加味控制经量。

采用氯米酚+绒毛膜促性腺激素+助孕汤方案，同时用B超连续监测卵泡，历时2个月经周期，均没发现卵泡，基础体温单相，口服安宫黄体酮片催经。

三诊：2001年6月30日。经期6月28日来潮，经量正常，舌脉如上。

采用氯米酚+注射用尿促性素+助孕汤方案。

治法：益肾补冲任。

方药：**助孕汤**（自拟方）。

菟丝子12g　枸杞子12g　覆盆子12g　杜仲10g　巴戟天10g　淫羊藿12g　当归6g　桑椹子12g　何首乌12g　鹿角片10g　野海棠15g　续断12g　5剂。

四诊：2001年7月5日。经水未净，色红。舌红，苔薄白，脉细。

治法：滋阴清热补肾。

方药：**保阴煎**。

生地黄12g　熟地黄12g　山药15g　白芍10g　黄芩8g　黄柏6g　续断12g　生甘草5g　6剂。

健妇丸，每次2片，每日3次，口服。

五诊：2001年7月11日。经水已净，右侧卵巢卵泡21mm×18mm，基础体温36.4℃。舌脉如上。

方药：**排卵汤**（自拟方）。

桃仁10g　红花6g　赤芍12g　熟地黄10g　当归8g　川芎8g　丹参12g　泽兰10g　柴胡10g　枳壳10g　2剂。

绒毛膜促性腺激素，每日1 000U，肌内注射。

外治法：针刺促排卵。

六诊：2001年7月13日。B超提示已排卵，舌脉如上。

治法：补益肾阴肾阳。

方药：**固冲汤**（自拟方）。

菟丝子12g　枸杞子12g　覆盆子12g　巴戟天12g　淫羊藿10g　鹿角片10g　墨旱莲20g　女贞子10g　杜仲10g　续断12g　山药15g　随症加减，18剂。

黄体酮注射液，每日20mg，肌内注射，连续10天。

七诊：2001年8月3日。基础体温36.9℃，上升后维持16天，尿妊娠试验阳性，两侧少腹疼痛，带黄，舌脉如上。

投温肾安胎汤以保胎。

未破裂黄素化卵巢综合征不孕

初诊：1996年3月3日。诸某，32岁。生育一胎，再婚后2年未孕，月经周期40~50

天，经量少，色淡，无块，伴下腹隐痛，无经前乳房胀痛。连续B超监测排卵2个周期，卵泡发育至一定程度均萎缩，基础体温呈现为双相。经期2月12日来潮。近来乳房胀痛明显，腰倦，带下不多。舌淡红，苔薄白，脉细。

西医诊断：继发不孕，未破裂黄素化卵巢综合征。

治法：疏肝解郁。

方药：预知子10g　路路通10g　香附10g　青皮8g　橘核10g　玫瑰花4g　郁金10g　刺蒺藜10g　蒲公英15g　龙葵15g　麦芽30g　茯苓皮15g　3剂。

二诊：1996年3月9日。乳房胀痛明显减轻，小腹冷，基础体温36.9℃，舌脉如上。

中药守上方去郁金、龙葵，加野海棠12g、紫石英15g。3剂。

三诊：1996年3月15日。经期3月12日来潮，经量多，有血块，下腹疼痛，喜按。舌淡红，苔薄白，脉细。

治法：活血调经。

方药：熟地黄12g　炒白芍10g　当归6g　川芎5g　益母草12g　香附8g　阿胶（烊冲）10g　三七3g　党参12g　蒲黄炭8g　延胡索6g　3剂。

四诊：1996年3月25日。月经周期第14天，基础体温36.5℃，舌脉如上。

治法：活血化瘀，促进排卵。

方药：血府逐瘀汤，3剂。

五诊：1996年4月1日。月经周期第21日，基础体温36.7℃，舌脉如上。

治法：补肾阴，益肾阳。

方药：**固冲汤**（自拟方）。

墨旱莲15g　女贞子10g　菟丝子10g　枸杞子15g　覆盆子15g　巴戟天12g　淫羊藿10g　何首乌15g　熟地黄15g　桑椹15g　鹿角片10g　续断10g　3剂。

六诊：1996年4月13日。经期4月9日来潮，未净，舌脉如上。

治法：补益肝肾。

方药：**助孕汤**（自拟方）。

菟丝子15g　枸杞子15g　覆盆子15g　巴戟天12g　淫羊藿10g　鹿角片10g　续断10g　杜仲12g　桑椹15g　何首乌10g　紫石英30g　当归6g　6剂。

定坤丹，每日1丸，口服。

七诊：1996年5月27日。末次经期5月10日—5月14日，基础体温36.4℃，舌脉如上。

治法：活血益肾。

方药：**十一味调经汤**（自拟方）。

熟地黄15g　当归6g　白芍10g　川芎6g　续断10g　菟丝子15g　延胡索10g　小茴香5g　淫羊藿15g　茺蔚子10g　巴戟天12g　3剂。

八诊：1996年6月2日。月经周期第24天，基础体温36.7℃，大便秘结，痔疮出血，舌脉如上。

治法：滋补肝肾，凉血止血。

方药：桑椹子 30g　墨旱莲 20g　女贞子 15g　熟地黄 12g　野海棠 12g　山药 15g　何首乌 20g　巴戟天 12g　槐花 12g　地榆 12g　当归 5g　3 剂。

脏连丸，每次 6g，每日 3 次，吞服。

九诊：1996 年 6 月 14 日。经水未转，基础体温 36.5℃。舌淡红，苔薄白，脉细。

治法：活血化瘀。

方药：川牛膝 30g　急性子 30g　石见穿 30g　桃仁 10g　泽兰 12g　延胡索 10g　茺蔚子 12g　当归 8g　川芎 8g　䗪虫 10g　刘寄奴 10g　香附 10g　3 剂。

十诊：1996 年 7 月 12 日。经水未转，尿妊娠试验阳性。

免疫性不孕

初诊：2008 年 9 月 8 日。陈某，30 岁。婚后 9 个月未孕，月经周期 3~6 个月。月经 8 月 5 日来潮，经量正常，色鲜红，夹小血块，无痛经。B 超：子宫三径之和 11.3cm，子宫内膜厚度 4mm。生育史：1-0-0-1。妇科检查：外阴无殊，阴道通畅，宫颈光滑，子宫后位，偏小，质地中等，活动，无压痛，右侧侧附件压痛，左侧无压痛。舌淡红，苔薄白，脉细。

西医诊断：闭经，子宫偏小，右侧附件炎。

方药：**助孕汤**(自拟方)**加味**。

菟丝子 12g　枸杞子 15g　覆盆子 15g　巴戟天 12g　淫羊藿 10g　鹿角 10g　续断 10g　杜仲 12g　桑椹子 15g　何首乌 10g　紫石英 30g　当归 6g　黑大豆 60g　苏梗(后入)20g　7 剂。

二诊：2008 年 9 月 17 日。月经今潮，经量不多。性激素测定：雌二醇 419.0pmol/L，催乳素 233.37mU/L(均正常)，孕酮 2.9nmol/L。免疫系列检查：抗子宫内膜抗体阳性，抗精子抗体阳性，抗卵巢抗体阴性，抗磷脂抗体阴性。舌脉如上。

诊断：免疫性不孕。

治法：凉血活血益肾。

方药：**AsAb 方**(自拟方)。

生地黄 15g　苎麻根 15g　牡丹皮 9g　桃仁 10g　赤芍 10g　菟丝子 15g　续断 10g　炒白术 10g　何首乌 15g　墨旱莲 15g　当归 6g　茯苓 10g　21 剂。

三诊：2008 年 10 月 14 日。经期将近，小腹隐痛，舌脉如上。

中药守上方加黑大豆 60g、苏梗(后入)20g，28 剂。

四诊：2008 年 11 月 13 日。月经 10 月 30 日来潮，经量中等，5 天净，舌脉如上。

方药：AsAb 方，14 剂。

五诊：2008 年 11 月 27 日。经期将近，B 超检查子宫内膜厚度 4mm，舌脉如上。

中药守 10 月 14 日方，21 剂。

六诊：2008 年 12 月 19 日。B 超：子宫内膜厚度 10mm，乳房触痛 10 天，舌脉如上。

治法：活血疏肝。

方药：三七 5g　王不留行 10g　炮穿山甲 5g　郁金 10g　路路通 10g　麦芽

15g　川牛膝 15g　益母草 15g　青皮 10g　7 剂。

七诊:2008 年 12 月 26 日。月经 12 月 24 日来潮。性激素测定:黄体生成素 4.84mU/ml,卵泡刺激素 4.17mU/ml,睾酮 2.9nmol/L(均正常)。

方药:AsAb 方,98 剂。并建议用避孕套避孕。

2009 年 1 月 9 日检查抗子宫内膜抗体、抗精子抗体均转阴。

继续服 AsAb 方,同时使用尿促性素治疗。

3 月 17 日测血人绒毛膜促性腺激素 113.84mU/ml。

输卵管阻塞不孕

医案 1　初诊:2003 年 9 月 18 日。钟某,25 岁。自然流产 1 次后,未避孕未孕 2 年。8 月输卵管碘油造影:两侧均阻塞。B 超:子宫三径之和 11.3cm。妇科检查:外阴无殊,阴道通畅,宫颈光滑,宫体后位,略小,活动,质地中等,无压痛,两侧附件无压痛。舌淡红,苔薄白,脉细。

西医诊断:继发不孕,两侧输卵管阻塞,子宫偏小。

非经期治法:活血化瘀,清理湿热。

方药:**三七红藤汤**(自拟方)**加减**。

三七 4g　大血藤 30g　莪术 12g　三棱 12g　皂角刺 15g　制乳香 5g　制没药 5g　水蛭 10g　蒲公英 20g　败酱草 20g　丹参 15g　石见穿 30g　路路通 12g

大黄䗪虫丸,每次 3g,每日 3 次,吞服;或用梅花点舌丹,每次 2 丸,每日 3 次,吞服。

外治方:**活血化瘀灌肠液**(丹参 30g、制乳没各 10g、三棱 15g、莪术 15g、海藻 15g、桃仁 10g、大血藤 30g,水煎 100ml 而成)每日 100ml 保留灌肠。

经期治法:调气清湿热。

方药:**四逆清带汤**(自拟方)。

柴胡 10g　枳壳 10g　白芍 10g　生甘草 6g　败酱草 12g　大血藤 15g　椿根皮 15g　半枝莲 15g　土茯苓 15g　蒲公英 15g　大蓟 15g　小蓟 15g　萆薢 15g

妇科千金片,每次 6 片,每日 3 次,口服。

续诊:2003 年 12 月 5 日。服药 79 剂后,于 12 月 1 日尿妊娠试验阳性,改用安胎中药治疗。

医案 2　初诊:2014 年 8 月 4 日。吴某,28 岁。因“未避孕未孕 1 年,痛经 10 年”就诊。

患者月经规则,周期 28 天,经期 5 天。月经 7 月 10 日来潮,经量中等,经色暗红,夹血块,经行腹痛,第一天痛剧,需卧床休息。纳寐正常,二便调。7 月 18 日输卵管碘油造影:左侧不通,右侧通而不畅。妇科检查:外阴无殊,阴道通畅,分泌物量中色白,宫颈光滑,宫体后位,偏小,质地中等,活动,无压痛,两侧附件无压痛。生育史:0-0-4-0。舌淡红,苔薄白,脉细。

西医诊断:继发不孕,两侧输卵管阻塞。

治法:活血化瘀,清利湿热。

方药:**三七红藤汤**(自拟方),非经期服用。

三七 4g 大血藤 30g 莪术 12g 三棱 12g 皂角刺 15g 制乳香 5 制没药 5g 水蛭 10g 蒲公英 20g 败酱草 20g 丹参 15g 石见穿 30g 大腹皮 12g 7 剂。

外治方:**活血化瘀灌肠液**(自拟方:由丹参 30g、制乳没各 10g、三棱 15g、莪术 15g、海藻 15g、桃仁 10g、大血藤 30g,水煎 100ml 而成)100ml,每天 1 次保留灌肠。

腺肌汤(自拟汤),经期服用。

三七 5g 肉桂 4g 三棱 10g 莪术 10g 制乳香 4g 制没药 4g 䗪虫 10g 水蛭 9g 半枝莲 15g 白花蛇舌草 20g 皂角刺 10g 海藻 15g 续断 15g 野荞麦根 20g 5 剂。

二诊:2014 年 8 月 20 日。月经 8 月 6 日—8 月 11 日,无不适。舌脉如上。自 8 月 20 日至 12 月 15 日,非经期使用:

方药:三七红藤汤。

外治方:活血化瘀灌肠液,每天 100ml,保留灌肠。

经期使用:

治法:活血利水,清理湿热。

方药:**当归芍药散加味**(自拟方)。

当归 9g 炒白芍 10g 川芎 9g 茯苓 10g 泽泻 10g 炒白术 10g 柴胡 10g 枳壳 10g 大血藤 20g 蒲公英 15g 白花蛇舌草 20g 延胡索 10g

三诊至十诊:治疗同二诊。

十一诊:2015 年 1 月 13 日。月经 12 月 18 日来潮,2014 年 12 月 29 日输卵管碘油造显示:两侧输卵管通畅。

十二诊至十五诊:重复上述治疗。

十六诊:2015 年 4 月 8 日。月经 4 月 2 日—4 月 7 日,舌脉如上。

治法:益肾助孕。

方药:**助孕汤**(自拟方)。

菟丝子 12~30g 枸杞子 15g 覆盆子 15g 巴戟天 12g 淫羊藿 10g 鹿角 10g 续断 10g 杜仲 12g 桑椹子 15g 何首乌 10~20g 紫石英 30g 当归 6g 5 剂。

外治方:活血化瘀灌肠液,每天 100ml,保留灌肠。

十七诊:2015 年 4 月 13 日。子宫内膜厚度 7mm,右侧卵泡 20mm×18mm。舌脉如上。

治法:活血化瘀。

方药:**排卵汤**(自拟方)。

急性子 15g 茺蔚子 12g 丹参 15g 三棱 12g 莪术 12g 王不留行 15g 刘寄奴 12g 当归 8g 路路通 10g 香附 10g 大腹皮 15g 䗪虫 10g 1 剂。

十八诊:2015 年 4 月 14 日。子宫内膜厚度 7mm,提示已排卵。舌脉如上。

治法:补肾阳,滋肾阴。

方药:**固冲汤**(自拟方)。

菟丝子 12g　枸杞子 12g　覆盆子 12g　巴戟天 12g　淫羊藿 10g　鹿角 10g　墨旱莲 20g　女贞子 10g　杜仲 10g　续断 12g　山药 15g　14 剂。

十九诊:2015 年 5 月 6 日。停经 34 天,无明显不适。血人绒毛膜促性腺激素 6 200U/L,孕酮 88.17nmol/L,雌二醇 822pmol/L,血清游离甲状腺素 13.43pmol/L,促甲状腺素 1.69μU/ml,D- 二聚体 0.41μg/ml。舌脉如上。

治法:益肾安胎。

方药:温肾安胎汤(自拟方)加减,3 剂。

后续治疗以保胎为主,直至 B 超检查发现胎心管搏动为止。

输卵管积水、粘连不孕

医案 1　初诊:2002 年 6 月 19 日。陈某,28 岁。未避孕 7 年未孕,月经周期 28 天,经期 2~3 天,经量少,色暗红,夹血块,经前偶有小腹疼痛,带下量多,色黄,有异味。2002 年 5 月 8 日腹腔镜提示两侧输卵管积水、粘连。经期 6 月 8 日来潮。妇科检查:外阴无殊,阴道通畅,宫颈光滑,宫体前位,正常大小,活动,质地中等,压痛,两侧附件压痛。生育史:0-0-2-0。舌淡红,苔薄白,脉细。

西医诊断:继发不孕,慢性盆腔炎症疾病后遗症,两侧输卵管积水伴粘连。

治法:活血化瘀,清理湿热。

方药:**三七红藤汤**(自拟方)。

三七 4g　大血藤 30g　莪术 12g　三棱 12g　皂角刺 15g　制乳香 5　制没药 5g　水蛭 10g　蒲公英 20g　败酱草 20g　丹参 15g　石见穿 30g　大腹皮 12g　以上方加减,20 剂。

大黄䗪虫丸,每次 2 丸,一日 2 次,口服。

外治方:**活血化瘀灌肠液**(自拟方:由丹参 30g、制乳没各 10g、三棱 15g、莪术 15g、海藻 15g、桃仁 10g、大血藤 30g,水煎 100ml 而成)100ml,每天 1 次保留灌肠,结合物理微波治疗。

治疗期间监测基础体温为单相。

二诊:2002 年 7 月 12 日。经期 7 月 10 日来潮,今未净,经量中等,下腹疼痛,大便稍结,舌脉如上。

治法:调气清湿热。

方药:**四逆清带汤**(自拟方)**加味**。

柴胡 10g　白芍 10g　枳壳 8g　蒲公英 15g　大蓟 15g　小蓟 15g　鱼腥草 15g　大血藤 10g　败酱草 12g　贯众 15g　决明子 10g　川楝子 10g　生甘草 5g　3 剂。

三诊:2002 年 7 月 17 日。经行 3 天净,舌脉如上。

治法:活血化瘀,清理湿热。

三七红藤汤,19 剂。

大黄䗪虫丸,每次 2 丸,一日 2 次,口服。

外治方：活血化瘀灌肠液保留灌肠，结合物理微波治疗。

检测基础体温高相可达 36.7℃。

四诊：2002 年 8 月 8 日。经期 8 月 8 日来潮，无不适，舌脉如上。

中药守 2002 年 7 月 12 日方，4 剂。

五诊：2002 年 8 月 12 日。经水已净，无不适，舌脉如上。

三七红藤汤，21 剂。

外阴瘙痒时加白鲜皮 12g、地肤子 12g；头痛加决明子 20g、菊花 12g、珍珠母 20g；乳房胀痛加山慈菇 12g、夏枯草 12g、漏芦 12g。

大黄䗪虫丸，每次 2 丸，一日 2 次，口服。

外治方：活血化瘀灌肠液保留灌肠结合物理微波治疗。

六诊：2002 年 9 月 16 日。月经未潮，尿妊娠试验阳性。给予住院保胎，后经 B 超检查证实宫内单胎，存活。

医案 2　初诊：2013 年 5 月 15 日。揭某，34 岁。2010 年前因“左侧输卵管妊娠”行保守治疗，2012 年再次因“左侧输卵管妊娠”行“腹腔镜下左侧输卵管开窗取胚术”。术后输卵管造影显示：两侧输卵管伞端扩张积水，左侧尤甚。现无不适，纳可，寐浅，二便调畅。平素月经规律，周期 28~32 天，经期 4 天。月经 4 月 28 日来潮，经量中等，经色暗，无痛经，无血块，白带量中，白色无异味。生育史：0-0-3-0（自然流产 1 次，异位妊娠 2 次）。既往史：梅毒。妇科查检：外阴无殊，阴道通畅，分泌物量少，色白，质稠，宫颈光滑，宫体后位，正常大小，质地中等，活动，轻压痛，左侧附件无压痛，右侧附件轻压痛。舌淡红，苔薄白，脉细。

西医诊断：两侧输卵管积水。

治法：活血化瘀，行气利水。

方药：**积水汤**（自拟方）。

穿山甲 6g　䗪虫 10g　泽兰 10g　王不留行 30g　水蛭 9g　大腹皮 20g　益母草 30g　制大黄 9g　琥珀吞服 5g　乌药 9g　14 剂。

外治方：**活血化瘀灌肠液**（自拟方：由丹参 30g、制乳没各 10g、三棱 15g、莪术 15g、海藻 15g、桃仁 10g、大血藤 30g，水煎 100ml 而成）100ml，每天 1 次保留灌肠。

二诊：2013 年 6 月 4 日。月经 5 月 29 日来潮。服药后阴道排液量多。B 超检查显示：左侧卵巢边缘囊肿 17mm×14mm，子宫未见异常，子宫内膜厚度 4mm。

中药守上方，14 剂。

外治方：活血化瘀灌肠液，每日 100ml，保留灌肠。

三诊：2013 年 6 月 25 日。B 超：子宫内膜厚度 10mm，左卵巢旁囊肿 16mm×14mm，无输卵管积水。

方药：**当归芍药散加味**（自拟方）。

当归 9g　川芎 9g　炒白芍 10g　茯苓 10g　泽泻 10g　炒白术 10g　柴胡 10g　枳壳 10g　大血藤 20g　蒲公英 15g　白花蛇舌草 10g　延胡索 10g　14 剂。

外治方：活血化瘀灌肠液，每日 100ml，保留灌肠。

四诊:2013 年 11 月 5 日。B 超:两侧输卵管积水已经消失。

医案3 初诊:2003 年 1 月 29 日。严某,25 岁。药物流产之后未避孕未孕 2 年。平时月经延后半月,经量正常,经色红,无血块,偶有痛经,经前乳房胀痛,腰、腹胀,带下色黄,有异味。月经 1 月 12 日来潮。输卵管碘油造影提示:鞍形子宫,两侧输卵管伞端及伞周不全粘连性病变,通而不畅。抗精子抗体阴性,抗子宫内膜抗体阴性,优生四项检测(TORCH)阴性,B 超显示子宫三径之和 17cm。妇科检查:外阴无殊,阴道通畅,宫颈光滑,宫体前位,偏小,活动,质地中等,压痛,左侧附件压痛,右侧附件无压痛。舌淡红,苔薄白,脉细。

西医诊断:继发不孕,鞍形子宫,两输卵管伞端及伞周不全粘连,子宫偏小,月经稀发。

治法:活血化瘀,清理湿热。

方药:**三七红藤汤**(自拟方)。

三七 4g 大血藤 30g 莪术 12g 三棱 12g 皂角刺 15g 制乳香 5g 制没药 5g 水蛭 10g 蒲公英 20g 败酱草 20g 丹参 15g 石见穿 30g 路路通 12g 以上方加减,45 剂。

大黄䗪虫丸,每次 3g,每日 3 次,吞服。

外治方:**活血化瘀灌肠液**(自拟方:由丹参 30g、制乳没各 10g、三棱 15g、莪术 15g、海藻 15g、桃仁 10g、大血藤 30g 组成,水煎 100ml 而成)100ml,每日 1 次保留灌肠。

理疗每日 2 小时,连续 10 次(使用 ZPZ-5 型智能式女子不孕症与盆腔炎治疗仪)。

月经 1 月 12 日来潮,2 月 6 日测雌二醇、催乳素、睾酮基本正常。

二诊:2003 年 4 月 1 日。月经 2 月 23 日来潮,尿妊娠试验阴性。

黄体酮注射液每日 20mg,肌内注射,连续 3 天。

三诊:2003 年 4 月 10 日。月经未转,尿妊娠试验阳性。舌淡红,苔薄白,脉细。

方药:**温肾安胎汤**(自拟方)。

鹿角片 10g 菟丝子 12g 续断 12g 杜仲 12g 桑寄生 15g 山药 15g 淫羊藿 12g 巴戟天 12g 仙鹤草 15g 莲蓬 10g 苎麻根 12g 4 剂。

四诊:2003 年 4 月 15 日。测血 HCG 3 501mU/ml,大便结,下腹疼痛。舌淡红,苔薄白,脉细。

中药守上方加生白术 20g,10 剂。

子宫内膜异位症不孕

初诊:2000 年 11 月 27 日。谷某,36 岁。取环之后 8 年未孕,月经周期正常,经期 3 天,经量较少,经色偏暗,腰酸,经前头痛,平时健忘,乏力。月经 11 月 14 日来潮。妇科检查:外阴无殊,阴道通畅,宫颈光滑,宫体前位,活动,质地中等,压痛,右侧附件压痛,左侧附件无压痛,两侧子宫骶韧带触及大小不等痛性结节。生育史:1-0-0-1。舌红,苔黄,脉细。

西医诊断:继发不孕,子宫内膜异位症。

治法:清热化瘀。

方药:**消癥汤**(自拟方)。

半枝莲 12g　白花蛇舌草 12g　莪术 12g　三棱 12g　皂角刺 10g　夏枯草 15g　荔枝核 12g　橘核 12g　牡蛎 25g　海藻 12g　制乳香 5g　制没药 g　石见穿 15g　5 剂。

桂枝茯苓丸,每次 3 片,每日 3 次。

外治方:**活血化瘀灌肠液**(自拟方:由丹参 30g、制乳没各 10g、三棱 15g、莪术 15g、海藻 15g、桃仁 10g、大血藤 30g 组成,水煎 100ml 而成)100ml,每天 1 次保留灌肠。

二诊:2000 年 12 月 4 日—2001 年 1 月 28 日。运用上方加减配合吞服大黄䗪虫丸、健妇丸,共服用 11 剂,胃部不适时改用香砂六君丸加减共服 13 剂,半夏泻心汤加减共服 10 剂;大便溏薄时用七味白术散加减共服 6 剂。12 月 20 日测基础体温单相,服用安宫黄体酮片后,月经于 12 月 20 日来潮。月经 1 月 15 日来潮,1 月 19 日口服氯米酚胶囊,同时用活血化瘀灌肠液保留灌肠。

三诊:2001 年 1 月 29 日。B 超:右侧卵巢卵泡 17mm×15mm,胃脘隐痛,头痛,经颅多普勒超声提示大脑前、中动脉痉挛可能,口苦。舌淡红,苔薄白,脉细。

治法:益肾平肝。

方药:菟丝子 12g　枸杞子 12g　覆盆子 12g　续断 12g　杜仲 12g　鹿角片 10g　桑椹子 12g　何首乌 12g　巴戟天 12g　淫羊藿 10g　地龙 10g　白僵蚕 10g　蔓荆子 10g　2 剂。

四诊:2001 年 1 月 31 日—2001 年 2 月 9 日。B 超监测已经排卵,基础体温双相。舌脉如上。

中药守上方加减,8 剂。

五诊:2001 年 2 月 14 日。经期 2 月 14 日来潮,经量不多,小腹下坠,舌脉如上。

治法:调气清湿热。

方药:柴胡 10g　白芍 10g　枳壳 8g　生甘草 5g　蒲公英 12g　败酱草 12g　大血藤 15g　大蓟 15g　小蓟 15g　鱼腥草 12g　白花蛇舌草 12g　砂仁(杵冲)4g　陈皮 10g　5 剂。

健妇丸,每次 2 粒,每日 3 次。

六诊:2001 年 2 月 19 日。经净,腰痛,舌脉如上。

治法:活血清热。

方药:**仙方活命饮加味**。

金银花 12g　防风 10g　白芷 10g　当归 5g　陈皮 8g　白芍 10g　生甘草 5g　天花粉 10 天　制乳香 5　制没药 5g　皂角刺 10g　蒲公英 12g　大血藤 12g　败酱草 12g　5 剂。

妇科千金片,每次 6 片,每日 3 次,吞服。

七诊:2001 年 2 月 26 日—2001 年 3 月 7 日。B 超:右侧卵泡 18mm×13mm,舌脉如上。

治法:补益肝肾。

方药:菟丝子12g　枸杞子12g　覆盆子12g　巴戟天12g　淫羊藿10g　续断12g　杜仲12g　鹿角片10g　桑椹子12g　何首乌12g　当归6g　熟地黄12g　12剂。

2月28日B超显示卵泡消失,基础体温未上升,于3月1日开始肌内注射黄体酮注射液每日20mg,连续10天。

八诊:2001年3月13日—2001年3月24日。经期3月12日来潮,其间以下方加减服用:

方药:柴胡10g　白芍10g　枳壳8g　生甘草5g　蒲公英12g　败酱草12g　大血藤15g　大蓟15g　小蓟15g　鱼腥草12g　砂仁(杵冲)4g　陈皮10g　白花蛇舌草12g　共15剂。

3月19日输卵管碘油造影提示两侧输卵管通畅。术后用清热解毒灌肠液每日100ml保留灌肠。

九诊:2001年3月30日—2001年4月6日。腰及小腹疼痛,咳嗽。舌脉如上。

治法:活血清湿热。

方药:三七4g　大血藤20g　蒲公英15g　败酱草12g　皂角刺15g　石见穿15g　制乳香5g　制没药5g　路路通10g　水蛭10g　桃仁10g　大腹皮12g　浙贝母10g　瓜蒌皮10g　冬瓜仁20g　15剂。

外治方:清热解毒灌肠液,每日100ml,保留灌肠。

十诊:2001年4月16日—2001年5月4日。经期4月6日来潮,B超:右侧卵泡12mm×13mm。腰痛,舌脉如上。

以**消癥汤**(自拟方)为基本方加减:

半枝莲12g　白花蛇舌草12g　莪术12g　三棱12g　皂角刺10g　夏枯草15g　荔枝核12g　橘核12g　牡蛎25g　海藻12g　制乳香5g　制没药5g　石见穿15g　19剂。

同时分别服用大黄䗪虫丸、桂枝茯苓丸、逍遥丸。

十一诊:2001年5月5日。基础体温37℃,腰痛,头痛。舌脉如上。

治法:补益肝肾。

方药:菟丝子12g　枸杞子12g　覆盆子12g　巴戟天12g　淫羊藿10g　续断12g　杜仲12g　鹿角片10g　桑椹子12g　何首乌12g　当归6g　熟地黄12g　墨旱莲15g　女贞子12g　5剂。

十二诊:2001年5月8日。基础体温37℃,妊娠试验阳性。

用益肾安胎药物治疗。

子宫腺肌病不孕

初诊:2016年2月22日。谢某,33岁。因"未避孕未孕4年"就诊。

平素月经周期规则,经期30天,经量中等,有血块,5天净,伴痛经,腰酸,汗出,头晕,恶心,需服止痛药缓解,痛剧时不能坚持工作,经前乳胀,月经2月4日来潮。现纳可,寐安,大小便无殊。2016 年 1 月 25 日 B 超:子宫大小约 78mm×66mm×67mm,光点增粗,提示子宫腺肌病。妇科检查:外阴无殊,阴道通畅,宫颈光滑,子宫前位,增大,活动,稍压痛,右侧附件轻压痛,左附件无压痛。生育史:1-0-2-1。舌淡红,苔薄白,脉细。

西医诊断:继发不孕,子宫腺肌病,慢性盆腔炎性疾病后遗症。

治法:活血消癥。

方药:**消癥汤**(自拟方)。

半枝莲 15g 白花蛇舌草 15g 三棱 10g 莪术 10g 制没药 4g 制乳香 4g 橘核 10g 皂角刺 15g 海藻 30g 牡蛎 30g 石见穿 15g 荔枝核 10g 7 剂。

二诊:2016 年 3 月 1 日。检测雌二醇 333pmol/L,孕酮 11.1nmol/,催乳素 191.7mU/L,病原微生物(TORCH)检查阴性,经期将近。舌脉如上。

治法:破血消癥。

方药:**腺肌汤**(自拟方)

三七 5g 肉桂 4g 三棱 10g 莪术 10g 制没药 4g 制乳香 4g 䗪虫 10g 水蛭 9g 半枝莲 15g 白花蛇舌草 15g 皂角刺 15g 海藻 15g 续断 15g 野荞麦根 20g 7 剂。

散结镇痛胶囊,每次 4 粒,每日 3 次,口服。

三诊:2016 年 3 月 7 日。月经 3 月 4 日来潮,经期第 2 天下腹疼痛半天后好转,经量、血块均较前减少,经色紫暗。今查雌二醇 126pmol/L,黄体生成素 2.4U/L,卵泡刺激素 6.5U/L,睾酮 0.76nmol/L。舌脉如上。

方药:消癥汤,7 剂。

四诊:2016 年 3 月 22 日。体温 37.6℃,咽喉疼痛,伴咳嗽。舌淡红,苔薄白,脉略浮数。

治法:清风利咽。

方药:银翘散加炒栀子 10g。3 剂。

五诊:2016 年 3 月 29 日。发热已退,舌脉如上。

治法:补肾阴,益肾阳。

方药:**固冲汤**(自拟方)。

女贞子 10g 墨旱莲 15g 菟丝子 10g 枸杞子 15g 覆盆子 15g 巴戟天 12g 淫羊藿 10g 熟地黄 15g 桑椹 15g 鹿角片 10g 续断 10g 7 剂。

六诊:2016 年 4 月 13 日。月经 3 月 4 日来潮,现停经 39 天,小便偶有隐痛,腰酸恶心。4 月 6 日检测人绒毛膜促性腺激素 2 295mU/L,雌二醇 283pmol/L,孕酮 12.8ng/ml;4 月 11 日测人绒毛膜促性腺激素 16 232mU/L,孕酮 10.1ng/ml。舌淡红,苔薄白,脉细滑。

治法:益肾安胎。

方药:温肾安胎汤(自拟方)加减,3 剂。

2016 年 4 月 16 日—5 月 9 日,患者持续服用安胎汤保胎治疗,黄体酮注射液及地屈孕酮片补充黄体功能。4 月 22 日 B 超检测证实宫内早孕。

子宫肌瘤不孕

初诊:2003 年 3 月 6 日。吴某,42 岁。再婚后 6 年多未孕,与前夫生育史 1-0-0-1。月经周期 27~30 天,经期 7 天,经量尚正常,色鲜红,有血块,伴痛经。经前腰腹胀痛,经时腰酸,小腹隐痛,带下量多色白,阴痒。B 超发现子宫底部子宫肌瘤 32mm×25mm、28mm×25mm。月经 3 月 3 日来潮,今未净。舌淡红,苔薄白,脉细。

西医诊断:继发不孕,多发子宫肌瘤。

治法:凉血止血。

方药:**凉血清海汤**(自拟方)**加味**。

水牛角(先浸、先煎)15g　生地黄 20g　生白芍 12g　牡丹皮炭 10g　仙鹤草 15g　墨旱莲 20g　地榆 12g　槐花 12g　冬桑叶 15g　阿胶(烊冲)10g　贯众炭 15g　海螵蛸 15g　3 剂。

二诊:2003 年 3 月 10 日。经水已净,舌脉如上。

治法:清热活血。

方药:**消癥汤**(自拟方)。

半枝莲 20g　白花蛇舌草 20g　荔枝核 12g　橘核 20g　三棱 20g　莪术 12g　皂角刺 15g　石见穿 30g　牡蛎 30g　海藻 30g　制乳香 4g　制没药 4g　40 剂。

大黄䗪虫丸,每次 3g,每日 3 次,口服。

三诊:2003 年 4 月 23 日。经期 4 月 13 日来潮,2 天净,下腹胀,舌脉如上。

方药:半枝莲 20g　白花蛇舌草 20g　荔枝核 12g　橘核 20g　三棱 20g　莪术 12g　皂角刺 15g　石见穿 30g　牡蛎 30g　海藻 30g　制乳香 4g　制没药 4g　大腹皮 10g　槟榔 10g　10 剂。

大黄䗪虫丸,每次 3g,每日 3 次,口服。

四诊:2003 年 5 月 5 日。症如上,下肢轻微水肿,舌脉如上。

方药:半枝莲 20g　白花蛇舌草 20g　荔枝核 12g　橘核 20g　三棱 20g　莪术 12g　皂角刺 15g　石见穿 30g　牡蛎 30g　海藻 30g　制乳香 4g　制没药 4g　赤小豆 30g　大腹皮 15g　10 剂。

大黄䗪虫丸,每次 3g,每日 3 次,吞服。

五诊:2003 年 5 月 26 日。下肢水肿减退,月经未潮,尿妊娠试验阳性,舌脉如上。

治法:益肾安胎。

方药:**温肾安胎汤**(自拟方)**加减**。

鹿角片 10g　桑寄生 15g　续断 12g　杜仲 10g　菟丝子 12g　山药 15g　巴戟天 12g　淫羊藿 12g　仙鹤草 15g　莲蓬 10g　墨旱莲 15g　白术 10g　5 剂。

卵巢过度刺激综合征

医案 1　初诊:2003 年 11 月 4 日。林某,29 岁。婚后半年未孕,月经 15 岁初潮,周期延后1周，或需要黄体酮治疗后来潮，基础体温单向。B超：子宫正常大小，两侧卵巢正常大小，见较多小卵泡发育。停经3个月，内分泌检查：雌二醇186.6pmol/L（黄体期正常值202.0~774.0pmol/L），催乳素381.5μU/ml，孕酮0.75nmol/L（黄体期正常值10.62~81.28nmol/L），睾酮2.8nmol/L（正常值0.5~2.6nmol/L），月经周期第3天测卵泡刺激素4.4mU/ml（卵泡期正常值2.5~10.2mU/ml），黄体生成素18.7mU/ml（卵泡期正常值1.9~12.5mU/ml），黄体生成素/卵泡刺激素>4。妇科检查提示子宫颈柱状上皮外移、两侧附件炎。经过2个月经周期的妈富隆片口服和中药抗炎治疗之后，卵泡刺激素3.6mU/ml，黄体生成素2.9mU/ml，睾酮<0.35nmol/L。8月给予中药助孕和注射绒毛膜促性腺激素针，未见卵泡发育，9月给予枸橼酸氯米酚胶囊+注射用尿促性素，仅见小卵泡发育。月经10月24日来潮。舌淡红，苔薄白，脉细。

西医诊断：多囊卵巢综合征，两侧附件炎。

使用促使卵泡发育和促使卵泡排出的枸橼酸氯米酚胶囊+尿促性素+绒毛膜促性腺激素方案后，出现下腹胀甚，尿意频短，尿检正常。B超：子宫内膜厚度11mm，左侧卵巢59mm×40mm，内见20mm×19mm，17mm×14mm，22mm×15mm，20mm×14mm，20mm×16mm，15mm×13mm，18mm×13mm，15mm×11mm，14mm×13mm囊性暗区，壁光滑，内透声佳。右侧卵巢65mm×44mm，内见16mm×14mm，13mm×12mm，14mm×9mm，20mm×16mm，19mm×12mm，14mm×11mm，17mm×10mm，17mm×13mm，13mm×10mm，16mm×14mm，16mm×15mm，13mm×13mm，14mm×13mm，16mm×10mm囊性暗区，壁光滑，内透声佳。舌淡红，苔薄白，脉细。

西医诊断：卵巢过度刺激综合征。

治法：温阳化气，利水渗湿。

方药：**五苓散合五皮散加减**。

茯苓皮30g　猪苓20g　白术30g　泽泻10g　桂枝6g　大腹皮20g　陈皮9g　桑白皮10g　赤小豆45g　车前子（包）10g　槟榔10g　天仙藤10g　5剂。

二诊：2003年11月8日。B超：子宫内膜厚度14mm，左侧卵巢见28mm×26mm，26mm×25mm，23mm×17mm，32mm×21mm，29mm×19mm，20mm×16mm，23mm×15mm囊性暗区，壁光滑，内透声佳。右侧卵巢见32mm×29mm，29mm×23mm，30mm×19mm，30mm×25mm，23mm×17mm，19mm×14mm，21mm×15mm，21mm×13mm，19mm×14mm，20mm×17mm囊性暗区，壁光滑，内透声佳，子宫直肠凹见11mm液性暗区。

三诊：2003年11月10日。下腹胀减轻，小便转长。B超：子宫内膜厚度16mm，左侧卵巢72mm×54mm，可见44mm×38mm，36mm×24mm，32mm×23mm，38mm×34mm，20mm×16mm，20mm×16mm，30mm×25mm囊性暗区，壁光滑，内透欠声佳。右侧卵巢80mm×51mm，可见42mm×30mm，42mm×43mm，38mm×33mm，38mm×31mm，23mm×18mm囊性暗区，壁光滑，内透欠声佳。子宫直肠凹见19mm液性暗区。舌淡红，苔薄白，脉细。

中药守上方，加槟榔至20g。5剂。

四磨汤口服液,每次 1 支,每日 2 次,口服。

四诊:2003 年 11 月 17 日。下腹胀除,偶觉隐痛,小便正常,舌脉如上。

治法:和血行气,渗湿清热。

方药:**当归芍药散加味**。

当归 9g　白芍 12g　川芎 6g　白术 12g　茯苓皮 20g　泽泻 12g　蒲公英 15g　大血藤 20g　大腹皮 15g　延胡索 10g　川楝子 10g　赤小豆 45g　5 剂。

四磨汤口服液,每次 1 支,每日 2 次,口服。

五诊:2003 年 11 月 29 日。月经 11 月 21 日来潮,净已 3 天,腹部已无不适。B 超:子宫 51mm×46mm×49mm,子宫内膜厚度 6mm,左侧卵巢 50mm×28mm,见 30mm×17mm 囊性暗区,右侧卵巢 49mm×37mm,见 26mm×17mm 囊性暗区,子宫直肠凹未见液性暗区。

医案 2　初诊:2008 年 4 月 28 日。阳某,30 岁。因原发不孕 4 年就诊,月经 4 月 8 日—4 月 12 日。在使用注射用尿促性素注射之后,出现卵巢过度刺激综合征症状,4 月 26 日 B 超:左侧卵巢 52mm×46mm,右侧卵巢 53mm×44mm,4 月 28 日 B 超:左侧卵巢 70mm×60mm,右侧卵巢 69mm×52mm。下腹胀,食欲不振。舌淡红,苔薄白,脉细。

西医诊断:卵巢过度刺激综合征。

治法:温阳行气利水。

方药:**卵巢过度刺激方**(自拟方:茯苓皮 30g,猪苓 20g,白术 30g,泽泻 10g,桂枝 6g,大腹皮 20g,陈皮 9g,桑白皮 10g,赤小豆 45g,车前子 10g,槟榔 10g,天仙藤 10g)加甘遂 5g。4 剂。

四磨汤口服液早晚各 1 支,口服。

二诊:2008 年 5 月 2 日。昨天开始下腹胀明显减轻,小便次数增多,大便软,舌脉如上。

中药守上方续进 5 剂。

四磨汤口服液早晚各 1 支,口服。

三诊:2008 年 5 月 7 日。腹胀轻微,胃脘不适,月经 5 月 6 日来潮。舌脉如上。

中药守上方加半夏 10g。5 剂。

第十篇
妇科杂病及其他医案

子宫发育不良

初诊:2008 年 5 月 22 日。金某,28 岁。15 岁初潮,平素月经周期 28~30 天,经期 5~6 天。现停经 72 天未转,无不适,纳寐二便正常。B 超:子宫偏小,三径之和 9.6cm,内膜厚度 4mm。舌淡红,苔薄白,脉细。

西医诊断:子宫发育不良,月经稀发。

方药:石南叶 15g　菟丝子 15g　枸杞子 20g　淫羊藿 15g　当归 10g　熟地黄 15g　何首乌 20g　巴戟天 15g　黑大豆 60g　7 剂。

二诊:2008 年 6 月 3 日。雌二醇 82.0pmol/L,孕酮 0.800nmol/L,催乳素 119.56mU/L,游离催乳素 44%。舌脉如上。

中药守上方加鸡血藤 15g、香附 10g。7 剂。

三诊:2008 年 6 月 12 日。无不适。舌脉如上。

中药守 5 月 22 日方加仙茅 10g。7 剂。

四诊:2008 年 6 月 23 日。带下少量。B 超:子宫内膜厚度 7mm,子宫三径之和 11.3cm,舌脉同上。

中药守 5 月 22 日方去石南叶,加鸡血藤 30g、茺蔚子 10g。7 剂。

五诊:2008 年 7 月 10 日。月经 6 月 28 日来潮,量少,色红,次日增多,6 月 30 日净,舌脉同上。

中药守 5 月 22 日方加仙茅 9g、石南叶 10g。14 剂。

六诊:2008 年 8 月 6 日。月经 7 月 29 日来潮,3 天净,舌脉同上。

中药守 5 月 22 日方,石南叶改为 12g。7 剂。

药后月经均按期来潮。

七诊:2011 年 2 月 14 日。月经 1 月 30 日来潮,量不多,4 天净。B 超:子宫三径之和 12.3cm。舌脉如上。

中药守 5 月 22 日方,14 剂。

子宫内膜生长不良

医案1　初诊:2007年10月30日。陈某,25岁。从2005年5月起因结婚1年多未孕就诊,经治疗之后,于2005年12月3日发生自然流产。从2006年5月继续就诊,每月月经周期第12天首次B超检查,子宫三径之和12.3cm,内膜厚度仅为3~4mm,均需要服用阿司匹林片每次0.1g,每日3次或倍美力片每日1.25mg,直至子宫内膜厚度达到7mm以上为止。月经10月15日来潮,10月24日B超提示子宫内膜厚度为3mm,在每天投用补益肝肾药物的同时,加用倍美力3天之后,10月27日B超提示子宫内膜厚度仍为3mm,中药同上,西药改用阿司匹林片+枸橼酸西地那非片(100mg研成粉末放置阴道后穹窿处),10月30日B超复查子宫内膜厚度为4mm,右侧卵泡20mm×19mm。舌淡红,苔薄白,脉细。

治法:填补冲任。

方药:**补胞汤**(自拟方)。

熟地黄20g　紫河车10g　何首乌30g　菟丝子30g　巴戟天12g　淫羊藿15g　鹿角片20g　龟甲胶(烊冲)20g　当归15g　桑寄生30g　黄精30g　鸡血藤30g　6剂。

二诊:2007年11月5日。B超:子宫内膜厚度为6mm,右侧卵泡26mm×22mm。舌脉如上。

方药:补胞汤,2剂。

三诊:2007年11月7日。B超:子宫内膜厚度为7mm,右侧卵泡已经排卵。

方药:补胞汤,7剂。

医案2　初诊:2010年9月13日。周某,27岁。原发不孕4年,月经8月29日来潮,9月9日B超检查子宫内膜厚度4mm,服用阿司匹林每日0.3,连续4天,9月13日B超复查内膜未见增长,右侧侧卵泡12mm×11mm。舌淡红,苔薄白,脉细。

治法:补益冲任。

方药:**葛根黑苏汤**(自拟方)。

葛根30g　黑大豆60g　苏梗20g　菟丝子30g　当归9g　石斛20g　巴戟天12g　7剂。

二诊:2010年9月20日。B超:子宫内膜厚度9mm,右侧卵泡18mm×16mm。舌脉如上。

中药守上方续进3剂。

多囊卵巢综合征

初诊:2007年9月22日。朱某,17岁,未婚。从初潮起月经稀发已经5年,周期最长为半年,经期7天,经量不多,带下量多,大便偏干,月经9月13日来潮。性激素测定：睾酮85.0nmol/L（正常值14.0~76nmol/L），黄体生成素/卵泡刺激素25.4/7.4>3，催乳素7.95mU/L（正常值2.8~29.2mU/L），雌二醇73.73pmol/L（正常值85.0~150.0pmol/L），孕酮0.15nmol/L（正常值3.34~25.56nmol/L）。舌红，苔薄白，脉细。

治法：清热凉血活血。

方药：**抑亢汤**（自拟方）。

炒栀子10g　生地黄10g　龙胆5g　柴胡10g　牡丹皮9g　川牛膝30g　枇杷叶15g　茜草10g　制大黄6g　紫草20g　香附5g　丹参15g　28剂。

再诊：2008年10月24日。月经10月14日来潮。性激素测定：睾酮（T）1.5nmol/L（正常值0~2.6nmol/L），黄体生成素/卵泡刺激素2.33/3.93<1。舌淡红，苔薄白，脉细。

治法：清热疏肝。

方药：抑亢汤，56剂；月经前后用加味逍遥散加减28剂。

月经分别于11月16日、12月24日、1月31日、3月1日来潮。

子宫脱垂

初诊：2011年2月23日。林某，68岁。停经20年，子宫脱垂1个半月，难以自行恢复，伴宫颈少量出血，淡红色，白带无殊，腰酸，二便正常，偶潮热，高血压史。生育史：3-0-1-3。2011年1月25日宫颈液基细胞检查未见上皮内细胞恶性病变，有炎症反应性细胞改变。妇科检查：外阴无殊，阴道通畅，宫颈中度柱状上皮外移，子宫三度脱垂。舌淡红，苔薄白，脉细。

方药：预知子20g　牡蛎20g　茺蔚子10g　枳壳15g　丝瓜络15g　椿根皮20g　7剂。

外治方：乌梅150g　石榴皮150g　7剂。

水煎3次，合药液1 500ml，温后坐浴。

二诊：2011年3月3日。药后子宫脱垂明显改善，可以自行回复。

中药守上方加生黄芪15g。14剂。

外治方：守上方，14剂。

风疹病毒抗体IgM阳性

初诊：2012年1月12日。杜某，31岁。未避孕未孕4年余，性生活正常。男方精液未检。月经周期27天，经期7天。月经1月11日来潮。经期偶腹痛，无腰酸，无乳胀。白带无殊。2010年9月输卵管碘油造影术：双侧输卵管通畅。检测风疹病毒抗体IgM阳性，高泌乳血症。生育史：0-0-0-0。舌淡红，苔薄白，脉细。

西医诊断：风疹病毒感染，高泌乳血症。

治法：清热解毒。

方药：**消菌汤**（自拟方）。

野菊花 15g 紫花地丁 15g 天葵子 10g 蒲公英 15g 蛇床子 15g 白芷 9g 苦参 10g 炒黄柏 10g 土茯苓 20g 白鲜皮 15g 地肤子 15g 重楼 10g 金银花 10g 野荞麦根 20g 7 剂。

二诊:2012 年 1 月 19 日。矢气多,舌脉如上。

中药守上方加赤小豆 20g。7 剂。

三诊:2012 年 1 月 28 日。黄体生成素(LH)3.52U/L,卵泡刺激素(FSH)6.23U/L,T 1.62nmol/L。舌脉如上。

消菌汤加神曲 10g。7 剂。

四诊:2012 年 2 月 4 日。经期将近,舌脉如上。

消菌汤,7 剂。

五诊:2012 年 2 月 11 日。月经 2 月 7 日来潮,今将净,舌脉如上。

消菌汤加益母草 10g。7 剂。

六诊:2012 年 2 月 18 日。无不适,舌脉如上。

消菌汤,14 剂。

七诊:2012 年 3 月 4 日。无不适,舌脉如上。

消菌汤,14 剂。

八诊:2012 年 3 月 14 日。胃脘不适,舌脉如上。

消菌汤加佛手 10g、甘松 10g。7 剂。

九诊:2012 年 3 月 24 日。无不适,舌脉如上。

中药守上方,7 剂。

十诊:2012 年 3 月 31 日。风疹病毒抗体检测阴性。

中药守上方,7 剂。

抗卵巢抗体阳性

初诊:2013 年 3 月 23 日。徐某,36 岁。因“未避孕未孕 4 年”就诊。

现病史:患者平素月经规律,周期 30~33 天,经期 7 天,月经量中等,色暗红,有血块,无痛经。近半年患者在经前 3 天出现下腹部隐痛,夜间尤为显著,排卵期出现乳胀,经行后症状消失,带下偏少,色白,无异味。月经昨天来潮,纳可,夜寐欠安,二便调,配偶精液未查,性生活正常。既往体健;生育史:0-0-3-0,2 次自然流产(孕 40~80 天),1 次葡萄胎;辅助检查:抗卵巢抗体阳性。舌稍淡,苔薄白,脉细。

西医诊断:继发性不孕;抗卵巢抗体阳性。

中医诊断:不孕症(肾虚血瘀)。

治法:健脾益肾,活血祛瘀。

方药:**AsAb 方**(自拟方)。

生地黄 15g 苎麻根 15g 牡丹皮 9g 桃仁 10g 赤芍 10g 菟丝子 15g 续断 10g 炒白术 10g 何首乌 15g 墨旱莲 15g 当归 6g 茯苓 10g 7 剂。

二诊:2013 年 4 月 1 日。妇科检查:外阴无殊,阴道通畅,分泌物量中等,色白,宫颈光滑,宫体前位,质地中等,活动,宫体及两侧附件无压痛。舌脉如上。

方药:**AsAb 方**。

生地黄 15g　苎麻根 15g　牡丹皮 9g　桃仁 10g　赤芍 10g　菟丝子 15g　续断 10g　炒白术 10g　何首乌 15g　墨旱莲 15g　当归 6g　茯苓 10g　4 剂。

三诊:2013 年 4 月 5 日。B 超:子宫肌瘤大小为 15mm×11mm×16mm,宫体三径之和 11.1cm,内膜厚度 3mm,右侧卵泡为 14mm×11mm。舌脉如上。

方药:**消癥汤**。

半枝莲 15g　白花蛇舌草 15g　制乳香 4g　制没药 4g　皂角刺 15g　石见穿 15g　荔枝核 12g　橘核 12g　牡蛎(先煎)20g　海藻 20g　三棱 10g　莪术 10g　3 剂。

阿司匹林片 3 片,每日 3 次,口服。

四诊:2013 年 4 月 8 日。B 超:子宫内膜厚度 6mm,右侧卵泡 17mm×15mm。舌脉如上。

方药:**助孕汤**。

菟丝子 15g　枸杞子 15g　覆盆子 15g　巴戟天 12g　淫羊藿 10g　鹿角片 10g　续断 10g　杜仲 15g　桑椹 15g　紫石英(先煎)30g　当归 6g　3 剂。

五诊:2013 年 4 月 11 日。子宫内膜厚度 6mm,已排卵。舌脉如上。

方药:**AsAb 方**。

生地黄 15g　苎麻根 15g　牡丹皮 9g　桃仁 10g　赤芍 10g　菟丝子 15g　续断 10g　炒白术 10g　何首乌 15g　墨旱莲 15g　当归 6g　茯苓 10g　14 剂。

六诊:2013 年 4 月 27 日。月经 4 月 25 日来潮。舌脉如上。

方药:**AsAb 方**。

生地黄 15g　苎麻根 15g　牡丹皮 9g　桃仁 10g　赤芍 10g　菟丝子 15g　续断 10g　炒白术 10g　何首乌 15g　墨旱莲 15g　当归 6g　茯苓 10g　7 剂。

他莫昔芬片,每日 20mg,一次口服。

七诊:2013 年 5 月 4 日。经水已净。舌脉如上。

方药:**AsAb 方**。

生地黄 15g　苎麻根 15g　牡丹皮 9g　桃仁 10g　赤芍 10g　菟丝子 15g　续断 10g　炒白术 10g　何首乌 15g　墨旱莲 15g　当归 6g　茯苓 10g　7 剂。

八诊:2013 年 5 月 11 日。无不适。舌脉如上。

方药:**AsAb 方**。

生地黄 15g　苎麻根 15g　牡丹皮 9g　桃仁 10g　赤芍 10g　菟丝子 15g　续断 10g　炒白术 10g　何首乌 15g　墨旱莲 15g　当归 6g　茯苓 10g　7 剂。

九诊:2013 年 5 月 24 日。经未转,腹泻。舌脉如上。

方药:**AsAb 方**(自拟方)**加减**。

苎麻根 15g　牡丹皮 9g　桃仁 10g　赤芍 10g　菟丝子 15g　续断 10g　炒白术 10g　何首乌 15g　墨旱莲 15g　当归 6g　茯苓 10g　苍术 10g　薏苡仁 20g　7 剂。

十诊:2013 年 6 月 3 日。2013 年 5 月 27 日检查:抗卵巢抗体阴性。

性欲减退

医案1 初诊:2009 年 6 月 4 日。支某,28 岁。继发不孕 2 年多,乳房胀痛,发现垂体肿瘤,口服溴隐亭治疗,性生活时阴道干燥,无性要求 1 年多。月经周期 35~45 天,5 天净,色暗,偶夹块,白带稍多,大便秘结,纳欠寐差。妇科检查:外阴无殊,阴道通畅,宫颈光滑,宫体前位,偏小,质地中等,活动,压痛,两侧附件压痛。生育史:0-0-4-0。舌淡红,苔薄白,脉细。

治法:益肾和血清热。

方药:**当归芍药散加味**(自拟方)。

当归 9g 川芎 9g 炒白芍 10g 茯苓 10g 泽泻 10g 炒白术 10g 柴胡 10g 枳壳 10g 大血藤 20g 蒲公英 15g 白花蛇舌草 30g 延胡索 10g 刺蒺藜 10g 预知子 10g

海马研末,每日吞服 2g,每日 1 剂。

2009 年 7 月 8 日。连服 1 个月,性生活时阴道分泌物增多,性欲改善,有性要求。

医案2 初诊:2008 年 6 月 6 日。颜某,32 岁。因原发不孕 2 年就诊。出现性欲冷淡半年,无性要求,阴道偏干燥,性生活之后有不适感。妇科检查:外阴无殊,阴道通畅,宫颈光滑,宫体前位,偏小,质地中等,活动,压痛,两侧附件压痛。B 超:子宫三径之和 11.1cm。月经周期 18~90 天,经期 5~6 天,经量中等。性激素测定:睾酮 2.4nmol/L(正常),黄体生成素 / 卵泡刺激素 18.17/3.03>3。从 4 月 15 日初诊以来,因一直投用抑亢汤治疗,性欲冷淡未曾改善。舌淡红,苔薄白,脉细。

西医诊断:性冷淡。

治法:温补肾阳。

方药:海马 15g,研细末,纳入胶囊,每日吞服 1.5 左右,经期停服。

2008 年 7 月 7 日随访,性要求、性唤起、性高潮方面都有所改善,性交过程阴道分泌物较前增多,不适感消失。

嘱继续使用海马治疗。

医案3 初诊:2013 年 3 月 7 日。虞某,32 岁。月经周期 24~25 天,经期 5~6 天。月经 2 月 19 日来潮,量中等,色红,无痛经,无乳胀,经前腰痛,以酸胀为主,经期更甚。感性冷淡,生育之后,性厌恶 1 年半,阴道干涩,2~3 月同房 1 次。胃纳可,二便无殊。生育史:2-0-0-2,未避孕。妇科检查:外阴无殊,阴道通畅,分泌物量中,色白,宫颈中度柱状上皮外移,宫体前位,质地中等,无压痛,活动,右附件压痛,左侧无压痛。舌淡红,苔薄白,脉细。

西医诊断:性厌恶。

治法:温补肾阳。

方药:熟地黄 15g 菟丝子 15g 淫羊藿 12g 何首乌 15g 露蜂房 15g 九香

虫 10g　女贞子 10g　仙茅 10g　巴戟天 10g　蛇床子 10g　潼蒺藜 10g　阳起石 10g　7 剂。

二诊：2013 年 3 月 22 日。月经 3 月 21 日来潮，量少，性厌恶消失，舌脉如上。

方药：中药守上方加当归 15g、鸡血藤 30g。7 剂。

性欲亢进

初诊：2009 年 2 月 19 日。金某，37 岁。月经量少 5 年多，周期规则，色暗红，无夹血块，经行偶有腰痛。带下偏少。近 1 周性欲亢进，交接疼痛，阴道分泌物增多，双足跟痛。近 5~6 个月头晕、耳鸣，便软。月经 2009 年 1 月 30 日来潮。妇科检查：外阴无殊，阴道通畅，宫颈光滑，宫体后位，正常大小，活动，压痛，左侧附件压痛，右侧无压痛，三合诊子宫骶韧带触痛。生育史：1-1-5-1。舌稍红，苔薄白，脉细。

西医诊断：性功能亢进。

治法：滋肾养阴清火。

知柏地黄丸加龟甲 10g、鳖甲 10g、墨旱莲 15g、菟丝子 15g。7 剂。

二诊：2009 年 3 月 10 日。性功能已恢复正常。月经 3 月 3 日来潮，经量正常，腰微痛，舌脉如上。

六味地黄丸加墨旱莲 15g、龟甲 10g、鳖甲 10g、野荞麦根 20g。7 剂。

交接阴痛

医案 1　初诊：1994 年 3 月 7 日。郑某，41 岁。性生活时阴道口疼痛难忍约 11 年，小便疼痛，尿检正常。妇科检查：外阴无殊，阴道通畅，宫颈肥大，后穹窿触痛，宫体后位，活动，质地中等，无明显压痛，两侧附件无压痛，三合诊两侧子宫骶韧带增厚变硬触痛。舌淡红，苔薄白，脉细。

西医拟诊：子宫内膜异位症？

治法：活血化瘀，佐以益肾。

方药：**克异汤**（自拟方）。

三七 4g　肉桂 4g　九香虫 10g　䗪虫 10g　当归 8g　桃仁 10g　延胡索 10g　淫羊藿 12g　杜仲 12g　续断 10g　石见穿 20g　3 剂。

他莫昔芬片，每次 10mg，每日 2 次，口服。

双氯芬酸钠肠溶片（双氯灭痛片），每次 25mg，每日 2 次，口服。

二诊：1994 年 3 月 11 日。性生活阴道口疼痛已除，小便疼痛减轻。舌脉如上。

中药守上方加车前子（包）10g。7 剂。

他莫昔芬片，每次 10mg，每日 2 次，口服。

三诊：1994 年 3 月 23 日。性生活阴道口疼痛未再发作。

医案 2　初诊：2009 年 2 月 6 日。洪某，24 岁。交接外阴疼痛 1 周，妇科检查无异常发现，白带不多。舌淡红，苔薄白，脉细。

治法：暖肝益肾，理气止痛。

方药：川楝子 20g　延胡索 10g　橘核 10g　荔枝核 10g　乌药 10g　小茴香 5g　吴茱萸 3g　香附 10g　当归 9g　7 剂。

二诊：2009 年 2 月 14 日。交接阴痛消失。

交接出血

医案 1　初诊：1998 年 5 月 10 日。胡某，37 岁。经净后 2 天，交接出血 24 天未净，出血或多或少，4 天来血量增多，色紫无块，挟带黏液，右少腹痛，腰痛，倦怠乏力。舌淡红，苔薄腻，脉弦。

治法：凉血止血，益肾补气。

方药：**凉血清海汤**（自拟方）**加味**。

生地黄（切片，黄酒浸）30g　生白芍 30g　牡丹皮炭 10g　水牛角（先浸，先煎）30g　阿胶（烊冲）10g　槐花 10g　墨旱莲 30g　女贞子 12g　重楼 30g　党参 12g　2 剂。

二诊：1998 年 5 月 12 日。阴道出血已止，带下不多，色白，有异味，倦怠寐浅，手足心热，右少腹痛，大便秘结，小便不适，口淡。舌淡红，苔薄白，脉细弦。

治法：清理下焦湿热。

方药：**茵陈蒿汤加减**。

大黄炭 10g　炒栀子 10g　茵陈 10g　贯众 30g　白茅根 20g　凤尾草 20g　地骨皮 10g　苦参 9g　墨旱莲 20g　太子参 12g　酸枣仁 10g　生白芍 12g　3 剂。

阴道出血已愈。

医案 2　初诊：2012 年 9 月 26 日。陈某，42 岁。同房后第 2 天阴道出血 4 月余，血量似月经，色偏暗，有血块，3 天净，将净时血色偏暗有异味，易疲劳，偶有阴痒，纳可，寐欠安，大便溏，蛋花样，日解 1~3 次，小便无殊。妇科检查：外阴无殊，阴道通畅，宫颈光滑，宫体后位，正常大小，活动，压痛，两侧附件压痛。生育史：1-0-2-1，剖宫产，工具避孕。舌淡红，苔薄白，脉细。

治法：益气生肌，清热止血。

方药：生黄芪 15g　白及 10g　肉桂 3g　桔梗 6g　土茯苓 12g　苍术 10g　炒黄柏 6g　薏苡仁 30g　血竭 3g　7 剂。

二诊：2012 年 11 月 15 日。药后同房未再出血。舌脉如上。

方药：中药守上方加萆薢 10g。7 剂。

三诊：2012 年 12 月 11 日。交接出血未再出现，月经 11 月 18 日来潮。舌脉如上。

方药：四逆清带汤，7 剂。

医案 3　初诊：2007 年 9 月 26 日。方某，48 岁。性交出血 3 个月。月经 9 月 9 日来潮，经净后性交出血 5 天未净，血量不多，色红。平素月经周期 30~90 天不等，经期

10~12 天净。纳可，寐安，带下不多，二便正常。生育史：1-0-0-1。有高血压病史，因子宫内膜过度增生而行刮宫术，曾在宫腔镜下行子宫内膜息肉摘除术。舌淡红，苔薄腻，脉细。

治法：填补冲任止血。

方药：何首乌 30g　补骨脂 12g　仙鹤草 30g　龟甲胶（烊冲）10g　山茱萸 15g　茯苓 20g　五味子 6g　珍珠母（先入）30g　3 剂。

二诊：2007 年 9 月 29 日。阴道出血净已 3 天。妇科检查无殊，舌脉如上。

中药守上方续进 7 剂。

交接呕吐

初诊：1999 年 2 月 25 日。郑某，26 岁。婚后 6 年，每次性生活均感小腹疼痛，继后呕吐，痛苦不堪，以至发展到回避丈夫要求。婚后一直未孕，口臭，月经 2 月 1 日来潮，经量不多。妇科检查：外阴无殊，阴道通畅，宫颈轻度柱状上皮外移，宫体后位，偏小，活动，质地中等，压痛，两侧附件压痛，两侧宫骶韧带触及痛性结节。舌淡红，苔薄白，脉细。

西医诊断：原发不孕，子宫偏小，子宫内膜异位症。

治法：清肝和胃，调气降逆。

方药：**左金丸合温胆汤加味**。

黄连 2g　吴茱萸 5g　半夏 20g　陈皮 10g　枳壳 10g　茯苓 10g　竹茹 10g　甘草 5g　苏梗 8g　藿香梗 8g　沉香（后入）3g　代赭石 20g　3 剂。

二诊：1999 年 3 月 1 日。药后性生活 1 次，未发生呕吐，舌脉如上。

中药守上方，加旋覆花（包煎）10g。3 剂。

三诊：1999 年 3 月 7 日。月经 3 月 2 日来潮，经量中等，无血块，无痛经，今未净，舌脉如上。

治法：燥湿理气，和血调经。

方药：**二陈汤合四物汤加味**。

陈皮 10g　半夏 20g　茯苓 10g　甘草 6g　熟地黄 12g　当归 6g　川芎 5g　白芍 10g　益母草 12g　香附 9g　3 剂。

四诊：1999 年 3 月 13 日。3 天前性生活 1 次，没再发生呕吐，无不适，舌脉如上。

中药守上方加沉香（后入）3g、吴茱萸 2g、黄连 2g、代赭石 20g。3 剂。

交接后淋证

初诊：2007 年 9 月 3 日。黄某，28 岁。因不孕症就诊，月经 8 月 11 日来潮，9 月 1 日排卵，并过性生活。尿急尿痛 1 天，尿常规：高倍镜下红细胞（+++），白细胞（+），尿隐血 80（++）cell/ml，尿蛋白 1.0（++）g/L。舌尖红，苔薄白，脉细。

治法：清热凉血。

方药：小蓟 30g　白茅根 30g　六一散 30g　连翘 20g　炒栀子 15g　车前草 20g　3 剂。

二诊：2007 年 9 月 7 日。9 月 4 日发热，体温 37.9℃，次日热退，今天尿检已经正常，尿急尿痛消失，舌脉如上。

中药守上方加土茯苓 15g。4 剂。

三诊：2007 年 9 月 10 日。昨夜尿频，今天尿常规检查正常，舌脉如上。

中药守上方加金银花 20g、炒黄柏 10g。4 剂。

四诊：2007 年 9 月 22 日。小便无不适，外感鼻塞 2 天，舌脉如上。

中药守上方加牛蒡子 10g、薄荷(后入)6g。5 剂。

交接后小腹疼痛

医案 1　初诊：2013 年 3 月 27 日。池某，30 岁。性交腹痛近 5 年，排卵期阴道出血 2 年，每次持续 4 天左右，量少，色红。平素带下量多，色黄，有异味，胃纳可，夜寐安，二便正常。月经周期 30~36 天，经期 8 天。月经 3 月 19 日来潮。妇科检查：外阴无殊，阴道通畅，见较多黄色质稀分泌物，宫颈光滑，宫体后位，质地中等，压痛，左侧附件压痛，右附件无压痛。生育史：2-0-0-2，已结扎。舌淡红，苔薄白，脉细。

治法：**调气清湿热**。

方药：**四逆清带汤**(自拟方)。

柴胡 10g　白芍 10g　枳壳 9g　生甘草 5g　蒲公英 15g　败酱草 15g　大血藤 20g　大蓟 15g　小蓟 15g　鱼腥草 15g　大腹皮 10g　贯众 15g　5 剂。

二诊：2013 年 4 月 11 日。症如上。舌脉如上。

方药：仙方活命饮，7 剂。

外治方：清热排毒灌肠液 100ml，每日保留灌肠。

三诊：2013 年 4 月 29 日。胃脘不适。舌脉如上。

方药：**荔橘调气汤**(自拟方)。

乌药 10g　青皮 10g　荔枝核 10g　橘核 10g　小茴香 5g　大腹皮 10g　延胡索 10g　川楝子 10g　大血藤 20g　枳壳 10g　蒲公英 15g　香附 10g　鸡血藤 20g　7 剂。

外治方：清热排毒灌肠液 100ml，每日保留灌肠。

四诊：2013 年 5 月 14 日。月经 4 月 19 日—4 月 27 日。舌脉如上。

方药：四逆清带汤，7 剂。

五诊：2013 年 6 月 5 日。月经 5 月 24 日来潮，交接腹痛消失。舌脉如上。

方药：**当归芍药散加味**(自拟方)。

当归 9g　川芎 9g　炒白芍 10g　茯苓 10g　泽泻 10g　炒白术 10g　柴胡 10g　枳壳 10g　大血藤 20g　蒲公英 15g　白花蛇舌草 10g　延胡索 10g　7 剂。

外治方：清热排毒灌肠液 100ml，每日保留灌肠。

六诊:2013 年 6 月 20 日。上症改善。

方药:荔橘调气汤,7 剂。

外治方:清热排毒灌肠液 100ml,每日保留灌肠。

七诊:2013 年 6 月 28 日。月经 6 月 24 日来潮,至今未净。舌脉如上。

方药:**清带汤加味**(自拟方)。

败酱草 10g　大血藤 15g　樗根皮 15g　半枝莲 15g　土茯苓 15g　蒲公英 15g　大蓟 15g　小蓟 15g　萆薢 10g　地榆 15g　槐花 20g　贯众炭 15g　阿胶(烊冲) 10g　5 剂。

八诊:2013 年 7 月 3 日。经行 6 天净。舌脉如上。

方药:当归芍药散加味,7 剂。

外治方:清热排毒灌肠液 100ml,每日保留灌肠。

九诊:2013 年 7 月 23 日。胃脘部不适,交接疼痛已愈。

医案 2　初诊:2009 年 7 月 28 日。周某,21 岁。昨晚性生活后脐下阵发性疼痛,至今疼痛未减,大便干结,日将数次。舌淡红,苔薄白,脉细弦。

治法:**补益肝肾**。

方药:枸杞子 30g　山茱萸 15g　覆盆子 15g　益智仁 10g　山药 30g　补骨脂 10g　5 剂。

二诊:2009 年 8 月 4 日。脐下疼痛明显减轻,大便先硬后软,舌脉如上。

方药:补骨脂 12g　益智仁 12g　炒山药 20g　炒白术 20g　薤白 20g　槟榔 10g　神曲 10g　5 剂。

三诊:2009 年 8 月 12 日。脐下疼痛已经消失。

避孕药物引起子宫出血

初诊:1991 年 1 月 26 日。沈某,30 岁。月经 12 月 25 日—12 月 29 日。1 月 7 日注射避孕针 1 支,1 月 11 日阴道出血,血量先多后少,反复不断,至今半月未净,腰痛,偶感下腹痛,倦怠欲寐。先投益气清热止血之品 3 剂之后,阴道出血未止。舌淡红,苔薄白,脉细。

治法:疏肝调气,益气滋肾。

方药:**逍遥散加味**。

生黄芪 10g　墨旱莲 15g　柴胡 10g　白芍 10g　白术 10g　当归 6g　茯苓 10g　薄荷(后入)3g　生地黄炭 10g　炒栀子 10g　3 剂。

药后阴道出血即净。

消　食

医案 1　初诊:1986 年 5 月 30 日。姜某,54 岁。1 个月来嘈杂易饥,饭量骤增,由每日 0.5kg 增至每日 1.5kg，体重也由原来的 71kg 增至 75kg。倦怠无力，头晕，夜尿 3~4 次，口苦烦渴，大便秘结。血压 145/60mmHg，尿糖、血糖在正常范围。舌淡红，苔薄白，脉弦细。

治法：清泻肝胃之火。

方药：龙胆 5g　生石膏 5g　夏枯草 20g　钩藤 15g　天花粉 20g　川石斛 15g　珍珠母 30g　知母 10g　郁李仁 9g　3 剂。

二诊：1986 年 6 月 4 日。矢气甚多，腹胀减轻，食量每日 0.75kg，头晕消失。舌淡红，苔薄白，脉细。

方药：龙胆 5g　生石膏 5g　夏枯草 20g　天花粉 20g　川石斛 15g　知母 10g　郁李仁 9g　槟榔 10g　大腹皮 10g　2 剂。

三诊：1986 年 6 月 4 日。食量每餐 3 两(150g)，体重 71kg。哮喘 2 天，痰难咳，声嘶。舌淡红，苔薄白，脉细。

方药：炙麻黄 5g　杏仁 10g　生石膏 12g　瓜蒌皮 10g　浙贝母 10g　竹沥(冲) 1 支　鱼腥草 12g　生甘草 3g　2 剂。

医案 2　初诊：2017 年 8 月 15 日。郑某，36 岁。1 周来整天有索食欲望，口不停食，但每天饭量依旧不减，嗳气多，便干时肛门出血，夜寐可。舌淡红，苔薄白，脉细。

治法：清胃凉血。

方药：**清胃散加味**。

黄连 3g　当归 3g　生地黄 15g　升麻 10g　牡丹皮 9g　槐花 15g　地榆 15g　石膏 10g　佛手 10g　7 剂。

二诊：2017 年 8 月 24 日。便血已除，思食症状稍控制。月经 8 月 18 日—8 月 23 日。舌脉如上。

方药：**清胃散加味**。

黄连 3g　当归 3g　生地黄 15g　升麻 10g　牡丹皮 9g　石膏 15g　佛手 10g　甘松 10g　7 剂。

三诊：2017 年 8 月 31 日。思食症状消失。

纳　呆

医案 1　初诊：2009 年 7 月 11 日。项某，28 岁。食欲不振 3 天，口苦咽痛，大便干结，2 天一行。舌淡红，苔薄腻，脉细。

治法：清肝健脾。

方药：龙胆 3g　茯苓 10g　白术 10g　薏苡仁 15g　佩兰 6g　炒栀子 10g　7 剂。

二诊：2009 年 7 月 18 日。食欲改善，咽痛减轻。

医案 2　初诊：1981 年 11 月 5 日。陈某，35 岁。3 个月来纳谷不馨，食量仅平时的 1/3，稍多食即饱胀不舒。舌稍淡胖，滑润，脉左关弦，余部皆弱。

治法：运脾化湿，通阳利水。

方药：平胃散合五苓散，2剂。

二诊：1981年11月10日。药后咽喉痛，余候如上。苔滑已减，脉左关弦，余部皆弱。此为肝郁脾虚。

治法：健脾疏肝。

方药：党参10g　茯苓9g　白术9g　柴胡3g　香附5g　枳壳3g　山药10g　神曲10g　炙甘草3g　3剂。

药后，食欲如闷瓮启盖，一复如常。

多　涎

初诊：2012年11月29日。林某，30岁。自然流产1次，要求助孕。月经周期30天，经期5~6天，经量中等，经色红，无痛经。月经9月11日来潮。孕2月时因胚胎停止发育于11月13日行人工流产术。近4个月出现多涎常吐，或用脸盆承接。口淡不欲饮，纳差，喜食辛辣，偶有腹泻，伴有乏力，小腹坠胀。妇科检查：外阴无殊，阴道通畅，见大量的黄色分泌物，宫颈轻度柱状上皮外移，宫体前位，正常大小，活动，质地中等，压痛，两侧附件压痛。B超：宫腔少量积液5mm。生育史：1-0-1-1。舌淡红，苔薄腻，脉细。

治法：温脾胃，摄涎水。

方药：益智仁15g　草果5g　砂仁(杵冲)5g　半夏15g　茯苓10g　陈皮10g　苍术10g　佩兰10g　7剂。

二诊：2012年12月6日。多涎控制，舌脉如上。

方药：守上方加藿香9g。7剂。

烦　渴

初诊：2021年2月2日。徐某，44岁。出现口干1年，舌麻，舌尖痛，不欲饮水，脘胀，乳房胀痛，倦怠，纳佳，大便2~3天1次，量少，质黏，细条状。尿糖阴性。2020年12月25日血常规血红蛋白87g/L。舌淡红，少津，苔薄白，脉细。

中医诊断：烦渴。

治法：滋阴清热，生津止渴。

方药：梨汁50ml　荸荠汁20ml　甘蔗汁30ml　石斛15g　麦门冬12g　生地黄12g　玄参10g　天花粉12g　绿梅花6g　蜂蜜30ml　乌梅12g　7剂。

二诊：2021年3月3日。药后口干及舌麻、舌痛均除。

消　渴

初诊：2016年9月14日。庄某，40岁。2年前无明显诱因下出现口干，口渴，多饮，多尿，尿中有泡沫，经查诊断为2型糖尿病。长期服用伏格列波糖片和格列美脲片，空腹血糖 8.1mmol/L。今为更好控制糖尿病,特来就诊。嘱维持西药不变。舌淡红,苔薄白,脉细。

西医诊断:2 型糖尿病。

治法:滋阴补肾,清热生津。

方药:**麦味地黄汤加味**。

熟地黄 15g 山茱萸 10g 山药 15g 牡丹皮 9g 茯苓 10g 泽泻 10g 麦门冬 10g 五味子 6g 花粉 12g 知母 10g 玉米须 50g 淡竹叶 12g 7 剂。

二诊:2016 年 9 月 21 日。临床症状减轻,空腹血糖 6.5mmol/L。舌淡红,苔薄白,脉细。

方药:熟地黄 15g 山茱萸 10g 山药 15g 牡丹皮 9g 茯苓 10g 泽泻 10g 麦门冬 10g 五味子 6g 花粉 12g 知母 10g 玉米须 50g 淡竹叶 12g 菟丝子 12g 7 剂。

三诊:2016 年 9 月 29 日。临床症状消失,空腹血糖 6.1mmol/L。舌淡红,苔薄白,脉细。

方药:熟地黄 15g 山茱萸 10g 山药 15g 牡丹皮 9g 茯苓 10g 泽泻 10g 麦门冬 10g 五味子 6g 花粉 12g 知母 10g 玉米须 50g 淡竹叶 12g 菟丝子 12g 7 剂。

四诊:2016 年 10 月 6 日。空腹血糖 6.0mmol/L。舌淡红,苔薄白,脉细。

自汗烦渴

初诊:2021 年 9 月 22 日。倪某,31 岁。9 月 10 日因“急性扁桃体炎”高热 5 天,体温最高达 40℃,经抗生素输液及解热镇痛药治疗后,曾多次大量出汗而退热。现自觉神疲倦怠,自汗不止,口中焦渴,日饮水 2L 仍不解渴。已无畏寒发热症状,胃纳可,二便调,夜寐欠安。舌淡红,苔薄白润,脉缓。

中医诊断:自汗,烦渴(气阴两伤)。

治法:益气养阴,清热生津。

方药:**生脉饮合五汁饮加减**。

生晒参(调服)12g 麦门冬 12g 五味子 6g 石斛 15g 甘蔗汁(冲)100ml 梨汁(冲)100ml 荸荠汁(冲)50ml 石榴汁(冲)30ml 食盐(少许)

二诊:2021 年 9 月 27 日。自汗大减,精神明显好转,口渴除,胃纳可,二便如常,前方美味可口,全家老少争相饮用。舌淡红,苔薄白润,脉缓。

方药:中药守上方改生晒参为 18g,加黄芪 12g。7 剂。

夜渴

初诊:2018 年 7 月 16 日。刘某,38 岁。患者 8 年前妊娠开始即感口干欲饮至今,夜间尤甚,一夜饮水达 10 次。3 天前外感后出现明显咳嗽,咳黄绿浓痰,纳便可。舌淡红,苔薄白,脉细。

治法：清肺泻火，养胃生津。

方药：竹茹 30g　瓜蒌皮 10g　枇杷叶 12g　石膏 15g　花粉 20g　玉竹 10g　北沙参 15g　麦门冬 15g　天冬 15g　生地黄 12g　知母 12g　牡蛎 30g　7 剂。

二诊：2018 年 7 月 21 日。咳痰显减，夜渴已除，舌脉如上。

方药：中药守上方，4 剂

以后随访，咳痰已除，夜渴不再发生。

夜间大便

初诊：2000 年 3 月 11 日。林某，34 岁。夜间 2—3 点大便意急已 1 周，大便质软。舌淡红，苔薄白，脉细。

治法：益肾健脾。

方药：仙鹤草 20g　野荞麦根 15g　肉蔻仁（杵冲）5g　吴茱萸 2g　五味子 3g　益智仁 10g　莲子 15g　神曲 10g　炒谷麦芽各 10g　炒山药 15g　炒薏苡仁 20g　补骨脂 10g　3 剂。

二诊：2000 年 3 月 15 日。药后上症消失，随访未复发。

便　秘

医案 1　初诊：2008 年 10 月 28 日。李某，21 岁。习惯性便秘 2 年余，大便 4~7 天一行难解，状如羊矢，挑食，忌讳油腻。月经 10 月 14 日来潮。舌尖红，苔薄白，脉细。

治法：润燥通便。

方药：瓜蒌仁 20g　桃仁 20g　杏仁 10g　桑椹 30g　覆盆子 30g　熟地黄 12g　当归 10g　何首乌 30g　威灵仙 12g　4 剂。

二诊：2008 年 11 月 8 日。大便已经正常，每天一解，舌脉如上。

中药守上方加枸杞子 20g。7 剂。

医案 2　初诊：2009 年 11 月 30 日。郑某，31 岁。大便秘结 8 年，2~3 天一行，坚硬如石。舌淡红，苔薄白，脉细。

治法：峻下润便。

方药：芫花 4g　桃仁 10g　郁李仁 10g　杏仁 10g　柏子仁 20g　冬葵子 20g　玄参 15g　生地黄 15g　5 剂。

二诊：2009 年 12 月 4 日。大便日解 1 次，舒服之极。

中药守上方续进 7 剂。

腹　泻

医案 1　初诊：2019 年 6 月 29 日。杜某，52 岁。患者 5 年前开始出现上午大便

4~5次，第1~2次成形，之后便溏不成形，无腹痛，无矢气，无夹不消化物。2018年行肠镜检查，未见异常。舌淡红，苔薄白，脉细。

中医诊断：泄泻（脾肾阳虚，肠不固涩）。

治法：温补脾肾，涩肠止泻。

方药：石榴皮30g　乌梅10g　金樱子30g　补骨脂10g　益智仁10g　炮姜6g　赤石脂30g　诃子15g　芡实30g　7剂。

二诊：2019年7月2日。上午大便次数2~3次，成形，今饮凉水后大便2次，1次不成形，舌脉如上。

方药：中药守上方，石榴皮减至15g，加淡附片5g。7剂。

石榴皮15g　乌梅10g　金樱子30g　补骨脂10g　益智仁10g　炮姜6g　赤石脂30g　诃子15g　芡实30g　淡附片5g　7剂。

三诊：2019年7月9日。大便日解2次、成形，舌淡红，苔薄白，脉细。

方药：中药守上方，淡附片加至9g，炮姜加至9g。7剂。

医案2　初诊：2010年7月20日。余某，26岁。腹泻如水2天。舌淡红，苔薄白，脉细。

中医诊断：泄泻（清阳不升）。

治法：升阳燥湿。

方药：荷叶10g　藁本10g　防风10g　薤白10g　六神曲10g　苍术10g　玫瑰花10g　3剂。

二诊：2020年7月23日。进药2剂，腹泻即止。

医案3　初诊：2010年7月13日。周某，30岁。便溏3天，肠鸣矢气，纳可。舌尖红，苔薄白，脉细。

中医诊断：泄泻（湿热气滞）。

治法：清湿热，调气机。

方药：炒栀子10g　苦参10g　蛇莓15g　凤尾草15g　神曲10g　槟榔10g　苍术10g　7剂。

二诊：2010年7月20日。大便正常。

腹　胀

医案1　初诊：2008年8月19日。朱某，34岁。因慢性盆腔炎要求助孕就诊。午后腹胀6天，矢气多。舌淡红，苔薄白，脉细。

治法：和气血，清湿热，理气机。

方药：**当归芍药散加味**。

当归9g　川芎9g　炒白芍10g　茯苓10g　泽泻10g　炒白术10g　柴胡10g　枳壳10g　大血藤20g　蒲公英15g　白花蛇舌草10g　延胡索10g　苏梗20g　大腹皮15g　神曲10g　槟榔10g　7剂。

二诊:2008年8月27日。经期届而未潮,下腹胀除,舌脉如上。

中药守上方去神曲、槟榔、大腹皮,加益母草15g、香附10g。7剂。

医案2　初诊:2008年10月9日。黄某,38岁。下腹胀甚10天,乳房发胀,恶心。原有乳腺小叶增生、子宫肌瘤(7mm×7mm×8mm)和慢性盆腔炎病史。舌淡红,苔薄腻,脉细。

治法:调气机,清湿热。

方药:**荔橘调气汤**(自拟方)**加味**。

乌药10g　青皮10g　荔枝核10g　橘核10g　小茴香5g　大腹皮10g　延胡索10g　川楝子10g　大血藤20g　枳壳10g　蒲公英15g　香附10g　鸡血藤20g　生麦芽30g　半夏10g　枳壳12g　娑罗子10g　5剂。

二诊:2008年10月18日。下腹胀除,乳房胀减,舌脉如上。

中药守上方续进7剂。

腹　痛

医案1　脐周腹痛　初诊:2015年4月27日。范某,27岁。因"反复脐周胀痛1年"就诊。月经周期40~50天,经期7天,月经4月6日来潮,经量中等,色暗,夹血块,经前半月开始出现脐周胀甚及乳房胀痛,矢气不多,嗳气少,面部痤疮,近1年体重增加20kg。纳可,口苦,寐安,二便调。生育史:0-0-1-0。舌淡红,苔薄白,脉细。

治法:补肾行气止痛。

方药:络石藤15g　荔枝6个　橘核10g　乌药10g　小茴香5g　青皮10g　川楝子10g　炒栀子10g　仙鹤草15g　野荞麦根15g　黑豆30g　7剂。

二诊:2015年5月5日。月经4月29日来潮,脐周疼痛消失,仅有微胀感。舌脉如上。

方药:中药守上方加延胡索10g、大腹皮10g。7剂。

医案2　蛔虫性腹痛　初诊:2008年8月19日。章某,18岁,未婚。因月经后期　痛经就诊。月经8月3日来潮,脐下阵发性疼痛1周未愈,眼结膜发现虫斑。舌淡红,苔薄白,脉细。

治法:和血健脾,安蛔止痛。

方药:**当归芍药散加味**。

当归9g　川芎6g　炒白芍15g　茯苓10g　泽泻10g　炒白术10g　生地黄15g　白薇12g　川楝子10g　7剂。

二诊:2008年8月26日。腹痛已愈。

医案3　晨起腹痛　初诊:2015年4月20日。黄某,42岁。半年前无明显诱因下出现晨起下腹部疼痛,矢气频多,服用西药(具体不详)治疗后缓解,停药后复发。月经周期23天,经期4天,月经4月2日来潮,经量中等,经色红,夹血块,无痛经,经前乳房微胀痛,白带正常。纳寐正常,二便调。生育史:1-0-3-1。身体检查:右侧腹部叩诊呈鼓音。舌淡红，苔薄白，脉细。

治法：疏肝解郁，理气止痛。

方药：**荔橘调气汤**（自拟方）**加味**。

荔枝核 10g　橘核 10g　乌药 9g　香附 10g　小茴香 3g　青皮 10g　枳壳 10g　大腹皮 10g　川楝子 10g　7 剂。

二诊：2015 年 4 月 29 日。服药后腹痛稍缓解，少许恶心，反胃。舌脉如上。

方药：**香苏散加减**。

香附 10g　苏叶 10g　陈皮 9g　炙草 5g　半夏 10g　砂仁 5g　7 剂。

医案 4　惊辄腹痛　初诊：2013 年 7 月 23 日。朱某，33 岁。脐下疼痛 1 周。月经周期 30~37 天，经期 8 天。月经 6 月 25 日来潮，经量中等，经色暗红，无血块，经期腰酸、腹痛、乏力，恶心欲吐，经前乳房胀痛。带下量少呈乳白色，无异味。平时易疲劳，纳一般，寐浅，二便调。两肩部发麻 3 天余。平素胆怯，如背后有人呼她，一受惊则出现脐腹痛，持续 3~4 小时方逐渐缓解。生育史：2-0-0-2，均为剖宫产，现工具避孕。妇科检查：外阴无殊，阴道通畅，阴道分泌物量中，呈白色，豆渣样，宫颈轻度柱状上皮细胞外移，宫体前位，质地中等，饱满，活动，无压痛，两侧附件无殊。舌淡红，苔薄白，脉细。

治法：益肾调气。

方药：**五肾汤**（温州民间药方）**加味**。

野荞麦根 20g　仙鹤草 30g　络石藤 15g　湖广草 15g　扶芳藤 15g　乌药 6g　沉香（后入）3g　黑豆 30g　7 剂。

二诊：2013 年 7 月 31 日。腹痛已除，口苦 3 天，大便偏干，1 天 1 次。经未转。在诊病过程中，趁其不备，击掌使惊，未见腹痛。舌脉如上。

方药：中药守上方加枸杞子 20g、何首乌 20g。7 剂。

三诊：2013 年 8 月 14 日。月经 8 月 2 日—8 月 11 日，伴腰痛，无腹痛，就诊时再次趁她不备，猛然击掌，使她受惊，亦未发生腹痛。夜寐差，夜尿频。舌脉如上。

方药：十味温胆汤加益智仁 10g、桑螵蛸 12g，6 剂。

医案 5　肠粘连腹痛　初诊：1994 年 2 月 14 日。蔡某，31 岁。在山东泰安市经商，受寒之后脐周疼痛，持续 3 天，上腹冷，大便不解，因疼痛加剧，在泰安市第一人民医院就诊，服中药加番泻叶，大便不解，反而呕吐，后转另一医院就诊，诊断为输卵管炎，经青霉素静脉滴注，腹痛剧烈，再转泰安中医院，诊断为肠梗阻，禁食 1 周，经插胃管吸液　灌肠治疗 2 次，腹痛缓解。但腹中胀气，部位不定。出院后进食，腹痛又发作，断续进院 4 次，连续治疗 2 个月。大便秘结，服中草药后腹痛又发作，回温在医学院附属一医住院，诊断为肠粘连，插胃管　灌肠，建议手术治疗。因拒绝手术治疗，出院。现大便秘结 2 个月，如羊矢状，夹有黏液，有矢气，肠鸣，脐腹冷痛，严重时伴有呕吐，纳可，多唾。舌淡红，苔薄白，脉细。

治法：燥湿行气，润肠通便。

方药：苍术 10g　厚朴 10g　陈皮 10g　郁李仁 5g　杏仁 10g　柏子仁 12g　火麻仁 12g　桃仁 10g　瓜蒌仁 15g　炙甘草 5g　槟榔 10g　苁蓉口服液 2 支　3 剂。

二诊:1994 年 2 月 16 日。大便已经顺畅,脐下冷痛,喜温,有矢气,口甘。舌淡红,苔薄黄,脉细。

治法:行气润肠,通阳止痛。

方药:炒莱菔子 10g　大腹皮 10g　厚朴 10g　吴茱萸 3g　桃仁 12g　柏子仁 12g　火麻仁 10g　木香 5g　苏梗 10g　藿梗 10g　乌药 6g　苁蓉口服液 2 支　3 剂。

外治方:葱白切细,炒热熨脐腹部 2 次。

三诊:1994 年 2 月 18 日。脐腹部冷痛感减轻,腹胀,大便日解 1 次。舌淡红,苔薄白,脉细。

方药:厚朴 10g　大腹皮 10g　荔枝核 10g　青皮 8g　柏子仁 12g　火麻仁 12g　炒莱菔子 8g　桃仁 10g　杏仁 10g　炒白芍 10g　槟榔 8g　5 剂。

四诊:1994 年 2 月 24 日。药后脐腹部疼痛消失。

医案 6　肠粘连腹痛　初诊:2010 年 12 月 7 日。王某,66 岁。因“子宫癌术后,下腹疼痛半年”就诊。

现病史:近半年来,患者晨间下腹疼痛持续约 20 分钟,偶有刺痛,寐差,失眠,大便变细。既往史:2009 年 10 月,患者于外院行子宫颈癌手术。辅助检查:液基薄层细胞学检查未见上皮内瘤样病变及恶性细胞(NILM),CA125 :11.4U/ml,CA15-3 :7.7U/ml,CA19-9 :20.6U/ml。2009 年 12 月 11 日病理结果:(宫颈管)破碎的癌变鳞状上皮未见间质组织,难以确认浸润情况,(宫颈管)原位鳞状细胞癌,局部早侵;B 超未见明显异常。生育史:6-0-0-6。舌质淡红,苔薄白,脉细。

西医诊断:肠粘连。中医诊断:腹痛(气阻)。

治法:通腑下气,祛瘀止痛。

方药:厚朴 10g　枳实 10g　赤小豆 30g　三棱 10g　炒莱菔子 15g　赤芍 12g　合欢皮 15g　甘松 10g　3 剂。

二诊:2010 年 12 月 10 日。下腹部疼痛较前减轻。舌脉如上。

方药:厚朴 10g　枳实 10g　赤小豆 30g　三棱 10g　炒莱菔子 15g　赤芍 12g　合欢皮 15g　甘松 10g　延胡索 10g　川楝子 10g　7 剂。

三诊:2010 年 12 月 17 日。下腹痛除 4 天。舌脉如上。

方药:厚朴 10g　枳实 10g　赤小豆 30g　三棱 10g　炒莱菔子 15g　赤芍 12g　合欢皮 15g　甘松 10g　延胡索 10g　川楝子 10g　7 剂。

四诊:2010 年 12 月 24 日。右侧头筋抽痛。舌脉如上。

方药:厚朴 10g　枳实 10g　赤小豆 30g　三棱 10g　炒莱菔子 15g　赤芍 12g　合欢皮 15g　甘松 10g　乌药 10g　7 剂。

左金丸,每次 3g,每日 2 次。

五诊:2010 年 12 月 31 日。头痛、腹痛已除。舌脉如上。

方药:厚朴 10g　枳实 10g　赤小豆 30g　三棱 10g　炒莱菔子 15g　赤芍 12g　合欢皮 15g　甘松 10g　乌药 10g　7 剂。

痞　证

医案1　初诊：2020年7月9日。李某，53岁。绝经3^+年，脐上腹胀10年，嗳气，矢气多，稍饱食或饮汤后腹胀明显，无胃痛，无泛酸，纳呆，尤在食不消化及凉性食物后，服用银黄颗粒后腹胀不适，大便日解1次，正常成形，带下量少。4月13日胃镜检查诊断：慢性萎缩性胃炎，慢性咽喉炎，喉咽反流。身体检查：心下至脐上腹胀，痞硬，压痛，悸动，皮温偏低，脐下腹软，无压痛。既往史：无殊。生孕史：3-0-1-3（顺产）。妇科检查：外阴无殊，阴道通畅，分泌物量多，微黄，宫颈轻度柱状上皮外移，宫体萎缩，无压痛，左附件轻压痛。舌淡红，苔薄白，脉细。

治法：健脾和胃。

方药：**越鞠丸合香砂六君子汤、丹参饮**。

香附10g　川芎6g　炒苍术9g　炒栀子5g　建曲10g　木香5g　砂仁（杵冲）3g　党参15g　炒白术10g　茯苓10g　炙甘草6g　姜半夏9g　陈皮9g　丹参10g　檀香（后入）3g　7剂。

保和丸（浓缩丸），一次8丸，一日3次。

二诊：2020年7月16日。药后腹胀减轻。舌脉如上。

方药：**越鞠丸合香苏散、丹参饮加减**。

香附10g　川芎6g　炒苍术9g　炒栀子5g　六神曲10g　紫苏叶9g　陈皮9g　炙甘草5g　丹参10g　砂仁（杵冲）5g　檀香（后入）3g　沉香（后入）5g　降香（后入）5g　7剂。

保和丸（浓缩丸），一次8丸，一日3次。

三诊：2020年7月23日。吃两顿粥后，胃脘不适，口水多。舌脉如上。

方药：**香砂六君子汤加味**。

木香5g　砂仁（杵冲）3g　党参15g　炒白术10g　茯苓10g　炙甘草6g　姜半夏9g　陈皮9g　吴茱萸3g　丁香3g　生姜5片　大枣5个　5剂。

四诊：2020年7月30日。无腹胀，食欲减退，大便每日1次。舌脉如上。

方药：香附10g　川芎6g　炒苍术9g　炒栀子5g　六神曲10g　紫苏叶9g　陈皮9g　炙甘草5g　丹参10g　砂仁（杵冲）5g　檀香（后入）3g　沉香（后入）5g　降香（后入）5g　7剂。

保和丸（浓缩丸），一次8丸，一日3次。

五诊：2020年8月6日。纳可，无腹胀，矢气多。舌淡红，苔薄白，脉细。

方药：香附10g　川芎6g　炒苍术9g　炒栀子5g　六神曲10g　紫苏叶9g　陈皮9g　炙甘草5g　丹参10g　砂仁（杵冲）5g　檀香（后入）3g　沉香（后入）5g　降香（后入）5g　佛手10g　甘松10g　7剂。

六诊：2020年8月13日。症如上。舌脉如上。

方药：中药守7月16日方加味。

香附10g 川芎6g 炒苍术9g 炒栀子5g 六神曲10g 紫苏叶9g 陈皮9g 炙甘草5g 丹参10g 砂仁(杵冲)5g 檀香(后入)3g 沉香(后入)5g 降香(后入)5g 大腹皮15g 7剂。

七诊:2020年8月20日。脘胀除,大便软难解。舌脉如上。

方药:**平胃散合二陈汤加味**。

炒苍术9g 厚朴10g 陈皮9g 炙甘草6g 半夏9g 茯苓10g 佛手10g 甘松10g 大腹皮12g 莱菔子6g 7剂。

八诊:2020年8月27日。上症尚可,舌脉如上。

方药:中药守7月16日方加味。

香附10g 川芎6g 炒苍术9g 炒栀子5g 六神曲10g 紫苏叶9g 陈皮9g 炙甘草5g 丹参10g 砂仁(杵冲)5g 檀香(后入)3g 沉香(后入)5g 降香(后入)5g 大腹皮15g 7剂。

保和丸(浓缩丸),一次8丸,一日3次。

九诊:2020年9月9日。上症好转,食欲,大便正常,舌脉如上。

方药:**越鞠丸合香砂六君子汤加味**。

香附10g 川芎6g 炒苍术9g 炒栀子5g 木香5g 砂仁(杵冲)3g 党参15g 炒白术10g 茯苓10g 炙甘草6g 半夏9g 陈皮9g 大腹皮10g 槟榔10g 佛手10g 莱菔子10g 7剂。

保和丸(浓缩丸),一次8丸,一日3次。

十诊:2020年9月22日。症如上。舌脉如上。

方药:守上方加味。

香附10g 川芎6g 炒苍术9g 炒栀子5g 木香5g 砂仁(杵冲)3g 党参15g 炒白术10g 茯苓10g 炙甘草6g 半夏9g 陈皮9g 大腹皮10g 槟榔10g 佛手10g 莱菔子10g 谷芽10g 麦芽10g 7剂。

十一诊:2020年10月14日。脘腹胀不明显,大便疏。舌脉如上。

方药:中药守9月9日方加味。

香附10g 川芎6g 炒苍术9g 炒栀子5g 木香5g 砂仁(杵冲)3g 党参15g 炒白术10g 茯苓10g 炙甘草6g 半夏9g 陈皮9g 大腹皮10g 槟榔10g 佛手10g 莱菔子10g 白扁豆20g 7剂。

医案2 初诊:2016年2月23日。吕某,43岁。近1年来自觉上腹气顶,嗳气难,矢气则舒。近3月月经不调,经期7天,周期20~54天,量中等,色鲜红,有痛经,月经2016年2月21日来潮。寐纳佳,二便调。生育史:1-0-3-1,未避孕。舌淡红,苔薄白,脉细涩。

治法:行气化滞。

方药:檀香(后入)5g 砂仁(杵冲)5g 降香(后入)5g 沉香(后入)5g 青皮10g 旋覆花10g 木香(后入)10g 代赭石15g 7剂。

二诊:2016年3月1日。上述症状均见减轻。舌脉如上。

方药：中药守上方加甘松 10g、佛手 10g。7 剂

三诊：2016 年 3 月 13 日。月经 3 月 10 日来潮，量少，未净，上腹气逆痞满已除。舌脉如上。

方药：黑逍遥散加菟丝子 12g、枸杞子 10g、杜仲 10g。7 剂。

胃　痒

初诊：2021 年 7 月 29 日。王某，56 岁。胃痒 2 个月，无泛酸，偶有嗳气。咽干，喜食醋。舌淡红，苔薄白，脉细。

治法：养阴增津，理气和胃。

方药：乌梅 20g　白糖 1 匙　青皮 10g　枳壳 10g　炙甘草 9g　桔梗 9g　5 剂。

2021 年 8 月 3 日电话随访，患者服上药 3 剂后胃痒、胸闷均除。

小腹寒冷

医案 1　初诊：2009 年 6 月 25 日。孙某，31 岁。因不孕症就诊，小腹寒冷半年，月经周期 35~45 天，经期 6~7 天。黄体期基础体温 36.2℃。舌淡红，苔薄白，脉细。

治法：调理冲任，温补肾阳。

方药：**调冲汤**（自拟方）**加味**。

菟丝子 15g　枸杞子 15g　覆盆子 15g　巴戟天 12g　淫羊藿 10g　续断 10g　当归 10g　鸡血藤 30g　茺蔚子 10g　何首乌 10g　路路通 10g　香附 12g　丹参 30g　钟乳石 20g　海马（研粉吞服）2g　7 剂。

二诊：2009 年 7 月 4 日。小腹寒冷减轻，基础体温 36.7℃。舌脉如上。

中药守上方，7 剂。

三诊：2009 年 7 月 13 日。小腹寒冷已除。

医案 2　初诊：2022 年 10 月 29 日。周某，40 岁。小腹寒冷 3 年余。经量减少半年，伴潮热汗出急躁 1 年余。月经周期 20~21 天，经期 7 天。月经 10 月 4 日来潮，近半年经量较以往减少一半，色暗，无血块，无痛经，经前无乳胀腰酸。易倦膝酸痛半年，纳可，寐减，梦多。大便 1~2 日一行，不成形。B 超检测：宫体 45mm × 38mm × 46mm，子宫内膜厚度 6mm，左侧卵巢 21mm × 12mm，右侧卵巢 21mm × 6mm。生育史：2-0-2-2。舌淡红，苔薄白，脉细。

中医诊断：月经过少（肝肾阴虚）；小腹寒冷（寒凝胞宫）。

治法：滋阴潜阳，暖宫散寒。

方药：**镇肝熄风汤加味**。

生龙骨 30g　生牡蛎 30g　生龟甲 15g　生鳖甲 15g　怀牛膝 15g　代赭石 15g　天门冬 12g　玄参 12g　生白芍 15g　浮小麦 30g　白薇 12g　生地黄 15g　鹿角胶（烊冲）10g　龟甲胶（烊冲）10g　糯稻根 30g　7 剂。

外治方：肉桂 10g　淡附片 10g　吴茱萸 10g　艾叶 15g　7 剂。

用颗粒制剂研末，白酒调，外敷脐部。

二诊：2022 年 11 月 5 日。腹冷缓解，经未转，潮热较前好转，寐可，近 3 日下午 2~3 时脐下胀，矢气频，矢气后减轻。舌脉如上。

方药：守上方加浮小麦至 45g。7 剂。水煎口服。

外用方：守前方加川椒 10g，研末，白酒调敷脐。

三诊：2022 年 11 月 12 日。小腹寒冷已除，腹微胀，潮热汗出不明显。舌脉如上。

方药：中药守上方，7 剂。水煎口服。

外治方：守前方，研末，白酒调敷脐。

下腹坠胀

医案 1　初诊：2005 年 3 月 2 日。吴某，46 岁。不明原因左下腹下坠感 4 个月，无疼痛感，白带不多。B 超检查未见异常。妇科检查：外阴无殊，阴道通畅，宫颈光滑，宫体后位，正常大小，活动，质地中等，无压痛，两侧附件无压痛。舌淡红，苔薄腻，脉细。

治法：补益中气，调气升提。

方药：**补中益气汤加味**。

生黄芪 30g　党参 15g　白术 10g　陈皮 9g　当归 6g　升麻 5g　柴胡 5g　枳壳 10g　仙鹤草 15g　炙甘草 6g　荔枝（连壳核）10 个　5 剂。

二诊：2005 年 3 月 7 日。少腹下坠感消失。

医案 2　初诊：2007 年 9 月 11 日。吴某，62 岁。绝经 10 余年，负重之后下腹坠胀 10 多天，伴左侧少腹抽痛，子宫轻度脱垂，带下不多，纳可，寐安，二便正常。生育史：6-0-0-6。数年之前，曾患此疾，经治获愈。舌淡红，苔薄白，脉细。

治法：益肾补气。

方药：**五肾汤**（温州民间药方）**加味**。

野荞麦根（花麦肾）30g　蔓茎鼠尾草（荔枝肾）20g　梵天花（棉花肾）15g　石血（对叶肾）15g　仙鹤草（肾草）30g　乌豆 30g　生黄芪 30g　升麻 6g　小茴香 4g　枳壳 10g　党参 15g　荔枝 5 个　5 剂。

二诊：2007 年 9 月 16 日。下腹坠胀减轻，少腹抽痛除，舌脉如上。

中药守上方续进 7 剂。

三诊：2007 年 9 月 23 日。下腹坠胀已经消失。

淋　证

医案 1　初诊：2010 年 5 月 12 日。徐某，28 岁。腰痛，小便淋痛反复发作 1 年余。尿常规：白细胞 106 个 /μl（正常值 0~25 个 /μl）。舌淡红，苔薄白，脉细。

中医诊断：淋证。

治法：清理湿热。

方药：菝葜 30g　白花蛇舌草 30g　金银花 20g　连翘 15g　地肤子 30g　萹蓄 15g　陈皮 10g　7 剂。

二诊：2010 年 5 月 19 日。腰痛除，小便淋痛消，小便常规检查正常。

中药守上方续进 7 剂。

尿常规检查无殊。

医案 2　血淋　初诊：2022 年 12 月 16 日。黄某，46 岁。肉眼血尿 1 天，伴尿频，尿急，尿痛。大便正常，日解 1 次，无腰痛。月经 2022 年 11 月 31 日来潮。今日尿常规：红细胞（电脑）37 884 个 /μl，红细胞（镜检）6 888 个 /HP，白细胞（电脑）22 个 /μl，白细胞（镜检）4 个 /HP，尿蛋白（+）。舌淡红，苔薄白，脉细。

西医诊断：血尿。

中医诊断：淋证（血淋）。

辨证：血热。

治法：清热通淋，凉血止血。

方药：白茅根 45g　石韦 30g　六一散 30g　大蓟 20g　小蓟 20g　地肤子 20g　淡竹叶 15g　藕节 15g　金银花 15g　紫花地丁 15g　3 剂。

二诊：2022 年 12 月 19 日。肉眼血尿消失，今日尿常规：尿蛋白阴性，红细胞（电脑）11 个 /μl，红细胞（镜检）2 个 /HP，白细胞 8 个 /μl，白细胞 1 个 /HP，细菌阳性。

方药：中药守上方加炒黄柏 5g。7 剂。

尿　频

医案 1　初诊：2013 年 11 月 21 日。刘某，41 岁。平素月经尚规律，近半年月经失调，周期 24 天，经期 1 天。月经 11 月 12 日来潮，量少只需护垫，呈红色，无血块　痛经及乳胀痛，腰酸痛明显。白带量少，阴道干涩，无外阴瘙痒。性冷淡，心悸心慌，无头晕。纳佳，夜寐欠安　难入睡，视物模糊分泌物多，夜尿频多，约 10 分钟解 1 次，尿量偏少，自觉尿道下坠感已 6 年，大便正常。妇科检查：外阴无殊，阴道通畅，分泌物质稀色白，宫颈有纳氏囊肿，宫体后位，质地中等，正常大小，活动，无压痛，两侧附件无压痛。尿常规：无殊。舌淡红，苔薄白，脉细。

治法：补肾收敛固涩。

方药：猪肾（煎汤代水）1 个　山茱萸 15g　五味子 6g　金樱子 30g　益智仁 10g　炒山药 20g　乌药 10g　潼蒺藜 15g　鸡内金 10g　7 剂。

二诊：2013 年 11 月 29 日。症如上。

方药：中药守上方加龟甲 30g、生黄芪 20g、肉桂 5g。7 剂。

三诊：2013 年 12 月 5 日。小便次数正常，无尿频症状。

方药：中药守上方续进 14 剂。

四诊：2014 年 2 月 5 日。随诊，小便次数正常。

医案 2　初诊:2022 年 10 月 28 日。桂某,42 岁。患者尿频尿急 10 余年前来就诊。15 年前顺产后,患尿道口息肉,尿频尿急,排尿频率达 20 次 /d,术后症状稍改善。但仍尿频,清晨睡前尤甚,晨起洗漱 20 分钟排尿 5 次,情绪波动后排尿增至 7~8 次。既往月经规律,周期 33~35 日,经期 5~6 日净。月经 10 月 1 日来潮,经量中等,痛经尚可忍受,血块下后较前减轻。近 2 年,患者月经净后间隔 2 日,阴道出现少许红色或咖啡色阴道分泌物,持续两日即净。平素纳可,寐安,大便 3~4 日一行。8 月 8 日 B 超显示宫腔内团块,子宫内膜息肉可能。10 月 28 日 B 超显示子宫内膜厚度 11.9mm、子宫肌瘤 8mm × 7mm × 10mm,右侧卵巢囊肿 22mm × 17mm × 15mm、盆腔积液 18mm。膀胱残余尿 3.7ml。尿常规正常。白带常规:清洁度:Ⅲ级,β-N- 乙酰氨基葡萄糖苷酶(+)。既往有甲状腺恶性肿瘤右甲状腺切除术史,膀胱镜手术史,宫腔镜下息肉切除史。生育史:2-0-2-2(1 顺产,1 剖腹,已结扎)。舌淡红,苔薄白,脉细。

西医诊断:尿道综合征。中医诊断:淋证(肝郁肾虚)。

治法:疏肝益肾。

方药:**逍遥散加味**。

柴胡 9g　白芍 10g　当归 6g　白术 10g　茯苓 10g　薄荷 5g　炙甘草 5g　桑螵蛸 12g　覆盆子 12g　五味子 12g　7 剂。

二诊:2022 年 11 月 14 日。尿急已除,尿频仍存。舌脉如上。

方药:逍遥散加桑螵蛸 15g、益智仁 12g、补骨脂 10g、鸡内金 10g、乌药 6g。7 剂。

外治方:益智仁 10g　潼蒺藜 15g　(免煎颗粒)7 剂。

研细水调后,敷脐。

三诊:2022 年 11 月 13 日。小便次数减少。舌脉如上。

方药:中药守上方加覆盆子 15g。7 剂。

外治方:益智仁 10g　潼蒺藜 15g　(免煎颗粒)7 剂。

用法同上。

四诊:2022 年 11 月 18 日。尿急减轻。舌脉如上。

方药:中药守上方加五味子 3g、猪膀胱 1 个。7 剂。

外治方:潼蒺藜 15g　五味子 10g　(免煎颗粒)7 剂。

用法同上。

五诊:2022 年 11 月 25 日。自我感觉满意,药后尿频症状十除七八,频率减至 1~2 次。

方药:中药守上方加覆盆子 20g。7 剂。

外治方:守上方,7 剂。

用法同上。

六诊:2022 年 12 月 2 日。小便已经正常,便秘。舌脉如上。

方药:中药守上方加女贞子 20g、小麦 30g。7 剂。

外治方:潼蒺藜 15g　五味子 10g　(免煎颗粒)7 剂。

用法同上。

遗　尿

医案 1　初诊:2020 年 8 月 29 日。林某,19 岁。自小至今尿床 19 年,每月出现 1~2 次。儿时曾坐长途大巴,忍小便长达 7 小时。平时懒于活动,养成强忍小便习惯,憋不住时才解小便。初潮 11 岁,月经周期 25 天,经期 7 天,量多,色红,无血块,无痛经,无腰酸,无经前乳胀,月经 8 月 12 日来潮。纳可,二便调。体型肥胖,倦怠 1 年。既往史:滴虫性阴道炎。生育史:0-0-1-0(节育环避孕)。妇科检查:外阴无殊,阴道通畅,分泌物量中,色白,宫颈中度柱状上皮外移,宫体后位,质地中等,正常大小,无压痛,两侧附件压痛。B 超:子宫内膜厚度 10mm,右侧卵巢囊肿 25mm×22mm,宫腔内节育环位置正常。白带常规检查:清洁度Ⅲ级,发现杂菌,上皮细胞(++),白细胞(++),滴虫阴性。舌淡红,苔薄白,脉细。

治法:**补中益气,益肾收敛**。

方药:**补中益气汤加味**。

黄芪 30g　炒白术 10g　党参 15g　陈皮 6g　当归 6g　升麻 5g　柴胡 5g　枳壳 30g　鸡内金 10g　桑螵蛸 15g　炙甘草 6g　7 剂。

二诊:2020 年 9 月 5 日。无不适,舌脉如上。

方药:黄芪 30g　炒白术 10g　党参 15g　陈皮 6g　当归 6g　升麻 5g　柴胡 5g　枳壳 30g　益智仁 10g　五味子 5g　炙甘草 6g　7 剂。

三诊:2020 年 9 月 29 日。停药 1 周无尿床发生,带下正常,精神状态良好,纳便调。舌脉如上。

方药:黄芪 30g　炒白术 10g　党参 15g　陈皮 6g　当归 6g　升麻 5g　柴胡 5g　枳壳 30g　桑螵蛸 15g　白果 10g　炙甘草 6g　14 剂。

四诊:2020 年 10 月 7 日。无尿床现象,舌脉如上。

方药:黄芪 30g　炒白术 10g　党参 15g　陈皮 6g　当归 6g　升麻 5g　柴胡 5g　枳壳 30g　桑螵蛸 15g　白果 10g　炙甘草 6g　7 剂。

五诊:2020 年 11 月 10 日。无尿床现象,舌脉如上。

方药:黄芪 30g　炒白术 10g　党参 15g　陈皮 6g　当归 6g　升麻 5g　柴胡 5g　枳壳 30g　桑螵蛸 15g　白果 10g　内金 10g　炙甘草 6g　7 剂。

医案 2　初诊:2022 年 2 月 22 日。李某,49 岁。尿频,漏尿不止近 3 个月,易疲劳,纳可,夜尿 1~2 次,大便干结如羊屎,2~3 日一解。寐差数年,经常彻夜难眠。妇科检查:外阴无殊,阴道畅通。分泌物量中,颜色白。宫颈肥大,轻度柱状上皮外移,阴道前后壁轻度膨出,宫颈轻度脱垂,宫体前位,质地中等,正常大小,无压痛,两侧附件压痛。生育史:2-0-2-2,已结扎。舌淡红,苔薄白,脉细。

治法:**补肾益气,固精缩尿**。

方药:**七味都气丸合水陆二仙丹加味**。

猪脬(煎汤代水)1 只　金樱子 30g　芡实 30g　茯苓 10g　牡丹皮 9g　五味子

5g　熟地黄 15g　山茱萸 10g　山药 15g　泽泻 10g　鸡内金 10g　生黄芪 20g　覆盆子 20g　锁阳 20g　7 剂。

补中益气丸,1 次 9g,每日 2 次。

二诊:2022 年 3 月 11 日。漏尿除,憋尿时间较前延长。舌淡红,苔薄白,脉细。

方药:中药守上方加党参 15g。7 剂。

肾气丸,1 次 6g,每日 2 次。

三诊:2022 年 3 月 24 日。漏尿未再复发。

医案 3　初诊:2000 年 8 月 9 日。程某,26 岁。小便失禁历时半年,伴腰痛腿酸,经期不定,经色鲜红,无痛经,月经 7 月 17 日来潮。生育史:1-0-1-1。B 超:左侧卵巢囊肿 4.8cm × 3.6cm × 4.2cm。妇科检查:外阴无殊,阴道通畅,宫颈轻度柱状上皮外移,宫体后位,正常大小,活动,质地中等,压痛,左侧附件压痛,右侧附件无压痛,右子宫骶韧带触及痛结节。舌淡红,苔薄白,脉细弦。

西医诊断:小便失禁,慢性盆腔炎性疾病后遗症,子宫内膜异位症,左侧卵巢子宫内膜囊肿?

治法:**清热活血,软坚消癥**。

方药:**消癥汤**(自拟方)**加味**。

半枝莲 15g　白花蛇舌草 15g　荔枝核 12g　橘核 12g　牡蛎 15g　海藻 12g　夏枯草 15g　莪术 12g　三棱 12g　制乳香 5g　制没药 5g　皂角刺 15g　紫草 12g　野荞麦根 15g　石见穿 15g　生黄芪 15g　5 剂。

大黄䗪虫丸,每次 3g,每日 3 次,吞服。

二诊:2000 年 8 月 16 日。小便失禁已愈,舌脉如上。

中药守上方,再服 5 剂。

半月后随访,未见复发。

癃　闭

医案 1　初诊:2000 年 12 月 6 日。方某,32 岁。有慢性盆腔炎性疾病病史,腰腹持续性疼痛较剧 4 天,伴恶心,月经延期,阴道少量出血 2 天,尿妊娠试验阴性。住院 4 天,B 超:盆腔探及前后径 4.9cm 液性暗区,内见多条飘浮回声及光点回声,宫内节育环下移。血常规:白细胞计数 $23.9 \times 10^9/L$,血红蛋白 14.9g/L。妇科检查:外阴无殊,阴道通畅,宫颈中度柱状上皮外移,宫体前位,正常大小,活动,质地中等,压痛,两侧附件压痛。西医诊断:①慢性盆腔炎性疾病急性发作;②宫内节育器移位。住院后经抗炎治疗 3 天,经水未潮,白细胞计数下降至 $11.5 \times 10^9/L$。12 月 12 日下腹疼痛,先出现排尿淋漓不尽,继而小便潴留,导尿 1 000ml,放置导尿管,定时开放。12 月 13 日检查膀胱积尿高达脐下二指,肌内注射新斯的明结合针灸、抗炎治疗,效果不佳。12 月 14 日拔去导尿管之后,排尿仍困难,下腹压痛。舌紫红,苔黄腻,脉滑细。

会诊:2000 年 12 月 16 日。

治法：温阳化气，行气渗湿。

方药：**滋肾通关丸加味**。

肉桂 5g 炒黄柏 10g 知母 8g 车前子（包）20g 枳壳 30g 生黄芪 30g 大腹皮 15g 琥珀（吞）3g 茯苓皮 30g 猪苓 15g 海金沙 15g 川牛膝 15g 3 剂。

外治方：将药渣下腹部热敷。

用药之后小便即通。

医案 2 初诊：2023 年 3 月 17 日。李某，50 岁。因"停经 5 个月，癃闭 10 年余"就诊。

现病史：患者小便不利 10 年余，自觉排尿艰涩困难，有尿意欲解但点滴而出，伴小腹胀满难通，用力排尿反更无尿。平素月经规律，周期 35 天，经期 7 天，末次月经 2022 年 10 月 13 日来潮，经量偏多，色淡红，无血块，无痛经及乳胀。自 2022 年 12 月始，每月反复出现小腹坠胀感。纳寐可，偶反酸胃痛，大便先干如羊屎，后质稍软，日解 1 次。视物模糊，眵多。既往有焦虑障碍、围绝经期综合征、左肾上结节、双肺结节、甲状腺结节、房性室性早搏史。今日 B 超：子宫内膜厚度 3.1mm，双侧卵巢大小均 18mm × 8mm，回声偏实。舌淡红，苔薄白，脉细。

中医诊断：癃闭。

辨证：肾气虚。

治法：益肾，温阳，利水。

方药：**济生肾气丸加味**。

川牛膝 12g 车前子（包）10g 肉桂 3g 淡附片 6g 熟地黄 12g 山茱萸 10g 山药 15g 茯苓 12g 泽泻 10g 牡丹皮 10g 石韦 12g 淡竹叶 10g 7 剂。

二诊：2023 年 3 月 24 日。药后小便十分畅快，已经正常。

蛋白尿

初诊：2020 年 11 月 5 日。林某，46 岁。因"发现尿蛋白阳性 4 个月，口服抗生素 2 个月无效"就诊。

患者 2017 年因腹部及尾骶部疼痛诊断为子宫腺肌病，放置曼月乐环，因压力性尿失禁行尿道悬吊术，现仍感腹痛，晨起腰骶部疼痛，憋尿感、尿频、排尿不畅存在，加重半年，服用抗生素 2 个月效果不佳。停经 2 年余。纳可，二便调。近半年体重增加 15kg，体形偏胖，浮肿貌，口气重，面色红。左肩胛骨下约 10cm 处痛不可触，横平脊柱上下 5cm 处亦痛。既往史：两肾结石，左肾上极区明显（11mm × 6mm）。曾行外痔切除术。2019 年 8 月 12 日磁共振检查：胸椎 1/2、2/3、3/4 椎间盘突出，胸腰椎肥大。腰椎 4/5、腰椎 5/ 骶椎 1 椎间盘突出伴变性。腰椎 1 椎体结节，考虑血管瘤。2020 年 9 月 14 日尿常规：白细胞镜检（++），细菌沉渣革兰氏阳性。2020 年 10 月 12 日尿常规：尿微量白蛋白 80mg/L（正常值 0~20mg/L），尿白蛋白（+），白细胞 101 个 /μl。尿培养无殊。舌淡红，苔薄白，脉细。

治法：养阴清热，利湿化瘀。

方药：**知柏地黄汤合当归贝母苦参丸加味。**

知母 10g 黄柏 10g 熟地黄 15g 山茱萸 15g 山药 15g 泽泻 10g 牡丹皮 9g 当归 6g 浙贝母 10g 苦参 15g 冬葵子 20g 茯苓皮 20g 炒栀子 15g 炙甘草 5g 7 剂。

二诊：2020 年 11 月 12 日。带下量减，尿频尿急，腰背胀痛。尿常规：白细胞酯酶 15，白细胞（镜检）1~5 个 /HP。舌脉如上。

方药：**知柏地黄汤加味。**

知母 10g 黄柏 5g 熟地黄 15g 山茱萸 15g 山药 15g 茯苓 10g 泽泻 10g 牡丹皮 9g 海金沙（包）12g 冬葵子 30g 车前子（包）10g 石韦 15g 川牛膝 12g 7 剂。

三诊：2020 年 11 月 19 日。诸症如上。舌脉如上。

方药：**滋肾通关丸合葵子茯苓丸合六一散加味。**

知母 10g 炒黄柏 10g 肉桂 3g 冬葵子 15g 茯苓皮 15g 川牛膝 15g 枳壳 15g 生黄芪 12g 滑石 30g 炙甘草 5g 7 剂。

四诊：2020 年 11 月 26 日。小便调，背痛，胸闷气短，常年打鼾。舌脉如上。

方药：**温胆汤加味。**

枳壳 10g 茯苓 10g 半夏 9g 竹茹 9g 陈皮 9g 瓜蒌皮 10g 薤白 10g 丝瓜络 10g 延胡索 10g 炙甘草 6g 7 剂。

五诊：2020 年 12 月 3 日。尿常规：尿蛋白阴性，白细胞（镜检）4 个 /HP。舌淡偏胖，苔根部黄腻，脉沉细。

方药：桑寄生 15g 丝瓜络 10g 竹茹 10g 䗪虫 10g 制乳香 6g 制没药 6g 络石藤 15g 鸡血藤 30g 续断 12g 延胡索 10g 野荞麦根 15g 7 剂。

2020 年 12 月 17 日尿常规检查，正常。

乳 糜 尿

医案 1 初诊：1989 年 2 月 27 日。林某，43 岁。小便不适，困难，尿色浑浊，排出胶块状物 3 年，屡治不愈。消瘦疲羸，面色黧黑，腰痛胫酸，头晕纳欠。尿液检查：乳糜定性阳性，蛋白（+++），红细胞（+++）。追问病史，患者没有典型的象皮肿以及反复发作的淋巴结、淋巴管炎病史。舌淡红，苔薄白，脉细。

西医诊断：乳糜尿、淋巴尿。

治法：益肾清热，渗湿固涩。

方药：穞豆衣 20g 墨旱莲 30g 金樱子 20g 芡实 30g 生黄芪 15g 玉米须 20g 大小蓟各 15g 白茅根 30g 车前子（包）10g 六味地黄丸（吞服）15g 5 剂。

二诊：1989 年 3 月 7 日。小便胶块状物减少，胃纳转佳，带下不多。尿液检查：乳糜定性阳性，蛋白（++），红细胞（++），白细胞少许。舌淡红，苔薄白，脉细。

中药守上方去穞豆衣、大小蓟，加萆薢 10g、椿根皮 12g、女贞子 10g。5 剂。

此后或用知柏地黄丸取代六味地黄丸，余药或作一二味调整，继续用药 15 剂。尿液检查：乳糜定性阴性，蛋白极微，红细胞少许。

九诊：1989 年 5 月 30 日。适值采茶时节，劳累之后乳糜尿复发，小便凝块难解，纳欠倦怠。尿液检查：乳糜定性阳性，蛋白（+++），红细胞少许。舌淡红，苔薄白，脉细。

方药：生地黄 20g　山药 20g　山茱萸 10g　墨旱莲 30g　女贞子 10g　玉米须 20g　生黄芪 20g　鸡内金 6g　芡实 30g　车前子（包）10g　泽泻 15g　穞豆衣 30g　白茅根 30g　4 剂。

十诊：1989 年 6 月 9 日。精神改善。尿液检查：乳糜定性阳性，蛋白（++），红细胞（+）。舌淡红，苔薄白，脉软。

方药：生黄芪 15g　芡实 20g　金樱子 20g　薏苡仁 20g　桑螵蛸 10g　黄精 10g　玉竹 10g　萆薢 10g　玉米须 20g　土茯苓 12g　六味地黄丸（吞服）15g　5 剂。

十一诊：1989 年 6 月 20 日。排尿困难症状完全消失，小便通畅清长。尿液检查：乳糜定性阴性，蛋白、红细胞消失。舌淡红，苔薄白，脉细。

此后间断服用上方 17 剂，反复尿液化验，均正常，健康情况逐渐好转，总共服药 68 剂。

医案 2　初诊：1986 年 6 月 20 日。刘某，45 岁。发现乳糜尿 12 年经治无效，稍进油脂类食物，小便即浑浊如膏，或如胶冻状难解，腰骶酸痛，倦怠懒言。舌淡红，苔薄白，脉细。

治法：益肾清热，渗湿固涩。

方药：生黄芪 45g　金樱子 30g　潼蒺藜 15g　莲须 15g　煅龙牡各 15g　生熟地黄各 15g　泽泻 10g　山茱萸 15g　萆薢 12g　益智仁 10g　山药 15g　食盐 1 撮　4 剂。

药后起病霍然，尿液检查：乳糜定性阴性，小便通畅，腰痛消失，精神康复。

感　冒

医案 1　初诊：2017 年 11 月 22 日。杨某，27 岁。平时经量过多，11 月 15 日外感，其他医师予人参败毒散 5 剂，未愈，咳嗽，无痰，乏力。舌稍红，苔薄白，脉细。

治法：滋阴解表。

方药：**加减葳蕤汤加减**。

玉竹 10g　白薇 10g　淡豆豉 10g　桔梗 6g　薄荷（后入）6g　炙甘草 g　瓜蒌皮 10g　浙贝母 10g　杏仁 10g　5 剂。

二诊：2017 年 11 月 29 日。外感已愈。

医案 2　初诊：2014 年 9 月 10 日。叶某，17 岁。咽痛，咳嗽，流涕色黄绿 3 天，发热 2 天，今中午达 39.1℃，静脉滴注抗生素治疗 1 天，症状未见明显好转，现音哑，乏力，畏寒明显，头晕头痛，身疼，口渴。舌稍红，苔薄白，脉浮数。

治法：辛凉透表。

方药：桑枝 20g　连翘 10g　薄荷（后入）6g　淡豆豉 10g　牛蒡子 10g　寒水石 20g　石膏 20g　炒栀子 10g　白英 15g　3 剂。

二诊：2014 年 9 月 13 日。进药 1 剂后，汗出热退，鼻流清涕，偶有咳嗽，痰绿，难咳出。舌稍红，苔薄白，脉细。

方药：**麻杏甘石汤加味**。

麻黄 6g　杏仁 10g　生石膏 6g　生甘草 5g　竹茹 10g　大力子 10g　桔梗 6g　瓜蒌皮 10g 鱼腥草 15g　4 剂。

暑　热

会诊一：2014 年 8 月 2 日。陈某，学生，16 岁。因“高热伴咽痛 2 天”，由其他医师转来会诊。

2 天前突发高热，体温高达 40℃，伴有咽痛，恶寒，无汗，尿黄，便结。身体检查：咽部充血，扁桃体红肿。血常规：白细胞计数 15×10^9/L，中性粒细胞百分率 83.7%。昨日已服用中药银翘散加青蒿、香薷，西药安奇片抗炎，美林口服液退热。今日仍高热不退，伴头痛，恶寒，咽痛。舌红，苔黄，脉弦数。

治法：辛凉解表，清暑利咽。

方药：石膏 20g　薄荷（后入）10g　大青叶 12g　牛蒡子 12g　炒栀子 10g　淡豆豉 10g　玄参 12g　桔梗 6g　蝉蜕 10g　荆芥 10g　连翘 10g　六一散 30g　3 剂。

会诊二：2014 年 8 月 5 日。药后半小时微汗出，身热减退。次日即安。

微　热

医案 1　初诊：2003 年 10 月 28 日。林某，35 岁。微热 1 周，体温 37.4℃，头重胀晕，面色黧黑，瘦削，腰痛下坠，倦怠无力，便结。溲频，尿检正常。血常规：白细胞计数 3.6×10^9/L，中性粒细胞百分率 55%，血红蛋白 113g/L，血沉 7mm/h。B 超：左卵巢子宫内膜囊肿 5.3cm × 2.3cm × 2.7cm。妇科检查：外阴无殊，阴道通畅，宫颈光滑，宫体前位，偏小，压痛，左附件触及包块，压痛，右附件压痛。舌与苔左右不同，舌质左稍红，右淡红，苔左少，右薄白，脉细数。

治法：甘温除热法。

方药：党参 15g　生黄芪 15g　葛根 10g　升麻 6g　柴胡 6g　羌活 8g　藁本 10g　防风 9g　荆芥 8g　陈皮 8g　砂仁（杵冲）4g　炙甘草 5g　5 剂。

二诊：2003 年 11 月 3 日。发热退已 4 天，月经 10 月 28 日来潮，今经量已少，倦怠，下肢酸，纳欠，大便正常，小便数，尿检正常。自后枕至背脊不适。舌淡红，苔薄白，脉细。

方药：党参 15g　生黄芪 15g　升麻 6g　柴胡 6g　杜仲 12g　枸杞子 15g　山茱萸

12g 何首乌 12g 续断 12g 当归 6g 鹿角片 10g 鸡内金 6g 5 剂。

三诊:2003 年 11 月 8 日。微热未再发生。

医案 2 初诊:2011 年 5 月 9 日。戴某,26 岁。原发不孕 1 年,午后微热身冷 3 天,最高体温达 37.8℃,寐差倦怠,口苦便溏。舌淡红,苔薄腻,脉细。

治法:益气,清退虚热。

方药:太子参 10g 葛根 12g 胡黄连 5g 白薇 10g 秦艽 10g 青蒿 10g 5 剂。

二诊:2011 年 5 月 14 日。进药 2 剂,微热即清。

身 冷

初诊:2012 年 12 月 13 日。邹某,25 岁。身冷 1 周,要求助孕。月经 11 月 19 日来潮。舌淡红,苔薄白,脉细。

治法:温补肾阳。

方药:鹿茸(调冲)1g 鹿角片 10g 鹿角胶(烊冲)10g 淫羊藿 10g 淡附片 6g 桂枝 5g 干姜 5g 小茴香 6g 香附 10g 3 剂。

二诊:2012 年 12 月 17 日。药后身冷即除,乏力自汗。月经 12 月 16 日来潮。舌脉如上。

治法:调和营卫。

方药:桂枝加龙骨牡蛎汤加益母草 12g、党参 15g、炙黄芪 15g。7 剂。

三诊:2012 年 12 月 26 日。药后自汗除。

头 痛

医案 1 初诊:1991 年 1 月 5 日。麻某,42 岁。头额疼痛呈抽掣状已经 1 年,口苦,大便数日一行。舌稍红,苔白腻,脉弦。

治法:**清泻肝火**。

方药:当归龙荟丸(吞)10g 菊花 10g 决明子 15g 蔓荆子 12g 生白芍 10g 珍珠母(先入)20g 刺蒺藜 10g 钩藤(后入)15g 夏枯草 12g 石决明(先入)20g 3 剂。

二诊:1991 年 1 月 14 日。头痛已除,右目肿痛 4 天,巩膜充血,分泌物多。舌淡红,苔薄白,脉右弦。

方药:龙胆 5g 芦荟(后入)4g 决明子 20g 石决明(先入)30g 谷精草 10g 夏枯草 15g 炒黄芩 8g 炒栀子 10g 菊花 10g 钩藤(后入)12g 秦皮 10g 胡黄连 2g 3 剂。

此后头痛未再发作。

医案 2 初诊:2019 年 10 月 8 日。金某,48 岁。头部持续抽痛、刺痛 5 年,加重半年,整个头部疼痛,或颞部,或前额,或头顶,位置不固定;或头晕痛,或针刺样痛,呈持续性，痛重时放射至右侧耳部及牙齿。头部无外伤史。腰酸背痛，口苦，入睡困难，多梦，大便干、1天1次。2019年9月2日行头颅CT检查：左侧大脑中动脉M1段狭窄，左侧大脑中动脉提前分叉（均属变异）。磁共振检查：颅内多发缺血性脱髓鞘病变。舌淡红，苔薄白，脉沉细弦。

西医诊断：颅内多发缺血性脱髓鞘。

治法：活血通络，行气止痛。

方药：川芎12g　乌药10g　制大黄6g　地龙10g　僵蚕10g　桃仁5g　全虫6g　蔓荆子10g　胡桃壳5个　茺蔚子10g　珍珠母30g　川牛膝10g　7剂。

二诊：2019年10月14日。今右侧耳部及牙齿放射痛消失，右侧耳后针刺样痛，口苦，余症如上。舌脉如上。

方药：中药守上方加生白芍12g、蜈蚣2条。7剂。

三诊：2019年10月22日。头痛除，两侧耳后疼痛消失，头晕，头重，大便正常、1天1次。舌淡红，苔薄白，脉细。

方药：中药守上方加菊花10g。7剂。

医案3　初诊：2020年4月4日。王某，22岁。反复头痛6年，以后脑、头顶、太阳穴为主，胀痛或抽痛，影响生活，经前腹痛6年，伴腰痛明显。月经周期28~36天，经期5天，月经3月28日来潮。便秘，数日1次，颗粒状。出现痤疮10个月。舌淡红，苔薄白，脉细。

治法：通腑泄热。

方药：**凉膈散加味**。

连翘10g　制大黄6g　炒栀子10g　炒黄芩6g　甘草6g　薄荷（后入）5g　竹叶10g　玄明粉（冲）5g　刺蒺藜10g　菊花10g　决明子12g　珍珠母15g　7剂。

二诊：2020年4月11日。大便转顺，近1周内出现1次轻微头痛不适，痤疮改善。舌脉如上。

方药：中药守上方加味。

连翘10g　制大黄6g　炒栀子10g　炒黄芩6g　甘草6g　薄荷（后入）5g　竹叶10g　玄明粉（冲）5g　刺蒺藜10g　菊花10g　决明子12g　珍珠母15g　僵蚕10g　蔓荆子10g　7剂。

三诊：2020年4月18日。头痛除已1周，大便每日一解，顺畅，痤疮仍发，舌脉如上。

方药：中药守4月4日方加味。

连翘10g　制大黄6g　炒栀子10g　炒黄芩6g　甘草6g　薄荷（后入）5g　竹叶10g　玄明粉（冲）5g　刺蒺藜10g　菊花10g　决明子12g　珍珠母15g　紫草12g　7剂。

头颅空虚感

初诊：2019年10月18日。余某，27岁。晚上睡前头脑空虚感近3个月，需用双手压住头顶或用枕头顶住头部方能入睡，白天正常，无头晕、耳鸣、头颅空虚感。纳便正常，血压 106/70mmHg。舌淡红，苔薄白，脉细。

中医诊断：脑髓消（精气不足）。

治法：益气血，升清阳。

方药：**益气聪明汤加味**。

蔓荆子 5g　升麻 5g　葛根 10g　党参 30g　炒白芍 10g　黄芪 30g　炙甘草 6g　炒枳壳 15g　川芎 30g　熟地黄 15g　藁本 9g　白芷 6g　7 剂。

二诊：2019 年 10 月 31 日。头颅空虚感减轻，无需压住头顶即可入睡，血压 102/66mmHg，心率 82 次 /min。舌脉如上。

方药：中药守上方去熟地黄，加防风 10g、羌活 5g，蔓荆子加至 10g。7 剂。

三诊：2019 年 11 月 7 日。头颅空虚感消除，睡眠前一直无需用手压头。月经 11 月 4 日来潮，经量不多。舌脉如上。

方药：**益气聪明汤加味**。

蔓荆子 10g　升麻 6g　葛根 10g　党参 10g　炒黄柏 5g　炒白芍 10g　黄芪 15g　炙甘草 6g　川芎 10g　藁本 6g　7 剂。

四诊：2019 年 11 月 14 日。头颅空虚感未再复发。

高　血　压

会诊一：2016 年 11 月 15 日。刘某，女，67 岁。主诉：发现高血压 20 余年，加重 7 天。

患者发现高血压病史 20 余年，近 2 年规律服用络活喜（苯磺酸氨氯地平片），每日 1 片，血压控制在 180/90mmHg 以内；近 7 天血压波动较大，下午 4 点及晨起最高，达 208/95mmHg，晚餐后及早餐后血压降低至 135/64mmHg，西医另外加服倍他乐克（酒石酸美托洛尔片），每日 1 片，血压无明显下降。中医内科治疗，投用羚羊角、钩藤、夏枯草之属，依然无效。平素肥胖，容易出汗，口臭，常嗳气，无腹胀。下午血压升高时常伴有畏寒，需吃带汤热食后，畏寒好转，血压也随之逐渐下降。小便频多，约半小时 1 次，每晚夜尿 5 次，大便时溏时干，以溏便多为。嘱继续维持服用西药。舌稍淡嫩，苔薄腻，脉沉细。

辨证：肾阳虚弱，浮阳上越。

治法：温补肾阳，摄纳浮阳。

方药：**肾气丸加味**。

桂枝 3g　淡附片 3g　熟地黄 15g　山药 15g　山茱萸 10g　牡丹皮 10g　茯苓 10g　泽泻 10g　杜仲 10g　怀牛膝 20g　桑寄生 15g　苍术 10g　3 剂。

会诊二：2016 年 11 月 19 日。药后下午畏寒减轻，小便次数减少，血压波动在 164~190/80~84mmHg，咽干。舌苔腻减，脉如上。

中药守上方，怀牛膝改为 30g，加木蝴蝶 5g。7 剂。

会诊三:2016年11月25日。下午身冷减轻,11月22日—11月24日下午血压波动在180~197/85~94mmHg,下肢抽筋,右手指麻木,头筋掣动,舌脉如上。

方药:桂枝3g　淡附片5g　熟地黄15g　山药15g　山茱萸10g　牡丹皮10g　茯苓10g　泽泻10g　杜仲10g　桑寄生15g　川牛膝30g　地龙10g　白芍12g　7剂。

会诊四:2016年12月1日。下午身冷减,偶发,11月25日—12月1日下午血压波动在164~186/81~86mmHg,手指麻木,头筋掣动消失,矢气多,胃脘不适,嗳气多。舌稍淡嫩,苔薄白,脉沉细。

方药:桂枝3g　淡附片6g　熟地黄15g　山药15g　山茱萸10g　牡丹皮10g　茯苓10g　泽泻10g　杜仲10g　桑寄生15g　川牛膝30g　赤小豆15g　降香(后入)5g　7剂。

吴茱萸15g,研末,水调敷涌泉穴。

会诊五:2016年12月8日。下午身冷基本消失,近日血压波动在156~185/78~88mmHg,夜尿3~4次,下午小便1~1.5小时1次,胃脘转舒,大便软,矢气稍多。舌脉如上。

中药守上方去赤小豆、降香(后入),桑寄生改为30g,加厚朴10g、天麻10g。7剂。

吴茱萸15g,研末,水调敷涌泉穴。

会诊六:2016年12月14日。偶觉下午身冷,近日血压波动在165~179/71~87mmHg,夜尿3~4次,下午小便1.5~2小时1次,大便成形,矢气多。舌淡红,苔薄白,脉细。

中药守12月1日方,去赤小豆、降香(后入),桑寄生改为30g,加天仙藤10g。7剂。

吴茱萸15g,研末,水调敷涌泉穴。

会诊七:2016年12月21日。午后身冷消失,血压162~187/67~86mmHg。舌脉如上。

方药:桂枝6g　淡附片9g　熟地黄15g　山药15g　山茱萸10g　牡丹皮10g　茯苓10g　泽泻10g　杜仲15g　桑寄生30g　川牛膝30g　天仙藤10g　7剂。

吴茱萸15g,研末,水调敷涌泉穴。

会诊八:2016年12月28日。午后身冷现象消失,偶觉头晕,血压波动在165~192/72~90mmHg,偶觉头晕,夜尿3次。舌淡红,苔薄白,脉细。

中药守上方加磁石(先煎)20g、龟甲(先煎)30g。7剂。

吴茱萸15g,研,调敷涌泉穴。

会诊九:2017年1月12日。身冷消失,偶觉潮热,血压波动在160~218/72~92mmHg。舌淡红,苔薄白,脉细。

中药守12月21方去天仙藤,加鳖甲(先煎)20g、丹参15g。7剂。

2017年1月19日。服药后血压无明显下降,重新将桂枝减至3g,淡附片减至6g。今日血压168/72mmHg。

以后随访1个月,血压平稳。

中风呃逆

初诊：2021 年 10 月 6 日。王某，80 岁。9 月 10 日因“脑血管疾病”于某医院神经内科住院治疗，9 月 28 日出院，住院期间胃肠镜检查提示慢性胃炎，十二指肠球部溃疡。在 2014 年、2017 年因“右侧脑梗”致“左下肢瘫痪萎缩”，现长期卧床，意识清晰，失语，他人帮助下能坐起，无法吞咽，需鼻饲进食。平素寐浅，每日鼻饲液入量 4 000ml，尿量 1 800ml，大便质稠，每日 1 解，质中，咖啡色，无矢气。既往“糖尿病”病史，现血糖控制可，无用药。1 周前出现呃逆连续不止，伴见汗多，咳嗽，痰难咳。因患者无法就诊，家属代来开药，通过提供视频、照片，见患者卧床，呈半睡眠状态，面部潮红浮肿。舌淡红，苔薄白，脉不详。

中医诊断：中风，呃逆。

治法：温中行气，降逆止呃。

方药：丁香 5g　柿蒂 12g　蔻仁（后入）5g　檀香（后入）5g　降香（后入）5g　茯苓 12g　半夏 10g　佛手 10g　3 剂。鼻饲。

二诊：2021 年 10 月 9 日。家人代诉，患者 10 月 7 日开始服药，10 月 8 日上午呃逆开始减少，中午咳嗽，现偶有呃逆，今晨吐痰两口，色黄，质稍黏，量中，味酸，二便调。

方药：中药守上方早晚加鲜竹沥各 1 支，4 剂。

三诊：2021 年 10 月 14 日。家属代诉，患者呃逆停止已 5 日。

倦　怠

初诊：2021 年 7 月 8 日。王某，31 岁。倦怠半年，近 4 个月夜寐差、多梦，午睡达半天难能起床，夜间口水量多，晨起口苦、口黏、口渴，饮水后不解，日饮水约 2 000ml，纳可，大便日解 3 次。软不成形已半年，夏天喜冷饮，无腹胀腹痛，无腰痛，口糜、咽痛频发，经常服用降火药或抗生素。舌边尖稍红，苔薄腻，脉濡。

中医诊断：失寐。

治法：温阳化气，利水渗湿。

方药：**五苓散合泻黄散加减**。

猪苓 10g　泽泻 10g　炒白术 10g　茯神 30g　桂枝 5g　藿香 9g　炒栀子 10g　石膏 15g　生甘草 6g　防风 9g　滑石粉 15g　淡竹叶 12g　苦参 10g　7 剂。

吩咐减少饮水量。

二诊：2021 年 7 月 15 日。晨起口苦除，空腹喝药，药后纳差，大便先溏稀，日解 4~5 次，近 2 日大便正常，成形，日解 2 次，日饮水 1 000ml，睡眠改善，口糜已除，午睡半小时可以自醒起床。舌脉如上。

方药：中药守上方去苦参，加六神曲 10g。7 剂。

三诊：2021 年 7 月 22 日。精神状态正常，睡眠质量改善，无口腔溃疡，胃口较前好转，大便偏软，日解 2 次。舌脉如上。

方药：**乌梅丸**。

黄连 3g　炮姜 5g　乌梅 10g　细辛 2g　黄柏 5g　淡附片 5g　当归 5g　花椒 2g　党参 10g　桂枝 5g　7 剂。

四诊：2021 年 7 月 29 日。夜寐佳，午睡 15 分钟即可，精神正常，大便成形，无口糜。舌脉如上。

方药：**参苓白术散加味**。

党参 15g　茯苓 10g　山药 15g　白扁豆 15g　白术 10g　砂仁 5g　薏苡仁 20g　桔梗 3g　陈皮 9g　莲子 20g　川连 3g　乌梅 10g　花椒 1g　甘草 6g　7 剂。

眩　晕

医案 1　神经脱髓鞘病眩晕　初诊：2022 年 6 月 13 日。郑某，38 岁。因“头晕 2 个月余”就诊。

患者于 2 月 24 日、3 月 30 日注射宫颈 HPV 疫苗后出现头晕、恶心、高热。于温州医科大学附属第一医院住院治疗，4 月 13 日增强磁共振检查提示：神经脱髓鞘病。予注射用甲泼尼龙琥珀酸钠对症治疗。现感头晕、恶心、呕吐、乏力明显，卧床休息稍缓解。近日上述症状加剧，站立时明显，血压正常。纳可，寐浅，二便调。每日进水 1 000ml。平素月经正常。生育史：2-0-0-2。舌稍红，苔腻，脉细弦。

中医诊断：眩晕（肝风内动，痰浊上扰）；西医诊断：神经脱髓鞘病。

治法：健脾化痰，平肝息风。

方药：**防风汤合半夏白术天麻汤加味**。

党参 10g　茯苓 10g　炒白术 10g　防风 10g　陈皮 9g　枳壳 10g　姜半夏 12g　天麻 12g　僵蚕 10g　珍珠母 20g　左金丸 5 粒　藿香 6g　生姜 3 片　7 剂。

二诊：2022 年 6 月 20 日。药后头晕缓解，十去其八，恶心轻，无呕吐。寐短，头昏沉。6 月 19 日磁共振检查：原延髓左侧异常信号提示显示。平扫 + 增强显示未见异常。

方药：中药守上方加葛根 12g、白芷 10g、藁本 6g。7 剂。

医案 2　右侧基底区缺血眩晕　初诊：2022 年 6 月 18 日。叶某，43 岁。因“头晕 10 余天”就诊。

患者 18 岁车祸从三轮车上跌落，头部着地，事发后头晕恶心，诊断为“轻微脑震荡”。2013 年孕 1~4 个月无诱因下眩晕明显，视物旋转，走路不能成直线，时摔跤，站立后头晕如常，无抽搐，可记忆眩晕前事。晨起及饭后恶心明显。妊娠期血压正常，110/70mmHg。2013 年孕后至 22 年 6 月初头晕未发；2022 年 6 月 8 日—11 日，头昏蒙，颠顶痛，重击晕胀感，无恶心；6 月 12 日—18 日，头晕如坐舟车，无恶心。每日饮水量 3 000ml。既往史：2021 年 4 月 26 日磁共振检查右侧基底区缺血灶。二便调，矢气多。大便条状，2 天一解。舌淡红，有齿痕，苔薄腻，脉细弦。

中医诊断：眩晕（气虚血瘀证）；西医诊断：颅内右侧基底区缺血灶。

治法：补气活血通络。

方药：**补阳还五汤加味**。并嘱控制饮水量。

当归 12g 生黄芪 45g 赤芍 12g 红花 10g 地龙 10g 川芎 15g 桃仁 10g 大腹皮 15g 熟大黄 6g 天麻 10g 7 剂。

二诊：2022 年 6 月 25 日。眩晕频率减少，程度减轻，日饮水 500ml。纳可。大便 2~3 日一解，正常顺畅。舌淡红，苔薄白，脉细。

方药：中药守上方，生黄芪加至 60g。7 剂。

三诊：2022 年 7 月 2 日。眩晕已除。舌脉如上。

方药：中药守上方，生黄芪加至 90g。7 剂。

耳 鸣

医案 1 初诊：2014 年 1 月 2 日。郑某，46 岁。半月前外感后出现耳鸣，耳窒不聪，晨起眩晕，视物旋转，咽痒。月经 2013 年 12 月 15 日来潮。舌淡红，苔薄白，脉细。

治法：益气升阳。

方药：**益气聪明汤加味**。

党参 10g 蔓荆子 10g 升麻 5g 葛根 10g 炒白芍 10g 黄芪 15g 炙甘草 6g 天麻 10g 羌活 6g 白芷 10g 7 剂。

二诊：2014 年 1 月 9 日。耳鸣头晕已愈，咳嗽痰黄，舌脉如上。

方药：温胆汤加芦根 15g、桔梗 6g、枇杷叶 10g、鱼腥草 15g。7 剂。

医案 2 初诊：2010 年 8 月 13 日。贾某，31 岁。耳鸣半月，今晨突发眩晕，倦怠乏力，面色萎黄，大便秘结，纳寐正常。舌淡红，苔薄白，脉细。

治法：益肾，补气血。

方药：女贞子 50g 枸杞子 15g 桑椹 15g 熟地黄 12g 当归 6g 党参 15g 5 剂。

二诊：2010 年 8 月 18 日。眩晕、耳鸣均愈，大便正常。

耳 聋

医案 1 初诊：1988 年 6 月 5 日。谢某，62 岁。发高热之后耳聋、耳鸣如蝉 3 个月，伴头痛，头重如裹，心烦，寐差多梦，口苦，纳呆，四肢乏力，二便正常。舌红，苔腻浊，脉滑数。

治法：清泻肝火，化湿开窍。

方药：**龙胆泻肝汤加减**。

龙胆 3g 黄芩 10g 柴胡 10g 车前子（包）10g 泽泻 10g 当归 10g 炒栀子 10g 木通 3g 石菖蒲 10g 磁石 40g 藿香 10g 神曲 10g 生甘草 5g 3 剂。

二诊:1988 年 6 月 11 日。耳鸣减轻,夜寐时手足掣动。舌脉如上。

中药守上方,龙胆加至 5g,石菖蒲加至 15g,加苍耳子 10g。3 剂。

三诊:1988 年 6 月 16 日。头晕减轻,心悸,自觉手指抽动,倦怠无力。舌淡红,苔薄腻,脉细。

治法:益气化湿通窍。

方药:**益气聪明汤加味**。

生黄芪 10g　蔓荆子 10g　葛根 10g　黄柏 10g　升麻 6g　柴胡 9g　石菖蒲 15g　藿香 10g　白僵蚕 9g　刺蒺藜 10g　枸杞子 10g　3 剂。

四诊:1988 年 6 月 20 日。耳聋减轻。舌淡红,苔薄白,脉细。

中药守上方,加党参 12g、生姜 2 片、大枣 5 个。3 剂。

五诊:1988 年 6 月 23 日。听力增强,精神好转。舌淡红,苔薄腻,脉细。

方药:党参 15g　生黄芪 20g　蔓荆子 10g　葛根 10g　黄柏 10g　柴胡 9g　石菖蒲 15g　白僵蚕 9g　刺蒺藜 10g　枸杞子 10g　磁石 15g　天麻 6g　3 剂。

六诊:1988 年 7 月 1 日。听力明显增强,但右耳内似有异物感,脑鸣。舌淡红,苔薄腻,脉细软。

方药:蔓荆子 10g　柴胡 9g　葛根 10g　升麻 6g　生黄芪 20g　黄柏 10g　石菖蒲 15g　苍耳子 10g　白僵蚕 9g　磁石 20g　天麻 6g　党参 15g　3 剂。

七诊:1988 年 7 月 5 日。症如上,流黄涕,偶有咳嗽。舌淡红,苔薄腻,脉细软。

中药守上方,去天麻,加辛夷 10g,大枣 5 个。5 剂。

八诊:1988 年 8 月 17 日。听力已经正常,不适感消失,耳鸣,右耳前后皮肤过敏触痛,牙龈肿痛。舌淡红、稍嫩,苔薄腻,脉细。

方药:生地黄 12g　穞豆衣 20g　骨碎补 12g　麦门冬 10g　墨旱莲 20g　磁石 15g　珠儿参 10g　生黄芪 15g　党参 12g　升麻 6g　龙胆 2g　蔓荆子 10g　3 剂。

此后,听力虽有下降现象,但经过治疗之后,都可以恢复。

医案 2　初诊:2016 年 8 月 23 日。周某,39 岁。因"耳窒 3 个月余"就诊。

半年前因孕 4 个月开始感觉听不清外界声音,如棉塞耳。6 月 8 日行药物流产,休息 1 个月(约 7 月 8 日)耳窒自行消除。月经 7 月 20 日来潮,耳窒症状再次出现,劳累之后加重。纳寐可,二便调。舌淡白,苔薄白,脉细。

治法:益气升清。

方药:**益气聪明汤加味**。

黄芪 15g　党参 15g　葛根 9g　蔓荆子 9g　白芍 6g　黄柏 6g　升麻 5g　炙甘草 3g　7 剂。

二诊:2016 年 8 月 31 日。耳窒如前,月经 8 月 30 日来潮,经量中等,无血块,无痛经。舌脉同上。

方药:生黄芪 30g　党参 15g　升麻 9g　柴胡 6g　当归 9g　白术 10g　桔梗 6g　葛根 15g　刺蒺藜 10g　僵蚕 15g　黄精 15g　炙甘草 6g　7 剂。

食疗方:每日观音葱 3 条,去尖,取中间段,炒鸡蛋食。

三诊:2016 年 9 月 8 日。耳窒好转,感觉倦怠,舌脉同上。

方药:补中益气汤加杜仲 10g、菟丝子 15g、胡桃肉 30g。7 剂。

食疗方:同上。

药后耳窒消失。

耳　窒

初诊:2023 年 4 月 4 日。徐某,40 岁。因“耳内闷塞压迫不适数日”就诊。

患者数日来常觉耳内闷塞压迫感,疲乏,便秘如羊屎,2 日一行。舌淡红,苔薄白,脉细。

中医诊断:耳窒(清阳不升)。

治法:益气健脾,升清开窍。

方药:**补中益气汤加味**。

生黄芪 20g　党参 15g　升麻 6g　柴胡 5g　葛根 12g　藁本 10g　生白术 30g　石菖蒲 9g　生山药 20g　防风 9g　枸杞子 15g　炙甘草 6g　7 剂。

二诊:2023 年 4 月 11 日。药后耳窒感消失,月经 4 月 10 日来潮,腰膝酸软,倦怠乏力甚,头晕,纳可,二便调。测血压 113/81mmHg,心率 81 次 /min。舌脉如上。

方药:**八珍汤加味**。

熟地黄 15g　当归 6g　炒白芍 10g　川芎 6g　党参 10g　茯苓 10g　炒白术 10g　炙甘草 5g　葛根 15g　升麻 9g　柴胡 10g　天麻 10g　防风 10g　7 剂。

天行赤眼

初诊:2022 年 5 月 5 日。洪某,32 岁。4 月 30 日开始左眼异物感,未予处理。5 月 1 日因异物感加重,两眼球结膜充血明显,晨起分泌物多,糊住双眼,无法睁开,去药店购买萘敏维使用 2 天未见好转,5 月 4 日到温州医科大学眼视光医院诊治,用更昔洛韦眼用凝胶、倍然(右旋糖酐羟丙甲纤维素)、加替沙星、可乐必妥(左氧氟沙星滴眼液)4 种眼药交替使用,两目充血好转不明显。平素口干口苦,大便调,每日一解。舌淡红,苔薄白,脉细。

西医诊断:病毒性结膜炎。

治法:清热疏肝,泻火明目。

方剂:连翘 9g　牛蒡子 10g　羌活 5g　薄荷 5g　酒大黄 6g　赤芍 10g　防风 10g　当归尾 5g　甘草 6g　炒栀仁 10g　川芎 3g　炒黄芩 6g　5 剂。保持大便溏软为宜。

外治方:蒲公英 20g　秦皮 15g　7 剂。

水煎适量,晚上睡前凉后湿敷。

二诊:2022 年 5 月 10 日。湿敷次晨两眼分泌物较前减少,可稍稍睁开眼睛;服药 3 剂后,分泌物继减,两眼球结膜充血略褪,有水肿迹象。大便溏软。舌脉如上。

方剂：**龙胆泻肝汤加减**。

龙胆 5g　炒栀子 10g　炒黄芩 9g　柴胡 6g　生地黄 12g　车前子 10g　泽泻 10g　制大黄 6g　决明子 10g　生甘草 6g　7 剂。

外治方：秦皮 15g　夏枯草 15g　7 剂。

水煎适量，晚上睡前凉后湿敷。

三诊：2022 年 5 月 17 日。5 月 11 日两眼球结膜水肿已退，左眼球结膜充血较右眼好转明显，现已恢复正常。腹泻，一日 2 次以上。舌脉如上。

方剂：**龙胆泻肝汤加减**。

龙胆 5g　炒栀子 10g　炒黄芩 9g　柴胡 6g　生地黄 12g　车前子 10g　泽泻 10g　制大黄 3g　决明子 5g　生甘草 6g　7 剂。

外治方：同上。

四诊：2022 年 5 月 24 日。右眼球结膜充血基本消退，大便如上。舌脉如上。

方剂：**龙胆泻肝汤加减**。

龙胆 5g　炒栀子 10g　炒黄芩 9g　柴胡 6g　生地黄 12g　车前子 10g　泽泻 10g　制大黄 2g　决明子 2g　生甘草 6g　7 剂。

目窠疼痛

初诊：1990 年 1 月 18 日。周某，34 岁。目窠疼痛 4 个月，手足冷，倦怠。舌淡红，苔薄白，脉弦。

治法：清肝火，补肝肾。

方药：夏枯草 30g　墨旱莲 20g　女贞子 10g　生熟地黄各 12g　山茱萸 12g　山药 15g　白芍 12g　沙苑蒺藜 10g　川石斛 15g　菊花 10g　谷精珠 10g　3 剂。

二诊：1990 年 2 月 2 日。目窠疼痛消失，双目无神。舌脉如上。

方药：墨旱莲 20g　女贞子 10g　生黄芪 20g　党参 15g　谷精珠 10g　刺蒺藜 10g　穞豆衣 20g　川石斛 15g　葛根 10g　山药 15g　升麻 6g　3 剂。

眼睑瞤动

初诊：2019 年 8 月 26 日。项某，30 岁。无明显诱因下出现右侧下眼睑不自主瞤动 4 个月，于外院针灸治疗后症状曾经有所缓解，不久即复发，无视物模糊等不适。舌稍红，苔薄白，脉细软，微弦。

治法：养血滋肾，平肝热息风。

方药：熟地黄 12g　白芍 10g　桑椹 12g　墨旱莲 15g　菊花 10g　刺蒺藜 15g　炒栀子 10g　龙胆 3g　僵蚕 10g　蝉蜕 10g　全虫 5g　蜈蚣 2 条　7 剂。

二诊：2019 年 9 月 2 日。右下眼睑已无瞤动。舌淡红，苔微黄，脉软。

方药：守上方加茵陈 6g。7 剂。

唇周肌肉酸痛痉挛

初诊:2023 年 4 月 10 日。许某,47 岁。因"唇周肌肉酸痛痉挛 3 个月余"就诊。舌淡红,苔薄白,脉细。

中医诊断:风中经络。

治法:祛风,化痰,通络。

方药:**牵正散加味**。

白附子 6g 僵蚕 10g 全蝎 6g 蜈蚣 2 条 地龙 10g 蝉蜕 9g 炒白芍 15g 炙甘草 6g 丝瓜络 10g 竹茹 10g 白芷 10g 川芎 6g 7 剂。

二诊:2023 年 4 月 21 日。口唇四周肌肉酸痛痉挛已除,经未转,带多。

方药:**牵正散加味**。

白附子 6g 僵蚕 10g 全蝎 6g 蜈蚣 2 条 地龙 10g 蝉蜕 9g 炒白芍 15g 炙甘草 6g 丝瓜络 10g 竹茹 10g 白芷 10g 川芎 6g 7 剂。

腮 腺 炎

初诊:2020 年 12 月 17 日。王某,27 岁。发现左侧腮腺部位轻微疼痛,局部触诊微肿且硬。舌淡红,苔薄白,脉细。

治法:清热解毒。

外治方:青黛 30g 局部湿敷。

二诊:2020 年 12 月 19 日。腮腺部位肿痛减轻。

外治方:青黛 15g 局部湿敷。

三诊:2020 年 12 月 21 日。腮腺痛肿消失。

颌 窦 炎

初诊:2023 年 8 月 19 日。叶某,18 岁。患者 2 天前因右侧牙痛,右侧脸颊疼痛在某牙科就诊,经 CT 检查提示右侧颌窦炎。予头孢克洛缓释片,疏风解毒胶囊对症治疗。服药后症状稍缓解,但右侧牙痛,右侧脸颊疼痛,头痛仍存在。大便正常,无口苦。既往有多囊卵巢综合征病史。舌稍红,苔薄白,脉细。

西医诊断:右侧颌窦炎。

治法:清热解毒,祛风止痛。

方药:金银花 12g 菊花 10g 焦栀子 10g 连翘 10g 珠儿参 12g 白芷 10g 露蜂房 12g 僵蚕 10g 大蓟 15g 小蓟 15g 蔓荆子 10g 紫花地丁 15g 5 剂。

二诊:2023 年 8 月 26 日。右侧牙痛,右侧脸颊疼痛消失。经将近,大便稍干。

方药:紫草汤,7 剂。

口眼㖞斜

初诊:1988年3月1日。金某,23岁。面瘫1周,左侧眼睑闭合不佳,流泪,口角歪斜。舌淡红,苔薄白,脉细。

治法:祛风剔络。

方药:防风9g　白芷10g　荆芥10g　刺蒺藜10g　细辛1.5g　地龙10g　蜈蚣2条　全蝎3g　川芎3g　竹茹10g　炒白芍10g　3剂。

二诊:1988年3月4日。左眼睑闭合好转。舌脉如上。

中药守上方加白僵蚕9g。3剂。

三诊:1988年3月8日。口唇闭合好转。舌脉如上。

中药守上方续进6剂。

四诊:1988年3月15日。面瘫已愈。舌稍红,苔薄白,脉细。

中药守3月4日方改炒白芍为生白芍12g,续进3剂。

甲状舌管囊肿

医案1　初诊:2021年1月5日。周某,28岁。鼻下疱疹,流涕色黄,甲状舌管囊肿2天,直径约2cm大小,仰颈时局部疼痛,活动受限。舌淡红,苔薄白,脉细。

西医诊断:甲状舌管囊肿。

治法:清风散热,解毒散结。

方药:牛蒡子12g　青黛5g　三叶青12g　炒栀子12g　玄参12g　大青叶12g　桔梗6g　浙贝母10g　天花粉12g　牡蛎15g　皂角刺12g　7剂。

二诊:2021年1月12日。鼻下疱疹已愈,甲状舌管囊肿明显缩小,颈部活动已无障碍。舌脉如上。

方药:中药守上方加减。

牛蒡子12g　三叶青12g　炒栀子12g　玄参12g　大青叶12g　桔梗6g　浙贝母10g　天花粉12g　牡蛎15g　皂角刺12g　连翘12g　7剂。

医案2　初诊:2020年7月22日。王某,28岁。因"下颏与颈部之间肿痛3天"就诊。

患者3天前无明显诱因下出现下颏与颈部之间肿痛,疼痛连及左侧颌下部。检查发现舌下腺肿大,坚硬,触痛,大小约3cm×3cm,局部皮肤充血,发热。张口检查,舌下腺开口充血明显。无口腔溃疡,有口渴,鼻尖痛,鼻塞,鼻息热,两手掌红,口周见溃疡,溲黄,大便软。舌尖略红,苔薄白,脉细。

西医诊断:甲状舌管囊肿。

治法:泻火清热,解毒消肿。

方药:**凉膈散加味**。

制大黄6g　炒栀子10g　连翘10g　炒黄芩10g　炙甘草6g　薄荷(后入)6g　竹

叶 10g　玄明粉(冲)5g　玄参 12g　浙贝母 10g　金银花 15g　天花粉 15g　蒲公英 15g　3 剂。

二诊:2020 年 7 月 25 日。甲状舌管囊肿明显缩小,大小约 1cm×1cm,触痛消失,局部皮肤充血消退,鼻尖痛、鼻息热均消失,舌下腺开口充血减轻,咽部痒,舌脉如上。

方药:中药守上方,加牛蒡子 15g。3 剂。

三诊:2020 年 7 月 28 日。甲状舌管囊肿继续缩小,舌下腺开口充血消失,咽痒,便软。舌脉如上。

方药:中药守上方加射干 5g、桔梗 6g。7 剂。

四诊:2020 年 8 月 5 日。甲状舌管囊肿消除。

舌下腺囊肿

医案 1　初诊:1990 年 5 月 9 日。卞某,32 岁。头痛流涕 1 天,舌下腺囊肿,脘痞。舌淡红,苔薄白,脉细。

西医诊断:舌下腺囊肿。

治法:清疏风热,化痰散结。

方药:牛蒡子 10g　防风 10g　石决明 20g　蔓荆子 10g　白僵蚕 10g　半夏 10g　牡蛎 20g　海藻 15g　黄药子 10g　陈皮 10g　茯苓 10g　橘络 6g　3 剂。

二诊:1990 年 5 月 17 日。外感消失,舌下腺囊肿缩小。日来头痛畏风又作。舌脉如上。

方药:荆芥 10g　防风 10g　白芷 10g　蔓荆子 10g　细辛 3g　白僵蚕 10g　半夏 10g　茯苓 10g　陈皮 9g　海浮石 12g　黄药子 10g　橘络 6g　3 剂。

三诊:1995 年 5 月 28 日。舌下腺囊肿消失。

医案 2　某患者,因舌头下发现肿块,活动不利,前来就诊。

中医诊断:重舌。

外治法:取白酒适量,用筷子点蘸白酒,轻夹舌下腺囊肿。每次夹 20 下,一日数次。3 天后舌下腺囊肿消失。

口唇疱疹

医案 1　初诊:2009 年 10 月 27 日。李某,29 岁。口唇起疹,龈肿,咽喉疼痛 7 天,口干。舌淡红,苔薄白,脉细。

治法:清热解毒。

方药:地龙 12g　连翘 10g　牡丹皮 10g　赤芍 15g　大青叶 10g　泽兰 10g　珠儿参 15g　6 剂。

二诊:2009 年 11 月 5 日。唇疹龈肿已愈,咽喉疼痛减轻,舌脉如上。

中药守上方续进 5 剂。

医案 2　初诊：2017 年 11 月 26 日。叶某，27 岁。右侧下唇边缘发生疱疹，出现充血，水肿，脓性结痂 1 周未愈。舌淡红，苔薄白，脉细。

外治方：野菊花 30g

用鸡蛋清调匀之后研细，局部外敷。

2017 年 11 月 30 日。疱疹已经痊愈。

口　糜

初诊：2015 年 2 月 2 日。张某，28 岁。因不孕症于我科就诊，自诉反复口腔溃疡已 5 年，辗转治疗，用药无数，均未好转。舌淡红，苔薄白，脉细。

治法：引火下行。

外治方：吴茱萸 20g

碾粉外敷涌泉穴，连续外敷 14 天。

二诊：2015 年 2 月 16 日。自从敷吴茱萸后，口糜即愈，至今未发。

外治方：吴茱萸 20g

碾粉外敷涌泉穴，再敷 14 天。

口　甘

初诊：2018 年 8 月 27 日。洪某，26 岁。妊娠 39 天，自觉口甘，吃饭饮水均甜，犹如含饴，甘甚则苦，口水甚多，不敢下咽，午饭后易饥，小腹微痛。舌淡红，苔润薄腻，脉濡。

中医诊断：妊娠脾瘅。

治法：健脾化湿。

方药：党参 12g　炒白术 10g　茯苓 10g　藿香 6g　佩兰 6g　草果 3g　生薏苡仁 15g　炒栀子 6g　莲蓬 10g　炙甘草 6g　4 剂。

二诊：2018 年 8 月 31 日。症如上，舌脉如上。

方药：中药守上方，改炒白术为苍术 10g，改佩兰为 9g、藿香为 9g。4 剂。

三诊：2018 年 9 月 4 日。口甘明显减轻，不发苦，口水减少。舌脉如上。

方药：中药守上方改藿香为 12g、佩兰为 12g。3 剂。

四诊：2018 年 9 月 7 日。口甘已除，口水多。舌脉如上。

方药：中药守上方加益智仁 6g。4 剂。

口　咸

医案 1　初诊：2016 年 2 月 27 日。李某，33 岁。浆细胞乳腺炎经治愈后，倦怠 4 天，无端自觉口中甚咸 2 天，需饮水一大杯，口咸方可缓解，便软。舌稍淡，苔薄腻，脉细弦尺弱。

治法：健脾益肾。

方药：炒白扁豆 20g　莲子 20g　炒薏苡仁 20g　胡桃肉 15g　炒白术 10g　五味子 5g　补骨脂 10g　益智仁 10g　芡实 15g　7 剂。

二诊：2016 年 3 月 5 日。口咸除，倦怠仍有，右乳痛。舌稍淡，苔薄腻，脉细弦尺弱。

中药守上方加预知子 10g、太子参 20g。7 剂。

医案 2　初诊：2010 年 5 月 26 日。王某，31 岁。口中咸，痰咸质稠，色白量多，晨起恶心，脐腹冷，身背凉，腰酸，带下如水。舌淡红，苔薄白，脉细。

治法：温肾扶阳。

方药：**阳和汤加味**。

鹿角胶（烊冲）15g　鹿角霜 10g　鹿角片 10g　白芥子 6g　乌药 9g　肉桂 3g　熟地黄 12g　干姜 5g　炙甘草 6g　5 剂。

二诊：2010 年 5 月 31 日。口咸已除，痰微咸，恶心及带下消失，身凉减，腰酸，脐腹冷。舌淡红，苔薄白，脉沉细。

方药：中药守上方加紫苏子 6g、淫羊藿 10g。7 剂。

医案 3　初诊：2022 年 10 月 21 日。金某，31 岁。口中干咸 3 天，饮水漱口无用，平时经常发作。腰背痛，气短，自觉身热，目酸。舌淡红，有牙痕，苔薄腻，脉细。

治法：滋补肾阴，清泻肝火。

方药：**知柏地黄汤加味**。

知母 10g　炒黄柏 5g　熟地黄 12g　炒山药 15g　山茱萸 10g　茯苓 10g　泽泻 10g　牡丹皮 9g　墨旱莲 20g　野荞麦根 20g　夏枯草 10g　7 剂。

二诊：2022 年 10 月 28 日。口干咸已除。

口　臭

医案 1　初诊：2008 年 4 月 29 日。李某，28 岁。因垂体微腺瘤、高催乳素血症、闭经就诊，治疗过程中发现口臭 1 个月。舌淡红，苔薄白，脉细。

外治方：草豆蔻 10g　5 剂。

水煎 2 次，合药液约 250ml，凉后不时漱口。

二诊：2008 年 5 月 22 日。口臭减轻，舌脉如上。

中药守上方续用 6 剂。

三诊：2008 年 5 月 28 日。口臭已经消失。

医案 2　初诊：2009 年 10 月 29 日。朱某，27 岁。口臭 1 周。舌淡红，苔薄白，脉细。

外治方：薄荷（后入）10g　陈皮 30g　6 剂。

水煎 2 次，合药液约 250ml，凉后不时漱口。

二诊：2009 年 11 月 5 日。口臭已除。

口　痒

医案1　牙龈痒　初诊:2019年11月7日。汪某,39岁。5天前无明显诱因下出现整片下牙龈发痒,余无不适,夜尿2次。我问患者,用牙刷直接刷牙龈可以解决吗?患者说,试过,没有用。舌淡红,苔薄白,脉细。

治法:滋肾阴,清胃火。

方药:**知柏地黄汤加味**。

知母10g　炒黄柏5g　熟地黄15g　山茱萸10g　山药15g　牡丹皮9g　茯苓10g　泽泻10g　珠子参12g　升麻10g　枇杷叶10g　龟甲30g　7剂。

二诊:2019年11月14日。进药3剂,牙龈发痒消失,夜尿减少为1次。

医案2　口腔、舌下痒　初诊:2023年3月4日。占某,24岁。患者口腔、舌下痒2天。平素寐可,纳欠,常感恶心,胃胀,易腹泻,大便软,日解1~2次。舌淡红,苔薄白,脉细。

治法:清胃泻火。

方药:**清胃散加味**。

黄连3g　升麻10g　生地黄15g　牡丹皮9g　当归3g　石膏12g　竹叶10g　芦根15g　7剂。

二诊:2023年3月11日。药进4剂,舌下痒除,大便溏稀2周,日解1~2次,倦怠,嗜睡,咽中有痰色白,日饮水1 500~2 000ml,喜热饮,多梦。舌脉如上。

方药:**黄芩汤加味**。

炒黄芩10g　炙甘草6g　炒芍药10g　大枣4枚　六神曲10g　炒谷芽10g　炒麦芽10g　凤尾草15g　小青草12g　7剂。

唇　裂

初诊:2014年11月13日。杨某,31岁。身体瘦长,下唇长年脱皮,唇色鲜红如欲滴血,唇干10年,纳欠,食不盈碗。舌淡红,苔薄白,脉细。

西医诊断:唇炎。

治法:滋阴清火。

方药:知母10g　炒黄柏6g　生地黄12g　石斛10g　北沙参10g　天门冬12g　玄参10g　石膏15g　人中黄10g　枇杷叶10g　天花粉15g　芦根15g　7剂。

二诊:2014年11月20日。下唇脱皮停止,唇色变淡,唇干好转,食欲大增,可进3碗米饭。舌脉如上。

中药守上方去黄柏,减石膏为10g。7剂。

牙　痛

初诊:2009年3月18日。高某,38岁。牙痛4天,鼻衄,大便溏频。舌淡红,苔薄白,脉细。

治法:滋阴泻火。

方药:拳参20g　珠儿参15g　升麻20g　石膏15g　生甘草5g　黄连5g　3剂。

外治方:露蜂房20g　3剂。

水煎2次,待药液温后漱口,不计次数。

二诊:2009年3月30日。牙痛除,大便正常。

齿　衄

初诊:2009年3月20日。王某,36岁。月经2009年2月23日来潮,因出血10多天未净就诊,牙龈出血3个月未愈。舌淡红,苔薄白,脉细。

外治方:芦根100g　4剂。

水煎2次,待药液冷后漱口。

二诊:2009年3月25日。牙龈出血减少,舌脉如上。

外治方:芦根100g　4剂。

用法同上。

三诊:2009年3月29日。牙龈出血消失。

齿　寒

初诊:2023年9月5日。杨某,29岁。曾因外感就诊服大青龙汤加味后外感已愈,现诉全口牙齿发冷,有松动感,太阳穴及前额牵引痛,头晕,倦怠,口苦,腹冷便软,成形,日解1次,腰冷背痛,不得俯仰。舌淡红,苔薄白,脉细。

中医诊断:头痛、齿寒。

辨证:肝阳上扰,寒邪凝滞。

治法:清热平肝镇潜,局部温阳散寒。

方药:**风引汤加减**。

熟大黄6g　干姜3g　龙骨30g　牡蛎30g　寒水石15g　滑石粉15g　赤石脂15g　紫石英15g　石膏15g　桂枝3g　炙甘草6g　僵蚕10g　全蝎6g　7剂。

另:荜茇10g　7剂。水煎漱口。

二诊:2023年9月12日。头痛已除,大便软。上药漱口每日1次,齿冷明显减轻,下肢重,欲呕。舌脉如上。

治法:温肾散寒。

方药：**肾气丸加味**。

肉桂 3g　淡附片 6g　山药 15g　牡丹皮 9g　茯苓 10g　山茱萸 10g　泽泻 10g　淫羊藿 12g　菟丝子 12g　姜半夏 10g　陈皮 10g　7 剂。

荜茇 15g　7 剂。水煎漱口。

三诊：2023 年 9 月 28 日。腰冷背痛、齿冷甚为轻微，腹冷除，大便成形，口唇鼻干，夜里身热，咽干干咳，饮水后胃痛。舌脉如上。

方药：中药守上方去陈皮，肉桂加至 5g，加甘松 10g。

荜茇 15g　7 剂。水煎漱口。

咳嗽痰咸

初诊：2015 年 4 月 9 日。林某，49 岁。反复咳嗽 4 个月余，初起干咳，咽干，随后咳白色泡沫稀痰，甚咸，自称其味如盐，咳嗽剧烈时尿失禁，晨起口苦，夜寐差，多梦，夜尿 4~6 次，纳可便调。月经失调年余，周期经量不定，潮热 6 个月。舌淡红，苔白腻，脉濡。

西医诊断：慢性气管炎。

治法：补肺益肾，养阴化痰。

方药：**金水六君煎合三子养亲汤加味**。

当归 6g　熟地黄 12g　陈皮 9g　半夏 10g　茯苓 10g　炙甘草 6g　炒莱菔子 10g　苏子 10g　白芥子 3g　金沸草 10g　5 剂。

二诊：2015 年 4 月 14 日。咳嗽痰咸明显减轻，已无夜尿。舌脉如上。

方药：中药守上方加川贝粉（吞）3g、桔梗 5g，6 剂。

三诊：2015 年 4 月 20 日。咳嗽痰如上。舌脉如上。

方药：金水六君煎加金沸草 10g、海浮石 20g、川贝粉（吞）3g、百部 10g、苏子 10g、诃子 10g。7 剂。

药后咳止，痰咸消失。

久　咳

医案 1　初诊：2015 年 11 月 18 日。林某，45 岁。10 月 7 日起外感咳嗽至今 1 月未愈，每日晚饭后咳嗽加重，咳少量黑色痰液，胸闷，大便干结，2 日一解，如羊矢状，胃纳尚可。10 月 14 日胸部 CT：双肺未见明显异常。舌淡红，苔薄白，脉细。

治法：清肝润肺止咳。

方药：**黛蛤散加味**。

方药：青黛 3g　海蛤 15g　川贝粉（吞服）3g　桔梗 5g　木蝴蝶 5g　枇杷叶 10g　桑白皮 10g　瓜蒌皮 10g　北沙参 12g　3 剂。

二诊：2015 年 12 月 2 日。咳嗽已止，仅受风后偶有咳嗽，咽部痛痞等症。舌脉如上。

方药：瓜蒌皮 10g 桔梗 6g 芦根 15g 竹茹 10g 枇杷叶 10g 桑白皮 10g 甘草 5g 浙贝母 10g 5 剂。

医案 2 张某，56 岁。因“白血病骨髓移植术后 2 年，反复咳嗽 2 年”，经其他医师介绍会诊。

会诊一：2019 年 12 月 16 日。患者 16 年发现白血病，2 年前于上海瑞金医院行骨髓移植，术后至今反复阵发性咳嗽，伴头痛，多次在“上海瑞金医院、上海长海医院、温州医科大学附属第一医院”呼吸科中西医结合治疗，均无效。现咳嗽咳痰，痰色白质黏，难咳出，日间为主，自述口服甲司坦片、氯雷他定片、拜复乐片后症状稍缓解。心率快，104 次 /min。反复口腔溃疡，晨起口微苦，口干，两手掌绯红，胃纳欠佳，夜寐尚安，大便难。11 月 15 日 CT：两肺散在炎症，较前部分吸收，肝膈顶钙化灶。舌淡红，苔腻微黄，脉弦滑而数。

诊断：呼吸道感染？

治法：清肺化痰止咳。

方药：**黄连温胆汤加味**。

黄连 3g 茯苓 10g 半夏 9g 枳壳 10g 竹茹 9g 陈皮 9g 炙甘草 6g 芦根 30g 浙贝母 10g 瓜蒌皮 10g 天花粉 10g 海浮石 20g 罗汉果 10g 鲜竹沥（冲服）2 支 3 剂。

食疗方：雪羹汤（海蜇、荸荠），自配制食用。

会诊二：2019 年 12 月 19 日。咳嗽减半，痰量减少，心率 93 次 /min，头痛消失，大便正常。舌淡红，苔薄腻，脉数。

方药：中药守上方加胆星 10g、远志 10g。4 剂。

食疗方：雪羹汤（海蜇、荸荠），自配制食用。

猴枣散每次 2 支，每日 2 次服用。

会诊三：2019 年 12 月 23 日。吃糯米食品后，咳嗽略增，大便稍难，心率 84 次 /min。舌脉如上。

方药：中药守 12 月 16 日方，改瓜蒌皮为瓜蒌实 30g，加桑白皮 15g。3 剂。

会诊四：2019 年 12 月 26 日。咳嗽续见好转，痰量减，易咳出，口微苦，大便改善，心率 81 次 /min。舌脉如上。

方药：黄连 3g 茯苓 10g 半夏 9g 枳壳 10g 竹茹 9g 陈皮 9g 炙甘草 6g 瓜蒌实 30g 海浮石 20g 桑白皮 15g 浙贝母 12g 地骨皮 12g 鲜竹沥（冲服）2 支 4 剂。

猴枣散，每次 2 支，每日 2 次，服用。

食疗方：雪羹汤（海蜇、荸荠），自配制食用。

会诊五：2019 年 12 月 30 日。咳嗽明显好转，一天偶咳几声，喉部觉痰痞，大便稍硬，颗粒状。舌淡红，苔薄白，脉细，心率正常。

方药：黄连 3g 茯苓 10g 半夏 9g 枳壳 10g 竹茹 9g 陈皮 9g 炙甘草 6g 海浮石 30g 青礞石 10g 制大黄 5g 瓜蒌实 30g 桔梗 9g 浙贝母 10g 桑白皮 15g

鲜竹沥(冲服)2支 7剂。

猴枣散,每次2支,每日2次,服用。

食疗方:雪羹汤(海蜇、荸荠),自配制食用。

会诊六:2020年1月6日。咳嗽除,大便正常,稍倦。舌脉如上。

方药:中药守上方加南沙参15g。7剂。

猴枣散,每次2支,每日2次,服用。

医案3 初诊:2019年12月18日。高某,31岁。剧烈咳嗽1周,呈连续性,夜间无法平卧,只能侧卧,无痰,流涕,喷嚏,咽喉充血不明显。舌淡红,苔薄白,脉细。

治法:轻宣凉燥,理气止咳。

方药:**杏苏散加减**。

杏仁10g 紫苏叶6g 半夏9g 茯苓10g 前胡10g 桔梗9g 枳壳5g 陈皮9g 百部10g 白前10g 射干6g 炙甘草6g 3剂。

二诊:2019年12月21日。咳嗽十去其八,喷嚏流涕亦除,舌脉如上。

方药:中药守上方,加僵蚕10g、浙贝母10g。4剂。

药后咳嗽已愈。

夜 咳

初诊:2012年6月21日。徐某,29岁。夜半咳嗽已半年,近3个月偶伴气喘,痰不多,腰酸,偶觉疲劳。既往有鼻炎病史。白带量多,黄褐色。舌淡红,苔薄白,脉沉细。

西医诊断:咳嗽变异性哮喘。

治法:益肾敛肺,清肺止咳。

方药:**七味都气丸合泻白散加减**。

熟地黄12g 山茱萸12g 山药15g 茯苓10g 桑白皮10g 地骨皮10g 知母10g 白果10g 7剂。

二诊:2012年6月27日。半夜咳嗽消除。舌脉如上。

中药守上方,7剂。

哮 喘

初诊:1990年12月6日。陈某,41岁。素有哮喘病史,现哮喘发作2个多月,经西药治疗未能控制,入夜尤甚,痰少味咸,口苦,足跟,目窠疼痛。舌淡红,苔薄白,脉细软无力。

治法:益肾健脾纳气。

方药:**金水六君煎合参蛤散、人参胡桃汤加味**。

熟地黄30g 当归8g 党参15g 白术10g 茯苓10g 炙甘草6g 蛤蚧1只 胡桃肉(冲食)30g 夏枯草15g 鹅管石15g 海浮石15g 3剂。

二诊：1990年12月8日。哮喘消失，口苦亦除，倦怠，寐浅易醒。舌淡红，苔薄白，脉细。

中药守上方党参加至20g，加酸枣仁30g、龙齿30g。3剂。

咽部窒塞感

初诊：2007年7月16日。王某，33岁。胸内发热　咽窒感3年。婚后未避孕未孕4年，15岁初潮，月经周期30~150天，经期5~6天，经量正常，色鲜夹块，经前、经期无不适，带下不多，纳寐正常，二便调。月经6月18日来潮。2006年11月22日性激素检测：黄体生成素20.65U/ml（正常值4~30U/ml），卵泡刺激素78.9U/ml（正常值4~15U/ml），2007年4月17日复查：黄体生成素8.7U/ml（正常值1~18U/ml），卵泡生成素44.4U/ml（正常值4~13U/ml）。以往曾有甲状腺功能减退病史。服用补佳乐1个月，至14日停服。妇科检查：外阴无殊，阴道通畅，宫颈光滑，子宫前位，小，质地中等，活动，无压痛，两侧附件无压痛。舌淡红，苔薄白，脉细。

西医诊断：原发不孕，卵巢功能减退，子宫偏小，月经稀发。

治法：补益冲任。

方药：紫河车10g　熟地黄12g　何首乌12g　巴戟天12g　鹿角片12g　菟丝子15g　当归9g　枸杞子12g　香附10g　杜仲12g　山药15g　鸡血藤30g　7剂。

河车大造丸，每次3片，每日3次，吞服。

二诊：2007年7月25日。无不适，舌脉如上。

中药守上方续进7剂。

三诊：2007年8月2日。胸内发热及咽部窒塞感消失，舌脉如上。

中药守上方加紫石英30g。7剂。

河车大造丸，每次3片，每日3次，吞服。

喉　痹

医案1　初诊：2013年4月18日。王某，27岁。昨晚9时起无明显诱因出现发热，体温38.6℃，今发热退至38℃，头痛，身冷，咽痛，无咳嗽。检查咽峡充血明显。血常规：白细胞计数13.6×10^9/L，中性粒细胞百分率85%。舌淡红，苔薄白，脉浮稍数。

中医诊断：喉痹；西医诊断：急性咽峡炎。

治法：清热解表利咽。

方药：牛蒡子10g　薄荷（后入）5g　蛇莓20g　寒水石15g　石膏15g　玄参12g　桔梗6g　射干6g　炒栀子10g　4剂。

二诊：2013年4月22日。进药1剂，发热、咽痛即除，现咳嗽。舌淡红，苔薄白，脉细。

治法：清热宣肺，化痰止咳。

方药：牛蒡子 10g　杏仁 10g　瓜蒌皮 10g　浙贝母 10g　前胡 10g　玄参 10g　桔梗 6g　生甘草 5g　4 剂。

医案 2　初诊：2010 年 6 月 1 日。陈某，27 岁。咽痛 4 天。舌淡红，苔薄白，脉细。

中医诊断：喉痹

辨证：热毒。

治法：清热解毒

方药：天葵子 20g　桔梗 10g　玄参 15g　生甘草 6g　生地黄 15g　炒栀子 10g　6 剂。

二诊：2010 年 7 月 26 日。咽痛已除。

音　哑

医案 1　初诊：2009 年 9 月 19 日。徐某，28 岁。突发音哑 1 周，无外感。舌淡红，苔薄白，脉细。

治法：**清肺润燥**。

方药：北沙参 12g　生地黄 12g　马勃 10g　木蝴蝶 5g　桔梗 5g　蝉蜕 5g　5 剂。

二诊：2009 年 9 月 24 日。音哑明显好转，舌脉如上。

中药守上方续进 5 剂。

医案 2　初诊：2021 年 12 月 4 日。郑某，40 岁。咳嗽流涕 1 周，现外感将愈，声音嘶哑尤剧，口不干，目干，睡眠欠佳，二便调。舌淡红，苔薄白，脉细。

治法：**疏风止咳，清热利咽**。

方药：凤凰衣 6g　蝉蜕 10g　木蝴蝶 5g　桔梗 9g　甘草 6g　芦根 15g　天花粉 12g　西青果 10g　牛蒡子 10g　杏仁 10g　7 剂。

一诊后音哑即愈。

医案 3　初诊：1998 年 4 月 7 日。章某，31 岁。声嘶 17 天，倦怠无力。自服黄氏响声丸无效。舌淡红，苔薄白，脉细。

治法：**补益气阴，升提中气**。

方药：太子参 12g　麦门冬 10g　玉竹 10g　黄精 12g　山药 15g　黄芪 12g　蝉蜕 4g　升麻 6g　柴胡 4g　桔梗 4g　枳壳 3g　木蝴蝶 3g　生甘草 5g　3 剂。

服药后声嘶消失，发声正常。

胸　痛

初诊：2020 年 9 月 29 日。周某，48 岁。因胸痛 8 个月就诊。停经 11 年，带下正常，2020 年 1 月 26 日左肾结石行微创手术，放置双 "J" 管后感染较重，治愈后精神紧张、胸针刺样痛，腰腿酸。晨起眼睑水肿，逐渐自行退去。纳可，尿少，尿前腰酸胀痛，大便难量少，饭后便意明显，含不消化食物。2020 年 7 月 18 日 CT：左肺下叶结节，炎性考虑，右肺下叶部分支气管扩张伴少许黏液栓形成，右肺下叶及左肺舌段少许炎性纤维灶，脂肪肝。2020年5月14日PET-CT：右肺下叶背段扩张支气管腔内良性病变（黏性液栓可能）。2020年9月16日肝功能检查：谷丙转氨酶68U/L，谷草转氨酶90U/L。5月初开始服用百适可（草酸艾司西酞普兰片）、黛力新（氟哌噻吨美利曲辛片）后精神紧张和胸痛都有明显改善，但未消除，现已停药10多天。舌稍红，苔薄白，脉细弦。

治法：疏肝调气，芳香开郁。

方药：**黛玉解郁汤**（自拟方）**加味**。

绿梅花6g　合欢花10g　佛手9g　木蝴蝶5g　刺蒺藜10g　甘松10g　预知子10g　厚朴5g　薤白10g　瓜蒌皮10g　郁金10g　合欢皮15g　炒栀子10g　牡丹皮9g　7剂。

二诊：2020年10月7日。药后胸痛消除，诸症均佳，寐可，大便改善，舌脉如上。

方药：中药守上方加减。

绿梅花6g　合欢花10g　佛手9g　木蝴蝶5g　刺蒺藜10g　甘松10g　预知子10g　厚朴5g　薤白10g　瓜蒌皮10g　郁金10g　合欢皮15g　炒栀子10g　茵陈10g　7剂。

呼吸困难

医案1　初诊：2002年4月3日。何某，46岁。阵发性呼吸困难4天，倦怠，寐差，烦躁不安，身体颤抖，口渴，尿急，纳呆。月经正常，放置宫内节育环。曾经诊断为忧郁症，经服用百忧解片、黛安神片无效。舌尖稍红，苔薄腻，脉细。

西医诊断：癔症。

治法：调气开郁安神。

方药：绿梅花5g　木蝴蝶4g　佛手10g　厚朴6g　枳壳6g　石菖蒲8g　远志8g　茯苓12g　龙齿30g　夜交藤20g　合欢花12g　酸枣仁20g　3剂。

速效枣仁安神胶囊，每次2粒，睡前吞服。

二诊：2002年4月6日。除寐差之外，其余症状均消失。舌淡红，苔薄白，脉细。

治法：芳香疏肝，开郁安神。

方药：**黛玉疏肝汤**（自拟方）**加减**。

木蝴蝶4g　玫瑰花4g　绿梅花5g　合欢花12g　刺蒺藜15g　佛手10g　石菖蒲8g　夜交藤20g　酸枣仁12g　郁金10g　太子参12g　3剂。

医案2　初诊：2021年2月6日。杨某，28岁。因“胸闷气短5天”就诊。

患者既往血压偏高，现服用拉贝洛尔片100mg，每日3次降血压治疗，血压控制在102~120/71~82mmhg。近5天无明显诱因感有胸闷气短，在室内即感呼吸困难，至室外症状即消，有时半夜胸闷憋醒，需要起坐半小时后才能再卧床睡眠。尿频，无尿急尿痛，尿常规检查正常。月经周期30~37天，经期6天，经量中等。月经1月16日来潮。生育史：0-0-2-0（2014年孕60多天自然流产，2020年12月体外受精胚胎移植术后孕80

多天胎停无痛人工流产)。舌稍暗,苔薄腻,脉弦细。

诊断:胸闷(气虚肝郁脾虚型)。

治法:益气健脾疏肝,行气活血。

方剂:**黄芪逍遥散加味**。

方药:生黄芪 12g　柴胡 10g　当归 9g　白芍 10g　茯苓 10g　白术 10g　薄荷 3g　生甘草 5g　香附 6g　益母草 12g　八月札 10g　4 剂。

二诊:2021 年 2 月 10 日。药后胸闷已消。

胸中大气下陷

医案 1　初诊:2019 年 9 月 4 日。王某,18 岁。因"咳嗽 20 天,胸闷气短半月"前来就诊。

患者中小身材,面色萎黄,精神困顿,20 天前因感冒咳嗽,于当地医院就诊,CT 示右肺下叶背段感染灶,予抗炎平喘类药物(头孢类、阿斯美片)治疗后,症状较前加重,半月前出现胸闷、气短症状,吸气时天突深陷,呼吸率 30 次 /min,运动时气急加重,无发热,手足常温,头晕,倦怠乏力,咳白痰,张口呼吸,口干,胃纳欠佳,寐安,大便干结,3~7 天 1 解,无汗,无心悸。曾于某医院就治(具体不详),病情未见改善,无法上班。今日月经来潮。当天辅助检查:C 反应蛋白<1mg/L,血常规检查无殊,胸透未见明显异常,血压 100/68mmHg,心率 87 次 /min。因为验血、测量血压、胸透,患者来回一走,即气喘吁吁,立于身侧,气粗如牛。舌淡红,苔薄白,脉细软。

治法:益肺补虚,固肾纳气。

方药:别直参 6g [缺货,改用红参(调冲)12g]　蛤蚧 1 只(缺货)　五味子 12g　胡桃肉 30g(原本自购,患者说无货,没用)　麦门冬 10g　沉香(冲服)1g　山茱萸 20g　2 剂。

二诊:2019 年 9 月 6 日。胸闷气短显好转,来回自如,神情自若,大便近两天每日 1 解,脐周隐痛,口干如上,自觉喉中有痰,无咳嗽。呼吸率 20 次 /min,心率 88 次 /min。舌淡红,苔薄白,脉细。

方药:**生脉饮合升陷汤加减**。

红参(调冲)10g　麦门冬 12g　五味子 5g　生黄芪 12g　山药 15g　知母 10g　升麻 6g　桔梗 5g　炙甘草 6g　3 剂。

三诊:2019 年 9 月 9 日。患者就诊时,精神正常,呼吸平静顺畅,有痰,面色正常,准备上班,月经今净。舌脉如上。

方药:红参(调冲)12g　麦门冬 12g　五味子 9g　胡桃仁 30g　沉香(冲服)1g　山茱萸 20g　磁石 15g　半夏 12g　炙甘草 9g　4 剂。

四诊:2019 年 9 月 12 日。上症均愈,稍有胸闷,喉中有痰,舌脉如上。

中药守上方改红参为党参 30g,加竹茹 10g。5 剂。

医案 2　初诊:2016 年 11 月 4 日。谷某,39 岁。患者身颀体瘦,正常呼吸四五次之后,便会出现1次极度深呼吸,抬肩,仰头,缺盆、天突深陷,吸气声重,否则便觉短气不足以息,如此已经数年。平时倦怠,受凉后容易便溏,喜温,喜热饮。舌淡红,苔薄白,脉细软。

治法:补益脾肾,纳气。

方药:**人参蛤蚧汤合补中益气汤合平胃散加减**。

红参(调冲)6g 蛤蚧1只 沉香(后入)1g 五味子5g 生黄芪50g 升麻10g 柴胡10g 枳壳30g 苍术10g 陈皮10g 厚朴10g 炙甘草9g 5剂。

二诊:2016年11月9日。短气不足以息症状减轻,尾骶部下坠,有便意,口干,大便改善。舌淡红,苔薄白,脉细软。

方药:红参(调冲)6g 蛤蚧1只 沉香(后入)1g 五味子5g 生黄芪50g 升麻10g 柴胡10g 枳壳30g 苍术10g 磁石15g 胡桃肉(杵冲)30g 炙甘草9g 7剂。

三诊:2016年11月17日。短气不足以息的症状明显减轻,胃部冷。舌淡红,苔薄白,脉细软。

方药:红参(调冲)10g 蛤蚧1只 沉香(后入)1g 五味子5g 胡桃肉(杵冲)30g 磁石15g 炙黄芪15g 当归9g 杜仲10g 补骨脂10g 荜茇5g 炙甘草9g 7剂。

四诊:2016年11月25日。短气不足以息的症状消失,无须深呼吸,胃脘及阴部寒冷。舌淡红,苔薄白,脉细软。

方药:红参(调冲)10g 蛤蚧1只 淡附片6g 胡桃肉(杵冲)30g 沉香(后入)1g 五味子5g 降香(后入)3g 磁石15g 当归9g 杜仲10g 炙甘草6g 7剂。

1年后随诊,未再复发。

嗜 睡

医案1 初诊:2020年4月10日。王某,29岁。平素睡眠时间7小时,1个月来每天需要睡10小时,仍头部沉重,眼皮下坠,昏昏欲睡。月经不规律,月经周期34~60天,经期7天,偶需服黄体酮催经,经量中等,经色红,有血块,伴痛经、腰酸,经前乳胀,腹胀,怕热。体型偏胖,身高155cm,体重70kg,体重指数29.1,属于肥胖范围。既往史:2019年11月因双侧输卵管宫外孕,右侧输卵管切除,左侧输卵管保守治疗。舌淡红,苔薄白,脉沉细。

中医诊断:嗜睡(气虚)。

治法:益气升阳。

方药:生黄芪10g 党参10g 升麻5g 柴胡5g 葛根10g 藿香6g 佩兰6g 藁本6g 白芷6g 防风5g 刺蒺藜10g 大腹皮10g 7剂。

二诊:2020年4月17日。睡眠时间减至8.30小时。舌脉如上。

方药:中药守上方加减

生黄芪15g 党参15g 升麻5g 柴胡5g 葛根10g 藿香6g 佩兰6g 藁本

6g 白芷 6g 防风 5g 刺蒺藜 10g 大腹皮 10g 7 剂。

三诊:2020 年 4 月 24 日。精神转佳,睡眠时间减少。舌脉如上。

方药:中药守上方。

生黄芪 15g 党参 15g 升麻 5g 柴胡 5g 葛根 10g 藿香 6g 佩兰 6g 藁本 6g 白芷 6g 防风 5g 刺蒺藜 10g 大腹皮 10g 7 剂。

四诊:2020 年 4 月 30 日。睡眠时间已经恢复正常。

医案 2 初诊:2021 年 7 月 8 日。马某,36 岁。近 2 个月无明显诱因下出现乏力,伴见带下量多,经量减少;1 周前出现嗜睡,每日睡眠时间最长可达 17~18 小时,喜饮水,日饮水量达 2 000ml。月经周期 30 天,经期 9 天。月经 6 月 19 日来潮,量偏少色暗,无血块,无痛经。平素纳可,二便调。既往史:无殊。否认药物食物过敏史。血压 125/76mmHg,身高 168cm,体重 68kg。个人史:1-0-2-1(已上环)。妇科检查:外阴无殊,阴道通畅,分泌物量多,宫颈轻度柱状上皮细胞外移,宫体前位,质地中等,正常大小,压痛,两侧附件轻压痛。舌淡红,苔薄白,脉细。

治法:益气升阳除湿。

方药:生黄芪 15g 党参 12g 升麻 9g 柴胡 10g 葛根 12g 白芷 9g 藁本 10g 防风 6g 藿香 6g 石菖蒲 9g 炙甘草 6g 7 剂。

另嘱减少饮水量,控制至不渴不喝水。

二诊:2021 年 7 月 15 日。睡眠时间减少至 7~8 小时,舌脉如上。

方药:中药守上方生黄芪加至 30g。7 剂。

三诊:2021 年 7 月 22 日。睡眠时间正常,乏力较前改善,胃脘不适,便干,舌脉如上。

方药:中药守上方党参加至 15g。7 剂。

失寐

医案 1 初诊:2013 年 3 月 6 日。王某,29 岁。近 5 年反复夜寐欠安,甚至彻夜不寐。平素月经周期 35~37 天,经期 3~4 天。月经 2 月 14 日来潮,经量中等,色红,有血块,偶有痛经,有乳胀,白带正常。胃纳可,二便如常,牙痛明显。生育史:1-0-4-1。妇科检查:外阴无殊,阴道通畅,宫颈光滑,见一小息肉,子宫前位,正常大小,质地中等,活动,子宫后方可扪及少许结节,无压痛,两附件无压痛。舌淡红,苔薄白,脉细。

治法:清心降火,养心安神。

方药:**黄连温胆汤加味**。

川连 3g 竹茹 10g 枳壳 9g 半夏 10g 陈皮 10g 茯苓 12g 生甘草 5g 生姜三片 红枣六枚 苦参 10g 酸枣仁 10g 磁石 15g 琥珀(睡前吞服)5g 夜交藤 30g 7 剂。

乌灵胶囊,一次 3 粒,一日 3 次。

二诊:2013 年 3 月 25 日。夜寐已佳。舌脉如上。

方药：中药守上方7剂。

医案2　初诊：2021年3月3日。栾某，29岁。月经周期30~40多天，经期2~4天。月经2月26日来潮，今净，经量偏少，色暗黑，乳胀。入睡困难1个月，晚上八、九点就寝，直至下半夜1时方可入睡，清晨5时即醒。面部长斑，纳便正常。2月28日性激素检测：卵泡生成素4.56U/L，黄体生成素19.01U/L，睾酮1.98nmol/L（偏高），孕酮1.065nmol/L，催乳素7.07ng/L，雌二醇111pmol/L。妇科检查：外阴正常，阴道通畅，宫颈光滑，内可见少许咖色血丝，宫体前位，正常大小，活动，压痛明显，两侧附件无压痛。舌稍红，苔薄白，脉细。

西医诊断：多囊卵巢综合征；失眠。

治法：清热解毒，调经安神。

方药：紫草12g　败酱草20g　蒲公英15g　紫花地丁12g　忍冬藤15g　苦参10g　川连3g　肉桂1g　磁石15g　7剂。

二诊：2021年3月17日。睡眠时间已达6~7小时，舌脉同上。

方药：牡丹皮10g　赤芍15g　茜草15g　败酱草20g　菟丝子15g　枸杞子15g　覆盆子15g　巴戟天15g　淫羊藿10g　续断10g　当归10g　鸡血藤15g　茺蔚子10g　香附10g　路路通10g　丹参15g　7剂。

医案3　初诊：2010年2月17日。叶某，35岁。失寐7天，彻夜不眠，头晕目花，口干微苦，大便正常。舌淡红，苔薄白，脉细。

治法：清热平肝，养心安神。

方药：炒栀子10g　竹叶10g　石决明30g　磁石20g　百合45g　远志10g　石菖蒲10g　莲须15g　夜交藤30g　7剂。

二诊：2010年3月4日。睡眠时间已达8小时。

医案4　初诊：2018年10月24日。吴某，27岁。因"中药调理助孕"就诊。平时入睡很快，10分钟便足够，现入睡困难5天，30~60分钟才能入睡，寐浅，口糜，口臭，便干。舌淡红，苔薄白，脉细。

治法：清泻胃热。

方药：**凉膈散加味**。

方药：制大黄9g　玄明粉（冲）5g　炙甘草6g　炒黄芩10g　连翘10g　炒栀子10g　薄荷（后入）3g　竹叶10g　枇杷叶9g　败酱草15g　2剂。

二诊：2018年10月26日。大便已通，口糜、口臭均除，恢复10分钟入睡的习惯，睡眠佳，可达7小时。

嗜睡失寐

初诊：2021年2月6日。郑某，30岁。整日欲寐，倒头就睡，睡眠时间可达10小时，已经半月，偶尔右下肢外侧抽掣、麻木，持续约10分钟。纳便正常，余无殊。舌淡红，苔薄白，脉缓。

中医诊断：嗜睡。

治法：健脾除湿，祛风通络。

方药：生黄芪 15g 党参 12g 石菖蒲 12g 藿香 6g 羌活 5g 白芷 10g 葛根 10g 佩兰 6g 桑寄生 15g 木瓜 12g 防风 6g 炙甘草 5g 7剂。

二诊：2021年2月20日。药后多寐已除，近日寐难，舌脉如上。

方药：**麦味地黄汤加味**。

麦门冬 10g 五味子 5g 熟地黄 15g 泽泻 10g 茯苓 10g 山茱萸 10g 山药 15g 牡丹皮 9g 菟丝子 15g 枸杞 12g 酸枣仁 15g 柏子仁 15g 7剂。

三诊：2020年3月2日。药后入睡正常。

惊 悸

医案1 初诊：2013年10月7日。孙某，42岁。无明显诱因下出现夜间2—3点自发惊醒已5天，伴发心悸，之后较难再入睡。纳便正常，余无不适。舌淡红，苔薄白，脉细。

治法：益气镇惊，安神定志。

方药：金戒指（煎汤代水）1枚 太子参 15g 远志 10g 石菖蒲 10g 龙齿 30g 磁石 10g 茯苓 10g 酸枣仁 20g 琥珀 3g 7剂。

二诊：2013年10月16日。夜惊心悸已平，寐佳。

医案2 初诊：2020年7月22日。何某，43岁。心悸胸闷，头晕多汗1周。精神疲惫，血压 108/63mmHg，心率97次/min，口苦，口臭，寐可，便软，两下肢轻度浮肿。7月17日心电图检查正常。超声心动图：肺动脉瓣轻度反流。左室舒张功能欠佳。舌边尖红，苔薄白，脉滑数。

中医诊断：心悸，眩晕；西医诊断：心动过速，肺动脉瓣轻度反流。

治法：清心平肝安神。

方药：川连 3g 茯苓 10g 远志 10g 石菖蒲 10g 龙齿 20g 珍珠粉（吞）2g 太子参 15g 柏子仁 15g 牡蛎 15g 磁石 12g 7剂。

二诊：2020年7月30日。心率80次/min，头晕胸闷心悸均消失，出汗减，口苦口臭亦轻，便软，血压 99/69mmHg，精神明显好转，已经正常。餐后2小时血糖 8.89mmol/L。舌边尖红，苔薄白，脉滑。

治法：益气生津，敛阴止汗。

方药：**生脉饮加味**。

太子参 15g 麦门冬 10g 五味子 3g 石斛 12g 玉米须 20g 淡竹叶 10g 牡蛎 15g 川连 2g 茯苓 15g 7剂。

梦　交

初诊：2013 年 5 月 7 日。张某，31 岁。经前或者同房后梦交频繁。带多色黄两天。刻经期将近。舌淡红，苔薄白，脉细。

方药：金戒指（煎汤代水）1 枚　炒栀子 10g　川连 3g　椿根皮 15g　贯众 15g　土茯苓 15g　车前子（包）10g　炒黄柏 6g　苍术 10g　7 剂。

二诊：2013 年 5 月 14 日。月经 5 月 8 日来潮，今量较多，无梦交发生。舌脉如上。

方药：**葛根黑苏汤**（自拟方）。

葛根 30g　黑大豆 60g　苏梗 20g　菟丝子 30g　当归 9g　淫羊藿 15g　巴戟天 15g　白薇 10g　金戒指 1 枚　13 剂。

三诊：2013 年 5 月 20 日。在 5 月 16 日、5 月 17 日又出现梦交。舌淡红，苔薄白，脉细。

方药：莲子心 5g　炒栀子 10g　连翘 10g　磁石 20g　茯苓 10g　远志 10g　石菖蒲 10g　龙齿 15g　7 剂。

四诊：2013 年 5 月 29 日。1 周来无梦交现象，颞胀。舌脉如上。

方药：中药守上方去龙齿，加珍珠母 10g。7 剂。

五诊：2013 年 6 月 10 日。无梦交发生，月经 5 月 8 日来潮。舌脉如上。

方药：中药守上方，7 剂。

六诊：2013 年 6 月 19 日。无梦交发生，月经 6 月 11 日来潮，大便溏软。舌脉如上。

方药：七味白术散加神曲 10g、苍术 9g、厚朴 6g。7 剂。

脏　躁

初诊：2013 年 5 月 7 日。蔡某，25 岁。咽部有痰，大便干，2~3 天解 1 次。情绪消沉，喜哭 1 个月。舌淡红，苔薄白，脉细。

治法：理气清火逐痰。

方剂：**温胆汤合礞石滚痰丸、甘麦大枣汤**。

茯苓 10g　姜半夏 9g　枳壳 10g　竹茹 9g　陈皮 9g　青礞石 15g　制大黄 9g　炒黄芩 9g　沉香（后入）3g　甘草 6g　小麦 20g　大枣 6 枚　7 剂。

二诊：2013 年 5 月 16 日。咽部痰减，余候均愈。舌脉如上。

温胆汤加石菖蒲 9g、小麦 30g、远志 10g、大枣 6 枚，7 剂。

焦 虑 症

初诊：2019 年 10 月 28 日。徐某，36 岁。患者情绪焦虑 2 年就诊，每月见经量少便心烦想哭，哭后情绪缓解。月经周期 24 天，经期 3 天，月经 10 月 17 日来潮，经量较前减少4/5，经色暗，无血块，无痛经，腰酸轻微，乳房胀痛。2018年右侧肺部原位癌行微创切术。生育史：1-0-2-1（无痛人工流产2次）。舌淡红，苔薄白，脉细。

治法：疏肝解郁，清热养血。

方药：**丹栀逍遥散加味**。

牡丹皮10g　炒栀子10g　柴胡10g　当归9g　炒白芍10g　薄荷（后入）3g　茯苓10g　炒白术10g　甘草5g　淡豆豉10g　绿梅花5g　刺蒺藜10g　7剂。

二诊：2019年11月4日。心烦已除，舌脉如上。

方药：**保阴煎合延经汤加味**。

生地黄15g　山药20g　续断10g　炒黄芩10g　熟地黄10g　炒白芍10g　黄柏5g　甘草3g　蒲黄15g　滑石粉15g　瓜蒌仁10g　枳壳5g　檀香3g　墨旱莲16g　炒栀子10g　7剂。

三诊：2019年11月11日。月经11月9日来潮，经期第1、2天量极少，色鲜红，今量稍增加，经前心情稍好转。尿妊娠试验阴性，舌脉如上。

方药：**丹栀逍遥散加味**。

牡丹皮10g　炒栀子10g　柴胡10g　当归9g　炒白芍10g　甘草5g　薄荷（后入）3g　茯苓10g　炒白术10g　生地黄12g　紫草12g　枇杷叶12g　青蒿10g　7剂。

四诊：2019年11月20日。已无焦虑情绪。舌脉如上。

方药：**丹栀逍遥散加味**。

牡丹皮10g　炒栀子10g　当归9g　炒白芍10g　柴胡10g　甘草5g　薄荷（后入）3g　茯苓10g　炒白术10g　木蝴蝶5g　郁金10g　路路通10g　7剂。

五诊：2019年11月27日。焦虑现象消失，舌脉如上。

方药：**保阴煎合延经汤加味**。

生地黄15g　山药20g　续断10g　炒黄芩10g　熟地黄10g　炒白芍10g　黄柏5g　甘草3g　蒲黄15g　滑石粉15g　瓜蒌仁10g　枳壳5g　檀香3g　紫草10g　枇杷叶10g　薄荷（后入）5g　7剂。

六诊：2019年12月9日。12月3日阴道出血，1天净，焦虑消失。B超：子宫内膜厚度4.5mm，宫体三径之和13.5mm。舌脉如上。

方药：**丹栀逍遥散加味**。

牡丹皮10g　炒栀子10g　当归9g　炒白芍10g　柴胡10g　甘草5g　薄荷（后入）3g　茯苓10g　炒白术10g　郁金10g　木蝴蝶5g　7剂。

七诊：2019年12月16日。无不适，舌脉如上。

方药：**黛玉解郁汤**（自拟方）。

绿梅花6g　合欢皮10g　佛手9g　木蝴蝶5g　刺蒺藜10g　甘松10g　预知子10g　厚朴5g　玫瑰花6g　7剂。

八珍：2019年12月23日。情绪正常。舌脉如上。

方药：**丹栀逍遥散加味**。

牡丹皮10g　炒栀子10g　当归9g　炒白芍10g　柴胡10g　甘草5g　薄荷（后

入）3g　茯苓 10g　炒白术 10g　郁金 10g　益母草 15g　泽兰 15g　7 剂。

2020 年 1 月 2 日随访，治疗后未再出现情绪焦虑。

性 情 躁 怒

初诊：2020 年 10 月 14 日。李某，31 岁。性躁易怒已 3 年，动辄斥责詈骂子女，情绪难以抑制，寐一般，口苦，纳减，大便 2~3 日一解，质黏，溲黄。月经周期、经期、经量正常，无痛经，无经前乳胀，月经 10 月 13 日来潮，量较多，色暗红，伴少量血块，下腹稍坠。舌淡红，苔薄白，脉细。

治法：清热平肝。

方药：龙胆 5g　炒栀子 10g　淡豆豉 10g　生地黄 12g　车前子（包）10g　预知子 10g　刺蒺藜 10g　郁金 6g　柴胡 10g　大蓟 12g　小蓟 12g　7 剂。

二诊：2020 年 10 月 23 日。药后性情改善，口苦减。妇科检查：外阴无殊，阴道通畅，内见少量咖啡色分泌物，宫颈光滑，未见赘生物及接触性出血，双合诊暂缓。舌脉如上。舌脉如上。

方药：中药守上方加减。

龙胆 5g　炒栀子 10g　淡豆豉 10g　生地黄 12g　车前子（包）10g　预知子 10g　刺蒺藜 10g　郁金 6g　柴胡 10g　贯众炭 20g　地榆 15g　7 剂。

三诊：2020 年 11 月 3 日。性情平和，不再发怒。带下稍多。妇科检查：外阴无殊，阴道通畅，分泌物量中，色白，宫颈轻度柱状上皮外移，质地中等，正常大小，无压痛，两侧附件压痛。舌脉如上。

治法：调气，清湿热。

方药：**四逆清带汤**（自拟方）。

柴胡 10g　枳壳 10g　白芍 10g　败酱草 10g　大血藤 15g　樗白皮 15g　半枝莲 15g　土茯苓 15g　蒲公英 15g　大蓟 15g　小蓟 15g　萆薢 15g　生甘草 6g　7 剂。

四诊：2020 年 11 月 23 日。月经 11 月 8 日—11 月 15 日，性情平和，舌脉如上。

龙胆 5g　炒栀 10g　淡豆豉 10g　生地黄 12g　车前子（包）10g　预知子 10g　刺蒺藜 10g　郁金 6g　柴胡 10g　大蓟 12g　小蓟 12g　7 剂。

受惊易晕厥

初诊：2023 年 7 月 6 日。高某，40 岁。患者容易惊吓 4 年，如手碰一物，担心会掉地，即欲晕厥已 3 年。平素疲劳，时有头晕，畏寒，下肢冷。今年感染"新型冠状病毒"后，经行量少，较以往减少 1/2，月经周期 30 天，经期 5 天，色暗质稠，有血块，无痛经，小腹坠胀。月经 7 月 5 日来潮，二便调，纳差。生育史：0-0-3-0（工具避孕，2 次宫角妊娠，暂无生育要求）。妇科检查：外阴无殊，阴道有少许豆渣样分泌物，宫颈光滑，宫体后位，质地中等，正常大小，活动，无压痛，两侧附件轻压痛。B 超：子宫内膜厚度 5mm，子宫肌瘤多发，大者 13mm×10mm，发现子宫腺肌病。甲状腺功能、肝肾功能正常，Torch 阴性。舌淡红，苔薄白，脉细。

治法：补益气血，调养心脾。

方药：**助孕汤**（菟丝子 12g，枸杞子 15g，覆盆子 15g，巴戟天 12g，淫羊藿 10g，鹿角 10g，续断 10g，杜仲 12g，桑椹子 15g，紫石英 30g，当归 6g）加黄芪 15g、党参 15g、磁石 15g。7 剂。

二诊：2023 年 7 月 15 日。近 1 周疲劳、头晕明显好转，无受惊现象发生。B 超：子宫内膜厚度 4.5mm，左侧卵泡 17mm×14mm，16mm×13mm。舌脉如上。

方药：**归脾汤加减**。

党参 15g　炒白术 10g　炙黄芪 15g　当归 6g　木香 5g　茯苓 10g　远志 10g　酸枣仁 10g　磁石 20g　柏子仁 15g　琥珀（入煎）5g　炙甘草 5g　7 剂。

三诊：2023 年 7 月 27 日。月经将近，小腹坠胀感，疲劳，头晕皆缓解，胃纳大便改善，寐安。舌脉如上。

方药：**十全大补汤加味**。

党参 10g　炒白术 10g　茯苓 10g　熟地黄 10g　当归 6g　川芎 6g　炒白芍 10g　炙黄芪 15g　肉桂 3g　磁石 15g　琥珀（入煎）5g　炙甘草 6g　7 剂。

四诊：2023 年 8 月 5 日。月经 8 月 3 日来潮，经量中等，易惊已除。舌脉如上。

方药：**八珍汤加味**。

党参 10g　炒白术 10g　茯苓 10g　熟地黄 15g　当归 6g　川芎 6g　炒白芍 10g　磁石 20g　柏子仁 15g　琥珀（入煎）5g　炙甘草 5g　7 剂。

五诊：2023 年 8 月 12 日。偶有头晕，受惊易晕现象未再发生。做家务后右侧后背肩胛处酸胀痛。舌脉如上。

方药：**黑归脾汤加减**。

熟地黄 12g　党参 15g　炒白术 10g　炙黄芪 10g　当归 6g　木香 5g　茯苓 10g　远志 10g　酸枣仁 10g　桑寄生 15g　丝瓜络 10g　杜仲 12g　7 剂。

梅　核　气

初诊：2009 年 7 月 27 日。姚某，28 岁。咽喉有异物感 5 天，伴乳房胀痛。舌淡红，苔薄白，脉细。

治法：疏肝开郁。

方药：绿萼梅 6g　玫瑰花 6g　娑罗子 10g　预知子 10g　甘松 10g　佛手 10g　郁金 10g　苏梗 10g　合欢花 10g　7 剂。

二诊：2009 年 8 月 6 日。梅核气已除。

奔　豚　气

初诊：2001 年 8 月 26 日。伍某，36 岁。8 月 20 日在无任何诱因的情况下突然感觉左下腹发胀，并逐渐加剧，似有物向上顶撞至剑突部，整个腹部膨隆如妊娠8、9月大小，神识不清。在当地医院用抗生素滴注之后1小时，所有症状全部消失。8月24日上述症状发作1次，8月25日发作3次，表现症状雷同，既往并无类似病史。纳便、睡眠均正常。舌质暗，苔薄白，脉细软。

中医诊断：奔豚气。

治法：行气降逆。

方药：乌药6g　沉香（后入）4g　降香（后入）4g　槟榔10g　枳壳6g　赤小豆15g　大腹皮8g　茯苓10g　石菖蒲8g　3剂。

四磨汤口服液，每次1支，每日2次，口服。

二诊：2001年8月30日。服药至今奔豚气症状未再发生，舌脉如上。

中药守上方加郁金8g。5剂。

四磨汤口服液，每次1支，每日2次，口服。

三诊：2001年9月9日。经过治疗奔豚气未再发作，近来多梦，咽部有痰，舌脉如上。

治法：行气化痰安神。

方药：**温胆汤加味。**

陈皮8g　半夏10g　茯苓12g　枳壳9g　竹茹10g　生甘草5g　远志9g　石菖蒲6g　合欢花10g　郁金9g　佛手10g　沉香（后入）3g　10剂。

四磨汤口服液，每次1支，每日2次，口服。

舞　蹈　病

马某，8岁。在市某医院诊断为舞蹈病，由于所投药物为镇静剂而未敢服用，家长希望能不药而愈，故对其看管、批评、责骂甚严，但症状不见好转，竟达数月。患儿坐姿学习或休息时，常不自觉扭动头颈、上躯，用双手臂支撑身体，同时用力外旋，直至某些关节发出响声方罢，时隔不久，又开始重复上述动作。某一次其父母制止了她的舞蹈样动作，她却因未能完成动作而难过哭闹，使其父母无可奈何。舌稍红，苔薄白，脉稍细。

西医诊断：舞蹈病。

治法：凉血养血，息风柔络。

方药：生地黄12g　白芍10g　桑寄生12g　丝瓜络10g　竹茹10g　忍冬藤12g　鸡血藤12g　蝉蜕9g　地龙10g　桑枝10g　豨莶草10g　3剂。

药后舞蹈样动作消失，从此不发。

瘛　疭

我曾治七旬老媪，弱不胜风，中风后两手颤抖不禁，难以持物，仿大定风珠意，方中有鸡子黄1枚打冲，再加全蝎6g、蜈蚣3条、地龙10g，数剂即风止树静，手颤消失，以后或发，旋服旋止，其效如响。

痉挛性斜颈

初诊：1974 年 8 月 3 日。李某，9 岁。不明原因自诉右侧颈项酸痛，家史以为落枕，局部贴伤湿膏无效，次日因颈部倾向一侧，举家惶然。经某医院神经科诊断为痉挛性斜颈症。当家属得知该病并无生命危险，又非朝夕所能治愈，未经治疗，即返回农村家中。就诊时患女头颈呈 45° 角向右侧倾斜，右肩抬高，左肩偏低，双肩峰相差 7cm。背面观，自第 8 胸椎以上的脊椎呈 S 形弯曲，头向左侧倾斜时有明显阻力。根据患女面色少华。舌质稍淡，苔薄白，脉细。

西医诊断：痉挛性斜颈症。

治法：养血活血，祛风柔络。

方药：**四物汤加味**。

熟地黄 9g　当归 9g　白芍 9g　川芎 1.5g　蝉蜕 9g　全蝎 9g　蜈蚣 9g　2 剂。

水煎 2 次分服。嘱先试服 1 剂。

次日适值台风肆虐，未能就诊。

二诊：1974 年 8 月 5 日。患儿家属称，服上药之后，当晚沉睡甚酣，醒来时一切症状消失，已与正常无殊。检查脊柱无弯曲，头颅端正，双肩峰等高，颈项活动正常。

半身疼痛

初诊：2023 年 4 月 1 日。姜某，38 岁。患者右半身体疼痛 5 天，头部胀痛，从头至脚酸痛，疼痛局限在右侧半身，大便 2~3 天一行，条状。舌淡红，苔薄白，脉细。

中医诊断：痹病（风痰阻络）。

治法：祛风化痰，通络止痛。

方药：白附子 6g　白芷 10g　蔓荆子 10g　防风 10g　葛根 12g　僵蚕 10g　桑寄生 15g　白蒺藜 15g　川牛膝 15g　丝瓜络 10g　竹茹 10g　7 剂。

二诊：2023 年 4 月 22 日。右半身疼痛已除。

颈椎病手麻

初诊：2020 年 7 月 7 日。陈某，50 岁。10 余年前无明显诱因下晨起出现左手中指、无名指发胀、发麻、无力，无法扣上衣服纽扣，从肩、手臂外侧至手背处吊筋样痛，偶有后枕部头痛，双下肢久坐后水肿，左小腿发胀较剧。潮热汗出，或怕冷，便软 3 年。今日磁共振检查：颈椎退行性改变，腰椎退变伴腰 4-5 椎间盘轻度突出。舌淡红，苔薄白，脉细。

西医诊断：颈椎退行性改变，腰椎退变伴腰 4-5 椎间盘轻度突出。

治法：活血通络。

方药：桑寄生 15g 桑枝 12g 羌活 10g 鸡血藤 30g 伸筋草 15g 络石藤 15g 炒白芍 15g 葛根 15g 威灵仙 10g 天麻 10g 制乳香 5g 制没药 5g 7 剂。

小活络丸，一次 1 丸，一日 2 次。

二诊：2020 年 7 月 14 日。手指麻木明显好转，可以扣纽扣，下肢胀，大便成形。舌脉如上。

方药：中药守上方加桂枝 9g。14 剂。

小活络丸，每服 1 丸，一日 2 次。

肾气丸，每服 10g，一日 2 次。

三诊：2020 年 7 月 28 日。左手指麻木近愈。舌脉如上。

方药：中药守上方加丝瓜络 10g。7 剂。

四诊：2020 年 8 月 4 日。胸闷，气短，左手指麻木续见好转。舌脉如上。

治法：益气补虚。

方药：**升陷汤加味**。

升麻 5g 柴胡 5g 桔梗 6g 黄芪 15g 知母 10g 党参 15g 黄精 10g 玉竹 10g 7 剂。

五诊：2020 年 8 月 11 日。颈痛、手指麻木再见好转。舌脉如上。

方药：**葛根汤加味**。

葛根 15g 麻黄 6g 桂枝 9g 炙甘草 6g 炒白芍 5g 桑寄生 15g 桑枝 12g 生姜 5 片 大枣 5 枚 14 剂。

六诊：2020 年 8 月 24 日。手指麻木完全消失。

肩周炎

医案 1 初诊：1981 年 10 月 13 日。周某，女，60 岁。劳损致左肩重滞疼痛，呈游走性，运动障碍已 1 个月。寐中常小腿抽筋，形瘦，面色无华。口淡多涎，二便调。舌淡，苔腻而黑，脉细涩。

治法：养血祛风胜湿。

方药：生地黄（酒拌）10g 炒白芍 9g 当归 6g 川芎 3g 木瓜 9g 防己 9g 黄芪 12g 全蝎 3g 白僵蚕 6g 秦艽 6g 苍术 6g 半夏 5g 2 剂。

二诊：1981 年 10 月 16 日。夜寐已安，小腿抽筋减轻，又感风邪，头痛喷嚏，畏风出汗，肩痛如旧。舌脉如上。

治法：益气解表，调和营卫。

方药：桂枝 5g 炒白芍 6g 炙甘草 3g 葛根 12g 生黄芪 15g 白术 9g 防风 5g 桑寄生 12g 生姜 3 片 大枣 4 个，2 剂。

三诊：1981 年 10 月 20 日。外感已愈，肩痛如上。舌淡，苔白厚腻，微黑，脉浮。

治法：芳香化浊，祛风胜湿。

方药：杏仁 9g　薏苡仁 30g　草果 4g　法半夏 6g　木通 3g　防己 10g　藿香 6g　佩兰 6g　木瓜 9g　蚕沙 9g　羌活 5g　3 剂。

四诊：1981 年 10 月 29 日。肩痛略见减轻，双下肢发出湿疹。黑苔已退，脉如上。

方药：桂枝 5g　炒薏苡仁 30g　法半夏 6g　防己 10g　木瓜 9g　威灵仙 5g　羌活 5g　当归 6g　蕲蛇 3g　姜黄 6g　3 剂。

小活络丹，每次 2 片，1 日 2 次，吞服。

药后肩痛消失。

医案 2　会诊记录　初诊：2018 年 6 月 30 日。谢某，女，57 岁。因“左肩关节疼痛伴活动障碍 15 天”就诊。

15 天前患者无明显诱因下出现左肩关节疼痛，逐渐加重，以致左臂无法抬举，唯有采取左前臂上举保持捧头姿势，疼痛方可缓解。因疼痛剧烈，无法入睡。6 月 19 日于我院住院部予鼠神经生长因子针、依托考昔片、弥可保片、甘露醇针、地塞米松针、呋喃硫胺片、曲马多缓释片、乙哌立松片、氟比洛芬凝胶贴膏及中药活血治疗，效果欠佳。近 2 日头晕倦怠，纳寐可，便秘。既往有胆囊炎病史。舌淡红，苔薄白，脉弦缓。

治法：攻逐痰湿，通络止痛。

方剂：**指迷茯苓丸加味**。

方药：玄明粉（冲）10g　茯苓 12g　竹茹 10g　枳壳 10g　半夏 12g　全蝎 10g　地龙 10g　丝瓜络 10g　桑寄生 15g　羌活 10g　威灵仙 10g　5 剂。

二诊：2018 年 7 月 5 日。服药 1 剂，水泻五六次，未敢再用玄明粉，左肩疼痛明显好转，连续 3 夜可以入睡，舌脉如上。

方药：中药守上方去玄明粉，加蕲蛇 10g、防己 10g。3 剂。

三诊：2018 年 7 月 13 日。左肩疼痛消失，唯举臂困难，嘱肢体锻炼。

2019 年 1 月 20 日随访，左肩疼痛未再复发，之前曾经出现肌肉萎缩的现象，也已经恢复。

痹　病

初诊：2022 年 4 月 16 日。应某，女，36 岁。患者 2021 年行宫腔镜下两侧卵巢巧克力囊肿剥除术（左侧 74mm × 50mm，右侧 36mm × 31mm）+ 右输卵管系膜剥除 + 盆腔粘连松解术 + 盆腔子宫内膜异位病灶电灼 + 内膜息肉电切 + 宫腔息肉电切术。术后注射诺雷德针 6 次（每月 1 次），最后一针 2022 年 4 月 1 日结束，月经来潮。平素周期 28 天，经期 5~6 天。寐短早醒，情绪低落，头痛，右手臂关节麻痛 2 个月，现服用钙片，纳便调。既往史：否认肝炎、高血压、糖尿病等病史。个人史：0-0-0-0。妇科检查：外阴无殊，阴道通畅，分泌物量中等，乳白色，宫颈轻度柱状上皮外移，宫体后位，质地中等，正常大小，无压痛，两侧附件无压痛，三合诊后穹窿触痛。舌淡红，苔薄白，脉细。

中医诊断：痹病（正虚受邪）。

治法：扶正祛风。

方药：**薯蓣丸加味**。

薯蓣 20g　当归 6g　桂枝 3g　神曲 10g　熟地黄 12g　甘草 6g　党参 15g　川芎 5g　炒白芍 12g　白术 10g　麦门冬 10g　杏仁 10g　柴胡 5g　桔梗 4g　茯苓 12g　阿胶（烊冲）10g　干姜 5g　白敛 5g　防风 10g　大枣 10 个　葛根 30g　黑豆 30g　7 剂。

二诊：2022 年 4 月 23 日。手臂麻木。舌脉如上。

中医诊断：痹病（肝肾两虚，气血不足）。

治法：祛风湿，止痹痛，益肝肾，补气血。

方药：**独活寄生汤去独活加桑枝**。

桑寄生 10g　杜仲 10g　牛膝 15g　细辛 5g　秦艽 10g　熟地黄 10g　茯苓 10g　防风 10g　川芎 6g　党参 10g　炙甘草 6g　当归 6g　炒白芍 10g　桂枝 6g　桑枝 15g　7 剂。

小活络丹，每次 1 丸，每日 2 次。

三诊：2022 年 5 月 5 日。手臂麻木减轻，头痛胀。舌脉如上。

方药：中药守上方，加丝瓜络 10g、僵蚕 10g。7 剂。

小活络丹，每次 1 丸，每日 2 次。

四诊：2022 年 7 月 2 日。手臂麻木已愈。

胠下疼痛

初诊：2019 年 5 月 28 日。潘某，42 岁。半月来右侧胠下部酸胀痛，晨起为甚，活动后可缓解。20 余年前结扎后出现腰痛，持续 1 年。妇科检查无殊。舌淡红，苔薄白，脉细。

治法：活血化瘀，行气止痛。

方药：**三物养血汤合芍药甘草汤加减**。

桑寄生 15g　丝瓜络 15g　竹茹 10g　䗪虫 10g　白芍 20g　炙甘草 6g　制乳香 5g　制没药 5g　牛膝 30g　续断 12g　忍冬藤 15g　7 剂。

二诊：2019 年 6 月 3 日。胠下酸胀痛未见好转。舌脉如上。

方药：**少腹逐瘀汤加减**。

当归 9g　川芎 9g　赤芍 10g　延胡索 10g　小茴香 5g　干姜 5g　制没药 4g　蒲黄炭 10g　五灵脂 10g　乌药 9g　䗪虫 10g　鸡血藤 15g　7 剂。

三诊：2019 年 6 月 10 日。右胠下部酸胀痛基本消除。舌脉如上。

方药：**少腹逐瘀汤加减**。

当归 9g　川芎 9g　赤芍 10g　延胡索 10g　小茴香 5g　干姜 5g　制没药 4g　蒲黄炭 10g　五灵脂 10g　乌药 9g　䗪虫 10g　鸡血藤 15g　益母草 12g　7 剂。

腰　痛

医案 1　初诊：2009 年 8 月 31 日。李某，29 岁。不明原因出现腰痛 2 个月，乳房胀痛，月经周期35天，量少色暗有块，经期腰痛加重，纳便正常。生育史：1-0-1-1。妇科检查：外阴无殊，阴道通畅，宫颈轻度柱状上皮外移，宫体后位，大小正常，质地中等，活动，无压痛，左侧附件压痛，右侧无压痛。舌淡红，苔薄白，脉细。

治法：**调气益肾**。

方药：橘核10g　香附10g　刺蒺藜10g　荔枝核10g　桑叶15g　自然铜10g　骨碎补10g　五加皮10g　狗脊10g　7剂。

二诊：2009年9月7日。腰痛明显减轻，继续中药调理。

医案2　初诊：2010年1月25日。陈某，45岁。腰痛1年多，不能久坐，经常卧床。妇科检查：外阴无殊，阴道通畅，宫颈光滑，子宫后位，大小正常，质地中等，活动，无压痛，两侧附件无压痛。舌淡红，苔薄白，脉细。

治法：**补肾活血**。

方药：菜头肾15g　湖广草30g　梵天花30g　野荞麦根20g　络石藤15g　仙鹤草20g　杜仲12g　续断12g　䗪虫6g　丝瓜络10g　桑寄生15g　狗脊10g　7剂。

二诊：2010年2月2日。腰痛减轻，可以久坐，舌脉如上。

中药守上方续进7剂。

四肢麻木疼痛

初诊：2022年7月28日。程某，40岁。3天前无明显诱因下出现四肢麻木，小腿外侧尤其明显伴疼痛，夜间加剧，白天自觉头晕沉重，如坐车船，伴腰骶部疼痛不适。寐安纳可，大便每日一解，质干，矢气频，小便无异常。舌淡红，苔薄白，脉细弱。

中医诊断：痹病。

治疗：养血平肝，舒筋通络。

方药：炒白芍15g　炙甘草6g　鸡血藤15g　桑寄生15g　丝瓜络10g　竹茹10g　络石藤20g　忍冬藤15g　天麻10g　僵蚕10g　大腹皮10g　茯苓10g　7剂。

二诊：2022年8月4日。四肢麻木、小腿疼痛已除，头晕亦消。近日发口腔溃疡，夜寐不佳，胃纳便调，夜尿频，余无不适。舌脉如上。

方药：半夏泻心汤加升麻10g。7剂。

两足少阳胆经胀麻感

初诊：2023年10月7日。朱某，36岁。患者两大腿胆经分布部位胀麻2周，捶击方感到舒服。近2日自觉上火，口干，鼻息热，不易饥，寐欠安，尿频急，无尿痛，嗳气多。末次月经2023年9月29日来潮。舌红，苔薄白，脉细。

治法：清泻肝经湿热，佐以通络。

方药：**龙胆泻肝汤加减**。

龙胆3g　车前子(包)10g　通草5g　炒黄芩6g　当归6g　生地黄10g　泽泻10g

柴胡 10g　炙甘草 6g　炒栀子 10g　忍冬藤 15g　竹茹 10g　六神曲 10g　佛手 10g　7 剂。

二诊:2023 年 10 月 14 日。两大腿胆经分布部位胀麻消失,口干除,纳欠,尿频急,鼻腔干燥。舌脉如上。

方药:参苓白术散加石斛 12g、石韦 15g。7 剂。

下肢冷痛

初诊:2020 年 10 月 27 日。沈某,44 岁。9 月 27 日因滑雪跌倒致左膝受伤,不能弯曲,疼痛较剧,敷如意金黄膏后症状未见明显好转,当天夜间肿痛明显,次日至医院就诊,磁共振检查:左腿内侧副韧带损伤,邻近滑膜囊增厚,左膝关节退行性变变,左髌上囊、关节腔积液。予手法复位、口服伤科药物及消肿止痛药物治疗、卧床休息后疼痛稍减轻,但仍肿胀明显,骑电动车上下班用棉被遮挡,仍觉寒风刺骨,10 月 15 日起左腿冷痛明显,用电吹风吹热风后减轻,10 月 16 日在针灸科针灸及关节腔放液,肿胀减轻,10 月 17 日普通针刺加电针,10 月 18 日针灸后冷痛明显好转,因月经来潮停用针灸冷痛再发,10 月 20 日停敷金黄膏,用白酒调和接骨粉外擦及艾草泡脚,症状无改善,每天带护膝、穿两条长裤和棉鞋,仍觉寒冷至骨。现左下肢冷痛明显,膝关节酸痛,足趾不温。舌淡红,苔薄白,脉细。

外治方:桂枝 20g　细辛 15g　制川乌 10g　干姜 10g　鸡血藤 50g　延胡索 10g　制乳香 15g　制没药 15g　威灵仙 15g　丝瓜络 20g　3 剂。

方法:上方水煎 3 次,在高统雨靴内放入大塑料袋,伸腿袋中,倒入煎好水温适度的药汁满过膝,温度降低即换,不拘时间、次数。

二诊:2020 年 10 月 30 日。用药 1 剂后,患腿冷酸疼痛明显好转,关节活动障碍减轻,冷痛十去其七。3 剂药后,患腿酸冷疼痛续减,范围缩小至小腿及踝部,今已弃用护膝。

外治方:守上方加白芥子 10g、黄酒 50ml,3 剂。

用法同上。

三诊:2020 年 11 月 16 日。上方用药完毕,自行配上方外洗 1 周,左下肢冷痛已经消失。

交骨疼痛

初诊:2008 年 12 月 17 日。陈某,25 岁。原患两侧附件炎,耻骨疼痛 3 个多月,小腹胀,矢气。舌淡红,苔薄白,脉细。

治法:调气清热。

方药:**荔橘调气汤**(自拟方)**加味**。

荔枝核 10g　橘核 10g　乌药 9g　香附 10g　小茴香 3g　青皮 10g　枳壳 10g　大

腹皮 10g　川楝子 10g　小茴香 15g　川楝子 20g　徐长卿 20g　14 剂。

二诊:2009 年 1 月 6 日。耻骨疼痛次数减少,程度减轻,带下不多,舌脉如上。

中药守上方加血竭 5g、当归 10g、川芎 10g。14 剂。

三诊:2009 年 2 月 5 日。耻骨疼痛已除。

腹股沟痛

初诊:2008 年 1 月 14 日。朱某,46 岁。右侧腹股沟抽掣疼痛 3 天,伴有便意,排便之后症状稍减。带下量多,色微黄,如涕,无阴痒,纳可,寐安,二便正常。月经正常。生育史:2-0-1-2,两侧输卵管已结扎。妇科检查:外阴无殊,阴道通畅,宫颈轻度柱状上皮外移,子宫前位,大小正常,质地中等,活动,无压痛,两侧附件无压痛。舌淡红,苔薄白,脉细。

治法:养阴疏肝通络。

方药:**一贯煎加味**。

北沙参 10g　麦门冬 10g　当归 6g　生地黄 12g　枸杞子 10g　川楝子 20g　忍冬藤 20g　丝瓜络 10g　竹茹 10g　4 剂。

二诊:2008 年 1 月 18 日。腹股沟疼痛已经消除,带下多 1 周,色白如涕,舌脉如上。

中药守上方续进 7 剂。

下肢静脉曲张

初诊:2020 年 6 月 19 日。陈某,23 岁。因"下肢充血发紫水肿 10 年"就诊。

检查两下肢皮肤充血,发紫如地瓜皮,并见轻度水肿,两下肢腘部、小腿、脚背、脚踝内侧部静脉曲张,轻微水肿。舌淡红,苔薄白,脉细。

西医诊断:下肢静脉曲张。

治法:温肾化气,利水活血。

方药:**济生肾气丸加味**。

熟地黄 15g　山药 15g　牡丹皮 9g　茯苓 10g　山茱萸 10g　泽泻 10g　桂枝 5g　淡附片 3g　车前子(包)10g　川牛膝 15g　桑寄生 15g　丝瓜络 10g　冬瓜皮 30g　赤小豆 50g　7 剂。

二诊:2020 年 6 月 26 日。月经 6 月 26 日来潮,4 天净,上症好转,舌脉如上。

方药:中药守上方,7 剂。

三诊:2020 年 7 月 3 日。经净。舌脉如上。

方药:熟地黄 15g　山药 15g　牡丹皮 9g　茯苓 10g　山茱萸 10g　泽泻 10g　桂枝 5g　淡附片 3g　车前子(包)10g　川牛膝 15g　鸡血藤 45g　丹参 15g　7 剂。

四诊:2020 年 7 月 10 日。两下肢充血发绀明显减轻,水肿已退,舌脉如上。

方药:中药守上方改鸡血藤至 60g,改丹参至 20g。7 剂。

五诊：2020 年 7 月 17 日。两下肢充血发绀继续减轻，水肿消失，舌脉如上。

方药：中药守上方改鸡血藤至 90g。7 剂。

六诊：2020 年 7 月 24 日。月经 7 月 18 日—7 月 22 日。以往居家时两下肢发绀色，近期居家时两下肢肤色正常，舌脉如上。

方药：中药守上方加泽兰 15g。7 剂。

七诊：2020 年 7 月 31 日。就诊时两下肢肤色发绀明显减退，仅踝上 4cm 之下略微充血，无水肿，舌脉如上。

方药：中药守上方加益母草 30g。7 剂。

八诊：2020 年 8 月 7 日。症如上，舌脉如上。

方药：**当归芍药散加味**。

当归 6g　炒白芍 30g　泽泻 10g　炒白术 10g　茯苓 10g　川芎 3g　牛膝 30g　车前子（包）15g　丹参 20g　鸡血藤 90g　泽兰 15g　益母草 30g　7 剂。

九诊：2020 年 8 月 14 日。症如上，舌脉如上。

方药：中药守上方加黄芪 30g、防己 10g。7 剂。

十诊：2020 年 8 月 21 日。月经 2020 年 8 月 15 日来潮，经量中等，无不适，今将净。建议穿医用静脉曲张弹力袜以善后。

肛　痛

医案 1　初诊：2008 年 7 月 22 日。谭某，25 岁。带下量多如涕 3 天，大便时肛门疼痛，检查无殊。舌淡红，苔薄白，脉细。

治法：收敛固涩，清利湿热。

方药：莲须 15g　蛤壳 20g　石榴皮 10g　鹅管石 20g　炒栀子 12g　防风 10g　地榆 10g　4 剂。

二诊：2008 年 7 月 26 日。带下已除，肛门疼痛减轻，舌脉如上。

方药：中药守上方续进 7 剂。

外治方：生地黄榆 60g　5 剂。

水煎 3 次，合药液约 1 500ml，凉后先用坐浴，不拘次数，每次 15 分钟。

三诊：2008 年 8 月 4 日。大便时肛门疼痛已除。

医案 2　痔疮术后肛周疼痛　初诊：2022 年 8 月 17 日。周某，60 岁。患者 35 天前行痔疮手术，术后肛门创口疼痛，痛则不敢排便，大便日解 1~2 次，量少，成形，伴腰痛明显，食欲不振，贫血貌，乏力，阵发出汗。舌淡红，苔薄白，脉细。

西医诊断：痔疮术后。

治法：凉血止血，润肠通便。

方药：**乙字汤加味**。

大黄炭 6g　升麻 10g　炒黄芩 10g　柴胡 10g　当归 6g　地榆 20g　槐花 20g　墨旱莲 20g　决明子 20g　椿根皮 20g　炙甘草 6g　5 剂。

二诊：2022年8月22日。进1剂后，大便顺畅，日解2~3次，后大便逐渐难解、质偏干，便后肛门刺痛，大便不尽感，食欲大增，食不饱腹，精神明显好转。近半月腰痛明显，或左或右，或双侧作痛，弯腰后加重，卧床后可缓解。舌脉如上。

治法：补肾凉血，润肠通便。

方药：中药守上方，加野荞麦根20g、女贞子20g。4剂。

三诊：2022年8月25日。服2剂药，腰痛除。

肛裂便血

初诊：2009年6月29日。韩某，28岁。肛裂便血3天。

外治方：地榆60g　7剂。

水煎3次，合药液约1 500ml，凉后先用坐浴，不拘次数，每次15分钟。

二诊：2009年7月6日。肛裂便血已愈。

足心发热

初诊：2013年6月26日。夏某，45岁。患者近1个月来无明显诱因下出现两足心发烫，双乳胀痛，溢乳，乏力，测血催乳素正常。舌淡红，苔薄白，脉细。

治法：清热疏肝，滋阴凉血。

方药：**加味逍遥散加味**。

牡丹皮9g　炒栀子10g　柴胡10g　当归9g　炒白芍10g　茯苓10g　炒白术10g　甘草5g　生姜3片　薄荷(后入)3g　龙葵20g　蝉蜕6g　桑寄生15g　麦芽50g　7剂。

外治方：生地黄60g，加水捣研，外敷涌泉穴，每日1次。

二诊：2013年7月7日。月经7月4日来潮，两足心发热减轻，眼屎多，头筋痛，舌脉如上。

方药：加味逍遥散加菊花10g、墨旱莲15g、夏枯草15g。7剂。

外治方：生地黄60g，加水捣研，外敷涌泉穴，每日1次。

三诊：2013年7月14日。两足心发热消失。

足心寒冷

初诊：1997年8月16日。徐某，24岁。足底寒冷，虽暑天而不能赤足践地，践地则足底寒气钻心，不能忍受。

外治方：吴茱萸适量研细，外敷足心，1次即愈。

足 跟 痛

医案 1　初诊:2014 年 6 月 26 日。蒋某,34 岁。足跟痛,双下肢不适,不安,多动,其内如有虫行感半月,无疼痛,无肌肉震颤,小腹隐痛,寐纳佳,二便调。舌淡红,苔薄白,脉细。

治法:补益肝肾,养血通络。

方药:桑寄生 25g　杜仲 10g　菟丝子 10g　续断 10g　枸杞子 12g　覆盆子 12g　丝瓜络 10g　炒白芍 20g　夜交藤 30g　牛膝 15g　竹茹 10g　鸡血藤 20g　7 剂。

外治方:熟地黄 60g,6 剂,捣烂敷于足跟。

二诊:2014 年 7 月 3 日。药后足跟痛、下肢不安均除,舌脉如上。

方药:**固冲汤**(自拟方)**加味**。

墨旱莲 15g　女贞子 10g　菟丝子 10g　枸杞子 15g　覆盆子 15g　巴戟天 12g　淫羊藿 10g　何首乌 15g　熟地黄 15g　桑椹子 15g　鹿角片 10g　续断 10g　鸡血藤 30g　桑寄生 15g　7 剂。

医案 2　初诊:2021 年 10 月 8 日。沈某,44 岁。足底针刺样疼痛 1 个月,伴肩背酸痛,睡眠多梦,纳可,二便调。舌淡红,苔薄白,脉细。

中医诊断:足跟痛(肾虚血瘀)。

治法:补肾通络,行气止痛。

外治方:骨碎补 15g　续断 20g　制乳没各 20g　鸡血藤 45g　延胡索 20g　威灵仙 15g　7 剂。

水煎 3 次,合药液 1 500ml,趁热泡脚,不拘时间。

肾气丸,1 次 6g,每日 2 次。

二诊:2021 年 11 月 3 日。泡脚 4 天后,足底部针刺样疼痛消失。

足 跟 麻 木

初诊:2022 年 9 月 21 日。沈某,27 岁。因“睡眠时双足跟麻木 1 年”就诊。舌淡红,苔薄白,脉细。

中医诊断:痹病(寒瘀阻络)。

治法:祛风除湿,活血除痹。

外治方:独活 20g　鸡血藤 45g　威灵仙 15g　制乳香 10g　制没药 10g　7 剂。

水煎 3 次,合药液 1 500ml,趁热泡脚,不拘时间。

二诊:2022 年 9 月 28 日。症如上。

方药:中药守上方,7 剂。

外治方用法同上。

三诊:2022 年 10 月 4 日。双足跟麻木已愈。

四诊:2022 年 10 月 30 日。随访,双足跟麻木未再发生。

蹈趾寒冷

初诊:2014 年 6 月 4 日。林某,44 岁。因“围绝经期综合征”初诊。

患者 20 年前天寒时偷渡意大利,因下半身趟水来不及拭干达 10 小时,此后反复出现足心温暖,蹈趾冰冷多汗,平素天热时仍需穿棉鞋、厚袜,阵发潮热身冷。月经 5 月 4 日来潮。舌淡红,苔薄白,脉细。

治法:养阴清热,温经通脉。

方药:**镇肝熄风汤加味**(自拟方)。

龙骨(先煎)30g　牡蛎(先煎)30g　龟甲胶(烊冲)10g　怀牛膝 12g　代赭石 12g　天门冬 12g　玄参 12g　白芍 12g　茵陈 12g　白薇 12g　青蒿 10g　鳖甲(先煎)15g　7 剂。

外治方:吴茱萸 15g　淡附片 30g　3 剂。

水煎 3 次,合药液 1 500ml,趁热泡脚,不拘时间。

二诊:2014 年 6 月 12 日。蹈趾冰冷已除,身冷身热已除,舌脉如上。

方药:镇肝熄风汤加糯稻根 20g、熟地黄 12g。7 剂。

外治方用法同上。

化脓性疖肿

初诊:2013 年 1 月 15 日。林某,26 岁。月经 1 月 13 日来潮,经量中等,睡眠正常。近期面上痤疮较多,左侧鼻翼下出现数颗化脓性疖肿。舌淡红,苔薄腻,脉细。

治法:清热解毒。

外治方:金银花 30g,鸡蛋清适量。

将金银花捣烂,和鸡蛋清混合后外敷患处。

二诊:2013 年 1 月 22 日。面部疖肿消退。

面　　皯

初诊:2009 年 6 月 19 日。柳某,42 岁。面部色素沉着十分明显,已经半年,腰酸。经量稍多,4 天净。舌淡红,苔薄白,脉细。

西医诊断:面部色素沉着。

治法:益肾疏肝活血。

方药:菟丝子 20g　生蒲黄(包)10g　补骨脂 10g　䗪虫 10g　藁本 10g　山慈菇 10g　刺蒺藜 10g　淫羊藿 12g　42 剂。

面部色素减退。

慢性湿疹

医案1 初诊:1982年8月16日。张某,71岁。脐腹部患慢性湿疹已经14年,迭治不愈,近2个月来发作较剧,瘙痒难忍,夜寐尤甚,伴见精神疲乏,汗出与局部渗液沾污衣裳。病变面积25cm×15cm大小,边缘呈苔藓样增厚,有渗液,抓痕明显,色素沉着,纳便正常。舌质偏淡,苔白根腻浊,脉细滑。

治法:渗湿清热,养血搜风止痒。

方药:**三仁汤加味。**

杏仁9g 蔻仁(杵冲)4g 赤小豆30g 滑石12g 通草6g 法半夏9g 蕲蛇10g 当归6g 苦参10g 白鲜皮12g 蚕沙(包煎)10g 5剂。

二诊:1982年8月23日。上药服用后,瘙痒减轻,渗液见少,舌质略淡,苔薄而净,脉仍细滑。

中药守上方,加蝉蜕5g。5剂。

三诊:1982年8月30日。身痒续减,有痰。舌脉同上。

中药守上方,加苍术6g。5剂。

四诊:1984年4月18日。因咳嗽就诊,经过上面治疗之后,湿疹已愈,患处皮损完全消失,局部皮肤色素较深。

医案2 初诊:2022年10月13日。马某,79岁。出现全身皮疹伴瘙痒3个月,时隐时没,搔抓不止,影响睡眠。外院诊断湿疹,曾予氯雷他定、地奈德乳膏、外用重组人碱性纤维细胞生长因子、卤米松乳膏、利多卡因针及曲安奈德针加入炉甘石洗剂外用等治疗,治疗效果欠佳。纳少、寐差、易疲劳。舌淡红,苔薄白,脉细。

治法:清热疏风。

方药:**麻黄连轺赤小豆汤加味。**

连翘10g 赤小豆20g 桑白皮10g 苦杏仁10g 炙甘草6g 荆芥10g 防风10g 乌梢蛇10g 苦参6g 白鲜皮10g 地肤子10g 蝉蜕10g 蚕沙10g 7剂。

二诊:2022年10月20日。瘙痒依旧,舌脉如上。

外治方:苍耳子30g 桑叶30g 刺蒺藜30g 益母草45g 薄荷15g 蛇床子30g 蚕沙50g 5剂。

水煎3次,合药液1 500ml,温时外洗。

三诊:2022年10月26日。瘙痒未明显缓解,舌脉如上。

治法:疏风除湿,清热养血。

方药:**消风散加味。**

当归9g 生地黄10g 防风10g 蝉蜕12g 知母10g 苦参9g 荆芥9g 炒苍术9g 牛蒡子12g 石膏10g 生甘草6g 木通6g 木贼10g 羌活10g 桑叶10g 蕲蛇10g 6剂。

四诊:2022年11月1日。皮肤瘙痒及皮疹减轻,纳便正常,舌脉如常。

中药守上方加苦参9g、白鲜皮10g。7剂。

五诊:2022 年 11 月 8 日。皮肤瘙痒消失。12 月 17 日随访,皮疹、瘙痒未发。

荨麻疹

医案 1　慢性　初诊:2017 年 3 月 27 日。刘某,33 岁。患者因要求二胎前来调理,但半年内无怀孕计划,先要求降体重。身高 173cm,体重 84kg,体重质量指数 27.4。平素大便干结,2~3 天一行。月经 3 月 18 日来潮。既往史:过敏体质,患慢性荨麻疹 10 年。夏季或服用海鲜后常频繁发作。生育史:1-0-0-1(剖宫产)。妇科检查:外阴无殊,阴道通畅,宫颈光滑,宫体后位,正常大小,无压痛,两侧附件无压痛。舌淡红,苔薄白,脉细。

治法:疏风清热,泻火通便。

方药:**防风通圣散加减**。

防风 10g　川芎 6g　当归 6g　炒白芍 10g　制大黄 6g　薄荷(后入)6g　炙麻黄 6g　连翘 10g　炒黄芩 10g　桔梗 6g　滑石 15g　甘草 6g　荆芥 9g　炒栀子 10g　苍术 9g　石膏 10g　厚朴 10g　7 剂。

二诊:2017 年 4 月 7 日。咽痒,咳嗽,荨麻疹发作。舌脉如上。

方药:中药守上方加蝉蜕 10g、玄明粉(冲)10g、蚕沙 10g。7 剂。

三诊:2017 年 4 月 14 日。荨麻疹改善。舌脉如上。

方药:中药守上方加紫草 10g。7 剂。

四诊:2017 年 4 月 24 日。荨麻疹未发作。舌脉如上。

方药:中药守 3 月 27 日方,7 剂。

五诊:2017 年 5 月 2 日。体重下降 2.5kg,咽痒。舌脉如上。

方药:中药守上方,7 剂。

六诊;2017 年 5 月 10 日。月经 4 月 17 日来潮。荨麻疹轻微发作。舌脉如上。

方药:中药守上方加益母草 30g。7 剂。

七诊:2017 年 5 月 25 日。荨麻疹消失。舌脉如上。

方药:防风通圣散,7 剂。

八诊:2017 年 6 月 2 日。月经 5 月 18 日来潮。舌脉如上。

方药:中药守上方,7 剂。

九诊:2017 年 6 月 9 日。无不适,荨麻疹未发作。舌脉如上。

方药:中药守上方,7 剂。

十诊:2017 年 6 月 21 日。寐浅,荨麻疹未发作。舌脉如上。

方药:中药守上方加夜交藤 20g。7 剂。

十一诊:2017 年 6 月 28 日。月经 6 月 18 日来潮,体重 81kg。舌脉如上。

方药:**防风通圣散加减**。

防风 10g　川芎 6g　当归 6g　炒白芍 10g　制大黄 6g　薄荷(后入)6g　炙麻黄 6g　连翘 10g　炒黄芩 10g　桔梗 6g　滑石 15g　甘草 6g　荆芥 9g　炒栀子 10g　白

术 9g　石膏 10g　荷叶 15g　山楂 15g　7 剂。

十二诊:2017 年 7 月 4 日。无不适,荨麻疹未发作。舌脉如上。

方药:中药守上方加槟榔 15g。7 剂。

十三诊:2017 年 7 月 13 日。月经 7 月 11 日来潮,量少。舌脉如上。

方药:**九味调经汤**。

熟地黄 12g　当归 9g　炒白芍 10g　川芎 6g　续断 10g　菟丝子 15g　延胡索 10g　小茴香 5g　茺蔚子 10g　巴戟天 12g　淫羊藿 15g　7 剂。

十四诊:2017 年 7 月 20 日。体重继续下降 2.5kg,荨麻疹未发作。舌脉如上。

方药:中药守 3 月 27 日方加蚕沙 10g。7 剂。

十五诊:2017 年 7 月 27 日。慢性荨麻疹一直未发。舌脉如上。

方药:中药守上方,7 剂。

医案 2　急性　初诊:2021 年 3 月 25 日。赵某,35 岁。因“周身皮疹伴瘙痒 7 天”就诊。

患者 3 月 18 日进食蝤蠓虎(青蟹一种)2 只后,于 3 月 19 日晚始自觉前胸瘙痒,3 月 20 日清晨发现前胸连腹部及后背始见皮疹,伴有瘙痒,不影响睡眠,未给予特殊治疗,后逐渐加重,于 3 月 22 日下午始四肢片状发疹,颜色潮红,瘙痒加重,无发热,自诉有先发处先消退的特点,曾于 2 月 23 日就诊于某西医院皮肤科门诊,给予依巴斯汀片口服,地奈德乳膏外涂后未见明显好转,3 月 25 日来我处就诊时疹块已遍及全身,色红,双下肢明显,后背有所自行消退。舌稍红,苔薄白,脉浮。

治法:疏风养血,清热除湿。

方药:**消风散加味**。

生地黄 15g　通草 5g　知母 10g　生石膏 15g　牛蒡子 9g　甘草 5g　当归 9g　防风 10g　蝉蜕 9g　苦参 10g　荆芥 9g　苍术 9g　蚕沙 10g　蕲蛇 9g　紫草 10g　4 剂。

外治方:益母草 60g　4 剂。

水煎 3 次,合药液 1 500ml,温时外洗。

二诊:2021 年 3 月 30 日。周身皮疹明显消退,瘙痒明显好转,双手及双脚稍红,可见少许新发皮疹,轻度水肿。舌脉如上。

方药:**消风散加味**。

生地黄 15g　通草 5g　知母 10g　生石膏 15g　牛蒡子 9g　甘草 5g　当归 9g　防风 10g　蝉蜕 9g　苦参 10g　荆芥 9g　苍术 9g　防已 10g　茯苓 12g　7 剂。

外治方:同上 7 剂。

用法同上。

鹅　掌　风

初诊:2021 年 2 月 25 日。张某,42 岁。因右手鹅掌风 17 年就诊。

患者从事制作开关工作 10 余年,右手经常接触金属铜件,刚开始出现水泡伴瘙痒,日久开始皮肤粗糙变硬，干裂蜕皮。就诊时局部皮肤不痒，食指、小拇指掌面皮肤及掌根部皮肤增厚、皲裂、脱皮，触摸局部皮肤干燥，粗糙，变硬。

外治方：苦楝子 30g　路路通 30g　槟榔 20g　7 剂。

水煎 2 次，合药液 1 000ml，泡手。

二诊：2021 年 3 月 4 日。患者没有认真按医嘱用药，8 天总共才泡了 5 次，但已明显改善。

外治方：守上方，4 剂。

用法同上。

三诊：2021 年 3 月 11 日。右手皮肤病变续见好转。

外治方：守上方，4 剂。

用法同上。

四诊：2021 年 3 月 18 日。用药期间上症续见好转，近 2 日停药局部有脱屑现象。

外治方：守上方，7 剂。

用法同上。

虫咬性皮炎

初诊：2021 年 5 月 29 日。潘某，12 岁。患者 1 天前在校读书，右手肘部突发红、肿、热、痒，面积达 6cm×6cm 大小。

西医诊断：虫咬性皮炎。

治法：清热解毒，祛风止痒。

外治方：野菊花 50g　金银花 30g　蒲公英 50g　紫花地丁 50g　黄柏 30g　白鲜皮 50g　5 剂。

水煎 500ml，局部湿敷。

二诊：2021 年 6 月 3 日。湿敷至 6 月 3 日，右手肘部红、肿、热、痒全部消除。

疖　肿

医案 1　初诊：2013 年 1 月 15 日。林某，26 岁。月经提前 5 天于 1 月 13 日来潮，经量中等，睡眠正常。近期面上痤疮较多，左侧鼻翼下出现数颗粉刺化脓。舌淡红，苔薄腻，脉细。

治法：清热解毒。

外治方：金银花 30g，鸡蛋清适量。

将金银花捣碎，与鸡蛋清混合后局部外敷，干则易。

二诊：2013 年 1 月 22 日。面部疖肿消退。

医案 2　初诊：2009 年 11 月 21 日。胡某，37 岁。因子宫肌瘤就诊。经前鼻部疖肿焮红肿痛 1 周，红肿直径达 1cm。舌淡红，苔薄白，脉细。

治法：活血化瘀，佐以清热解毒。

方药：**消癥汤**（自拟方：三棱10g，莪术10g，半枝莲15g，白花蛇舌草15g，皂角刺12g，石见穿20g，牡蛎30g，海藻20g，荔枝核12g，橘核12g，制乳香4g，制没药4g）加蒲公英20g、紫地丁15g、连翘10g。14剂。

外治方：羚羊角蘸水研磨，将磨水涂抹局部。

二诊：2009年12月5日。经用羚羊角涂抹1次，次日鼻部之疖红肿消退，颜色变紫，涂抹5次，疖肿痊愈。

肌　衄

初诊：1992年11月28日。陈某，15岁。过敏性紫癜已1年多，双下肢反复出现紫癜。长期口服泼尼松，症状未能控制。平时任何运动都禁止参加。舌尖稍红，苔薄白，脉细。

治法：凉血活血，益气止血。

方药：生地黄50g　紫草50g　牡丹皮12g　水牛角（先入）50g　赤芍15g　藕节15g　党参15g　生黄芪30g　3剂。

二诊：1992年12月7日。下肢紫癜消失。舌脉如上。

中药守上方加黄精20g。5剂。

三诊：1992年12月22日。药后紫癜未再发出。舌脉如上。

中药守上方加玉竹30g。3剂。

四诊：1993年11月12日。过敏性紫癜已治愈。

守11月18日方加黄精30g、玉竹30g。5剂。

随访15年未发。

新型冠状病毒感染

初诊：2022年12月19日。陈某，33岁。高热不退（39.4℃）2天，新型冠状病毒抗原阳性。睡觉发冷，醒来身体发热，头部紧绷一直疼痛，咽喉干，无力。发热整天都不想喝几口水。舌淡红，苔薄白，脉浮。

治法：疏散风寒。

方剂：**荆防败毒散**。

荆芥15g　防风15g　川芎5g　羌活9g　独活9g　柴胡15g　前胡10g　茯苓10g　苍术10g　桔梗9g　生甘草6g　3剂。

2022年12月20日下午，体温降到37.5℃了，微咳。

2022年12月21日：偶有咳嗽，头微痛，体温早上回升至38℃，无汗，体温升高时怕冷。

2022年12月22日：3剂药服完，发热已退，随访已经康复。

注射新型冠状病毒疫苗后味觉缺失

初诊:2021 年 7 月 15 日。孙某,36 岁。7 月 5 日注射新型冠状病毒疫苗后出现味觉缺失情况(吃任何东西都是一个味道)。夜间盗汗明显 20 余年,偶有腰酸痛不适,胃纳可,夜寐尚安,二便调。舌淡红,苔薄白,脉细。

治法:健脾补肾,固表止汗。

方药:生黄芪 15g　白术 12g　防风 6g　桑叶 12g　芡实 30g　金樱子 30g　山茱萸 10g　麻黄根 10g　牡蛎 30g　7 剂。

另:五倍子 5g　7 剂,研粉敷脐。

二诊:2021 年 7 月 22 日,盗汗已除,味觉恢复。

注射新型冠状病毒疫苗后听力下降

初诊:2021 年 6 月 22 日。刘某,42 岁。2021 年 4 月 7 日注射第 1 针新型冠状病毒疫苗后出现耳鸣,鼻塞,咽痛等症,持续 7 天。现仍有轻微耳鸣,听力下降,伴不适感。月经 2021 年 6 月 15 日—6 月 20 日,量中,色较暗,纳可,寐尚安,二便调。舌淡红,苔薄白,脉细。

治法:益气升阳,祛风胜湿。

方药:生黄芪 15g　党参 15g　升麻 6g　柴胡 6g　葛根 10g　藁本 6g　炙甘草 6g　防风 6g　磁石 15g　石菖蒲 9g　白芷 5g　山海螺 20g　7 剂。

二诊:2021 年 7 月 3 日。耳鸣几愈,乳胀。舌脉如上。

方药:**黄芪逍遥散加味**。

生黄芪 15g　当归 9g　炒白芍 10g　柴胡 10g　茯苓 10g　甘草 5g　薄荷 3g　炒白术 10g　香附 6g　八月札 10g　郁金 10g　刺蒺藜 10g　7 剂。

注射新型冠状病毒疫苗后胸闷、气短、耳压增高、眼前发黑

初诊:2021 年 7 月 29 日。倪某,38 岁。7 月 17 日注射新型冠状病毒疫苗后次日出现胸闷、气短、耳压增高、眼前发黑至今,胃胀,无怕冷。舌淡红,苔薄白,脉细。

治法:补气升阳,活血行气。

方药:**补中益气汤合丹参饮**。

黄芪 30g　党参 15g　炒白术 10g　当归 6g　升麻 5g　陈皮 6g　柴胡 5g　炙甘草 6g　丹参 10g　砂仁(杵冲)5g　檀香 3g　7 剂。

二诊:2021 年 7 月 31 日。药后无胸闷气短,无眼前发黑,无耳压增高,头微胀。月经 7 月 30 日来潮,经量少,色黑,小血块,腹部筋吊感,舌脉如上。

方药:调冲汤加续断 12g。7 剂。

药物引起肝功能损害

初诊:2009年7月9日。钱某,26岁。因不孕症就诊,服药过程中出现肝功能损害:谷草转氨酶382U/L(正常值6~60U/L),谷丙转氨酶198U/L(正常值0~55U/L),白球比1.14(正常值1.20~2.20),总胆红素37.6μmol/L(正常值3.0~22.0μmol/L),直接胆红素19.2μmol/L(正常值0~7.0μmol/L),间接胆红素18.4μmol/L(正常值1.2~16.0μmol/L)。胃纳一般,精神尚可。舌淡红,苔薄白,脉细。

方药:金钱草15g 垂盆草20g 扇叶铁线蕨20g 平地木20g 茵陈10g 神曲10g 谷芽10g 麦芽10g 鸡内金6g 7剂。

二诊:2009年7月25日。肝功能复查结果:谷草转氨酶23U/L,谷丙转氨酶59U/L,谷草转氨酶/谷丙转氨酶比例2.57,总胆红素11.4μmol/L,直接胆红素3.6μmol/L,间接胆红素7.8μmol/L。

中药守上方续进7剂。

医案补遗

妊娠睑腺炎

初诊:2025年6月6日。郑某,30岁。患者孕18周⁺,产检无殊。9天前发现左眼下睑睑腺炎(麦粒肿),有脓性分泌物,自行挤压后巩膜、结膜充血,晨起眵多,色黄,局部瘙痒。于我院五官科就诊,现用妥布霉素滴眼液(托百士)、鱼腥草滴眼液滴眼,效不佳。自发现怀孕开始,上火症状持续,如咽部不适,晨起黄涕,咳嗽黄绿色痰,睡时鼻塞。纳可,口干口苦,大便日解1次、难排、呈颗粒状,尿色黄。生育史:0-0-1-0。舌尖红,苔薄白,脉滑数。

西医诊断:睑腺炎,巩结膜炎。

辨证:肝经风热。

治法:清肝明目,凉血润肠。

方药:①菊花10g　桑叶10g　生地黄12g　炒栀子10g　决明子12g　龙胆3g　生甘草6g　夏枯草12g　炒黄芩6g　3剂。

②夏枯草15g,秦皮20g,水煎250ml,每晚睡前用药液冷敷,治疗巩膜炎、结膜炎;白天用温药液热敷,治疗睑腺炎,一日多次。

二诊:2025年6月9日。湿敷后眼睛舒服,分泌物减少,咳嗽好转,大便调,口干口苦消失,舌脉如上。

方药:①中药守上方,炒黄芩改为9g,决明子改为15g。4剂。

②外敷法守上方,4剂。

三诊:2025年6月13日。药后第2天腹痛、腹泻,停药。昨日大便成形,但便前仍有腹痛,左眼巩膜充血消退,睑腺炎已不明显,咳嗽除。舌脉如上。

方药:①中药守上方,去决明子,加茯苓10g、苎麻根12g,7剂。

②外敷法守上方,3剂。

产后抑郁

初诊:2025年7月29日。潘某,28岁。患者因“产后抑郁月余”就诊。

现病史:2025 年 5 月 27 日患者于某医院剖宫产 1 女,产程顺利,现未哺乳。产后 43 天时因阴道大量出血,予注射头孢类抗菌药及缩宫素,口服益母草冲剂治疗后,症状缓解。之后出现神疲乏力,自觉迷茫、焦虑、心慌及消极,诊断为产后抑郁焦虑障碍,予劳拉西泮片 1.0mg、1 片 /d,丁螺环酮片 10mg、3 次 /d,草酸艾司西酞普兰片 10mg、1 次 /d,口服治疗。现症状如上,自汗,久卧后心慌,手足疲软,纳一般,胃中寒,食寒物后乏力,二便可。舌淡红,苔白腻,脉濡。

中医诊断:产后郁证。

辨证:湿蒙清窍,扰乱心神。

治法:宣畅气机,化湿安神。

方药:**三仁汤加味**。

薏苡仁 30g　苦杏仁 10g　白豆蔻(杵冲)5g　滑石粉 15g　通草 5g　姜厚朴 5g　淡竹叶 10g　姜半夏 12g　藿香 6g　佩兰 6g　石菖蒲 10g　茯神 20g　7 剂。

二诊:2025 年 8 月 9 日。情绪好转,胃胀。劳拉西泮片及丁螺环酮片用量已减半。舌淡红,苔薄白,脉细。

方药:中药守上方,加佛手 10g、甘松 10g,7 剂

三诊:2025 年 8 月 16 日。末次月经 8 月 10 日—8 月 15 日,量、色、质正常,情绪可,四肢酸软,寐浅,神疲乏力。舌淡红,苔薄白,脉细。

方药:三仁汤加藿香 6g、佩兰 6g、石菖蒲 10g、陈皮 10g,7 剂。

四诊:2025 年 8 月 23 日。外感 3 天,恶心,咽有痰、色绿。舌淡红,苔薄白,脉细。

方药:**黄连温胆汤加味**。

炒黄连 3g　茯苓 10g　姜半夏 9g　陈皮 9g　枳壳 10g　竹茹 9g　浙贝母 12g　炒冬瓜子 20g　瓜蒌皮 9g　芦根 15g　香薷 6g　炙甘草 6g　7 剂。

五诊:2025 年 8 月 30 日。无不适。劳拉西泮片已停服。舌淡红,苔薄白,脉细。

方药:**十味温胆汤加味**。

茯苓 10g　姜半夏 6g　炙甘草 6g　陈皮 9g　远志 10g　五味子 6g　枳壳 5g　党参 15g　酸枣仁 15g　熟地黄 10g　竹茹 9g　佛手 10g　甘松 10g　石菖蒲 10g　石斛 12g　7 剂。

六诊:2025 年 9 月 6 日。精神愉悦,笑脸常开,产后抑郁已除。末次月经 9 月 5 日来潮,量、色、质正常。舌淡红,苔薄白,脉滑。

方药:三仁汤加石菖蒲 10g、佩兰 10g、茯神 10g,7 剂。

绝经后崩漏

初诊:2024 年 2 月 7 日。徐某,59 岁。55 岁绝经,近 2 年来阴道反复出血,出血量或为擦拭量或点滴出血,当时未予重视。2 天前患者于我院妇科门诊就诊,妇科 B 超、肿瘤标志物、血常规、凝血功能、人乳头瘤病毒(HPV)及液基薄层细胞学检查(TCT)等检查均未见异常。现患者左腿疼痛不适,纳可,夜寐安,大便每日一解、质软,带下偏多、色黄,小便可。既往体健;个人史:2-0-1-2。2024 年 2 月 5 日妇科检查:外阴无殊,阴道

通畅，少许黄色分泌物，阴道壁充血，宫颈萎缩、充血、触血，宫体萎缩、无压痛，两侧附件无压痛。舌淡红，苔薄白，脉细。

治法：清热凉血止血。

方药：贯众 20g　马齿苋 30g　重楼 15g　椿根皮 15g　萆薢 12g　地榆 15g　槐花 15g　炒黄柏 6g　龟胶（烊）10g　7 剂。

二诊：2024 年 2 月 21 日。药后无阴道出血，腰膝或痛。

方药：守上方加墨旱莲 30g、野荞麦根 20g、仙鹤草 20g，7 剂。

盗　汗

医案 1　初诊：2022 年 11 月 25 日。叶某，43 岁。因“盗汗 1 年”就诊。

现病史：患者近 1 年出现夜寐盗汗伴口干，无潮热。平素月经规律，月经周期 28~32 天，经期 10^+ 天，月经量中等、色暗红、质黏，经前乳胀，月经来潮前 2 天腰痛加重。月经 10 月 29 日来潮，平素腰痛，近 1 年小腹胀痛，排尿后加重，纳可，夜寐安，二便调。既往腰部有韧带拉伤史。生育史：2-0-1-2，输卵管已结扎。妇科检查：外阴无殊，阴道通畅，宫颈轻度柱状上皮外移，宫体后位、质地中等，正常大、轻压痛，两侧附件压痛；尿道口与阴道口距离较短。

中医诊断：汗证（阴虚火旺），腰痛（肾虚瘀热）。

治法：滋阴泻火，固表止汗。

方药：**当归六黄汤加味**。

黄芪 15g　炒黄柏 5g　黄连 3g　炒黄芩 10g　熟地黄 10g　生地黄 10g　当归 6g　糯稻根 30g　淡豆豉 9g　桑叶 12g　7 剂。

妇乐片，一日 2 次，一次 5 片。

二诊：2022 年 12 月 2 日。盗汗较前减轻。舌脉如上。

方药：**当归地黄汤加味**。

黄芪 15g　炒黄柏 5g　黄连 3g　炒黄芩 10g　熟地黄 10g　生地黄 10g　当归 6g　糯稻根 30g　淡豆豉 9g　桑叶 12g　芡实 20g　7 剂。

三诊：2022 年 12 月 16 日。盗汗已除。

医案 2　初诊：2025 年 3 月 4 日。向某，32 岁。因“反复盗汗 2 年，经量减少半年”就诊。

患者平素月经周期规则，周期 28 天，经期 4 天，自 2024 年 5 月无痛人工流产术后经量突然较前减少一半，色暗红，轻度痛经，经前乳胀，无腰酸痛，无血块。LMP：2025 年 2 月 13 日—2 月 16 日。2 年前反复出现夜间盗汗，甚则汗出湿衣，伴潮热感，忽冷忽热，乏力，偶有头晕，胃纳可，便秘、2~3 日一行，甚则 4~5 日一行。妇科检查未见明显异常。生育史：2-0-2-2，顺产 2 胎，无痛人工流产 2 次。否认其他慢性病史。否认药物过敏史。今查妇科 B 超：子宫内膜 4mm，左侧卵巢 31mm × 13mm，右侧卵巢 28mm × 15mm。舌淡红，苔薄白，脉细。

诊断：月经过少，盗汗。

治法：调和营卫，益气止汗。

方药：**黄芪桂枝汤加味**。

桂枝 6g　炒白芍 6g　炙甘草 6g　炙黄芪 15g　淮小麦 30g　糯稻根 45g　生白术 45g　炒蒺藜 12g　金樱子 20g　生姜 5 片　大枣 5 个　7 剂。

何首乌(颗粒制剂)15g，7 剂，加水调和敷脐，日 1 次。

二诊：2025 年 3 月 11 日。药后无盗汗，月经将行，觉乳胀，腰酸，大便转畅、日 1 次、成形。

方药：**黄芪逍遥散加味**。

生黄芪 15g　柴胡 10g　当归 9g　炒白芍 10g　薄荷 3g　茯苓 10g　生白术 45g　香附 10g　预知子 10g　续断 12g　杜仲 12g　生甘草 5g　7 剂。

眩　晕

初诊：2025 年 3 月 8 日。梁某，66 岁。患者 9 天前无诱因下凌晨如厕后出现天旋地转，伴耳鸣，自测血压 160/87mmHg，服用降压药及卧床休息无明显缓解。医院拟诊为耳石症，门诊治疗后眩晕稍减。后复发住院治疗，输液 3 天，仍眩晕，觉头重如裹，伴胃部不适，口渴，口气重，日饮水量 1 000ml。昨日症状加重，需要卧床，今晨于温州医科大学附属第一医院就诊，按耳石症、颈椎病治疗后，眩晕稍减，无头痛，无恶心，大便日解 1 次、偏干，多尿，2~3 小时排尿 1 次，腰酸痛。近 1 周自测血压 130~140/70~80mmHg。现用药：甲磺酸倍他司汀片(敏使朗)、胞磷胆碱钠片。舌淡红，苔薄白，脉细弦。

中医诊断：眩晕。

辨证：肝阳上亢。

治法：镇肝息风。

方药：**镇肝熄风汤加味**。

怀牛膝 15g　玄参 12g　天冬 10g　生白芍 10g　生甘草 5g　茵陈 10g　生龙骨 15g　生牡蛎 15g　代赭石 20g　白薇 10g　川楝子 10g　淮小麦 30g　龟甲胶(烊冲)10g　生麦芽 20g　鳖甲 15g　佛手 12g　菊花 12g　3 剂。

肾气丸，每服 6g，每日 2 次。

二诊：2025 年 3 月 11 日。诸症减轻，耳鸣已除，晨起眩晕，身冷除，口渴，大便干。血压 142/78mmHg。舌脉如上。

方药：镇肝熄风汤加鳖甲 20g、磁石 15g、女贞子 15g、墨旱莲 15g、穞豆衣 15g，7 剂。

知柏地黄丸，每服 6g，每日 2 次。

三诊：2024 年 3 月 22 日。上症均除，恢复自驾开车。

带状疱疹性角膜炎

初诊：2025 年 8 月 4 日。张某，48 岁。患者 7 月 29 日无诱因下右侧头角处出现少许成簇水疱，伴右眼少许充血，畏光流泪，8 月 3 日在民间诊所取草药制剂局部外敷，于本院皮肤科就诊，确诊“带状疱疹”。予口服泛昔洛韦胶囊 0.25mg、每日 2 次，甲钴胺片 0.5mg、每日 3 次，醋酸泼尼松片 15mg、每日 1 次；外用阿昔洛韦乳膏、夫西地酸乳膏涂抹患处。同日于本院眼科就诊，检查：右眼结膜略充血，角膜下方加一处点染，未见角膜后沉着物（KP），瞳孔对光敏感，余无特殊。予小牛血去蛋白提取物眼用凝胶滴眼、更昔洛韦滴眼液，每天 4 次，两药间隔 10 分钟。7 月 30 日，再次就诊，予溴夫定片（左代）25mg，每日 1 次。8 月 1 日，疱疹数量增多，以右侧头角为中心，上至右侧头皮，下至额、眼周、鼻柱，伴右侧头皮持续刺痛，疼痛难忍，彻夜难眠。眼皮酸重，眼部充血加重，流泪不止，有白色黏稠分泌物，视物模糊，自述流泪时剧痛，疼痛钻心。8 月 4 日前来就诊时症状如上，寐欠安，纳不馨，大便秘结。舌稍红，苔薄白，脉细。

西医诊断：带状疱疹性角膜炎。

辨证：肝经湿热，火毒上攻。

治法：清肝泻火，解毒止痛。

方药：①龙胆 5g　炒栀子 10g　炒黄芩 9g　生地黄 10g　车前子 10g　蝉蜕 10g　珍珠母 20g　熟大黄 9g　僵蚕 10g　地龙 10g　菊花 10g　桑叶 10g　夏枯草 12g　4 剂。

②夏枯草 15g，秦皮 12g，蝉蜕 10g，4 剂，水煎后储冰箱冷敷眼部，敷时令少许药液渗入眼部。

二诊：2025 年 8 月 8 日。敷后自觉舒服，眼部充血明显减轻，分泌物减少，视物较前清晰，药进 1 剂，皮肤疼痛减轻，夜寐转安，精神好，大便艰难，数日一解。转至温州医科大学附属眼视光医院就诊，诊断为带状疱疹性角膜炎。检查：右侧面部带状疱疹生成，结膜轻度充血，角膜中央约 6mm 区圆盘状基质浸润水肿，轻度混浊，内皮面大量羊脂加色素性 KP（++），前房未见明显渗出积脓，瞳孔圆，对光反射存，晶体透明，左眼未见明显异常。予更昔洛韦眼用凝胶，每日 4 次；玻璃酸钠滴眼液，每 4 小时 1 次；更昔洛韦胶囊，口服，每次 4 片，每日 3 次；硒酵母片，口服，每次 1 片，每日 3 次。

方药：①龙胆 9g　炒栀子 10g　炒黄芩 10g　青黛 5g　蝉蜕 10g　决明子 12g　熟大黄 9g　僵蚕 10g　菊花 10g　夏枯草 12g　生甘草 6g　桑叶 12g　大青叶 15g　3 剂。

②外敷法守上方。

三诊：2025 年 8 月 11 日。诸症减轻。舌脉如上。

方药：①龙胆 9g　炒栀子 10g　炒黄芩 10g　蝉蜕 10g　决明子 15g　熟大黄 9g　僵蚕 10g　菊花 10g　夏枯草 12g　生甘草 6g　桑叶 12g　大青叶 15g　4 剂。

②夏枯草 15g，秦皮 12g，蝉蜕 10g，大青叶 10g，4 剂，水煎后冷敷眼部，敷时令少许药液渗入眼部。

四诊：2025 年 8 月 15 日。诸症续见减轻．晨起眼皮重，眼睛酸，眼周皮肤触痛，大便仍难。舌脉如上。

方药：①中药守上方，去桑叶，熟大黄加至 15g，僵蚕减至 9g，3 剂。

②外敷法守上方，3 剂。

五诊：2025 年 8 月 22 日。头部疱疹部位皮肤触摸酸痛，右侧额头和眼周经常有异物感，瘙痒，晨起眼皮重，阅读久则眼酸，眼球见少量血丝，眼屎少。大便仍难。8 月 18 日眼科就诊，查：右眼压 11.7mmHg，左眼压 11.1mmHg；右侧面部可见带状疱疹分布，巩膜轻度充血，角膜透明，内皮面见 1 粒色素性 KP(+)，前房深清，瞳孔圆，对光反射存在，晶体透明；左眼未见明显异常。舌脉如上。

方药：①龙胆 5g 炒栀子 10g 菊花 12g 制大黄 15g 生地黄 12g 蝉蜕 10g 大青叶 12g 桑叶 12g 野菊花 5g 生甘草 6g 羊乳 15g 3 剂。

②外敷法守上方，3 剂。

六诊：2025 年 8 月 25 日。大便已调。舌脉如上。

方药：①中药守上方，4 剂。

②外敷法守上方，4 剂。

七诊：2025 年 8 月 29 日。眼科就诊，双眼正常，KP 可忽略不计，左眼视力 1.2，右眼视力 0.8(近视)。觉疲乏，常感昏昏欲睡，大便溏。舌脉如上。

方药：①决明子 15g 生地黄 12g 山茱萸 12g 山药 15g 墨旱莲 20g 女贞子 12g 黄精 15g 玉竹 15g 沙苑子 12g 石斛 12g 菊花 12g 蝉蜕 10g 7 剂。

②外敷法守上方，7 剂。

(注释：羊脂状 KP——较大、白色油脂样，多见于肉芽肿性炎症，如结核、结节病。色素性 KP——含黑色素沉积，可能与陈旧性炎症或眼内手术有关)

尾骶酸胀

初诊：2025 年 5 月 31 日。陈某，31 岁。因"尾骶酸胀不适 1 周"就诊。现病史：平素月经不规律(7 天 /30~45 天)，经量中等，经色红，夹血块，中度痛经，经期第 1~2 天经量多时疼痛剧烈，伴全身麻木、乏力、嗜睡。半月前喷嚏后腰痛不适，经治疗后好转。1 周前无明显诱因出现卧床不能起，查磁共振成像(MRI)提示"腰椎间盘突出"，近 1 周卧床休息，尾骶酸胀不适，小腹隐痛，带下色黄，纳眠尚可，二便可。1-0-1-1，剖宫产，工具避孕。舌淡红，苔薄白，脉细。

中医诊断：尾骶酸胀。

辨证：肾虚血瘀证。

治法：活血化瘀，补肾止痛。

方药：①**桂枝茯苓丸加味**。

桂枝 6g 茯苓 10g 牡丹皮 10g 桃仁 6g 炒白芍 10g 䗪虫 10g 续断 12g 野荞麦根 20g 制乳香 6g 制没药 6g 金狗脊 12g 骨碎补 10g 自然铜 20g 黄酒(冲服)30ml 7 剂。

②鹿角胶 30g，分 3 次加热后，在尾骶疼痛部贴敷。

二诊：2025 年 6 月 7 日。用药 3 天，尾骶酸胀不适消除。

肛周潮湿

初诊：2025 年 5 月 5 日。周某，45 岁。肛周潮湿 20 年，无瘙痒不适，内裤常有淡黄色水样分泌物，无异味。平素手足不温，腰酸腰冷，大便日解 2 次、偏干难解，食用水果可缓解，自觉口臭，寐可。舌淡红，苔薄白，脉细。

中医诊断：肛周潮湿。

辨证：肾阳虚衰，水湿不化。

治法：温补肾阳，散寒化湿。

方药：①鹿角胶（烊冲）10g　菟丝子 15g　仙灵脾 15g　仙茅 10g　当归 12g　淡附片 6g　杜仲 12g　干姜 10g　细辛 6g　熟大黄 6g　蛇床子 10g　紫石英 30g　7 剂，煎服。

②蛇床子 30g，苦参 15g，明矾 30g，7 剂，水煎坐浴。

二诊：2025 年 5 月 12 日。肛周潮湿消除，内裤无淡黄色分泌物，咽不利。舌脉如上。

方药：中药守上方，减干姜至 5g，减细辛至 3g，加桔梗 9g，7 剂，煎服。

连续观察数月，一切安好。

肛周湿疹

初诊：2023 年 11 月 30 日。王某，25 岁。因“反复外阴、肛周湿疹瘙痒 2 个月”就诊。

患者 2 个月来反复出现外阴、肛周湿疹瘙痒，目前外阴、肛周湿疹明显，皮损潮红，皮疹色红，瘙痒无休，夜间痒醒，曾用多种药膏治疗，未好转。纳差，大便日解 1 次，夜寐不安。平素月经欠准，周期 30~60 天，经期 5~7 天，经量中等，伴血块，经行腹痛。末次月经 11 月 20 日来潮。体重指数（BMI）28.22，属于肥胖。既往有过敏性鼻炎、甲状腺滤泡囊肿病史。辅助检查：2023 年 11 月 28 日，免疫球蛋白 E（IgE）水平偏高。舌淡红，苔薄白，脉细。

西医诊断：肛周湿疹；中医诊断：湿疮（湿热证）。

治法：清热解毒，利湿止痒。

方药：**二龙溻痒汤**（自拟方）**加味**。

地肤子 20g　苍耳子 15g　蛇床子 30g　黄柏 20g　龙胆 15g　苦参 30g　龙葵 30g　白鲜皮 20g　苦楝皮 30g　凌霄花 12g　7 剂。

上药煎汤，局部外洗。

二诊：2023 年 12 月 7 日。湿疹几愈，皮损减少，皮疹结痂，色暗红，已无瘙痒。

中药守上方，7 剂。

用法如前。

足心发热

初诊：2025 年 5 月 12 日。孔某，25 岁。两足心发热 20 余年，每气温升高时足心热甚，天热时经常用凉水泡脚至小腿，待水温上升时再换水，每次泡脚需1小时。近1周因足心热不能入睡，局部喜欢接触冰物，喜欢光脚踩家中瓷砖地面。舌淡红，苔薄白，脉细。

中医诊断：足心发热。

辨证：阴虚内热。

治法：滋阴降火，引火归原。

方药：生地黄50g，3剂。捣烂后放入冰箱，与冰水搅拌敷足心，久敷1小时以上，2日1剂。

二诊：2025年5月17日。足心热如上，因外用时间过短，每天仅外敷20分钟。吩咐居家时一直敷贴足心，时常更换，睡眠也敷。

方药：中药守上方，3剂。

三诊：2025年5月24日。足心发热十去其五，入睡已经无影响。

方药：中药守上方，3剂。

四诊：2025年5月25日。足心发热愈。

方药：中药守上方，3剂。

足　癣

医案1　初诊：陈某，35岁。带下色绿如渣5天，两下肢患有足癣。

西医诊断：足癣。

黄精60g，5剂。

每剂水煎3次，合药液约1 500ml，凉后先用冲洗器冲洗阴道和坐浴，然后泡足，不拘次数，每次15分钟。

二诊：带下消失，足癣好转。

医案2　郑某，26岁。左足第4、5趾缝瘙痒、滋水1周，搔抓不止。

西医诊断：足癣。

藿香正气水1支，蘸棉签涂抹患处，一日数次。

从涂抹开始至痊愈，仅用3天时间。

足　汗

初诊：2025年2月4日。黄某，女，38岁。患者自然流产后半月余，自然流产之日开始出现足心汗出伴足跟痛，纳眠可，二便调。舌淡红，苔薄白，脉细。

中医诊断：足汗。

方药：明矾50g，研末抹足。

二诊：2025年4月8日。用药之后，足汗消失。

方剂索引

J

K

L

M

N

P

Q

R

S

T

W

X

Y

Z

病名索引

E

F

G

H

J

Q

R

S

T

Z

作者简介

张秋红 女，1970年3月生，汉族，1997年6月于广西师范大学政治系获历史学硕士学位。现任广西桂林医学院思政部教授，毛泽东思想和中国特色社会主义理论体系概论教研室主任。2010年2月获桂林医学院学术骨干荣誉称号。主讲课程：《毛泽东思想和中国特色社会主义理论体系概论》、《科学社会主义》；公开发表论文几十篇，主持地厅级课题研究3项；参与编写1本专著并担任副主编，参与编写2本教材，担任其中一本的副主编；2006年9月至2007年6月在武汉大学行政管理学院做访问学者。

MaKeSi ZhuYi LiLun YanJiu ShuXi

马克思主义理论研究书系

MaKeSi ZhuYi
DaZhongHua

马克思主义大众化

基于国际金融危机视野下的研究

张秋红◎著

中国书籍出版社
China Book Press

图书在版编目(CIP)数据

马克思主义大众化:基于国际金融危机视野下的研究/张秋红著.
北京:中国书籍出版社,2012.9

ISBN 978-7-5068-3094-2

Ⅰ.①马… Ⅱ.①张… Ⅲ.①马克思主义—大众化—研究—中国 Ⅳ.①D61

中国版本图书馆 CIP 数据核字(2012)第 205491 号

责任编辑/ 王文军

责任印制/ 孙马飞 张智勇

封面设计/ 中联华文

出版发行/ 中国书籍出版社

地 址:北京市丰台区三路居路 97 号(邮编:100073)

电 话:(010)52257143(总编室) (010)52257153(发行部)

电子邮箱:chinabp@ vip. sina. com

经 销/ 全国新华书店

印 刷/ 北京彩虹伟业印刷有限公司

开 本/ 710 毫米×1000 毫米 1/16

印 张/ 15

字 数/ 270 千字

版 次/ 2015 年 9 月第 1 版第 2 次印刷

书 号/ ISBN 978-7-5068-3094-2

定 价/ 68.00 元

前 言

十月革命的一声炮响，把马克思主义传入中国，马克思主义与中国工人运动相结合，产生了中国共产党。从此，中国革命的面貌焕然一新。马克思主义是我们立党立国的根本指导思想，是全国各族人民团结奋斗的共同理论基础。中国革命和建设的历史就是一部马克思主义中国化、大众化的历史，没有马克思主义的中国化、大众化，中国革命和社会主义现代化建设是不可能取得胜利的。党的十七大报告提出开展中国特色社会主义理论体系宣传普及活动，推动当代中国马克思主义大众化的战略任务。

自从马克思主义传入中国以来，中国共产党人一直将其视为最锐利的思想武器，以之武装全党全民的决心就从未有过动摇，使之中国化大众化的努力也从示有过放弃。认真回顾和总结我们党在宣传、普及和发展马克思主义的实践中积累的宝贵经验，对于当代中国宣传普及马克思主义，推动当代中国马克思主义大众化具有积极的借鉴意义。

尽管新时期推动马克思主义大众化面临许多困难和挑战，但是也有机遇，机遇与挑战并存。特别是2008年以来波及全球的金融危机，为推动马克思主义大众化创造了良好机遇。对于这场前所未有、席卷全球的金融危机，人们更多的是关注它给我们带来的种种挑战，而对其所蕴含的各种机遇谈得较少。其实，国际金融危机一方面给我们带来前所未有的挑战；另一方面又蕴含有发展机遇。其中在思想领域方面的机遇主要体现在，危机引发人们对美国经济乃至资本主义制度的再认识、再思考，使人们受到了一次生动的马克思主义教育，头脑更加清醒，进一步认清了当代资本主义的本质，更加坚定中国特色社会主义道路的理想信念，进而为推动马克思主义大众化创造难得的机遇。具体体现在：马克思主义是深刻揭示国际金融危机爆发根源和实质的理论法宝；西方掀起的“马克思主义热”彰显马克思主义科学真理的巨大魅力；中国特色社会主义出色应对危机的能力，验证了社会主义优于资本主义；这次全球经济危机揭露了资本主义制度的腐朽性，促使人们对资本主义制度进行反思，进而催生了“马克思热”，承认马克思对资本主义的剖析是正确的，为世界共产主义的发展创造了良好机遇，开启了一扇希望之门。

总之，国际金融危机使我们受到一次生动的马克思主义教育，验证了马克思主义的真理性，彰显了马克思主义真理的巨大魅力，蕴含着推动马克思主义大众化的重大机遇。当前，我们应该充分利用这次机遇，紧紧围绕金融危机爆发的深刻根源和实质、西方掀起的马克思主义热及反资本主义的社会力量、中国特色社会主义 30 年取得的成绩、中国特色社会主义在应对危机的出色表现、金融危机引燃的世界共产主义运动复兴的希望之火等内容，对全国人民进行一场深刻的马克思主义教育，大力宣传和普及马克思主义的科学理论。这对于回答人们的疑难困惑、疏导情绪、统一认识、凝聚力量，团结全国人民共同应对金融危机，及推动马克思主义大众化具有重要意义。

当前推动马克思主义大众化应重点从学校教育、大众传媒、机制和农村方面加强建设。中国是一个农业大国，农村人口占全国人口的绝大多数。如果占全国人口绝大多数的农村人口没有理解、掌握、接受和认同马克思主义，谈何马克思主义大众化？然而，长期以来，我国对于推进农村地区马克思主义大众化问题，理论上缺乏深入、系统的研究，实践上重视不够，结果导致农村地区在思想领域出现一些不良现象。一些地方出现地下宗教活动泛滥、封建迷信活动猖獗等现象，证明如果马克思主义不去占领广大农村，各种非马克思主义和反马克思主义思潮就会去占领。

研究农村地区推进马克思主义大众化是时代赋予我们的历史性课题。本书最后一章研究农村地区推进马克思主义大众化存在的突出问题，并提出进一步推进农村地区马克思主义大众化的主要对策。

本书具有强烈的时代气息，内容新颖，论述深入浅出，图文并茂，是一本马克思主义理论通俗读物。

本书的写作，不仅得到了广西社科联的支持，还得到桂林医学院人文社科与管理学院许有旁院长，王光秀、胡荣山副院长，孔慧、蒙成光、李武副教授，以及学院全体老师的支持，在此对他们表示衷心感谢！

由于本人水平有限和时间仓促，书中难免有不妥之处，希望专家及同行们多多给予指点！

张秋红

目录
CONTENTS

第一章

马克思主义大众化概述

马克思主义是我们立党立国的根本指导思想，是全国各族人民团结奋斗的共同理论基础。中国革命和建设的历史就是一部马克思主义中国化、大众化的历史，没有马克思主义的中国化、大众化，中国革命和社会主义现代化建设是不可能取得胜利的。党的十七大报告提出开展中国特色社会主义理论体系宣传普及活动，推动当代中国马克思主义大众化的战略任务。什么是马克思主义？什么是马克思主义大众化？为什么要推动马克思主义大众化？推动马克思主义大众化要坚持哪些基本原则？所有这些，都是理解马克思主义大众化应该首先解决的问题。

一、什么是马克思主义

马克思主义是无产阶级思想的科学体系。它的内容博大精深，涵盖社会的政治、经济、文化、军事、历史和人类社会发展与自然界的关系等诸多领域和各个方面，极其深刻和丰富。从不同的角度，我们可以对什么是马克思主义做出不同的回答。

从它的创立和继承来看，马克思主义是由马克思、恩格斯创立的，而由后各个时代、各个民族的马克思主义者不断丰富和发展的观点和学说的体系。

从它的阶级属性来看，马克思主义产生于工人运动中，是指导无产阶级争取自身解放和整个人类解放的科学理论和强大思想武器。历史上从来没有一种理论像马克思主义那样，与工人阶级和劳动人民的命运如此紧密地联系在一起。过去曾有种种同情人民群众的思潮和学说，但只有马克思主义才真正为工人阶级和劳动人民说话，反映和代表他们的根本利益和要求。一位德国作家在谈到19世纪以来的历史巨变时说，没有工人运动，没有社会主义者，没有马克思，当今世界五分之六的人口将依然还生活在半奴制之中。

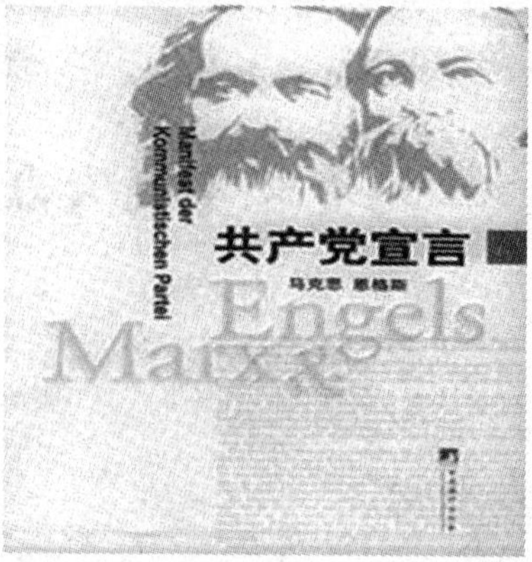

《共产党宣言》又译《共产主义宣言》，是卡尔·马克思和弗里德里希·恩格斯为共产主义者同盟起草的纲领，国际共产主义运动第一个纲领性文献，马克思主义诞生的重要标志。由马克思执笔写成，1848年2月在伦敦第一次以单行本问世。宣言第一次全面系统地阐述了科学社会主义理论，指出共产主义运动已成为不可抗拒的历史潮流。

从它的研究对象和主要内容来看，马克思主义是科学的世界观和方法论，是关于自然界、人类社会和思维发展的普遍规律的学说，它深刻揭示了人类历史发展的客观规律，为人类的进步、社会发展，指明了正确方向，是人们改造主观世界和客观世界的锐利思想武器。它是由一系列的基本理论、基本观点和基本方法构成的完整的科学体系。其中，马克思主义哲学、马克思主义政治经济学和科学社会主义，是马克思主义理论体系不可分割的三个主要组成部分。①

从狭义上看，马克思主义是指马克思、恩格斯创立的基本理论、基本观点和学说的科学体系；从广义上看，马克思主义不仅指马克思、恩格斯创立的基本理论、基本观点和学说的体系，也包括继承者对它的发展，即在实践中不断发展着的马克思主义。

作为中国共产党和社会主义事业指导思想的马克思主义，是指广义上的马克思主义。它既包括由马克思恩格斯创立的马克思主义的基本理

① 本书编写组：《马克思主义基本原理概论》，高等教育出版社2008年版。

论、基本观点和基本方法，也包括经列宁对其继承和发展，推进到新的阶段，并由毛泽东、邓小平、江泽民、胡锦涛等为代表的中国共产党人将其与中国具体实际相结合，进一步丰富和发展了的马克思主义，即中国化的马克思主义。①

二、马克思主义大众化的基本内涵

大众化即将抽象的理论通过具体化、通俗化、隐性化等环节，为大众理解、认同和吸纳，并转化为行动的指南。马克思主义大众化，就是通过把马克思主义的基本原理由理论的抽象深奥转化为具体生动、由被少数人理解和掌握转变为通俗易懂、并为广大群众所理解和掌握的过程，使马克思主义的科学理论为大众认同，被大众掌握，并被大众自觉地用来指导自己的实践。马克思主义大众化的本质就是运用马克思主义理论，宣传、教育、武装和掌握群众。

新时期，马克思主义大众化的重点是当代中国马克思主义大众化，即中国特色的社会主义理论体系大众化。中国共产党在领导中国革命、建设和改革的长期实践中，实现了马克思主义同中国实际相结合的两次历史性飞跃，产生了两大理论成果。第一次飞跃的理论成果是毛泽东思想，是被实践证明的关于中国革命和建设的正确的理论原则和经验总结，是第一代中央领导集体智慧的结晶。第二次飞跃的理论成果是中国特色社会主义理论体系，包括邓小平理论、“三个代表”重要思想以及科学发展观等重大战略思想，是马克思主义中国化最新成果。这个理论体系，坚持和发展了马克思列宁主义、毛泽东思想，凝结了几代中国共产党人带领人民不懈探索实践的智慧和心血，是当代中国共产党人运用马克思主义思考和解决当代中国问题过程中的创新理论。它坚持辩证唯物主义和历史唯物主义这一马克思主义的根本方法，创造性地运用它们分析当今世界和当代中国的实际，做出了一系列新的理论概括；坚持马

① 本书编写组：《马克思主义基本原理概论》，高等教育出版社2008年版。

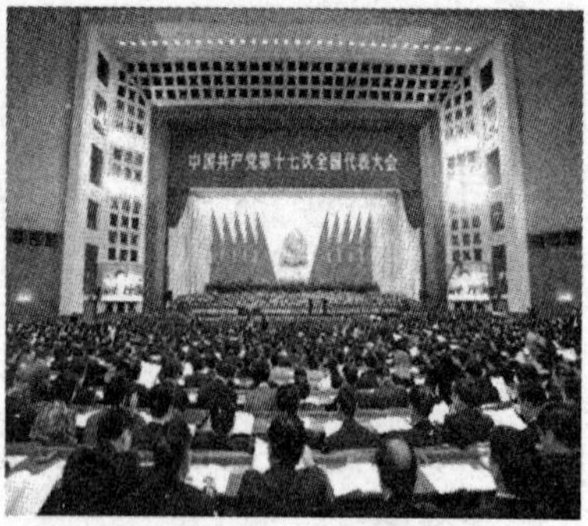

党的十七大报告提出：中国特色社会主义理论体系是马克思主义中国化最新成果，是党最可宝贵的政治和精神财富，在当代中国，坚持中国特色社会主义理论体系，就是真正坚持马克思主义。

克思主义的群众观点，对人民群众在实践中创造的新鲜经验进行了理论上的总结和升华；坚持马克思主义与时俱进的理论品质，体现了马克思主义理论创新的巨大勇气。是马克思主义普遍真理同当代中国具体实践相结合的产物，是马克思主义基本理论在当代中国改革开放具体实践中的运用和发展，是具有时代气息和中国特色的马克思主义理论。正如党的十七大报告所指出："中国特色社会主义理论体系的本质是科学社会主义"、"在当代中国，坚持中国特色社会主义理论体系，就是真正坚持马克思主义"、"开展中国特色社会主义理论体系宣传普及活动，推动当代马克思主义大众化"。推动当代马克思主义大众化，就是用中国特色社会主义理论体系武装全党、教育人民，让马克思主义为越来越多的人所掌握，成为指导人们实践的强大思想武器。

总之，在当代中国，马克思主义大众化既要关注马克思列宁主义、毛泽东思想体系基本原理的传播，不断提高党员干部和人民群众马克思主义的理论素养，又要把重点放在党的十七大提出的宣传和普及当代中国马克思主义上，即坚持以中国特色社会主义理论武装党员干部和人民群众为中心，促进全党全民对中国特色社会主义理论体系的学习和运用。

三、马克思主义大众化的历史进程

马克思主义大众化是一个历史过程，即马克思主义日益为中国人民所理解、掌握和运用的过程。中国共产党历来重视马克思主义大众化，在一定意义上，中国共产党领导的革命和社会主义建设的历史就是一部马克思主义中国化、大众化的历史。

马克思主义来到中国，首先是一个大众化的过程，即在先进的知识分子中广泛传播并得到认同、接纳后逐步向工农大众传播。李大钊、陈独秀等是在中国传播马克思主义的先驱人物。五四运动后，先进知识分子顺应历史潮流，开始致力于把马克思主义与中国工人阶级和中国人民的革命斗争结合起来，马克思主义从此在中国大地上广泛传播开来。在马克思主义的早期传播中，一大批先进知识分子和青年学生抛弃了旧有的信仰，接受了马克思主义，成为具有初步共产主义思想的知识分子。毛泽东、周恩来、蔡和森、邓中夏、张太雷、张闻天、恽代英、董必武、陈望道等，都步入了马克思列宁主义的行列，成为传播马克思主义的先锋，毛泽东则是这支队伍中的杰出代表。他们身体力行，艰辛努力，开辟了马克思主义大众化方向，使马克思主义在中国扎根。在1918～1921年短短四年间，马克思主义就在北京、上海、广州等中心城市，在全国知识界拥有了广泛的知名度，在青年学生中产生了巨大的影响力和吸引力。当时马克思主义在中国知识界的影响，大凡正义的、爱国的、进步的知识分子，都以了解此学说为荣，以亲睹其著作为幸。

在中国共产党成立之初，鉴于党几乎完全由知识分子组成的状况，党便决心组织干部深入群众，向工农灌输马克思主义关于阶级斗争的精神，希望以此扩大党的影响，进而壮大党的队伍。随着革命战争和共产党领导的根据地的发展，大量非无产阶级思想随着大批农民和其他小资产阶级出身的革命分子涌入党内，纯洁党的内部成了紧迫课题。党开始着手从思想上建党，即以马克思列宁主义去教育改造广大党员，以此保证党的工人阶级先锋队的性质。毛泽东把马克思主义在中国的宣传普及，作为推动中国革命第一位的政治工作，并亲自深入工人、农民中进行宣传讲解。延安时期，是中国共产党人创新马克思主义的一个重要阶段。毛泽东总结历史经验，明确提出了马克思主义中国化、大众化的要求，并采取多项措施，引导干部正确对待马克思主义，推进马克思主义中国化、大众化。许多老一辈无产阶级革命家，“铁肩担道义，妙手著文章”，言传身教，宣传革命真理；口诛笔伐，揭露社会黑暗，发动群众投身革命，充分发挥了革命理论唤醒民众、动员和组织群众的巨大作用。正是由于马克思主义掌握了中国人民群众，才有了中国革命的星火燎原和最后胜利。

新中国成立和社会主义制度建立，虽然阻碍中国现代化的三座大山得到搬除，但先进社会制度与落后生产力之间的矛盾仍然制约着中国的发展，而这落后生产力之中，自然也包括落后的、作为生产者的人。因此，我们党提出了“剥削阶级要改造，劳动者也要改造”的口号，对广大人民进行普遍的马克思主义改造，成为当时党面临的一项重要任务。毛泽东同志在要求各级干部加强理论学习的同时，反复强调要把马克思主义从哲学家的课堂上和书本里解放出来，变为群众手中的锐利武器。广大理论工作者在这方面作出了巨大努力，马克思主义哲学的优秀著作——《大众哲学》受到广大干部群众的普遍欢迎，大大推动了马克思主义哲学的普及。

党的十一届三中全会以来，马克思主义大众化的进程进入了一个新的发展阶段。改革开放 30 多年来，马克思主义大众化在不同时期有着不同的时代内容，承担着不同的历史任务，其基本历程大致可以划分为四个阶段。

第一阶段：从改革开放前后至 1982 年党的十二大。马克思主义大众化的主要内容是开展真理标准问题的大讨论，主要任务是破除人民大众对马克思主义尤其是毛泽东思想的教条式理解，让人民大众分清什么是真正的马克思主义。

第二阶段：从 1982 年至 1992 年邓小平南方谈话。马克思主义大众化的主要内容是学习中国特色社会主义理论，学习《邓小平文选》（第 2 卷），并进行反对资产阶级自由化的教育；主要任务是让人民大众分清什么是马克思主义，什么是非马克思主义。

第三阶段：从 1992 年至 2002 年党的十六大。马克思主义大众化的主要内容是学习邓小平南方谈话精神和邓小平理论，开展“三讲”教育；主要任务是让人民大众理解什么是真正的社会主义，什么是被误解的社会主义，坚定马克思主义的理想和社会主义的信念。

第四阶段：党的十六大以来至今。马克思主义大众化的主要内容是学习“三个代表”重要思想和科学发展观，开展社会主义荣辱观教育；主要任务是让人民大众掌握马克思主义中国化的最新成果，不断用发展着的马克思主义指导新的实践。

总之，自从十月革命给我们送来马克思主义后，中国的先进知识分子就点燃了马克思主义大众化的不熄火种，经过几代人的代代相传，发扬光大，20 世纪中国马克思主义大众化运动高潮迭起。中国革命和建设的历史，就是广大人民群众在马克思主义科学理论指导下不断实践、并对其不断认同的历史。马克思主义大众化永无止境。

四、马克思主义大众化的重大意义

马克思主义是世界无产阶级锐利的思想武器，是我们立党立国的根本指导思想，是社会主义核心价值体系的灵魂，是全国各族人民团结奋斗的共同理论基础。推进马克思主义大众化，是事关国家前途、民族命运的重大使命，具有重大意义。

1. 马克思主义大众化是马克思主义的内在要求

大众化是马克思主义的本质属性和内在要求。马克思主义从来就不是书斋里的学问，而是人民群众实践经验的科学总结，是人们认识世界、改造世界的强大思想武器。实践性是马克思主义最重要的理论品质。马克思恩格斯创立自己的学说，不是为“理论”而“理论”，为“思辨”而“思辨”，不同于以往关注的认识世界、了解世界的一般认知理论，而是在认识世界基础上更加注重改造世界，是为发动群众、教育群众、武装群众，以完成历史赋予的伟大使命。马克思主义的实践品质集中表达于马克思在《关于费尔巴哈的提纲》中所言：“哲学家们只是以不同的方式解释世界，而问题在于改变世界。”显而易见，马克思主义的使命不仅是要能够科学地解释世界，还要能够合理和有效地改造世界，使现存世界革命化。正是这种实践性决定了马克思主义从来就不是“世界之外”的遐想，而是“自己时代精神的精华”。为此，马克思主义必须自觉地投身于实践，并在实践中实现、检验、丰富和发展自身，这是马克思主义始终成为放之四海而皆准的真理，始终保持强大生命力的根本原因。

马克思主义特有的实践品质决定了马克思主义大众化的取向。人民群众是实践的主体，广大人民群众的实践与智慧，是认识世界、改造世界最重要的力量。马克思主义只有被广大人民群众所理解、所掌握，才能转化为强大的物质力量，在实践中发挥应有的作用。正如马克思在《〈黑格尔法哲学批判〉导言》中所指出：“理论一经掌握群众，就会变成物质力量。理论只要说服人，就能掌握群众；而理论只要彻底，就能说服人。”恩格斯曾多次批评那些侨居在美国的德国的“马克思主义者”根本不了解美国的国情，不研究美国的工人运动和具体需要，不了解实践和时代提出问题的重点、内容和形式在欧洲国家的体现不同于在美国的体现，“一点不懂得把他们的理论变成推动美国群众的杠杆”。列宁也认为：马克思主义“把伟大的认识工具给了人类，特别是给了工人阶级”。毛泽东也指出：“任何思想，如果没有客观存在的需要，如果不为人民群众所掌握，即使是最好的东西，即使是马克思列宁主义也是不起作用的。”“代表先进阶级的正确思想，一旦被群众掌握，就会变成改造社会、改造世界的物质力量。”作为工人阶级和广大人民群众改造世界的锐利思想武器的马克思主义，需要自己的物质力量即工人阶级和广大人民群众，同样，工人阶级和人民群众也需要马克思主义。

如果理论不能为广大群众所接受、所掌握，再好的理论也只能是空中楼阁。马克思主义的科学真理只有为群众所掌握，才能显示无穷的力量。马克思主义只有与中国具体实际相结合，为中国人民理解和掌握，才能发挥对中国实践的巨大指导作用，从而在中国大地展现真理的光芒。当代中国马克思主义——中国特色社会主义理论体系，是马克思主义基本原理与当代中国具体实际相结合的产物，是我们党坚持马克思主义，立足于新的实践和发展，解放思想，实事求是，与时俱进，不断开拓马克思主义理论发展新境界的产物，是指导当代中国发展、指导当代中国人民实践的锐利思想武器。当代中国马克思主义需要广大人民群众这种“物质力量”，同样，广大人民群众也需要当代中国马克思主义这种“精神武器”。中国特色社会主义事业是亿万人民群众的事业，人民群众是历史的创造者。我们党提出的各项任务，都要依靠人民群众的艰苦努力来完成的。人民群众对党的理论和路线方针政策的认识和了解程度，不仅关系当前各项任务的顺利完成，而且关系到中国特色社会主义事业的长远发展。只有在科学理论指导下，我们的事业才能健康发展；也只有当这种科学理论被广大人民群众真正地理解和掌握，并转化为投身改革建设的内在动力时，我们的宏伟目标才能够顺利实现。

总之，马克思主义发展史告诉我们，马克思主义之所以成为放之四海皆准的真理，就在于它善于通过“从群众中来”，将所吸取的群众思想和实践智慧，凝炼和升华为指导人类认识主观世界和改造客观世界规律的方法论，再更具亲和力、感染力地“到群众中去”武装头脑，指导实践。而真理不会不胫而走，特别是对于马克思主义这一非常深刻、高度抽象的革命学说，必须要经历一个大众化的宣传普及工作，才能被广大人民群众所接受。可见，推进马克思主义大众化实践，符合其本质要义，有利于让高深的马克思主义理论走下神秘殿堂，返璞归真，可以使马克思主义，特别是中国化的马克思主义在我国社会转型期，亲切地走进和融入大众的寻常生活、贴近和指导大众的日常实践，从而潜移默化为大众实践科学发展观，构建和谐社会的思想武器、思维向导、价值核心，不断统一大众坚持走中国特色社会主义道路的思想和决心、凝聚大众投身实现中华民族伟大复兴的智慧和力量。

2. 马克思主义大众化是使全国人民坚定马克思主义信仰的迫切需要

我们为什么要坚定马克思主义信仰？道理其实并不复杂。就是因为马克思主义是被100多年来世界历史的发展，特别是我国革命、建设和改革实践反复证明了的放之四海而皆准的真理，是我们认识世界、改造世界的强大思想武器。它一经产生，就具有磁石般的吸引力，“远在德国和欧洲境界以外，在世界的一切文明语言中都找到了拥护者”。在人类思想史上，至今还没有哪一种理论能够像马克思主义那样，对人类的思想、文化、社会发展做出如此巨大的影响。不管社会主义运动遭受怎样严重的挫折，不管敌对势力如何反对它，都无法改变这一事实。即使在西方，人们对马克思主义的科学性和影响力也有相当的认同，许多有识之士仍坚持认为马克思主义是解决资本主义社会弊端的一剂良药。系统论、控制论等一些著名学派的创始人也不讳言自己的学说接受过马克思主义的影响。一位法国学者说，没有马克思，没有对马克思的记忆，没有马克思的遗产，也就没有将来；不去阅读而且反复阅读和讨论马克思，将永远都是一个错误。近年来全球掀起一波又一波的“马克思热”；在世界“千年思想家”、“最伟大的哲学家”等评选活动中，马克思以高票位居榜首；2008年，当国际金融危机肆虐全世界之时，马克思的鸿篇巨制《资本论》在欧洲销量成倍增长……这一切都表明，马克思主义得到世界上越来越多人的认同。

从19世纪中叶开始，中国进步的知识分子曾多次多方面地向西方学习。20世纪初期，中国已经处于一个生死存亡的危急时刻。为拯救民族危亡，先进的中国人尝试过、寻觅过西方的各种思想武器，如改良主义、自由主义、社会达尔文主义、无政府主义、实用主义、基尔特社会主义、民主社会主义等等。这些思潮曾在我国不同的历史阶段出现过甚至流行过，但都成为匆匆的历史过客，因为它们都不能解决中国的问题。十月革命一声炮响，给我们送来了马克思列宁主义。马克思主义的科学真理，为中国先进分子提供了救国救民的思想武器，中国革命的面貌焕然一新。80多年来，中国共产党把马克思主义基本原理同中国实际和时代特征紧密结合，指导中国革命和社会主义现代化建设不断取得胜利，充分显示了马克思主义的巨大指导作用。从井冈山的“星星之火”，到天安门城楼的开国大典；从毛泽东思想引领下中国革命的胜利，到邓小平理论指导下中国迎来社会主义改革开放的春天，再到“三个代表”重要思想和科学发展观等重大战略思想引领中国人民进入全面建设小康社会、发展中国特色社会主义的新时期……无不展示着马克思主义的力量。毛泽东在总结历史经验时曾经指出：“共产党不靠吓人吃饭，而是靠马克思列宁主义的真理吃饭，靠实事求是吃饭，靠科学吃饭。”邓小平同志也说：“世界上赞成马克思主义的人会多起来的，因为马克思主义是科学。它运用历史唯物主义揭示了人类社会发展的规律。”

回眸 20 世纪，马克思主义的真理光芒给黑暗的中国带来光明，给贫穷落后的中国带来富强的希望，涌动改革春潮的中国注入强大活力。面向 21 世纪，我们必将在马克思主义指引下走向中华民族的伟大复兴。始终不渝地坚持马克思主义的指导思想，是历史的昭示，人民的选择，实践的呼唤，是我们永远不可动摇的坚定信念。

中国坚持以马克思主义为指导，是历史和人民的正确选择。历史和现实告诉我们，新时期，随着改革开放的深入和社会主义市场经济的发展，我国经济社会生活的各个层面都发生了深刻的变化。社会经济成分、组织形式、就业方式、利益关系和分配方式日趋多样化。在经济全球化、政治多极化、文化多元化的国际大背景下，中国社会正处在转型期，我国改革发展已进入攻坚阶段，经济体制深刻变革，社会结构深刻变动，利益格局深刻调整，生活方式深刻变化。社会存在决定社会意识，上述多样化必然反映到人们的头脑中来，人们的思想活动具有了更多的独立性、选择性、多变性和差异性，人们的社会意识、社会价值观和人生观也呈现出日益多样化的趋势。其中正确的与错误的、先进的与落后的、主流的与非主流的思想观念相互交织，呈现出日益复杂的局面。一些人的价值观、人生观和信仰发生了急剧变化，拜金主义、享乐主义、个人主义等也在一定范围蔓延，在精神追求上出现了空虚和迷茫。从诗人梁小斌在 1979 年发出的《中国，我的钥匙丢了》的惊叹，到20世纪90年代理论界对“人文精神陷落”的理性觉醒，都证明了中国大众在信仰信念方面的匮乏与忧虑。随着苏联解体、东欧剧变，世界社会主义运动进入低潮，特别是多元文化以及西方文化的影响，一些人对什么是社会主义产生了误解，对社会主义的前途和命运感到迷茫，对社会主义的信念和马克思主义的信仰产生了动摇，甚至走向偏离；非马克思主义甚至反马克思主义的思想也在以新的形式和面目表现出来，并寻找机会与我们争夺思想文化阵地。即使是在党员、领导干部中，不信马列信鬼神的也不乏其人。有调查显示，20世纪80年代出生人群的超自然信仰较高，越来越多的青少年对星座、算命、宗教等封建迷信思想感兴趣。这一方面源于青少年对宗教和神灵世界的好奇，但更主要的是来自精神追求的空虚和迷茫。据《瞭望》记者于2007年在我国中西部的一份调查显示，在我国中西部部分农村地区，各种地下宗教、邪教力量和民间迷信活动正在快速扩张和“复兴”，一些地方农村兴起寺庙“修建热”和农民“信教热”，正在出现一种“信仰流失”。针对江苏、河北、河南、湖北、辽宁、西南山区、东南沿海农村等地的调查表明，农村地下宗教活动泛滥，封建迷信活动猖獗是当前一个带有倾向性的社会现象。

如此种种现象说明，马克思主义的信仰在现时代面临着严峻的挑战，这对于我们进一步统一思想、凝聚力量，坚持改革开放和社会主义现代化建设的正确方向，会产生不可忽视的消极影响。当前，只有积极推进马克思主义大众化，在广大人民群众中大力宣传、普及马克思主义，特别是宣传、普及马克思主义中国化的最新成果，才能做到以先进的、科学的理论武装和教育人民。只有这样，人民群众才能用马克思主义的立场、观点、方法来正确认识人类社会发展的大势，正确认识社会思想意识中的主流和支流，在错综复杂的社会现象中看清本质、明确方向；中国特色社会主义事业才能沿着正确方向胜利前进。

3. 马克思主义大众化是继续推进党和国家事业发展的迫切需要

马克思主义是被实践证明放之四海而皆准的真理，是中国革命建设的科学指南。迄今为止，还没有哪一种理论能比马克思主义，对人类的思想、文化、社会发展做出更科学的解释，对人类提供更正确的立场、观点和方法。马克思主义既是一种科学的世界观，又是一种科学的方法论，它在指导人民群众改造客观世界的同时，也在积极改造着人们的主观世界。具体体现在：它指导人们用科学的世界观和方法论观察问题、分析问题、处理问题和认识世界，用科学的理论代替错误的思想观念，实现主观世界的完善和人的全面发展等。推进马克思主义大众化，不仅是为了丰富发展马克思主义，更重要的是进一步认识世界和改造世界，推动党和国家事业发展。

理论在一个国家的发展程度，取决于理论满足这个国家现实需要的程度。当前，在世界范围内和我国社会主义现代化建设中，经济、政治、思想、文化等各个方面都有许多复杂的事物需要认识，许多重大问题需要回答，许多未曾认识的领域需要开拓；新世纪新阶段，世界正处在大发展大变革的时期，我国在新的历史起点上向前迈进面临许多新的挑战与机遇。只有马克思主义才能引导我们深刻认识社会发展的客观规律，把握世界形势变化的本质，不被历史长河中的旋涡和逆流所迷惑，不断增强辨别、抵制各种错误思潮侵袭的能力，提高解决建设和改革中各种实际问题的本领，真正把握和用好机遇、有效应对风险和挑战，继续推进中国特色社会主义伟大事业。

恩格斯曾说过，如果工人没有理论感，那么科学社会主义就绝不可能深入他们的血肉。人民群众的利益需要同人民群众的理论需要有着内在的联系。为了满足一定的利益需要，就要有一定的理论方式来表达自己的利益需要与诉求，就要学习掌握科学的理论。马克思主义作为人们认识世界、改造世界的强大思想武器，深刻反映了广大人民群众的根本利益，学习和掌握马克思主义理论，是提高人民群众理论素养的需要，更是实现人民群众根本利益的需要。推动马克思主义大众化，有利于培育人民大众的理论兴趣、理论思维、理论素养、理论信仰，使人民大众形成学习自觉、信仰自觉、应用自觉，让马克思主义真正深入到人民大众的血肉之中，使广大人民群众能自觉地运用当代中国马克思主义的立场、观点、方法来观察、分析和解决思想问题与实际问题，用正确且科学的理论代替错误的思想观念，实现主观世界的完善和人的全面发展等，自觉投身中国特色社会主义建设事业的伟大实践中。可见，推进马克思主义的大众化，有利于促进全体党员和广大人民群众真学、真信、真懂、真用马克思主义，进而提升广大人民群众科学文化水平与分析、解决问题实际能力，提升中华民族整体素质，为实现人民群众的利益需要奠定思想基础。

继续推进中国特色社会主义伟大事业，还必须用马克思主义中国化最新成果统一思想、凝聚力量。改革开放以来，我们党带领全国各族人民开辟了中国特色社会主义道路，形成了中国特色社会主义理论体系。中国特色社会主义理论体系，凝结了几代中国共产党人带领人民不懈探索实践的智慧和心血，是马克思主义中国化最新成果，是党最可宝贵的政治和精神财富，是全国各族人民团结奋斗的共同思想基础。这一理论体系，具有鲜明的实践特色、民族特色、时代特色。在当代中国，继续推进中国特色社会主义伟大事业，就必须用马克思主义中国化最新成果武装全党、教育人民；用马克思主义中国化最新成果武装全党、教育人民，就必须大力推动当代中国马克思主义大众化，使人们进一步深化对中国特色社会主义理论体系的时代背景、科学内涵、重要意义和实践要求的认识，使之获得广泛社会认同、形成普遍社会共识。这就要求必须把马克思主义作为立党立国的根本指导思想，用发展着的马克思主义指导新的实践；这就要求提高运用科学理论改造主观世界和客观世界的能力，使党的理论和实践始终体现时代性，把握规律性，富于创造性；这就要求不断学习，善于学习，努力掌握和运用一切科学的新思想、新知识、新经验，使各级党组织成为学习型党组织、各级领导班子成为学习型领导班子；这还要求运用科学理论武装人民群众，提高他们的科学思维水平，提升国民的科学文化素质，以适应世界多极化、经济全球化、科技信息化的要求，适应我国改革发展新阶段的特征，把马克思主义强大的精神力量转化为物质力量，促进社会主义事业的不断发展。而这一切，都离不开马克思主义提供强有力的理论指导。

4. 马克思主义大众化有利于促进社会主义市场经济体制的健康发展

市场经济是发达的商品经济，体现了现代化大生产发展的趋势，是社会生产力发展的必由之路。改革开放以来，我国逐步建立起中国特色社会主义市场经济体制，为推动我国社会经济的快速发展，实现国家更加富强、民族的伟大复兴奠定根基。但是市场经济作为一种经济模式，并不是万能的，既有利也有弊。其弊端难免会产生一定的社会负面效应，主要表现在：首先，市场经济的竞争性，容易引发一些人的违法乱纪行为。竞争是市场经济的最大特点，有竞争，就会优胜劣汰。在市场经济条件下，所有商品生产经营者都是相对独立的经济法人和竞争主体，具有各自的经济利益。一些人为了获取最大限度的盈利，就有可能在市场竞争中不择手段，把平等竞争变为关系竞争，请客送礼、金钱开路，搞歪门邪道、弄虚作假、损人利己。其次，市场经济的开放性，增多了产生消极腐败现象的可能性。在发展市场经济的过程中，商品生产者对自身利益目标的追求，从客观上和主观上都要求生产要素、生产商品不受任何限制而能合理配置和自由流通。这种本质的、内在的必然要求，决定了市场经济是开放经济，它不仅要有国内市场，还要参与和扩大国际市场。在这种开放的过程中，一方面可带来经济的繁荣，另一方面也有可能使一些党员干部有更多机会受到社会上某些不健康的思想和西方资产阶级腐朽思想、价值观念、道德观念的影响，遭受腐蚀。再次，市场经济的盈利性，增加了产生拜金主义的诱因。市场经济的求利性，要求生产者以最少的劳动耗费获取最大的利润，追求效益最大化，追求利润最大化，也就是在市场经济当中，钱赚得越多越好。这就会滋生拜金主义、个人主义、享乐主义倾向，产生“一切向钱看”思想，甚至把赚钱谋利、发财致富作为人生的唯一目的来追求。最后，市场经济的自发性，客观上为无政府主义、小团体主义的滋长提供土壤。市场经济具有较强的自发性、分散性。这一方面有助于人们形成自主意识，对于社会发展和人类进步是有意义的；另一方面也容易使一些人放任自流、为所欲为，不懂合作。这种情况反映到党内来，就有可能导致少数党员干部淡化全局观念、组织观念，产生小团体主义和无政府主义。在生产经营中，往往只顾局部利益和眼前利益，而不顾全局利益和长远利益；在执行政策上，往往借口情况特殊，而搞所谓“通权达变”，上有政策、下有对策，有令不行、有禁不止。

要消除市场经济的负面效应给我国社会经济发展带来的消极影响，必须积极发挥马克思主义在意识形态领域的指导作用，以唤起全社会和人的全面发展，积极推进马克思主义大众化，能够用马克思主义的人本、全面发展的理念和思想，对广大党员干部和人民群众进行科学引导，拨正市场经济体制下价值趋向的偏离，促进社会主义市场经济体制的健康发展。

5. 马克思主义大众化是建设社会主义核心价值体系的内在要求

一个国家、一个民族在长期的实践过程中，必然形成自己的核心价值体系，这是社会系统得以运转、社会秩序得以维持的基本精神依托。建设社会主义核心价值体系，是我们党在思想文化建设上的重大理论创新，是在我国经济体制深刻变革、社会结构深刻变动、利益格局深刻调整、思想观念深刻变化的新形势下，凝聚和统一社会各阶层、各利益群体思想的有力武器，是社会主义制度的精神之魂，是社会主义意识形态大厦的基石，也是党的十七大提出的一项重要战略任务。社会主义核心价值体系的第一条就是坚持马克思主义的指导地位，这也是社会主义核心价值体系的核心和灵魂。无论是加强理想信念教育，做共产主义远大理想和中国特色社会主义共同理想的坚定信仰者，还是增强党的宗旨意识、责任意识；无论是加强党的意识形态工作和思想政治工作，增强政治敏锐性和政治鉴别力，还是加强思想道德建设，弘扬以爱国主义为核心的民族精神和以改革创新为核心的时代精神，自觉践行社会主义荣辱观，都要以中国化、时代化、大众化的马克思主义为指导。当前，随着世界多极化、经济全球化的深入发展，各种思想文化交融交锋呈现出许多新特点，我们就必须以马克思主义作为强大的思想武器。

6. 马克思主义大众化是我们党发扬优良作风的需要

党的作风关系人心向背，关系党和国家的兴衰成败和生死存亡。优良的作风是凝聚党心民心的巨大力量，是事业兴旺发达和维护清正廉洁的重要保障。重视加强作风建设既是我们党的一个优良传统，中国共产党自诞生之日起，无论是在硝烟弥漫的战争岁月、热火朝天的建设年代，还是在激情奔涌的改革开放新时期，始终高度重视作风建设。在长期革命和建设的实践中，形成并坚持发扬了理论联系实际、密切联系群众、批评与自我批评等优良作风。这是党的工人阶级先锋队性质和全心全意为人民服务宗旨的体现，是中国共产党区别于其他政党的显著标志，也是党千锤百炼更坚强、长期执政更稳固的重要原因。

十一届三中全会以来，我们党重新确立了解放思想、实事求是的思想路线，形成了社会主义初级阶段的基本路线，制定了一系列符合我国国情和人民利益的大政方针，党的精神面貌焕然一新。广大党员积极投身建设有中国特色社会主义的伟大事业，在发扬党的优良传统的基础上，立足国情、面向世界，锐意改革、致力发展，发扬民主、依法办事，在作风建设方面注入新的活力。我国改革开放和现代化建设取得举世瞩目的成就，同广大党员为党和人民的事业发挥忘我奋斗和无私奉献的先锋模范作用是密不可分的。但是，党的作风方面也存在一些亟待解决的问题。主要是：在一些地方、部门和领导干部中，教条主义、本本主义滋长，形式主义、官僚主义盛行，弄虚作假、虚报浮夸严重，独断专行、软弱涣散问题突出，以权谋私、贪图享乐现象蔓延。这些问题的存在，有其复杂而深刻的社会根源和思想根源。党长期执政，党内一些人产生了脱离群众、故步自封等倾向；我国处在社会主义初级阶段，实行改革开放，发展社会主义市场经济，许多方面的制度还不完善；

资产阶级腐朽思想和封建残余思想侵蚀着党的队伍；有的地方和部门治党不严，思想政治建设和组织建设抓得不紧，管理和监督不力；一些党员干部放松世界观改造，理想信念动摇，革命意志衰退，经受不住权力、金钱、美色的考验，等等。党的作风方面问题，归根到底是脱离实际、脱离群众的问题，其消极影响和后果不可低估。历史和现实一再告诉我们，执政党不注重作风建设，听任不正之风侵蚀党的肌体，就会损害党群关系和干群关系，甚至失去民心，丧失政权。

加强和改进党的作风建设，核心问题是保持党同人民群众的血肉联系，正如党的第十七次大报告所强调："以保持党同人民群众的血肉联系为重点加强作风建设"；"要坚持人民是历史创造者的历史唯物主义观点，坚持全心全意为人民服务，坚持群众路线，真诚倾听群众呼声，真实反映群众愿望，真情关心群众疾苦，多为群众办好事、办实事，做到权为民所用、情为民所系、利为民所谋。"

推动马克思主义大众化，就是要求广大党员干部深入到群众中去，把马克思主义的科学真理紧密结合广大群众工作、生活的实际，把大众化普及、教育与广大群众关注的难点、焦点问题，与广大群众自身的发展紧密联系起来。可见，推动马克思主义大众化，有利于发扬党的理论联系实际、密切联系群众的优良作风，进而促进党风建设。

五、马克思主义大众化的基本原则

1. 坚持科学性与通俗性统一的原则

马克思主义的科学性是其大众化的前提，广大人民群众认识世界、改造世界时刻不能离开科学理论的指引；大众化是马克思主义之为科学理论的重要基础，因为科学理论不被群众掌握，就无法转化为强大的物质力量，就无法发挥其作用。马克思有一句名言：理论只要说服人，就能掌握群众；而理论只要彻底，就能说服人。所谓彻底，就是深刻揭示事物的本质和规律。这正是理论的科学性所在。马克思主义坚持辩证唯物主义和历史唯物主义的世界观和方法论，用生产力和生产关系、经济基础和上层建筑的矛盾运动来解释人类历史的发展变化，把生产力作为推动社会前进最活跃、最革命、最根本的力量，科学分析了资本主义社会的内在矛盾，深刻揭示了人类社会发展的客观规律，为人类进步、社会发展指明了正确方向。马克思主义之所以能为中国历史和人民所选择，成为始终高擎的前进旗帜，是因为马克思主义是科学，并且是开放的、发展的、与时俱进的科学。这已为100多年来全球波澜壮阔的社会实践所证明。理论的科学性是大众化的前提条件，马克思主义大众化必须以科学性为引领。毛泽东在总结历史经验时曾经指出："共产党不靠吓人吃饭，而是靠马克思列宁主义的真理吃饭，靠实事求是吃饭，靠科学吃饭。"邓小平也说："世界上赞成马克思主义的人会多起来的，因为马克思主义是科学。它运用历史唯物主义揭示了人类社会发展的规律。"推动马克思主义大众化要从规律的意义上加深理解、进行宣传，始终注意保持理论的科学性。在当代条件下，人们的科学文化水平普遍提高，人民群众已不是目不识丁的旧社会的群众。我们的理论教育如果还是用浅显的东西来应付群众，那是不能得到群众的认同的。现在的群众对接受一定的道理也会有自己的思考和选择，如果我们对马克思主义讲不出深刻一点的道理来，是难以说服群众的。近些年来，在思想理论教育方面已经有一个很明显的趋势，就是教育主体的学者化。与传统的以干部身份出现的思想政治教育工作者相比，人民群众更相信学者或有学者背景的人，让他们出现在各种传媒中解答一些热点难点问题，就会受到群众的欢迎，并具有很大的说服力。当前，中央马克思主义理论研究与建设工程的启动，高校马克思主义学院或研究院的建立，大批的专家学者对马克思主义作出的学理性或政策性的深入研究，初步形成了反映马克思主义中国化最新成果的学科体系和教材体系，从总体上加大了马克思主义的整体性研究，提供了马克思主义大众化的科学支撑。

理论往往是抽象深奥的，只有通俗易懂才易于为广大群众所理解和掌握，通俗化是大众化的实现途径。马克思主义的科学真理，是一个完整严密的理论体系。这种理论体系要掌握群众、教育人民，必须通过通俗化的转化过程。列宁直接用一个公式，简洁而直观地强调了通俗化的重要性："最高限度的马克思主义 = 最高限度的通俗化。"① 邓小平也说："我们讲了一辈子马克思主义，其实马克思主义并不玄奥。马克思主义是很朴实的东西，很朴实的道理。"通俗化要求用大众通俗易懂的语言和喜闻乐见的形式，表达与大众相关的道理，表述理论内容的语言不但要准确，而且要简洁明了，轻松而不失严谨，诙谐而富有哲理，深入浅出又发人深省，避免全是教科书式的、死板生硬的说教。这有利于增强理论的吸引力，有利于广大人民群众喜爱理论、接受理论和掌握理论。

当前，推动中国马克思主义大众化，就要在以通俗易懂的方式传播马克思主义时，讲清什么是马克思主义，如何对待马克思主义；讲清什么是社会主义，如何建设社会主义；讲清中国特色社会主义理论体系的来龙去脉、基本内容和精神实质，讲清邓小平、江泽民、胡锦涛为核心的中共领导集体为创立和发展中国特色社会主义理论体系的历史贡献，讲清当代中国马克思主义的现实价值。同时还要解决中国特色社会主义理论体系的一些重大问题的深化认识：这一理论体系是改革开放历史新时期我们党推进马克思主义中国化所取得的理论创新成果，是沿着中国特色社会主义道路实现中华民族伟大复兴唯一正确的理论；这一理论体系围绕探索和回答三大基本问题展开，深化和丰富了对三大规律的认识，是内涵丰富、思想深刻、系统科学的理论体系；这一理论体系同马克思列宁主义、毛泽东思想既一脉相承又与时俱进，以新的思想、观点继承、丰富和发展了马克思主义；在新的历史起点上坚持和发展中国特色社会主义理论体系，必须深入贯彻落实科学发展观，继续解放思想，推进改革开放，准确把握初级阶段的基本国情，以改革创新精神全面加强党的建设；这一理论体系的本质是科学社会主义，科学社会主义表明了中国特色社会主义的本质属性，是共产党人事业的普遍性、共同性的

---

① 《列宁全集》第 36 卷，人民出版社 1959 年版。

表现，“中国特色”是当代中国马克思主义新成果的具体表现形式，是矛盾的特殊性的表现。

当然，通俗化的同时要避免庸俗化。通俗不等于庸俗。大众化离不开通俗易懂，但通俗易懂不是庸俗化，而是在坚持马克思主义基本原理、基本立场、观点、方法的科学精神的前提下，将其转化为群众的生活语言，既简明、扼要，又易记；将其以群众喜闻乐见的形式表现出来，使马克思主义科学精神，贴近群众生活和实践，从而逐渐内化为群众的观念、意识、素养。可见，真正的通俗化，绝不会导致庸俗化。因此，马克思主义大众化要在坚持马克思主义科学性的基础上推进，不能以大众化为名而降低了马克思主义的科学性，避免在大众化过程中将当代中国马克思主义庸俗化。

综上所述，马克思主义是一个系统的科学理论体系，要将其逐步实现由“精英化”向“平民化”的转化，首要的就是将理论进行从抽象到具体的转变，通过对材料进行选择、加工，创造出为人民群众所熟悉的形式。也就是说，大众化离不开通俗化。但是必须明确，通俗化不等同于庸俗化。如果理论的内容和形式都脱离了人民群众，那么结局必然是上演一幕没有观众的空剧。当前，我们在推进当代中国马克思主义大众化的过程中，必须牢固树立实事求是的优良作风，不断反对教条、突破陈规，以避免大众化过程中把理论庸俗化，导致断章取义或教条式理解。

2. 坚持理论联系实际的原则

马克思主义不是经院哲学式的概念演绎，它来源于人民群众的伟大实践，是广大人民群众伟大实践的理论结晶；它又为人民群众的伟大实践提供科学指导，是引领人民群众伟大实践的科学指南。马克思主义实践性是马克思主义最鲜明的特色。大众化在本质上是一个实践范畴，实践性是马克思主义大众化最本质的诉求。马克思主义大众化实现的程度，取决于人民群众把它应用于实践的广度和深度，取决于理论联系实际的程度。所谓理论联系实际，就是以马克思主义基本原理为指导，联系国际国内的情况，联系社会生产生活的实际，去观察、分析和处理问题。

坚持理论联系实际，就要坚持把马克思主义与各国具体实际相结合。马克思主义是被实践证明放之四海而皆准的科学真理，具有普遍的指导意义。它没有也不可能为各个国家的具体实践提供现成的答案。各个国家必须把马克思主义的基本原理与该国的具体实际结合起来，使之民族化、时代化，才能发挥科学真理的巨大指导作用。中国共产党在领导革命、建设和改革的实践中，坚持马克思主义实事求是的思想路线，把马克思主义基本原理同中国具体实际相结合，自觉把思想认识从不合时宜的观念、做法和体制的束缚中解放出来，从对马克思主义的错误的和教条式的理解中解放出来，不断解放思想，不断创新实践和理论，不断推进马克思主义中国化，从而使马克思主义在中国大地上焕发出勃勃生机，展示了强大的生命力。

坚持理论联系实际，就把马克思主义科学精神与广大群众的生产和生活具体实践相结合。为此，要把大众化普及、教育与广大群众关注的难点、焦点问题，与广大群众自身的发展紧密联系起来；要把马克思主义深刻的道理寓于广大群众日常工作、生活的经验、感悟之中，使之贴近实际、贴近群众、贴近生活，避免空话、套话。

当前，世界范围内的社会主义运动处于低潮，需要对马克思的主义的基本理论、基本观点做出符合历史唯物主义和社会发展规律的解释；面对我国社会主义初级阶段在发展过程中遇到的新情况、新问题，特别是一些新矛盾、新困难，需要进行实事求是的、有说服力的理论回答；面对社会不同层面特别是广大人民群众对现实问题的不解和困惑，需要进行有的放矢、通俗易懂的社会宣传；还要关注和改善民生，经常深入群众、深入基层，把理论与群众的实际问题和困难联系起来，让群众从内心感到当代中国马克思主义就在他们身边、能帮助他们解决实际问题，在争取群众信任中宣传当代中国马克思主义。

坚持理论联系实际的原则，要防止和反对教条主义的态度。教条主义，就是本本主义，简单地、机械地套用“本本”和字句。这种态度，把马克思主义经典作家的个别词句和具体论断当做一成不变的教条，看起来好像很“坚持”，实际上却背离了马克思主义的实质，只会窒息马克思主义甚至误党误国。一些曾经执政的共产党为我们提供了深刻教训。在相当长时期中，这些国家共产党内思想僵化，教条主义盛行，理论创新滞后，提出的某些“新观点”，往往偏离马克思主义基本原理，或者囿于成见和教条没有新突破，党的理论不能对实践提供新指导，对党员和群众越来越缺少吸引力，结果导致政权丧失，国家解体。这些教训告诉我们，不发展马克思主义、不用发展着的马克思主义统一思想、指导实践是不行的。

坚持理论联系实际的原则，还要防止和反对形式主义和实用主义态度。形式主义只做表面文章，搞花架子，对马克思主义的理解只停留在一知半解的水平；实用主义则容易断章取义，为我所用，往往给马克思主义附加一些不正确的东西，从而肢解马克思主义。形式主义和实用主义态度都背离了马克思主义的实质，是错误的，有害的。

3. 坚持一元化与多样化统一的原则

在人类历史上，古今中外，任何国家和社会，不管社会形态多么不同，社会思想多么复杂多样，但在意识形态领域，占主导地位的思想总是统治阶级的思想，或者说指导思想总是一元的。中国封建社会中长期以儒家思想为主导意识形态，汉武帝实行“罢黜百家、独尊儒术”，就是要确立儒家正统思想的独尊地位。欧洲中世纪，天主教、基督教思想处于统治地位，任何“异端邪说”都受到排斥甚至制裁。近代资本主义社会，资产阶级标榜自由、平等和天赋人权等，但以个人主义为主要内容的世界观和价值观，始终是资本主义社会占统治地位的思想。在当今西方发达资本主义国家，虽然各种思想多种多样，但是任何主张改变私有制、改变资本主义社会制度的思想，都会受到攻击和限制，更不允许其占主导地位，不可能成为主流意识形态。

在社会主义中国，社会主义意识形态居于主导地位，反映着中国社会的发展规律和最广大人民的根本利益和要求。马克思主义是社会主义意识形态的旗帜和灵魂，引领着整个社会思想。历史和现实都表明，只有坚持以马克思主义为指导，革命和建设事业才能胜利；反之，如果放弃马克思主义的主导地位，搞指导思想的多元化，不仅我国社会主义意识形态大厦会倾覆，而且必将导致整个社会的思想混乱和政局动荡，国家不知何去何从，人民将失去前进的方向，给社会主义事业带来深重的灾难。苏共已从反面给我们上了深刻的一课。1991 年 7 月，当时的苏联共产党召开中央全会，做出了一个举世震惊的决定：取消马克思主义的指导地位，实行指导思想多元化。就在苏共这次中央全会一个多月后，这个执政 70 多年的大党瞬间土崩瓦解，并导致民族分裂、国家解体。

有人认为，坚持马克思主义在我国意识形态领域的一元指导地位，会阻碍人们的创新精神，造成社会思想的单调和窒息。这种担心是完全多余的。坚持指导思想的一元化，反对多元化，并不是用一元化代替多样化，否定社会思想文化的多样化。其实，指导思想的一元化与思想文化的多样化不是互相排斥，而是相互补充的。

坚持马克思主义在意识形态领域的一元指导地位，不会妨碍哲学社会科学的繁荣和发展。坚持以马克思主义为指导，不是说哲学社会科学简单照搬马克思主义的现存结论，用马克思主义代替具体科学的研究；而是强调要善于运用马克思主义基本原理、基本立场、观点和方法去分析问题、研究问题、解决问题。我们之所以信奉和尊崇马克思主义，是因为它是被实践证明了的科学真理。正如毛泽东所说："我们说马克思主义是对的，绝不是因为马克思这个人是什么'先哲'，而是因为他的理论，在我们的实践中，在我们的斗争中，证明了是对的。"马克思主义既是我国近现代以来哲学社会科学繁荣和发展最伟大的成果，也是指导哲学社会科学进一步繁荣和发展最正确的向导。五四运动以来，我国现代哲学社会科学正是在马克思主义的指导下，才获得一系列重大发展。即使在西方，人们对马克思主义的科学性和影响力也有相当的认同，一些著名学派也不讳言自己的学说接受过马克思主义的影响。迄今为止，没有什么别的理论，能比马克思主义更能为哲学社会科学提供更正确的立场、观点和方法。只有马克思主义能与时俱进地不断打开哲学社会科学创新发展的广阔视野，不断为其注入新的生机活力，促进其发展。

坚持马克思主义在意识形态领域的一元指导地位，不会影响“百家争鸣、百花齐放”方针的贯彻。坚持以马克思主义为指导，是指各种学术流派、艺术流派都坚持以马克思主义世界观和方法论为指导；坚持“百家争鸣、百花齐放”，是指在马克思主义指导下的社会主义文化应当允许有不同的学说和派别。一方面，如果不允许“百家争鸣、百花齐放”的局面，就会声音单调、观念僵化、思想停滞。这样的文化是不可能有吸引力和生命力的，也绝不是社会主义所需要的。另一方面，如果各种流派和学说没有正确的立场、观点和方法的指导，势必出现良莠不分、思想混乱的局面。这样必然害党害国害人，也绝不是社会主义所需要的。因此，发展社会主义文化既要坚持以马克思主义为指导，又要坚持“百家争鸣、百花齐放”，二者相辅相成、缺一不可。在马克思主义指导下的“百家争鸣、百花齐放”，可以更好地把握正确方向、开阔视野、深入研究，更好地为人民、为社会服务。

坚持马克思主义在意识形态领域的一元指导地位，不会阻碍对其他优秀文化成果的吸收和借鉴。马克思主义是一个包容性很强的思想体系，同时也是与时俱进的科学理论，它十分善于吸取人类社会创造的一切优秀文化成果。正是在批评吸取德国古典哲学的合理内核、英国古典政治经济学和英法空想社会主义的思想成果，马克思主义才得以创立；马克思主义正是与中国具体实际相结合，不断吸取中国传统思想文化的优秀成果，才形成毛泽东思想和中国特色社会主义理论体系。马克思主义具有与时俱进的理论品质，使它既能海纳百川、博采众长，又能扎根实践、坚持根本。因此，坚持马克思主义的指导地位，不仅不会阻碍对其他优秀思想文化成果的吸收和借鉴，反而会使我们以更加科学的态度辨真伪，以更加包容的胸怀，吸取精华、弃其糟粕，更好地吸取人类一切优秀思想文化成果，促进我国文化的发展。

4. 坚持层次性原则

马克思主义大众化要体现尊重差异的层次性。这是因为：第一，马克思主义大众化所面对的“大众”，是指广大人民群众，包括工人、农民、知识分子等不同社会阶层、社会群体。因其在社会地位、文化程度、知识结构、职业特点、生活状况、年龄、兴趣等方面的差别和世界观、人生观、价值观的差异，及其分布城市、农村、机关、学校、厂矿企业等不同的领域，对马克思主义的认识、态度必然是千差万别、极其复杂的。而且随着改革开放的逐步深入和深层次矛盾逐步暴露，随着社会利益群体的多样化和人们生活方式、价值趋向的多样化，在推进马克思主义大众化进程中需要解决的社会问题和矛盾必然极其繁多而复杂。正是这种复杂性决定着在人民群众中学习、宣传马克思主义时，必须加强领导，精心安排，按系统、分层次、有组织、有计划地进行。第二，坚持马克思主义价值导向的一元性，允许人们以合乎自身生活特点的方式去实现社会普遍的价值要求，即价值目标上的一元化和价值实现方式上的多样化相统一。马克思主义价值导向是一个以人的自由全面发展和社会进步的总体价值目标为内容的，同时又体现为不同方面、不同层次的价值要求的系统，如物质生活的共同富裕、道德生活的集体主义、政治生活的民主集中制等，它们是社会主义事业的总的价值在不同生活领域的具体表现。对于这些价值要求，应当尊重人们实现方式的多样性和实现程度的多层次性。

人们对观念性或精神性内容的需求不仅有层次上的差别，更有规律性的共同点。只要我们掌握了这些特征和规律，我们对马克思主义的宣传和普及的目的才能真正达到。马克思主义大众化的重要目标就是实现大众的思想整合，这就要在一元的价值导向与多样的价值取向上保持平衡，建立在思想观念多样性基础上的马克思主义一元指导地位。把“层次性”作为马克思主义大众化的原则，不仅体现了马克思主义具体问题具体分析的方法，还强调了以人为本的立场。

坚持层次性原则，就要在马克思主义教育、宣传中，对“大众”进行群体、层次等划分，区别不同的对象，提供适合不同对象群体的、多种类的普及化、大众化形式和内容。为此，要对接受对象进行层次上的细化，特别要注意文化程度方面的不同需求，因为大众化普及教育在很大程度上与文化程度有着更直接的关系。如要有适应党政干部、青年学生、普通大众等不同层次的普及内容和方式；在广大人民群众中的宣讲与在知识分子中的宣讲在方法论要有所不同；在城市人群中的宣讲要和在广大农村群众中的宣讲有所不同；教育内容和方式，既可以以大众哲学这类学科性的面目出现，也可以以广大人民群众关心的热点、难点问题性的面目出现；既可以有知名专家写成的通俗读物，也可以有对马克思主义深感兴趣、有丰富的实际和领导经验的人写成的随感、心得等读物。要重视对当代中国马克思主义大众化文化资源的开发、利用，使当代中国马克思主义多角度、多层面展现在广大人民群众面前。

5. 坚持长期性原则

马克思主义大众化是一项长期、复杂艰巨的工程。工程的对象是“大众”，即全社会的绝大多数人口，我国有十几亿人口。他们不仅分布范围广，包括城市、农村、机关、学校、厂矿企业等；而且结构复杂，有工人、农民、知识分子等不同社会阶层、社会群体。工程内容是博大精深又不断丰富发展的科学理论，在规模如此庞大的人民群众中学习、传播、普及、运用，并使之逐步规范化、自觉化，必然是一个漫长的、循序渐进的过程，不可能一蹴而就，任何急于求成、短期化行为都是不可取的，必须作好持久战的思想准备。工程还具有艰巨性。马克思主义经典作家告诉我们。工人运动内部是不能自发地产生马克思主义的，必须进行灌输、教育、启发、引导。同样，中国人民在建设中国特色社会主义的实践活动中，其本身也不会自发地产生中国特色社会主义理论。实现当代中国马克思主义大众化工程，在人民群众中传播、普及中国特色社会主义理论，首要的最为关键的是加强灌输和教育，而这个灌输、教育的过程往往是充满先进与落后、正确与错误的激烈思想斗争的过程，往往是破旧立新、化解矛盾的过程。在这个过程中，需要付之以大量的艰苦细致的思想政治工作。

第二章

马克思主义大众化的基本经验

自从马克思主义传入中国以来，中国共产党人一直将其视为最锐利的思想武器，以之武装全党全民的决心就未曾有过动摇，使之中国化大众化的努力也未曾有过放弃。一部中国革命和建设的历史就是一部马克思主义中国化、大众化的历史。认真回顾和总结我们党在宣传、普及和发展马克思主义的实践中积累的宝贵经验，对于当代中国宣传普及马克思主义，推动当代中国马克思主义大众化具有积极的借鉴意义。

一、先进知识分子为推动马克思主义大众化发挥了重要作用

十月革命的一声炮响，给我们送来了马克思列宁主义，正在探索救国救民真理的中国先进知识分子，满腔热情地开始研究十月革命，学习和传播指导十月革命取得胜利的先进理论，即马克思列宁主义。首先把十月社会主义革命介绍给中国并积极传播马克思主义的是李大钊。从1918 年 7 月到中国共产党成立前夕，李大钊先后发表了《法俄革命之比较观》、《庶民的胜利》、《布尔什维克的胜利》和《我的马克思主义观》等一系列介绍马克思主义唯物史观、经济学说和社会主义理论的文章和讲演。在《我的马克思主义观》中，李大钊在中国马克思主义传播史上第一次系统地介绍马克思主义的理论体系。在五四运动中，李大钊在报刊上开辟专栏、主编专号、发表文章、展开论战积极宣传马克思主义。1920 年 3 月他在北京大学组织了中国第一个“马克思学说研

究会”，10 月在北京建立共产主义小组。中国共产党成立后，他在传播马克思主义，领导反帝反军阀的革命斗争中发挥了重要作用。李大钊在传播马克思主义的同时，着重引导中国人民以此为武器进行革命斗争。他的这些观点和做法，对提高先进知识分子、特别是青年学生的觉悟起了重要作用。

陈独秀是在中国传播马克思主义的又一先驱人物。1920 年 5 月他在上海组织马克思主义研究会，8 月成立上海共产主义小组，1921 年 7 月在中国共产党第一次全国代表大会上被选举为中央局书记。他利用各种场合和机会满腔热情地宣传马克思主义。由他主编的《新青年》杂志是当时传播马克思主义的主要阵地，并带动了一大批宣传社会主义刊物的涌现。他在 20 年代初发表了《劳动者的觉悟》、《马克思的两大精神》、《马克思学说》以及《关于社会主义问题》等讲演和文章，成为当时最有影响的马克思主义宣传家。他于 1922 年发表在《新青年》第九卷第六号上的《马克思学说》是继李大钊《我的马克思主义观》之后又一篇系统介绍马克思学说的重要文章，较之李大钊《我的马克思主义观》在认识论上又向前迈进了一步。

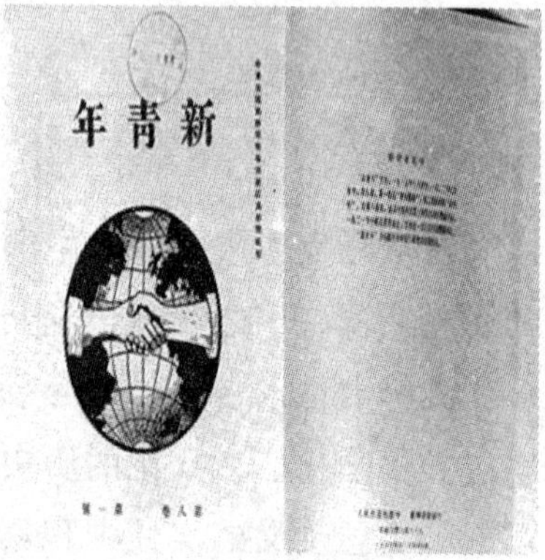

北京图书馆所藏的《新青年》（1955 年 12 月 10 日摄）

中国共产党的主要创始人之一李达在十月革命胜利后开始学习、翻译和介绍马克思主义。他在 1921 年 1 月发表在《新青年》上的《马克思还原》一文，第一次对马克思主义的历史演变作了系统的介绍。他于 1926 年出版的《现代社会学》一书，系统阐述了马克思主义理论，仅 7 年时间就印行了 14 版，产生了很大社会影响，在中国马克思主义传播史上发挥了重要作用。

中国共产党早期的主要领导人之一瞿秋白在宣传马克思主义方面，

突出地介绍了辩证唯物论，介绍了列宁的思想和理论。这对于中国人民结合自己的实践理解和运用马克思主义提供了重要的启示。1919 年 7 月，他在湖南创办了《湘江评论》，发表了《民众的大联合》等文章，宣传列宁领导的十月革命，强调要效法俄国，进行社会政治改革。他以"新民学会"为阵地，组织先进分子学习和研究马克思主义。后来，又在长沙建立了"文化书社"和"俄罗斯研究会"，在湖南等地传播马克思列宁主义。与此同时，周恩来等在天津建立了"觉悟社"，也积极宣传马克思主义。

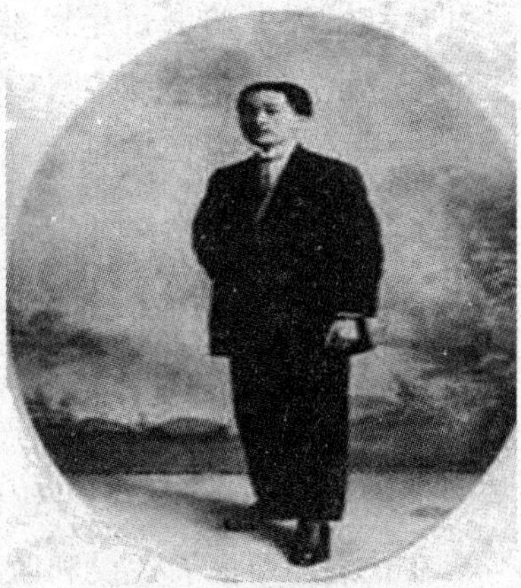

张伯简

在马克思主义的早期传播中，一大批先进知识分子和青年学生抛弃了旧有的信仰，接受了马克思主义，成为具有初步共产主义思想的知识分子。毛泽东、周恩来、蔡和森、邓中夏、张太雷、张闻天、恽代英、董必武、陈望道、张伯简等，都步入了马克思列宁主义的行列，成为传播马克思主义的先锋。张伯简，1898 年生于云南省剑川县，白族，早年曾入滇军。1919 年，为追求真理辞去滇军中的军需官职务，赴法国勤工俭学。在法国勤工俭学期间，张伯简参加了由赵世炎、李立三等人组织的"劳动协会"的活动和法、德两国工人运动，在斗争实践中逐渐接受了马克思主义。1921 年冬在德国柏林加入共产党。1922 年，他与周恩来、赵世炎等人在巴黎共同创建了"旅欧中国少年共产党"，被选为组织委员。他身在异域，却时刻关心家乡的革命，写信给云南学联，鼓励青年学生学习马克思主义。同年秋，张伯简进入莫斯科东方大学，系统地学习了马克思主义理论，同时对第一个社会主义国家的政治、经济等各方面的情况进行了解和研究，成长为一个具有较高理论水平，又有实际斗争经验的马克思主义者。1924 年，张伯简回国后在上海和京汉铁路从事革命活动，继而从事党的宣传工作，任中共中央出版部首任书记，负责过党刊《向导》和《中国青年》的编辑发行工作，为马克思主义在中国的传播做出了贡献。在艰苦的革命斗争中，张伯简还努力研究马克思主义理论，翻译介绍马克思主义学说。他编纂的《社会进化简史》一书，言简意赅，通俗易懂，是我国较早用历史唯物主义原理阐述人类社会发展史的理论著作，在早期马克思主义的宣传中起了重要作用。1926 年毛泽东在广州举办农民运动讲习所时，该书被列为学生的课外读物。抗日战争时期，毛泽东曾将此书作为学习唯物史观和社会发展史的书目予以推荐。1926 年 8 月，张伯简参加省港大罢工，领导群众开展斗争，因积劳成疾，不幸在广州病逝，年仅 28 岁。

毛泽东是中国传播马克思主义队伍中的杰出代表。在革命战争年代，毛泽东同志把马克思主义在中国的宣传普及，作为推动中国革命第一位的政治工作，并亲自深入工人、农民中进行宣传讲解。还有许多老一辈无产阶级革命家，“铁肩担道义，妙手著文章”，言传身教，宣传革命真理；口诛笔伐，揭露社会黑暗，发动群众投身革命，充分发挥了革命理论唤醒民众、动员和组织群众的巨大作用。

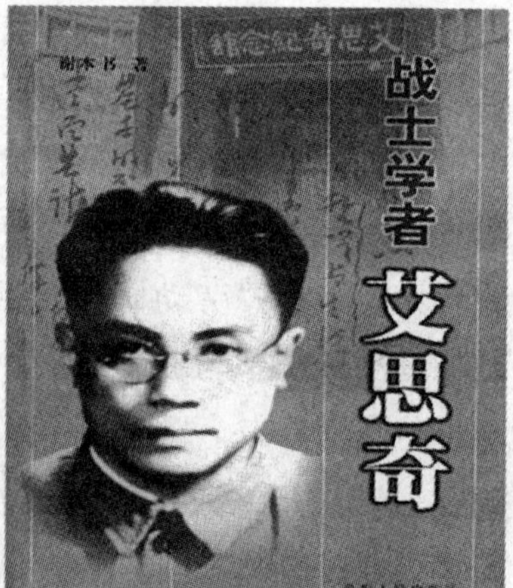

在长期的革命、建设和改革的历程中，广大理论、思想政治工作者对不同时期党的理论宣传和普及作了不懈努力，在理论和实践上都取得很多成果，涌现出一大批杰出的理论家和模范人物。被誉为“马克思主义哲学大众化中国第一人”的艾思奇，正是从探求真理的过程中，深切地认识到了真理的力量，并立志帮助那些为寻求救国救民真理而苦苦求索的青年人。于是，他选择了马克思主义大众化之路。他在 1934 年 11 月至 1935 年 10 月的一年里，针对人民大众特别是广大青年在思想深处产生的种种疑惑和问题，用通俗的笔法，日常谈话的体裁，对马克思主义的世界观、认识论、方法论都做了浅明的解说。这就是著名的《大众哲学》这本书由于反映了时代的需要，反映了广大群众最为关心的民族救亡图存问题，因此点燃了无数人心灵的火花，引导无数人走上革命道路，在广大人民特别是进步青年中发生了重大影响。许多人就是看了《大众哲学》，接受了马克思主义，去了延安。据北京大学一位老教授回忆：抗日战争爆发后，北京大学准备南迁，校方动员学生把书籍交到学校统一保管运输，结果发现几乎每个学生都有一本《大众哲学》。这样一本通俗介绍马克思主义哲学的书，在新中国成立前就印刷了 32 版，供不应求，使得一批又一批的青年知识分子走上了革命道路。1979 年又印行了 35 万册，仍旧一售而空。蒋介石曾一声叹息，“一本《大众哲学》冲垮了三民主义的防线”，足以证明《大众哲学》的影响是何等巨大。毛泽东也高度评价艾思奇的创造性贡献和《大众哲学》的社会价值，盛赞这本书胜过十万雄兵。

艾思奇同志毕生为之奋斗的一个目标，就是要让真理掌握群众，并让群众掌握真理。为了实现这一目标，艾思奇同志吃了不少苦头，也受了不少委屈。苦头之一，便是要向自我挑战。接触过他的人，一致反映他是一个敦厚而不善辞令的人，是一个专注学问淡于生活的人。然而，“通俗的文章却要求我们写得具体、轻松，要和生活打成一片”。这对他是一个巨大的挑战。他坦言：“我肩上这个担子是极不胜任愉快的，因为真能担当这重担的人，应该对于生活有充分的经验，而我缺少的却正是这一个东西。”但他毫不退缩，一边向马克思主义书本学习，一边向实际生活学习，终于获得了成功。艾思奇同志受到的又一苦头，便是随着《大众哲学》等书的大受欢迎、广为流传，各种批评也随之而来。他但始终认准了马克思主义大众化之路坚定地走下去，不为所惑，不为所动。艾思奇就是马克思主义大众化的楷模。2010 年是艾思奇的百年诞辰，一些纪念性的学术活动已陆续展开。全国以纪念艾思奇百年诞辰为契机，深入探讨马克思主义的大众化、通俗化与中国化，推动当代中国的马克思主义研究，进一步推进马克思主义大众化。

总之，一大批先进知识分子勇于攀登、永不止步，不仅获取了马克思主义的真理之火，更重要的是让马克思主义真理的光芒普照在中华大地上。

二、以马克思主义中国化推进马克思主义大众化

推进马克思主义中国化与实现马克思主义大众化，是各有侧重、互为前提、相互促进的。马克思主义中国化是指马克思主义基本原理与中国具体实践相结合并创立具有中国特色新理论的过程；马克思主义大众化是指马克思主义基本原理由抽象到具体、由被少数人理解掌握转变为通俗易懂并被广大人民群众理解掌握的过程。一方面，马克思主义作为普遍真理，要为中国人民所理解和掌握，实现对中国实践的指导作用，在中国大地上展现真理的光芒，就必须中国化。另一方面，从根本上说，推进马克思主义大众化，关键是要提高马克思主义的思想内容，不断赋予其实践特色、民族特色和时代特色，增强理论的吸引力、感召力和说服力，使之更加走近大众、贴近大众、掌握大众。恩格斯曾明确指出："马克思的整个世界观不是教义，而是方法。它提供的不是现成的教条，而是进一步研究的出发点和供这种研究使用的方法。"① 毛泽东也指出："马克思主义必须和我国的具体特点相结合并通过一定的民族形式才能实现。"② 诞生于半殖民地半封建社会的中国共产党，从成立之日起就把马克思列宁主义确立为自己的指导思想，并在长期奋斗中坚持把马克思主义基本原理同中国具体实际相结合，发展了马克思主义，先后产生了毛泽东思想和中国特色社会主义理论体系。中国特色社会主义理论体系，就是包括邓小平理论、"三个代表"重要思想以及科学发展观等重大战略思想在内的科学理论体系。马克思主义中国化的这些重

① 《马克思恩格斯选集》第4卷，人民出版社1995年版。

② 《毛泽东文选》第2卷，人民出版社1991年版。

大理论成果，都产生于党和人民事业发展的实践，同时又都是推进这一伟大事业不断发展的指导思想。

我们党在大力推进理论创新的同时，高度重视用马克思主义中国化的重大理论成果武装全党、教育人民，不断巩固全党全国人民团结奋斗的共同思想基础。特别是党的十六大以来，按照中央的部署，深入开展学习贯彻十六大精神和“三个代表”重要思想活动，推动兴起学习贯彻“三个代表”重要思想新高潮，有力地促进了学习贯彻“三个代表”重要思想向深度和广度发展；广泛深入地宣传科学发展观，推动兴起了学习贯彻科学发展观的热潮；深入阐释和宣传党的十七大提出的重大理论观点、重大战略思想、重大工作部署，推动学习宣传贯彻党的十七大精神不断深入。具体体现在两个方面：一方面，通过在全党开展以实践“三个代表”重要思想为主要内容的保持共产党员先进性教育活动，进一步增强了全党实践“三个代表”重要思想、落实科学发展观的自觉性坚定性。后来在全党开展的深入学习实践科学发展观活动，是保持共产党员先进性教育活动的继续和深化，是更好地用中国特色社会主义理论体系武装全党的重大举措，进一步推动了当代中国马克思主义大众化，提高了全党全社会的马克思主义水平。另一方面，组织开展广泛深入的宣讲活动，帮助广大干部群众了解和掌握党的理论创新成果。围绕十六大、十七大精神和十六大以来历次全会精神，从中央到地方，紧密结合实际，开展形式多样、深入持久的宣讲活动。通过广泛深入的宣讲，增强了广大干部群众走中国特色社会主义道路的坚定信心。可见，党的理论创新每前进一步，马克思主义大众化就前进一步。

三、注重增强马克思主义宣传教育的效果

1. 注重语言通俗化

运用中华民族自己习惯的语言实现由理论术语、政治范畴向大众话语的转化，把理论形态、体系化的马克思主义，转化为人民群众的政治

信仰和行为准则；把抽象的理论通俗化、具体化，使马克思主义理论具有新鲜活泼的、为中国老百姓所喜闻乐见的中国作风和中国气派，体现出宣传普及的感召力和亲和力。对此，毛泽东深刻地教导我们："如果我们没有学会说群众懂得的话，那么广大群众是不能领会我们的决议。洋八股必须废止，空洞抽象的调头必须少唱，教条主义必须休息，而代之以新鲜活泼的、为中国老百姓所喜闻乐见的中国作风和中国气派。"①邓小平也曾语重心长地说过，马克思主义并不玄奥，而是很朴实的东西，很朴实的道理。他们不仅是这么说的，而且更是身体力行地这么做。如毛泽东用"枪杆子里面出政权"，这么一句新鲜活泼、通俗易懂，简简单单的话就把马克思主义关于"打碎旧的国家机器"之道理讲透了，群众喜闻乐见、立即就心领神会地接受之；借用中国古代文化典籍和民间成语故事以及神话、寓言、谚语、俗语等来说明一些深刻的唯物辩证法的道理，如赋予"实事求是"以新的含义，用一分为二、实事求是、波浪式前进等表达深刻的哲学观点，具有魅力，使人感到亲切；还有"三大法宝"、"糖衣炮弹"、"纸老虎"、"三座大山"、"放下包袱"等话语，都是从日常生活中信手拈来，贴近生活而又浅入深出，非常生动形象，易于理解和传播。邓小平"解放思想"的常见用语提升为政治生活的一个重要概念；用"管他白猫还是黑猫，抓住老鼠就是好猫"，把马克思主义关于"实践是检验真理的唯一标准"的道理讲透了；还有"摸着石头过河"、"不改革就死路一条"、"发展才是硬道理"等，浅显直白，直指问题要害，也是群众喜闻乐见、立即就心领神会地接受的话语方式。从以邓小平为核心的党中央第二代领导集体，提出小康社会这一充满民族化、通俗化的现代化发展目标，到以江泽民为核心的党中央第三代领导集体，提出"三个代表"重要思想言简意赅、朗朗上口的通俗表达，再到以胡锦涛为核心的党中央新的领导集体，提出坚持以人为本、构建社会主义和谐社会等充满传统文化意蕴的政治范畴，正是由于建立在通俗化共同基础上，才使得中国共产党的理

① 《毛泽东选集》1～4卷合订本，第800～801页。

论创新成果能够迅速获得人民群众的广泛认同和强烈共鸣。

2. 注重编写出版理论通俗读物

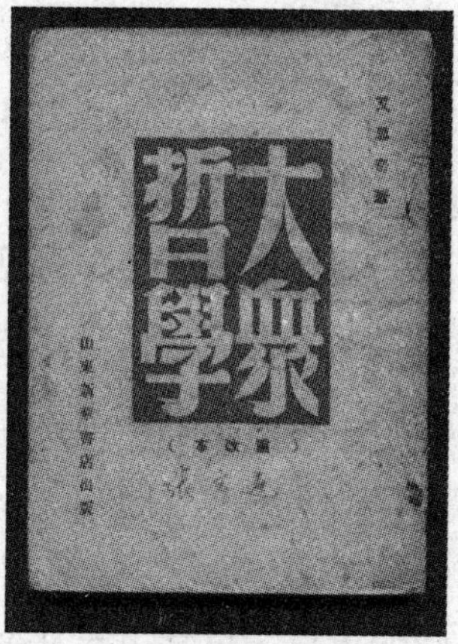

1949 年 5 月 3 版的《大众哲学》

编写出版理论通俗读物，就是用通俗易懂、大众喜闻乐见的语言，结合大众身边生产生活的实际，深入浅出地阐明深刻的哲理。这是把马克思主义传播到人民群众中去，并较快地为人民大众所掌握的重要方式。在新民主主义时期，艾思奇的《大众哲学》积极推动马克思主义哲学大众化。千百万在黑暗中徘徊摸索的青年，正是在此书的启发和影响下，才看到了光明，从而走上革命道路。究其成功原因，是书中语言表达尽量避开高深的理论，通俗具体；写作手法上能够对问题反复论述；写作内容结合实践的需要和人民大众的思想实际；写作特色上紧扣时代，反映时代的需要，反映当时广大群众最为关心的民族救亡图存问题。它一扫以往哲学艰深玄奥的色彩，从每篇的题目到内容的表述，都十分注意通俗化。像"一块招牌上的种种花样"、"牛角尖旅行记"、"卓别林和希特勒"、"天晓得"、"笑里藏刀"、"七十二变"等小标题，别开生面，引人入胜，把深刻的哲理融化在生动的故事里，用群众的语言表现出来，从而把哲学由玄妙的殿堂引入实际生活，使哲学和人民群众接近，使人民群众知道日常生活中就有哲学，这在 20 世纪 30 年代，是一件开创性的工作。这本为大众写的《大众哲学》，在大众中确实产生了广泛的影响。可以说《大众哲学》是通俗哲学著作中出版次数最多的著作。艾思奇在谈到《大众哲学》时说过，"我只希望这本书在都市街头，在店铺内，在乡村里，给那失学者们解一解知识的饥荒，却不敢妄想一定要到珍贵的大学生们的手里，因为它不是装潢美丽的西点，而是一块干烧的大饼"。李公朴在《大众哲学》的序言中称赞说："这一本书是用最通俗的笔法，日常谈话的体裁，溶化专门的理论，使大众的读者不必费很大的气力能够接受。这种写法，在目前出版界中还是仅有的贡献。”他强调说：“尤其值得一提的是这本书的内容，全是站在新哲学（即马克思主义哲学）的观点上写成的。新哲学本是大众的哲学，然而过去却没有一本为大众而写的新哲学著作。”新中国成立后，《大众哲学》受到广大干部群众的普遍欢迎，大大推动了马克思主义哲学的普及。可见，《大众哲学》结合大众所关心的问题宣传马克思主义哲学，是马克思主义哲学大众化的成功范例，长期影响着我国人民大众及思想理论界，今天依然是榜样。

毛泽东同志的《反对本本主义》、《改造我们的学习》、《矛盾论》、《实践论》等，也是通俗的，易于被广大的干部所理解和掌握，为凝聚党的力量、提高广大干部的素养做出了巨大贡献。1942 年初，中央宣传部编纂出版《宣传指南》一书，要求参加延安整风的同志学习。中央学习组组长毛泽东在干部学习会上做了认真宣讲，要求干部“多看几遍”，以树立马克思主义中国化、大众化理念。《宣传指南》收录四篇文章：第一篇摘录的是《联共（布）党史简明教程》中列宁怎样进行宣传工作的。为了宣传社会主义思想，从政治上领导工人运动，列宁深入到工人群众中，熟悉情况、调查研究，了解工人的生活状况、劳动状况、权利状况，进而提出工人的政治要求，教育工人群众如何为自身利益而奋斗。第二篇摘录的是季米特洛夫在共产国际第七次代表大会上论宣传群众性的讲演。革命家要学会不用书本上的公式而用为群众事业奋斗的战士们的语言来和群众讲话，因为战士们的每一句话，每一个思想，都反映出千百万群众的思想和情绪。理论宣传家写东西，始终要想到使每个普通工人都懂得，相信你的号召，决心跟着你走。第三篇是毛泽东在党的六届六中全会上论马克思主义中国化的问题。马克思主义必须和中国的具体实践相结合，应用于中国的具体环境，形成新鲜活泼、为老百姓所喜闻乐见的中国作风和气派。第四篇是鲁迅写文章的八条规则。留心各样的事情，多看看，不要看到一点就写；写不出来的时候不硬写；写完后至少看两遍，尽力将可有可无的字、句、段删去，毫不可惜；不生造除自己之外，谁也不懂的形容词之类，等等。《宣传指南》的文章主题各有侧重，但编纂的意图是要根据中国特点，根据中国老百姓的需要学习运用马克思主义。它对形成理论和思想政治工作大众化的优良传统产生了重大影响。

此外，还有李达的《社会学大纲》、《实践论解说》、《矛盾论解说》，其中《社会学大纲》被毛泽东高度评价为：是中国人写的“第一本”马克思主义哲学教科书；还有陈唯实的《通俗辩证法讲话》、《通俗唯物论讲话》、《新哲学世界观》，沈志远的《新人生观讲话》、《社会科学基础讲座》、《通俗哲学讲话》，以及胡绳的《哲学漫谈》，胡乔木的《中国共产党的三十年》，韩树英的《通俗哲学》等等，都曾经在党的思想理论大众化中起到了重要作用，影响了不止一代人。

在新时期，李瑞环的《学哲学用哲学》是当代马克思主义大众化的通俗著作，也是当代中国马克思主义大众化的一部很好的教材。近年来，中宣部理论局积极探索把马克思主义基本原理、党的重要理论创新成果、重大战略决策通俗化、大众化的途径，组织编写出版一批通俗理论读物，深入回答干部群众关心的热点难点问题。从 2003 年起陆续推出了《理论热点面对面》系列丛书。这套系列丛书深入浅出地阐述了当代中国马克思主义，通俗易懂地回答了广大干部群众普遍关心的问题，受到了广大干部群众的热烈欢迎。2009 年出版的《六个“为什么”》一书，对干部群众关心的六个重大问题做了深入浅出的回答，是推动当代中国马克思主义大众化的又一优秀著作。在中宣部理论局编写出版的系列通俗理论读物的带动下，许多地方和单位也编写出版了一批通俗理论读物，取得了很好的宣传教育效果。

3. 以群众喜闻乐见的方式推动马克思主义大众化。

革命时期，党通过开办了大量的军政学校、速成学校、工人夜校，举办中央农民运动讲习所、工人运动讲习所，组织各种各样的俱乐部、宣讲团和政治夜校等训练班，创办了大量宣传马克思主义的报纸，刻印刊物、入党誓词等形式，最大限度地宣传马克思主义。新中国建立后，我们充分发挥执政的优势，通过各种手段，广泛发动群众，促进了马克思主义的大普及。近年来，制作播出一批电视理论专题片，形象生动地阐释党的理论路线方针政策。十六大以来，中宣部理论局组织电视宣传部门制作了一批电视理论专题片，2004 年中央电视台制作播出的《航标》和2007 年播出的《复兴之路》等，引起了强烈的社会反响，受到社会各界普遍好评。各地各部门围绕重大纪念活动，制作了一批高品质的文献片、政论片，产生了很好的宣传效果。与此同时，通过举办各种学习培训班、讲坛、论坛、读书会、报告会、知识竞赛、主题教育活动等，广泛运用群众喜闻乐见的形式，坚持不懈地进行理论宣传普及工作。如上海的“东方讲坛”、广东的“学习论坛”等，成为倡导先进文化、宣传科学理论的重要平台。辽宁日报理论版“百家之言”等专栏内容清新，语言通俗，形式灵活，受到好评。北京市委讲师团创办的“宣讲家”网站等，成为网上理论学习的重要园地。

四、始终将青少年作为重点传播对象

新文化运动最重要的舆论阵地被命名为《新青年》，时年 36 岁的陈独秀在《敬告青年》的开卷语中慷慨陈词：“予所欲涕泣陈词者，惟属望于新鲜活泼之青年，有以自觉而奋斗耳！”李大钊也在 28 岁之年向同龄人热情号召：“余于是揭新中华民族主义之赤帜，大声疾呼以号召于吾新中华民族少年之前。”毛泽东、周恩来、邓小平等人当时都是《新青年》的青年读者，他们都以一二十岁的韶华岁月信仰了马克思主义。马克思主义在 1918 ~ 1921 年短短四年间，就在北京、上海、广州等中心城市、在全国知识界拥有了广泛的知名度，在青年学生中产生了巨大的影响力和吸引力。大凡正义的、爱国的、进步的知识分子，都以了解此学说为荣，以亲睹其著作为幸。当时青年学生中的优秀分子，很多后来成为新中国的缔造者。他们从一接受马克思主义，就笃定信念，心无旁骛。毛泽东说：“我一旦接受了马克思主义对历史的正确解释以

后，我对马克思主义的信仰就没有动摇过。”邓小平也说：“我自从18岁加入革命队伍，就是想把革命干成功，没有任何别的考虑。”方志敏的狱中诗：“敌人只能砍下我的头颅，决不能动摇我的信仰！因为我信仰的主义，乃是宇宙的真理！”这不仅展示了共产党人的豪迈，也充分反映了对真理的真信。而在革命年代像方志敏这样的党员还有很多，如夏明翰、刘胡兰等等，他们获得一本传播马克思主义的油印小册子犹如至宝，被关在监狱里还要偷偷读马克思主义，刽子手把刀架到他们的脖子上，还要高呼革命口号。可见，他们对真理的信仰是何等坚定！短短三十年后，这些坚定马克思主义信仰的年轻人，改变了中国的命运。

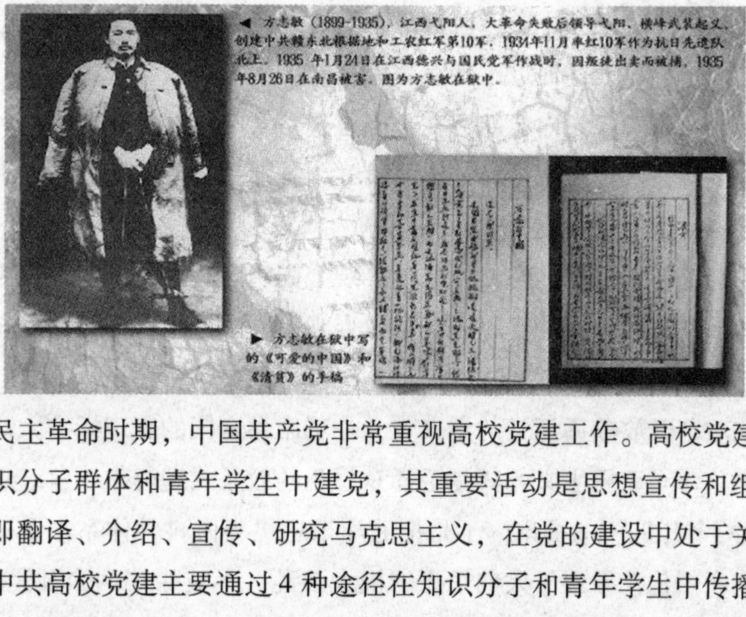

◀ 方志敏（1899-1935），江西弋阳人，大革命失败后领导弋阳、横峰武装起义，创建中共赣东北根据地和工农红军第10军。1934年11月率红10军作为抗日先遣队北上。1935年1月24日在江西德兴与国民党军作战时，因叛徒出卖而被捕，1935年8月26日在南昌被害。图为方志敏在狱中。

▶ 方志敏在狱中写的《可爱的中国》和《清贫》的手稿

民主革命时期，中国共产党非常重视高校党建工作。高校党建作为在知识分子群体和青年学生中建党，其重要活动是思想宣传和组织发展，即翻译、介绍、宣传、研究马克思主义，在党的建设中处于关键地位。中共高校党建主要通过4种途径在知识分子和青年学生中传播马克思主义：开设马克思主义理论课程；邀请进步教授做报告，传播马克思主义和革命思想；成立进步团体，开展马克思主义读书活动；创办或利用进步刊物，宣传马克思主义。

正是由于马克思主义首先掌握了中国广大青年人，进而掌握全国人民群众，才有了中国革命的星火燎原和最后胜利，才有了中国特色社会主义举世瞩目的成就。

五、在与非马克思主义、反马克思主义思潮论辩与较量中推动马克思主义大众化

马克思主义在中国的传播并不是一帆风顺的。从五四运动到 1921 年建党前后，中国思想界曾经进行过三次意义重大而又影响深远的论战。第一次是关于问题与主义的论战；第二次是关于社会主义问题的论战；第三次是关于无政府主义的论战。论战的实质是要不要宣传马克思主义，要不要走社会主义道路，要不要建立无产阶级政党，要不要实行无产阶级专政等根本原则问题。通过论战，马克思主义思想得到进一步传播，对资产阶级和小资产阶级思潮有所批判，从而扩大了马克思主义在中国的思想阵地，促进了马克思主义同工人运动的结合。

党成立以来，党内长期存在正确思想路线与错误思想路线的对立和斗争。主要错误是主观主义和形而上学，特别是教条主义危害最大。为了从根本上肃清主观主义，以毛泽东为代表的老一辈无产阶级革命家，在理论上进行创造性的努力，从世界观上阐明马克思主义与非马克思主义的界限，从而为用马克思主义的世界观、方法论教育干部，确立正确思想路线做出重要贡献。

从改革开放前后至党的十二大，一场席卷全国的真理标准大讨论开展起来，对马克思主义尤其是毛泽东思想的教条式理解作斗争。众所周知，“两个凡是”的提出，不是把毛泽东思想当做科学体系来看待，而是把它庸俗化，导致了人们思想的极大混乱。不破除“两个凡是”，党和国家就没有希望。在邓小平等老一辈革命家的支持和领导下，通过讨论和学习，人民群众从“两个凡是”的禁锢中解放出来，将毛泽东思想和毛泽东晚年的错误区分开来，对毛泽东思想有了比较完整准确的理解。真理标准大讨论，为成功召开具有划时代意义的党的十一届三中全会，为在这次全会上重新确立党的马克思主义思想路线、政治路线，为推进拨乱反正和改革开放，为开辟中国特色社会主义新道理，奠定了坚实的思想基础。

从党的十二大至邓小平南方谈话，开展了学习中国特色社会主义理论和《邓小平文选》的活动，并进行反对资产阶级自由化的教育。改革开放以来，人们思想领域出现了两种错误倾向：一种是资产阶级自由化的态度，另一种是教条主义态度。资产阶级自由化的态度，就是迷信西方资产阶级思想理论，宣扬马克思主义“陈旧论”、“过时论”，否定马克思主义的指导地位；教条主义态度，就是墨守成规、因循守旧、思想僵化，把马克思主义经典作家在特定历史条件下作出的个别结论，当做永恒不变的教条，到处照搬照套，甚至对被实践证明是过时或错误的个别观点和论断，进行盲目维护，脱离中国的实际问题。针对第一种错误倾向，我们党从1983年反对思想战线的“精神污染”，到1989年春夏的政治风波，与资产阶级自由化思潮展开了一系列重大斗争。这些斗争使广大群众特别是青年学生受到了一场深刻的思想教育，逐步认识到在中国搞资产阶级自由化是走不通的，只有坚持走中国特色社会主义道路，中国才有希望。针对第二种错误倾向，通过认真学习社会主义初级阶段理论，人民群众从过去超越发展阶段的“左”的思想束缚中解放出来；通过学习社会主义改革开放理论，人民群众逐渐理解了为什么“改革开放使中国真正活跃起来”。理论的宣传普及为建设中国特色社会主义事业提供了有力的思想武器。

从邓小平南方谈话至党的十六大，开展了学习邓小平南方谈话精神和邓小平理论活动，“三讲”教育。通过这些活动的开展，人们从抽象谈论姓“社”姓“资”、“计划”与“市场”的思维定势束缚中解放出来，从对社会主义的各种错误认识中解放出来，广大领导干部的马克思主义理论水平得到很大提高。此外，通过揭批“法轮功”的教育，人民群众对各种迷信思想特别是邪教有了比较清醒的认识，进一步坚定马克思主义的理想和社会主义的信念。

党的十六大以来，我国开始进入全面建设小康社会、加快推进社会主义现代化的关键时期，也是社会转型加剧的时期，各种经济的、政治的、文化的、社会的考验和挑战同时呈现在我们面前，各种错误思潮纷纷涌现。如否定改革开放的“左”的思潮，民主社会主义、新儒学和历史虚无主义思潮等等。通过开展学习“三个代表”重要思想、科学发展观活动和社会主义荣辱观教育活动，用马克思主义中国化的最新成果武装人民大众，用发展着的马克思主义指导新的实践，让人们从各种错误思潮的迷茫中走出来，让全社会逐渐形成了知荣辱、讲正气、树新风、促和谐的文明风尚。

第三章

马克思主义大众化面临的挑战

党的十一届三中全会以来，我们党把马克思主义的基本原理同我国改革开放的具体实践结合起来，创立了中国特色的社会主义理论，党的思想政治工作在马克思主义基本原理的现实运用和中国特色社会主义的理论创新中，发挥了重要作用。但是，与此同时，对马克思主义特别是当代中国马克思主义的大众化，却重视和推进得还不够。这不能不说是一个缺憾。同时，我们还要清醒地看到，在当前改革开放的时代，世界政治趋向多极化，全球经济逐步一体化，思想文化呈现多元化，互联网形成“地球村”，各种主义、各种思潮、各种宗教、各种宣传极大地丰富了人们的思想文化生活，提供了信奉各种主义的参照物。在这样的历史背景下，马克思主义大众化也面临着严峻的挑战和考验。

一、物质生活的挑战

经济决定政治，社会存在决定社会意识。我国处于并将长期处于社会主义初级阶段，这个历史阶段的主要特征就是生产力不发达，人们的物质生活水平还不高。尽管改革开放 30 多年来，中国特色社会主义事业取得了举世瞩目的成就，国民经济快速发展，生产力得到了极大提高，人民生活水平得到了极大的改善，综合国力极大提高，经济总量处于世界前列，积累了宝贵的发展经验，展示出广阔的发展前景。同时也要看到，我国人均物质水平还很低，随着中国特色社会主义事业的不断发展，我国已进入发展的关键期、改革的攻坚期、矛盾的凸显期，在前进道路上还面临着不少亟待解决的新课题。面对已经展现在人们眼前的发达资本主义国家优越的物质文化生活、居住环境条件的现状，我们这种相对落后的社会主义使我们宣传马克思主义处于先天的弱势地位。

二、国际社会主义遭遇挫折和国内社会主义面临困难的挑战

20 世纪 80 年代末 90 年代初，苏联解体、东欧剧变，社会主义事业在世界范围内遭受严重挫折，致使对社会主义、共产主义的信仰危机问题从社会蔓延到我们党内，甚至在一些党的领导干部中间也滋长了不讲理想信念，贪图安逸享乐，为自己的子女谋划后路的倾向。

当前国内社会主义现代化建设进程中日益凸显的社会矛盾和问题，对推进马克思主义大众化提出了新要求、新任务。我国经过 30 多年的改革开放，取得了巨大的成就。但是随着改革不断深化，利益关系不断调整，深层次问题日益突出，尤其是一些与群众切身利益相关的民生问题比较突出。面对地区、行业以及不同群体之间收入差距拉大的现象，就业、求医、就学难的问题，市场竞争、利益调整带来的工作和生存压力，人们的思想困惑和疑虑增多。还有党内和社会上存在的消极腐败现象，导致了一些人对党和政府的不信任。一些调查显示，对于一般老百姓来说，理想信念问题不仅仅是一个理论问题和认识问题，同时是一个实践问题。人民群众是否相信我们党的理论，是否相信社会主义、共产主义，就要看党员干部的行为、党的工作及社会现实等因素是否能够取得他们的认同，并用它来检验党的理论。也就是说，不在于党员干部说了什么，而在于党员干部做了什么，做的与说的是否相互一致，是否能够相互印证。因此，加大反腐倡廉的力度，遏制腐败，特别是广大党员干部要以身作则，拒绝权钱交易、以权谋私，是加快推进当代马克思主义大众化的步伐，在全党和全国进一步坚定马克思主义、共产主义的理想信念，所面临的既现实又艰巨的任务。

当前我国正处于工业化、城镇化、市场化、国际化的发展时期。这一时期，既是经济社会高速发展期，也是社会矛盾多发凸显期。城市改造、房屋拆迁、城镇建设、占用土地、下岗失业、农民进城，社会保障不完善、社会管理跟不上、法律法规不健全、政府职能转变不到位，个别国家工作人员贪污腐败等等，使得各种社会矛盾错综复杂，相互交织，人民内部矛盾呈现多发、高发态势。今后我国改革发展进程的不断推进，各种新情况、新问题层出不穷，人们的思想困惑会越来越多。现在，中国特色社会主义已得到全国各族人民的认同和拥护。但也要看到，在"举什么棋，走什么路"这一根本问题上，一些人还存在错误认识。尤其当我们在发展中遇到一些新的矛盾和问题时，中国特色社会主义还灵不灵，还能不能解决中国问题的各种疑问就会多起来。

总之，如何努力回答人们的疑难困惑，疏导情绪，统一认识，凝聚力量，是推动当代中国马克思主义面临的一个极为现实的问题。

三、思想文化的挑战

当今社会正处于由传统社会向现代社会转变、由农业经济向现代工业经济转变、由计划经济体制向社会主义市场经济体制转变的历史时期。人们的生存方式和思维方式都在这种大变革中发生了根本性的变化，人们思想活动的独立性、选择性、多变性、差异性明显增强。在这一时期，由于多种所有者结构、经济成分、分配方式的长期并存，导致了多种利益群体和社会阶层的产生和存在。社会存在决定社会意识，社会经济基础和社会结构这一深刻变化，反映在意识形态和思想文化上，就是思想文化、价值观念和道德观念日趋多样，在正确的思维观念不断涌现的同时，各种错误的观念、意识也不断涌现，社会价值观念、思想理论领域各种非马克思主义，甚至反马克思主义的噪音杂音时有出现。同时，随着对外开放的扩大，我国与世界各国的交流，也从经济、科技领域扩展到思想文化领域。西方思想文化和生活方式、人生观、价值观同时传入我国，鱼龙混杂，泥沙俱下，使个人主义、拜金主义、享乐主义等消极腐朽观念在我国人民心中滋长，致使越来越多的社会成员更多地关注实际利益、眼前利益，对马克思主义理论的兴趣不浓、学习热情不高。

随着经济全球化深入发展，世界范围内各种思想文化交流、交融、交锋更加频繁，国际思想文化领域斗争依然深刻复杂，非马克思主义甚至反马克思主义的思想也在以新的形式和面目表现出来，并寻找机会与我们争夺思想文化阵地。世界上多少个主义都在宣传着他们的政治观点，各个宗教组织都在吸收着他们的信众，互联网几乎使我们的思想政治领域成为“不设防”的阵地，尤其是对青年知识分子的影响巨大，国际上的敌对势力处心积虑地利用各种手段，加紧对我国大众特别是青年学生的思想文化渗透，企图达到其和平演变、不战而胜的战略目的。包括恐惧中国强大、对我国抱有偏见和无知的西方主流媒体“妖魔化”中国的宣传，都对我们推进马克思主义大众化制造了困难，而且由于他们垄断国际主体舆论的强势地位短期内不会改变，就使得我们必须树立打赢马克思主义持久战宣传的思想准备。

总之，思想文化领域多元多变，对推动当代中国马克思主义大众化提出了新要求；内外敌对势力不遗余力地对我们进行攻击和诋毁，施加影响和压力，加大了在广大人民群众中树立和坚定建设中国特色社会主义的共同理想和信念的难度，使推动大众化工程，在人民群众中宣传普及中国特色社会主义理论体系的工作变得更加艰巨。帮助广大干部群众掌握当代中国马克思主义的强大思想武器，不断增强抵御西方思想渗透的能力，不断增强抵御各种错误思想的免疫力，是推进马克思主义大众化面临的重要任务。

四、现代信息技术的挑战

现代信息技术日新月异，信息传播的手段、渠道和速度发生了新变化，经济全球化和信息网络化对推动当代中国马克思主义大众化提出了新要求。以数字化、网络化为代表的现代信息技术突飞猛进，带来了人类传播方式的革命性飞跃。思想文化传播的载体、效率和影响、作用每时每刻都在发生变化，让人民群众的精神文化生活日趋“自由化”和“快餐化”，让人们接受马克思主义大众化的认知性和认同感更加“立体化”和“多元化”。在此新变化面前，如何既能更好地满足城市人群多元化、个性化的精神文化需求，又能始终让城市人群认同社会主义核心价值，树立正确的世界观、人生观、价值观，养成科学的生活方式和健康的精神追求，无不要求我们全力拓展推进当代马克思主义大众化这项具有现实意义和战略意义工作的新思维、新领域。互联网已处于意识形态领域斗争的最前沿、舆论交锋的最前沿、社会思想热点的最前沿。如何跟上时代发展和科技进步的步伐，加强网上马克思主义的宣传普及工作，用丰富的理论教育内容满足广大网民的需要，用马克思主义占领网络舆论阵地，是推动当代中国马克思主义大众化面临的一个紧迫任务。

五、理论工作现存问题的挑战

1. 理论脱离实际

理论联系实际是推动马克思主义大众化必须坚持的一条重要原则。只有坚持这一原则，做到实事求是，按照“三贴近”，即“贴近实际”、“贴近生活”、“贴近群众”的要求开展工作，才能取得满意的效果。但在实际工作中，往往存在着一些不尽如人意的地方。

第一，理论工作由于没有很好体现以人为本，缺乏感召力、吸引力、感染力。改革开放以来，我们党和国家坚持以经济建设为中心，满足人民群众日益增长的物质生活追求，取得了巨大的成就。但是，人的需求是多层次的。物质财富并不能满足人类对美好生活的一切追求，尤其是精神文化生活的需求。随着人民群众物质生活水平的不断提高，他们越来越热切地追求丰富多彩的精神文化生活。但是，我们的理论工作对人民群众越来越强烈的精神文化需求缺乏关注和了解，忽视现代人文精神建设。在一些部门的理论学习和宣传中，很多工作都是“做给领导看”的，只对领导和上级负责，不对人民群众负责，群众真正需要什么，不知道也不关心。一些宣传部门不是按照“贴近实际”、“贴近生活”、“贴近群众”的要求开展工作，工作缺乏针对性，把握不住社会的热点、难点，不能解答群众关心的热点难点问题。群众关心的，他们冷淡，不说或者少说，有时还说不清楚；他们热衷的，群众却漠视，往往是说了也白说。这些导致群众主观上不愿意学习理论，从而在一定程度上损害了理论宣传的效果。

随着农村经济社会发展和各项改革的深入，农民群众思想文化多元、多变、多样的特点日益明显，他们对精神文化的需求向多层次、多样化发展。但是，农村思想道德和基层文化工作比较落后，主要表现为“五缺”：一缺人。现有人员老化，专业人才奇缺，人才培养和引进困难重重。二缺经费。农村文化事业投入严重不足，省定人均 0. 18 元文化事业费多数地方没有落实。三缺阵地。农村思想文化阵地日益萎缩，现有阵地挪作他用的现象比较普遍。据 2004 年对某市的调查统计，全市还有 16 个乡镇没有文化站或有站无舍，5 家县级电影公司、4 个剧团处于瘫痪或半瘫痪状态，6 个县级公共图书馆近年没有购书，81% 的村没有文化活动室、图书室。虽然基本实现广播电视“村村通”，但覆盖面只达到 65%，也只能收看三四套节目。四缺活动。现在反映农村题材的图书、文艺和影视作品不多，适合农民阅读的报纸、杂志很少，多数地方逢年过节只有一些“土班子”凑合热闹一把，农民群众看戏难、看书难、看电影难的状况还没有完全改变。五缺活力。适应新形势的社会事业发展体制机制尚未建立，农村文化发展明显滞后于经济发展，城乡文化发展反差更为明显。城区每年大型综合性演出 10 场以上，票价每张 100 ~ 800 元，且难以满足需求，而乡镇文化站、文化活动室很少开展活动，也少有人问津。

如此落后的农村思想文化建设，无法满足广大农民群众日日增长的多层次、多样化的精神文化需求，使得在广大农村，马克思主义主流思想意识与非社会主义思想意识相互渗透、互相影响，封建迷信和个别宗教活动惑众性强，巩固发展农村意识形态的任务越来越艰巨。

第二，理论工作与实际工作贯穿不够，没有把讲给大众听和做给大众看很好地结合起来，没有很好地把理论工作贯穿在解决民生、关注民心、体察民情等实际问题上。在实际生活中，往往只是一味地进行理论宣传，为宣传而宣传，没有关心和真正解决群众关心的实际问题，这就使理论宣传对广大人民群众缺乏感召力、吸引力、感染力，从而也阻碍了马克思主义大众化的进程。

第三，理论研究、学习、宣传、运用存在相互脱节的现象。理论研究较少关注理论的热点、难点问题，较少关注人民群众关心的热点问题，缺少理论研究的问题意识和现实性，甚至存在与实际相脱离、为研究而研究、闭门造车的趋势，不能解答群众关心的热点、难点问题。理论宣传工作者是按上级精神进行理论宣传、教育，而对理论研究的最新动态及进展不了解，也不愿意了解，因此不能运用理论界最新的理论研究成果来进行宣传，增强理论宣传的说服力和吸引力。

目前由于对理论工作的成效难以像经济发展那样从客观上加以量化，从而难以从制度上科学有效地对工作成效进行评判、考核、奖励。工作往往满足于理论传达了、宣读了、学习了、贯彻了、总结了、汇报了，而宣传教育的效果如何？有没有用？群众是否接受和理解？理论宣传者不知道、不清楚。而且由于学习考核结果没有与干部的评价、提拔、任免等方面的工作相结合，这就造成了工作者对理论宣传教育的效果不关心，只是为了宣传而宣传，久而久之，就造成干部、群众对理论学习、宣传、教育的漠视。

2. 理论工作的方式方法落后于时代的要求

马克思主义大众化的宣传与普及，不能局限于传统政治理论的传播形式和途径，因为当代社会人们的自主性意识和主体性选择在增强，对精神需求的满足方式已不再是当年那种被动的态度和状态了。然而无论是党和政府的宣传部门、研究部门、各级各类学校的想政治教育领域，人们在强调宣传与普及的方法时都习惯于对概念或意义的读解与界说，仍将马克思主义凝固在一种传统的宣传模式中。习惯于以权威的身份传播着我们的理念与主张，用长官意志、行政命令来推行，新方法不多，创新的风气不够浓，习惯于等待上级精神，缺少以受众为中心的理念和服务意识，不熟悉市场运作的手段，对宣传对象研究不够，仍然是单向而非互动、灌输而非参与、“要我学”而非“我要学”的宣传方式方法。而且缺少新鲜活泼、通俗易懂、群众喜闻乐见的语言将马克思主义表述出来。多年来鲜见有人使用“管他白猫黑猫，抓住老鼠就是好猫”这样新鲜活泼、通俗易懂、群众喜闻乐见的语言写宣传马克思主义的文章。四平八稳、长篇大论，或无新意、或赶时髦，本来很简单的道理硬是给讲复杂了、本来很生动的事例讲的却是味同嚼蜡。囿于传统政治理论的传播形式和途径，造成理论宣传手段落后，公式化、程式化、概念化、说教化等弊病。这与我国目前实践中国特色社会主义理论的整体步伐比较，显得落后。

由于当前我国正处于社会的转型期，经济成分和经济利益的多样化、社会生活方式多样化、社会组织形式多样化、就业岗位和就业方式多样化趋势日趋明显，这使我们的理论工作面临更多的挑战。大量的“单位人”变成“社会人”，“农村人”变成“城里人”，“外乡人”变成“本地人”，城市出现了大范围的人员流动，产生了新的社会群体和社会意识，给推进当代马克思主义大众化实践带来新活力的同时，也带来新的压力。对于新经济组织、外来务工人员、社区等新型组织、新型社会群体，如何加强理论宣传工作的组织和领导，形成一套成熟有效的工作方法，都是有待进一步解决的问题。这些都会影响当代马克思主义大众化的进程。

3. 对理论工作重视不够的现象仍然存在

一些调查显示，领导重视不够是当前理论工作存在的一个突出问题。

首先，在基层特别是在农村，领导对理论工作重视不够。各基层从事理论宣传工作的人员数量少，有的只有一个人员，有的乡镇办事处更是宣传委员都取消或兼职，严重影响了理论宣传工作的展开。即使想宣传党的理论，但是由于缺乏有力的理论工作人员，理论宣传难以真正进村入户，从而使理论宣传工作流于形式，基层特别是农村的广大人民群众难以真正了解党和国家的理论，而基层特别是农村则是马克思主义大众化的主要对象。可以设想如果离开了基层，离开了占我国人口绝大多数的农民群众，马克思主义何以谈得上大众化。

其次，在党员干部中，也存在不重视理论宣传工作的现象。有些干部对党中央提出的学习“三个代表”重要思想和科学发展观的重大意义缺乏正确地认识，认为理论学习太多，影响了正常工作。一些领导干部认为理论学习和理论宣传工作是搞花架子，没有实际价值，他们往往把理论学习看作是一种负担，找各种借口逃避，或者以开会的形式来学习，根本达不到理论学习和宣传的目的。据某权威报纸日前刊发文章就说到：“有的人对发展了的马克思主义的重大意义认识不清，学习只是为了应付差事，摆摆样子，满足于坐而论道，空洞表态，既不入脑入心，也不进入工作，浅尝辄止。”可以想象，抱有这样心理的人何以能够真正学习理论，真正理解理论，更不用说，在以后的工作中宣传贯彻理论了。一些单位对理论学习的任务，只热衷于做表面文章，绝大多数是流于形式。还有自然科学和社会科学两个“科普”工作中存在着一手硬、一手软的现象，没有做到两手都要抓、两手都要硬，社会科学普及和工作在队伍建设、经费方面都投入不足，这就造成社会科学不受重视，难以普及。

再次，在学校也存在不重视思想理论教育的现象。一是高校的思想政治理论课的地位有被削弱之势。高校的思想政治理论课教育的根本目的在于，使青年学生这个特殊的群体能够多理解和掌握马克思主义、毛泽东思想、邓小平理论、“三个代表”重要思想，使他们在学习科学知识的同时，也提高自身的理论水平和理论素养，这也是马克思主义大众化的一条途径。然而，长期以来，“思政课”在高校得不到重视，虽然“思政课”确实走进了高校课堂，但并没有收到预期的效果。二是中学教育仍然以智育为主，重智轻德，没有做到德、智、体全面发展，这与提高学生的综合素质也是相矛盾的。

总之，新时期推动马克思主义大众化面临许多困难和挑战，是一项非常复杂而艰巨的战略任务。

第四章

国际金融危机的爆发及其影响

2007 年 4 月，美国爆发次贷危机，以美国第二大次级房贷公司新世纪金融公司破产为标志，由房地产市场蔓延到信贷市场，因而成为严重的金融危机。由于经济全球化程度的不断加深和全球金融体系的长期失衡，这场源自美国的金融风暴，波及范围之广、冲击力度之强、连锁效应之快都是前所未有的，这场席卷全球的金融危机，给世界各国经济发展和人民生活带来严重影响，引起了世界各国政府和人民的忧虑。

一、美国次贷危机爆发

这场金融危机的直接导火索是美国的次贷危机，而次贷危机则发端于美国的房地产泡沫。

2007 年 4 月，美国第二大次贷供应商新世纪金融公司宣告破产，次贷风暴在华尔街酝酿。

所谓次级抵押贷款，是指美国房贷机构针对收入较低、信用记录较差的人群设计的一种住房贷款。美国住房按揭主要分为优先级和次级按揭贷款两种。次级贷款面向的是一些信用度较低和收入不高的客户。就是说，与“优质”贷款相比，这些人的还贷违约风险较大，因此被称为“次贷”。

次贷危机是美国房地产泡沫破灭引发的危机。美国经济长期以来是高负债、低储蓄运行，国家鼓励超前消费和借贷。为应对 2000 年前后的互联网泡沫破灭和2001年“9·11”事件的冲击，美国的中央银行——联邦储备委员会（简称美联储）长期推行的是低利率政策。从2001年1月到2003年6月连续13次降息，将联邦基金利率从6.5%降至1%，创下历史最低纪录，想以此刺激国内经济。

由于低利率导致借款价格过低，许多贷款者不需要任何抵押和收入证明就能买房，甚至一些在通常情况下被认为不具备偿还能力的借款人也获得了购房贷款，并形成了房价将持续上升的乐观预期，再加上长期以来，美国社会过度消费文化根深蒂固，使得美国民众蜂拥进入房地产市场，不仅一般民众争相去买房，而且收入较低甚至没有稳定收入来源的人，也纷纷借助银行信贷加入了购房大军。由于这部分购房者的信用等级较低，因而其房屋贷款被称为次级住房抵押贷款，简称次贷。2002~2006年间，美国家庭贷款以每年11%的速度增长，远远超过了整体经济的增速。由于房地产市场繁荣，刺激了次级抵押贷款市场的快速发展。从2002年至2006年，美国房地产市场持续火爆，房价节节攀升，次贷规模也不断膨胀，总额达到1.5万亿美元。围绕次贷，形成了一个金融创新链条：居民向商业银行等房贷机构申请贷款，房贷机构又将贷款卖给房利美、房地美和投资银行等，后者将贷款处理成次级抵押贷款债券，卖给包括商业银行、保险公司、养老金、对冲基金等在内的全球投资者，其间，保险公司如AIG等还为这种次债提供担保。当经济开始周期性下滑，货币政策调整，导致整个链条出现断裂，次贷购房者的还贷负担不断加重，低信用阶层的违约率大幅上升。与此同时，美国房价见顶回落，使次贷购房者难以通过出售或抵押住房来获得融资。而美联储面对日益明显的通货膨胀压力，又被迫加息。从2004年6月起，在短短两年内连续加息17次。利率的不断攀升，导致房地产市场开始逆转，房价开始下跌，也使购房者的还贷负担越来越重。次贷人群首当其冲，无力按期还本付息，违约比例持续上升，由此导致金融机构的坏账和损失越来越大，次贷危机开始浮出水面。这样，越来越多的次贷购房者无力还贷，大量违约客户出现，不再支付贷款，造成坏账，从而引起次级贷款市场危机爆发。①

2007年4月2日，美国第二大次贷供应商新世纪金融公司宣告破产，拉开了美国次贷危机的序幕。随后次贷债券价格不断下跌，出现抛售风潮，到7~8月酿成了全面的危机。尽管美联储和西方主要国家的中央银行随即开始联手行动，多次向金融市场注入资金并大幅降息，仍未能阻止次贷危机的蔓延。2008年3月，是美国第五大投资银行贝尔斯登公司的资金短缺危机。作为美国第五大投资银行，贝尔斯登除了普通投资银行业务外，还在美国债券市场上扮演着重要角色。在所有的美国投资银行中，贝尔斯登的交易规模名列前茅，公司大量从事抵押担保证券和交易业务。贝尔斯登是美国的优先级市场交易商，公司管理着大量的客户资产，同时为大批中小型证券商提供担保和清算服务。由于资金流动性严重恶化，贝尔斯登公司不得不向纽约联储和摩根大通银行寻求应急资金。因为贝尔斯登不具有商业银行资格，无法从美联储的贴现窗口直接获取资金，因此美联储不得不通过摩根大通银行向该公司注资。这一消息导致纽约股市当天金融股惨遭抛售。根据美国证券交易委员会的规定，从事资产清算的公司必须要拥有足够的现金作为保证金，而贝尔斯登手中的现金无法满足需要。根据规定，该公司缺乏足够保证金的直接后果就是倒闭。贝尔斯登陷入危机的根源是其大量涉足抵押担保证券市场。这也是自1929年美国经济大萧条以来，美联储第一次向非商业银行提供应急资金。② 贝尔斯登公司陷入资金困境的消息使市场紧张情绪蔓延，并开始导致大规模的抛盘行为。但贝尔斯登最终没能“挺”下去。两天后，即3月16日，在美联储极力撮合下，贝尔斯登以每股2美元的“跳楼价”将自己卖给了摩根大通银行。7月，美国两大住房抵押贷款融资机构——房利美、房地美由于次贷爆出巨额亏损，引起金融界的恐慌。随后短短几周，美国多家重量级金融机构也身陷

① 本书编写组：《国际金融危机与我国应对政策读本》，中共中央党校出版社2009年版。

② 本书编写组：《国际金融危机与我国应对政策读本》，中共中央党校出版社2009年版。

困境。

次贷危机实际是信用危机。由于恐惧心理，银行不愿意贷款，居民因为得不到贷款而削减消费需求，企业因此缩小生产、裁员，失业的增加导致消费需求进一步萎缩和房贷违约的攀升，从而加大了金融机构的不良资产，进一步加深金融危机和经济衰退。①。自 20 世纪 80 年代以来，美国金融衍生品的发展速度加快。截 2007 年末，全球金融衍生品总值暴增至 516 万亿美元，相当于当年全球国内生产总值的 10 倍。然而，在金融衍生品市场膨胀的同时，风险管理没有随之跟上，金融机构积累了大量的风险。由于放贷机构通常将次级抵押贷款合约打包成金融投资产品出售给投资基金等，大批以抵押贷款支持的金融衍生品价格大幅下跌，从而波及全球金融市场，造成全球股市动荡。②

二、“黑色 9 月”

有人把 2008 年 9 月称为“黑色 9 月”。这个月，身处风暴中心的华尔街遭遇 20 世纪 30 年代大萧条以来的最大打击。从美国房贷两巨头——房利美、房地美被政府接管，到雷曼兄弟公司破产，再到美林、AIG、高盛、摩根士丹利等大投资银行被收购、政府接管或转为银行控股公司。

2008 年 9 月 7 日，美国政府出手接管两大住房抵押贷款机构房利美和房地美。房利美是美国联邦国民抵押贷款协会的简称，房地美是美国联邦住房抵押贷款公司的简称，分别成立于下 1938 年、1970 年，是美国第一大、第二大住房抵押贷款证券化经营机构，其性质都是社会公众拥有、美国政府资助。两个公司的主要业务是从抵押贷款公司、银行和其他放贷机构购买住房抵押贷款，并将部分住房抵押贷款证券化后打

① 本书编写组：《国际金融危机与我国应对政策读本》，中共中央党校出版社 2009 年版。

② 本书编写组：《国际金融危机与我国应对政策读本》，中共中央党校出版社 2009 年版。

包出售给其他投资者。“两房”在美国房地产金融界有举足轻重的地位，目前持有或担保的住房抵押贷款总值超过5.3万亿美元，占美国12万亿住房抵押贷款额的44%，几乎占美国住房抵押贷款总额的一半。然而，曾占据美国房贷市场半壁江山的房利美和房地美因受次贷危机冲击，一年中亏损达140亿美元，最终陷入困境。以避免更大范围的金融危机发生，美国财政部宣布接管陷入困境的“两房”。

9月15日，美国第四大投资银行雷曼兄弟控股公司根据美国破产法，向美国联邦破产法庭递交破产保护申请。雷曼兄弟公司由德国移民亨利、埃马努埃尔和迈尔于1850年在美国亚拉巴马州蒙哥马利城创建，有158年历史。雷曼兄弟公司总部现设在美国纽约，在英国伦敦和日本东京设有地区总部，主要业务包括投资银行、私人投资管理、资产管理等。据统计，截2008年5月，雷曼兄弟公司拥有资产达6390亿美元，持有1105亿美元高级无担保票据、1260亿美元次级无担保票据和50亿美元初级票据。2007年夏美国次贷危机爆发后，雷曼兄弟公司因持有大量抵押贷款证券，资产大幅缩水，公司股价在次贷危机后的一年之内大幅下跌近95%。为筹集资金渡过难关，雷曼兄弟公司被迫寻找收购方。种种努力失败后，雷曼兄弟公司无奈之下宣布破产。① 9月15日，美国第三大投行美林公司被美国银行收购。受雷曼公司和美林公司影响，纽股市三大股指15日巨幅下挫，其中道琼斯指数狂泻504点，纳斯达克综合指数急跌81点，标准普尔500指数重挫59点，为“9·11”事件以来的最大单日跌幅。9月16日，世界最大保险公司——美国国际集团（AIG）告急，美联储向其提供850亿美元的紧急贷款。9月25日，美国最大的储蓄银行华盛顿互惠银行被美国联邦监管机构接管。9月29日，美国第四大商业银行美联银行被花旗银行以530亿美元收购。

我们知道，华尔街是美国金融的命脉，“金元帝国”的金融之都，被认为是纽约乃至整个美国的象征。华尔街的英语含义是“墙街”，其

① 本书编写组：《国际金融危机与我国应对政策读本》，中共中央党校出版社2009年版。

实只是美国纽约一条窄窄的小街，但是却密集着大银行、证券公司、保险公司等金融机构以及大企业的办事处。美国最大的 10 家银行中的 6 家设在这里，还有 120 多个专为金融业服务的机构设施。华尔街上的五大投资银行在全球金融界举足轻重。这些金融巨头依靠纷繁复杂的金融衍生品以及惊人的高杠杆率创造了高额利润的神话。然而，也正是这些令人眼花缭乱的金融衍生品和高杠杆率为五大投资银行的衰败埋下了隐患。特别是在美国房地产市场严重降温之后，随着房价直线下滑，从而导致投资银行遭到巨额亏损。① 以“黑色 9 月”为标志，美国次贷危机达到十分严重的地步，发展成为世界金融危机。

源于房地产市场的次贷危机为什么会演变为金融危机呢？这是金融创新及金融衍生品的过度泛滥导致的。长期以来，金融创新曾是美国金融体系的显著优势，而次级住房抵押贷款证券化一度被认为是重要的金融创新，成为美国金融机构赚钱的重要手段。次贷证券化，通俗地讲就是，放贷机构在借出一笔次贷后，并未就此收手，而是将其“卖给”像“两房”这样的机构，后者将购买来的次贷打包成一种证券化的投资产品，由评级机构提供信用评级保障，再由保险公司提供风险安全担保，最后卖给全世界的投资者。证券化所创造的金融衍生品本来可以起到分散风险、提高金融效率的作用，但由于监管不到位，这种金融创新被投机行为一波一波地推向高峰，以次贷为基础的金融衍生品越变越复杂，日益与房地产相脱节，泡沫被越吹越大，似乎只要倒腾那些五花八门的证券，财富就可滚滚而来。起初的次贷被逐级放大为几倍、十几倍甚至几十倍的金融衍生品，到 2006 年这种金融衍生品总值达到了数十万亿美元，在美国金融体系中占有举足轻重的地位。最终，当这些创新产品的本源——次贷出现问题时，建立在这个基础之上的债券市场，乃至整个金融大厦犹如空中楼阁，轰然坍塌。

---

① 本书编写组：《国际金融危机与我国应对政策读本》，中共中央党校出版社 2009 年版。

三、波及全球的金融海啸

由于美国金融危机发展迅猛，跨越了其国界，波及世界上众多的国家和地区，对世界经济产生巨大影响，因此，许多人称之为金融海啸。

在美国次贷危机持续发展过程中，美国政府采取了大幅降息、巨额注资、增加市场流动性等多种方式救市，但均未解决问题，由于美国人买房、买车、上学等种种活动都离不开银行的借贷，金融体系的崩溃导致美国出现巨大问题。

发生于美国的金融危机为什么会迅速扩散到全球呢？第一，美国是全球最大的经济体。由于美国经济的巨大影响力，特别是由于美国经济占全球比重近 30%，其进口占世界贸易的 15%，美国经济衰退将导致全球商品贸易量下降，进而影响一些外贸依存度大的发展中国家的出口和经济增长，使国际金融危机迅速波及全球。第二，华尔街是世界金融体系的中心。它掌握着世界上 80% 的财富，成为美国和世界的金融、证券交易中心，操纵着整个世界的经济命运。这里成为国际金融风暴的中心后，自然就会产生蝴蝶效应，使美国次贷危机迅速升级为席卷全球的金融海啸。可见，世界金融危机是由美国次贷危机引起的，危机正是从长期以来作为国际金融市场中心的华尔街开始的。第三，美元在国际外汇储备货币中居于主导地位，因此美国的金融危机很快就产生多米诺骨牌效应，殃及全球金融体系。第四，在经济全球化的背景下，全球各地都处于不同程度的金融开放之中。由于全球金融机构盘根错节地联系在一起，华尔街可以轻而易举地把自己的风险资产出售到世界各地。金融危机爆发后，人们发现，美国的担保债务凭证大约一半为外国的金融机构及投资者所持有。这就不难理解为什么美国的金融危机会演变成全球金融风暴。

受金融危机的影响，不仅美国的金融业，而且包括欧盟在内的许多国家的金融机构都遭到重创。华尔街五大投资银行或申请破产或被迫重组，许多金融机构严重资不抵债，甚至连花旗集团、美国银行和美国国际集团等金融巨擘都相继出现问题，不得不寻求政府救助；欧盟国家也有许多重量级银行，如汇丰银行控股集团、瑞银集团、德意志银行、苏格兰皇家银行等，因购买美国“有毒”资产而出现巨额亏损。其中，苏格兰皇家银行在2008年亏损280亿英镑，创下英国企业的历史最高亏损纪录。

由于金融是现代社会经济的神经中枢，金融危机的恶果对实体经济影响也日益显现。西方发达经济体相继陷入严重的衰退之中，工业生产、出口、投资和就业等诸多经济指标全面恶化。美国2008年第四季度GDP负增长6.8%，创27年来单季降幅最大纪录；2009年第一季度继续下滑，GDP负增长5.5%，6月失业率达到9.5%，创25年来的最高纪录。日本经济也出现了35年来单季最大幅度的萎缩，欧元区经济至今也仍在衰退之中。金融危机并未就此打住，由于外部需求减少、资金加速外流等因素，直接对中国、墨西哥、冰岛、俄罗斯以及东欧经济体等造成了严重冲击，不少国家经济陷入衰退，社会稳定面临巨大挑战。

受金融危机影响最为典型的是，曾被评为“世界最适宜居住国家”的北欧小国冰岛竟然出现了“国家破产”危机。受国际金融危机影响，冰岛出现严重金融动荡，该国3大银行全部被政府接管。冰岛前总理哈尔德曾认为，国际金融危机使冰岛经济倒退了5年。一个人均国内生产总值位居全球前列、平均寿命超过80岁、犯罪率趋于零、被评为“全世界最适宜居住”的国家，为什么突然濒临“破产呢”因为“冰岛模式”受到了国际金融危机的致命冲击。20世纪末，冰岛经济界曾有一场大辩论，一方可称之为“海洋派”，主张继续把渔业作为国民经济的主要支柱，虽然有些辛苦，但成本低廉，又没什么风险，再加上冰岛当时的人口还不足30万，所以靠渔业使冰岛人过上好日子还不是什么难事；另一方则名为“大陆派”，认为冰岛应该像瑞士、卢森堡、比利时等欧洲大陆的国家一样，勇敢地向金融行业进军。最终，“大陆派”思想占据上风，冰岛进入了在金融领域大肆扩张的时期，这被一些经济学者赞扬为“冰岛模式”。可这种所谓的“冰岛模式”只是停留在虚拟经济领域。当全球性金融危机到来时，由于借贷利率上升、资本流动性骤减，冰岛各银行放出的贷款无法收回，而借贷的那部分还要还本付息，顿时陷入破产困境。①

在严重危机面前，冰岛首都雷克雅未克发生大规模示威游行，要求政府立即下台。同时，社会民主联盟也向哈尔德施加压力，要求他撤换冰岛中央银行行长，迫于压力，哈尔德向总统递交辞呈，解散联合政府。冰岛政府被迫更替。2009 年 2 月，冰岛社会民主联盟和左翼绿色运动宣布成立过渡政府，曾在前政府中担任社会事务部长的社会民主联盟成员约翰娜·西于尔扎多蒂将出任过渡政府的总理，冰岛政府因而成为全球第一个因为金融危机而倒台的政府。

乌克兰也是受到国际金融危机冲击严重的国家，经济增速大幅放缓，经济形势恶化。金融危机给乌克兰几乎所有的经济领域都造成了不同程度的影响，乌克兰政府和中央银行采取一系列应对措施，但是乌克兰国库虚空，难以出台类似欧美国家的经济刺激计划，以拯救金融危机冲击下的实体经济。与此同时，乌克兰的银行业遭遇流动性不足，各商业银行和金融机构惜贷现象严重，有些银行干脆停止放贷。2008 年前 10 个月，乌克兰对外商品贸易逆差为 140 亿美元，国际收支经常账户逆差为 104 亿美元，而且逆差额有进一步扩大的趋势。金融危机对乌克兰实体经济的影响不断显现。②

四、国际金融危机对全球经济的影响

这次国际金融危机是自 20 世纪 30 年代“大萧条”以来最严重的金

① 本书编写组：《国际金融危机与我国应对政策读本》，中共中央党校出版社 2009 年版。

② 本书编写组：《国际金融危机与我国应对政策读本》，中共中央党校出版社 2009 年版。

融危机，是一场“百年一遇”的金融危机。在那次“大萧条”中，美国股市自1929年连续三年下跌了80%，直到20多年后才恢复到1929年的水平；国内生产总值三年之内下降了30%，失业率上升到25%，9000多家银行中有700多家倒闭。这次国际金融危机发病很急，谁也没有预料到发展得那么迅猛。特别是2008年9月，随着“黑色9月”的到来，世界经济如同害了一场大病。由于经济全球化程度的不断加深和全球金融体系的长期失衡，这场源自美国的金融风暴，深刻地影响着世界经济未来的走向，给世界经济社会发展带来巨大影响，给世界各国经济发展和人民生活带来严重影响，引起了世界各国政府和人民的忧虑。金融危机的影响突出表现为经济增速急剧下滑，失业急速增长。全世界失业人数2008年为1.9亿，2009年增加了5000多万。贫困的劳动者（每天只能挣取两欧元的人）达到了14亿，占全球经济自立人口的45%。在危机的发源地美国，衰退已经破坏了几百万个工作岗位；在欧盟地区，失业人数为1750万，比一年前增加了160万。可以预见，危机的演变以及各国的应对将对全球金融经济乃至于政治格局产生深远影响。①

1. 国际金融危机对发达国家的影响

数据显示，危机发生的2008年，美国第三季度经济负增长0.3%，这是7年来的最大降幅；个人消费下降3.1%，为28年来最大降幅。作为世界第一大经济体的美国，其经济走势的影响是全球性的。由于各国金融的不断开放，此次金融危机对发达国家经济造成了强烈冲击。美国次贷危机全面爆发后，美国、欧盟和日本等西方主要经济体的金融市场持续动荡。被认为是经济的“晴雨表”的股市，从美国纽约到英国伦敦，从法国巴黎到德国法兰克福再到日本东京，由于西方主要经济体的股市动荡不已，总体呈持续下跌势头。到2008年9月，美国次贷危机愈演愈烈，并逐步升级为全面的金融危机，西方主要经济体的股市遭到

---

① 本书编写组：《国际金融危机与我国应对政策读本》，中共中央党校出版社2009年版。

更大压力，频频出现暴跌。截至危机发生当年即2008年的11月20日，美国纽约股市道，琼斯30种工业股票平均价格指数下跌了42.1%，标准普尔500种股票指数下跌了48%，纳斯达克综合指数下跌了48.6%。在欧洲方面，英国伦敦股市100种股票平均价格指数下跌了39.6%，法国巴黎股市CAC40指数下跌了46.3%，德国法兰克福股市DAX指数下跌了46.9%。日本东京股市日经225种股票平均价格指数也下跌了47.6%。受金融危机等因素影响，美欧日主要股市几乎“无一幸免”，均遭重挫。①

受金融危机冲击，欧元区投资、消费和出口全面疲软。据欧盟统计局2008年11月14日公布的数字显示，欧元区15国经济今年第三季度再次出现负增长，这标志着欧元区经济正式进入衰退期，也是欧元区经济首次陷入衰退。德国经济学家认为德国经济已陷入衰退。金融危机在冲击了德国金融业之后，正在向其他主要行业蔓延，德国的汽车、钢铁及机器制造等行业均受到不同程度影响。汽车业是德国最大的工业产业，德国每7个就业岗位中就有1个与该行业挂钩。受金融危机影响，美国和欧洲汽车市场需求大幅降低，德国主要汽车生产商不断传出减产和盈利下降的消息。戴姆勒汽车公司总裁策彻说：“德国汽车销售的主要市场——欧美两大市场在短时间内同时衰败，我还从未经历过。”德国钢铁行业因汽车业的不景气而受到拖累。为保持钢铁价格，德国最大的两家钢铁制造厂商蒂森—克虏伯钢铁公司和萨尔茨吉特钢铁公司均削减了产量。受金融危机影响，德国的纺织、建筑和印刷机器行业订单有所减少，企业纷纷开始制订节约方案。② 美国金融危机还给加拿大经济带来严重的影响。由于加拿大金融体制监管较严，房贷门槛高，加拿大是西方七国集团中受金融危机影响最小的国家。然而，加拿大经济高度依赖美国，85%的出口商品销往美国。2008年9月，华尔街金融风暴

---

① 本书编写组：《国际金融危机与我国应对政策读本》，中共中央党校出版社2009年版。

② 本书编写组：《国际金融危机与我国应对政策读本》，中共中央党校出版社2009年版。

也波及加拿大金融市场，其中多伦多股市综合指数在9月29日大幅下跌840.46点，创下8年来最大单日跌幅。美国房地产市场危机导致对木材需求大幅减少，严重依赖美国市场的加拿大木材出口业也受重创。由金融危机导致的国际原材料价格下跌，更使以出口原材料为基础的加拿大经济受到严重影响。

金融危机对日本经济的影响不容忽视。日本官方数据显示，日本经济正陷入二战以来最严重的衰退局面。金融危机对日本的直接影响体现在：日本地方银行持有的次贷相关金融商品相对自有资本比例较高，随着这类金融商品的贬值，地方银行经营恶化。金融危机导致日本股市资金外流，股价暴跌。股价下跌的影响已超出虚拟经济范畴。尽管日本受金融危机的直接影口向与欧美相比较为轻微，但间接影响比较严重，其表现主要有两方面——股市低迷和出口疲软。此外，欧美国家经济陷入衰退导致日本对欧美的出口疲软，日本实体经济受到打击。以拥有经济高效率著称的日本在寻找新的替代方式，以避免出口的急剧下降。

2. 国际金融危机对发展中国家的影响

虽然国际金融危机由西方世界引发，但它对发展中国家的不利影响要更甚于发达国家。次贷危机通过金融衍生工具传递给发展中经济体，给发展中国家货币政策的调整带来很大压力。金融风暴引起的美欧内需减缓，对发展中国家实现出口和经济增长带来沉重的打击。全球经济增速大幅放缓，导致发展中国家吸引外资和出口出现下降。国际货币基金组织总裁斯特劳斯—卡恩表示，在经济全球化的背景下，金融危机的影响会无处不在，新兴市场国家也难以摆脱全球经济增速放缓的影响。越南是危机冲击较早的国家。2008年年初开始，越南股市一泻千里，越南盾大幅贬值，物价持续攀升，贸易逆差迅速扩大，金融市场剧烈震荡，各方对越南经济忧心忡忡。①

① 本书编写组：《国际金融危机与我国应对政策读本》，中共中央党校出版社2009年版。

3. 国际金融危机对中国经济的影响

在这场金融危机或者叫“金融海啸”之中，任何国家都不能置身其外，独善其身。世界上很多人认为，这次危机使人们意识到，世界各国坐在同一条船上，彼此依存。中国经济与世界联系日益密切，中美经济依存度较高，美国金融危机带来经济走弱等情况，必然对中国经济造成负面影响。温家宝总理在世界经济论坛2009年年会上的特别致辞中指出：“坦率地说，这场危机对中国经济也造成较大冲击，我们正面临严峻挑战。主要是：外部需求明显收缩，部分行业产能过剩，企业生产经营困难，城镇失业人员增多，经济增长下行的压力明显加大。”

金融危机对我国经济的影响到底有哪些呢？概括起来主要表现在以下几个方面。

第一，国际金融危机对我国外贸的影响。

美国次贷危机引起的全球经济衰退和外部需求下降，对我国外贸进出口的打击是史无前例的。作为全球制造业大国，中国经济的外贸依存度较高，欧盟和美国是我国前两大出口市场，它们的经济低迷直接冲击和严重影响我国出口，导致我国对外贸易出口增速大幅下降，月度出口同比出现负增长。2008年以来，我国的贸易顺差增长率持续下降。2008年前三季度货物和服务的净出口对经济增长的贡献率比上年同期下降8.9个百分点，对经济增长的拉动同比下降1.2个百分点。也就是说，2008年前三季度中国经济增速回落的2.3个百分点中，有1.2个百分点来自出口减速。在素有“外贸风向标”之称的第104届广交会上，机电、家具、玩具等商品的成交量均有所下降。对许多出口企业而言，全球经济不景气导致的外需减弱已是客观现实，订单减少、生产规模收缩将是今后一段时间企业面对的共同问题。随着金融危机的进一步加深，全球经济还将面临更多的不确定性，我国贸易顺差持续增长的基础较难保证。

第二，国际金融危机对我国金融的影响。

由于我国金融体系基本健康，同时握有充足的外汇储备，金融危机对我国金融行业的直接影响并不十分严重。一是中国的银行所持有的与次贷相关的金融产品规模并不大，美国次贷危机以及由此引发的金融市场动荡对中国银行业的冲击有限。二是银行监管者适时采取了预防性措施，使得银行业在此次金融风暴中之所以能够逃过一劫。2005 至 2006 年，中国经济经历高速增长，房地产市场和债券市场一片繁荣，但银行业监管机构已经察觉到经济过热迹象，及时地出台措施，控制了风险在银行系统蔓延。同时，中国一直坚持银行系统与资本市场的分离，有效防止了风险在货币市场和资本市场之间的蔓延。三是近年来，我国银行业资产规模迅速扩大、资产质量明显提高、资本充足率显著增强、整体抗风险能力得到加强，目前我国银行业的各项指标处于历史最好水平。

尽管如此，我国有关商业银行仍然在金融危机中受到了一定的牵连。一些商业银行和金融机构，由于持有一定数量的美国次级房贷债权，以及美国一些已经破产或陷入严重危机的金融机构的债权，因而遭受直接损失。

中国银行公布的半年报称，截至 2008 年 8 月 25 日，中国银行持有的“两房”发行的相关债券合计 126.74 亿美元。其中，持有的“两房”发行的债券为 75 亿美元，“两房”担保的住房贷款抵押债券为 51.74 亿美元。据资料显示，中国银行持有的次级债超过了亚洲的任何一家公司。此前日本最大的银行东京三菱曾经透露，该行共持有 26 亿美元次级债。在亚洲金融机构中，中国银行的次级抵押贷款投资规模居于首位。这让中国银行在资本市场备受考验，在 2008 年半年报中，受次级债规模过大的影响，中行的盈利 42.9% 的增速是所有商业银行中增长最慢的。同时，截至 2008 年 9 月末，工行持有美国次级住房贷款支持债券面值合计 12.07 亿美元，持有“两房”相关债券面值合计 16.76 亿美元等。①

雷曼兄弟走向不归路后，中资银行相继发布了持仓信息，其中招商

① 本书编写组：《国际金融危机与我国应对政策读本》，中共中央党校出版社 2009 年版。

银行持有雷曼兄弟 7000 万美元债券，建设银行持有雷曼兄弟 1.914 亿美元债券，工商银行持有雷曼兄弟 1.518 亿美元债券，兴业银行持有雷曼兄弟 3360 万美元债券，交通银行持有雷曼兄弟 7002 万美元债券，中国银行持有雷曼兄弟 7562 万美元债券，中信银行持有雷曼兄弟 7600 万美元债券……值得一提的是，俄罗斯在雷曼兄弟出事以前，悄悄抛售了所持的全部雷曼兄弟的债券。

每当美国一个大型金融机构倒闭，就会有中资银行受损的信息浮出水面，随着次贷危机的恶化，中资银行的损失额也在逐渐加大。

我国保险等金融机构在海外的投资亦损失惨重。以中国平安为例，2007 年 11 月 27 日，中国平安宣布从二级市场直接购得富通集团约 4.18% 的股权，成为富通单一第一大股东，后增持至 4.99%，前后共斥资超过 238 亿元人民币。但是，从中国平安去年底收购富通部分股权到 2008 年 11 月，富通的股价已下跌超过 96%，导致中国平安 238 亿元投资只剩下 10 亿元左右。中国平安 2008 年第三季度已经对部分浮亏计提了 157 亿元的减值准备，导致第三季度亏损达到 78 亿。平安决定计提减值准备后，富通股价继续下跌，平安同时还面临着 70 多亿的减值压力。

不仅如此，2008 年 9 月份，比利时、荷兰和卢森堡三国政府宣布向富通集团注资 112 亿欧元，以避免富通破产。中国平安 9 月底曾发表声明对此表示欢迎，但中国平安很快发现自己陷入了一个骗局。中国平安当时欢迎三国政府注资富通时，富通集团割出去的只有旗下富通银行在三地 49% 的股权。然而，2008 年 10 月 3 日、6 日，富通又分别宣布：荷兰政府以 168 亿欧元收购富通银行荷兰控股公司，包括富通集团此前收购的荷兰银行业务及富通集团荷兰保险业务；比利时政府以 47 亿欧元现金收购了剩余的富通银行 50% 加 1 股的股权，以及法国巴黎银行将以 57.3 亿欧元收购富通保险比利时业务 100% 的股权。前后四笔交易之后，富通集团将从“银保双头鹰”解体为一家资产仅含国际保险业务、结构化信用资产组合部分股权及现金的保险公司，中国平安几乎是血本无归。

随着次贷危机恶化，中国的资本市场和金融业遭到波及，并导致股市急剧波动，房地产成交量明显萎缩，房地产投资下降，金融风险隐患增大。

第三，国际金融危机对我国装备制造业的影响。

金融危机使中国装备制造业遭遇了前所未有的严峻挑战，生产和销售增幅大幅下滑。近年来，我国装备制造业迅猛发展，已成为拉动国民经济快速增长的主要动力。2007 年，我国装备制造业总产值达到 11.94 万亿元，占制造业工业总产值的 33.77%，并超过日本、德国，位居世界第二位。随着次贷危机势态的演变，金融危机对我国装备制造业造成的冲击，从沿海地区向内地、从中小企业向大型企业、从劳动密集型和出口导向型企业向其他企业扩散，使我国出口增速、工业生产增速、国内生产总值，增速等国民经济主要指标出现明显下滑。工业和信息化部提供的数据显示：2008 年 1 月至 9 月，中国机械行业完成工业增加值增幅同比回落 4.2 个百分点，部分产品甚至出现负增长。汽车行业完成工业总产值增幅同比下降 14 个百分点，整车出口出现同比和环比双下滑局面。

不仅是全球经济衰退和外部需求下降，影响我国装备制造业，而且国际市场重要商品价格的剧烈波动，也加重了生产企业经营的困难。在国际金融危机形成与扩散的过程中，国际市场上重要大宗商品的价格出现剧烈的过山车式波动。这种价格震荡严重冲击了我国生产企业特别是钢铁、化工等上游龙头企业。由于高价购进的原材料需要消化，而自己的产品价格明显下跌，生产成本相对大幅上升，产品销路明显萎缩，不少企业经营陷入困境。同时，由于价格急剧波动，市场预期不明，市场观望气氛浓厚。企业经营困难和观望等形成连锁反应，造成了经济增速下滑的趋势。① 以钢铁业为例，由于美元贬值及我国产能扩张过快，近

① 本书编写组：《国际金融危机与我国应对政策读本》，中共中央党校出版社 2009 年版。

年来，进口铁矿石价格一路上涨：2005 年上涨了 71.5%，2006 年上涨 19%，2007 年上涨 9，5%，2008 年涨幅超过 90%。铁矿石成了疯狂的石头。但是，2008 年的钢材价格却是一路走低。过高的铁矿石进口成本、过高的煤炭价格与持续暴跌的钢材价格，最终让我国的钢铁行业迅速走向低谷，使得大部分钢铁企业处于亏损状态。2008 年第三季报显示，45 家钢铁行业上市公司利润总额环比下降 44.68%，净利润环比下降 42.04%。

次贷危机恶化后，我国装备制造业的后续订单也呈现出急剧下降趋势。金融危机还导致中国装备制造业企业资金链趋于紧张。由于市场需求萎缩，造成企业产成品大量积压，应收账款增加，资金周转困难。同时，受产品价格下跌和消化高价库存原材料的双重压力影响，企业利润普遍下降。①

第四，国际金融危机对我国就业的影响。

就业是关系国计民生的重大问题，是民生之本。国际金融危机的发生，加剧了我国就业的严峻形势。2008 年我国就业形势总体保持稳定，但是进入 10 月份以来，国际金融危机导致我国部分劳动密集型企业出现关闭、停产或者半停产，经济增长放缓势必降低对就业的持续拉动效用，城镇新增就业人数增速下降，企业的用工需求出现下滑，企业现有岗位流失严重。特别是我国中小企业数已超过 4000 多万户，占就业人数 75%，随着相当数量的中小企业经营困难，倒闭工厂日益增多，对就业形成巨大挑战。由于相当多的企业放缓了招聘计划，农民工被迫提早返乡。在危机中受冲击较大的行业部门，其就业形势将会相对严峻。

第五，国际金融危机对我国外汇储备的影响。

金融危机导致的美元贬值，给我国外汇储备造成了巨大冲击。储备实物还是货币？储备黄金还是美元？这是个事关国民财富的大问题。2001 年诺贝尔经济学奖得主、哥伦比亚大学教授约瑟夫·斯蒂格利茨

① 本书编写组：《国际金融危机与我国应对政策读本》，中共中央党校出版社 2009 年版。

指出:“持有大量外汇的机会成本非常高。美国短期国库券的收益率目前为1.75%，而如果一个亚洲国家将这笔钱投入到国内经济，回报率在10%至20%之间。”事实上，就连美国人都以储备黄金为主。2008年的数据显示，美国货币储备黄金规模约为8500吨，占美国外汇总储备的56.5%，占全球货币储备黄金总数的27%，且从不卖出黄金。而截至2008年10月，我国只有600吨黄金的储备，庞大的外汇储备是货币形式，货币形式又主要是美元。自2005年7月21日，我国开始实行以市场供求为基础、有管理的浮司率制度以来，人民币兑美元累计升值幅度已达21%。而在这一过程中，我国外汇储备快速增长。2005年7月，我国外汇储备为7327.33亿美元。而到2006年2月底，我国外汇储备达到了8536.72亿美元（不包括港澳台地区），总额超过日本，位居全球第一。到2008年9月，更是增长到19055.85亿美元。

但是，随着次贷危机的恶化，美元一路贬值。在这一过程中，外汇储备的增长，实际上意味着财富的缩水。仅以2008年3月份为例，该月美元相对国际主要货币跌去2.6%，如果假定中国外汇储备90%是美元，这一个月就蒸发357亿美元，相当于中国2月份贸易顺差的4倍。《货币战争》作者宋鸿兵说，这相当于中国每月被击沉了4艘航空母舰。

我国巨大外汇储备受到的损失不仅仅是机会成本，还会带来其他一些负面影响。如金融安全问题、通货膨胀问题等。对此，我们只要看了下面的例子就会清楚了。假如有海外企业向中国投资100万美元，这100万美元进入中国后，由国内的指定外汇银行“拿去”或“上交”给人民银行作为外汇储备，而人民银行则发行接近700万元（以目前的汇率计算）人民币交给外汇指定银行，外汇指定银行再交给海外企业。这意味着，人民银行增加了100万元的外汇储备，而国内市场新发行了近700万元的人民币。国外进来的捐赠款，甚至热钱也都是如此操作的。这意味着由于强制结汇，中国人民银行将不断加大基础货币供应量。占款越大，基础货币的投放量也就越大，货币的乘数效应也就越高，国内的通货膨胀压力越大。而国外一般通过政府盈余或发行国债购买外汇，其对通货膨胀的影响就要小得多。

综上所述，全球金融危机给中国经济发展的冲击是前所未有的，随着中国经济发展面临的不确定不稳定因素增多，中国经济发展面临诸多困难和挑战。

五、国际金融危机的发展趋势

骤然升级的华尔街金融危机不断演变和扩散，让人联想到10多年前的亚洲金融危机，但这次危机比上次要严重得多。首先，亚洲金融危机传播范围只局限在东南亚国家，而这次世界金融危机从发达国家爆发，导致美欧金融市场持续动荡和经济增长大幅下滑，然后借助金融等方式向新兴经济体蔓延。其次，亚洲金融危机爆发在世界金融中心的边缘地带，并未殃及发达国家，而此次危机发生在国际金融中心，全世界都难以幸免。再次，这次危机对实体经济产生严重影响。所谓实体经济是指物质的、精神的产品和服务的生产、流通等经济活动，包括农业、工业、交通通信业、商业服务业、建筑业等物质生产和服务部门，也包括教育、文化、知识、信息、艺术、体育等精神产品的生产和服务部门。金融危机对实体经济的影响程度，直接决定着各个国家经济社会发展全局。正如经济学家辜胜阻所说，就此次全球金融危机本身来讲，与1997年亚洲金融危机不同，此次全球金融危机是发生在美英等国家相对成熟的金融市场，涉及房地产、银行、金融机构以及制造业等行业并迅速波及全球范围的危机。

对于这场危机的严重性，2009年2月，胡锦涛在达累斯萨拉姆各界欢迎大会上的演讲中已明确指出："由次贷危机引发的国际金融危机愈演愈烈，迅速从局部发展到全球，从发达国家传导到新兴市场国家和发展中国家，从金融领域扩散到实体经济领域，酿成了一场历史罕见、冲击力强、涉及范围广的国际金融危机。国际金融危机对各国经济的影响正在进一步加深，其严重后果还会进一步显现。”

关于金融危机何时才能走出目前低谷的问题，现在存在着多种预测。总的说，2010 年世界经济形势也许会略有恢复，但很不明朗，未来走势仍然很不确定，发展趋势不容乐观，真正度过危机恐怕还需很长的时间。

比如国际货币基金组织西半球部官员加布里埃尔·迪·贝拉在发言中说：“困难要比预想的时间长”。国家行政学院经济学部副主任张占斌教授认为，国际金融危机最困难的时期已经过去了。现在的世界经济的总体形势是逐渐趋向平稳，向着好的方向发展。中央党校国际战略研究所朱邦宁教授认为，世界经济已经开始复苏了，但世界经济的未来走势仍然具有一定的不确定性，目前复苏的曙光能否长期持续仍然是一个问题。因为美国的金融体制改革尚未完成，而且房地产市场依然不稳定，次级贷款的比例仍然很高，并且新的经济增长点尚不明朗。中央党校国际战略研究所赵黎青教授认为，中国的反危机措施，尤其是其中的 4 万亿的投资救市计划，对于稳定经济形势，具有重要的作用。但是，大规模的信贷扩张，也会加重结构失调的问题。中央党校国际战略研究所刘东博士认为，虽然金融创新过度导致了国际金融危机的爆发，但美国的金融创新、金融衍生品市场发展得大于失。在得的方面，金融创新帮助和推动了美国经济全球化的过程，为美国资本的全球扩张创造了条件。正是因为有了金融创新，才使得美国国内的经济体制改革和经济结构调整的成本由全世界来承担。国际金融危机没有撼动美国的大国地位，也没有动摇美元的霸权地位。在失的方面，金融过度创新导致了美国金融机构遭遇重创，几家大型投资银行倒闭，但是国际金融危机对美国经济的影响要比人们普遍预期的程度要小。中央党校培训部组教处处长贾俐贞博士认为，国际金融危机的走势会呈现出一个类似于“U”型和“L”型的结合，即危机首先经历了一个快速的下降阶段，在触底之后会有一个缓慢地上升阶段。中央党校国际战略研究所孙仲涛教授认为，国际金融危机的走势会呈现“L”型，世界经济即使复苏，也很难再恢复到危机爆发之前的最高水平。现在的银行系统仍然很不稳定，风险依然存在，所以现在还不到退市的时候。而且单单依靠中国经济的复苏，也不可能带动世界经济的全面复苏。现在的世界经济，也仍然存在潜在风险，比如石油等大宗商品的期货价格仍然不稳定，资本市场中还存在很多资产泡沫。中央党校国际战略研究所余瑞先教授认为，国际金融危机的走势会呈现“W”型，也就是世界经济还将二次探底。因为各国政府的救市措施虽然使得世界经济企稳回升，但这只是短期效应，很难持续。中央党校国际战略研究所世界经济研究室主任陈江生教授认为，世界经济的走势也许会呈现出一种快速下降之后，逐渐缓慢上扬的曲线，但是这条曲线不会是平滑的，而是夹杂着小幅度的波动和反复。至于后危机时代的世界经济格局，不会有质的变化。中国要在世界经济舞台上发挥更大的作用，仍然任重而道远。

第五章

国际金融危机为推动马克思主义大众化创造机遇

这场百年不遇的国际金融危机对给整个世界的经济、政治、文化的发展变化带来巨大而深刻的影响，但同时也蕴含着机遇。各国在应对金融危机中，积极寻求危机对该国所蕴含的机遇，以谋求尽快摆脱危机。在我国，人们主要从经济领域研究国际金融危机给我们的发展带来的机遇。其实，危机在我国蕴含的机遇不仅仅在经济领域，还有思想领域。在思想领域方面的机遇主要体现在，危机引发人们对美国经济乃至资本主义制度的再认识、再思考，使人们受到了一次生动的马克思主义教育，头脑更加清醒，进一步认清了当代资本主义的本质，更加坚定中国特色社会主义道路的理想信念，进而为推动马克思主义大众化创造难得的机遇。

一、马克思主义是深刻揭示国际金融危机爆发根源和实质的理论法宝

面对由“次贷危机”这只“美国蝴蝶”扇动翅膀所引发的金融海啸在全世界蔓延，人们不禁要问：“为什么美国会发生次贷危机、金融危机和经济危机?”“为什么美国发生的次贷危机会迅速升级为席卷全球的金融‘海啸’?”一般认为这是由于美国的“透支消费”、“监管缺位”、“政策失误”、“低估风险”和国际金融体系存在诸多弊端等因素所造成的。这些说法，由于只是停留在现象层次，仅仅从操作层面来描述这场国际金融危机产生的技术性的失误和政策性弊端，并未触及资本

主义的现存制度，未能摆脱大象是墙壁或是柱子的窠臼，因而并非理性和本质的说明。一些人想求助于新自由主义、采用西方所谓“主流经济学”或回归凯恩斯主义，来反思和应对这场国际金融危机。但从根本上看，这都是无济于事的。

我们要正确观察、深层次分析和积极应对这场国际金融危机，破解由此引起的各种经济社会难题，只有坚持马克思主义的立场、观点和方法。马克思对经济危机的考察，是从资本主义生产方式的基本矛盾、从其基本经济制度的层面来认识的。其基本逻辑：经济危机的本质是生产过剩；生产过剩的原因在于“有效需求不足”；“有效需求不足”的原因在于群众的购买力不足；群众购买力不足的原因在于资本和劳动收入分配的两极分化；两极分化的原因在于生产资料的资本家占有制度。这一切都植根于资本主义社会的基本矛盾，即生产社会化和私人占有之间的矛盾。由此得出科学结论：经济危机爆发的根源在于资本主义制度，并且资本主义制度下经济危机呈周期性爆发，不可避免。在马克思看来，危机和资本主义与生俱来，是一种制度病、基因病，垄断、全球化和凯恩斯主义的出现，只能缓和矛盾并使矛盾呈现出新的特点，并未改变危机的性质和取消危机的必然性。资本主义发展的历史反反复复地证明了马克思主义危机理论的真理性。

反思这次危机，表面上看是金融危机，但本质上同历次资本主义经济危机一样，是生产过剩的周期性危机。20 世纪 80 年代以来，尽管资本主义社会出现了一系列新的变化，但是资本主义社会的基本矛盾没有变，资本主义爆发周期性危机的规律也没有改变。这次危机的根本原因仍然是资本主义的基本矛盾，即生产的社会化与生产资料的私人占有之间的矛盾，表现为各个企业内部的有组织性与整个社会生产的无政府状态之间的矛盾，生产无限制的扩大趋势与劳动人民有支付能力的需求相对不足之间的矛盾，从而引发周期性生产过剩的危机。只不过这次危机是在新自由主义的推波助澜下，使资本主义的基本矛盾激化的结果。

从 20 世纪中期开始，经历了二战以后较长的一次经济繁荣，西方一些国家对资本主义自由市场经济的崇拜，到了无以复加的程度。80年代以后，新自由主义在资本主义世界占据了主导地位。所谓新自由主义，是以复兴传统自由主义理想，尽量减少政府对经济社会的干预为主要经济政策目标的思潮。一些学者称之为“完全不干预主义”，因其在里根时代勃兴，因此又称其为“里根主义”。这种模式，极力倡导自由化，推行全面私有化，主张国家干预最小化，给经济领域各项制度打上了“自由放任”的烙印。冷战结束后，随着经济全球化的迅速发展，新自由主义不仅是美国经济政策的基础，而且成为美国在全球推行金融自由化的工具。新自由主义的推广，不仅导致对市场的自由放任，而且使居民收入增长长期停滞，贫富差距迅速拉大，更加凸显了资本主义私有制的内在缺陷。据美国经济学家保罗·克鲁格曼统计，在20世纪70年代美国大公司主管平均收入是普通全职工人平均工资的40倍，而进入21世纪扩大到了367倍。因而，澳大利亚总理陆克文认为，国际金融危机是30年来推行新自由主义的恶果，也宣告了轰轰烈烈的新自由主义实践已经失败。美国学者弗朗西斯·福山也提出，金融危机使新自由主义经济模式走入了死胡同。

在自由市场经济指引下，金融资本的固有贪婪找到了自己的温床。为了攫取更多财富，美国及华尔街依靠所谓“金融创新”刺激消费，“发明”的金融衍生品越来越复杂，使得金融泡沫越吹越大，当世界实体经济发展无法支撑这么大的泡沫时，金融危机爆发。这次由美国次贷危机演变而成的国际金融危机，其直接表现，是美国具有高杠杆效应的金融衍生产品交易体系的过度投机性，及其管理失控与崩盘所致，是新自由主义经济放任政策误导的结果。其病灶在于违约率不断上升；违约的原因在于未来预期遭到了沉重打击；未来预期的悲观在于“透支消费”的不可持续；透支的起因是为了缓解生产过剩；生产过剩源于有效需求不足；有效需求不足的根源在于资本主义内生的制度性矛盾。这样，一个马克思的逻辑清晰地呈现在我们面前：资本制度的内生矛盾——有效需求不足——生产过剩——透支消费——违约率上升——经济危机。美国一直致力于将美国式的新自由主义经济体系强加给每一个国家和整个世界，目的就是让美国的资本获取巨大的利益，当今世界性的金融经济危机预示着美式自由资本主义模式的破产。

由此可见，这场金融危机的爆发不是偶然的，而是资本主义经济发展进入一个新阶段后基本矛盾不断深化和集中爆发的结果，是传统资本主义周期性经济危机的现代版，是资本主义制度自身无法根本解决的问题。这正应了我国一句古话“万变不离其宗”，更充分显示了马克思主义理论在揭示资本主义发展规律方面的科学性。只要资本主义制度的存在，经济危机的爆发就不可避免，即便现在可以克服，但是再过一段时间，还是会出现这样那样的危机。

二、西方掀起的“马克思主义热”彰显马克思主义科学真理的巨大魅力

一场逐步蔓延的全球性金融危机让西方一些大的金融机构频频告急。就在西方各国开始匆忙救市时，一个有趣的现象出现了：当年揭示了资本主义的特殊规律，对于资本主义进行过无情鞭挞的马克思，却在西方重新风行起来，其批判资本主义的鸿篇巨制《资本论》受到广大民众的热烈追捧。

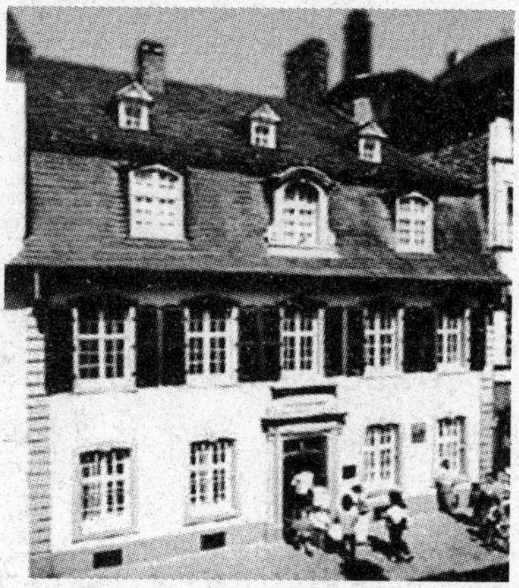

马克思故居

2008 年 9 月中下旬，当美国金融危机蔓延到欧洲时，英国圣公会领袖坎特伯雷大主教罗恩·威廉斯撰文指出：“长久以前，马克思就窥探到了资本主义的运转之道”、“马克思在 19 世纪发表的有关资本主义的评论在一定程度上是正确的。因为他在很早以前就观察到了不受约束的资本主义如何变成一种神话。”英国路透社专栏作家贝恩德在其文章中写道：“我们熟悉的资本主义正

在死亡”。法新社发表的社论则写道：“如果马克思泉下有灵，恐怕也会暗笑。因为他的预言再度成为现实。”罗马教皇也对主张无神论的马克思给予了正面评价，赞扬马克思有“绝佳的分析技巧”……喜欢冷幽默的英国人还改编了马克思的一些名言，一段源自于《共产党宣言》著名的“全世界无产者联合起来”的口号，经英国网友的“篡改”，在网络上传播。据称，还有电影导演计划将《资本论》拍成电影。有网友说：美国和欧盟为恢复信心而购买了大银行的股权，实际上就是将这些银行部分国有化。如果马克思泉下有灵，恐怕也会暗笑：在《共产党宣言》中，他和恩格斯就把政府管制资本列为十个通往共产主义的必经步骤之一：“第五步：国家统一掌控信贷……”。不仅如此，马克思家乡德国特里尔的观光游客近年来也急剧增长，当地马克思纪念馆馆长伯威尔说，他已经记不清多少次听到游客在交谈时佩服地表示，“这个人（马克思）的想法是对的。”不少游客在留言簿上写下了自己的感想，几乎都是认为即使事隔多年，马克思当年的论断至今仍然有其生命力和有效性。为什么在100多年前，马克思就能准确预言资本主义经济危机的必然性，而时至今日，那些满腹经纶的经济学家却对此视而不见，一再犯下严重的错误？这是值得所有人，特别是经济政策的制定者思考的问题。

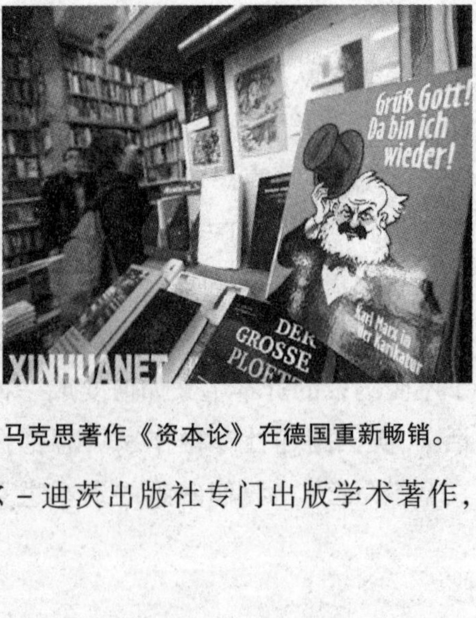

马克思著作《资本论》在德国重新畅销。

《资本论》是马克思最重要的科学文献。这本巨著提出了具有重要开创意义的“剩余价值”学说，并运用这一伟大发现对资本主义进行了彻底的批判，从而科学地预见经济危机周期性爆发的必然性。100多年前它就已经在世界各国广泛流传。当前，随着全球金融危机的爆发，《资本论》再度成为畅销书。柏林的卡尔－迪茨出版社专门出版学术著作，该出版社经理许埃特伦普夫在接受《泰晤士报》采访时说，2008 年初以来，他们出版的《资本论》已卖出 1500 多套，是 2007 年全年销量的 3 倍，更是 1990 年销量的 100 倍，尤其是金融危机四处蔓延时，该书的销量更是直线上升。他还透露，如今，“连银行家和经理们也开始读《资本论》，试图理解他们对我们干的那些事。”该出版社社长尤尔根·施特隆普也说：“现在，马克思又成为了时尚。我们看得非常清楚，现在马克思的书非常热销，我们预计到了今年年底，销量还会增加很多，因为很多人都会选择这本书做圣诞节的礼物。”《汉堡晚报》则评论说：“现在马克思的魅力正在飞速增加。”因为《资本论》的巨大销量，媒体甚至开玩笑称，如果马克思还在世的话，《资本论》的巨额版税收入会让他轻松进入福布斯富豪榜。

因为金融危机而焦头烂额的德国现任财长施泰因布吕克，也开始阅读《资本论》，甚至成了马克思的粉丝。他在接受德国《明镜周刊》杂志采访时说：“通常情况下，大家都承认马克思理论的相当一部分是不错的。”追捧马克思的政界人物还有法国总统萨科齐。他们在寻找的是可以避免危机的新道路，而《资本论》正好给他们提供了这么一个机会，去重新认识资本主义，重新认识社会经济规律。据德国《明镜周刊》的消息，目前购买这本书的主要是“那些逐渐认识到新自由主义的年青一代知识分子”。因为这次金融危机的大爆发告诉青年一代，新自由主义经济理论绝非完美，人们需要认真思考未来社会经济的走向。

德国是伟大思想家马克思的故乡，马克思的名言警句经常可以在各个大学里看到。曾被德国右翼破坏，而流离失所的宽 14 米、高 7 米，重 33 吨的马克思塑像，重新回到了莱比锡大学的校园。马克思的著作再次进入德国大学课堂。从 2008 年 10 月开始，《资本论》重新进入了德国大学课堂，在全德国 31 所著名高校的讲堂里，又一次传出了“全世界无产者联合起来”的声音，新一代的德国大学生认真研读这部马克思的经典著作，思考走出眼前金融危机的办法。在包括柏林、慕尼黑、波恩大学在内的 31 所高等学府里，课程长度为两个学期的《资本论》为人们提供了认识金融危机的另一个角度。

西方的青年一代之所以追捧马克思，是因为他们在本次金融危机中逐渐认识到，以贸易自由化、减少政府经济干预、财政紧缩、企业私有化等为核心的自由资本主义已经走入了死胡同，并不能给他们带来所谓的幸福，只有马克思主义，才是观察分析当代资本主义的科学理论和方法。由此，西方反资本主义的社会力量也高涨起来。德国的一份民意调查结果显示，52%的原东德人对“自由市场经济”持怀疑态度，43%的原东德人对“资本主义”敬而远之。随着金融危机影响的加深，德国左翼日趋活跃，经常组织反资本主义危机的集会和游行示威活动。在出席集会和游行的成员中，年轻人占很大比重。他们大多数人发表慷慨激昂的演讲，赞同马克思主义，要反对资本主义的危机，主张采取社会主义的措施。会场上挂满标语，并摆有书摊，出售马克思、恩格斯、列宁、卢森堡、托洛茨基等的著作。在英国，这个马克思在《资本论》中倚为蓝本的老牌资本主义国家，也出现了对资本主义的怀疑论调。《每日镜报》载文称，“资本主义就像一场没有裁判的足球比赛，充斥着腐败与黑幕交易，欺骗球迷”。在日本，这个作为世界第二大经济体，长期以来被视为一个新兴的资本主义国家，近年来，工薪阶层中年轻人的不满情绪正在逐渐改变该国的政治前景：共产主义一时间重新成为潮流。据英国《每日电讯报》2008年10月19日报道，日本青年正在以每月1000人左右的速度投向该国第四大政党——共产党的怀抱。此外，这种“革命热情”不仅表现在首都街头工人示威游行的频率越来越高，还表现在于一部经典无产阶级小说人气飙升。著名作家小林多喜二创作于1929年的小说《蟹工船》，2007年1月突然火爆起来，5月以来一直稳居日本畅销书榜单的前列，并一度攀至榜首，累计销量已突破50万册。购买的读者中近八成为年轻人，这部小说突然畅销的深层原因在于它唤起了社会底层的共鸣。

总之，近年来西方和整个世界范围内的“马克思热”，是同人们对当代资本主义发展过程中出现的新现象、新问题所产生的疑惑密切相关的。面对越来越严重的全球金融危机，人们开始思考马克思留下的思想财富和精神遗产，力求用马克思主义的立场、观点和方法，去剖析这场世界性的金融经济危机，寻求解决的办法和出路，发现当年这位伟人的论述具有无比的前瞻性。尽管当代世界经济全球化的趋势，把资本主义社会的生产社会性和私人占有性的矛盾而变为一种具有世界性质的矛盾，把发达资本主义国家内部的贫富矛盾，扩大为世界范围的富国与穷国的矛盾，但是这更有利于世界人民对新的更公正、更合理的社会主义制度的追求和向往，更有利于人们重新认识马克思主义的真理性。

三、中国特色社会主义应对危机的能力验证了社会主义优于资本主义

面对席卷全球的金融危机，西方各国政府或奋力自救，或联手反击，但终未形成和落实更多良策，纷纷陷入困境，美国这个世界超级大国也将由此步入长期衰退。我国虽然也卷入这次世界经济危机，受到严重的损失，但相对地说，还是比较轻的。美、欧、日本等发达资本主义国家的经济增长率变为负数，其他国家经济增长率下降比中国都大，只有中国 2008 年还保持了 9%。第四季度 6.8% 的增长速度，虽然下降幅度也相当大，但是运行水平表现不俗，成为一枝独秀。由此，外国有不少人也相信中国经济可以率先复苏，甚至期望“中国救世界”，“中国救资本主义”。美国前总统卡特也感叹到：从未想到中国通过宣布 5860 亿美元的经济刺激计划而成为当前稳定全球经济危机的主要力量，我想我们低估了中国人民及他们领袖的能力和雄心壮志。与在 1997 年亚洲金融危机中的表现一样，中国再次成为世界经济的“定海神针”。过去人们常说：“东方不亮西方亮”，而金融危机以来，说“西方不亮东方亮”的人却多了起来，中国在国际上的话语权明显增强，国际影响力明显提高。这一切，与资本主义制度相比，为什么中国在危机中能有如此出色的表现？最根本的原因在于我们始终坚持走中国特色社会主义道路。这条道路，既坚持了科学社会主义的基本原则，即坚持社会主义发

展方向，又根据我国实际和时代特征赋予其鲜明的中国特色。这条道路，能充分发挥社会主义的优越性，具有明显的制度优势，因此具有资本主义无法比拟的应对危机的优势与活力。这种优势与活力主要体现在以下几个方面。

1. 中国特色社会主义为我们奠定了抵御危机的不利影响的雄厚实力

经历了30多年改革开放，中国经济实力和综合国力不断增强，举世瞩目。我国经济总量跃居世界第三，进出口贸易总额跃居世界第三；外汇储备跃居世界第一，占全球总量的27%。我国财政收入、城乡居民人均收入大幅增加，全社会储蓄达46万亿元人民币，其中居民储蓄就有16万亿。尤为可喜的是，我国2008年前三季度GDP保持了9.9%的增幅，全年继续保持了平稳较快发展势头。这些活生生的数字，反映了中国在世界经济中的地位和扮演的角色，支撑着我们游刃有余地调控经济走势，奋力向2009年经济平稳较快发展目标挺进。与此同时，中国的国际地位和影响力与日俱增，这使我们在危机面前保持了较大的主动性，有力防止经济受到更大冲击，也使我们能够为国际社会共同抵御这场危机做出积极贡献。

只要我们充分发挥自身优势，加快解决突出问题，完全能够抵御这场危机的不利影响，确保经济社会又好又快发展。中国特色社会主义短短30多年的实践，取得了举世瞩目的成就，不仅为我们奠定了抵御危机的不利影响的雄厚实力，而且以铁一般的事实向世界展示了中国特色社会主义的生机和活力。

2. 中国特色社会主义基本经济制度具有防范和应对危机的能力

以公有制为主体、多种所有制经济共同发展的中国特色社会主义基本经济制度，这一基本经济制度使我国在应对危机中，能够依靠国有经济在关系国民经济命脉的重要行业和关键领域的强大控制力，增强重大风险的防范能力，有力保持宏观经济的稳定；依靠国有经济的强大引导力，带动各种社会资源投入到应对危机中，扩大应对危机的回旋余地；

依托国有经济这一重要平台，实现保增长、扩内需、调结构、惠民生的目标，保持国民经济平稳较快发展。

3. 社会主义市场经济体制具有防范和应对危机的能力

中国特色社会主义的经济体制改革选择的目标模式是建立社会主义市场经济体制，即把坚持社会主义基本制度同发展市场经济结合起来。这一经济体制，既能够充分发挥社会主义制度的优越性，又能够充分发挥市场配置资源的有效性。在应对危机中，这一体制发挥了独特的优势，具体表现在：一是使我们能够在危机面前采取更加灵活的宏观调控措施。从“两防一控”到“一保一控”，再到全力保增长，把“稳健的财政政策和从紧的货币政策”调整为“积极的财政政策和适度宽松的货币政策”，我国出台一系列扩大内需、加大金融对经济增长支持力度的重大举措，确保了经济平稳较快发展。这些灵活的宏观调控措施，为应对这场危机赢得了宝贵时间，争取了主动。二是使我们能够在遵循市场经济规律的基础上，充分发挥集中力量办大事的社会主义优越性。在应对危机中，从中央到地方发挥强大的组织动员能力，运用财政、金融、税收等政策杠杆，动员社会各方面力量迅速投入到保持经济平稳较快发展中去。中央 4 万亿元资金强力启动后，各地区各部门迅速统一思想和行动，短短的一个月内就启动 18 万亿元资金加强基础设施建设和扩大内需的举措。在中国这样一个发展中大国，政令如此畅通，运转如此高效，执行力如此强大，让所有国家都称羡不已。另外，我国的资本账户不是完全放开，银行运作也不完全与外国接轨等。这些都充分表明，中国的经济并没有照抄欧美自由市场经济模式，没有遵循新自由主义的“华盛顿共识”，而是始终坚持中国特色社会主义模式，结果使得中国经济在世界经济危机中受到的冲击较少，处置的表现也较好。这些事实更是验证了社会主义优于资本主义这一马克思主义的基本原理。

4. 中国特色社会主义政治制度确保我们有一个坚强的领导核心

中国共产党在长期的革命、建设和改革进程中，带领人民推动我国各项事业取得了举世瞩目的伟大成就，奠定了党在人民中的巨大威信，赢得了人民群众的衷心拥护。进入改革开放的历史新时期，我们党高度重视、切实加强执政能力和先进性建设，领导水平和执政能力不断提高，创造力、凝聚力、战斗力不断增强，在各种风险和挑战中经受住了考验，成为中国特色社会主义事业的坚强领导核心，成为全国各族人民的主心骨。我们党成为执政党，是历史的选择、人民的选择，也始终是中国特色社会主义事业的领导核心和战胜一切艰难险阻的根本保证。无论前进道路上遇到什么风险和挑战，坚持党的领导，加强党的领导，就会有希望，就会有力量，就会无往而不胜，这是我们成功应对危机的根本保证。

当“金融海啸”袭来，我们党体现出驾驭复杂局面的非凡胆略和远见卓识。以胡锦涛为总书记的党中央统揽全局、沉着应对，充分认识国际经济形势的严重性和复杂性，善于在困难和风险中准确判断形势，在挑战和考验中清醒把握方向，体现出我们党高超的决策能力。面对危害日益加重的金融危机，党中央根据国际经济环境的新变化和我国经济形势的新发展，科学制定应对方略，及时调整宏观经济政策。中央连续召开重要会议，认真研究国际国内经济形势，充分发扬民主，集中全党全社会智慧，做出了关于进一步扩大内需、确保经济平稳较快发展等一系列重大决策。坚持科学决策、民主决策，使各项决策具有很强的指导性、针对性和操作性，迅速收到最佳的效果。

5. 中国特色社会主义文化建设使全国具有强大的凝聚力

这场危机犹如一场世纪“大考”，既检验着各国的综合实力、各国政府的应对效能，也检验着各国国民的精神面貌。中国特色社会主义表现在文化建设上，既坚持了社会主义核心价值体系，弘扬了主旋律，又坚持尊重差异、包容多样、抵制错误和腐朽思想的影响，并在此基础上建设社会主义和谐文化和中华民族共有的精神家园。其中，中国特色社会主义是全国各族人民的共同理想，是历史和实践发展的必然结论，是对中国社会发展规律的正确认识，也是中国人民利益和愿望的根本体现，是号召全国各族人民团结奋斗的精神旗帜，是我国屡克危机的内驱力量。2008年，中华儿女同心同德、顽强拼搏，夺取抗击南方部分地区严重低温雨雪冰冻灾害和四川汶川特大地震灾害斗争重大胜利，成功举办了规模空前的北京奥运会、残奥会，顺利完成神舟七号载人航天飞行，民族精神得到了极大的弘扬，民族凝聚力空前增强。面对这场危机，中华儿女又一次展现出对中国特色社会主义、对中华民族伟大复兴的坚定信念，顾全大局、攻坚克难，让世界在风险考验中看到一个坚强的中国。

危机面前，中华民族表现出了敢于战胜一切艰难险阻的必胜信心。当危机袭来，全国各族人民没有惊慌失措和丧失信心，坚信这场危机只是发展中国特色社会主义、实现民族伟大复兴进程中又一次考验，有足够的信心和力量战胜这场危机。广大人民群众实现全面建设小康社会宏伟目标的决心没有改变，保持经济平稳较快发展的信心没有改变。信心比黄金更重要。有这种信心的支撑，我们能够克服前进道路上的一切困难。

危机面前，中华民族表现出了空前的团结。各地区各部门自觉顾全大局，坚决贯彻中央的决策部署，令行禁止，步调一致。广大人民群众互助互爱、和衷共济的意识进一步增强，爱岗敬业、遵纪守法的自觉性进一步增强，珍视团结、维护稳定的观念进一步增强，心往一处想、劲往一处使。正是同心同德、团结奋斗的良好精神风貌，为战胜金融风险凝聚起强大合力。

危机面前，中华民族表现出了敢于创新的巨大勇气。越是严重危机，越是激发中华民族自强不息、勇于创新的气魄和胆略。面对危机，广大干部群众树立了把危机转化为机遇的强烈意识，全社会创新发展理念、转变发展方式、破解发展难题、实现又好又快发展的积极性主动性空前高涨。广大企业特别是外向型企业在逆境中求生存、在创新中求发展的意识空前增强。这种创新的勇气和智慧，已经成为我们战胜危机的不竭动力。

事实雄辩地告诉我们：中国特色社会主义是我们防范和克服这场国

际金融危机对我国消极影响的根本保证。对此委内瑞拉总统查韦斯也给予高度肯定。他指出，中国坚持走社会主义道路，这条道路将是“拯救全人类”的唯一道路，是社会主义让中国和委内瑞拉有条件“顶住并克服”目前的能源、粮食和金融危机。中国特色社会主义出色应对金融危机的表现不仅充分彰显了中国特色社会主义的活力和影响力，提高了中国在国际事务中的话语权；也充分表明，社会主义生产方式优越于资本主义生产方式，社会主义的前景是光明的；同时还向全世界宣告：马克思主义的基本原理从来没有过时，马克思主义在当今世界充满活力，是当代真正能给世界人民解放以精神支撑和理论指导的科学学说。

四、国际金融危机为世界社会主义提供了良好的发展机会

这次全球经济危机揭露了资本主义制度的腐朽性，促使人们对资本主义制度进行反思，进而催生了“马克思热”，承认马克思对资本主义的剖析是正确的，为世界共产主义的发展创造了良好机遇，开启了一扇希望之门。

美国爆发的金融危机殃及全球，美国金融体系的腐朽性暴露无遗，美元的霸主地位岌岌可危，美国引以为豪的“软实力”——以新自由主义为核心的意识形态在全球的影响力急剧下降。不仅如此，还暴露了资本主义政治制度和道德体系的弊端。第一，资本主义社会为资本家利益服务的政治制度在金融危机中也暴露无遗。美国作为金融资本最发达的地方，也正是政治制度为资本贪婪服务得最好的地方。危机爆发前，美国政府放松监管，促使金融资本无限扩张，使华尔街变成了一个疯狂逐利的“大赌场”，金融大亨们赚足腰包；危机爆发后，美国政府的救市努力，又是用所有纳税人的钱去维护金融资本家利益，而陷入困难的穷人没有得到多少救助，更有甚者，这些资本家一面出手向政府要钱，一面仍给自己发放巨额奖金。第二，资本主义道德体系的弊端是金融危

机的又一个重要原因。金融是一种信用关系，而信用关系是以社会的道德基础为条件的。一些人见利忘义，损害公众利益，丧失了道德底线，最终不可避免引发金融危机。诺贝尔和平奖得主穆罕默德·尤努斯对此提出了批判，认为金融危机正是源于资本主义的唯利是图、贪婪以及道德沦丧；《纽约时报》某专栏作家也呼吁："我们需要的不光是金融救援，我们需要的是道德救援。"

即使是在西方，也有越来越多的人开始从深层次上对资本主义进行反思，重新审视资本主义制度的利弊。美国前财长保尔森离职后，去了约翰·霍普金斯大学，研究的课题就是"资本主义的崩溃及其未来"。美国《华盛顿邮报》一位专栏作家认为，目前美国资本主义体制麻烦缠身，前景不明。这些"体制麻烦"正是金融危机暴露出来的资本主义制度的弊端。

虽然这次金融危机并不代表资本主义正在灭亡，也不意味着社会主义即将胜利。相反，资本主义仍有很大的发展和调整空间，资本主义实体经济并没有受到根本性的影响。但是，金融危机暴露了现代资本主义社会的种种矛盾，并加剧了资本主义社会的矛盾，再次证明了资本主义制度具有其无法克服的内在局限性，社会主义取代资本主义的历史必然性，充分显示马克思主义理论的强大生命力。危机不仅使西方流行一时的三大预言，即断言共产主义将最终消亡、西方民主制度将一统天下、新自由主义模式将成为全球的普遍模式，事实上宣告破产，"历史终结论"的神话不攻自破。这使人们清醒地看到："美国不是什么都好"，资本主义世界不是人间天堂；资本主义以周期性（无论是七八年一次的短周期，还是五六十年一次的长周期）发生的经济危机，表明了其生命力的枯竭和衰落。全球金融危机还引燃了世界共产主义运动复兴的希望之火，人们重新产生了对社会主义的兴趣，社会主义思想并没有死亡，世界社会主义的发展问题重新提上了议事日程，这无疑为东欧剧变后处于低潮中的世界共产主义运动创造了良好的发展机遇。人们更加清醒地认识到，只有社会主义代替资本主义制度，才是消除资本主义生产方式对抗性矛盾的历史出路；只有共产主义才是人类未来的理想社会。为此，我们要更加坚定社会主义必胜的信念，坚定不移地走中国特色社会主义道路。

综上所述，国际金融危机使我们受到一次生动的马克思主义教育，验证了马克思主义的真理性，彰显了马克思主义真理的巨大魅力，蕴含着推动马克思主义大众化的重大机遇。当前，我们应该充分利用这次机遇，紧紧围绕金融危机爆发的深刻根源和实质、西方掀起的马克思主义热及反资本主义的社会力量、中国特色社会主义 30 年取得的成绩、中国特色社会主义在应对危机的出色表现、金融危机引燃了世界共产主义运动复兴的希望之火等内容，对全国人民进行一场深刻的马克思主义教育，大力宣传和弘扬马克思主义的科学理论。这对于回答人们的疑难困惑、疏导情绪、统一认识、凝聚力量，团结全国人民共同应对金融危机，及推动马克思主义大众化具有重要意义。

第六章

学校思想政治教育与推动马克思主义大众化

马克思主义经典作家告诉我们，工人运动内部是不能自发地产生马克思主义的，必须进行灌输、教育、启发、引导。同样，中国人民在建设中国特色社会主义的伟大实践中，其本身也不会自发地产生中国特色社会主义理论。马克思主义大众化是一个强大的系统工程，决非短时间内所能完成。要实现这一巨大工程，在人民群众中传播、普及马克思主义理论，最为关键的是加强灌输和教育，而这往往是充满先进与落后、正确与错误的激烈思想斗争的过程，往往是破旧立新、化解矛盾的过程。在这个过程中，需要付之以大量的艰苦细致的思想政治工作。青少年是国家的未来、民族的希望，学校是意识形态的重要阵地。根据人口调查显示，我国青少年人口占了总人口的60%，越来越多的青少年将经过小学、中学和大学的学校生活，在学校度过12年或16年，甚至20年的宝贵时光，这一时期既是青少年学习成长的黄金时期，又是他们的世界观、人生观、价值观形成的关键时期。因此也必然是思想政治教育、切实服务青少年成长的最佳时期。可见，推动马克思主义大众化应该从小抓起，学校思想政治教育关系到青少年树立正确的世界观、人生观、价值观，养成良好的道德行为习惯，培养思想政治素质，对推动马克思主义大众化举足轻重。

一、改革开放以来我国学校思想政治教育的回顾

改革开放以来，我国遵循不同年龄段青少年到成长规律，坚持分层

递进、内容各有侧重到原则，构建了从小学到大学的思想政治教育体系。

1. 改革开放以来我国学校思想政治教育的历史进程

(1) 改革开放以来中小学思想政治教育的历史进程。

党的十一届三中全会以来，我国中小学思想政治教育经历了"恢复、改革、创新"三个阶段。

第一阶段：从1978年至1986年。1978年，党的十一届三中全会以后，随着教育领域的拨乱反正，中小学的思想政治教育进入了一个逐步恢复和初步发展的时期。1979年四五月间教育部召开了全国中小学思想政治教育工作座谈会，会后，印发了《全国中小学思想政治教育工作座谈会纪要》(以下简称《纪要》)。《纪要》指出："中小学生的思想政治工作，必须从实际出发，注意青少年的年龄特点，有的放矢，讲求实效"，"防止和纠正形式主义与成人化的做法。教育活动要生动活泼，多种多样，为青少年所喜闻乐见"。许多地方着手扭转小学思想政治教育的不良局面，如大轰大嗡地紧跟形势，采取政治运动式的教育；教育方法不遵循规律，简单采用"三化"、"两不"、"一个样"的方法。所谓"三化"，就是一般化、简单化、成人化；"两不"，即不联系学生实际、不讲究实效；"一个样"，即大、中、小学一个样。20世纪70年代末，北京、上海、广东、天津的一些教育理论工作者和中小学教师开始研制中小学德育大纲，力图按不同年龄段学生的特点来规定德育的内容和要求，希望中小学的德育目标和内容逐步走上科学化、序列化的道路。直到1979年，我国开始设立思想品德课，小学称思想品德课，中学称政治课。上海市于1980年率先在部分学校进行开设道德课（后改为思想品德课）的尝试，集中对小学生进行以"五爱"为主要内容的共产主义道德教育。1981年国家教委发出了《关于小学开设思想品德课的通知》(以下简称《通知》)。《通知》对这门课的性质、意义教学内容和要求以及教学方式、方法等作出了全面的勾画，是这门课程建设的指导性文件。各地根据《通知》精神，以自编的讲授提纲和参考资料的形式开始了思想品德课最初的教学。从此，小学思想品德课程进入了一个逐步科学化、规范化的阶段。1982 年 5 月原教育部制订《全日制五年制小学思想品德课教学大纲（试行草案）》，这是新中国建立以来的第一个思想品德课教学大纲。1985 年，中共中央发布《关于教育体制改革的决定》后，国家教委根据《决定》精神，在总结各地实践经验和广泛征求意见的基础上，对《大纲（试行草案）》进行了修改，并于 1986 年 4 月正式颁布《全日制小学思想品德课教学大纲》，允许各地根据大纲要求，实行“一纲多本，委托编写，审查通过，自由选用”。这是 20 世纪 80 年代以来我国确立的第一个小学思想品德课教学大纲，改变了长期以来德育课程无大纲的局面。与此同时，中学政治课改革也有所进展。1980 年，教育部颁布《关于改进和加强中学政治课的意见》，根据这个文件规定的课程方案，于 1982 年发布了初中和高中四门课的教学大纲试行草案。1985 年将中学政治课改为思想政治课，其课程依年级顺序设置为《公民》、《社会发展简史》、《中国社会主义建设常识》、《科学人生观》、《经济常识》、《政治常识》。“与前相比，教材中强调注重思想性、知识性、科学性、实践性、趣味性原则。与小学相同，也开始实行一纲多本。”1985 年，中共中央发出《关于改革学校思想品德和政治理论课程教学的通知》。《通知》指出：“我国现行的以马克思主义为指导的思想品德和政治理论课（小学的思想品德课、中学的思想政治课）的课程设置、教学内容和教学方法必须进行认真的改革。”《通知》强调：“改革马克思主义思想理论课的教学，关键是坚决贯彻执行理论联系实际的方针。马克思主义的原理是放之四海而皆准的，同时又是随着时代和其他学科的发展而不断发展的，马克思主义从来不是也不可能是一个封闭的、凝固的体系”。《通知》分别规定了我国小学、中学、大学马克思主义思想品德和政治理论课的主要内容；指出要改变注入式的教学方法，尽量实行启发式的教学方法。这是中学思想政治课改革历程中重要的纲领性文件。为贯彻落实《通知》精神，国家教委于 1986 年制订了《中学思想政治课改革实验教学大纲（初稿)》。由北京、天津、上海、吉林、贵州、广东和北京师范(与人民教育出版社合作)等七家单位承担新教材的编写工作。这是新中国成立以来最大的思想政治课教材编写队伍，也是教材编写首次实行“一纲多本”。为此，国家教委成立了中小学思想政治教材研究中心，协调各编写委员会的工作，在全国有计划、有步骤地推进思想政治课改革实验。这一阶段的改革以适应现代化建设的新需要、更新教学内容为主要任务。与传统的教材单将政治知识列入教材的选编范围相比，1986 年《中学思想政治课改革实验教学大纲(初稿)》中的课程在选材范围上有所扩大，内容较充实，编排较科学合理。开设的主要课程有《辩证唯物主义》、《政治经济学》、《社会发展简史》、《法律常识》、《青少年修养》初中政治课教科书编写较以前成熟，一是有了全国统一使用的教材；二是理论教学受到重视。全国出现了一批有影响的政治教师。应该说，这套新教材在拨乱反正中起到了积极作用，但是理论偏深、偏难，教学主要采用讲授法，偏于知识教学。

第二阶段：从 1986 年至 1997 年。以《中共中央关于经济体制改革的决定》为标志，中国的改革开放和现代化建设在理论和实践上都有了重大发展。政治教学讨论的中心问题是如何解决现实问题，使政治课适应经济体制改革的需要。在广泛实验研究的基础上，国家教委于 1988 年 8 月颁发了《小学德育纲要(试行)》、《中学德育大纲(试行)》。经过几年的试行，1992 年 8 月，国家教育委员会又颁布了《九年义务教育全日制小学思想品德课教学大纲》，紧接着国家教委于 1993 年 3 月正式颁发《小学德育纲要》，并在同年制订了《九年义务教育全日制初级中学思想政治课教学大纲(试用)》，于 1995 年 2 月正式颁发《中学德育大纲》，从此中小学德育走上了依纲育人、依纲管理、依纲考评的科学化、规范化道路。中国共产党第十四次代表大会后，中共中央发布了《关于进一步加强和改进学校德育工作的若干意见》。《意见》“要求整体规划学校德育体系”，加强各教育阶段的德育课程、教学大纲、教材、读物、教育和管理方法，学生思想品德表现的评定标准和方式等的整体衔接。为此，1997 年 3 月国家教委在现行《小学思想品德课程教学大纲》、《初中思想政治课程教学大纲》的基础上编订并颁发了《九年义务教育小学思想品德课和初中思想政治课课程标准（试行）》（以下简称《课程标准》）。这是思想品德课和思想政治课的重大发展，是自 1980 年来德育课程教学大纲改革史上的一个里程碑式的事件。《课程标准》首先指出，学科“是对学生进行系统的公民品德教育和初步的马克思主义常识教育，以及有关社会科学常识教育的必修课程”，没有再沿用过去的“共产主义思想教育”，以避免由于对“共产主义思想品德教育”的片面理解而产生的思想混乱。《课程标准》更突出了基础性、广泛性和层次性。小学各年级所设德目都是基础性的道德品质，也是人类社会共同的道德准则。对九年义务教育阶段教学内容和要求作统一安排，根据《课程标准》规定的教学总目标，按四个学段分解为具体目标和教学内容，体现出整个教育既有层次性和渐进性，又有连贯性，自然衔接。《课程标准》不仅规定了教学原则，还对教学方法、教学用具、学习评价作出了原则性的规定，给教学改革做出了指导。

第三阶段：从 1997 年起至今。考虑到德育课程建设要与时俱进，适应新情况，增强时代感；同时，新一轮基础教育课程改革已经启动，为了在 2005 年全面推开新课程之前，有个适应期与连续性，2001 年 10 月，教育部又颁布了《九年义务教育小学思想品德课和初中思想政治课课程标准（修订）》（以下简称 2001 年《课程标准（修订）》）。2001 年《课程标准（修订）》指出，“九年义务教育小学思想品德课和初中思想政治课是对学生系统进行思想品德教育和初步的马克思主义常识教育，以及有关社会科学常识教育的必修课程，是学校德育 212 作的主导渠道，是我国学校教育社会主义性质的标志。”2001 年《课程标准（修订）》根据九年义务教育的要求，将初中学段和小学学段联系起来，小学学段与初中学段又同高中学段在整体上相互衔接，统一考虑教育要求、教学计划、课程设置、教学内容等，这是体制上一个重大改革，实现了中小学德育的整体衔接。新一轮基础教育课程改革于1999年正式启动。2001年国家教育部制定了《基础教育课程改革纲要（试行）》及新课程标准，并在此基础上制定了《品德与生活》和《品德与社会》新课程标准的要求。2002年6月又正式颁布了供小学教学使用的《全日制义务教育品德与生活课程标准（实验稿）》（以下简称《品德与生活课程标准》）和《全制义务教育品德与社会课程标准（实验稿）》（以下简称《品德与社会课程标准》），接着于2003年5月颁布了供初中教学使用的《全日制义务教育思想品德课程标准（实验稿）》（以下简称《思想品德课程标准》）。在大力推进素质教育的背景下，中小学思想品德课的教材编写和课堂教学也呈现出崭新的面貌。《课程标准》颁布后，由教育部及一些教材专家组成教材编写委员会，在全国聘请作者参加教材编写，先由人民教育出版社编写出版了一套示范教材，于1998年开始在部分地区试用。随后，江苏、辽宁、黑龙江、山东、河南、四川、陕西等地也相继编出了新教材。新的思想品德课教材按照“求实、求新、求活”的精神编写，强调教材要紧密联系儿童的实际和社会的实际，努力反映时代对中小学生的新要求，反映20世纪90年代中小学德育研究的成果和思想品德教学的成功经验，以适应21世纪教育发展的新形势。这时期在教学思想上突出“育人为本”，更重视学生主体的参与、道德情感的陶冶和道德选择、道德评价能力的培养新的教材成为教学改革的“领头雁”，为教学模式和教学方法的改革指明了方向。所以，这以后在课堂教学方面开始倡导“感悟——导行”模式，其结构是：动机产生——感悟归纳——演绎深化——操作延伸。这就从教师教的角度转向由学生学的角度来研究教学，整个教学流程体现了以学生为主体、教师为主导、师生互动的精神。在许多学校中，思想品德课教学出现了以下转变：由教师传授灌输、学生被动接受为主转向强调师生互动双向交流、学生主体参与、主动发展；由强调提高道德认识转向注重情感体验，增加教学实践活动的机会，让学生在生活实践中获得“道德感悟”；教学要求由统一化、标准化转向多样化、个性化，实行开放式教学，致力于提高学生的道德评价能力、道德选择能力和创新能力；小组合作学习、调查访问、查询资料、讨论、辩论、模拟现实生活表演等自主学习方式被广泛采用。此外，现代化信息技术逐步运用到思想品德课教学，更使教学过程得到不断优化。

(2) 改革开放以来高校思想政治教育的历史进程。

党的十一届三中全会以来，我国高校思想政治教育经历了“转变、改进、加强、创新”四个阶段。

第一阶段：从党的十一届三中全会到十二大（1978 年 12 月 ~ 1982 年 9 月）。这一时期是我国高校思想政治工作的转变阶段。这一阶段的主要任务是拨乱反正，完成由“以阶级斗争为纲”到“以经济建设为中心”的转变。其主要内容是深入揭批“四人帮”，开展真理标准大讨论，批判“两个凡是”，推翻“两个估计”，纠正思想政治工作凌驾于业务工作之上的“高于一切、大于一切、先于一切、重于一切”的片面认识。其基本要求是恢复党的实事求是的思想路线，发扬思想政治教育的优良传统，坚持理论联系实际，坚持思想政治教育与业务工作一道做，克服“两张皮”和“假、大、空”的现象。

1980 年 4 月，教育部、团中央联合发出《关于加强对学生进行思想政治工作的意见》，当年 7 月，教育部发出《加强和改进高校马列主义课的试行办法》。1981 年 6 月召开的十一届六中全会明确肯定“思想政治工作是经济工作和其他一切工作的生命线”，中央的重要指示和决议对高校思想政治教育具有十分重要的指导意义。期间，部分高校的政工队伍建设、课程建设、学科建设等工作蓬勃展开，相关的科研机构纷纷建立高校积极贯彻中央精神，开展了“学雷锋、创 - 二好”，“五讲、四美、三热爱”和进行文明礼貌月等教育活动，反响强烈，成效显著。

不容忽视的是，这一时期，社会上极少数人散布怀疑或反对四项基本原则并主张取消思想政治工作。对此，邓小平等老一辈无产阶级革命家多次发表重要讲话，强调必须坚持四项基本原则，必须加强思想理论工作。高校认真贯彻落实中央精神，思想政治教育在同错误思潮的斗争中健康向前发展。

第二阶段：从党的十二大到十三届四中全会（1982 年 9 月 ~ 1989 年 6 月）。这一时期是我国高校改进思想政治教育的阶段。这一阶段的主要任务是进行四项基本原则教育、党的基本路线教育、社会主义初级阶段的国情教育，引导师生员工走中国特色社会主义道路。其主要内容是贯彻党的十二大、十三大精神，学习邓小平关于建设有中国特色社会主义的论述、党在社会主义初级阶段的基本路线、商品经济理论，进行高等教育改革，改进思想政治教育的内容、方式和方法，着力培养“四有”新人。其基本要求是搞清楚什么是社会主义，怎样建设社会主义，贯彻党的基本路线，树立适应改革开放的新思想、新观念。

1982 年 10 月教育部发出《关于在高校逐步开设共产主义思想品德课的通知》后，1984 年教育部正式颁布了《关于高等学校开设共产主义思想品德课的若干规定》，高校认真落实《规定》，在大学生中开设思想品德课，举办思想政治教育第二学士学位班和准备招收硕士研究生，提高人才培养层次，并在课程建设、队伍建设和实践活动等方面进行了探索。“思想政治教育是一门科学”的命题得到社会广泛认同，高校纷纷设立研究机构，思想政治教育开始向科学化、法制化迈进。

由于种种原因，这一时期社会上出现了散布马克思主义“过时论”、共产党“僵化论”、社会主义“异化论”等错误思潮，高校出现了“萨特热”、“尼采热”、“弗洛伊德热”，高校思想政治教育受到严重挑战。1986 年 5 月，国家教委制定了《关于加强高等学校思想政治工作的决定》。1986 年 9 月，中共中央召开十二届六中全会，作出了《关于社会主义精神文明建设指导方针的决议》，要求全党坚持四项基本原则，反对资产阶级自由化。高校认真贯彻执行中央精神，坚持四项基本原则和党的基本路线教育，加强政工队伍人才培养。但由于当时的特殊情况以及措施不得力，导致资产阶级自由化继续泛滥，出现了 1986 年底的学潮。在制止和处理学潮过程中，各高校做了大量工作，保持了局势的稳定。1987 年 5 月，中共中央作出了《关于改进和加强高等学校思想政治工作的决定》，高校结合自身实际，认真贯彻其精神，不断改进和加强学生思想政治工作。然而，由于当时国际国内大环境的原因，还由于受“改造思想政治工作”错误主张的影响，高校思想政治教育受到削弱，直至1989年春夏发生政治风波。对此，邓小平深刻指出：“十年来最大失误是在教育。这里我主要是讲思想政治教育，不单纯是对学校、青年学生，是泛指对人民的教育。”此后，各类学校更加重视和加强思想政治教育工作，并在实践中不断创造丰富多彩的新经验，把思想政治教育提高到一个新水平。

第三阶段：从党的十三届四中全会到十六大（1989年6月～2002年11月）。这是我国高校思想政治教育在改进中全面加强的阶段。这一阶段的主要任务是坚决执行党的十一届三中全会以来的路线、方针、政策，坚决执行党的十三大确定的“一个中心，两个基本点”的基本路线，坚决纠正“一手硬、一手软”的状况，大力加强社会主义精神文明建设。其主要内容是深入学习邓小平理论，学习社会主义市场经济理论。其基本要求是坚持党的基本路线不动摇，坚持“两手抓”，“两手都要硬”，大力加强思想政治工作，树立与社会主义市场经济相适应的思想观念与道德规范。

1989年后，国际形势发生了深刻变化。十三届四中全会之后，以江泽民同志为核心的党中央，认真总结经验教训，高度重视和加强高校思想政治工作。高校认真贯彻执行党的基本路线，把加强思想政治工作作为坚持社会主义办学方向的头等大事，在加强党委对思想政治工作的领导、加强思想政治工作队伍建设和改进思想政治工作方法等方面做了大量工作，扭转了过去畸轻畸重、一软一硬的现象。1990年4月，中组部、中宣部、国家教委党组联合召开第一次全国高等学校党的建设工作会议，要求对青年学生进行近代史教育、国情教育、形势教育。1991年8月，国家教委下发《关于加强和改进高等学校马克思主义理论教育的若干意见》。高校认真贯彻十三届四中全会和中央文件精神，加强马克思主义理论教育和学生日常思想政治工作。1993年，中央颁发《中国教育改革和发展纲要》，进一步强调了德育工作的重要地位。1994年，中央又颁发了《爱国主义教育实施纲要》和《关于进一步加强和改进学校德育工作的若干意见》两个重要文件。《纲要》和《意见》强调，要在青少年中进一步加强党的基本路线教育，加强爱国主义、集体主义和社会主义教育，加强近代史、现代史和国情教育，增强民族自尊心、自信心和自强精神，抵御资本主义和封建主义腐朽思想的侵蚀，树立正确的理想、信念和价值观。1995 年，国家教委印发了《中国普通高校德育大纲（试行)》，全面规划了有中国特色社会主义高等学校的德育工作，并提出要把高等学校德育作为一项系统工程加以建设的思想。2000 年初，江泽民在中央政治局常委会议上明确指出："正确引导和帮助青少年学生健康成长，使他们能够德智体美全面发展，是一个关系我国教育发展方向的重大问题我们常委同志和有关方面的负责同志，都要认真思考这个问题，并采取切实有效的措施，加强和改进教育工作。" 2001 年 9 月，党中央印发了《公民道德建设实施纲要》，并强调要对学生进行爱国主义、集体主义和社会主义教育。这个时期，高校全面贯彻党的教育方针，深入学习邓小平理论，对思想政治教育体系和目标进行了系统规划，不断加强和改进思想政治教育，逐步扭转了重智育、轻德育的倾向，思想政治工作取得新进展。

第四阶段：党的十六大以来（2002 年 11 月至今)。这是高校思想政治教育着力创新的阶段。这一阶段思想政治教育的主要任务是：深入学习和贯彻"三个代表"重要思想，全面落实科学发展观，加强社会主义荣辱观教育，推进社会主义精神文明建设，努力构建和谐校园。其基本要求是坚持"以人为本"，贯彻"三贴近"原则，提高思想政治教育的针对性和有效性，增强吸引力和感染力。

十六大以来，是我国改革攻坚和全面建设小康社会的关键时期，国际国内发生了复杂而深刻的变化，给思想政治工作带来了新的挑战。这一时期，更加突出思想政治教育在全面素质教育中的重要地位。高校提出"育人为本、德育为先"，充分发挥大学生思想政治教育主阵地、主

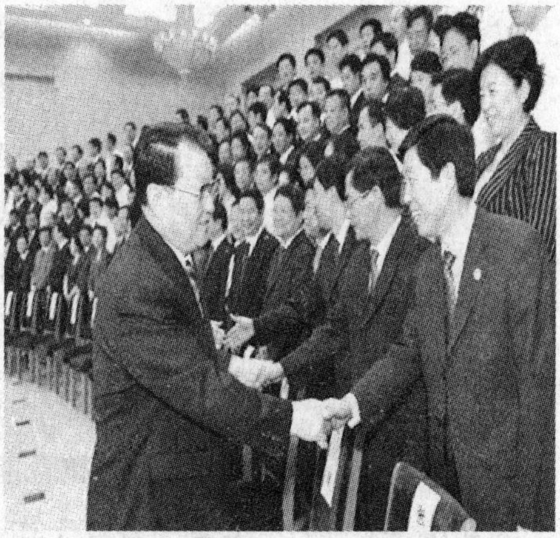

2010 年 5 月 29 日至 30 日，全国加强和改进大学生思想政治教育工作座谈会在北京召开。中共中央政治局常委李长春出席会议并发表重要讲话。这是 5 月 29 日，李长春在会前接见与会人员。

课堂、主渠道作用，坚持与时俱进，不断创新，全方位推进思想政治教育，积极促进大学生全面发展。为贯彻落实十六大精神，根据党中央部署，高校开展了保持共产党员先进性教育活动，在文科院系开展了“三项学习教育”活动，深入开展科学发展观和社会主义荣辱观教育，思想政治教育成效明显。2004 年 8 月，中共中央国务院下发了《关于进一步加强和改进大学生思想政治教育的意见》（即 16 号文件）。《意见》深刻分析我国大学生思想政治教育面临的形势和任务，全面阐述了加强和改进大学生思想政治教育的指导思想、基本原则、基本要求、主要途径和方法。2005 年 1 月，中央召开全国加强和改进大学生思想政治教育会议，研究部署大学生思想政治教育工作，形成了全党全社会共同关注大学生思想政治教育的良好氛围。随后，一系列加强和改进大学生思想政治教育的配套文件相继下发，各地各部门和高等学校结合各自实际，认真贯彻中央 16 号文件精神，制订实施方案，采取切实措施，高校思想政治教育的创新性和实效性明显增强。

党的十七大召开以来，高校思想政治教育坚持用马克思主义中国化最新成果教育师生，大力加强社会主义核心价值体系建设，积极探索将社会主义核心价值体系转化为师生自觉追求的途径。这一时期，高校思想政治教育坚持与时俱进，不断创新，坚持“以人为本”，走贴近、融合、渗透之路，充分发挥课堂教学在大学生思想政治教育中的主渠道作用，充分发挥教师及教育工作者在大学生思想政治教育中的关键作用，充分发挥校园文化的育人功能。高校思想政治教育在在理论和实践上都取得了新突破，正朝着科学化、和谐化的方向前进。

2. 我国学校思想政治教育的基本经验

改革开放以来，我国学校思想政治教育取得了重大成绩、积累了宝贵经验。认真总结这些经验，对于新时期推进学校思想政治教育的发展和马克思主义大众化具有重要意义。

(1) 党的领导是加强学校思想政治教育的关键。

党的领导是学校思想政治教育能否得到加强和改进的根本前提。

邓小平在1978年全国教育工作会议上指出："毫无疑问，学校应该永远把坚定正确的政治方向放在第一位。但这并不是说要把大量的课时用于思想政治教育。"这不仅阐明了德育在新时期学校工作中的地位，而且对"文革"后学校德育的开展起到了重要指导作用。随后，中共中央先后作出了《关于改革学校思想品德和政治理论课教学的通知》和《关于改革和加强中小学德育工作的通知》，加强了党对中小学德育工作的领导，使中小学的德育教育得到有效恢复，并逐步改进和发展。1994年，中共中央《关于进一步加强和改进学校德育工作的若干意见》中，提出要建立和完善党委领导下以校长及行政系统为主实施的学校德育管理新体制。明确指出，各级各类学校党组织都要加强对学校思想政治教育的领导。不管学校实行何种领导体制，校长都要对学生的德智体全面发展负责；在党委（总支、支部）的统一部署下，学校都要建立和完善校长及行政系统为主实施的德育管理体制。要把德育贯穿在教育的全过程，落实在教学、管理、后勤服务等各个环节。党对中小学思想政治教育的领导主要体现在，强调各级党委和政府对中小学德育工作的领导。

进入新世纪以来，党中央进一步加强对中小学思想政治教育的领导。2000年12月14日印发的，中共中央、国务院办公厅关于适应新形势进一步加强和改进中小学德育工作的意见指出："各级党委和政府要把中小学德育工作作为一项事关全局的战略任务，纳入精神文明建设的总体规划，协调有关部门和社会各界，通力合作，齐抓共管，建立健全校内外共同关心青少年学生健康成长的良好运行机制。省、地、县、乡党委和政府领导要深入学校开展调研工作，加强与学校的联系，向师生作形势报告，向党员和要求入党的师生讲党课，指导并检查学校德育工作。”“中小学德育工作实行校长负责的管理体制。中小学校长必须全面贯彻党的教育方针，采取切实措施保障国家规定的德育目标、内容和要求在学校教育教学中落实。中小学党组织要充分发挥政治核心作用，加强自身的组织建设和思想建设，要求党员教师在德育工作中起模范带头作用，团结带领广大教职工做好德育工作；充分发挥学校工会、共青团、少先队组织的作用，发动广大教职工做好德育工作。”“各级党委、政府和教育行政部门要采取切实措施加强中小学德育工作，及时研究解决中小学德育工作中存在的问题和困难。”2004 年 3 月 22 日，中共中央国务院“关于进一步加强和改进未成年人思想道德建设的若干意见”又指出：“各级党委和政府要把加强和改进未成年人思想道德建设作为一项事关全局的战略任务，纳入经济社会发展总体规划，列入重要议事日程，切实加强和改善领导。要形成党委统一领导、党政群齐抓共管、文明委组织协调、有关部门各负其责、全社会积极参与的领导体制和工作机制。中央精神文明建设指导委员会负责指导全国未成年人思想道德建设工作，督促检查各地区各部门贯彻落实中央关于加强和改进未成年人思想道德建设工作部署的情况，组织协调各有关部门和社会各方面共同做好未成年人思想道德建设工作。各地文明委要在同级党委领导下，担负起相应责任。”

党对高校思想政治教育的领导主要体现在：通过实行党委领导下的校长负责制，确保党在高校的核心领导地位，确保正确的办学方向，确保高校思想政治教育在高等教育全局中的战略地位和作用得到落实；加强干部队伍建设，把德才兼备的优秀干部选拔充实到高校思想政治教育队伍中来，为加强和改进高校思想政治教育提供重要的组织保证；加强对高校思想政治教育的领导与指导，特别是对大学生思想政治教育的领导和指导，不断开创高校思想政治教育的新局面。

改革开放30年来的历史表明，什么时候坚持和加强了党对学校思想政治教育的领导，学校思想政治教育就会得到加强和改进；什么时候淡化和削弱了党对学校思想政治教育的领导，学校思想政治教育就会受到影响和削弱。1980年教育部、团中央《关于加强高等学校学生思想政治工作的意见》指出，学校党委要加强对学生思想政治工作的领导，校系两级都要有一名副书记主管学生的思想政治工作；校党委可根据具体情况，设立学生政治思想工作的机构，如学生工作部或青年工作部。要把行政、共青团、学生会、工会、教师各方面的力量统一组织起来，共同做好工作。根据这一精神，很多高校进行了一些新的尝试。1985年，根据《中共中央关于教育体制改革的决定》，少数高校开始进行校长负责制的试点工作，试点工作表明校长负责制虽然一定程度上可以调动行政系统工作人员参与思想政治工作，促进思想政治工作与业务工作结合，但也不同程度地出现了淡化党的领导、削弱思想政治工作的状况。在少数高校进行校长负责制试点工作的同时，其他高校则按照《中共中央关于教育体制改革的决定》中关于“学校中党组织要从过去那种包揽一切的状态中解脱出来，把自己的主要精力集中到加强党的建设和加强思想政治工作上来”的精神，调整党政关系。党委不再包揽学校的行政事务，但仍然对思想政治教育直接负责，事实上形成了一种校长管智育、党委管思想政治工作的所谓“双轨制”格局。这种格局虽然注意了党政分工，但在实际工作中容易使思想政治教育与教学业务工作“两张皮”现象更加突出，党在高校的领导地位受到了质疑和动摇，高校的思想政治教育受到了严重的削弱，出现了思想困惑、信心动摇、情绪消极、队伍不稳、工作波动甚至出现重大挫折的局面。邓小平在总结这一历史时期的经验教训时指出：“十年最大的失误是教育，这里我主要是讲思想政治教育，不单纯是对学校、青年学生，是泛指对人民的教育。对于艰苦创业，对于中国是个什么样的国家，将要变成一个什么样的国家，这种教育都很少，这是我们很大的失误。”这种状况的出现，根本原因就在于削弱了党对高校思想政治教育的领导。为了改变这种状况，从1990年开始，中组部、中宣部和教育部连年召开全国高校党建工作会议，研究高校党建工作，明确强调高校实行党委领导下的校长负责制，大力加强高校党建工作，加强党对高校思想政治教育的领导，以党建带动和推动高校思想政治教育工作，党的建设和思想政治教育不断得到加强，高校思想政治教育由此走上了系统建设、全面创新和稳步发展的道路，出现了多年未见的可喜局面。事实证明，只有切实加强党对学校思想政治教育的领导，学校思想政治教育才能强基固本，从根本上得到加强和改进。

（2）坚持把学校思想政治教育的正确导向放在首位。

坚持用马克思主义、尤其是马克思主义中国化最新成果指导高校思想政治教育，确保高校思想政治教育的正确方向，是十一届三中全会以来，学校思想政治教育的一个基本经验。学校思想政治教育对青少年的思想行为有着重要的导向作用，能否自觉引导、推动青少年在社会实践中沿着正确的方向前进，直接关系到党的事业发展的全局，关系到学校思想政治教育的成败。学校思想政治教育工作之所以能够从被动变为主动，得到长足发展，得益于德育为首地位的恢复。德育为首，是从办学的指导思想来说的，是指学校必须坚持社会主义办学方向，把坚定正确的政治方向放在学校工作的首位，重视学生的思想政治教育工作，从而培养社会主义事业建设者和接班人。

改革开放以来，学校思想政治教育旗帜鲜明地坚持以完整准确的马克思列宁主义、毛泽东思想科学体系为指导，强调对学生进行马克思列宁主义、毛泽东思想基本原理的教育、共产主义道德品质教育等。此后，根据中国社会主义建设实践的发展，根据马克思主义、尤其是中国化马克思主义的发展，与时俱进地用发展着的马克思主义作指导。根据邓小平理论“三进”的成功经验，推进“三个代表”重要思想进课堂、进教材、进学生头脑。随着中国特色社会主义建设事业的推进，以及社会主义和谐社会的提出，以人为本、全面协调可持续发展的科学发展观成为学校思想政治教育的重要指导思想，学校普遍开展了学习实践科学发展观的活动，并用以指导新形势下学校思想政治教育的发展。可以看出，改革开放以来学校思想政治教育总体上坚持了马克思主义的科学指导，坚持与时俱进，坚持用中国化马克思主义——毛泽东思想、中国特色社会主义理论体系指导新实践，通过积极推进理论创新，不断提高巩固马克思主义在学校思想政治教育教学中的指导地位，确保学校思想政治教育的正确方向，培养有理想、有道德、有文化、有纪律的德智体美等全面发展的社会主义事业建设者和接班人。

实践证明学校思想政治教育什么时候引导人们坚持了正确方向，就能取得巨大的成效；什么时候偏离了正确方向，就会遭受巨大的挫折，给党的事业带来重大损失。曾经在 20 世纪 80 年代改革开放进程中一度存在的“左”和右的困扰，高校思想政治教育难以把握和坚持正确的方向，结果导致严重的政治风波，就是一个深刻的教训。

坚持学校思想政治教育的正确导向，就是坚持正确的政治方向和价值取向的统一。既要坚持正确的政治方向，引导青少年全面理解和贯彻党的基本路线，反对偏离党的基本路线的“左”或右的错误倾向，引导青少年高举中国特色社会主义理论的伟大旗帜，坚定不移地走具有中国特色的社会主义道路，又要引导青少年树立马克思主义科学的世界观、人生观和价值观，坚持正确的价值取向，懂得在社会主义市场经济条件下正确认识和处理社会价值与自我价值之间的关系，把社会价值与自我价值有机统一起来，在实现社会价值的过程中实现自我价值。改革开放 30 年来的历史表明，学校思想政治教育只有坚持正确的政治方向和价值取向的统一，才能更好地发挥导向作用，为社会主义现代化建设培养出合格的人才。

（3）坚持学校思想政治教育为党的中心工作服务。

邓小平强调，新时期思想政治工作必须为党的总路线、总目标服务，为党的工作重心服务。这就为学校思想政治教育指明了方向，无论是战争年代还是和平时期，学校思想政治教育都必须始终坚持为党的中心工作服务。由于党的中心工作在不同时期有所不同，学校思想政治教育服务党的中心工作的任务有所不同。革命战争年代，党的中心工作是武装斗争，根本任务是建立革命政权，学校思想政治教育必须致力于培养具有高度军政素质的人才，提高革命军政人才的思想觉悟和战斗精神。和平建设时期，党的中心工作是经济建设，根本任务是发展生产力，体现在学校，就是以人才培养与科学研究为中心。学校思想政治教育必须致力于培养德才兼备的优秀人才，发展现代科学技术，并把科学技术和人才培养同经济建设紧密结合起来，把科技第一生产力和人才第一资源转化为现实生产力。进入改革开放以来，我国开辟了建设中国特色社会主义的正确道路，学校思想政治教育与中国特色社会主义事业呈现出日益密切的关系。学校始终围绕和服务改革、发展、稳定这个我们党和国家的工作大局，动员、组织和教育广大师生，不断深化和创新思想政治教育，充分发挥了导向、保证和育人功能，为改革、发展、稳定提供了强有力的精神动力和思想保证。新世纪新阶段，我国经济体制深刻变革，社会结构深刻变动，利益格局深刻调整，思想观念深刻变化，改革、发展和稳定仍然是当前和今后一个时期我们党和国家工作的大局，学校思想政治教育必须始终坚持为这个大局服务，这是学校思想政治教育的根本任务，也是其生命力之所在。

事实证明，当学校思想政治教育主动面向和自觉服务党和国家的中心工作时，就可以大显身手，大有作为，有效提升自己的地位；反之，高校思想政治教育忽视和脱离党和国家的中心工作时，就会一筹莫展，无所作为，严重削弱自身的地位，丧失自身的价值。因此，党的中心工作任何时候都是学校思想政治教育的中心工作，学校思想政治教育决不能游离和离开党的中心工作另搞一套，只有始终紧紧围绕和自觉服务于党的中心工作，学校思想政治教育才能发挥其应有的作用，实现其应有的价值。

（4）坚持以人为本，贴近实际、贴近生活、贴近学生。

关心人民群众的利益，坚持为人民服务，以人民为本，是党的思想政治教育的优良传统，也是学校思想政治教育的一条重要经验。坚持以人为本是思想政治工作的根本出发点。胡锦涛强调："思想政治工作说到底是做人的工作，必须坚持以人为本。既要坚持教育人、引导人、鼓舞人、鞭策人，又要做到尊重人、理解人、关心人、帮助人。"以学生为本，是以人为本理念的体现。学校思想政治教育就是要坚持以学生为本的教育理念，一切以学生全面发展为最终目的。这是学校思想政治教育的立足点、出发点和应遵循的一个基本方针。为此，学校思想政治教育注意依托一定的时代背景进行相应的调整和变革；注意紧密联系国内外政治、经济、文化发展的实际，联系我国改革开放的实际，联系教育发展的实际，据实说理，以理服人；注意从师生思想、工作、生活实际出发，贴近实际、贴近生活、贴近学生，理解人、尊重人、关心人；注意了解学生的特点、实际，满足学生的需要；注意把思想政治教育渗透到学校的各项工作之中，与解决实际问题相结合，充分调动和发挥师生的积极性、主动性和创造性，最终达到促进学生全面发展的目的。

改革开放以来，我们坚持把思想政治教育、品德教育、纪律教育、法制教育作为中小学德育工作长期坚持的重点。20 世纪 90 年代初，为适应改革开放和发展社会主义市场经济的环境变化以及这种变化对学生思想状况的影响，《中共中央关于进一步加强和改进学校德育工作的若干意见》把"培养学生具有良好的道德、健康的心理和高尚的情操"，作为面向未来学校思想政治教育肩负的历史使命。强调要按照教育特点、学校特点、学生特点，遵循教育规律，遵循由浅入深、循序渐进的原则，具体分析、区别对待，更好地帮助学生成人成才。为此确定不同教育阶段的内容和要求。小学德育工作主要通过生动活泼的校内外教育教学活动，对学生进行以"爱祖国、爱人民、爱劳动、爱科学、爱社会主义"为基本内容的社会主义公德教育、社会常识教育和文明行为习惯的养成教育。中学德育工作的基本任务是把学生培养成为热爱社会主义祖国的具有社会公德、法制意识、文明行为习惯的遵纪守法的公民，引导他们逐步树立正确的世界观、人生观和价值观，不断提高爱国主义、集体主义和社会主义思想觉悟，为他们中的优秀分子将来能够成长为共产主义者奠定基础。中学特别是高中阶段，要注重有针对性地对学生进行马列主义、毛泽东思想和邓小平理论基本观点教育，辩证唯物主义和历史唯物主义基本观点教育。要加强国情教育，帮助学生了解我国改革开放以来取得的巨大成就，正确认识当前存在的矛盾和困难，以及党和政府努力解决这些问题的决心和措施，进一步坚定社会主义信念。职业学校还要加强职业道德教育、职业理想教育和创业教育，帮助学生树立正确的择业观、创业观，培养良好的职业道德素养。中小学校都要加强心理健康教育，培养学生良好的心理品质。通过加强法制教育，不断增强学生的法制意识和法制观念，使他们从小就养成遵纪守法的良好习惯。《中共中央国务院关于进一步加强和改进大学生思想政治教育的意见》又对大学生思想政治教育的目标体系作了完整的概括：以理想信念教育为核心，深入进行树立正确的世界观、人生观和价值观教育；以爱国主义教育为重点，深入进行弘扬和培育民族精神教育；以基本道德规范为基础，深入进行公民道德教育；以大学生全面发展为目标，深入进行素质教育。这既是立足社会环境的变化和大学生的思想行为活动规律确立的大学生思想政治教育和谐发展的目标体系，也是进行大学生思想政治教育工作者的责任。

进入新世纪新阶段，为适应全面建设小康社会和高等教育大众化的新形势以及这种新形势对大学生的影响，高校思想政治教育不仅要为促进社会经济、政治、文化全面进步服务，而且要为促进每个大学生的全面发展服务，要把这看做是建设社会主义的本质要求。尤其是在党的十六届三中全会提出科学发展观后，高校在贯彻《中共中央国务院关于进一步加强和改进大学生思想政治教育的意见》（以下简称《意见》）中，更是鲜明地确立了“学校教育，育人为本；德智体美，德育为先”的理念。高校的一切工作都以学生的成长、成才为本。高校不仅把促进学生的全面发展作为思想政治教育的目的，而且坚持与时俱进，贴近实际，遵循教育规律，根据实践变化不断改进教育内容、方式、方法等。

同时，高校思想政治教育按照贴近生活、贴近学生的方针，与青年学生的特点相结合，与解决学生成长、成才中的各种实际问题紧密结合，不断取得新的突破。如为了不让一个孩子因家庭困难而上不起大学，教育部门形成了奖、勤、贷、助、免的助学体系，为困难新生入学建立了“绿色通道”，自1999年以来，已发放国家助学贷款400多亿元，受益大学生达400多万人：心理健康教育不断增强，现已经在高校普及并辐射到社会；学校规章制度、学生行为准则纷纷按照法制原则加以修订，有些学校在处分学生前还举行听证会，等等。

（5）学校思想政治教育坚持不断改革与创新。

改革开放三十年多年来，中小学的思想品德教育是一个不断改革和发展的历程，其改革和发展的轨迹是：不断贴近儿童发展的实际，不断紧跟社会发展的实际，不断参与社会生活的实际，使思想品德教育求实、落实、努力提高实效。

高校思想政治教育史实际上也是一部创新史。从“政治理论课”的开设，发展到“两课”与“思想政治理论课”，再到大学生社会实践等多种载体，其间，还增添了“法律基础”、“形势与政策”等。从内容上看，不断成熟完善，从形式上看，载体丰富多样。教育部门针对高校思想政治理论课程的变化，还注意加强教学大纲、教材的编写和修订，促进教材的科学化。1979年5月《高等学校政治理论课的基本情况和存在问题》指出，要由教育部集中较强的教师，在中宣部指导下，编写统一的教本和教学参考资料。当年教育部就组织编写了当时的高等学校政治理论课教学大纲，印发各高校使用。进入20世纪80年代，中央直接抓高等学校政治课教材，并决定成立全国马克思主义思想理论课教材编审委员会，设置相应的办事机构，统筹规划课程设置、教材编辑及审定、教学参考资料的研究和进行其他组织工作。1998年尤其是2005年课程改革后，高校思想政治理论课教材编写的领导和管理工作进一步加强，为进一步保证教材的科学性、权威性和严肃性，把高校思想政治理论课四门新教材建设纳入到中央马克思主义理论研究与建设工程中，中宣部、教育部联合成立了高校思想政治理论课教材编写领导小组，并组建了由多方面专家组成的高校思想政治理论课教材编审委员会和教学大纲、教材编写组，这为编写出高质量的高校思想政治理论课教材提供了根本保证。

随着改革开放的深入和市场经济的发展，高校师生的思想观念正在发生重大变化。高校思想政治教育如何适应新形势，这是思想政治教育面临的新课题。在新的历史条件下，学校围绕增强思想政治工作教育的针对性和吸引力，不断发扬创新精神，逐步树立体现时代特征的新观念，探索新方法，增添新内容，做到在继承中创新，在创新中前进。通过创新，使思想观念有新转变，工作内容有新发展，工作方法有新突破，队伍建设有新提高。只有这样，思想政治教育才能解决师生在现实生活中遇到的热点、难点问题，才能从解决实际问题入手，提高思想政治教育的有效性。

（6）坚持正面教育，大力弘扬主旋律。

1978 年后我们党平反了冤假错案，吸取了教训，学校始终坚持通过对学生的正面教育，弘扬爱党、爱国、爱社会主义的主旋律。中央、教育部在有关加强学校学生思想政治工作的意见都明确指出，要培养学生具有社会主义觉悟，拥护中国共产党领导，热爱社会主义祖国，努力为人民服务，为建设社会主义现代化强国而奋斗，强调对学生进行四项基本原则教育。当然，针对思想战线的一些杂音，针对诸如资产阶级自由化思想、历史虚无主义、新自由主义、公共知识分子思潮等的冲击，学校思想政治教育在对这些错误思潮予以评析、批判的同时，始终坚持用社会主义核心价值体系加以引领，对学生进行社会主义核心价值体系的正面宣传教育。通过抗击“5·12”汶川大地震、庆贺成功举办奥运会等，生动活泼地开展了多种形式的主旋律教育。通过马克思主义指导思想、中国特色社会主义共同理想、以爱国主义为核心的民族精神和以改革创新为核心的时代精神、社会主义荣辱观等教育，不断增强社会主义意识形态的吸引力和凝聚力，不断提高舆论引导水平，积极唱响共产党好、社会主义好、改革开放好、伟大祖国好的时代主旋律，学生的思想政治素质稳步提高，志愿者精神在抗击地震灾害、成功举办奥运会中都得以彰显。

(7) 坚持主渠道与多渠道相结合。

改革开放以来，我国学校思想政治教育一方面坚持以思想品德课、政治理论课为主渠道，不断推进课程体系、教材体系建设和教学改革，从而带动学校思想政治教育的健康发展；另一方面，开辟多渠道进行思想政治教育，开展思想政治教育的“第二课堂”，把思想政治教育渗透在校园文化建设、课外活动、日常生活和行政管理中。通过主渠道与多渠道的结合，把管理育人的示范性教育、思想政治理论课教学的系统性教育、学科教学的渗透性教育、班级思想政治教育工作的日常性教育、校园文化的感染性教育、少先队、共青团、党支部、社团和学生会等组织的自主性教育等统合起来，促进了学校思想政治教育的又好又快发展。各高校非常重视发挥大学生社会实践活动（如调查研究、宣传鼓动、义务劳动、科技开发、社区服务、勤工助学等）、校园文化建设、党团组织建设、学校的管理工作等在大学生思想政治教育中的作用，促进了高校思想政治教育的不断发展。一批高校还建立了大学生社会实践基地，形成了专业实习、实践锻炼、就业指导三结合的实践育人长效机制。

(8) 坚持抓好思想政治教育队伍建设。

学校思想政治教育队伍建设是开展思想政治教育的关键。学校思想政治教育由教师和辅导员、班主任、党团干部直接实施，教育者通过自己的言行影响学生，其素质直接影响着学生正确世界观、人生观、价值观的形成，影响着学校思想政治教育的实效性。因此，十一届三中全会以来学校思想政治教育坚持把队伍建设作为关键，不断促进队伍的年轻化、正规化、专业化、职业化。在精心选拔的基础上，通过加强领导、制度保障和培训提高，最终逐步形成了以专职思想政治教育工作者和思想政治理论课教师为骨干、兼职思想政治教育工作者为主体，全体教职工教书育人、管理育人、服务育人，对学生全面负责的学校思想政治教育队伍基本人员结构。1984 年，教育部批准在 12 所院校设置思想政治教育专业，这一专业的开办促进了学校思想政治教育队伍建设。1987 年国家教委印发《关于思想政治教育专业培养硕士研究生实施意见》，1988 年思想政治教育专业开始招收硕士研究生，1997 年开始招收马克思主义理论与思想政治教育专业博士研究生。马克思主义理论和思想政治教育专业的设置以及硕士生、博士生的招生，大大促进了高校思想政治教育队伍建设，提高了队伍的思想政治素质和专业素质，促进了其年轻化、专业化、职业化发展。同时，党和政府还非常重视学校思想政治教育队伍的培训、进修以及政治待遇、工作条件的改善等工作，并合理解决他们的职称评定问题。2006 年教育部长 24 号令《关于高校辅导员队伍建设的规定》（在贯彻中，国家每年拿出 100 个博士生招生名额、1000 个硕士生招生名额单独招收辅导员；批准在 21 个有思政博士点的学校挂牌建立了辅导员研修基地）、2007 年《中宣部、教育部关于组织高校思想政治理论课骨干教师研修等学校思想政治理论课教师队伍建设的意见》、《教育部办公厅关于做好 2008 年“高校思想政治理论课教师在职攻读马克思主义理论博士学位”专项计划招生工作的通知》等，都是学校思想政治教育队伍建设的重要举措，并取得了良好效果。

（9）坚持抓好学科建设。

为思想政治教育提供有力支撑科学研究是学科建设、专业建设的根本和基础，只有搞好科学研究、推进学科建设，才能为学校思想政治课和日常思想政治教育提供更好更多的理论支撑和人才支撑，提高学校思想政治教育的实效性。我们坚持把学科建设作为专业建设的龙头，把专业建设作为学科建设和人才培养的依托，通过开展马克思主义基本原理、马克思主义发展史、马克思主义中国化、国外马克思主义、中国近现代基本问题、思想政治教育等的研究，为学校思想政治教育提供坚实的理论支撑，促进了它的科学健康发展。

中国共产党人有重视思想政治工作的优良传统和政治优势。新中国成立后，我们开始正规化培养政治理论教员。1980年5月，在第一机械工业部和全国机械工会联合召开的思想政治工作座谈会上，提出了“思想政治工作科学化”的新命题，并开展了相关讨论，这表现出思想政治工作战线将思想政治工作理论综合化、系统化、规范化的努力。这一时期，党中央进一步加强了对思想政治工作理论研究的领导。1983年7月中共中央批转了《全国职工思想政治工作纲要（试行）》，该文献不仅肯定了思想政治工作科学化讨论的成绩，对社会主义现代化建设中企业职工思想政治工作的一些重要问题做了较全面的论述，而且提出，有条件的高等院校，“都要增设政治工作专业”，“在全国形成一个初级、中级和高级的政治工作干部的教育训练体系”。这一精神不仅有力地推动了思想政治教育的理论研究，而且成为开展思想政治教育学科建设的重要导向。1983年暑期，教育部为了落实上述精神，召开了政工专业论证会。会议确定学科名称为“思想政治教育学”；学科建设和人才培养所依托的专业名称为“思想政治教育专业”；初步议定专业的课程设置，委托复旦大学、武汉大学等校编写部分主干课教材，并决定从1984年开始招生。有了思想政治教育专业，学科建设便有了可靠的依托，不仅学科专业点从本科、硕士到博士不断发展，形成了层次完善的学科专业体系，在思想政治教育科学研究中也取得了丰硕成果，而且形成了一支稳定的思想政治教育学科的教学和研究队伍。1997年至今，高校思想政治教育的学科建设得以快速发展在科学发展观的指引下，2005年中央决定增设马克思主义理论一级学科，将思想政治教育学科调整到新增设的马克思主义理论一级学科中，学科定位更为明确、合理。增列了马克思主义理论一、二级学科硕士点、博士点，学科点的布局趋于均衡，并实现了跨越式的发展。这一决策意义重大，使思想政治教育科研支持力度加大，理论研究成果数量更为丰富。其中新增设的马克思主义基本原理、马克思主义中国化、马克思主义发展史、国外马克思主义、中国近现代基本问题等方面研究的深入进行以及这几个二级学科的建设，也都为高校思想政治教育提供了强大的理论支撑和人才支撑。

3. 存在问题及其原因分析

青少年是国家的未来，其思想道德素质的高低直接关系到党的事业的成败。尽管党中央和教育部门一直高度重视学校思想政治教育工作，近年来，教育研究者和工作者对学校思想政治教育工作进行了大量的研究，指导学校加强思想政治课的德育工作，学校在对学生思想教育方面的确尽了极大的努力，探索了不少办法，也取得了一定的成效，但是学校思想政治教育的总体效果还不尽如人意。不仅没有激发学生学习思想政治的热情，有时反而使部分学生产生了厌烦与反感；学生的行为习惯、道德水准、思想观念、纪律、法制意识、集体主义观念、理想、奉献精神等等或多或少还有偏差，有的甚至还有一些严重的缺漏。例如：有的学生信仰不坚定或信仰模糊，思想认识不稳定，看问题一叶障目，偏激固执；有的学生缺乏社会责任感，事事以“我”为中心，不愿为集体、为他人服务，不愿为集体、为他人辛苦，更谈不上做出牺牲；有的学生不讲文明礼貌，不讲社会公德，损人利己，损公肥私；还有一些学生性格怪异，人格不健全等等。学校大学思想政治教育专业的学生很多都调剂过来的，他们的第一志愿并不是这个专业，并且目前学习这个专业的一些学生还不断地转到其他专业。当思想政治教育专业的学生走出校园，在别人问其是学哪个专业，很多同学都说不出口。以上种种现象与学校培养目标格格不入。导致学校思想政治教育效果不佳的原因主要有以下几个方面：

（1）部分党政部门和学校忽视德育工作。

当前中国的教育体制虽说是在推行素质教育。但实际上大多数学校还是处在应试教育状态。为了应试，教育者往往只重视智育而轻视德育、体育，忽视美育、劳动技术教育，只重视知识的传授和获得而轻视能力的转化，只重视尖子学生而伤害了大多数学生，一味强调书山题海，使教育者远离了思想政治教育。升学率的魔棒使部分党政部门和学校片面追求升学率，忽视德育工作，有的教育者淡忘了教育的真正意义，使许多学生成了考试机器，缺乏素质意识，忽视做人的道理和自我完善的高尚动机，有的学生厌学、害怕考试。早在1988年《中共中央关于改革和加强中小学德育工作的通知》中就明确谈到了这一问题，后来又有多项政策要求切实加强德育工作的实效性，但直到今天，我国也没有走出这一实施困境。德育工作重活动、轻效果；重课外、轻课内，认为思想教育是课外的事、业余的事无关紧要，所以往往搞活动，也是应付差事、流于形式，至于学生受教育的程度、教育效果如何，基本无人问津；有的省曾经取消中考政治考试；政治教师人人可当，甚至少数学校专业政治教师成了学校多余的人员；小学的思想品德课教学由班主任承担，但一些班主任常常占用品德课时来上语文课或自习课，很少上品德课。这个问题也是学校所不能完全解决的，社会、家庭对此也颇有干扰，一个学生品德再好，高考差一分，也不能读大学；过了高考分数线，表现不那么好，照样可以上大学。家长、社会只看分数，带给德育工作的负面影响较大。

(2) 思想政治理论课教学吸引力不强。

思想政治课承担着对青少年进行系统的马克思主义理论教育的任务，是对青少年进行思想政治教育的主要渠道之一。然而思想政治课教学还存在不少亟待解决的问题，思想政治理论课尚未摆脱空洞说教、枯燥乏味的课程形象。

引起思想政治理论课教学吸引力不强的原因有很多，概括起来，主要有以下几个方面：

第一，思想政治课教师的综合素质不高。从事思想政治课教学的教师承担着学生思想政治教育的特殊使命。在思想政治课教学中，无论是教学设计、教学实施，结合学生思想实际，选择恰当的教学方法，还是调动学生学习的积极性、主动性，以及教学目标的实现，都有赖于教师主导作用的发挥，取决于教师自身素质的提高。近几年来，虽然思想政治课教师队伍建设取得了很大的成就，但是还存在许多的不足，阻碍了思想政治理论课教学吸引力的发挥。

一是部分学校教师的思想道德素质不高。由于受当代社会多样化思潮和市场经济负面因素影响，有些人淡化了对理想的追求，对马克思主义的信念产生动摇，明辨是非的能力降低。有些青年教师甚至在课堂上发表偏激、错误的观点，因而很难从情感层面对学生施加影响。这些都严重阻碍了思想政治理论课教学吸引力的发挥。

二是教师职业认同感淡化。一方面，在市场经济体制条件下，重视经济的发展、自然科学的发明创造、个人的正当利益，但忽视政治，忽视哲学社会科学，忽视国家与集体利益。有许多老师不安心思想政治理论课教学工作，敬业精神不足，认为自己所从事的职业社会地位不高，收入不比别人多，福利较差，甚至得不到社会的承认。因此，有的教师把当思想政治理论课教师看做是暂时谋生、解决温饱的一种职业，缺乏社会责任感和使命感。

三是教师理论素质不高。思想政治理论课是一门综合性、实践性都很强的应用性学科，从事思想政治理论课教学的教师，必须具备合理的知识结构，掌握丰富的知识，才能够取得良好的教学效果。因此，教师的理论素质不高，没有深入理解和掌握马克思主义理论，就决定了在教学的过程中，关于知识的讲解就非常肤浅，要么照本宣科，要么理论脱离实际，使理论变成干巴巴的毫无生气的教条，从而也影响了学生们对马克思主义的信仰和对思想政治理论课的兴趣。

第二，思想政治理论课教学内容的不科学性。学校思想政治理论课的教学内容是连接思想政治理论课教师与学生的信息纽带，是构成思想政治理论课教学关系的基本要素。教学内容对于思想政治理论课教学的吸引力的发挥具有很大的影响，思想政治理论课教学内容只有贴近学生的生活实际，才能够增强其吸引力。然而，在调查中我们发现影响教学吸引力的一个重要因素就是教学内容的陈旧与落后。

一是思想政治理论课教学内容的重复性。中学阶段与大学阶段的思想政治课教学内容有重复性，这不可避免会弱化思想政治课的教学效果。二是思想政治理论课教学内容的针对性不强。思想政治理论课教学内容的现实性、时代性不强，过于理想化，主要表现在思想政治理论课目标设置过高，且大而全，脱离社会生活，讲很多空洞的理想和道理，比较强调方向性，而缺乏可行性。教学内容陈旧，落后于时代的发展，落后于社会主义建设的实践，落后于科学技术的进步。三是思想政治理论课教学内容脱离学生实际。不能根据学生的年龄阶段，适时地进行教育，在小学大讲人生观、世界观和共产主义，大学反过来进行养成教育，讲行为规范，文明习惯。没有把思想政治教育与心理健康教育有机结合。青少年的心理是很脆弱的，很容易受到外界的影响，心理的变动影响到青少年思想的变化，健康的心理是青少年思想变化的决定性因素。现在社会的快速发展，各种有益或有害的信息、行为方式、家庭状况极大地影响到青少年的思想，而很多地方的教育工作者不能敏锐地注意到青少年心理的变化，因而思想政治教育起不到正确及时的引导作用。四是思想政治理论课教学内容缺乏辩证性。很多内容都只是强调好的一面，可并没有做出相应的解释。例如，在批判资产阶级错误世界观、人生观的内容上就缺乏辩证思维，往往只抛出结论的句子，只讲消极的影响；在讲社会主义必然代替资本主义时，只讲到资本主义的腐朽、落后的一面，一般不会涉及其有利的一面。由于思想政治理论课教学内容缺乏辩证性，很多学生对思想政治理论课的教学内容产生了质疑，学习的积极性自然就大大地降低了。

第三，思想政治教学理念和教学方式方法单一。目前还有不少的思想政治教育工作者，认识不到思想政治教育是为了从本质上培养学生正确的世界观、人生观和价值观，从根本上提高学生的综合素质。仅仅进行流于形式的书本教育，而书本教育并未根本改变单向灌输式的教学模式，学生因为年龄、阅历等的原因，对这种填鸭式的教育不能吸收到更多有益的营养成分。而且，思想政治教育依然被人为地与主流课程割裂开来。很多地方认为思想政治教育是纯粹的思想教育，因此在教学过程中，没有将思想政治教育渗透进其他学科，而是单一进行政治宣讲式的教育。

(3) 缺乏一个行之有效的德育工作考核制度。

德育评价不仅是学校德育工作的重要组成部分，而且也是实现学校德育科学管理的一项重要工作。具有现代意义的德育评价借鉴了现代教育评价的一般理论和技术，结合德育原理、德育过程原理、德育管理的理论与技术，以德育目标为依据，运用有效的评价技术和手段，对德育活动的过程和结果进行测定、分析、比较，并在事实判断的基础上给出一定意义的价值判断。现在对智育评估非常具体，从每个年级学生的入学成绩开始，往往有个计划指标，而这个指标完成情况又直接与学校评价、教师奖金、评聘职称等利益挂钩，有这个利益的驱动机制，智育评估的措施非常完备，执行的过程和步骤也很容易落实。而德育工作的考评在条件、措施、制度等方面都没有一套行之有效的、可操作的量标，使得德育工作的考评基本上是无章可循、穷于应付。这是当前的学校德育工作不尽如人意的一个重要原因。传统德育评价的弊端主要体现在：

第一，学生德育评价参与主体单一。班主任或辅导员掌握着评价的绝对话语权，基本上没有学生的“发言权”，造成了德育评价参与主体的单一。班主任或辅导员凭着对学生或深或浅或细或粗的印象进行德育评价，被评价者学生本人没有发言权。“任人评说”，即使出现不公正、不客观的评价，学生也只能忍气吞声，连申辩的权力、机会也没有。

第二，学生德育评价方法。目前的德育评价，无非表现为政治思想课的考试或考查，以简单的分数代替学生的德育评价；或者表现为班主任、辅导员篇幅短小的操行评语。然而，德育要求学生将所学东西内化为自己的，很难具体地去考察和衡量，并不是能做好一张有关于德育方面的试卷就说明学生的德育不错了。有些同学会做题，但不一定会做人。对德育的考察是需要一个长期的过程，甚至是等学生走入社会才能测量的，在日常生活中的表现，自律情况，才能够看到思想政治教育的效果。

第三，学生德育评价内容模糊。虽然我们将“德育”理解为“对学生的思想、道德、良知、情操、理想、信念、教育”，但是，具体到每一名学生身上，真正能说出其个性的，恐怕并不多。这也就自然而然地产生了高度概括的操行评语，自然导致了内容的抽象、模糊。如："尊敬师长、团结同学"，"学习刻苦、成绩优秀"，"积极参加活动、积极锻炼身体"等这类评价，虽然表面有点"实"，却又实实在在"虚"，大多是空话、套话。

第四，学生德育评价方向呈现捧杀现象。综观近几年的评语写作，我们不难发现，操行评语的捧杀现象十分严重，正逐渐侵蚀着教师、学生心灵，令人担忧。人们听到的是令人美滋滋的"恭维话"。评语自然难以实事求是，难以客观、公正。在理性缺乏德育评价的时候，或出于学校利益考虑，或出于自身功利着想，或从学生前途命运出发，情感起着主导作用，在德育评价的天平上，理性、客观、良心、职责等失去了其应有的分量，出现严重失衡。虽然这类"恭维式"的评语，对师生来说，皆大欢喜，但其后果是显而易见的：一方面，这种无节制的"扬优"，虽然其中有鼓励、激励的成分和作用，但会使一些学生滋生出一种骄傲自满的心理，这实际上是一种可怕的误导；另一方面，廉价的表扬，只会增强学生的心理脆弱感，"恭维式"的评语，也许会使学生及其家长高兴，但长此以往，就失去了学生接受"挫折教育"的机会。

第五，德育评价只注重结果，侧重甄别和评优。这集中表现为：评价着眼点往往集中于行为的客观效果上，不论道德主体是主动的还是被动的，不论其自觉与否以及自觉程度如何，也不论动机是好是坏，只要在客观上有利于保证社会生活协调有序，就都是道德底线所容纳的行为。但是，道德评价并不能仅仅停留在这个层面上，因为在这个层面，行为主体只是道德要求的接受者，甚至可能是盲目地模仿给定的榜样，不加思考地遵从既定的规范。道德的他律性评价如若被夸大，便容易得出仅仅根据行为的客观效果进行道德评价的结果。出于道德要求，这意味着道德主体的行为必须是经过思考后自觉自愿自主选择的行为，而且这种选择必须同道德要求相一致。任何一个正常人的行为都具有一定的行为动因，但并非任何行为都具有出于道德要求的动因。如果一个人的选择不是内心中出于道德的要求，而是出于其他目的，那么其行为结果即使客观上符合道德要求，也不能算做完善的道德行为。新的评价理念应该强调“立足过程，促进发展”，将形成性评价和终结性评价结合起来，重视对道德行为动机的评价。既要关注学生学习的结果，更要关注其在学习过程中的变化和发展。

（4）社会不良环境的影响。

思想政治教育是一个综合的系统，需要围绕学生的生活和学习环境，需要家庭和社会共同努力才能实现。然而，在学校我们向学生讲了许多道理，但是，从电视广告到家用电器，带“洋”字的信誉高、影响大、印象深，于是得出结论：“中国的就是不如外国的好”；社会上也常常为“这孩子有出息，以后准会出国”一说。再加上社会上各样不正之风也常给学校思想道德教育工作带来负面影响。目前的录像厅、个体书摊、游戏机室还大量存在黄色的东西，“思想教育搞一天，不如别人一支烟”。我们在课堂上讲的一套，完全被社会上存在的一些丑恶现象抵消，给学生留下的是苍白无力的说教，使学生的接受程度差，认为我们所宣传、灌输的都是假、大、空的东西。出现了“五加二等于零”的现象，即一周在校五天的教育，两天假期放过，我们对学生的思想教育效果等于零。

当今社会，人类已经步入网络时代。然而，网络是一把双刃剑，既有积极作用，也有消极影响。有人把网络比喻为一个“天使”与“恶魔”同在、鲜花与陷阱并存的世界，不无道理。人们对它使用不当会危及身心的健康。青少年容易患上网络成瘾症和网络孤独症。“网络成瘾综合症”临床上是指由于患者对互联网过度依赖而导致明显的心理异常症状以及伴随的生理性受损的现象。患上此症的人在心理上对网络有强烈的依赖感、“嗜网如命”而不能自拔。有大量实证资料显示，青少年学生是“网络成瘾综合症”的高发人群，互联网已成为一部分人名副其实的“电子海洛因”。此外，网络成瘾不仅影响人的心理，还影响人的身体健康，严重时可能导致死亡。“网络孤独症”是指因过多地使用网络进行交流而在现实生活中交往能力下降，导致孤独感。青少年学生正处在情感发展的高峰期，多参加社会活动有助于个人情感正常发展。而在网络世界里，许多青少年学生把他们的兴趣，热情引向虚拟世界，减少了现实社会中的正常交往。这导致了他们在日常生活中，越来越不适应、越来越讨厌复杂的人际交往。一旦离开网络，他们就会感到孤独、无所适从，对网络产生很强的依赖性。

此外，受网络影响青少年的道德水准出现下降趋势。目前，一些网站为了达到盈利的目的，针对“网民”中青少年学生占大多数的特点，根据他们的年龄特征、心理特点和认知水平，在网络制作中充分注意图文并茂、音乐动听逼真、生动形象的视听效果，产生了巨大的吸引力。同时，一些暴力、色情信息，对涉世不深、鉴别能力不强的青少年学生造成了消极的影响，使未成年人逐渐模糊了道德认知，淡化了虚拟与现实的差异，形成以行使暴力为乐，以致人伤亡为快的思想和行为，思想消沉，失去了自己应有的使命感和责任感，道德水准下降。再者，现代信息技术促进世界各国文化交流的同时，也加剧各国的价值观念等方面的冲突，使青少年学生面临着多种念的挑战。发达的资本主义国家利用其掌握先进信息技术，大力宣扬资产阶级政治、文化价值观，诋毁社会主义制度，宣扬拜金主义、享乐主义和个人主义。这往往与青少年学生头脑中沉淀的中国传统文化形成冲突，使其道德观、人生观产生倾斜。

由此可见，作为承担着引导青少年学生树立正确世界观、人生观、价值观的学校思想政治教育工作，在网络时代面临着巨大的挑战。

二、发达国家学校思想政治教育的有益经验

全球化下的文化一体化与文化多元化的背景，为思想政治教育提供了更多学习的窗口和机遇。许多国家为了使国民适应现代社会尤其是未来社会发展的要求，都非常重视思想政治教育。思想政治教育是世界各

国教育的一个重要组成部分，随着文化和观念多元化趋势的发展，其在各国教育中的地位越来越突出。不同国家从本国的社会历史条件和国情出发，采取了不同的思想政治教育方法，呈现出丰富多彩的面貌。尽管我们是社会主义国家的学校，思想政治教育的性质与发达国家的学校有本质上的区别，但是借鉴国外思想政治教育工作所取得的优秀成果是非常必要的和有益的，对不断提高我国思想政治教育工作的影响力和成效有不容忽视的积极意义。综观起来，西方发达国家学校思想政治教育主要有以下有益经验。

1. 突出思想政治教育的政治功能

西方发达国家的学校虽然一般没有明确采用“思想政治教育”这个名称，从表面上看，似乎没有或很少有政治性成分，但实际上它们的思想政治教育带有强烈的政治色彩，而且也是影响青少年意识形态的重要工具。对此，美国教育部国际研究学院院长说得很明确：“我们学校的任务就是教会学生政治社会化技术，或者叫公民技术；中国叫德育或思想政治教育，我们叫公民教育，叫做政治社会化。”

美国学校在实施思想政治教育的过程中政治性尤为浓厚。塑造美国精神、弘扬美国的价值观念、培养爱国主义热情、反对共产主义思想，是美国以国家名义确定的大学思想政治教育的中心内容。特别是在政治教育方面有许多“硬性”规定，比如，学校教学计划中必须保证一定的政治科目，对教师、校长和督学按一定的政治道德要求进行严格的筛选等等。有的学校为了保证教学计划中的政治科目而采取了行政办法，如果拿不到政治科目的学分，别的学分拿得再高，也拿不到学位。而最能体现其教育政治性的是反共教育，企图以资产阶级的意识形态统一全世界。日本公民科的德育最突出任务是让学生了解社会，包括社会生产过程和所有制、日本的政治制度、日本的各种社会问题。日本大学的政治教育中，强调教师尽力避免党派偏见，必须站在中立或公正的立场上指导教育学生。然而，这里所讲的中立或公正，实质是指维护“议会制民主主义”，要求学生热爱“议会制民主主”义气，这种表面上的中立或公正，实际上与其他意识形态一样，都是为其资本主义制度服务的，只不过“政治性”更加隐蔽罢了。英国大学思想政治教育在突出政治性中，重视宗教教育的作用。1944 年《巴特勒教育法》规定，所有的学校都要开设宗教必修课，因为宗教教育起到了为统治者保驾的作用。德国学校政治教育的基本目标，是通过各种教育手段，促进青少年以政治认知发展为基础的政治品格的形成，并能够有效参与社会政治生活，最终完成自身的政治社会化。法国从 1881 年《费里法案》废除宗教课开始，就全面开设国民教育课，后来改称“公民道德教育课”，重点讲授人权、民主、国家政体、爱国主义等政治性内容。这些内容表现出了政府毫不隐瞒的强烈的政治倾向和试图，以此达到使学生服务于其阶级利益的政治目的。

此外，西方国家还通过各种途径和手段见缝插针宣传、渗透资产阶级的政治观、人生观和价值观，时时处处对其高校学生施加教育和影响。发达国家学校思想政治教育，具有凝聚人心、巩固政权、化解矛盾、稳定社会的政治功能。

2. 尊重教育规律

一个社会的核心价值体系的建构，不可能毕其功于役，同理，一个人价值观的形成也决非短时间内所能完成，这是一个强大的复杂的系统工程，应该看到并尊重它的自然规律。

美国根据不同年龄阶段学生的特点采取相应的教学方法。以爱国主义教育为例，对于年龄较小的学生来讲，由于认知的局限性，往往讲大道理会使他们感到茫然不知所云，美国老师会把学生集中在教室中，告诉学生整个教室就相当于美国的地图，指给学生这个教室的各方位代表地图的哪些方位，接着老师提问，“你出生地点在哪里?”逐一问过每个学生之后都要求学生移动位置，找出在“地图”上自己应站的地方。然后，老师会再问一些与出生地相关的问题，问题中会包含一定的教育意义。例如，老师会问：“你出生地方最著名的是什么?”“在你的出生地有什么是你最喜欢的?”“你对出生地有什么情感?”“你对与哪个地方有这种关联感到骄傲吗?”“将来你安家愿意去那里吗?”……通过简单的提问引领他们在幼的心灵中对自己的国家产生亲近感、认同感、归属感。

美国还有很多将抽象问题具体化的做法。例如：美国的老师们会收到校方这样的电子邮件，即要求他们在网上完成道德规范必修课。课程目的是：“给你一个可能影响到你工作道德的总体概念。”内容涉及利益冲突、受贿等方面。比如避免利益冲突，一个例子说你负责找一个印刷商印制介绍本系情况的小册子，如果你兄弟的印刷公司参与竞争；或你负责为本系招收一个办公室打工的学生，你好朋友的儿子申请。这两种情况下都存在利益冲突，因此你必须报告，并回避参与这些问题的决定。再如受贿问题是该课重点之一，你是否接受一件礼物，需要辨别以下情况：送礼人是否能从你这得到好处？如果回答是否定的，你可以接受价值在50美元以下的礼物，如杯子、笔等，但不能是现金或支票。如果你不知道价值，你必须问送礼者，有时你可以接受超过50美元的礼物，但必须向学校报告，并交出礼物给相关机构。除此之外，如出差的报账问题、教授和官员接受劳务费或演出费等问题都用具体的情境设计告知个体应遵循的规范。

不难看出，美国学校思想政治教育以务实的方法来具体操作，略去了令人反感、生厌的空洞说教，进行具体的规范引领。

英国学校的爱国主义教育是在小学六年级（12岁），而这以前对学生进行的主要是关于爱的教育，老师根据学生的认知水平，从感性和学生成长中所接触到的家庭、同伴、班级、学校、社区社会人手引导学生学会有爱心。6岁以下的幼儿引领他们敬爱自己的双亲，见面时互表亲切；7岁时教导他们对朋友要亲切，对自己饲养的动物及无公害的昆虫要亲切；8岁时告诉他们对不幸的人应有同情心；9岁时使他们知道让别人幸福是我们应该做的并应向有困难的人伸出援助之手；10岁时应懂得人类爱，如做了像消防队、救护船、灯塔、医院、养老院、红十字会那样的事就有人类爱；11岁时应对自己的街道邻里及家乡有爱心；

12 岁时才会告诉他们主权国家的力量、影响与责任，如何为祖国尽力，应该有爱国之心。

经历了第二次世界大战后不同时期的演变，在“政治社会化理论”和“知识与能力相统一的课程思想”的指导下，当代德国学校构建了系统的政治教育课程理论体系。该课程体系既体现了处于不同年龄阶段的青少年应该具备的政治认知能力和政治行为能力的发展要求，又体现了资产阶级政治教育的本质要求，使青少年政治人格的塑造与德国政治制度和政治文化的发展相适应。该课程体系在纵向上注重教学内容的递进与衔接，在横向上注重学科知识的整合与优化，并以显性、隐性和活动课程的形式呈现出来，具有渐进性、系统性、渗透性等特征。

日本思想政治教育主要体现为道德教育，它侧重于道德品质的培养和道德行为的塑造，也包含了特定意义上的思想政治教育。其目标是培养能承担各项社会义务的合格公民，形成一定的道德价值观和道德判断能力。道德课在日本称为特设“道德时间”，具体内容根据文部省颁布的德育安排；由班主任负责教学，课本选用各出版社编写的教材，但特别鼓励教师自己编写教材。每个学校都根据德育制定本校的德育总体规划和年度指导计划，使德育既符合政府的要求，又与当地、本校和学生的实际相结合。道德课采用讲解、讨论、阅读、看录像、演剧、唱歌、辩论等方式进行。道德课的评估不打分，而是对学生的有关认识特点和行为倾向进行分析。

3. 注重内容的实用性和时代性

发达国家思想政治教育的内容所涉及范围十分广泛，并且不断更新和充实，既突出爱国情感、法制、价值观教育，又注重“一般性”的内容（如心理教育、人格教育、公德教育）；既讲授理论，更要解决现实生活中的实际问题；既关注本国问题，也开始注意人类共同面临的重要问题等等，同现实社会和学生成长的实际紧密联系，具有较强的实用性和针对性。

当前美国学校思想政治教育不仅包含着政治道德观念的灌输，而且包括良好习惯、态度、情感、志趣和爱好的养成以及人格塑造、创造能力和批判精神的培养。其教育内容注重密切联系现实生活。如美国许多所大学开设了多种伦理课程，这些伦理课内容有：宗教教育、伦理教育、职业道德教育、纪律教育、国家法纪教育、国家方针政策教育、民主教育、和平教育、国际理解教育、现代人生活方式教育、消费教育、保护环境教育以及反色情、反吸毒、反暴力等方面的教育，内容无所不包，与生活紧密联系。近年美国高校还把人格培养和道德训练共同作为学校思想政治教育的整体内容。日本注意学校思想政治教育的广泛性教育，如从尊重自然的大自然教育入手，通过对学生精神、情感的陶冶，对学生进行尊重个性的教育、自我约束力的教育、劳作教育、尽量满足他人愿望和做人生开拓者及国际教育、以教师完美人格塑造学生的完善人格教育等等。在英国的大学思想政治教育课程中，有宗教教育、个人社会教育和健康教育、公民教育（公民教育包含的内容为以下几个方面：社区，多元社会、公民自身、家庭，民主、公民和法律，工作、就业和休闲，公共服务等）。

此外，西方高校在注重共同的价值观教育的同时，还根据学生的实际讲授某种特定的文化价值。目前，美国、日本、英国等国比以往更加重视国际合作与人类和平，维护生态平衡与人类环境等超越国家界限的教育。在美国、日本的大部分学校和英国的某些大学设立的“普通教育课程”中，强调对“西方文化”和“非西方文化”、“人类生态学”与“人类与环境”、“少数民族文化”、“美国与世界事务”、“家庭与跨文化研究”、“世界经济”、“国际关系”及中国、印度、东南亚的研究等。这样实用性和时代性的内容，不但避免了单一性内容或教条式内容容易引起的反感和不满，而且还满足了受教育者在精神方面多方面的需求，增强了思想政治教育的效果。

4. 注重隐性教育

发达国家高校思想政治教育的突出特点之一就是“无意识”和非强制性。它们不回避公开、正面的灌输教育，但又认为这种直接、公开、显性的方式由于目的过于明显，观点过于鲜明，容易给人强迫灌输的感觉，使人产生逆反心理，影响思想政治、道德要求等的理解和内化。所以，在教育的方式方法上更多地倾向于渗透性和隐蔽性的方式，追求“润物细无声”的效果。

第一，加强与之相关的课程建设。发达国家高校都根据自己的培养目标设立了名目各异的能承担思想政治教育任务的课程。美国大学的公共基础课普遍开设美国总统制、欧洲政治思想等，还开设语言和人、艺术和社会、西方文化的三次危机与文明、亚洲政治思想史、宗教学等社会科学课程，以引导学生树立符合美国价值理念的思想观念。而且美国也强调自然科学知识的传授与思想政治教育相结合。学生不管主修哪门专业课，都要求回答三个问题，即这个领域的历史和传统是什么，它所涉及的社会和经济问题是什么，要面对哪些伦理和道德问题，以此来提高学生的思想道德素质。日本学校各学科的教学都要求渗透德育。其教育权力机关明文明确规定，各科各有什么责任应该培养什么思想品质的任务。国语、地理、历史、音乐、美术、数理、体育、科学史，无一例外都要结合德育进行教学。各学校不能将各学科教学作为单纯传播知识和培养技能的途径，同时还要进行思想政治教育。英国教育家彼得斯认为，不管你是不是愿意，每一位教师都是道德教师。所以，在英国不仅各门课程有意安排道德教育的内容，而且非常注重教学管理工作对思想政治教育的“载道作用”。如牛津大学和剑桥大学实行导师制，导师管教管学，把思想政治教育与教学管理紧密结合起来，从而做到寓教于学。德国与英国基本相似，在 1995 年，德国教育制度委员会在《关于政治教育和社会化的报告》中提出：“每一门学科……在不放弃本身特点的情况下，都能对政治教育做出自己较高水平的贡献。明确了一门学科对于国家和社会的意义，我们就能在社会和政治生活结构中加以传播。”

第二，注重环境和文化氛围的营造。美国的大学重视在校风、学风、学校历史、校园建筑、校园活动等方面体现学校的核心精神和教育理念，渗透美国所提倡的价值观念，给学生以润物无声、“风以化人”的影响。有些历史悠久的大学，很注意将其传统相传下去，以此来感化和熏陶学生。如哈佛大学1636年建校时的校徽上面的拉丁文字样“VERITAS”（真理）、拉丁文校训“以柏拉图为友，以亚里士多德为友，更要以真理为友”沿用至今，依然未变。日本政府大力营造良好的校外社会环境，如建立国立奥林匹克纪念馆、青少年综合中心、青年之家、公民馆、博物馆、城市公园、21世纪乐园等建筑，将思想政治教育内容渗透其中。道德教育与校园环境的美化相结合县英国和德国的一大特色。如德国现行的巴伐利亚州宪法第131条指出，学校不仅是传播知识和培养能力的场所，也是塑造人的个性、人的心灵的地方。

德国学校还充分利用政治教育社会支持系统。如联邦政治教育中心编辑出版的周刊《政治教育信息》是一份重要的教学参考资料，经过文化部长联席会议的批准，向德国所有的中小学发行。它以鲜明的主题、深刻透彻的分析、翔实生动的背景资料为特色，深受政治教育教师的青睐，被广泛使用，并形成一种新颖的、很有针对性的教学方式。学校还与承担政治教育的各类社会组织进行广泛合作，根据青少年的兴趣和心理发展的特点，通过诸如音乐、戏剧、舞蹈艺术表演和电影等轻松活泼的文化艺术形式，增加与那些远离政治的青年的交流对话，以潜移默化的方式影响他们的社会价值观与基本政治观。

第三，通过心理咨询提升学生的精神境界。发达国家都十分重视心理学在培育人方面的作用。尤其美国和日本，心理咨询已得到相当广泛的运用。美国的各大学，几乎都设立了心理卫生、心理咨询类机构。这些机构有固定的编制、行政拨发的经费和正规的工作制度，每个机构都集中了一批受过专门训练的心理咨询专家全面为学生提供发展咨询、应用咨询、障碍咨询和学习指导、生活指导和就业指导等服务。如美国哈佛大学设有学习咨询处，24名专职人员中7人有心理咨询博士学位，4人有硕士学位，3人正在攻读博士学位。在日本，近80%的学校建有心理咨询机构，并设立了专门的大学生咨询协会。这些专门机构能深入到不同对象的客观实际情况，因势利导地提出不同解决方案，以达到思想政治教育的目的。通过开展心理咨询活动，来加强大学生的心理健康教育和心理适应能力的发展，具有十分突出的实效性，因而越来越受到各国的青睐和借鉴。

5. 注重社会实践

发达国家学校思想政治教育注重书本与活动、课堂与现实生活、知识传授与社会实践相结合，注重培养学生的道德思维与实践能力。它们围绕社会需要的人才规格来广泛开展形式多样、内容丰富多彩的实践活动，以期取得思想政治教育的最佳效果。

美国的大学不仅允许学生依照学校的有关规定组织学术、文化、宗教、政治等社团，锻炼能力，而且支持学生有组织地走向社会，承担一定的项目，如为伤残人员服务、为移民子女提供外语训练等。哈佛大学50%以上的研究生到孤儿院义务担任教师，为中小学差生补课，访问老年之家和为社区机构义务服务。通过参加这些有意义的社会实践活动，培养大学生为社会做贡献的意识和团结互助精神，增强劳动观念。同时，美国的大学也非常重视仪式性活动，包括校庆、国庆、入学毕业仪式、文艺演出等全校性活动，培养学生的爱校、爱国精神，广泛传播美国的价值观念。

日本非常重视特别活动，即课外活动，各学校把它视为衡量学校工作好坏的标准之一。其目的是通过丰富多彩的集体活动，培养学生的集体意识和社会意识，发展学生的个性和创造力、自我教育能力、自我展示能力。通过组织和参与活动，使学生们认识到自己是集体的一员，从而培养学生热爱集体、“忠于”集体的观念。在日本高校，劳动教育是当前思想政治教育的重要内容之一。日本著名教育家小原国芳在他的“全人教育”思想中强调了劳动教育的重要意义。他认为，百闻不如一见，百见不如一劳，劳动就是培养人、塑造人。通过种植、打扫校园卫生、为社区服务、美化社区环境等活动，可以磨炼学生的意志，使之养成热爱劳动、珍惜劳动成果的好习惯。另外，日本高校的社团活动也特别多，如日本名古屋大学有52个文化艺术社团和43个体育社团，65%的学生参加这些社团活动。学校鼓励这些社团活动，并给予必要的场所和经费支持。

英国的思想政治教育主要是通过宗教活动进行的。因此，学生必须参加的社会实践活动是集体礼拜，即利用每天上课前15分钟将全校学生集中到一起做礼拜。其活动顺序通常是合唱赞美歌、校长训话、学生代表讲话和祈祷。另外，通过学生参加社会实践活动，使学生学习民主选举、民主处事作风和技巧。德国大学也通过实践活动强化学生的道德和政治觉悟，许多大学还安排了近一年时间的生产劳动实习，既作为重要的教学实践环节，又作为重要的劳动教育方式。因此，德国大学毕业生的实践能力、动手能力、社会适应能力以及敬业精神和吃苦耐劳品质在世界颇具影响。社会实践活动渗透德育意识和政治内容，既丰富了学生的课余生活，又有效地提高了他们的思想政治素质。

德国政治教育不仅重视各种政治知识的传授，更加强调政治技能的培养，注重传授知识与发展能力的统一。因为青少年只有具备了完备的政治知识和政治技能，才能为将来进行政治判断、从事政治活动、选择适当的政治行为奠定基础。

三、增强我国学校思想政治教育效果、进一步推动马克思主义大众化的途径

通过以上综合分析当前学校思想政治教育存在的问题，以及存在这些问题的主要原因，并总结国外学校思想政治教育的有益经验，我们提出增强我国学校思想政治教育效果、进一步推动马克思主义大众化的主要途径。

1. 加强重视

各级党政部门和学校要高度认识学校思想政治教育直接关系到为社会主义现代化建设培养可靠的建设者和接班人，关系到国家的未来、民

族的希望，具有重大的战略意义。要以高度的政治责任感，关心、爱护我们的学生，切实加强思想政治教育，努力培育建设有中国特色社会主义的高素质的建设者和接班人。在学校的各个职能部门中建立“共同参与、协调作战、齐抓共管、全面推进”的学生思想政治教育工作新格局。要建立和完善党委统一领导、党政群齐抓共管、专兼职队伍相结合、全校紧密配合的学生思想政治教育工作领导体制和工作机制。破除过去思想政治教育工作只是专兼职思想政治辅导员和班主任工作的旧观念。要把思想政治工作渗透到学校日常管理中，全方位、多角度做好学生思想政治教育工作。

政府要加强德育政策的评估与监控环节，关键是制定科学的评价指标和使用科学的监控手段。当前，我国中小学德育政策科学化的重点在于政策过程的科学化。科学的政策过程包括政策制定、政策执行、政策评估、政策监控和政策终结多个环节。一是要加大政策制定环节的研究力度。在政策制定之前，要充分地开展社会调研，了解德育事实；有了初步的政策方案后，要有效地开展政策分析，从多种方案中选择最优方案。二是德育政策要更加民主化。首先可以从政策主体的多元化着手。目前，教育政策的决策主体已经由单一主体（党委）向“三位一体”的复合主体（党委、人代会和政府三者相结合）转化了。下一步的目标是稳定决策主体、咨询主体和参与主体三方同构的德育政策主体模式。在保持政府决策主体地位不变的情况下，充分发挥德育专家咨询主体的作用，积极调动一线德育工作者参与主体的力量，以增加政策客体的政策认同，提高政策实施的有效性。

2. 增强思想政治课的教学效果

思想政治课教学是落实学校德育内容、实现德育目标的主渠道和基本环节，是马克思主义理论教育的主阵地和学生树立科学世界观、人生观和价值观的主渠道。在广大教师的辛勤努力下，虽然取得了一些成果，但是教学效果离我们的期望还很远。为了进一步发挥思想政治理论课的主渠道、主阵地作用，我们应该从以下几个方面入手。

(1) 树立以人为本的教学理念。

这是增强思想政治课教学吸引力的首要前提。思想是行动的先导。教学理念直接影响到教学效果。以人为本是人本主义思想发展的较高层次，是科学发展观最深刻的核心。其内涵的本质，就是真正以人类的生存质量和发展效益为根本出发点、归宿点、根本价值目标和价值尺度。思想政治教育是做人的工作，它内在地要求尊重人，关心人，发展人，"以人为本"是思想政治教育的根本原则。因此，在思想政治课教学中，首先要转变教学理念，实施以学生为本的教育观，即"一切为了学生、为了一切学生、为了学生一切"和"尊重学生、了解学生、关心学生"的意思想，提高学生学习思想政治课的自觉性、主动性和能动性，从而让学生真心喜爱、终身受益。

一要确立学生在教学中的主体地位与作用。学生作为思教学的对象，他们既是教育的客体也是教育的主体，对他们进行思想政治教育既是社会的要求，又是学生自我生存、自我发展的要求。明确了这点，教师在教学中就应该有意识地培养和发展学生的主体意识和主动精神，倡导学生积极思考、主动学习。例如教师在课堂上要最大限度地面向全体学生，全员参与，师生互动，相机诱导，千方百计地使自己的教学内容经过"外部刺激"，使学生产生情感体验，最后内化"形成品质"。这样做有利于树立和增强学生在学习中的主人翁意识，启发和提高他们的自觉性，从而更好地发挥他们的主观能动性；有利于强化教师的服务意识，进一步促进思想政治理论课教学由灌输、单纯教育人向引导人、发展人的职能转变，从而更好地创新和改进思想政治工作的方法。

二要尊重学生、了解学生、关心学生、满足学生的正当需要。其一，尊重学生就是要尊重学生的尊严、权利及学生的个性发展。在教学中坚持以平等的态度、民主的作风和疏导的方法对学生给予充分的尊重，就会给学生带来快乐、信心和力量，收到良好的教育效果。其二，了解学生是上好思想政治课的前提。以往的思想政治课教学，注重思想理论说教，相对忽视解决学生实际思想问题。当代学生思想观念趋于务实，思维方式活跃，他们并不满足于教师的空洞理论说教，而希望就理论与实际的有关问题进行广泛而深入的探讨，希望学到的知识能够解释和解决当今社会现实问题。只有了解学生，研究学生，洞察学生复杂的内心世界，才能找到通向学生心灵的“大门”，才能从学生思想实际出发，有的放矢地解决学生的思想问题，才能选择适应学生思想特点的教育目标、内容和方法，使教学建立在客观的现实基础上。其三，关心学生是教师对学生爱的体现。教师不但要关他们的物质利益、实际困难，更要关心他们的精神追求，满足他们正当的需要，才能使课堂教学更具有人情味，更能体现出一种真切的人文关怀和道德情感，增强思想政治课教学吸引力和感染力，从而更好地调动广大学生的积极性和创造性。

三要全面提高学生的素质。在思想政治课教学中坚持以人为本，就是要全面提高学生的素质，帮助学生树立正确的世界观、人生观和价值观，引导学生自觉学习科学文化知识和加强自身修养，提高学生的思维。同时，要转变以考试为中心的教育思想，树立全面推进素质教育的观念。

(2) 不断丰富教学内容。

这是增强思想政治课教学效果的中心环节。在教学的各个环节中，教学内容是最重要的。教学内容是教师向学生施加影响的主要依据，它的好坏直接影响到思想政治课教学的吸引力。其对思想政治课教学吸引力的影响和制约作用取决于以下两个方面：

第一，教学内容与实际结合的程度。马克思主义理论教育的根本目的，是使人们懂得马克思主义的立场、观点、方法，引导人们树立正确的世界观、人生观、价值观，确立建设中国特色社会主义的共同理想。思想政治课教学内容的最大特点是既要坚持马克思主义的基本理论、基本观点、基本立场、基本方法，又要与时俱进，跟上时代和社会实践的发展，走进学生的思想世界和人生问题。如果脱离现实生活和社会实践就会丧失其理论的生命力和说服力，只有真正联系我国改革开放和现代化建设的实际；联系当代资本主义变化的实际，着眼于对实际问题的理性思考，才能做到有的放矢，使学生对理论产生认同，引起共鸣和反思。

第二，教学内容是否与时俱进。马克思主义理论具有与时俱进的品质，这种品质是通过其科学性与实践性相统。开放性的特点反映出来的。科学性与实践性的统一，使马克思主义理论具有随着历史条件的变化不断进行理论创新的要求。加强和改进思想政治教学，首要的任务是要在教学内容中充分体现马克思主义中国化的最新理论成果。

为了充分发挥教学内容对思想政治课教学的吸引力，提高教学效果，需要与时俱进，深化教学内容改革。

第一，充分展示思想政治课的科学性和价值性。思想政治课融知识性、科学性、政治性、思想性为一体，在培养学生判别是非真假、鉴别善恶美丑能力方面，是其他学科无可替代的。但在实际教学中往往有些学生片面认为思想政治课毫无实用价值，都是空洞的理论，解决不了现实问题，学不学一个样。因此学习缺乏积极性、主动性。要改变这种现状，就必须让学生认识到思想政治课不仅具有政治性、思想性，它还具有完整的科学体系。它不是抽象的、纯理论的、与现实脱节的，而是具体的、密切联系实际的、具有活生生的科学内容。不仅具有政治价值和社会价值，而且在促进个人全面进步发展方面，更具有人文价值，体现人文关怀。

第二，赋予教学内容以时代性。这是指教学内容要紧紧抓住时代的主题，根据时代发展的脉搏，反映时代精神。思想政治课教学内容的最大特点是既要坚持马克思主义的基本理论、基本观点、基本立场、基本方法，又要与时俱进，跟上时代和社会实践的发展，抓住时代主题；把握时代脉搏，反映时代精神。当前，最重要的是紧紧地抓住社会主义现代化和改革开放的全局，这一当代最重要的时代主题，在教学内容上敢于紧密联系现实生活，联系我国改革开放和现代化建设的实际，联系当代资本主义变化的实际，真正着眼于对实际问题的理性思考，并努力体现马克思主义在实践中的新进展、新成果，体现马克思主义旺盛的生命力，而且还必须从当代先进文化中吸取营养，把最新的科学技术、文化艺术和各种最先进的思想纳入思想政治课教学之中。只有不断地丰富和更新教学内容，注入时代精神，赋予时代气息，使教学内容与时俱进，充满感召力，才能够增强思想政治课教学的时效性和吸引力。

第三，加强教学内容的针对性。思想政治理论教育的吸引力是与教学的针对性成正比的，只有加强教学的针对性，才能提高吸引力。加强针对性，就是要使教学内容贴近学生的生活实际、思想实际，敢于正视学生中存在的问题，善于把握学生特点，捕捉学习上的难点，了解学生关注的热点以及思想认识上的疑点，并以此作为重点引导学生思考。

另外，教师在讲解一些理论问题时，应该尽量选取学生熟悉或身边的事例，使理论与学生成长的实际相结合，让抽象的理论活起来，真正做到“以理服人”，只有这样思想政治课才能真正展现吸引力，展现理论的力量。

一是在价值导向上，要从关注个体政治品质向引导青少年过有道德的生活转变。原有学校德育带有明显的唯理性倾向，普遍把道德认识视为道德发展的主导因素，更多关注道德认识对道德情感的影响作用。在新课程改革中，随着情感、态度和价值观目标的确立，情感在教育中的重要性得到普遍重视，引导青少年过有道德的生活已经成为课程建构的普遍要求。

二是在课程类型上，从知识化的学科课程向关注情感体验的回归生活课程转变。原有中小学德育课程在类型上大多游离于学生的现实生活，局限于知识性的理论说教和抽象推导，往往被视为“假、大、空”的课程为了真正实现促进学生道德发展的教育目标，当前中小学德育课程改革的基本理念就是“回归生活”。“回归生活”的课程，就是以生活为本，是为了生活，通过生活而进行的。这是因为：社会生活是道德及其教育的起点，学生的道德发展只有通过社会生活才能实现，回归生活才能保证学校道德教育的综合性。而德育课程回归生活的思路主要体现在这样三个方面：其一，课程价值取向的转向：培养有道德的人而不是“道德研究者”；其二，课程的逻辑是生活的逻辑而不是学科的逻辑；其三，德育课程与中小学生生活的关系：不能涵盖中小学生的全体生活，但力求反映中小学生的整体生活。

三是在课程教材呈现的语言上，要从成人化表述方式向尊重青少年的对话方式转变。传统德育教材更多强调知识的载体性和传授性，而当今新的德育教材应强调“以生为本”，教材编写更强调教学的对话性。教材应以学生乐于接受和参与的方式来组织、表达教学内容，并以符合学生学习和品德发展规律的方式建构教学的过程和过渡环节，使教材成为促进学生品德发展的重要文本。为此，教材要以学生的视角和学生的“生活事件”呈现教育话题，力求通过教师的引导，使“教材中的学生”和“教室中的学生”形成对话关系。可以把学生感兴趣的一些材料吸收进来，例如可以把古今中外成功者成长的生动事例引进教材；也可以把学生身边真实发生的一些感人事迹写人教材；还要注意与心理健康教育有机结合。心理健康教育是政治、思想、道德教育的基础，在很多方面两者是相通的。学校积极开展心理健康教育活动，不仅可以帮助学生培养良好的心理素质，而且有助于德育观念和德育模式的更新，并可借此完善德育途径。教材要强调发掘课程内容的情感内涵，充分利用课程内容的文字表现力和形象感染力，使学生产生相应的情感“共鸣”，并促使其自主建构与教材主旨相吻合的思想观念和价值取向。教材还要为学生表达思想和感情、进行创造活动留出空间，使学生真正拥有对话的主动权，去从事自主的积极学习。

(3) 改进教学方式方法。

这是增强思想政治课教学吸引力的重要措施。教学过程是形式和内容的统一，好的教学内容也需要适合的教学形式来表现。因此，除了重视教学内容的科学性、价值性、时代性和针对性外，还必须重视教学方式方法，使之更好地服务于内容，达到增强思想政治课教学吸引力的目的。为此就要改变传统思想政治教育课的讲授理念与“满堂灌”、“填鸭式”、“注入式”教学方式，转变为“启发式”教学，构建一种“启发诱导，学生参与，双向互动”的课堂教学模式。这就要做好四个结合，即一是教师讲与学生讲相结合；二是教师讲与学生讨论相结合；三是教师讲与实际运用相结合；四是教师讲课与采用灵活多样的教学方法和运现代化的教学手段相结合。讨论式教学是启发式教学的具体表现，它充分体现了学生的主体性。学生是学习的主人，教师则是学生探究的启发者、引导者与促进者。思想政治课教学中应该普遍应用讨论式教学，可贯穿所有章节的教学过程，可以通过形式多样的讨论，激发学生的学习兴趣，使他们成为学习的主人，这样做既澄清了一些模糊认识，又调动了学生学习的主动性、积极性。

随着科学技术的发展，教学手段也越来越现代化，这要求思想政治理论课教学也必须一改过去那种“一支粉笔、一本书”的单一教学手段，多采用多媒体教学、网络教学等现代化的教学手段，辅以丰富的音像资料；让学生更形象、直观地了解教学内容，使得课堂教学更加生动活泼，学生也能更深切地体会到政治理论的现实意义。特别是对一些重点问题、疑难问题，可有选择地放映一些优秀影片或文献资料片，使教学过程变得有声有色，不仅学生容易理解和接受，而且可以提高马克思主义理论的“可信度”，有效排除学生对理论课的逆反心理，使思想政治课教学的吸引力得以增强。

在广大农村地区，受经济条件的限制，现代化设施设备缺乏，可采用“体验式”和“体悟式”等新的教学方式，在教学中构造一个循环过程，即学校、家庭、社会三者的循环体验，并由个体体验发展为集体体验，以活动为中介，引导学生在主观心理感受和体验、体悟的基础上，确立起学生所认同和接受的社会主义道德规范和价值观，并以此促进学生的自我认识和成长。

实践教学是课堂教学的拓宽和延伸，是促进教学紧密联系实际，提高教学效果的重要形式。发达国家高校思想政治教育注重课外活动的实践也启示我们，要以实践活动为载体，通过教育对象在实践中的自我体验，自我辨别，自主选择，把外在的思想政治观点转化为内在的约束力，进而形成牢固的思维和行为模式。这就要求学校自觉地进行多种形式的社会实践的教育，把社会实践所需要的时间和经费，纳入教育教学计划当中，补充课堂教学的不足。

要积极组织学生从小课堂走向社会大课堂，到爱国主义教育基地、重大历史事件旧址、历史文化遗址等地参观学习；到社会主义现代化建设中的先进典型单位、工厂、农村、新技术开发区参观调查，还可以聘请这些地区的主要人物到学校讲学，使学生从中了解国情、民情、党情，体验到思想政治理论的正确性、伟大性及社会主义事业所具有的强大生命力。组织学生参加各种纪念活动、志愿者服务、公益活动等，让学生结合自己的专业，发挥自己的特长，把自己在学校学到的科学文化知识传播给社会，自觉成为党的路线、方针、政策的宣传者和传播者，从而服务社会。如，围绕爱国主义，组织学生开展纪念抗日战争 80 周年、改革开放 30 周年、新中国成立 60 周年等纪念活动；围绕“抗震救灾”开展募捐、无偿献血活动；围绕“科学发展观”，组织学生开展环保活动；围绕“友爱互助，共建和谐社会”，组织学生到一些单位和社区参加公益劳动，到福利院看望孤儿；用所学的专业知识，到社区开展义务活动，向群众广泛宣传科普知识。特别是针对独生子女多的现象，多组织学生参加校内外的社会服务性集体劳动和公益活动。在劳动中让他们体会、认识“我为人人，人人为我”的道理和规律，逐步培养利他人、利集体、利社会的社会责任感，和历史使命感，并使优秀分子树立大公无私的高尚品德。

由 200 多名大学生干部组成的理论骨干队伍，在兰州军区某集团军内既当宣传员，又当辅导员、小教员，在基层播撒党的创新理论之“火”，推动了当代马克思主义在基层部队的普及，为推动当代中国马克思主义大众化进行了富有成效的耕耘。其做法受到军委领导肯定，值得学习借鉴。他们通过用官兵熟悉的语言，讲基层关注的话题，架起理论通向大众的桥梁；不拘一格的方法，灵活多变的宣讲，构建基层创新理论学习经常化制度化的格局；丰富自主学习形式，营造学用一致氛围，激发官兵蕴藏的学习应用创新理论热情，带来创新理论在基层开花结果的喜人变化。这些变化突出表现在以下三个方面：一从组织学到自主学。过去有个别战士认为理论学习枯燥。在大学生干部的引导下，大家领悟到了学好创新理论对个人成长进步的意义，出现了过去当“任务”学现在当“金钥匙”学、过去满足于课堂学现在抓住点滴时间学的新气象。记者在集团军政治部看到一个统计：每个基层官兵平均记了2万字以上的学习笔记，写了5篇以上的学习体会。其中，集团军十七大精神专题网页日点击率达6000余人次。二是从一人讲到人人讲。大学生干部宣讲创新理论改变了以往习惯于“一人讲大家听”的模式，形成了群众性学习宣传创新理论的新局面。炮兵旅榴炮一连战士张伟，过去在人前说话就脸红，通过大学生干部牛原帮助他改发言稿和指导他试讲，现在成为营连理论学习的“主讲”之一。目前，该集团军有1300多名基层干部和战士理论骨干活跃在基层一线，官兵理论学习的不少课题和疑虑，不出营连就能在相互探讨中及时“消化”。三是：从不会用到积极用。针对学用脱节的现象，大学生干部引导官兵紧密联系思想实际学、联系形势任务学、联系本职工作学，使理论学习成果转化为促进官兵成长成才的“指南针”、“助推器”。记者采访期间正值士官选取和老兵退伍，一些战士思想波动大、后顾之忧多。大学生干部组织服役期满战士用创新理论指导开展“解疑释惑大家谈”，帮助官兵消除认识盲点、激活思想兴奋点，收到“吹糠见米”之效。退伍的高炮旅二营六连战士王建召谈到：“党的政策这么好，经济发展这么快，回到地方一定能活出人生新精彩!”

再如，“7·5”事件后，新疆籍大中学生暑期回乡，自发地深入到乌鲁木齐市各个社区，宣讲党的政策，当起民族团结的宣传员，在社会上引起了巨大反响。

（4）全面提高思想政治课教师的综合素质。

这是增强高校思想政治理论课教学效果的关键。邓小平曾强调：“各个学校能不能为社会主义建设培养合格的人才，培养德智体全面发展、有社会主义觉悟的、有文化的劳动者，关键在教师。”在高校思想政治理论课新课程方案实施后，教育部部长周济在接受新华社记者的专访时指出，实施新课程改革方案对教师提出了很高的要求：一是要坚持正确的政治方向，对马克思主义做到真学、真懂、真信、真用。二是要有人格魅力。三是教师要创新教学方法。要努力把“注入式”教学转变为“互动式”、“启发式”教学，要加强对重点、热点、难点问题的研究，结合学生的实际，把有关理论和实际问题讲深讲透、讲明白讲清楚。俗话说：“打铁先得本身硬”。我们必须重视教师队伍建设，坚持不懈地致力于教师政治、思想、道德素质和业务素质的提高，建设一支具有坚定理想信念、较高业务水平、纪律严明、作风正派的思想政治教育队伍。当前，全面提高思想政治课教师的综合素质，要在以下几个方面下工夫：

一要加强自身的理论素养，注重教学研究。思想政治课教师只有具备扎实的马克思主义理论功底，广博的人文社科和自然科学的知识积累，才能做到“居高”而“临下”，“深入”而“浅出”，讲起课来有理有力、生动自如。为此，教师要不断学习，提高自身的理论素养。同时，还要加强科学研究工作，努力增加教学中是科研含量，加强对教学方式方法的研究，加强对重大理论问题、热点难点问题和实践问题的科学研究，用科学研究中的成果去支撑教学，用自己深刻理解了和把握了的理论去讲解，使学生信服并自觉接受，真正实现使科学理论进学生头脑的目的。可以说，思想政治课教师只有具备宽厚的理论基础，才能胜任教学工作，才可能与学生有更多双方都感兴趣的对话领域，才能抓住更多有利的教学切入点，与学生进行更深入的思想交流，以理论的魅力感染学生。

二要加强师德修养，提高人格魅力。俗话说得好：“喊破嗓子不如做出样子”。教师要言传身教，才能发挥榜样作用。实践证明，身教是无声的教育，也是最民主的思想政治教育工作，它不带任何强制性，完全是用示范作用影响学生，带动学生。具有极大的感染力。可以说，身教是一种最具体、最形象、最有说服力的直观教材。为此，首先，教师要有远大的理想和强烈的事业心。要爱岗敬业，把思想政治教育事业当成崇高的职业，对待马克思主义理论是真学、真懂、真信、真用，从内心深处坚定马克思主义理论。其次教师要关爱学生。在教学活动过程中体现师爱，爱学生、亲近学生，平等而公正地对待学生、热心服务学生，尊重他们的人格。再次，教师要培养积极向上的人格魅力。通过教学活动展示自己积极的人生态度、爱国主义和集体主义观念、奉献精神和全局意识。只有这样，才能以高度的政治责任感和使命感，创造性地从事教学，帮助学生在纷繁复杂的世界中辨明前进的方向，解决他们在理论和现实上遇到的重大问题，这样学生才会“亲其师”而“信其道”。

三要培养创新精神，提高创新能力。学校要培养创新型人才，教师首先要具有创新精神和创新能力。这就要求思想政治课教师在坚持宣讲正确理论的同时不逃避现实，不僵化保守，死搬教条，敢于直面现实，用科学的理论揭示现实，结合社会热点解决现实问题。可以说，成功的富有创新性的思想政治课教师总是善于吸收最新教育成果，将其积极地运用到教学中，并且能够发现行之有效的新的教学方法；总是善于经常变换各种教学手段，激发学生积极思考；总是善于驾驭教材，不拘泥于教材内容等等。

改革开放30多年来，我国各级各类学校涌现出许多优秀的思想政治课教师。他们师德高尚、知识渊博，几十年如一日，默默无闻、孜孜不倦地将党的理论知识传播给一代又一代青少年，将人们印象中的“枯燥、乏味”的政治理论课讲成青少年受欢迎的课程之一，是党的理论知识的传播者、教育者、践行者，成为推动马克思主义大众化的典范。

国防大学政治理论教研室主任许志功，30多年来，怀着对党的朴素感情，矢志马列的理想信念，对马克思主义理论潜心研究、科学传播和忠诚捍卫。他的事迹在军内外引起了强烈反响和广泛赞誉。海军大连舰艇学院政治系中国特色社会主义理论教研室教授、硕士研究生导师方永刚，20多年来，一直从事政治理论教学和研究工作，认真履行一名思想理论工作者的神圣职责，刻苦钻研、与时俱进，自觉做党的创新理论的深入学习者、坚定信仰者、积极传播者，为宣传党的创新理论作出了优异成绩，多次被学院评为优秀教员、青年教员成才标兵。南京政治学院马克思主义理论教员群体，30年来与时代同步，与真理同行，情注真理、捍卫真理、传播真理、践行真理，为宣传普及马克思主义、推动当代中国马克思主义大众化，做出了应有的贡献。他们每个人都有一颗忠诚党的创新理论武装事业的赤子之心，很多人都有一段传播、实践、丰富创新理论的动人故事，组成一个战斗着的“集体方永刚”。上海交通大学马克思主义学院施索华副教授已获得多个荣誉：全国优秀教师、全国高校思想政治理论课优秀教师、上海市高校思想政治理论课优秀教师、教育部思想政治理论课“精彩一课”获得者、《立业周刊》专栏作者、上海交通大学“最受学生欢迎的老师”。西北农林科技大学人文学院思想政治理论课李晓娥教授，以“饱满的热情、求实的态度、多彩的形式、灵活的方法、严谨的作风、奉献的精神、不懈的努力和教生如子的心态”对待工作和学生，做大学生们党的理论知识的传播者、教育者、践行者，获得了“全国优秀教师”、“全国高校优秀思想政治理论课教师”、“陕西省2008年师德标兵”等容易。还有甘当大学生思想阵地的守望者的青年党员教师况长清等等。

3. 切实加强思想政治教育与各科教学的渗透性

德育是教育的重要组成部分，也是各学科教学的基本任务之一。教学是实施德育的重要途径，德国教育家赫尔巴特曾明确指出“教学如果没有进行德育教育，只是一种没有目的的手段”。在教学中只能偏重所谓知识和能力的培养，就会导致实用主义，从而妨碍学生的全面发展和思想素质的提高。我国古代就要求教师“传道、授业、解惑”，把做人、做学问、做事业统一到教育过程当中。随着社会的快速发展，青年学生的受教育环境和自身心理特点都发生了很大的变化。这就要求思想政治教育更加广泛地渗透到各门课程的教学当中。对此，我国各学科教学大纲都明确指出：教学在传授知识、培养能力的同时还必须重视对学生进行思想教育；思想教育内容，主要是爱国主义教育、辩证唯物主义教育和思想品德教育。长期以来，在我国教学实践中，思想政治课与各学科教学截然分开，重智育、轻德育的现象没有得到根本改变。今后要实施素质教育，在各学科教学中，必须坚持渗透原则，将其与德育内容有机地结合起来，把教学的德育功能充分发挥起来，将德育贯穿教学的全过程。具体来说，有以下三个方面：

（1）在教学中进行爱国主义教育。

爱祖国为五爱之首，是每个公民应具备的基本的思想素质。通过爱国主义教育，使学生了解自己的祖囤，增强热爱祖国的思想情感，树立民族的自豪感和自尊心，立志报效祖国。通过各学科史的讲授和国情教育，使爱国主义精神得以弘扬。

第一，通过各学科史讲授增强民族自信心。我国有五千年文明史，中华文化博大精深，各学科的研究都各有成就，对科学技术发展或社会进步曾做出重要的贡献。例如物理学，在讲磁场时，向学生讲述指南针的发明，宋代的沈括是世界最早发现地球磁偏角的人；在讲动量守恒时，讲我国在宋代时期就利用火药爆炸的反冲作用发射火箭，这是现代火箭的雏形；在讲能量转化时，讲我国燧人氏钻木取火；在讲声学时，讲北京天坛公园的三音石、音壁；在讲光学时，讲《墨经》关于的小孔成像的论述，《墨经》是世界最早的比较完整的几何学光学著作；在讲惯性时，讲《周礼考工记·轮人》中提到的惯性比亚里士多德的“运动要靠力来维持”的直觉结论高明得多。新中国成立后，在党的正确领导下，在老一辈革命家的关怀下，中华民族正在奋起。运载火箭的发射，卫星的回收，原子弹氢弹的爆炸成功，核电站、正负电子对撞机的建成，国际先进水平的激光技术，超导研究与实践等等，无不雄辩地说明，中华民族是一个勤劳智慧的民族，是世界上有志气、有能力的民族，作为炎黄子孙应该感到骄傲自豪。

第二，国情教育。爱国主义教育既需要着意进行的培养，又需要潜移默化的熏陶。在各学科课堂教学中，要不失时机地进行国情教育，使学生了解国情：我们的国家，我们的民族，虽然正在迅速在向前发展、向前跃进，但由于我们新中国成立时间很短，又加上十年内乱的干扰，我国在各学科领域中还有许多空白等待我们去填补，世界上还有许多难题等待我们去攻克。几十多年来虽有许多领先于世界的尖端项目，但还有许多薄弱项目仍缺乏各方面人才去攻克，兴国安邦的重任会历史地落在我们肩上。教育学生积极进取，树雄心，立报国之志，产生为民族振兴，为家乡繁荣而拼搏的责任感和紧迫感，营造一个使学生勤奋攻书的情境，以激发学生学习的激情和动力。

（2）在教学中进行辩证唯物主义教育。

各学科教学大纲都指出：要用马克思主义的观点和方法阐述学科知识，使学生在正确理解知识的同时，逐步树立马克思主义的科学世界观。这就告诉我们在教学中应自觉地、不失时机地对学生进行马克思主义主义教育，使学生逐步了解和掌握马克思主义的基本观点。这不仅能使学生逐步形成科学世界观，而且也对解决学科问题增进了认识，提供了方法。在辩证唯物主义教育中宣传和树立以下几个观点：

第一，唯物论的观点。各学科的许多概念、定理、定律，观点方法都是从现实世界中总结抽象出来的，不是凭空产生的。例如在进行受力分析时，关于一个力的分解是按其实际效果来分解的，不是任意乱分的。各种物理现象，如机械运动、热现象、发声、发光、原子核变化、天体运动等无不表明世界的物质性，即组成物质的分子、原子、电子、原子核都是客观存在的物质。各种运动形式，如机械运动、电的运动，声、光的传播都表明一切物质都处于运动之中，虽然形式各异，但运动乃是物质的存在方式物质运动都有自身的变化规律，如牛顿定律、欧姆定律、光的反射定律等；但他们的发展变化都遵守和统一于共同规律——能的转化和守恒定律。在解决光的传播问题，“以太”的引入和排除便有力地说明了这一点。还有场论的建立，不管是重力场，还是电场和磁场都是物质的，人们虽然凭肉眼看不见摸不着，但它客观地存在着，并不是“存在就是被感知”。凡此种种，充分地表明了物质是不依赖于人的意识，并能为意识所反映的客观实在。唯物主义世界观的树立，有助于抵制形而上学的唯心主义思想侵蚀，有利于学生科学世界观的形成。

第二，唯物辩证法的观点。辩证唯物主义的方法论，就是唯物辩证法，其总特征是用普遍联系和永恒发展的观点来研究物质运动的内在规律，包括量变与质变的规律、对立与统一的规律、否定之否定的规律。

对小学生进行辩证唯物主义观点的启蒙教育，是《小学德育纲要》规定的小学德育的主要内容之一。

首先，培养学生联系地看问题。这主要是使学生知道事物都不是孤立存在的，而是与其他事物相互联系着的。因此在观察问题时要考虑到与这些问题有关的方面，注意事物间的联系，以便使他们的认识更全面，更正确。例如在小学课本中，有《我要的是葫芦》一课，可以教给小学生要联系地观察事物。通过学习了解，虫——叶——开花——果实（葫芦）的过程，从而知道虫和葫芦的联系。如《要下雨了》、《蛇与庄稼》等体现了事物之间相互联系的观点；《画鸡蛋》等体现了事物的发展都是从量变到质变的过程；《揠苗助长》则从反面说明了尊重客观规律的重要性；又如，数学题：半块砖的质量是1千克，求一块砖的质量是多少？从这道题可以培养学生部分与整体的联系。像这些都可以在其他科目和一些问题中渗透辩证唯物主义观点，最终使他们知道万事万物都是相互联系的。当他们做事情时，自己能分析出这件事情与哪些方面有关，从而避免坏的因素，使自己做的事情向好的方向发展。

其次，培养学生全面地看问题。全面地看问题是指从事物矛盾发展的各个方面看问题，既要看到它的正面也要看到它的反面；既要看到过去也要看到将来发展的方向。我们观察一切事物，处理一切问题都必须力求全面了解和把握事物的各个方面，不能单方面地看问题，否则不能反映客体的真实面貌。在生活中，片面性是常有的。如：在评价别人时，说好就什么都好，说坏就一无是处。在评价工作时，讲成绩就看不到缺点，讲缺点就没有成绩。引导学生学会看问题要坚持全面性，反对片面性。如《坐井观天》、《揠苗助长》等；认识事物要透过现象看到本质，学会具体问题，具体分析。如《守株待兔》、《小马过河》、《骆驼和羊》等。《盲人摸象》、《坐井观天》等一些课文和数学题中，应该对学生进行全面地看问题的教育，盲人和青蛙们看待问题都是片面的，当然得出结论也就是错误的，在教学过程中应该让学生明白片面性的错误，再进行延伸，使他们看待事物时要看到合理的一面，也要看到不合理的一面，观察问题时要多分析、多了解，要听多数人的意见，也要听少数人的意见，特别注意听和自己观点不同的意见。

最后，培养学生发展地看问题。"发展是事物运动的过程中前进的变化"。一切事物都是运动、变化、发展的，因此，我们看问题也要用变化、发展的观点，无论是对别人、对自己、对事物，都要用发展的观点去看待，这样才能符合不断变化发展的客观实际，才能得到正确的结论，找到解决问题的正确办法，否则就会产生错误的认识。办事情就要碰钉子，这一点在思想品德教育中有重要的作用。在教学过程中，要培养学生用发展的观点看问题。用发展的观点看别人，对犯过错误的学生除了教师要耐心地教育以外，还要求其余学生用发展的观点看待他，相信他能变好，这样使学生明白不能一棒子把别人打死。用发展的观点看自己，应当使学生明白，人作为生物体是发展的，自己从小到大总是发展的，从低年级到高年级是发展的。让学生明白在良好的教育下，自己思想观念是发展的，这样对品行不好的学生也能起到转化作用。用发展的观点看事物，就要让学生明白自然界是发展的，社会是发展的，从原始社会发展到社会主义社会，是不断前进发展的。所有这些，都要求学生要用发展的观点看事情。

在中学物理课中，运动与静止的转变，光学元件成像虚与实的变化，折射现象变化为全反射等，无不包含着量变引起质变的观点：事物的变化首先表现为数量的变化，当数量变化到一定程度（临界点）时，就会产生飞跃，引起事物质的变化；牛顿第二定律、周运动、光的波粒二象性学说等物理现象、物理理论中都充满着对立与统一的观点，人类历史上关于力和运动的关系、光的本性、物质结构等认识过程中，始终充满着否定与否定的哲学原理，通过这些内容的教学，使学生受到唯物辩证法的熏陶和训练，逐步养成辩证的观点，承认科学理论的相对性，体会到人类认识的局限性和认识过程的无穷性，树立为科学而不断探索的观点，承认具体的真理是相对的，都适用的条件和成立的范围，都是可以突破的，树立用全面的、发展的眼光看待问题的观点。

我国现存最早、比较全面系统阐述中医学理论体现的古典医学巨著《黄帝内经》，其基本观点就是唯物辩证法的观点。如它的整体观念，主要包括两个方面：一是人体是一个有机整体。人体结构的各个部分都不是孤立的。诸如脏、腑、皮、肉、筋、骨、脉等形体组织，以及口、鼻、舌、目等五官，通过经络都能互相联系起来，成为不可分割的一个有机整体。二是十分重视人与自然环境之间的整体联系，由此提出了“人与天地相应”的著名论断。又如它的阴阳平衡观点，运用阴阳对立统一法则来阐述宇宙内万事万物发展变化的规律，是古代哲学体系中的一个重要组成部分，也是《内经》理论的一个基本观点。它明确指出人体本身就是阴阳的对立统一，也即人的生命活动过程，就是人体阴阳对立统一在矛盾运动过程中不断取得平衡的过程。再如它的邪正斗争观点是矛盾斗争性原理的具体运用。《内经》认为，疾病的过程就是正与邪互相斗争的过程。不论何种疾病，在其发生发展过程中，尽管有千变万化的临床表现，但总不外乎邪正斗争的形式，强调邪正斗争的胜负，对疾病的发生和转归起着决定的作用。

第三，辩证唯物主义的认识观点。辩证唯物主义的认识论主要研究认识与实践的关系，毛泽东同志指出：“人的正确思想，只能从社会实践中来，只能从社会的生产斗争、阶级斗争和科学实验这三项实践中来。”反过来说，人们从实践中总结出来的理论（真理）正确与否，也只能由实践来检验。各学科中，任何一条规律，一个理论假说，一个理论模型，都来源于科学家进行的（直接或间接）精密的或理想的科学实验，并要接受实验检验其正确与否。教师在教学中，应尽量按照实验——理论——实验的顺序来讲授知识，组织教学活动，精心设计演示实验和组织学生实验，通过观察、测量、分析、综合、概括的思维过程总结规律，阐述概念，展示现象，揭露本质，体现科学方法，有利于培养学生辩证唯物主义的认识观。

在教学中进行辩证唯物主义教育，可以使学生树立辩证唯物主义精神。辩证唯物主义的精神是科学精神。教学中，主要培养学生实事求是，不断求知的科学精神，不盲从潮流，不迷信权威老师，勇于探索，不断创新。

(3) 在教学中进行思想品质教育。

一个人的成功不仅取决于智力发展水平的高低，且决定于思想品质的优劣，所以教师在教学中要注意培养学生良好的思想品质，就某种意义上讲，这比传授知识更重要。

第一，个性教育。每门学科都是体系严谨、结构紧密、科学性强的学科。学生在学习中要受到良好的科学素养的训练。在实验课中，要注意培养学生严格操作，认真实验、严谨求实的态度和创造性思维品质，树立爱护仪器的责任心和团结协作的优良品德，形成诚实和正直的个性品质。

第二，人生观教育。在教学过程中，结合教学内容介绍科学家的生平和献身科学的事例，能帮助学生树立科学的人生观。比如向学生介绍钱学森为报效祖国，舍弃国外优厚的工作和生活条件，冲破重重阻力回到祖国毕生致力于中国的科技事业的感人事迹；介绍邓稼先回国从事国防科研的事迹。邓稼先回国后，为了保密的需要，几十年销声匿迹，虽然他的贡献极大，但以前却很少有人知道，直到 1961 年原子弹爆炸成功，1967 年氢弹爆炸成功。科学家们这种献身科学，不求名利的思想境界，对学生正确认识人生的意义，端正对人生的态度，正确处理个人与集体、人与社会的关系，把自己的理想抱负同祖国的前途、民族的命运紧密联系在一起，起到了十分重要的引导作用。再如在语文教学中，针对那些反映英雄人物、杰出人物的文章要着力渲染，能对学生起到榜样、凝聚和导向作用；在历史课中，深入挖掘历史人物，历史事件的精神内涵，用感染力去影响中小学生的精神世界。

第三，个人意志的教育。科学需要有耐心和坚韧意志，不能遇到困难就退避。想学好各门学科，没有一种拼搏向上的精神是不行的。如法拉第刻苦自学，经过了十多年研究才发现了磁生电现象；焦耳在极困难的条件，经过 40 年 400 次的实验研究，得出了热功当量的数据；哥白尼以无畏神学的气概提出“日心说”，热烈赞扬哥白尼学说的布鲁诺却被教廷烧死在罗马广场；物理学家伽利略因勇敢地宣传哥白尼学说，先后两次遭到宗教裁判所受审，被迫当众跪地表示“公开放弃、诅咒和痛恨地动说的错误和异端”，最后被判处终身监禁。人们往往大谈牛顿才华横溢，可他在剑桥求学时，却是个领取助学金的学生而不被同等看特。牛顿从最初萌发万有引力的思想到最终发表研究成果，历时 20 年之久。牛顿功成名就之后，却极为谦逊地认为那只是他站在巨人的肩上。我国明代伟大医药学家李时珍，著《本草纲目》，参阅古书八百多种，访问名医宿儒；搜求民间验方，向药农、农民、樵夫、渔民虚心请教，穷搜博采；远涉深山旷野，有一日遇二十七险之称，足迹踏遍湖南、江西、安徽、江苏、广东等地，行程上万里。历时近 30 年，书成时他已是 61 岁的老人了。这部辉煌巨著，总结了 16 世纪以前我国医药学的丰富经验，对医药学的发展做出了巨大的贡献，给后人留下了一份宝贵的遗产。它出版不久即传到国外，后来陆续被译成日、朝、拉丁、英、法、德、俄等多种文字版本。李时珍的卓越功绩，受到世界人民的崇敬。他的一丝不苟的治学精神，实事求是的科学态度和勇于献身的崇高品德，都给后人做出了光辉的榜样。他与哥白尼、伽利略、达尔文等人一样，被列为世界上对人类最有贡献的科学家之一。至于现代科学的兴起更是如此。无论是 x 射线、电子、放射性的发现，还是量子理论的产生和发展、相对论的建立，皆是科学家们用心血和汗水浇铸的成果。

居里夫人经过多年努力在简陋的实验实里发现了放射性元素。相对论的创立者爱因斯坦不平凡的科学生涯不仅表现了他那“汗水加灵感”的治学精神，更重要的是他还具有敢于冲破旧理论的束缚和大胆创新精神，敢于面对反对派而坚持的精神。讲述这些科学家们的坎坷经历，教育学生对科学有一个明确的目的并怀有充分的信心和坚强的意志，端正学习态度，提高学习热情，公正客观地对待自己的学习成绩，使他们始终保持浓厚的学习兴趣。

总之，教育不但要教好书，更重要的是育好人。作为一名教师，其任务不仅仅是教好专业课，应该同时是一个好的德育教师。教师可以充分利用各学科教材中蕴含着的思想内容，使学生潜移默化地受到品德教育。因此教师不但要把教材作为科学内容来研究，而且要善于把教材作为教育内容来处理。要根据教材的实际内容，深挖蕴含的德育素材，使德育素材有机地输入到教学的各个环节，把德育渗透在知识传授之中。这就要求教师必须正确认识德育与各学科教学的关系，认真钻研与教材有关的各学科发展史、哲学、科学教学法等知识，结合具体实际，按照马克思主义方向性、知行统一等教学原则，精心设计课堂教学程序不断改进教学方法，使德育渗透在各学科教学之中，全面提高学生的综合素质，使他们成为社会主义事业的接班人。

4. 改进德育评估体系

德育的内容及其广泛，是一项长期而艰巨的教育工程，这就决定了德育评价也非一两场思想品德考试所能完成，更非一两百字的操行评语所能概括的。多年来，学生的思想道德类课程的成绩、学生的思想道德方面的表现和学生的综合素质的评定三者并没有形成一个科学的评估体系。学生思想道德考核评价方式单一，缺乏多元考核和评价体系。思想道德类课程取得好的成绩，并不能反映学生的思想道德水准，理论和实践脱离的问题一直没有得到合理的解决。德育评价只有朝着科学化和民主化的方向发展，才能充分发挥其在学校工作和学生成长中的导向、动力和保障作用。科学的德育评价体系应该主要包括以下几个方面的内容：

（1）评价指导思想。

以马列主义、毛泽东思想、邓小平理论、“三个代表”重要思想和科学发展观为指导。

（2）评价依据。

国家相关的方针、政策、法律、法规、条例和规范。

（3）评价基本原则：以人为本。

学校德育评价的对象是学生，学生是活生生的人，因此，评价的出发点、评价体系构建的基本原则应是“以人为本”。评价者首先要正确认识人，认识人的本质，认识人应该有做普通人的权利，评价者应以平常的心态去倾听学生的声音。平庸与缺点是人之常态。在学生成长的过程中要允许犯错误，允许改正错误。人往往是在不断吸取经验教训，不断改正缺点错误的过程中成长的，德育评价的前提就是要符合人的发展规律，尊重人的发展规律。十全十美的学生在现实生活中不可能出现，再好的学生也都存在这样或那样的缺点、不足，尤其是当学生应该达到某种目标而尚未达到时，更应冷静、理智地帮助学生分析原因，找出对策。激励其继续努力。教师应该克服恨铁不成钢式的急躁，避免暴风骤雨般的训斥。须知德育是无声的滋润，是慢慢地渗透，是熏熏的感化。德育评价应不急不躁、不温不火，积极引导学生健康成长，向教育终极目标发展。

（4）评价目标：“新三好生”。

“新三好生”指的是“好学生、好孩子、好公民”。即在学校做个主动学习，全面发展的好学生；在家里做个勤俭自强、孝敬长辈的好孩子；在社会做个诚实守信、道德规范的好公民。首先。在学校是一名好学生：学习目的明确、态度端正、积极进取、奋发向上、尊师爱生、团结同学、关心集体、助人为乐、心理健康、勤俭节约、全面发展、学有特长、能够模范遵守学生守则和学生日常行为规范，具有良好的道德品质和文明行为习惯，操行评定优秀、学习成绩优秀、体育成绩合格；其次，在家里是一名好孩子：孝敬父母、生活自理、和睦邻里、尊老爱幼、勤俭节约、热心公益、遵守秩序、做文明社区的小主人、父母省心、邻里称赞；最后，在社会上是一名好少年：热爱社会主义祖国、拥护中国共产党领导、道德品质优良、遵纪守法、文明礼貌、诚实守信、爱护公物、讲究公德、保护环境、助人为乐、伸张正义、积极参加有益活动。

"新三好生"评选体系以促进学生发展为根本目的，引导学生进行自身的纵向对比，尊重学生自我发展的特点。同时，"新三好生"评价体系的构建与实施，旨在建立一种符合学生心理发展需求的学校与家庭及社区的协作关系。"在家里做个好孩子"、"在社会做个好少年"，需要学生在参与、体验、争创过程中主动与父母交流。同时，学校教育评价与家庭教育紧密结合在一起，对孩子的关注和培养不再是学校单方面教育与培养，而是一个多层面的群体，是学校、教师、学生、家长共同构建的一个高效，具有亲和力的教育评价平台，从而促进学生健康快乐地成长，实现学生的全面发展。良好的人文环境，善于启发和诱导，有节制、有分寸，满足孩子的正当需要。对不合理的做法和要求，决不姑息迁就，使孩子在耳濡目染中，不断规范和调整自己的行为，从而让孩子在成长中逐渐养成良好的习惯。习惯培养是个长期过程，一个好习惯的养成，往往需要漫长的时间。而且，由于人们往往具有惯性，在一段时间的训练之后，如果稍加放松，孩子就会出现反复。所以，在对孩子进行培养时，要有耐心，反复督促，不能放松。

(5) 评价主体：多样并互动。

强调改变单一评价主体的现状，提倡自评、他评、互评相互结合，评价实施主体应该有四个，分别是教师、家长、学生和学生身边的同学，根据实施主体不同。相应的评价指标体系也会有所区别，并使评价本身成为一种独特的德育过程。

(6) 评价内容：多元化。

社会的发展日益呈现出多元化的趋向，不同文化价值观的冲击，使德育面临的问题更为突出，传统的道德体系受到了前所未有的挑战。为应对这些变化，学校德育评价必须承认社会价值的多元化，其评价内容也必须努力实现多元化。即既要容纳不同的价值取向，又要寻找共享的价值取向。寻求对抗向对话转变的途径，提高学生的对话意识，如可通过保护自然，保护环境，注意群体的长远利益，强调个体的社会责任，相互合作，社会关怀，同情弱者等活动，培养学生的人文主义精神，从而求得共性与个性的统一。坚持评价内容的多元化，关键是在实践过程中坚持非对称性。学生的独立的愿望与责任感两者是不相对称的，他们追求独立，尝试新经验和摈弃一切清规戒律，然而，人们在忧虑之余，总能发现学生可贵的坦率、诚实、正义感和创新要求，这是多元化背景下学生道德的共性。德育评价多元化要求教育者要学会宽容，宽容每一个学生，因为“社会中最危险的是学校中的孤独”，它是教育工作者热爱每个学生的情感基础。多元化的社会价值观念下重要的是如何合作的问题，要从小培养学生宽容和共赢的道德理念，这样培养出来的学生才能适应未来社会的道德要求。

(7）评价方式：多样性。

学校应建立理论考查与操行考查相结合、自我评价与外部评价相结合、定性分析和定量分析相结合、过程考核与最终考核相结合的多维学生思想道德评价体系。

“定性”和“定量”，在德育过程的不同阶段、不同对象和不同任务目标中具有不同的功能，二者不能互相替代，对学生日常行为规范训练、养成教育，可以量化，而具体思想问题的解决，个性心理的指导，世界观、人生观和价值观的培养就只能采取“润物细无声”的“潜移默化”的办法，才有较好的效果。“定性”与“定量”应结合实际灵活运用。并提倡多用开放式的质性评价方法，如行为观察、成长记录等。要准确、中肯地评价一个人，是件很难的事。要对一个班级几十个学生进行准确、中肯的评价，则更是难上加难。不同的学生具有不同的个性、心理，具有不同的爱好、特长，具有不同的文化知识，具有不同的家庭、社会背景等。即使同一个学生在不同的时期、不同的场景，其个性心理、思想品德也有所变化、有所不同。对这些千差万别的各个方面，不能用一种评价方法，应该从不同角度、不同侧面、不同阶段，以不同方式、方法等进行立体的全方位的评价。只有这样的评价，才是全面、客观、公正的评价，否则，就会一叶障目，有失公允。德育评价方法不要公式化、定期化。不一定非得等到“一定时期”才加以总评，可采用单独交谈、网络交谈的形式进行评价，可以以班会、讨论会、团组织生活会等多种形式进行评价。学生的道德实践，如参加志愿者活动、社会公益活动、社会实践活动的表现，从某一角度或某一方面具体地再现学生的思想品德，都应成为评价学生思想道德综合素质的重要方面，力求客观、准确地反映学生在多大程度上能把知转化为行，并做到知行统一。这可具体细化到：如一次大额的捐款，或一次救人，或一次拾金不昧等，刮风下雨时的关上窗户玻璃，熄掉长明灯，关上长流水，打扫卫生等。这些鲜活的生活细节，折射出学生心灵的美好、思想的纯朴、品德的高尚。所以我们教师应该平时和学生多接触，注意观察、收集材料。评价也不一定局限于“书面评价”，可将口头评价与书面评价结合起来。就德育评价的方法而言，鼓励为主，少用或慎用批评，但不能忽视或抛弃批评；就表达方式而言，避免正襟危坐式的“冷面孔”，应以温和的态度、平和的口气，体现一种人文关怀，写出“温馨式”的评语，以吸引和感化学生；就文体的运用而言，评语自然是应用文，但在写作中可写成为一篇小散文，一篇小议论文，或一首小诗等，使评语丰富多彩。

此外，新的评价理念还强调“立足过程，促进发展”，将形成性评价和终结性评价结合起来，重视对道德行为动机的评价。既要关注学生学习的结果，更要关注其在学习过程中的变化和发展。

5. 积极改善教育环境，强化隐性教育

（1）构建和谐文明校园，发挥环境育人的功能。

校园环境是隐性教育的重要组成部分。优美的校园环境是现代文明的标志，是陶冶学生身心、开展创新教育的基础。学校要强化校园环境的教育功能，就要认真设计构思校园的环境，通过校园环境物化形态表现主观的教育意图，从而对教育对象发挥有效的影响。如校园的绿化、美化、净化，给学生以美的享受，更让学生在优美的环境中，感受美的气氛，接受美的熏陶，引导美的行为，起到环境育人的作用。还有校园内科学家们的雕像、教学楼教室走廊布置的著名科学家的画像、师生们的美术作品、英语会话角，这些环境建设，对学生良好学习习惯的养成、品德行为的形成都能产生积极的潜移默化的影响。

（2）加强校园文化建设。

校园文化活动具有育人、导向、娱乐功能，是加强和改进学生思想政治教育的重要渠道。要按照建设先进文化的要求，注重校园文化的育人功能，大力推进校园文化建设。在建设校园文化的过程中，始终坚持马克思主义的指导思想和建设社会主义核心价值体系的要求，把中国特色社会主义特点、时代特征和学校特色有机结合，大力加强校风、教风和学风建设，为学生的成才创造优良的文化氛围和育人环境。

第一，学校要积极开展与组织各类演讲赛、辩论赛、校园文化日、主题活动、文艺演出、体育竞赛及各种庆典活动等，使学生由被动接受变为主动学习，通过多样化、兴趣化使学生在活动中自我学习，自我教育，彻底改变过去思想政治教育空洞无味的状况，让学生在潜移默化中受到教育和熏陶。

第二，充分挖掘学生社团的德育功能。学生社团是由学校有关部门审批同意，由学生依据兴趣爱好自愿组成，以培养学生综合素质为宗旨，以自主开展活动为形式的学生群体组织。这种群体组织是校园文化和校园特色的重要体现，在校园建设中扮演着十分重要的角色，是校园文化建设的一项重要内容。

少先队作为广大少年儿童的群众组织，在孩子的成长中发挥着不可替代的积极作用。少先队的社团文化作为少先队文化的载体，丰富了少年儿童的生活，培养了他们的兴趣爱好，扩大了他们的求知领域，在少先队文化建设中发挥健康向上、正面引导的作用。中共中央、国务院在《关于进一步加强和改进大学生思想政治教育的意见》中指出，“要依托班级、社团等组织形式，开展大学生思想政治教育”，这给学校的共青团工作指明了方向，就是要加强学校社团的建设和管理，充分挖掘学校社团的德育功能。要充分挖掘学校社团的德育功能，就要坚持重视德育、寓教于乐的社团建设和管理方法。即社团不仅要重视理论学习，不定期开展各类讲座和学习会，而且要力求把理论与实践结合起来，深入社区建立社会实践基地，开展学雷锋、电脑辅导、英语辅导等公益活动。

例如，近几年来，武汉理工大学学生学马列协会成为该校规模最大、影响最广的学生社团。这对于在新形势下推进中国特色社会主义理论“三进”工作，帮助学生形成科学的世界观、人生观和价值观发挥了积极作用。

学生学马列协会是学生自己的社团，坚持自愿参加原则，变“要我学”为“我要学”。该校党委、各学院党总支把学生学马列活动作为思想政治教育和党的建设的一项重要内容，积极为学生创造学习条件，并对学习活动进行了深入细致的具体指导。学马列协会已形成了自己传统的全校性四项特色活动，即“大学生综合素质大赛”、“一二·九演讲比赛”、“砥柱杯辩论赛”、“大学生心理大观园”。还坚持把开展活动与形势与政策教育结合起来，根据国内外政治、经济形势的发展和学校的形势政策教育重点，有计划地配合开展学习和宣传活动。还配合学生工作部组织开展大学“三下乡”社会实践活动。目前，该校共有学生学马列小组126个，学生学马列分会10个，有4100余名学生参加，占在校学生人数的40%，占全校向党组织递交了入党申请书学生总人数的55%。而且，通过学习马列主义理论，全校学生思想政治觉悟普遍提高，助人为乐、舍己教人的先进集体、先进个也不断涌现。如人文学院9607021班37名学生中33名学生为学马列协会会员他们把“立志先立德，成才先成人”作为自己的座右铭。他们还经常拿出自己节余的生活费来帮助中华绿荫儿童村抚养孤儿。积极参加社会公益活动，如义务植树、家教、义务法律咨询等。这个班 1998 ~ 1999 年度被教育部、团中央授“全国先进班集体”光荣称号。

第三，有效利用网络技术进行思想政治教育。不言而喻，21 世纪是网络的世纪，谁能把握住网络的主动权，谁就占据了阵地、赢得了先机。思想政治教育要适应信息时代发展的要求，有效地利用网络技术来实现育人的目的，突破传统思维模式和工作方式的束缚，对工作的观念、内容、方式和途径进行全面的改革，主动占领网络思想政治教育的新阵地。一方面，由于网络的运用带给我们的不仅是技术手段的更新，更是一种思维方式、价值观念、生活方式的变化，我们要充分认识网络对学校思想政治教育的价值。另一方面，我们也要认识到网络是一把双刃剑，对学生既有积极作用，也有消极影响；既为学生思想政治教育工作提供了有利条件，也对工作提出了更高的要求，对网络带给青少年学生思想政治教育的影响要有正确的定位，不能夸其作用，也不可小视其带来的冲击。要认识到网络背后的现实情况，而不能仅仅停留于网络表面做工作。网络是现实的反应，要通过现实的思想政治教育和各种形式的教育活动去引导、影响和反作用于网络环境，同时又要通过网络了解青少年学生的想法动态，利用网络的特点和优势，增强正面宣传的影响力，更好地影响学生的思想，指导他们的现实行动。

一是要充分发挥网络的正面教育作用。利用网络进行思想政治教育具有空前的自由度和极强的渗透性，所以我们要主动占领网络思想政治教育的新阵地。通过建立学生喜闻乐见的网站，及时开通思想政治教育网络，设立网上党课、时事之窗、电子信箱等，搭建思想政治教育网络平台，为学生提供正确的信息导向。利用校园网络开辟丰富多彩的思想政治教育专栏对学生进行教育和引导，通过运用网络使思想政治教育活动生动活泼、扎实有效，促进学生实现自主教育。针对学生思想尚未成熟，识别能力差，容易受误导的情况，学校应加强网络的思想政治教育、更新观念，积极探索建立适应网络时代的德育新模式，有效地发挥网络的作用，优化网络环境，利用网络开展丰富多彩的德育活动，提高学生的判断力和自控力。教师要能主动地在网上获取信息，利用信息，并指导学生充分利用有益信息，抵制有害信息，尤其是信息技术教师要利用上课的机会，让学生学会信息选择、信息判断，加强对学生的教育引导。通过对生活、对人的生命意义的理解和学习，增强自我约束、自我保护能力；通过开辟主题聊天室、现身说法等形式，让学生深刻了解沉溺网络和在不健康网吧上网的危害，增强学生的自律意识；教育学生不沉浸于网上聊天、游戏等虚拟世界，不浏览、制作、传播不健康信息；教育学生自觉遵守互联网道德规范，自觉抵制不良网络信息的侵蚀。

二是要建设好学校的德育网络平台。很多教育家都认为，学校这块教育阵地，你不去占领别人就会占领。在网络时代，无疑要建设好学校的德育网络平台，主动地占领网络教育这一阵地。首先，教育网站应该开辟更多更好的学生德育网站和网页，增加一些既有思想性又有趣味性的题目、内容，要开展未成年人健康上网、文明上网为内容的“绿网工程”；其次，学校要加大投入，建设好校园网，建立学校德育网页，丰富德育内容，整合现代教育网络资源，用正确、积极、健康的社会主义思想文化主动占领网络阵地，坚持传播正确、健康的信息，注重以生动形象的形式吸引学生，为学生创设进步、文明、健康、高尚的网络氛围，以满足他们正常的精神需求。青少年学生由于辨别能力不强，自控力较差，又有着强烈的好奇心和模仿欲，最容易受到网络的影响。因此，加强针对青少年学生的网络伦理道德建设迫在眉睫，这是网络时代青少年学生德育工作的一项新任务、新课题。在“网德”教育实践中，要用正确的人生观、价值观引导学生理性处理网上的各种行为和利益关系，提高分辨是非的能力和道德自律能力，努力给青少年学生构建一道思想上的“防火墙”。同时还要强化青少年学生的网上道德责任感，使他们能够树立正确的上网观念，文明上网，自觉抵制网络的不良影响。如江苏省南京市北京东路小学六一中队的同学们，在2009年2月24日

“抵制网上低俗之风”主题班会上，面向全校同学们发出了这样的倡议：“网络魅力大，神奇不可言。低俗不要碰，黄页不入眼。求知是目的，游戏莫贪玩。上网要节制，健康是本钱。”这也是他们给自己定下的健康上网文明公约。

三是要建设合格的思想政治教育工作队伍。现在网络已和广大青少年学生的学习与生活密切联系在一起，要想摸清他们的思想脉搏和兴奋点，思想政治教育工作者必须掌握信息网络的知识和技术，通过网络有针对性地进行教育与指导。为此，必须加强对学生思想政治教育工作者的培训，使他们具备较强的信息意识、信息能力和良好的信息道德，普及并提高网络技术，努力建设一支既具有较高的政治理论水平，熟悉思想政治工作，又了解网络文化特点，能比较有效地掌握网络技术，在网上进行思想政治教育工作的队伍，使他们能够利用网络及时进行收集、处理和传递信息，掌握对信息的筛选、鉴别和使用的技巧和能力，使他们能与青少年学生进行网上交流，倾听他们的心声和热点问题，帮助他们树立正确的理想信念和培养良好的道德情操。

四是要加强对互联网的监控与管理。传播学“守门人理论”认为：信息的输出要经过特殊的过滤。但网络自由传播和难以设防的特点大大弱化了守门人这一功能。这就要求思想政治教育发挥自身的优势，加强网络监控，帮助青少年学生增强自身的免疫力。首先是监控学生的网上行为，特别是网上游戏、聊天、论坛、留言簿等栏目，及时发现存在的各种问题进行有针对性的教育、解释、说服，做到防患于未然。其次是采用可靠的网络安全措施。在条件允许的情况下，实行“校园网”和外网的隔离，避免不良信息随意出入校园网。除了采用这些技术手段加强，信息管制外，最根本的还是要加大青少年学生思想政治教育在网上的信息流量和信息质量，营造浓厚的正面宣传氛围，形成强有力的正确舆论态势，对学生的思想形成一种大趋势、主旋律的引导，并对网上有害信息的冲击进行坚决的驳斥和回击。

五是要做好网络教育与家庭教育的结合。随着网络走进家庭，家庭教育也要随之走进网络。为了青少年健康文明安全地上网，就需要让网络道德和网络安全教育也走进家庭。父母应该跟上时代的潮流，勇敢地面对网络带给学生的种种问题，通过控制网络，从而摆脱网络的“束缚”。家长与其担心孩子受网络控制，不如教会孩子如何使用和控制网络，这才是顺应时代发展潮流的明智之举。家长要引导孩子健康上网，应该坚持正确教育原则，疏导和管制相结合，做好亲子沟通。父母也要开展网络学习，以提高自身网络素养，便于采取有效教育策略，应对网络带给学生的不良影响，如针对孩子浏览黄色网站的行为，家长应该耐心对其说服教育，跟孩子讲明道理，指出色情信息对他的身心健康有害，并引导他到健康的性教育网站去学习性知识。父母应尽量陪孩子一起上网，并对孩子上网的内容和时间作相应的规定，利用 IE 浏览器上的“安全系统”或“分级系统”来设置计算机安全级别，帮助子女控制上网看到的内容。这样才有利于学生利用有效的时间从网上获取有益信息。

总之，我们要大力开展隐性教育，采取各种隐性方式来传递正确的思想道德观，以达到思想政治教育的目的，促进学生全面协调发展。

第七章

大众传媒与推动马克思主义大众化

无论何种社会思潮，都必须通过一定的渠道传播。大众传媒是思想文化传播的重要载体，是传播社会主流意识形态的有效工具和途径。马克思主义要深入人心，离不开大众传媒这个途径。大众传媒是指面向大众传递信息的工具，包括报纸、杂志、书籍等印刷媒介和广播、电视、电影录像以及当今兴起的计算机网络通讯卫星等电子媒介。当前，社会思想文化活跃，大众传媒发展迅速，各种论坛、讲座、报告不胜枚举。我们要适应社会发展的趋势，加强建设，更好地满足人民群众日日增长的文化需要；同时又绝不能放任自流，不能给错误的、不健康的思想提供传播渠道，必须依法加强管理，规范、引导其健康发展，使大众传媒成为宣传科学理论、弘扬社会正气、传播先进文化的有效载体。可见，大众传媒是我党推进马克思主义大众化的重要的甚至是主要的社会阵地。

一、大众传媒与推动马克思主义大众化的关系

1. 推动马克思主义大众化是大众传媒的重要使命

“开展中国特色社会主义理论体系宣传普及活动，推动当代中国马克思主义大众化”，是党的十七大对新闻工作者在新时期提出的新课题、新任务。如何让理论宣传更贴近人民群众，能否在信息化、全球化条件下顺利推动这一重大而艰巨的理论大众化战略，关系到能否增强社

会主义意识形态的吸引力和感染力，关系到能否切实把社会主义核心价值体系转化为人民的自觉价值追求。大众传媒作为党、政府和人民的喉舌，毫无疑问应当在中国特色社会主义理论体系宣传普及活动中发挥自己应有的功能，承担自己应承担的义务，以神圣的历史使命和高度的社会责任感为推动当代中国马克思主义大众化做出自己应有的贡献。

我国的传媒与马克思主义的大众化密不可分。辛亥革命后，传媒对国际共产主义运动、马克思及其学说进行了初步介绍；“五四”运动时期，为满足中国工人阶级迅速发展壮大迫切需要学习先进文化和掌握革命理论的需要，《时事新闻》、《新青年》、《每周评论》等传媒发表了大量宣传和介绍马克思主义的文章，马克思主义随传播媒介传遍大江南北，五湖四海；中共建党时期，《共产党宣言》、《马克思资本论入门》等的出版，《新青年》等对马克思主义进行的公开宣传及与反马克思主义的公开论战，使马克思主义在中国工人阶级中的影响更加扩大，成为中国共产党的指导思想。从此，宣传马克思主义就成为中国传媒的重要历史使命。中国革命和建设的胜利，与传媒对马列主义、毛泽东思想、邓小平理论、“三个代表”重要思想、科学发展观等马克思主义理论的宣传紧密不可分。重视理论宣传和理论指导是我国传媒的一个显著特点，可以说，党的理论创新每推进一步，新闻传媒的理论宣传普及就跟进一步。

借助传媒推销国家的主流意识形态，早已为世界各国高度重视。1985 年 7 月英国首相撒切尔夫人在一次谈话中说得很明确：“新闻机构成员要把占统治地位的意识形态的需求放在优先考虑的地位，而不是把职业的需求放在首位；广播电台和电视台的记者进行工作，就是直接参与国家的政治活动和意识形态活动。”而美国早在 1922 年就出版了论述传媒与社会成员政治社会化相互关系的著作。这些著作指出，大众传媒对公民政治行为的影响，可以概括为五个阶段：充实政治知识；培养政治兴趣；形成或改变政治态度；巩固政治信念；参与政治活动。可见，英美等国很早就懂得利用传媒、掌控传媒传播政府所倡导的核心价值理念，以期使民众形成或改变政治态度，拥有政府所期待的政治信念。

2. 推动当代中国马克思主义大众化是新闻传媒健康发展、增强自身核心竞争力的内在要求

新闻传媒要健康发展，必须坚持正确的指导思想。中国特色社会主义理论体系，是马克思主义中国化最新成果，是新闻传媒必须坚持的指导思想。推动中国特色社会主义理论体系的宣传普及，就是在确保新闻传媒的正确舆论导向。就核心竞争力而言，在信息泛滥、注意力稀缺的生态环境下，新闻传媒的竞争在于谁能够成为公共资讯以及公共话语高质量的分享平台，归根结底就是媒体对于终端的影响力，也就是能否有效传播。受众是传媒的服务对象，人民群众是我国传媒的主人，满足受众需要是传媒的分内之事。在坚持正确导向的前提下，根据人民群众精神文化需求做好理论宣传普及，才能实现科学理论的有效传播。新闻传媒只有真心实意地把理论的普及作为自己的责任和义务，才能更突出地体现其独特的价值，体现其竞争力。

二、大众传媒在推动马克思主义大众化中的积极作用

大众传媒通过其特有的功能与优势，在推动马克思主义大众化的进程中，发挥着不可替代的重要作用。大众传媒的功能，是指它所具有的能够满足社会与公众需要的有利作用和效能。大众传媒具有信息传播、舆论导向、文化传承、道德养成等多方面的功能。

1. 大众传媒在推动马克思主义大众化实现中的信息传播功能

信息传播是传媒的基本功能，人们之所以需要传播事业，最主要的目的是为了从中获取各种与自己利益相关的信息，其他功能是在这一基本功能的基础上发展起来的。在古代，由于科学技术不发达，没有电视、报纸、网络等媒体，那时的人们传递信息的方式主要有：口语、体语、文字、书籍、烽火、鸽子、人（如马拉松的来历）、马（驿站）、画等种种方式。千百年来，古今中外的人们一直在追求信息传递的准确

与快捷。随着科学技术的不断发展，信息传递的速度越来越快，准确度越来越高，方式和手段也越来越多。现代传媒的种类有：报纸、电视、书籍、杂志、互联网、电影、广告、手机、电话、传真、可视电话、广播、短信、CD 等等。现代大众传媒依托现代信息技术能够最大限度地超越时间和空间的限制，汇集来自世界各地的信息，大大提高了信息传递的速度、容量和范围，实现了信息在社会生活各个领域的四通八达，日益显示出文化传递、沟通、共享的强大功能，已成为文化传播的主要手段。传媒就像空气一样无所不入、无处不在。今天的人很难想象，离开了大众传媒，自己的生活将是什么状态。

大众传媒通过传递和普及政治信息，可以影响人们政治认知、政治情感和政治态度的形成、传播、发行和趋同政治文化。当今社会，因为世界政治多元化、经济全球化，国内的经济成分、组织形式、分配方式、择业方式、生活方式等的多样化，各种思想文化相互激荡，各种信息鱼龙混杂，人民群众十分需要用通俗的科学理论和正确生动的舆论信息来武装头脑，指导实践。大众传媒作为国家信息资源的使用者，有义务为社会选择并传递先进文化，传播马克思主义的科学真理和社会主义核心价值体系。毛泽东指出："报纸的作用和力量，就在它能使党的纲领路线，方针政策，工作任务和工作方法，最迅速最广泛地同群众见面。"[2]大众传媒能够对马克思主义的科学理论文化信息，按媒体本身的特性和功能转换成人民群众喜闻乐见的信息，通过对理论本身的宣传（包括理论产生的背景、历史地位和历史意义、理论的逻辑结构和体系、理论本身的内容等），党的纲领路线、方针政策、工作任务和工作方法的宣传，在科学理论指导下人民群众实践活动的宣传，满足人民群众的理论信息需求，推动马克思主义大众化的实现。

2. 大众传媒在推动马克思主义大众化实现中的舆论导向功能

从意识形态上看，大众传媒作为社会舆论的最大集散地，具有反映舆论、表达舆论、影响舆论和引导舆论的功能。当前，在思想观念多元的状态下，大众传媒通过对马克思主义科学理论的普及宣传，能引导人们形成正确的世界观、人生观和价值观，引导社会集体利益和个人利益的统一，能引导人们用科学理论阐释复杂的社会现象，以清醒和理智的态度对待各种矛盾和问题，坚定正确的政治方向。大众传媒舆论导向正确，广大群众能够经常听到马克思主义的声音，不受各种杂音干扰，各种反马克思主义的思潮就没有市场，就能推进马克思主义大众化。随着改革开放的不断深入，社会转型期间的各种矛盾交织显现，一些与构建和谐社会不相吻合的不和谐现象大量存在。通过生动形象的方式，大力弘扬符合时代发展特征、体现社会进步要求的思想道德和价值观念，大力倡导有利于和谐社会建设的价值取向，引导人们树立和调整和谐的思维方式及心理状态。并且，我们不能因为要建设的是和谐社会就没有是非判断，恰恰要大力发挥媒体的监督作用，按照“出以公心、针砭时弊，解决问题、有利工作，增进团结、维护稳定”的原则积极开展舆论监督工作，激浊扬清，切实维护社会公平和正义，切实维护人民群众的根本利益。通过开展监督工作，使舆论朝着有利于化解矛盾、解决问题的方向发展，真正有利于社会的稳定和谐。媒体通过自己的方式潜移默化地教育引导公众，通过润物无声的长期引导，使和谐的理念成为全社会的共同价值追求，使实现社会和谐成为社会每一个成员内在的精神需求。

3. 大众传媒具有文化传承功能

它传播前人的知识与经验，记录同代人的探索与创新，引领社会时尚与风气，倡导一定的价值观念。正确运用传媒，可以分享人类的共同智慧，丰富人们的精神世界。在现代社会，传媒以其影响的广度和深度成为文化传播的主要载体，其在推动马克思主义大众化中，具有独特的教育功能。因为马克思主义是在批判继承人类社会各种文明成果的基础上产生的科学理论体系。其科学性和真理性，不仅在于它的世界观和方法论是科学的，为广大人民群众认识世界和改造世界提供了强大思想武器。而且还在于它是开放的、与时俱进的理论体系。马克思主义不是故步自封的学说，而是随着实践发展不断丰富和完善的科学体系。对马克思主义科学真理的宣传和普及，从文化传承的角度讲，就是用先进的文化丰富和引导人民群众的文化生活，提高全民族的文化素养，弘扬和培育民族文化和民族精神，尤其是培养人民群众的理论兴趣、提高人民群众的理论水平，进而提高整个民族的理论水准。

和谐文化就是以社会主义意识形态——马克思主义为核心，继承发扬中华民族“和”、“合”文化传统，借鉴世界优秀文明成果，立足当代实践、体现时代精神的社会主义先进文化。媒体作为信息把关人，要通过对文化形态的继承、批评、扬弃、整合和创新，积极参与和推动和谐文化的建设，为和谐社会建设提供丰厚的文化土壤，为和谐社会建设提供不竭的源泉。使每一个社会成员受到和谐文化的浸润和滋养，不断增强社会成员的文化认同感。不断增强社会的向心力和凝聚力。应该加强我国的大众传媒的建设，抵制其渗透，并通过大众传媒承载我们社会主义的主流文化和中国优秀的传统文化向世界传播和辐射，对国外人士展示社会主义建设的伟大成就，帮助他们了解真实的中国。这样不仅在国内引导人们正确认识国家的前途和命运，在全社会形成共同的理想和精神支柱，而且可以使我们的精神理想远播海外，扩大其在世界范围内的影响，让社会主义作为一种价值不断为更多的人认同和追求，这实际上也是思想政治教育的内在任务和现代责任。

4. 大众传媒在推动马克思主义大众化实现中的道德养成功能

大众传媒作为国家和社会上层建筑的一部分，担负着倡导文明、教化道德的神圣职责。媒体对信息选择、加工和传播的过程，实际上就是一个价值影响的过程。它及时报道和评论社会生活中发生的重大事件，揭露社会上一些假恶丑现象，对其形成强大的压力；维护社会公正，促进社会健康发展。它是现代人生活的“导航圈”，时刻都在发挥其价值导向的功能，这种价值导向是对人们价值观选择的一种引导，媒介提倡什么，反对什么，都会对受众价值观的构建产生潜移默化的影响。传媒开展马克思主义理论宣传普及，也是在进行价值观的引导，解决人民群众的信念、信仰、信心、信任问题，着力构筑人民群众团结奋斗的共同思想基础。新闻传媒通过多种方式对马克思主义进行宣传普及，用社会主义荣辱观引领风尚，促进社会会公德、职业道德、家庭美德、个人品德建设，不断提升人民群众的思想道德境界。

三、大众传媒在推动马克思主义大众化中的消极影响

尽管大众传媒在传播信息，引导舆论、传承文化和道德养成等方面发挥着越来越重要的作用，但是它又是一把双刃剑，对人类生活的影响既有积极的一面，也有消极的一面。它消极的一面在于，别有用心的人会利用它堂而皇之地将谎言变成真理，干扰人们对事实的正确认知，使人们在短时间内被蒙蔽、被误导；利用它传播不健康的信息，危害人们的身心健康，尤其是危害青少年的健康成长，对人类社会的发展起到消极作用。大众传媒在推动马克思主义大众化中的消极影响主要表现在以下几个方面。

1. 大众传媒信息多元化和信息污染对人们的思想产生严重干扰

互联网的发展是人类科技的一大进步，以网络为主的现代大众传媒极大地突破了时空的限制和文化的界限，使得来自世界各地的各种信息相互渗透、激荡、冲突，使人们时刻被包围在信息的海洋中。这种日益膨胀的信息有利于开阔人们的眼界，但也对人们的思想产生干扰。一方面，在信息社会里，人们了解信息的渠道更多，接触的信息面更广，接触的不同观点更多，因而他们对信息的理解呈多角度化。由于获取的信息量太多太滥，往往会让人无所适从。另一方面，在信息高速流转的社会里，由于信息的控制和过滤技术还显得相对滞后，这就使大量政治的、经济的、学术的、娱乐的信息与许多腐朽思想，如色情、暴力、吸毒、偏见、迷信等不健康的信息混杂在一起。这些信息污染严重影响有用信息的清晰度和效用度，不利于人们对知识的正常吸收，还在潜移默化中影响着公众的思想观念、生活方式和价值取向。对思想觉悟和识别能力、抵抗能力都较低的人来讲，会形成了十分严峻的挑战。这种信息

多元化和信息污染使社会公众的思想呈现出复杂多样的态势，并导致不同的价值观相互冲突。如果不加强对大众传媒的规范和引导，以上不良倾向将使公众在价值评价上缺乏正确的标准，思想混乱、价值观迷茫，造成公众个体价值观和社会主义核心价值体系之间的矛盾冲突，严重冲击社会主义核心价值体系的主体地位。

2. 市场化发展中的不良倾向削弱了大众传媒在推动马克思主义大众化的功能

社会主义市场经济条件下，大众传媒要走向市场，在市场竞争中求得自身的生存与发展。但是，在这一市场化的进程中，为了保证经济收入和商业利益，一些传媒忽视其首要的意识形态属性和舆论引导角色，在信息资源的配置上出现的一些不良倾向表现得越来越明显。部分传播媒介为了一己私利，为了争夺更多的受众，大多采取迎合受众的方式“推销”自己的观念；一些广播电视节目中流露出一定程度上的媚俗、猎奇、迎合倾向；虚假新闻、有偿新闻屡禁不止。这些不良倾向突出表现在，过度追求消费主义、物质主义、商品主义，不可避免导致大众传媒产生低俗化的现象。

第一，时政新闻娱乐化。有的媒体在报道时政新闻时，为“作秀”者张目，使受众认为媒体是在表演、搞形式主义；大量时尚、流行、商业消费的报道和广告充斥媒体，鼓励超前消费、追求物质享受、互相攀比斗富的报道此起彼伏，从而导致时政新闻的娱乐化倾向，也减弱了传媒的公信力。

第二，社会新闻庸俗化。有的传媒社会新闻的运作深受西方“人咬狗”新闻选择观的影响。如：有的媒体在报道社会新闻时，偏爱事件的冲突、刺激和煽情，过分地注重异常怪诞，骇人听闻；一些媒体出现的“嫌贫爱富”倾向，以大款、富豪、“成功人士”为主要服务对象的专刊和栏目越办越多，而对普通群众特别是困难企业职工、下岗工人、农民则关注较少，热衷于反映“强势群体”的价值观念、思想感情和生活方式，对于百姓真正需要的大量鲜活的东西不感兴趣。这就导致传媒展示的是一个不完整、不真实甚至是扭曲的报道；片面追求人物事件的显赫和轰动效应，淡忘了从业者的职业道德，对真正影响社会的热点、难点、疑点问题却漠不关心。

第三，娱乐节目媚俗化。大众传媒具有娱乐功能，以满足公众合理、正常的娱乐需求，但是受经济利益驱使，为了迎合某些公众的低级趣味，如大量商业娱乐节目受到追捧，迎合和强化人们的感官享受。大众传媒的娱乐功能得到不断强化，严重冲击和削弱了其他功能。有些娱乐节目为抢夺观众源，从内容到形式和表达方式上，正变得越来越媚俗化：有的津津乐道于“两性”关系、个人隐私、绯闻猎奇等等，价值取向不健康，舆论导向不正确；有的节目强行弄姿来吸引眼球，以占低俗为特色，以荒诞离奇为能，文化底蕴不浓厚。还有大批的肥皂剧、被戏说的名著，运用高科技制作出来的动漫、电子游戏，大量毫无艺术价值却炒出轰动效应的流行音乐和畅销书等低俗化的文化产品不断产生。更有一些媒体为吸引眼球，增加卖点，置新闻职业精神和职业道德于不顾，使有偿新闻、虚假报道、低俗之风和不良广告乘虚而入。

大众传媒的这种过度娱乐化倾向已成为世界各国普遍存在的现象，有学者对美国大众传媒进行大量实证研究后指出：“几乎全部美国商业电视，除了新闻和广告（其中很大一部分也是让人消遣）；大部分畅销杂志，除了登广告的那几页；大部分广播，除了新闻、谈话节目和广告；大部分商业电影；还有报纸内容中越来越大的部分——都是以让人娱乐而不是以开导为目的的。”对于这种过度娱乐化的后果，有学者指出：美国“电视的一些节目恰恰破坏代代继承的传统和价值观念”。在中国，大众传媒过度娱乐化，忽视对公众进行社会理想与科学世界观、人生观、价值观引导的倾向也不同程度地存在。它们传递的混乱人生观、价值观，使其功能受到弱化。原因在于大众传媒作为一种公众舆论的载体，其过度娱乐化倾向很容易造成公众个体选择上的迷惑，使公众价值观呈现出理论性价值淡化。价值观念向个人本位偏移的特点，价值评价标准呈现出明显的功利化倾向，出现极端利己主义、极端个人主义倾向，表现在思想和行为上不关心国家、集体和他人利益，崇尚自我，唯我独尊，我行我素；精神生活具有拜金主义、享乐主义、颓废主义，物质价值取向，价值目标短期化。所有这些，不仅严重损害了传媒队伍的形象，而且也影响了包括青少年学生在内的受众的身心健康。实践证明，大众传媒在市场化的发展进程中出现的不良倾向在一定程度上削弱了马克思主义在激烈的信息传播竞争中的影响力。

3. 外来文化与日俱增严重冲击马克思主义在我国意识形态中的主体地位

大众传媒具有超越地域、民族、语言、国籍等障碍，使其负载的信息广为传播，更容易为受众接受的特点。随着以网络为主的现代大众传媒的迅猛发展，世界各地的各种信息相互渗透、激荡、冲突，信息多元化使社会公众的思想呈现出复杂多样的态势，并导致不同的价值观相互冲突。社会主义和资本主义两大政治价值观、文化价值观、生活价值观在互联网上的冲突时刻没有停止过。西方发达国家总是利用对互联网信息的垄断和倾销，潜移默化地渗透着他们的意识形态，推行它的文化霸权，企图进行意识形态的颠覆。目前，美国是因特网上网用户最多的国家，也是当今世界上拥有计算机最多的国家。有学者指出，“进入交互网络，从某种意义上讲，就是进入了美国文化的万花筒。”这使得西方思想文化迅速地在全球得以传播，对于促进相互之间的文化交流具有极大的积极作用。但其消极影响也是显而易见的：外来文化的涌入对民族文化无疑是一种巨大的冲击和威胁；国际上处于支配地位的国家自然不会忽视意识形态领域里的“殖民主义”；某些外国传媒夸大我国的阴暗面，甚至无中生有，造谣惑众；还会挑动国内外敌对分子制造政治事件；为外逃的敌对分子提供舆论工具。正如有的学者所说：“美国的大众传播媒介并未分散人们对政治问题的注意力。恰恰相反，它夸大了政治的巨大影响力。”大量事实证明，西方敌对势力颠覆外国政权，首先是利用媒体，颠倒是非，混淆黑白，制造思想混乱，进而搞乱社会，乱中取胜。然而，我国一些人特别是青少年，在信息的接受过程中，往往缺乏政治意识和政治敏锐性，容易在西方兜售的信息中失去免疫力和识别力，从而使我国固有的群体与社会价值观念、政治信仰、道德观念等渐趋淡薄。因此，我们必须采取积极有效的措施保护我们的民族文化，确保文化安全，必须针对信息社会的特点改进我们的学生思想政治教育，特别要加强对年轻的“网上一代”的教育。使他们懂得不同的传媒途径带给我们的信息角度可能会有很大差别，即使是从同样的传媒途径获得信息，每个人通过信息形成的态度也会有很大差别，因为人对于传媒是有主动选择性的，在传媒途径众多的今天，我们要学会恰当地选择传媒搜集信息，同时要合理地采集传媒所提供的信息，学会主动思考，辩证地看待事物。这样才能更好地利用大众传媒手段，让大众传媒为我们的生活发挥更大、更好的作用。

总的来说，大众传媒对思想政治教育产生的消极影响主要有以下两个方面。第一，大众传媒内容上的失控，即不健康思想内容和西方资产阶级进行意识形态颠覆的思想内容，对思想政治教育产生的消极影响。第二，大众传媒自身的技术对思想政治教育产生的冲击和影响。我们要加强大众传媒建设，有效地利用各类正面信息和化解负面信息，采取恰当的方式方法，利用其积极影响克服消极影响，更好发挥大众传媒的德育功能，以适应思想政治教育的需要。

四、加强大众传媒建设，充分发挥其在推动马克思主义大众化中的积极作用

通过以上论述我们可以看出，我国的大众传媒在激烈的市场竞争中虽然取得了许多努力和尝试，也取得了长足的进步。但大众传媒在推动马克思主义大众化中的影响是双重的。从整体上来说，它们对人们进行思想政治教育的效果还不是很好，对推动马克思主义大众化中的积极作用不是很大。中国在发展成为世界强国的过程中，既要习惯于在国际舆论的非难中前进，更要充分掌握国内新闻舆论的主动权和主导权，充分

发挥大众传媒教育人民、宣传社会的重要作用。因此我们应该加强大众传媒建设，把握科学规律，创新思路，改进方式，采取有效措施，化消极为积极，从而趋利避害，充分发挥大众传媒的积极作用。

1. 加强党对大众传媒的领导，保证其始终坚持党性原则和政治性原则

马克思主义新闻观认为，新闻事业具有阶级性、党性和政治性，社会主义新闻事业代表无产阶级的根本利益，是无产阶级政党事业的一部分。关于无产阶级新闻传播事业的理论，马克思和恩格斯曾经提出过人民报刊的思想。党性原则，是社会主义新闻传媒的最大特色。大众传媒必须遵循理论传播规律，坚持理论宣传的正确思想指导，确立大众传媒的灵魂——马列主义、毛泽东思想、邓小平理论、"三个代表"重要思想和科学发展观，在中国现阶段更要以科学发展观为宏观指导，这是大众传媒所必须遵循的方向性原则和党性原则，也是大众传媒政治属性的表现。这样才不会迷失方向，把传媒引向误区。

为此，我们要加强引导各级各类媒体树立强烈的社会责任感，政府管理部门提倡各媒体相互之间在经营层面保持竞争的同时，还必须强调在宣传思想上保持认识统一和步调一致，非常明确、高度自觉地坚持把用马克思主义科学理论武装全党和人民群众作为根本任务；必须从大局出发，重在建设，不搞无谓争论；必须坚持唯物辩证法，力戒主观片面性，努力做到有所侧重与全面把握的统一，解放思想与实事求是的统一。在理论宣传中，树立以民为本、为人民服务的党性观念，以科学理论回答人民群众关心的热点、难点问题，澄清是非，解决人民群众的理论困惑；将马克思主义的基本原理、立场、观点和方法贯穿到日常宣传报道中；政府应制定相关政策，鼓励创作更多弘扬主旋律的优秀文艺作品，占领主导意识形态的制高点，形成传播马克思主义的舆论强势，消解商业媒体一些不良倾向带来的负面影响，以此强化主流意识形态——马克思主义的引领作用。

媒体也应加强自律。大众传媒应强化社会责任意识，把握先进文化

的前进方向，捍卫马克思主义在意识形态的主导地位。这是由我国大众传媒的文化属性所要求的。中国共产党要代表先进文化的前进方向，而作为党喉舌的大众传媒就应该牢牢把握住先进文化的前进方向，捍卫主流文化的领导权。大众传媒要充分认识到自己在推动马克思主义大众化中所处地位和作用，并勇于承担起作为党和国家喉舌以及传播先进思想和先进文化中的社会责任，坚决捍卫社会主义主流文化的领导权。

与此同时，党和政府要在尊重传播规律的基础上，规范大众传媒的管理。加强国家对大众传媒的监控工作可以在一定程度上抵制大众传媒对思想政治教育的消极影响。在大众传媒的管理中，突出主题、明确责任、健全规章。政府部门要制定相关措施，对大众传媒中无视社会影响，偏离四项基本原则的现象给予严肃处理。政府应进一步通过立法和技术监控，在传播内容、形式等方面予以必要的监督，坚决取缔传播暴力和色情信息等不健康内容的媒体。国家要进一步完善有关互联网安全的立法，运用先进的技术手段，加强对网络内容的监管。严厉打击利用互联网建立淫秽网站、开办赌博网站、传播有害信息的违法行为；各类网站，要加强自律精神，要最大限度地防止非法的、有害的信息妨害青少年的身心健康，使网络在他们生长的过程中，更好地发挥积极的、正面的教育作用。在加快相关立法步伐的同时，政府、社会以及传媒都应该加大相关的宣传力度，培养人们在接触和使用传媒方面的法制观念。通过采取这些措施，将在一定程度上减少大众传媒对推动马克思主义大众化中的消极影响，使马克思主义的主导地位不断增强。

近年来全国开展的“扫黄打非”活动是净化文化市场的一个重要手段，是我国加强大众传媒管理的一项有力措施，获得了全国人民的拥护和支持。“扫黄打非”是文化市场管理的一个专业术语，是一项执法活动。“扫黄”指清理黄色书刊、黄色音像制品及歌舞娱乐场所、服务行业的色情服务，就是指扫除淫秽色情、封建迷信等危害人们身心健康、污染社会文化环境的文化垃圾。“打非”是指打击非法出版物，即打击违反《中华人民共和国宪法》规定的破坏社会安定、危害国家安全、煽动民族分裂的出版物，侵权盗版出版物以及其他非法出版物。近期，网络治理低俗之风力度不断加大，有一些不法分子开始转移，把原来在互联网上制作传播的淫秽色情信息转移到手机上。这些淫秽色情信息对青少年的成长造成了极为严重的危害。其屡打不尽的主要原因是一些不法分子想通过这种方式来谋求他的不正当的经济利益。可见，开展扫黄打非活动应该常抓不懈。

2. 坚持改革创新，增强宣传教育效果

改革创新是时代的主题。当前，我国社会舆论环境正在发生深刻变化，信息传播技术迅速发展，信息传播渠道日益多样，人们的信息需求大大增强，人们的阅读范围日益广泛。在人们日常生活日趋审美化和媒介视觉通俗化、大众化的转向背景下，抽象的主流意识形态的渗透变得越来越艰难，固守传统的抽象说教和灌输，将难以达到预期的效果。新闻传媒如何与经济社会发展同步，如何改革创新是必须面对的现实问题。对此，本人从以下几个方面进行探索。

第一，改进创新重大报道，形成正面舆论强势。正面宣传是舆论引导工作的主战场。要坚持正面宣传，正面教育，弘扬主旋律，坚决不能让各种非马克思主义、反马克思主义的舆论占领我们的阵地。提高正面宣传的舆论引导水平，关键是如何把正面宣传做强做活。而做强做活的关键又是如何抓住重要契机，精心组织策划重大报道，因为精彩的重大报道往往能对舆论产生重要而深远的影响，而且媒体的影响力也往往通过精彩的重大报道而得到较大的提升。精彩的重大报道要坚持新闻的阶级性、真实性、时效性原则，真实、客观、公正、及时地宣传马克思主义理论、国家法律法规、党的路线方针政策和社会新闻，力争在第一时间“发声”，掌握舆论引导的主动权，并且进一步增强新闻宣传的“公信力”。

一是改进创新重要会议、重大决策报道。对于这一重要报道领域，媒体要在组织策划上下工夫。准确把握内容题材，优化配置相关资源，充分挖掘新闻价值，努力寻找党和政府工作中能引起群众强烈兴趣的

“共鸣点”，使会议和决策精神及时、有效地传达到群众中，同时各媒体要发挥自身优势，多角度多侧面进行报道，通过理性阐释、权威解读、专业化描述和对信息的筛选梳理来发挥舆论引导作用。把广大干部群众的思想和行动凝聚到会议和决策精神上来。如改版后的四川日报围绕中央提出的树立和落实科学发展观重大决策，发挥党报的言论和深度报道优势，成功地组织了相关报道。2004 年率先推出了十论“用科学发展观推动四川新跨越”和两论“增强执行力”的评论员文章，对该省树立和落实科学发展观的本质、核心和主要内容进行了深入分析，并强调关键是要增强执行力。继而配合两会召开，推出系列深度报道“科学发展观在四川的生动实践”，深入反映该省用科学发展观统领经济社会发展全局取得的重大成就。2005 年 3 月，启动了大型主题采访报道“落实科学发展观，实现四川新跨越”，从城乡协调发展、人与自然和谐发展、经济社会协调发展三个系列，多侧面、多角度反映各地各部门的生动实践，挖掘新举措、新办法、新探索和新经验，为推动全省上下进一步树立和落实科学发展观营造了良好的舆论氛围。

2008 年，我国还遭遇了新中国成立以来最严重的一次自然灾害——汶川大地震。全国各族人民在党中央、国务院的正确领导下，众志成城抗震救灾，充分展现中华民族伟大的民族精神、中国人民昂扬的精神斗志、社会主义制度的巨大优越性和我们党以人为本、执政为民的光辉形象。这是中国人民一笔巨大的精神财富，应该大力宣传。在“3.14”事件、新疆“7.5”事件发生后，我们很快就这些事件的实质对广大群众进行深刻教育，让他们认清“藏独”、“疆独”等分子分裂祖国的真实面目，并进一步以党的民族理论、民族政策及其所取得的巨大成就作为重要内容，对群众进行系统民族团结教育，让人们牢固树立民族平等、团结、互助的思想意识，反对民族分裂行为、维护国家统一和民族团结、社会稳定的自觉性和坚定性。当国际金融危机爆发后，我们实事求是地报道危机的爆发极其给全世界带来的影响；科学分析危机爆发的深刻根源和实质；大力宣传中国特色社会主义在应对危机中的出色表现以及中国的国际话语权和国际影响力得到进一步提高，等等。总之，我们要紧密结合中国特色社会主义的伟大成就和各个时期的中心工作、重大事件，唱响时代主旋律，使马克思主义的宣传教育，更加具体、生动、形象，进而有效地引导广大社会成员正确理解、对待改革开放，牢固树立中国特色社会主义的伟大理想，坚定走中国特色社会主义道路的信心和决心。

二是改进创新重大活动报道。对于各类重大活动，包括一些重大纪念活动，媒体要充分挖掘活动的新闻内涵，抓住活动中的重大项目做好文章，全方位多视角展现活动的意义、内容和相关信息，突出纪念活动的传承意义，努力打造精品报道和节目。如2004年四川人民广播电台较成功地组织了纪念邓小平同志100周年诞辰的重大活动报道，从3月开始采制大型广播专题系列节目《小平与四川》（10集）。把小平同志一生与四川百年历史变迁结合起来。5月起，与北京、江西、广西、重庆、广东和广安台联合实施大型纪实采访活动《追寻小平足迹》（48集）。最后于8月22日小平同志百年诞辰日，联合上海、重庆、江西、深圳和广安台，同步推出模拟直播大型广播特别节目《永远的小平》，国内外记者作现场连线报道，通过历史与现实超越时空的结合，抒发人们对小平同志的思念，使专题宣传达到高潮。

近年来全国性的重大活动有：改革开放30周年、新中国成立60周年、井冈山革命根据地创建80周年、五四运动90周年，北京举办奥运会，上海举办世博会等等。各个媒体要抓住机遇，把宣传这些重大活动与推进马克思主义大众化紧密结合起来，大力弘扬主旋律。

三是改进创新重大典型报道。时代呼唤英雄和榜样，凝聚时代精神的先进典型经过媒体的报道，可以产生巨大的社会影响。随着时代的进步，典型报道具有很大的创新空间。新中国成立以来特别是改革开放以来，在我国社会主义建设中，各条战线都涌现出了一大批先进集体、先进人物。如吴仁宝、许振超、任长霞、马祖光、周国知、牛玉儒及陈德华、王顺友、唐汉华、雍宗满、向志雄、赵本权等全国劳动模范、全国道德模范、感动中国人物。在近年来抗雪灾、抗旱灾抗洪灾和抗震救灾的过程中，在全球传递奥运火炬的过程中，又涌现出了许多可歌可泣的先进人物和先进事迹，他们以自己的行动、从不同角度诠释了爱国主义、民族精神、时代精神等社会主义核心价值体系的内涵和真谛。应在全社会积极开展这方面的宣传教育，使社会主义核心价值体系的宣传，更有说服力和感染力。只有从受众接受的角度改进创新这类报道，才能真正使先进典型鼓舞、感动和激励人们。这类报道要在突出真实性上下工夫，典型报道要走近先进人物的内心世界，要感动读者，首先要感动自己，典型人物要可亲、可敬、可信，避免模式化和高大全，要还先进典型的平民本色，以平民的视角、平视的眼光来表现典型人物，突出个性色彩，善于抓住典型体现时代精神的闪光点，使每个典型的宣传报道都能启人心扉，动人情怀，催人奋进。

四是改进创新成就和节庆报道。在全面建设小康社会的进程中，经济社会领域成果丰硕，展示成就推广经验是媒体报道的重点选题。做好这类报道。要善于用事实说话，多联系群众身边的生动事例，报道经济社会发展带来的社会进步和群众物质、精神生活的变化。同时，还要把握好重要节庆时机。将集中展示成就与营造节日气氛结合起来，展现八方同乐的大好局面，形成喜庆祥和欢乐的节日氛围。

江苏省江阴市华西村，在村支书吴仁宝极其领导班子的带领下，深入贯彻邓小平理论、实践“三个代表”重要思想和科学发展观，结合华西村的实际，聚精会神搞建设，一心一意谋发展，经过几十年的艰苦奋斗，早已由一个贫穷落后的小村庄发展成为“天下第一村”。华西村是在中国特色社会主义理论体系指引下发展起来的一个先进典型，是建设社会主义新农村建设的成功范例，是我国农村改革发展的一面光辉旗帜！美国游客来华西村参观时说：“这样的社会主义，我们也要!”康奈尔大学凯宁博士，看了华西就感慨地说：“美国虽然经济很发达，但是，就缺少一个华西村!”美国《时代周刊》的记者这样概括：“华西村是一座社会主义的迪士尼乐园。”日本共同通讯社的记者说：“在日本早就听说有一个‘天下第一村’。今天看了，果然名不虚传，华西确实是一个‘天下第一村’！”埃及民族民主党书记处书，记马吉德·谢尔比尼对老书记说：“我在苏州听人家讲了以后，非常感兴趣，所以才来的。你说，金字塔是埃及的财富，也是全世界的财富。你们也是如此，华西村的经验和理念，是全人类的财产，全人类都能从中获益。准备来见您，我们满怀期待、心情愉悦，感觉好像要去拜一座神庙一样！在听到别人对您的描述，想象中您是一位政治家；初见到您，感觉您就像一个朴实的农民一样在工作、经营；在跟您交谈以后，觉得您就像一个高人、圣人。历史，只会记第一名。比如，问世人哪一个是世界最高峰，人们都知道。但很少有人知道世界第二高峰。所以，人们只会记住你们这个天下第一的村庄！”

建设社会主义新农村建设的成功范例还有全国魅力乡村等，全国各地还有很多先进地区和单位，大众传媒应该大力宣传报道这些典范，让这些老百姓身边的实例家喻户晓、妇孺皆知，成为激励人们奋发向上的精神动力。

第二，讲究宣传艺术，坚持理论性与艺术性的统一。媒体宣传马克思主义的科学理论，要坚持通俗化、大众化的原则，使之贴近生活、贴近群众、贴近实践，用老百姓的语言讲老百姓关心的问题，克服“八股文”，力求生动活泼，深入浅出，通俗易懂，使人们爱听爱看，使群众乐于接受，科学理论也就自然深入人心。

一是注重编写出版理论通俗读物。革命时期艾思奇的《大众哲学》，一扫以往哲学艰深玄奥的色彩，从每篇的题目到内容的表述，都十分注意通俗化。然而它引导了无数青年走上革命的道路，一版再版，影响了一代又一代人。近几年来，新闻媒体在这方面进行了大量探索。中共中央宣传部理论局组织编写的系列通俗理论读物《理论热点面对面》、《干部群众关心的25个理论问题》和《六个为什么?》，近期由中央国家机关工委组织70多位专家、学者在潜心研究的基础上，以问题答疑的形式，编写了《学习贯彻“三个代表”重要思想理论问题50

问》一书，还有《邓小平理论通俗读本》、《青年领导干部修养漫谈》、《弘扬井冈山精神永葆党的先进性》、《弘扬红旗渠精神全面建设小康社会》、《伟大的民族精神——中华民族的精神脊梁》。广东人民出版社推出的《画说毛泽东思想》、《画说邓小平理论》和《画说江泽民“三个代表”》等等，将理论阐述的深刻性、准确性和语言、形式的大众化、通俗性有机结合，为普及马克思主义宣传教育开拓了新途径。

二是致力于文化熏陶，将科学理论渗透到精神文化产品创作生产之中。一部优秀的电影，给人感动和享受；一首好听的歌曲，给人力量和鼓舞；一段精彩的相声，给人欢笑和启迪……精神文化产品潜移默化地影响着人们的思想观念、价值判断、道德情操，对于推进核心价值体系建设具有不可替代的独特作用。我们要着眼于满足人民群众多方面、多层次、多样化的精神文化需求，把科学理论融入到新闻出版、影视作品、文艺创作演出和丰富多彩的群众性精神文明创建活动之中，融会到人民群众的日常生活之中，以多种多样的文化形式、更多优秀的文化产品，生动形象地表现社会主义核心价值体系的深刻内涵和精神实质。同时也要尊重精神文化产品的创作生产规律，在“融入”和“渗透”上下工夫，使作品的内容与形式有机结合、相得益彰。随着人们的审美情趣、审美方式日趋多样化，流行文化、通俗文化、娱乐文化、网络文化等对人们特别是青少年的影响越来越大，我们要把握群众文化生活的新特点，加强对新的文化品种、文化形式的研究和引导，使之既大众通俗、多姿多彩，又符合社会主义核心价值体系的要求。此外，还要加强对创作思想的引导，对体现核心价值体系的优秀精神文化产品给予鼓励，对亵渎经典、低俗媚俗、肆意恶搞的现象予以抵制，努力形成有利于推进社会主义核心价值体系建设的良好文化环境。

电视是当代影响力最大的大众传媒之一，也是具有一定规模和实力的文化产业。它承担着多种重要的社会功能，是传播与发展先进文化的重要阵地与载体。中央电视台的百家讲坛栏目，通过聘请专家学者通俗易懂地讲述中国古代历史和文化，深受老百姓的喜爱。推动马克思主义

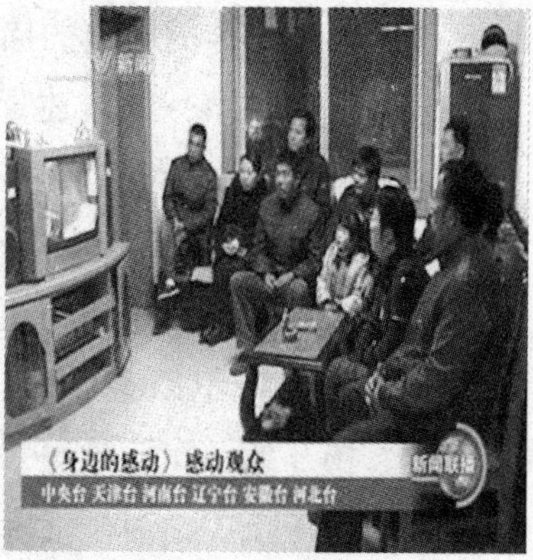

安徽黄山区甘棠镇玉河村村民收看中央电视台《身边的感动》专栏

大众化也可学习这一经验，聘请马克思主义理论的专家学者、领导干部到电视台讲述马克思主义的科学真理。如中央电台的理论节目精品《新世纪的旗帜》讲座系统阐释了“三个代表”重要思想理论体系的科学性以及它的本质、内涵和理论创新，讲解通俗易懂，入耳入脑；黑龙江电视台摄制的大型政论系列片《为人民谋幸福》，深邃的理论通俗化，理论创新的成果大众化，使马克思主义的科学理论融于观众的娱乐与消遣之中。多年来，中央电视台新闻中心新闻专题部主题报道组先后创办了《永远的丰碑》、《红色记忆》、《道德模范展播》、《感动中国人物展播》以及《人民英模》等人物新闻专栏专栏和专题节目。中央电视台综合频道在晚间时段开播了《身边的感动》栏目。该专栏以“从小事中品味大爱、在平凡中发现崇高”为主旨，展示普通人身上发生的感人故事。节目以平实真切的主体风格感化观众内心，引导健康向上的社会风尚，弘扬社会主义核心价值观。这些专栏自开播以来，在社会上引起了很大反响，收视率一直高攀不下。当前，全国各级各类电视媒体应该勇于创新，开播更多群众喜闻乐见又蕴含马克思主义教育资源的栏目。

革命历史题材向来是影视剧创作的热点，不少影视剧在当年都做出过开创性的探索，至今令人难忘。早期有：《林海雪原》、《小兵张嘎》、《冰山上的来客》、《大刀向鬼子们的头上砍去》、《牛氓》、《阿庆嫂》、《红灯记》、《鸡毛信》、《这里的黎明静悄悄》等，新时期有《潜伏》、《红色电波》、《敌营十八年》、《夜幕下的哈尔滨》、《乌龙山剿匪记》、《铁道游击队》、《红岩》、《红日》、《红旗谱》、《钢铁是怎样炼成的》、《敌后武工队》、《长征》、《激情燃烧的岁月》、《亮剑》、《恰同学少年》、《人间正道是沧桑》等。回顾这些经典，永恒不变的，是我们对体现中国革命精神的历史的铭记与敬意。

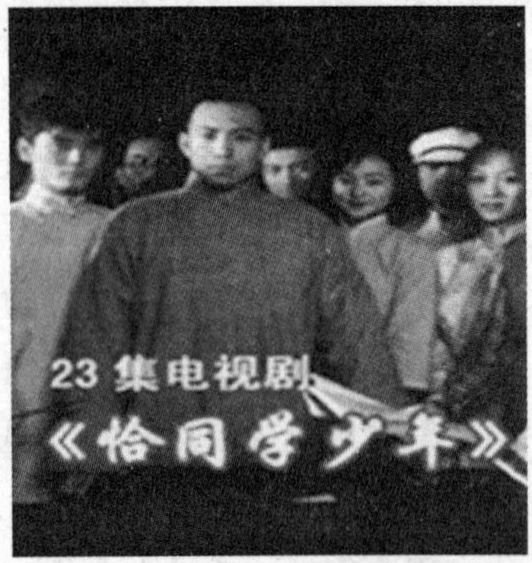

作为“我国第一部讲述青年毛泽东求学的影视作品”，红色经典青春励志电视剧《恰同学少年》，以毛泽东湖南第一师范五年半读书生活为主要表现背景展现了二十世纪以毛泽东、蔡和森、向警予、杨开慧、陶斯咏等为代表一批优秀青年风华正茂学习生活和他们之间纯真美丽爱情故事，同时塑造了杨昌济、孔昭绶等一批优秀教师形象，深刻揭示了“学生应该怎样读书、教师应该怎样育人”这个与当今社会紧密相关现实主题，很好展现了毛泽东为代表的一群风华正茂的青年以天下为己任的抱负与情怀。这对社会主义核心价值体系的构建、对现行教育理念的完善、对当代青年树立正确的理想追求富有重大的现实意义。该剧像一部青春偶像剧，以时尚为壳，以红色为核，一群青春逼人的演员还原了一个个陌生而又亲切的伟人形象，此剧同时吸引了中老年观众与青少年观众。《光明日报》报道该剧“创下了央视一套黄金时段电视剧播出收视率的最高纪录”。由全国观众投票，《恰同学少年》荣获第十届“五个一工程”特等奖，该剧还获得瑞典第13届斯德哥尔摩国际电影节“最佳观赏电影奖”。

在中国共产党成立88周年纪念日之时，50集电视连续剧《人间正道是沧桑》在各电视台热播。此剧全景式、大跨度地再现了从1925年大革命到1949年新中国成立这段波澜壮阔的中国历史，揭示了中国共产党在血雨腥风的复杂斗争中逐渐走向成熟，最终成为执政党、建立新中国的历史必然性。作为一部革命历史题材的电视剧，该剧把20多年的风云际会，浓缩在了两个家庭成员和一批黄埔学员身上，没有过多关于革命的定理、定义，更多的是描写了杨、瞿两家青年人的选择和奋斗、家庭的聚散离合、多变的社会政治关系。《人间正道是沧桑》被誉为红色电视剧创作模式的又一次转折。

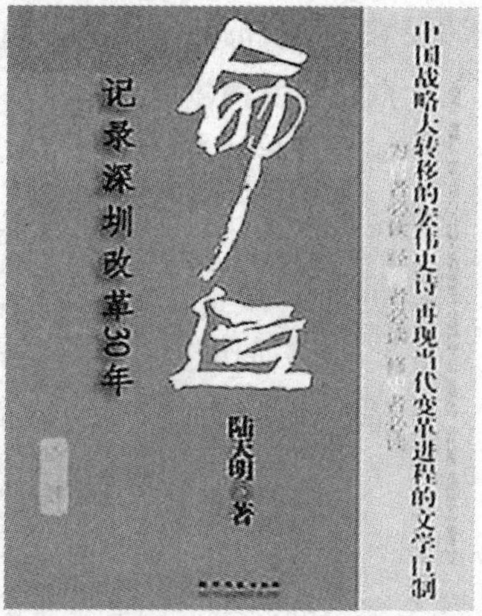

电视剧在推动马克思主义大众化中发挥积极作用，除了以革命为题材外，还应该大力拍摄以发生在老百姓身边的榜样人物和各地建设的成功经验为题材的作品。过去，有电视剧《焦裕禄》、《任长霞》等，近期，一部记录深圳改革开放30年巨变的电视剧《命运》在央视八套黄金强档播出后，引起广泛关注。剧中涉及了许多影视题材从未涉及过的股份制改造、土地拍卖、逃港者、投机倒把、行贿受贿等，第一次全方位、史诗般地真实表现了深圳特区的建设过程。家住龙华民乐的谢先生，70年代就从惠州来到深圳，见证了深圳改革开放30年的发展历程，看了《命运》，他恍如时光倒流，回到当年创业的年代。还有很多深圳的早期建设者们看了该片后嚎啕大哭。没有一部电视连续剧，能够像《命运》一样，吸引全城的眼球；能够让那么多的深圳人，心情澎湃，热泪盈眶。这部讲述深圳经济特区拓荒传奇的“改革史诗”，从今年4月11日在中央电视台首播，到“五一”期间在深圳卫视播出，深圳人或守在电视机旁，或通过电脑和手机终端，甚至在户外大屏幕上、地铁与公交的移动视频上观看这部电视剧，整个城市进入了一个“《命运》场”。“《命运》场”里激荡着改革创新的锐气。无论是“老深圳”，还是年富力强的中年人、“80后”年轻人、“90后”大学生，《命运》演绎的激情燃烧的岁月激起了人们对特区历史和深圳精神的深入思考。弘扬特区精神，续写特区辉煌，成为深圳人观看《命运》后的共同心声。《命运》还牵动着每一个关注中国、关注中国改革进程的普通观众的心。全国各地的观众们通过它重温深圳改革开放的曲折与惊心动魄，思考中华民族的未来。《命运》更在全国文艺界和社会各界引发热议，普遍认为《命运》是我国重大历史题材里程碑式的标志性作品。这些都告诉我们，以身边的典型人物和成功经验为题材的艺术作品，是先进文化的一部分，可以在推动马克思主义大众化中发挥重要作用。

所有这些都有力说明了一点，马克思主义科学理论通过大众传媒能够实现大众化，只有不断改革创新理论宣传，理论宣传才有说服力、吸引力和感召力。

3. 加强队伍建设，不断提高大众传媒从业人员的素质

传媒人员素质不高的问题，对思想政治教育产生了极大的消极影响。大众传媒所传播的信息总是隐含着采编创作人员和把关人的价值取向，潜移默化地影响着受众的思想认识和价值追求，甚至成为引领社会潮流的源头。因此，大众传媒能否坚持正确的传播价值取向，能否使大众传媒在推动马克思主义大众化中有效发挥作用，大众传媒从业人员在其中起着重要作用，因而提高传媒人员的素质至关重要，必须加强大众传媒的队伍建设。主要应从不断提高从业人员的政治素质及业务水平入手。首先要提高从业人员的政治素质，树立正确的传播观。广大从业人员要深化对马克思主义大众化的认知，坚持马克思主义的立场、观点和方法，树立正确的世界观、人生观和价值观，坚定马克思主义的信仰。唯有此，他们才能使以满腔的热情、崇高的使命去宣传马克思主义，积极主动地用马克思主义的科学理论去引导、整合不同的思想认识与价值观念。其次，要提高他们的道德素质，要培养他们的道德责任感和道德自律性。再次，要提高从业人员的业务素质。要让他们准确掌握大众传播规律、受众价值观变化规律等，要提高他们的文化素质和审美能力，使他们成为传播美的使者。特别指出的是各媒体更应重视主持人的培养，要求主持人自身要有丰富的知识、高尚的人格。只有这样，才能针对新形势、新情况和新问题，主动地把握公众的需求，不断创新传播形态以增强理论的吸引力和感染力。

4. 搭建立体传播平台，形成大众传媒合力

社会主义传媒是党和人民的喉舌，应当在开展社会主义精神文明建

设的过程中发挥应有的作用。但就单个媒体而言，由于版面、频道和受众面所限，它的影响力也是极其有限的。随着信息技术的发展，大众传媒日益形成一个庞大的媒介系统，这其中既有传统的传播媒介如杂志、书籍、报纸等，也有现代的传播媒介如多媒体电脑、互联网等。传统的大众传播媒介发展至今以其经济性、思想性、便携性、普及性仍继续发挥重要的作用，而现代的大众传播媒介是以时效性、跨时空性、互动性、视觉冲击性等特点在现代社会中发挥着其特有的作用。传统的和现代的大众传播要发挥各自优势又形成合力，在社会主义核心价值体系建设中，拓展主流文化与主导价值观传播渠道与空间的多种方法，打造一个立体传播平台，要做到传统与现代相结合，在杂志、书籍、报纸等传统媒体上发表思想性、理论性强的文章，增强公众对科学理论的理性认知。在电视、网络等现代媒体上播放大量反映的科学理论文艺作品，以图解的方式与视觉的冲击增强公众对科学理论的感性认知及直观性体验。不仅党报、党刊、电台、电视台要发挥主力军作用，而且地市类媒体、网络媒体也要发挥自身优势，共同组成传播和普及马克思主义科学理论的大合唱；不仅新闻报道、专题节目要积极弘扬科学真理，而且所有娱乐类、体育类节目以至各类广告也都要符合和反映先进理论的要求。都要开辟思想政治教育的专栏，根据不同地区、不同对象的特点，采取不同形式进行理论宣传。从各个具体传媒到传媒内部的每个专栏或节目，都要正确划定自己的传播内容、受众群落、内涵和外延空间，并确定其中有多少是自己有个性的东西，尽量避免与其他媒体节目和专栏的重复和雷同。这是加强大众传媒德育功能，加强与思想政治教育融合，避免消极影响的要求。

提到正面宣传，人们的目光一般都在时政报道和经济报道领域聚焦，而忽略其他报道领域。从人们思想活动更加具有独立性、选择性、差异性和多变性的实际出发，舆论引导必须在大力发展主流思想文化的同时，加大一元化指导思想的引领力度，支持有益的思想文化，包容无害的思想文化。改造落后的思想新闻界文化，抵制腐朽的思想文化。适应这样的要求，我们必须在社会新闻、文体新闻等与广大群众广泛接触密切联系的领域，主动有意识地加强正面引导，使正面导向贯穿各个报道领域。在各类报道中注重倡导社会公德，职业道德和家庭美德。倡导全社会团结互助、诚信友爱的和谐人际关系，全方位营造和谐的舆论氛围。同时，媒体要善于在社会新闻和文体新闻等领域捕捉新闻事件的契机，以小见大，深刻引发，使舆论引导获得受众的强烈共鸣。如 2004 年 11 月，成都市五块石轻纺城门口发生了一起“飞车夺包”抢劫案，一对携巨款的夫妇在银行取出 45.7 万元后，街头遭到两名歹徒飞车抢劫，在与歹徒争抢中，装有巨款的塑料袋被撕破，数千张百元大钞满天飞。周围群众纷纷围拢围捕歹徒并帮助拾捡散落巨款，最后巨款分文未少地回到受害人手中。对于这一看似普通的社会事件。省市有关媒体敏锐地捕捉到了事件本身的新闻价值和引导价值，特别是成都商报以《街头人墙护住 27 万被劫款》为题，在显著版面位置进行了详细报道，成为当天最引人注目的正面报道。华西都市报在事件报道后的第二天刊发评论《正义和良知的光芒照耀城市》，写道在这起突如其来的事件中。无论是见义勇为、还是良知战胜欲望，人性的美好从点到面地展现出来，从平淡无奇的日常生活中一连串地爆发出来，从而深深地震撼着人心。”“那些面对邪恶见义勇为的人们、那些面对诱惑坚持良知的平凡的人们，在短短的几分钟时间进发出的光芒，其实是我们的城市中最耀眼的光彩。”媒体要主动去挖掘社会生活中的真善美，使普通人平凡事的感人事迹通过媒体的聚焦放大，成为和谐社会氛围的点点滴滴。2005 年中央及省市媒体纷纷推出了相应的专栏，如四川日报推出的“百姓故事”。成都日报报业集团实施的“心灵工程”，突出关爱主题，讲述平凡生活中的养孤、助残、敬老、扶贫、济困、解危等故事，中央电视台近年新增加的《身边的感动》栏目等等，推出了系列感人至深的报道，取得了积极的社会反响。

此外，还要善于借助网络、手机等新兴传媒，建设和开拓推动马克思主义大众化工作的新载体、新领域。目前，我国网民总人数、手机用户，均居世界第一位，网络、手机已成为人们工作、学习、生活的重要工具，上网越来越成为现代人的一种生活方式。应充分利用网络优势，坚持以科学的理论武装人，以正确的舆论引导人，以高尚的精神塑造人，以优秀的作品鼓舞人，强化网络思想道德教育的积极效应，克服网络的消极影响。

综上所述，我们应高度重视大众传媒在推动马克思主义大众化中的重要作用，并正确认识大众传媒在具体运作过程中所具有的双重性，只有发挥其积极影响，消除其消极影响，才能有效地促进马克思主义大众化的实现。

第八章

建立完善机制与推动马克思主义大众化

一个社会的主流意识形态要赢得社会公众的广泛认同，通常需要采取多种途径才能实现。马克思主义大众化是一项复杂而艰巨的系统工程，需要进行长期的、潜移默化的工作，不可能立竿见影、毕其功于一役。它既需要宣传教育工作的持续改进，也需要在实践中不断完善其制度规约，即加强制度建设。良好的制度和机制，对于推动马克思主义大众化具有十分重要的意义。正如邓小平所说，从制度学的视野来看，制度的实施关键是健全的机制及其良性运行。但宣讲教育的宽领域、多人群以及不同的领导体制，使得马克思主义大众化在不同行业、不同地区的实施表现得千差万别。因此，推动马克思主义大众化，应该根据其实际需要和内在规律的要求，对相应的机制进行优化。

一、建立完善马克思主义大众化的领导机制

建立领导机制是形成马克思主义大众化有效运行机制的重要组织保证。它是从制度安排上建立工作责任制，明确领导责任和工作职责，解决的是谁来负责、谁来参与的问题，是对传统宣传教育工作齐抓共管机制的进一步发展。各级党委负有领导和指导理论学习的重要责任，对于一段时期理论宣讲的主要目标和任务，如何制定宣传教育的备选方案等，都应坚持通盘筹划，周密部署，使理论武装不断向广度拓展，向深度推进。尤其是党委正副书记要切实履行第一责任人的职责，认真研究

解决学习贯彻中可能遇到的矛盾和问题。此外，对党政工团等职能部门在马克思主义大众化中各自应承担何种任务、扮演什么角色、具体从事何种工作，要从职责上加以明确，从源头上加以分工，形成党委统一领导、党政群齐抓共管、宣传教育部门负责落实、有关部门各负其责、全社会积极参与的领导体系和工作机制。

为此，各级党政工团要高度重视推动马克思主义大众化工作。要立足当前，着眼长远，进一步提高认识，把推动马克思主义大众化工作作为一项重大的政治任务摆上重要议事日程。党委在发展规划中坚持将这项工作列入重点项目，与经济建设、政治建设、文化建设、社会建设、党的建设一起部署，并定期召开推动马克思主义大众化工作会议，通过召开会议，党委按照统一部署，从大局出发，履行工作职责，加强部门之间的协调与密切配合。还要积极学习借鉴实施马克思主义理论研究和建设工程的做法和经验，用抓工程的办法，抓好马克思主义大众化工作。各级党委要把“推动马克思主义大众化”作为理论中心组学习的重要主题，设立相对固定的理论学习时间，做到工作有目标、有计划、有抓手；设立专项资金，列入预算范围，保证资金投入；各级政府要积极配合，周密部署，落实经费，加大投入；要设立理论学习专项经费，购买学习书籍，编印学习资料，配备现代化教学设施，改善学习场所，为理论学习创造良好环境。要畅通马克思主义大众化的理论与群众互动的渠道，要有专门的机构组织协调，切实搞好“送理论下农村”、“送理论进社区”活动。要积极构建马克思主义大众化的大众平台和社会载体，并不断创新马克思主义大众化的宣讲、传播方式。同时还要注意总结并及时推广中国马克思主义大众化创新形式的经验，打造一批有影响力的理论宣传品牌。

二、建立马克思主义大众化的舆情调研机制

建立舆情调研机制是推进马克思主义大众化不可缺少的重要环节。

所谓舆情调研，是了解受众的实际思想动态、调查受众对宣讲教育内容和形式反映的一种方法。马克思主义大众化，即马克思主义理论的普及化，使马克思主义成为社会受众群体喜闻乐见和通俗易懂的社会文化和主流意识。如何才能让群众理解和接受马克思主义，群众是最清楚的。做好宣讲教育工作，必须更多更准确地把握受众的思想动态。毛泽东曾说，如果不是口头上提倡而且自己真想实行大众化的人，那就要实地跟老百姓去学，否则仍然“化”不了的。为此，需要经常深入实际，开展专题调研，及时掌握广大人民群众关心的热点难点问题，不断增强宣传教育的针对性。具体来说，要根据实际需要，开展经常性的专题调查与典型性的专项调查，深入了解基层在改革开放和现代化建设中发展变化的最新实际情况，基层干部群众在思想认识和工作、生活中产生的新问题和基层精神文化生活的新发展、新态势，并对调查结果进行科学的定量分析和定性分析研究，以便为上级部门更好地了解社会成员的思想行为变化、制定宣讲教育工作方针、检验工作效果，提供可靠的情况和决策依据，从而更加有针对性地提高宣讲教育的感召力和渗透力。

这就要求我们各级领导干部、理论宣传工作者要克服浮躁情绪和功利思想，继续保持我们党的密切联系群众优良传统，深入基层，深入群众，深入生活，深入实际，真正了解群众所思所想，及时把握人民群众对现实理论的新期待，进行有针对性的解惑释疑。马克思主义不是书斋中的学问，而是用来指导人民群众的实践。理论宣传不但要准确鲜明生动宣传党和政府的主张，也要及时如实充分反映人民群众的意愿，使上情下达，下情上传。既体现党的意志又反映人民的心声，使信息得到充分的沟通和反馈。当前，我国正处在改革发展的关键阶段，经济社会发展中的一系列深层次矛盾日益凸显，广大干部群众存在一些理论和实践上的困惑与疑虑。这就要求我们倾听群众呼声，反映群众意愿，充分了解群众生活实际，真正做到关注民生、了解民意、体察民情，站在群众的立场上想问题、办事情，从群众最关心、最直接、最现实的问题入手，努力运用马克思主义的科学真理对这些问题作出有力回答，努力发挥马克思主义在回答重大问题方面的作用。对群众不理解、或一时不理解的问题，或需要时日解决的问题，以及一些需要社会共同努力来解决的问题，多做解疑释惑工作，运用马克思主义的立场、观点和方法，引导群众正确看待利益调整，以理性合法的方式表达利益诉求；引导群众妥善处理各种利益关系，及时消除信息的盲区，舆论的误区，理顺群众情绪，引导社会热点，及时化解社会矛盾，实现党、政府与群众之间的良性互动。

同时，要做好舆情调查，还要建立健全信息沟通反馈机制。必须有一个覆盖全面、健全完善的工作网络，各级各类信息工作部门要加强联系，定期沟通。

三、建立完善马克思主义大众化的队伍建设机制

这是推动当代中国马克思主义大众化的重要前提。中国共产党拥有七千多万党员，领导着十三亿人口。在中国这样一个发展中大国执政，必须有统一的思想意志，主导社会意识形态。这就要求我们党必须培养和造就一批具有深厚马克思主义造诣、能够紧跟世界潮流、创新发展马克思主义的理论大家和一支宏大的马克思主义理论队伍。当前，世界范围内的社会主义运动处于低潮，需要对马克思的科学社会主义学说的基本理论、基本观点作出符合历史唯物主义和社会发展规律的解释；面对我国社会主义初级阶段的社会运动在发展过程中遇到的新情况、新问题，特别是一些新矛盾、新困难，需要进行实事求是的有说服力的理论回答；面对社会不同层面特别是广大人民群众对现实问题的不解和困惑，需要进行有的放矢、通俗易懂的社会宣传。可以说，在观念转变、体制转轨、社会转型的特殊时期，没有比现在更需要理论的指导和支持。党中央高度重视理论创新工作，从我国改革开放的实际出发，提出了一系列的新思想、新理论、新观点，有效地指导了社会主义现代化的建设，促进了整个中国社会的改革、发展和稳定。理论工作者付出了极

大的努力，通过编写《理论热点面对面》等通俗读物，用“大众话语”加强了社会宣传。但纵观改革开放三十年的历史，在我国生产力与生产关系、经济基础与上层建筑不断发生着重大变化的过程中，我们的理论研究和社会宣传有时还显得时间上的滞后和思想引导上的乏力。

1. 不断促进马克思主义理论和宣传人才培养

推动马克思主义大众化，如果没有素质过硬的专业化队伍，是很难胜任的。无论是国家层面还是地方层面，都需要建设相对稳定的专业化宣传队伍，特别是建设一支素质过硬的中青年马克思主义理论专家队伍。在马克思主义大众化的过程中，人才的重要性一方面体现在对马克思主义理论的精确理解和分析上。大众化的有效实施，首要的前提是对马克思主义理论本身有个完整和准确的理解，做到这一点，非高素质的专家和学者不行。因此大众化应着力培养和锻炼一批马克思主义的理论工作者，通过加强对马克思主义的理论探究，为大众化提供学理支撑。另一方面也体现在对马克思主义理论的宣传教育上。大众化的过程也必须赋予其通俗易懂的表现形式和入耳入脑的传播效果，这同样需要拥有一支高素质的马克思主义宣传队伍，尤其是素质过硬的中青年马克思主义理论专家队伍，在实践中深入群众、基层，结合群众实际问题，采用灵活多样的宣传形式，让群众从内心切实感到马克思主义能够帮助他们解决实际问题。因此，可以说马克思主义理论和宣传人才的培养是推动马克思主义大众化的重要保证。

要不断促进马克思主义理论和宣传人才培养，就要建立和完善人才成长长效机制，加强人才培养。要以政策保证和经费激励为手段，全面发挥哲学社会科学专门研究机构和研究、宣传理论队伍的优势作用。充分调动广大理论工作者的政治热情和理论积极性，发挥学科辐射、骨干带动的优势。通过改进人才、成果评价指标，积极引导理论工作者关心、关注马克思主义大众化工作，使哲学社会科学工作者、教育工作者、党的宣传工作者成为马克思主义大众化的主要力量。这里特别值得一提的是，要把培养中青年理论骨干作为重点；还要建立和完善理论政策宣传普及专家库，广泛吸收政治素质好、理论水平高、表达能力强的领导干部、专家学者等参加理论宣传普及活动。

2. 领导干部要当好马克思主义大众化的宣传者和推动者

领导干部是代表国家和人民来执政的，是全社会的中坚力量和领导骨干，权威性强，影响力大，负有推进马克思主义大众化的重要责任。

第一，领导干部要坚定理想信念，做马克思主义的忠诚信仰者。信仰，是一种力量，是一个人的精神支柱。马克思主义是无产阶级进行社会主义革命和建设的科学，是反映人类社会规律、社会主义社会发展规律、无产阶级政党发展规律的真理。尽管马克思主义诞生至今150多年了，世界形势和中国情况发生了翻天覆地的变化，但是它的基本原理仍然闪耀着真理的光芒，特别是随着马克思主义与时俱进的中国化、当代化，它依然是我们建设中国特色社会主义的理论基础和行动指南。对这一点，必须坚定不移、矢志不渝。信仰马克思主义，是对共产党领导干部的基本要求，是领导干部树立无产阶级世界观、人生观、价值观的基本准则。但是，在市场经济条件下，由于受各种非马克思主义思想的影响，有些领导干部信钱不信马列，信鬼神不信马列；有的口头上讲的是马列主义，实际上信奉的是金钱至上的拜金主义，在群众中造成了很不好的影响。因此，领导干部要坚定理想信念，以此作为毕生的追求，真学真信真懂真用马克思主义。

第二，领导干部要努力加强学习，做马克思主义的刻苦实践者。马克思主义并没有穷尽真理，而是为我们提供了认识世界、改造世界的世界观和方法论。马克思主义在中国已经得到了巨大发展，而且会随着社会主义的发展而获得新的发展。在中国这样一个生产力还不发达的东方大国建设社会主义，突破了当时马克思所设想的在发达资本主义国家基础上实现社会主义的一般规律，加之我国长期处于半封建半殖民地，人口多、底子薄、政治经济思想文化发展很不平衡的特殊国情，使得我国建设社会主义具有极其特殊性，特别是由传统的计划经济向社会主义市场经济体制转轨、由封闭转向开放的环境和全球经济、国际惯例接轨，没有现成的模式和经验可供借鉴，只有靠我们自己“摸着石头过河”，逐步地摸索经验，探索出一条符合马克思主义基本理论，同时具有中国特色的社会主义现代化建设的路子来。这就要求我们各级领导干部特别是党的高级干部努力加强学习，解放思想，更新观念，深入基层，不断地发现新情况，解决新问题，总结新经验，创造新理论，在实践中丰富和发展中国化的马克思主义。

第三，要提高表达能力，做马克思主义的积极宣传者。领导干部不仅应该是实际工作的领导者和推动者，而且也应该是党的理论路线方针政策的积极宣传者。理论是需要灌输的，思想是需要传播的。新民主主义革命时期，我们党的老一辈无产阶级革命家，“铁肩担道义，妙手著文章”，言传身教，宣传革命真理；口诛笔伐，揭露社会黑暗，发动群众投身革命，充分发挥了革命理论唤醒民众、动员和组织群众的巨大作用。现在我们掌握着强大的国家机器和雄厚的舆论力量，整个社会条件和人们的文化水平都已今非昔比，我们完全有理由、有信心、有能力在中国更好、更广泛地传播马克思主义。

问题的关键在于我们的各级领导干部要充分认清自己的角色定位。领导干部很重要的责任，是宣传群众，发动群众，组织群众，紧紧地依靠群众去实现党所交给我们的工作任务和历史使命。为此，我们要努力地锻炼提高我们的口头表达和文字表达能力，提高我们面对面地做群众工作的水平。要提倡领导干部自己动手写文章。工作要艰苦，思想更要艰苦。要善于进行理论思考，培养逻辑思维能力，要敢讲话，会讲话，能够用自己的风格，讲群众喜闻乐见的话。当然，我们还需要创造宽松的环境，充分发扬民主，允许领导干部失口讲错话，实行不打棍子、不扣帽子、不装袋子的“三不主义”，如是这样，我们就会逐步培养造就出一大批有个人魅力、受群众欢迎的马克思主义的宣传鼓动家，就会大大地增强我党的战斗力。

第四，要务必清廉从政，做马克思主义的力行示范者。领导干部是人民群众的领路人，要使马克思主义大众化，必须充分发挥领导干部的表率作用。前些年，有句话讲得很好，叫“有理想的人讲理想，有道德的人讲道德”。说的是为师者、为官者，表里如一、言行一致才有说服力。如果领导干部说一套、做一套，讲得冠冕堂皇，做得乌七八糟，会上你说人，会下人说你，这非但不是宣传马克思主义，实在是对马克思主义的亵渎和讽刺。我们党内的一些腐败分子特别是高级干部发生腐败问题，不能不使我们对马克思主义的宣传大打折扣，我们一定要引以为戒，警钟长鸣。各级领导干部一定要以党、国家和人民的利益为重，像爱护自己的眼睛一样珍惜党的形象，廉洁自律，清廉从政，以身作则，率先垂范，永葆党的先进性，做马克思主义大众化的示范者和排头兵。每个领导干部都应该以马克思主义为镜子，日日照、时时省，以身作则、率先垂范。要求老百姓去做的，自己首先做到；要求老百姓不做的，自己坚决不做，用自己的模范行动和人格力量为群众做出榜样，成为推动马克思主义大众化的模范。

要确保广大领导干部自觉成为马克思主义大众化的宣传者和推动者，需要建立健全有效的领导干部激励约束机制。

一是择优汰劣的干部选拔机制。改进和完善入党、选拔的制度和机制，是保证社会主义核心价值体系引领社会思潮的第一个关口。入党、提拔，不是简单的选一个人的问题，而是一个具有广泛影响的导向问题，即引导大家向哪一个方向努力的问题。选一个好人，就会有更多的人愿意当好人；反之，就会冒出越来越多的坏人。所以，在入口处就要严格把好关，要坚持共产党员的标准，保证新党员的质量，防止落后分子、不健康分子的进入。在共产党员中选拔任用干部，更要进一步把好关，坚持民主考评、公平竞争、择优汰劣，切实把真正优秀的人才选拔出来，保证党员干部队伍的高素质、高质量，坚决杜绝种种品行不端者、以权谋私者、昏庸无能者混入干部队伍。

二是赏罚分明的激励机制。赏罚分明，就是对工作努力、品行端正、贡献突出的人，给以肯定与褒奖；对工作马虎、品行不正、一事无成的人，给以批评和惩罚。建立和完善这样的激励制度和机制，就能鼓励越来越多的人奋发努力，在本职岗位上做出更大的贡献。反之，如果赏罚不明，甚至该赏的没赏，该罚的不罚，就会严重挫伤人们的积极性，大家就会向落后者看齐，互相攀比谁能投机取巧，谁能阿谀逢迎。结果，正气不能上升，邪气却日益蔓延，一个单位和地方的风气就会越来越坏。

应该说，领导干部的主流是好的，有很多马克思主义大众化的典范。2009 年 12 月 13 日，云南省保山市龙陵县平达乡河尾村村干部召开组织生活会，时任平达乡党委宣传委员、党校教员的郑垧靖作指导讲话时突发大面积脑出血，倒在他工作、生活了十多年的土地上，年仅 38 岁。在父老乡亲心里，英年早逝的郑垧靖有一颗纯朴善良的心，视群众为父母兄弟，扎根基层、服务基层，真心实意地为群众谋福利，是他们永远怀念的好党员，好宣传干部。人们每每想起那个笑容可掬的郑垧靖，无不热泪盈眶、悲伤叹息。

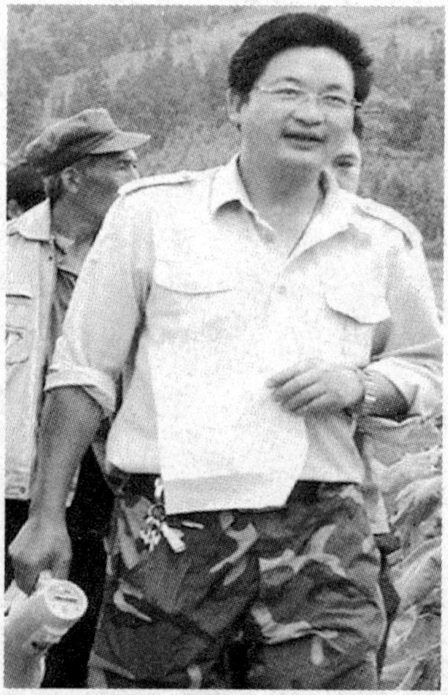

云南省保山市龙陵县平达乡党委宣传委员郑垧靖下乡资料照片

第一，他把党的方针政策送进千家万户。2003 年 8 月，郑垧靖从原平达乡教办借调到乡党校工作，先后担任乡党校教员、宣传干事、党委宣传委员，并在平达乡黄连河、平安村、河尾村等 5 个村委会当过工作队员。他生活俭朴，一身迷彩服是多年的工作服。一台摄像机和数码照相机，一个洗得发白的绿色军用背包，里面装着新华字典、钢笔、笔记本和钢卷尺，这是他下乡的必备工具。郑垧靖在调研走访中了解到有的群众因家庭贫困、忙于劳作、地处盲区等原因看不到电视，听不到广播，便开始探索改善全乡广播覆盖模式的途径。2008 年初，他得知县广电局计划建设智能调频大广播覆盖系统试点工程，便主动联系积极争取。2009年，试点工程落户平达。之后他牵头开办了平达新闻、实用生产技术、致富经等8个栏目，其中民情热线栏目被群众称为平达的“焦点访谈”。每天早晚，平达乡的各村定时响起广播声，全乡2.6万多人中有近2万人听到广播。当地群众高兴地说：“小广播真管用！不仅传递了党的声音和法律法规，还提供了致富信息，丰富了我们的生活。”河尾村一户农家起火，广播里刚播出，数百人提着水桶从四面八方赶到现场；有个孩子走丢了，广播播出后，所有路口就被村民守住。2009年，龙陵县委将其命名为“党的声音进万家”工程并在县内逐步推广。2003年起，平达乡把劳务输出作为一项产业重点来抓。一些农民向郑垧靖反映，孩子外出打工，虽可以通电话，但看不到人，心里总觉得不踏实。郑垧靖记下了乡亲们的愿望。2005年9月，郑垧靖征得乡领导同意后，利用视频会议设备，与广东惠州锦多玩具公司和保山市工商联合会开通了QQ聊天视频电话。目前，全乡已经有1000多人次到乡政府使用视频电话。

第二，他是老百姓的“保护神”。郑垧靖常说：“作为乡干部，在群众的眼里，你就代表政府，关心他们的疾苦，解决好他们的困难，你就是维护了党委和政府的形象。”2008年8月11日，平达乡小河村委会周边降下暴雨，山体大面积滑坡，河尾大沟16公里全线坍塌。郑垧靖和村“两委”及工作人员冒着大雨和山体随时可能坍塌的危险赶赴现场。当他听说沟下村民已经撤离20多户，还有3户人家尚未撤离，便焦急地踩着陷到膝盖的泥泞，迅速赶往村民家。12个村民刚刚转移，就听见“轰隆隆”的巨响，山体坍塌下来，3座房屋全部被掩埋在泥土里。郑垧靖挽救了12条生命的故事在当地广为传诵，人们亲切地称他为“保护神”。随后，他一边指导农户开展生产自救，一边带人投入恢复重建工作，在救灾抢险第一线奋战了40多天，直到受灾沟渠通水后才撤离现场。2008年是集体林权制度改革的关键时期，矛盾纠纷渐多，积案旧案突显，信访维稳形势严峻。郑垧靖毫不犹豫地承担了乡信访办主任和综治专干一职，他把信访办的工作制度印成宣传单发到群众手中，并公布了自己的手机号码。此后，他的手机就成了与群众沟通的热线。他不厌其烦地深入群众中调查取证，耐心向群众宣讲政策，进行劝导，让各种纠纷得到满意调解，促进当地社会和谐发展。郑垧靖担任乡信访办主任、综治专干近两年的时间里，共接待群众来访 500 多人次，直接办理信访案件 120 件，办结 110 件。

第三，他是群众致富的领路人。2005 年，郑垧靖到小河村当工作队员，发现当地产业以茶叶为主，茶园老化，管理落后。小河村有茶地 1000 亩，平均亩产却只有 40 多斤。他便动员村民规范化种植，实施“低改”700 亩，请来技术员指导种植和管理，自己从挖地开始，领着村民种茶。第二年，茶叶每亩产量增 1 倍，村里全部完成“低改”目标，还引来果树大户投资，在荒坡新开了 300 亩茶园。现在该村的茶叶产业持续发展。2007 年底，郑垧靖被派往黄连河村抓山葵产业，他买来书籍自学山葵的种植技术，千方百计向傈僳族群众宣传农村发展形势、产业政策。在他的带动下，村里的山葵面积从原来不足 100 亩增加到 312 亩，种植户 200 多户。2008 年，山葵产业实现产值 50 多万元，全村农民人均纯收入达到 2100 元，比以前翻了一番。很多村民购买了电视、电饭煲等家用电器，还在院里建起了洗澡间，安装了太阳能。2008 年，郑垧靖挂钩平安村要在村里发展 200 亩烤烟。平安村 1991 年至 1999 年就种过烤烟，种植面积曾达 1000 余亩，但由于种植技术跟不上、经济效益低下等，到了 1999 年，种植面积只剩 22 亩。郑垧靖首先做通寺坡蒋组小组长蒋朝周的思想工作，在他家的 3.38 亩田上搞了早植烟试点，半年后早植烟获得成功，亩产值实现 1800 多元。村民看到了盼头，纷纷要求种植，1 年后，平安村共发展烤烟 300.9 亩，超过计划 100 亩，实现产值 48 万多元。2009 年，全村又种了 212 亩早植烟。中断近 10 年的烤烟在平安村重新发展起来。

第四，他是优秀乡镇宣传干部。为了做好宣传工作，郑垧靖努力提高自己的素质。他先后就读中央广播电视大学（函授）公共事业管理专业、云南省委党校函授学院法律专业本科班，有空就阅读报纸杂志、上网浏览新闻、查阅资料。他白天扛着摄像机和数码相机翻山越岭，走村串寨，在田间地头和乡亲们座谈采访；晚上拖着疲惫的身躯回到办公室，打开电脑就写稿，完成当天采访的稿件。他的新闻作品先后被龙陵电视台、县政府网站、《保山日报》、保山人民广播电台、《云南日报》等媒体采用200多篇。由他采写的《傈僳山寨办起产业科技培训班》2004年获“科技兴保”征文活动三等奖；《引进产业需慎重致富希望不落空》2005年2月荣获“树立和落实科学发展观、解放思想加快保山发展大讨论”征文活动优秀奖；《视频对话解心结千里亲情一线牵》2005年荣获中国地市报新闻三等奖。郑垧靖自学了新闻采编制播和平面设计技术，徒步拍摄了全乡10个村委会121个村民小组的影像资料，编写了《平达乡宣传画册》《东大沟工程简介》等宣传资料。他还搜集整理、拍摄制作了烤烟种植技术、茶叶管理技术标准、稻田养鱼、畜牧养殖等影像资料，刻录成VCD光盘，组织群众观看学习。郑垧靖还利用业余时间对抗战遗址、历史文物以及园子话、傈僳族婚礼等民族民间文化进行收集整理，并抓住一切机会宣传平达，推介平达的汉族龙灯舞狮、傈僳族的“嘟嗒嗒”等特色文化，“嘟嗒嗒”表演在2004年还荣获了国家专利。长期的学习和实践，使郑垧靖成为一名既懂宣传工作又懂农村产业的复合型基层干部，曾多次被评为全市优秀乡镇宣传干部。

第五，他是淡泊名利的“工作狂”。郑垧靖在基层岗位上一干就是17年，即便10年来都拿着1600元的工资、住在20平方米的房子里，他都没有因此向组织提过要求。为出行方便，他借钱买了一辆二手微型车，下村指导工作、进城办事经常“私车公用”，还顺路接送烟农，帮他们拉运化肥、农药和农膜，从不收一分钱。10年前，郑垧靖的脑部就曾出现过轻微出血，由于工作繁重，生活没有规律，还落下了严重的胃病。可他从没把自己的病情当做一回事，工作不分上下班、节假日，每天不是在办公室加班，就是在乡下奔波，被同事称为“工作狂”。郑垧靖也有愧疚和伤感。去年7月的一个周末，正在办公室加班的他接到

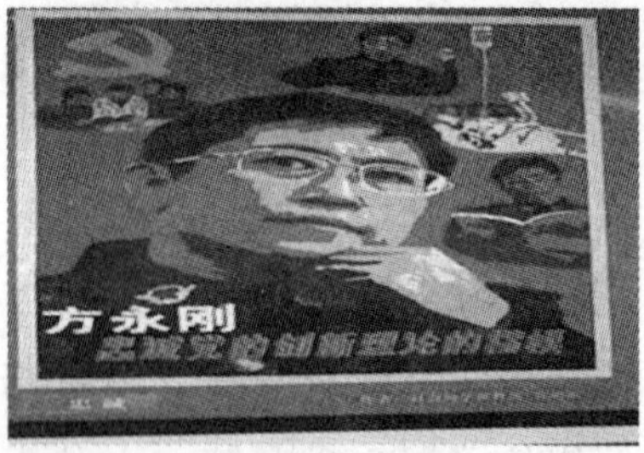

海军大连舰艇学院政治理论教授方永刚说："我讲课受群众欢迎，根本原因在于党的理论是为民造福的好理论。我从群众的欢迎中，切实感受到了真理的魅力，感受到了理论工作者的价值和幸福。""党的理论是为民造福的好理论。"坚定的信仰让他的生命激情燃烧。

母亲病重的电话赶回家时，老人已经不能讲话了，内疚的他亲手制作了一盘光碟以表达对母亲的追思。有时他会拿着母亲生前用过的梳子偷偷地流眼泪。他很少有时间陪家人，女儿庆祝 14 岁生日时，他接到村民的求助电话又匆匆走了，懂事乖巧的女儿哭了，这可是一家人难得的相聚啊；在 2009 年烤烟移栽期间，他 40 多天没在家里住过一晚，仅有一次，他到平达街帮助烟农拉水管，抽空回家换了换衣服。2009 年末，他在述职报告中这样写道："40 岁的人如果还不会把握自己，是对人生的极大不负责任，所以我时常提醒自己，我给自己的定位准确吗，我做得还可以吗?"

郑垧靖走了。他的生命虽然短暂，但在平达的热土上，他一串串跋涉的足印都辉映着青春燃烧的激情；他身穿迷彩服，脚穿黄胶鞋，身背军用挎包，肩扛摄像机走村串寨的形象永远铭记在平达百姓的心里。他用短暂的一生，高度诠释了马克思主义科学的世界观、人生观、价值观和方法论，是领导干部推动马克思主义大众化的榜样，值得广大领导干部学习。

3. 充分发挥先进典型的引领示范作用

在推动当代中国马克思主义大众化的过程中，要及时总结和树立不同领域、不同层次的先进典型，充分发挥典型的引领示范作用。要继续组织评选先进讲师团和先进宣讲个人，组织评选党的理论基层宣讲先进集体和积极分子，探索组织评选专家、教授等知识分子中宣传普及马克思主义的积极分子，对做出成绩的进行表彰和报道。

4. 重视民间涌现出来的自发地宣传马克思主义的人物

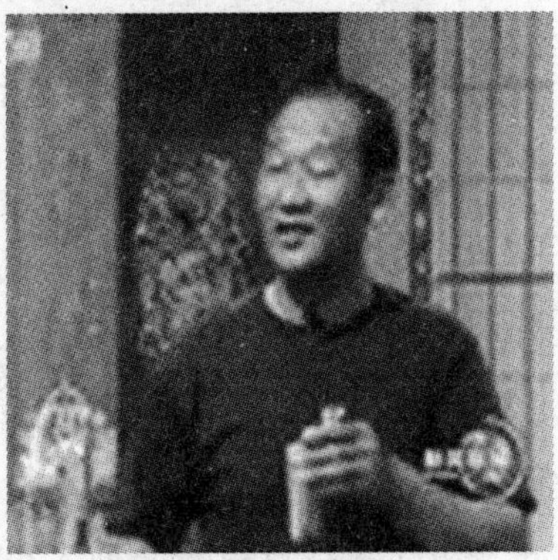

身边的感动：河南农民胡乐平的快板书。

要充分发挥离退休老干部、老教授、老工人以及其他社会各界人士理论宣传的积极性。自从改革开放以来，党的好政策使人民群众得到很大实惠，一些受惠的普通群众，深深折服于党的创新理论，于是出现了一些自发地进行理论宣传的群众：有的个体户从家乡步行，一直宣传到北京；也有一些离退休干部，自发地到一些厂矿社区作演讲，宣传中国特色社会主义。在河南省沁阳市，一个名叫胡乐平的农民用他的快板儿，给十里八村的乡亲们带来了快乐，"张家长、李家短，"邻里和谐都是他口中的主题。胡乐平不是演员，也不是文艺骨干，只是崇义镇地地道道的庄户人。他说快板儿来自强烈的社会责任感。一天，他在邻村听说有一个老汉虽然儿女满堂，可孩子们却不孝顺，老胡当时就来了火。老胡这一手还真灵，一段快板儿说下来，让那位老汉的儿女羞愧难当，很快转变了对老人的态度。从那以后，走到哪里，胡乐平就把快板儿说到哪里，"张家长、李家短"，计划生育、邻里和谐都成了他口中的主题。对只上过初中的老胡来说，想要把快板词编好，也不是件容易事。农闲的时候，他每天早晨独自溜达到村外开始练习，村里人给他编了个故事说，只有听到老胡的快板儿声鸡才会叫。老胡的快板儿从乡村说到大集上，听的人多了，乡亲们在笑声中体会到老胡的良苦用心。这些使我们看到了在民间蕴藏着宣传和接受当代中国马克思主义的巨大热情，也说明了通过民间化来实现大众化是可行的努力。建立老、中、青相结合、马克思主义专兼职人员共同参与的当代中国马克思主义大众化人才队伍。

四、建立完善从青少年抓起的教育机制

要从根本上改善一个民族的素质，必须从青少年抓起，这是许多发达国家的成功经验。青少年对感性的知识接受很快，而且一辈子难以忘怀。利用青少年成长的特点，将马克思主义的高深理论变成通俗易懂的读物，使这些知识和理念锲入青少年的心灵中。随着年龄的增长，会转化为他们的理想和自觉行动行动。这种效果远胜于长大以后再灌输。为此，应该将马克思主义列入小学、中学、大学课程，按照不同的层次将分别使用不同的教材，针对不同阶段学生的特点，有区别地进行教育。小学阶段进行马克思主义的启蒙教育，中学阶段进行马克思主义基础知识教育，大学阶段进行系统的马克思主义教育。

当前，应该高度重视中小学阶段的马克思主义教育。长期以来，中小学由于受到升学指挥棒的影响，重智育轻德育，思想政治教育效果不大理想。各级党委政府和学校应高度认识到中小学的马克思主义教育的重要性，树立强烈的社会责任感和历史使命感，严格执行国家和教育部关于中小学德育教育纲要的要求，为全社会实现马克思主义大众化打好牢固的基础。

同时，还要切实加强对青年学生的马克思主义教育。青年是祖国的未来，年轻知识分子是我国社会的精英，从某种意义上讲，掌握了青年就掌握了未来，年轻知识分子的思想政治素质决定着国家的性质和发展的方向。当前我国青年特别是青年知识分子的思想主流是好的，是积极向上的。但是，不可否认的是，青年知识分子的意识形态的多元化也是客观存在的。学校特别是高校已经成为我党和各种非马克思主义思想争夺下一代的“主战场”。没有正确的政治观点就等于没有灵魂，此言绝非危言耸听。各级学校特别是高校党的各级组织和行政部门对此应该引起高度的重视，时刻保持清醒的头脑。在高校推进马克思主义大众化，其实质是用党的马克思主义思想理论提升高校师生的思想觉悟水平，把

党的创新理论转化为高校师生的共识，把党的理想转化为高校师生的自觉追求，把党的智慧转化为高校师生的实践能力。简而言之，就是把党的创新理论转化为高校师生的自觉实践，把精神力量转化为物质力量，实现马克思主义在高校的影响力、指导作用和信仰的最大化。为此，高校要切实加强马克思主义进学校、进课堂、进头脑的“三进”工作。要认真改进马克思主义教育的教材，引入现实问题，用马克思主义回答和解释现实问题。要进一步提高从事政治教育的教师的理论水平和教学水平，加强对他们的培训，提高他们的综合素质。要改进马克思主义教育的方式方法，更多地采用启发式、讨论式，让学生提出问题，争论问题，提高认识问题、分析和解决问题的能力。要加强学校校域网的引导和管理，使之成为学生认识世界、掌握和传播马克思主义的思想阵地。要鼓励和组织领导干部、社会名流到高校讲课，现身说理，教书育人，发挥示范作用。要教育广大青年学生，学好专业实现就业，是进入社会的第一需要，德才兼备、又红又专更是实现自身价值、报国报家的更大需要。

五、建立马克思主义大众化的考评机制

逐步建立健全一套比较完善的、科学的考评机制，是当代中国马克思主义大众化形成良好运行状态的重要一环。要采取个人述学、群众评学、组织考学等方式，结合考核班子和干部、召开民主生活会和年终工作总结等时机，对学习运用理论的情况进行综合考评。考评要坚持全面准确、客观公正的原则，既在整体层面上提出共性要求，又从个体的实际情况出发，区分层次，分别对待，避免片面化、简单化和静态化，确保考评的质量和效果，并坚持把考评结果作为评功评奖、晋职晋级的指标要求和重要依据，切实从制度上解决学与不学、学好学差一个样的问题。科学考评机制涉及当代中国马克思主义大众化效果的特点、效果的表现形式、效果的评估原则和办法等等，是比较复杂的问题。但从实践

来看，要切实纠正“一手硬、一手软”，真正把当代中国马克思主义大众化落到实处，真正提高群众思想理论水平，又是一个必须解决的问题。

六、建立当代中国马克思主义大众化的督查机制

制度建设是一项政策性、实用性非常强的工作，在实践中，除了要坚持科学的态度，在正确把握规律、反复论证试行的基础上，探索制定有效机制，更要抓好对规章制度的执行情况和实际运行效果的督促检查，以保证机制的有效运转和长期坚持。建立监督测评制度，就是要掌握宣传普及工作的进展情况，及时总结经验，调整策略方法，纠正不足。具体来说：首先要看制度是否得到了贯彻执行。即看制度规定的内容是否得到实现，其规定的程序和提出的要求是否得到履行。其次要看制度是否得到了正确的贯彻执行。制度仅仅得到贯彻执行还很不够，只有得到正确的贯彻执行，才能发挥其应有的作用和功能。这就要求要经常检查执行制度有无畸轻畸重的情况。再次要看制度本身在内容上是否存在问题、存在什么问题。往往有这种情况，某项制度在实际生活中没有得到很好的贯彻执行，其原因主要不在工作方面，而是在条规内容本身，即制度的内容严重地脱离了实际，或者严重超前，或者严重滞后，或者有重大缺陷甚至有错误。而这一切，只有通过对制度执行情况的监督检查才能发现。发现了制度在内容上存在的问题，就可以予以修改或废止，使制度趋于完善，符合实际，真正发挥作用。

综上所述，通过建立完善马克思主义大众化的领导机制、舆情调研机制、队伍建设机制、从青少年抓起的教育机制、考评机制和督查机制，为推动马克思主义大众化提供有力制度保障。

第九章

农村推动马克思主义大众化研究

中国是一个农业大国，农村人口占全国人口的绝大多数。如果占全国人口绝大多数的农村人口没有理解、掌握、接受和认同马克思主义，马克思主义谈何大众化？然而，长期以来，我国对于推进农村地区马克思主义大众化问题，理论上缺乏深入、系统的研究，实践上重视不够，结果导致农村地区在思想领域出现一些不良现象。一些地方出现地下宗教活动泛滥、封建迷信活动猖獗等现象。事实证明如果马克思主义不去占领广大农村，各种非马克思主义和反马克思主义思潮就会去占领。研究农村地区推进马克思主义大众化是时代赋予我们的历史性课题。

一、农村地区推动马克思主义大众化面临的突出问题

1. 农村基层党组织对思想政治工作重视不够

思想政治工作是农村经济工作和其他一切工作的生命线。然而以往我们把国民道德建设的重点放在城市，在农村建设发展过程中，没有像发展经济那样重视农民思想道德建设，尤其是农村基层干部由于素质不高，对思想政治教育的重要性缺乏足够认识，具体工作不重视，造成农村思想政治工作跟不上农村形势发展的需要。他们认为经济建设是硬指标、硬任务，而思想政治工作则是“说起来重要，干起来次要，忙起来不要”。一些基层干部嘴上说是两手都要抓，两手都要硬，但认识上却是大相径庭；有的认为抓经济时间还不够，思想政治工作根本无暇顾

及；有的同志片面认为在市场经济条件下，思想政治工作已经不重要，讲大道理，不如来点实惠；有的甚至认为思想政治工作已经过时，把它与经济工作对立起来。这些情况在西部一些贫困乡村表现得尤为突出，基层党支部为了尽快改变贫穷落后的面貌，往往忘记了抓思想政治教育也是自己的职责，将全部精力都放在发展经济上。

这就势必影响了基层党组织在人力、财力、时间上对思想政治工作的支持。导致农村的思想政治工作的人力、财力和物力严重不足。农村思想政治工作普遍存在政工干部严重缺乏的窘境，有些基层党组织甚至还将原有的专职政工干部调配到其他部门工作，这无疑是雪上加霜。此外，由于经济落后，广大农村对思想政治工作的经费支持可谓是杯水车薪。思想政治教育、科普教育和民主法制教育等都需要固定的场所；一些地区进行思想政治工作的必要载体都得不到保障，只能在小学放寒暑假的时借用学生的教室作为临时的活动场所，甚至许多农村电视台是唯一能够进行思想政治工作的媒介。有的地方即使有乡村图书室，也是一种摆设而不对农民群众开放，只是上级检查时才开放，有的乡村在科技发展的今天仅仅满足于两个高音喇叭，有的村甚至好几年喇叭都没响过，这样的文化设施也是形同虚设。这使得农村两个文明建设不均衡，有些地方农民物质上富裕了，精神上却空虚了。

2. 农村文化教育、科普工作落后，导致农民素质普遍偏低

长期以来，农村的教育事业是比较落后的，目前还有些贫困家庭完不成九年义务教育。农村教育改革也跟不上时代的步伐，教学方法上缺少创新，一直停留在过去僵化的填鸭式教学模式上；教学手段简单，很少运用现代教学工具；教学内容不仅老化，而且涉及面狭窄，仅限于课本。落后的教育事业造成农村大多数农民文化素质偏低。据国家统计局2008年第二次全国农业普查主要数据公报显示：农村劳动力资源中，文盲占6.8%，小学文化程度的占32.7%，初中文化程度的占49.5%，高中文化程度的占9.8%，而大专及以上文化程度的仅占1.2%。[15]由此可见，我国农民的受教育程度相比以前虽有大幅提高，但总体情况仍

不容乐观。列宁曾将文盲当做政治教育的三大敌人之一，指出："只要在我国还存在文盲现象，那就很难谈得上政治教育。这并不是政治任务，这是先决条件，没有这个条件就谈不上政治。"马克思主义学说虽不是什么玄奥的东西，但它毕竟是生长在人类文明基础之上的智慧之果，要接受这样的理论必须以一定的文化水平为前提。农民这种较低的文化结构，直接影响到他们对马克思主义科学真理的理解和正确认识，无疑也给马克思主义大众化的有效开展增加了难度。

在广大农村，由于缺乏足够的社会力量办好农村教育及搞好科普工作，农民在接受正规教育之后，就很难有机会再接受培训。因此，农民的法律知识、市场知识、经济知识和管理知识都比较缺乏。而与此形成鲜明对比的是，农民思想中的小农意识仍然根深蒂固。农民的小生产者地位及其思想意识，在社会主义革命时期会影响其革命态度的坚定性；在社会主义建设时期，则会表现为与新社会建设要求的诸多不适应。当前许多农民因循守旧思想严重，固守"金窝银窝不如自己的狗窝"和"生死有命、富贵在天"等落后观念，安于现状，缺乏竞争意识和开拓创新的精神；"等、靠、要"的思想比较严重，只想着政策照顾、政府扶持、社会救助，自力更生、自主创业的劲头不足；土地承包到户以后，随着集体劳动相对减少，农民的集体观念逐渐淡漠，不仅讲索取的多了，讲奉献的少了，而且合作意识淡薄，单干心理普遍，妨碍了农业集约化经营和农业产业化的推进。此外，封建传统意识在农村根深蒂固，许多农民都有封建迷信的倾向。

小农意识和封建传统意识都是非马克思主义思想，改造农民的这些非马克思主义思想，无疑是当前农村推动马克思主义大众化面临的首要课题。

3. 农民在社会发展转型中出现了许多不容忽视的思想问题

我国的经济基础由原来的公有制为基础转变为以公有制为主体、多种所有制共存，经济体制由原来的高度集中的计划经济体制转变为社会主义市场经济体制。随着改革开放的深入和社会主义市场经济的发展，我国农村发生了深刻变化。经济基础和经济体制的变化，必然会导致农民的思想观念、价值取向、社会信仰等方面的剧烈变化。这些变化最直接的表现是农村传统道德大面积滑坡，农村良好的社会风气不断弱化。在几千年的封建历史长河中，传统的“仁、义、理、智、信、忠、孝、悌”经过不断“扬弃”曾在农村广为流传，建国初期至改革开放初期，以诚信为根本的道德基础在农村还比较牢固。改革开放以来，在一家一户联产承包责任制的经营模式下，农村缺少了经常性的思想道德建设实践活动。尽管多数农民的物质文化生活水平都有了较大幅度的提高，住上了宽敞明亮的楼房，用上了手机电话，但道德水准却出现了严重下降，荣辱观念混乱，是非善恶颠倒，几千年来始终被中华民族所信守和尊崇的一些传统美德，如邻里相助、患难相扶、尊老爱幼、助残恤孤、拾金不昧、艰苦奋斗、勤俭持家、夫妻和睦、亲情、友情、孝道、和睦等，逐渐远离了他们的心灵。部分农民道德标准迷失，社会正义感淡化，责任感、义务感消失，是非、善恶、美丑混淆不清，黄赌毒等丑恶现象死灰复燃。农村道德呈现失范、失衡、失序的倾向直接导致了群众信任感、安全感的缺失，严重影响了农村推动马克思主义大众化的进程。

农民思想道德的新变化还表现在部分农民理想有所淡化。理想就是奋斗目标，是人们超越现实、超越自我、追求未来远大价值目标的高度自觉的自我意识。马克思主义是无产阶级强大的思想武器，客观上要求人们对谋利行为予以合理节制，并保持必要的仁爱、利他和奉献精神。否则极端自私自利的个人主义、功利主义就会流行，共产主义的远大理想就无从谈起。近年采，随着免除农业税、良种补贴、种粮补贴和农业机械购置补贴等“一免三补”惠农支农政策的落实，农民收入有所提高，农民购买力有所增加，广大农民普遍受益，他们对党的统筹城乡区域协调发展的政策衷心拥护，但在理想、信念和信仰上依然存在着相当程度的迷茫，集体主义观念明显淡化，拜金主义、享乐主义、极端利己主义在一些农村地区有所滋长。一些地方思想教育工作艰难，无论干部怎样耐心细致做思想工作，少数群众就是不听、不信、不认、不理，出现了“有吃有穿不求你，不批不斗不怕你，有了纠纷就找你，稍不如意就骂你”现象；部分群众有理无理都要上访，群访、越级上访案件时有发生；一些农民甚至把市场经济看做是不要道德良心的“骗子经济”，只把个人经济利益放在首位，把金钱作为衡量自己事业成功与否的唯一标准，见利忘义，唯利是图，为挣得自己的经济利益而置法律、良心、人格、尊严于不顾，掺杂使假，贩假售假，有的甚至拐卖妇女儿童、绑架勒索，无恶不作；一些农村干部以权谋私，挥霍浪费，腐败现象有所蔓延。

4. 农村社会风气滑坡，社会治安状况堪忧

部分农村宗法思想死灰复燃，封建陈规陋习滋长蔓延，出现“不信科学信巫神，不盖学堂盖庙堂，不办文化修祖坟”的现象。有些旧社会恶习如赌博、偷盗、卖淫嫖娼在部分地区沉渣泛起，严重败坏了农村社会风气。另外，有些农民法制观念淡薄，导致社会治安状况恶化。农村偷盗、抢劫、拐骗、敲诈、斗殴、谋财害命、欺行霸市、哄抢集体财产等现象日趋严重，农村社会治安形势严峻，农民群众没有安全感，严重危及农村社会稳定。当前农村因房屋拆迁、宅基地划分、土地调整、农业开发等引发的干群矛盾、邻里矛盾日益增多，而农民的民主法制意识普遍比较淡薄，往往习惯于采用非理性手段解决矛盾和问题，如集体围攻基层组织、聚众闹事等。因此，如何研究和解决这些新问题，及时化解矛盾和冲突，如何使农村形成良好的社会秩序和健康的社会风气，无疑是当前农村推动马克思主义大众化面临的难题。

5. 农民工问题逐渐突出

随着科技的发展，农业生产力也发生了一系列的变化，农民几千年来的“日出而作，日落而息”的单一的经济生活方式逐渐被打破。生产工具的改进使大量的农村剩余劳动力从传统农业中解放出来，他们有的去搞养殖和特色种植；有的到乡镇企业去工作；还有相当一部分外出到经济发达地区务工，外出务工虽然能补贴家用，改善他们的生活，同

时也带来了留守老人、妇女和儿童过多的问题。同时，一些地方及企业对外来务工人员的不平等待遇，使农民工与企业主的劳资关系紧张，与城市居民的关系不融洽，与社会管理不和谐，有的地方农民工甚至成为社会不稳定的因素之一。广大农民工虽然创造了大量的社会财富，但在城市仍处于边缘化的状态，难以融入城市生活。尤其在就业环境差的地方和劳资矛盾尖锐的企业，农民工的逆反心理和苦闷情绪很强烈，农民工高伤亡率、高犯罪率等社会问题突出。比如，南方某地级市流动人口犯罪率占犯罪总数的97%，抢劫、偷盗等刑事治安案件主要是农民工所为。总之，农民工问题是在新世纪新阶段我们面临的又一新问题。这一问题对于农村推动马克思主义大众化带来了新的困难和挑战。

综观上述方面不难看出，目前农村推动马克思主义大众化是一项非常艰巨的任务，亟待我们高度重视、全力以赴。

二、农村地区推动马克思主义大众化的主要对策

马克思主义是无产阶级的强大思想武器，如何让农民来接受它，不能不说是个难题。针对目前农村地区推动马克思主义大众化所面临的突出问题，迫切需要采取有力对策，探索推动农村地区马克思主义大众化的有效途径。

1. 加强农民教育，提高农民素质

这是农村地区马克思主义大众化的基础。在新阶段，提高农民素质重点就是全面提高农民的科学文化素质、思想道德水平和民主法制意识，使他们适应全面建设小康社会和建设社会主义新农村要求的新式农民。正是针对农村思想政治工作的现状，江泽民一再要求我们的思想政治工作，必须“坚持在全社会提倡社会主义、共产主义道德，大力弘扬爱国主义精神，同时把先进性要求同广泛性要求结合起来，鼓励一切有利于国家统一、民族团结、经济发展、社会进步的思想道德，使广大干部和群众不仅具有共同的理想和奋斗目标，而且保持强大的凝聚力和

丰富的创造力。"① 加强农民教育要以学习、宣传、推广和践行科学发展观为契机，结合农村的实际，既大力发展农村经济，积极促进农业生产方式的现代化，又与时俱进地推进农民生活方式和价值观念的转变。要坚持以人为本，用马克思主义理论去帮助农民树立正确的世界观、人生观、价值观，提高广大青年农民的思想道德情操，使他们形成良好的道德行为，坚决克服和抵制各种歪风邪气，把精神文明引向深入，使农民自觉移风易俗，反对封建迷信，积极倡导社会风尚。鉴于农村地区的实际情况，要抛弃许多僵化、保守等小农意识和封建传统意识，继承发扬传统的勤劳、善良、讲修养等中华美德。同时，随着农村政治体制改革的深化，民主法制建设进程的加快以及农民文化程度的提高，广大农民群众对农村民主法制建设的要求越来越强烈，所以要加强法制宣传教育工作，提高广大农民及农村干部的法律意识，使他们学法、懂法、用法、守法，根除人治思想影响，提高遵纪守法的自觉性，真正实现法治，让民主、法治、讲公德等现代文明意识在农村广泛传播，把农民教育的先进性和广泛性结合起来，确立社会主义、共产主义道德的价值导向作用，从而带动整个农村乃至整个社会的进步。

农民教育必须从小抓起，青少年的教育尤为重要，它关系到价值观、人生观的正确树立，对日后道德行为习惯的养成举足轻重。因此，加强农民教育的根本是抓好农村基础教育。为此，一方面，乡镇基层党组织要采取有力措施，进一步巩固普及九年制义务教育的成果，防止新一代文盲和半文盲的出现。另一方面，农村思想政治教育工作要不断改革与创新。

目前农村思想政治教育中存在的弊端主要体现在以下方面：第一，思想政治教育与素质教育分割。目前很多农村地区的思想政治工作者认识不到思想政治教育的本质是培养学生正确的世界观、人生观和价值观，全面提高学生的综合素质。仅仅进行流于形式的书本教育，误导了学生的发展方向，浪费了学生宝贵的青春资源。第二，思想政治教育的

---

① 中共中央宣传部：《毛泽东邓小平江泽民论思想政治工作》，学习出版社 2001 年版。

传授者单一，仅靠老师和学校。进行思想政治教育是一个综合的系统，需要围绕中小学生的生活和学习环境，需要家庭和社会共同努力实现。而目前在农村地区，很多家长长期外出打工，很多儿童成为留守儿童，家中老人因自身素质缺乏，不能对孩子进行良好的思想教育和引导。第三，思想政治教学理念、方式落后。很多地区的思想政治教育完全是通过书本教育的模式来进行，而目前农村中小学中，单向灌输式的教学模式依然盛行于思想政治教育的课堂。中小学生因为年龄、阅历等的原因，对这种填鸭式的教育他们能够吸收到有益的营养成分很少。第四，思想政治教育与其他学科教育独立开来。思想政治教育依然被人为地与主流课程割裂开来。很多地方认为思想政治教育是纯粹的思想教育，因此在教学过程中，没有将思想政治教育渗透进其他学科，单一进行政治宣讲式的教育。第五，思想政治教育与心理健康教育没有有机结合。青少年的心理是很脆弱的，很容易受到外界的影响，心理的变动影响到青少年思想的变化，健康的心理是青少年思想变化的决定性因素，现在社会的快速发展，各种有益或有害的信息、行为方式、家庭状况极大地影响到青少年的思想，而很多地方的教育工作者不能敏锐地注意到青少年心理的变化，因而思想政治教育起不到正确及时的引导作用。

由上可见，改革农村现有的思想政治教育工作的种种弊端，根据时代的发展创新思想政治教育工作势在必行。思想政治教育是做人的工作，它内在地要求尊重人，关心人，发展人。因此，思想政治教育的根本原则就是“以人为本”。第一，正确认识思想政治教育的目的与内涵。思想政治教育的根本目的是：用马列主义、毛泽东思想、邓小平理论、“三个代表”重要思想和科学发展观，培育和造就“四有”新人。作为教育者要深刻理解思想政治教育的内涵，把握思想政治教育的方向。即新时期的思想政治教育要以“培养学生的创新精神与实践能力为重点”的素质教育。第二，建立完整的思想政治教育组织体系。强调全员育人、全过程育人，将德育工作从课堂延伸到校园、校外甚至家庭。一要加强对老师的思想政治素质的培养。二要强化与家长、社会及相关机构的沟通渠道，共同为学生营造良性的思想政治教育氛围；同时针对目前很多农村地区思想政治教育体系缺失的问题，思想政治教育者要及时发现并通过自己的关心和爱护弥补中小学生教育营养上的缺失。第三，改变传统思想政治教育课的讲授理念与方式。现代思想政治教育强调“师生和谐交往、积极互动、共同发展”。尤其在教学方式上，教师要善于采用多样化的教学方法与使用现代教学工具，如利用多媒体课件，鼓励学生自主学习，加强与学生的互动。在广大农村地区，受经济条件的限制，现代化设施设备缺乏，可采用“体验式”和“体悟式”等新的教学方式，在教学中构造一个循环过程，即学校、家庭、社会三者的循环体验，并由个体体验发展为集体体验，以活动为中介，引导学生在主观心理感受和体验、体悟的基础上，确立起学生所认同和接受的社会主义道德规范和价值观，并以此促进学生的自我认识和成长。第四，切实加强各科教学的渗透性，寓思想政治教育于各科教学中。努力寓教于学，加强“平行教育影响”，在其他学科教学中也应渗透思想政治教育内容，使传授知识与思想政治教育有机结合，借此达到思想政治教育的目的。如在语文教学中，针对那些反映英雄人物、杰出人物的文章要着力渲染，能对学生起到榜样、凝聚和导向作用；在历史课中，深入挖掘历史人物，历史事件的精神内涵，用感染力去影响中小学生的精神世界。第五，要积极改善教育环境，强化隐性教育，让学生在潜移默化中受到教育和熏陶。重视隐性课程的作用，大力开展隐性教育，采取各种隐性方式来传递正确的思想道德观，以达到思想政治教育的目的。为此可以开展与组织各类演讲赛、辩论赛、校园文化日、体育竞赛及各种庆典活动等，使学生由被动接受变为主动学习，通过多样化、兴趣化使学生在活动中自我学习，自我教育，彻底改变过去思想政治教育空洞无味的状况。第六，要注意与心理健康教育有机结合。心理健康教育是政治、思想、道德教育的基础，在很多方面两者是相通的。学校要积极开展心理健康教育活动，有助于德育观念和德育模式的更新，并可借此完善德育途径。

2. 加强农村基层党组织建设，充分发挥党员干部的道德楷模作用和基层党组织的重要作用

中国共产党是社会主义现代化建设事业的领导核心，农村基层党组织的凝聚力和战斗力是农村推动马克思主义大众化的关键。党的建设、党员的思想道德水平，特别是基层领导干部的思想道德水平，直接影响着党的执政水平；党组织的战斗力如何，党员的模范作用如何，特别是基层领导干部的作风好坏，直接影响整个农村社会的风气。基层党员干部是农村社会生活的组织者和管理者，他们负有对群众进行思想教育的责任。但是他们对群众进行教育的资格不是其地位，而是其自身的道德品质。干部特别是党员干部的道德状况，在社会上具有示范作用。目前，我国农村党员干部的道德素质状况仍然不尽如人意，少数农村党员干部理想信念动摇，拜金主义、享乐主义、极端个人主义等腐朽思想严重存在，在工作和生活中缺乏道德责任感和公仆意识，玩弄权术，丧失官德、贪污腐化，致使农民对农村党员干部产生怀疑、厌恶、鄙视情绪，进而造成对基层政权的信任危机。

针对目前存在的矛盾和问题，农村基层组织必须适应形势和任务的变化，转变职能，加强服务，保持社会稳定，切实为建设和谐的农村社会保驾护航。

第一，基层党组织建设的重点是增强社会服务功能，提高社会管理和依法办事的能力，强化农村基层组织的社会服务功能，为农民群众提供优质高效的公共服务。要进一步落实党的村民自治政策，在农村实行民主管理。进一步规范村务公开，凡是涉及村民群众切身利益的事情，都要定期向村民张榜公布，真正做到让群众心里明白，保证各项工作的开展都置于群众和社会的监督之下，更好地服务群众。同时，基层的各级组织要依法开展工作。如村委会要依法办理各项公共事务和公益事业，健全和完善社会治安、调解民间纠纷等工作机制。

第二，加大对基层党组织建设的支持和财政投入。农村基层组织赖以活动的经济基础非常薄弱，在很大程度上束缚了农村基层组织的手

脚。税费改革及全面取消农业税，使乡村集体收入大幅度减少，乡村财力紧张问题变得更为突出。基层许多正常的工作难以开展。农村干部的工资报酬低，极大地影响了他们的积极性和这支队伍的稳定性。干部队伍不稳定，农村社会就难以和谐稳定。因此，必须加大对农村基层组织建设的财政投入。同时，要整合各种社会资源，确保农村必要的人力、财力、物力支持。

第三，加强基层干部队伍建设，把对干部的教育管理与对他们的关心爱护，解决实际困难结合起来。一是要加强基层干部队伍的思想建设。当前，在干部的思想建设上，最重要的是要以马克思主义为指导，加强党风廉政建设，消除以权谋私、为政不廉等腐败现象，提高基层干部密切联系群众的自觉性，在农民群众中重新树立起人民公仆的良好道德形象，带动农民群众不断提高道德水平。同时，为了适应基层组织的基本工作职能要从“管理型”向“服务型”转变的需要，基层干部也必须提高自身素质，成为“复合型”、“市场型”、“民主型”的新型干部，真正起到模范带头作用。为此，要制定和落实定期轮训制度，加强对基层干部的政治业务培养，指导基层干部总结工作经验，理清工作思路，完善工作方法，提高他们的能力和水平。要提高基层干部依法办事的能力，学会运用法律手段处理基层社会事务、处理同群众的关系、处理各种利益矛盾；提高维护社会稳定的能力，努力把各种不稳定的因素解决在基层，解决在内部和萌芽状态。二是要建立和完善领导保障机制。只有强有力的领导体系和组织体系才能保障推动马克思主义大众化工作免于走形式、走过场的境地。为此，要建立和完善责任机制，对农村基层组织的各个部门和负责人的工作进行量化和细化，建立失职问责制度；要建立监督信息反馈机制，既要发挥职能部门的检查督促作用，又要重视群众和新闻媒体的监督工作；还要建立和完善约束激励机制，采取措施建立一支政治强、业务精、纪律严、作风正的专兼职思想政治工作队伍，年终评比根据其工作表现给予表彰奖励或通报批评，达到鼓励先进和鞭策后进的作用。

3. 丰富农民的精神文化生活，积极营造有利于农村道德建设的社会文化氛围

虽然“早上听鸡叫，白天听鸟叫，晚上听狗叫”的落后文化现象在农村已不多见，但农村的公共文化设施依然非常缺乏，有的农村基本没有有线电视，山区地方还没有电视差转台。鉴于目前农民精神文化生活贫乏的现实，丰富农民的精神文化生活已成为当务之急。因此，我们广播、影视、新闻出版、文学艺术、体育卫生等文化事业及图书馆、博物馆、革命纪念馆、民俗文化馆等文化设施，对农村道德建设有着特殊的渗透力和影响力。广大农村要抓住建设社会主义新农村的机遇，拓宽资金来源，解决资金短缺的突破口。采取向国家要一点，乡镇政府给一点，企业资助一点，村集体拿一点，农民群众自筹一点的办法，加强文化载体建设，大力修建供村民休闲的公共娱乐场所，使村民在劳动之余有个休闲的好场所，防止和克服村民无处可去、无事就赌的现象，使农民也能真正享受到精神文明建设的成果。在载体建设方面采取传统载体与现代载体相结合，利用过去的乡村文化站、广播站、公共阅报栏、宣传栏和现代的信息网络阵地来组织农民群众开展有益的文化体育娱乐活动，使农民学有场所、乐有去处。此外，还要挖掘各种重要节日、纪念日和民俗文化活动等农村中蕴藏的宝贵思马克思主义教育资源。新中国成立以来特别是改革开放以来涌现出的先进地区、集体和模范人物，是实践马克思主义的典型。中国有丰富多彩的民间传统儿童游戏，如跳绳、跳皮筋、跳方格、踢毽子、扔沙包、打陀螺、滚铁环、放风筝等，不需要什么投资和硬件条件，同样具有培养团队建设、益智强体、娱乐身心、和谐人际关系的作用。重新挖掘这些民间传统游戏，并使农村未成年人广泛地参与其中，有利于他们的身心快乐和健康。充分挖掘农村中蕴藏的宝贵思马克思主义教育资源，将为农村马克思主义大众化提供良好的社会文化氛围，对宣传和普及马克思主义具有重要的意义。各地可根据实际情况，深入开展文化、科技、卫生“三下乡”活动，大力普及现代科学技术和文化知识，培养有文化、懂科技、会经营的新型农

民，提高农民的整体素质。加强农村宣传文化阵地建设，大力推进"村村通"工程和全国文化信息资源共享工程，加快农村公共文化服务体系建设。大力发展农村文化市场，吸引社会资金投向农村文化，创作更多适应农村和农民需要的精神文化产品，培育农村文化专业户，杜绝文化垃圾向农村传播，努力满足农民群众日益增长的精神文化需求。

实践证明，丰富农民的精神文化生活，能够有效的遏制农村的封建迷信、赌博成风、信仰邪教、虐待父母等非马克思主义思想，对培育淳朴村风、民风等社会正气有一定的促进作用。

4. 加强马克思主义大众化工作同发展农村经济结合起来

恩格斯指出："人们自觉地或不自觉地，归根到底总是从，他们阶级地位所依据的实际关系中——从他们进行生产和交换的经济关系中，吸取自己的道德观念。"① 可见，发展农村经济是思想政治工作的出发点和落脚点，只有发展农村经济才能为思想政治工作提供物质保障。所以我们要把马克思主义大众化工作和发展农村经济结合起来，围绕经济工作来开展宣传和普及马克思主义工作。我国农村生产力发展水平比较低，市场经济还不发达，物质文化生活还相当落后。在农村宣传普及马克思主义决不能忽视农民的利益，如果农民不能增收，农村贫富悬殊、两极分化，集体主义就会在农村失去利益基础，社会主义也就面临着失去农村阵地的危险。针对当前农村社会贫富差距过大的现实情况，当务之急是关注"三农"问题，调整农村的利益分配格局，国家各项政策适当向农村倾斜，加大各地扶贫力度，千方百计增加农民收入，使广大农民得到真正的实惠。同时依法限制部分农民的不正当利益，帮助贫困农户尽快实现合法致富，真正体现先富帮后富、共同致富的社会主义本质。只有农村经济发展了，马克思主义才有说服力、影响力和感召力，才能有牢固的基础。当前，发展农村经济重点要坚持科学发展观为指导。

---

① 吴海文：《论新农村农民道德建设存在的问题及其对策》，载《思想政治教育》，2009 年第 2 期。

第一，要始终坚持发展这一农村工作的第一要义。当务之急是以市场为导向来调整农村的产业结构和土地种植结构，提高农民参与市场经济的能力。还要大力发展农村集体经济。集体经济是增强马克思主义大众化工作有效性的物质基础，只有集体经济强大了，才能转移农村的大量剩余劳动力，才能从根本上解决农村留守老人和妇女的问题。只有集体经济强大了，马克思主义才有吸引力，开展工作才有财力。

第二，既要注意经济快速发展，又要注意环境保护，走可持续发展之路。我国农村人口众多，资源相对不足，生态环境承受力弱。特别是随着经济快速增长和人口的不断增长，能源、水、土地、矿产等资源不足的矛盾越来越尖锐，生态环境的形势十分严峻，由于开发征地和城镇改造，环境污染等涉及的补偿、搬迁等问题，必然影响到农民的切身利益。如解决的结果达不到群众的要求及条件，最终势必引起群众集体上访。因此，我们农村基层组织既要追求经济社会快速发展，讲求经济效益，也要注意环境保护，重视社会效益和生态效益；坚持资源开发与节约并举，在保护中开发，在开发中保护；坚持统筹规划，加大投入，标本兼治，有步骤地进行环境治理，依法严格保护生态环境；实行政府调控与市场机制相结合，从体制和机制上促进可持续发展，这是解决和预防群众集体上访事件发生的长久之计。

第三，统筹发展，夯实化解矛盾的基础。统筹城乡发展，统筹经济发展和社会全面进步，缩小城乡差异和贫富差距，让最广大的农民群众分享到科学发展的成果，营造化解矛盾的良好社会氛围。虽然农村近年来发展较快，基础设施不断完善，但教育、医疗、水电、通信、交通等社会事业和公用事业，无论是数量还是质量都与城市居民存在巨大差别，造成农民心理不平衡，不满情绪日增，遇到适当的机会就会爆发，甚至形成集体上访。因此，树立和落实科学发展观，统筹协调发展，加快工农业、城乡一体化发展的进程，缩小城乡差异和贫富差距，促进农民收入稳步增长，是缓和及解决农村社会矛盾的坚实基础。

5. 提高农民工的素质，增强社会对农民工群体的关爱

自20世纪80年代中期开始，大量的农民进城务工，遍布城市建设的各行各业，至今已经发展成为城市发展的一支重要力量。根据农民工目前的生存状态，结合实际对他们的马克思主义素养提出具体可行的要求。针对他们在实际工作生活中经常遇到的问题有重点、有选择地进行教育。一要注重社会责任意识教育。具有广泛适用性的社会公德就是社会责任，即每个公民对自己、对他人、对社会的责任。对于农民工而言，社会公德建设应以为人民服务、对社会尽责为核心，引导他们在遵守基本行为准则的基础上，追求以社会责任为主要内容的道德目标。从基本要求来说，主要是自觉养成遵守公共秩序、爱护公共财物、讲究文明礼貌、助人为乐、注意公共卫生等意识，特别是树立社会公共责任意识。二要强化诚实守信品德教育。诚实守信既是建立社会主义思想道德体系的重点，也是社会主义市场经济健康发展的前提。在实践过程中，要紧密结合农民工在工作生活中的具体情况和特点，把诚实守信的道德要求细化为具体的行为规范，使他们的一切实践活动都能得到具体的指导，各种社会关系都能得到具体的调节，进而在潜移默化中受到教育，经过日积月累，使诚实内化为他们做人和做事的品质。三要加强文化科学知识的教育。提高文化素质是贫困地区农民脱贫致富的前提。不仅要学习文化知识、科技知识、法律知识，还要引导农民树立正确的利益观和权利意识，培养农民的合法维权观念和现代公民意识。只有这样，才能开阔视野，不断锻炼自己，提高自身能力，做一个有用之人。

为此，要树立“没有新型农民就没有社会主义新农村”的理念，大力实施农民“素质教育工程”。一要加强思想道德教育，对农民开展社会主义荣辱观教育、法制文明教育。二要加强农民的技能培训，培育新农民，从而提高农民收入，加快农村现代化进程。要转变农民的思维方式和价值观念，树立农民正确的权利观、义务观和法制观。要教育农民从“小农意识”中解放出来，在解决矛盾纠纷中，不损人利己、不损公肥私、不无理取闹、不违法滋事；做到利己利人、利公利私、利国

利民；不以“一己之私度他人之腹”，不小肚鸡肠、斤斤计较；要襟怀坦荡，“心底无私天地宽”。只有这样，才能真正使农村社会矛盾消弭于无形，大事化小，小事化了，实现农村和谐，无疑将加快新农村建设的步伐，有助于推动中国现代化的伟大进程。

参考文献

[1] 本书编写组：《毛泽东思想和中国特色社会主义理论体系概论》，高等教育出版社 2009 年版。

[2] 本书编写组：《马克思主义基本原理概论》，高等教育出版社 2008 年版。

[3] 中共中央宣传部理论局：《理论热点面对面》，学习出版社，人民出版社，2005、2006、2007、2008、2009 年版。

[4] 中共中央宣传部理论局：《六个“为什么”——对几个重大问题的回答》，学习出版社 2009 年版。

[5] 陈学明：《永远的马克思》，人民出版社 2006 年版。

[6] 金春明、陈登才：《毛泽东思想》，中共中央党校出版社 1993 年版。

[7] 顾海良、梅荣政：《马克思主义发展史》，武汉大学出版社，湖北人民出版社 2006 年版。

[8] 肖景华、洪向华：《社会主义和谐社会的 25 个理论热点》，中国方正出版社 2005 年版。

[9] 傅兆勤：《社会主义新农村精神文明建设辅导读本》，巴蜀书社 2007 年版。

[10] 刘贻清：《“刘国光旋风”实录：改革开放必须以马克思主义为指导的大讨论》，中国经济出版社 2006 年版。

[11] 中共中央宣传部理论局：《理论热点 18 题》，学习出版社 2004 年版。

[12]《列宁全集》（第 36 卷），人民出版社 1959 年版。

[13]（美）罗慰年：《吴．危机将持续多久》，中国纺织出版社 2009 年版。

[14] 本书编写组：《国际金融危机与我国应对政策读本》，中共中央党校出版社 2009 年版。

[15] 时寒冰：《中国怎么办——当次贷危机改变世界》，机械工业出版社 2009 年版。

[16] 傅维康:《中国医学史》,上海中医学院出版社 1990 年版。

[17] 朱琼瑶:《医药职业道德概论》,中国医药科技出版社 1989 年版。

[18] 丘祥兴等:《医德学概论》,人民卫生出版社 1986 年版。

[19] 吕爱民:《当前思想政治理论课教学吸射力不强的原因及对策》,载《新课程研究》,2009 年第 146 期。

[20] 董加选:《德育与物理教学》,载《温州师范学院学报》(哲学社会科学版),1997 年第 5 期。

[21] 王广旺:《对教育转型阶段小学生德育评价的思考》,载《现代教育科学》,2008 年第 4 期。

[22] 王凯:《改革开放以来我国中小学德育课程的回顾与展望》,载《教育研究》,2009 年第 2 期。

[23] 左益、李景国:《科学发展观视野下的高校思想政治教育 60 年经验回顾》,载《湖北社会科学》,2009 年第 12 期。

[24] 王浩斌:《马克思主义大众化与思想政治教育的实效性》,载《日照职业技术学院学报》,2009 年第 3 期。

[25] 毛海强:《浅谈基础教育课程改革下小学思想品德课教学》,载《德育研究》,2009 年第 3 期。

[26] 徐亚杰:《浅谈中学生思想道德教育的现状及改进措施》,载《青年教师》,2006 年第 2 期。

[27] 田茂先:《网络时代学校思想政治教育面临的挑战及其对策》,载《中国科教创新导刊》,2009 年第 14 期。

[28] 陈延、许兆燕:《学科教学是中小学德育的主渠道》,载《教育情报参考》,2009 年第7 ~8 页。

[29] 张耀灿、曹清燕:《新中国成立60 年来高校思想政治教育的基本经验》,载《思想理论教育导刊》,2009 年第 128 期。

[30] 童玲:《以科学发展观为指导增强高校思想政治教育实效性》,载《中共山西省委党校学报》,2009 年第 6 期。

[31] 蒋金勇:《中学生网瘾给学校思想政治教育带来的思考》,载《新课程研究》,2009 年第 163 期。

[32] 丁伟民:《从大众传媒的负面影响看高职思想政治教育策略的调整》,载《无锡商业职业技术学院学报》,2006 年第 6 期。

[33] 胡忠青:《大众传媒对大学生思想政治教育的影响及对策》,载《三峡大学

学报》（人文社会科学版），2007 年第 2 期。

[34] 黄群英、张春芳：《大众传媒对大学生文化品位提升的负面影响及对策研究》，载《甘肃联合大学学报》（社会科学版），2009 年第 2 期。

[35] 刘继花：《大众传媒对青少年思想政治教育的影响及对策思考》，载《长江师范学院学报》，2008 年第 3 期。

[36] 张世爱：《大众传媒对思想政治教育发展的影响及应对策略》，载《内蒙古农业大学学报》（社会科学版），2005 年第 25 期。

[37] 朱建婷：《大众传媒与社会主义核心价值体系建设》，载《求实》，2008 年第 11 期。

[38] 原鹏：《略论大众传媒对大众文化的负面影响略论大众传媒对大众文化的负面影响》，载《南京航空航天大学学报》（社会科学版），2007 年第 2 期。

[39] 曹雨真：《现代传媒在构建和谐社会中的责任与作为》，载《新闻界》，2006 年第 3 期。

[40] 毛家武：《政党政治发展新趋势对大众传媒政治社会化功能的影响与挑战》，载《玉林师范学院学报》（哲学社会科学），2008 年第 1 期。

[41] 陈俊亮：《高校推进当代中国马克思主义大众化机制和途径研究》，载《卫生职业教育》，2009 年第 15 期。

[42] 王公晓：《当代中国马克思主义大众化过程中存在的主要问题》，载《河北青年管理干部学院学报》，2008 年第 3 期（总第 79 期）。

[43] 罗会德：《马克思主义大众化的历史进程和基本经验—30 年的回顾与总结》，载《社会主义研究》，2008 年第 6 期。

[44] 吴海文：《论新农村农民道德建设存在的问题及其对策》，载《思想政治教育》，2009 年第 2 期。

[45] 芋来生、吴宝善：《新世纪新阶段西部农村基层思想政治工作的现状和对策》，载《思想政治教育》，2007 年第 6 期。

[46] 刘朝良：《农村中小学生思想政治教育工作的改革与创新》，载《科学与管理》。

[47] 单玉华：《农村未成年人思想道德状况调查》，载《思想政治工作研究》，2009 年第 11 期。

[48] 姚芳、孙来斌：《列宁的农民思想政治教育思想及其现实意义》，载《学校党建与思想教育》，2010 年第 3 期。

[49] 张领：《新农村建设中提高农民思想道德素质的策略研究综述》，载《重庆

电子工程职业学院学报》，2010 年第 1 期。

[50] 赵玲、朱贤：《论运用大众传播载体进行农村思想政治教育》，2010 年第 1 期。

[51] 王公晓：《当代中国马克思主义大众化过程中存在的主要问题》，载《河北青年管理干部学院学报》，2008 年第 5 期。

[52] 王东维：《延安时期思想政治教育有效性的经验及其启示》，载《思想政治教育》（人大复印资料），2009 年第 11 期。

[53] 绍彦敏：《"当代中国马克思主义大众化研究"理论研讨会综述》，载《思想理论教育导刊》，2009 年第 12 期。

[54] 王春英：《转型中的俄罗斯思想道德教育管窥》，载《思想政治教育》（人大复印资料），2007 年第 1 期。

[55] 王友良、周勇：《日本思想政治教育之剖析》，载《思想政治教育》（人大复印资料），2007 年第 5 期。

[56] 顾洪英：《发达国家高校思想政治教育的特点及其启示》，载《思想理论教育导刊》，2008 年第 2 期。

[57] 石桂霞：《国外核心价值体系建设的有益经验》，载《思想政治工作研究》，2009 年第 1 期。

[58] 中国记协网：《追记活在百姓心中的基层宣传干部》，郑埇靖，2010 年 5 月 25 日。